Cunningham and *Gilstrap's Operative Obstetrics*

坎 - 吉产科手术学

（第 3 版）

注 意

医学是一门不断变化的科学。随着新的研究和临床经验拓宽我们的知识，改变治疗和药物是必要的。该著作的作者和出版商已经与可靠的资源进行了核实，以便提供完整的、大体上符合出版时接受的标准。但是，鉴于人为错误或医学科学发生变化的可能性，作者、出版商、参与编写或发表本作品的任何其他方均不能保证此处包含的信息在各方面都是准确或完整的，并且对于因使用本作品中包含的信息而获得的任何错误或遗漏的结果不承担任何责任。我们鼓励读者从其他来源确认本书中的信息。尤其建议读者检查他们计划使用的每一种药物包装中包含的产品信息表，以确保本工作中包含的信息准确无误，并且没有对推荐剂量或给药禁忌证进行更改。该项建议对于新的或不经常使用的药物特别重要。

Cunningham and *Gilstrap's Operative Obstetrics*

坎－吉产科手术学

（第3版）

原　著　Edward R. Yeomans
Barbara L. Hoffman
Larry C. Gilstrap Ⅲ
F. Gary Cunningham

主　译　赵扬玉

副主译　魏　瑗　原鹏波

北京大学医学出版社

KAN-JI CHANKE SHOUSHUXUE（DI 3 BAN）

图书在版编目（CIP）数据

坎-吉产科手术学：第3版 /（美）爱德华 · 约曼斯（Edward R.Yeomans）等原著；赵扬玉主译．—北京：北京大学医学出版社，2021. 7

书名原文：Cunningham and Gilstrap′s Operative Obstetrics,Third Edition

ISBN 978-7-5659-2416-3

Ⅰ．① C…　Ⅱ．①爱…②赵…　Ⅲ．①产科外科手术　Ⅳ．①R719

中国版本图书馆 CIP 数据核字（2021）第 094567 号

Edward R. Yeomans，Barbara L. Hoffman，Larry C. Gilstrap Ⅲ，F. Gary Cunningham，
Cunningham and Gilstrap's Operative Obsterics，Third Edition
ISBN 978-0-07-184906-7

北京市版权局著作权合同登记号：01-2018-7687

坎-吉产科手术学（第 3 版）

主　　译： 赵扬玉
出版发行： 北京大学医学出版社
地　　址：（100191）北京市海淀区学院路38号　北京大学医学部院内
电　　话： 发行部 010-82802230；图书邮购 010-82802495
网　　址： http://www.pumpress.com.cn
E-mail： booksale@bjmu.edu.cn
印　　刷： 北京信彩瑞禾印刷厂
经　　销： 新华书店
责任编辑： 靳　奕　**责任校对：** 靳新强　**责任印制：** 李　啸
开　　本： 889 mm × 1194 mm　1/16　**印张：** 36　**字数：** 1210 千字
版　　次： 2021 年 7 月第 1 版　2021 年 7 月第 1 次印刷
书　　号： ISBN 978-7-5659-2416-3
定　　价： 380.00元

译校者名单

译　者（按姓名汉语拼音排序）

程子怡　付文扬　高雨菲　宫小丽　顾珣可　胡　静　李佳欣
李璐瑶　李　爽　孟新璐　曲·启明　任　珂　盛　晴　史晓明
唐天一　王　楠　王媛媛　徐晓楠　严　欣　叶圣龙　于　洋
张　晗　张舒沁　张馨媛　赵　诚

校　对（按姓名汉语拼音排序）

陈　练　陈　扬　种铁文　郭晓玥　刘春雨　王学举　王　颖　魏　瑗
原鹏波　赵扬玉

总校对　原鹏波

原著主编

Edward R. Yeomans, MD
Professor and Chairman
Robert H. Messer, M.D. Endowed Chair
Department of Obstetrics and Gynecology
Texas Tech University Health Sciences Center

Barbara L. Hoffman, MD
Professor, Department of Obstetrics and Gynecology
University of Texas Southwestern Medical Center at Dallas
Parkland Health and Hospital System

Larry C. Gilstrap, III, MD
Executive Director, American Board of Obstetrics and Gynecology

F. Gary Cunningham, MD
Beatrice & Miguel Elias Distinguished Chair in Obstetrics and Gynecology
Professor, Department of Obstetrics and Gynecology
University of Texas Southwestern Medical Center at Dallas
Parkland Health and Hospital System

原著插画师

Lewis Calver, MS, CMI, FAMI
Associate Professor, Department of Obstetrics and Gynecology
University of Texas Southwestern Medical Center at Dallas

Marie Sena
Graduate, Biomedical Communications Graduate Program
University of Texas Southwestern Medical Center at Dallas

原著者名单

April A. Bailey, MD
Assistant Professor, Department of Radiology
Assistant Professor, Department of Obstetrics and Gynecology
University of Texas Southwestern Medical Center at Dallas
第五章　围术期影像学

Sunil Balgobin, MD
Assistant Professor, Department of Obstetrics and Gynecology
University of Texas Southwestern Medical Center at Dallas
第二十八章　泌尿系统和胃肠道损伤

Michael A. Belfort, MBBCH, DA (SA), MD (Cape Town), PhD, FRCSC, FRCOG
Ernst W. Bertner Chairman and Professor, Department of Obstetrics and Gynecology
Professor, Department of Surgery
Professor, Department of Anesthesiology
Baylor College of Medicine
Obstetrician and Gynecologist-in-Chief
Texas Children's Hospital
第十六章　胎儿治疗

Lubna Chohan, MD
Associate Professor, Department of Obstetrics and Gynecology
Baylor College of Medicine
第十四章　附件区肿物

Marlene M. Corton, MD, MSCS
Director, Anatomical Education and Research
Professor, Department of Obstetrics and Gynecology
University of Texas Southwestern Medical Center at Dallas
第三章　解剖学

Geoffrey W. Cundiff, MD, FACOG, FACS, FRCSC
Dr Victor Gomel Professor of Obstetrics & Gynaecology
Professor & Head, Department of Obstetrics & Gynaecology
University of British Columbia
第四章　切开与缝合

F. Gary Cunningham, MD
Beatrice & Miguel Elias Distinguished Chair in Obstetrics and Gynecology
Professor, Department of Obstetrics and Gynecology
University of Texas Southwestern Medical Center at Dallas
Parkland Health and Hospital System
第一章　缝合与打结
第二章　手术器械
第二十四章　肩难产
第二十六章　围产期子宫切除术
第二十七章　前置胎盘和病理性胎盘附着
第三十章　生殖道裂伤和血肿

Jimmy Espinoza, MD, MSc, FACOG
Associate Professor
Department of Obstetrics and Gynecology
Division of Maternal-Fetal Medicine
Baylor College of Medicine and Texas Children's Hospital
第十三章　侵入性产前诊断

Rajiv B. Gala, MD, FACOG
Residency Program Director
Vice-Chairman, Department of Obstetrics and Gynecology
Ochsner Clinic Foundation
Associate Professor of Obstetrics and Gynecology, University of Queensland
Ochsner Clinical School
第八章　异位妊娠

Larry C. Gilstrap III, MD
Executive Director, American Board of Obstetrics and Gynecology
第二十九章　产后出血的处理

J. Seth Hawkins, MD
Assistant Professor, Department of Obstetrics and Gynecology
University of Texas Southwestern Medical Center at Dallas
第十一章　下生殖道手术

Joy L. Hawkins, MD
Professor, Department of Anesthesiology
Director of Obstetric Anesthesia
University of Colorado School of Medicine
第十九章　孕期麻醉

Barbara L. Hoffman, MD
Professor, Department of Obstetrics and Gynecology
University of Texas Southwestern Medical Center at Dallas
Parkland Health and Hospital System
第二章　手术器械

Clark T. Johnson, MD MPH
Assistant Professor, Division of Maternal Fetal Medicine
Department of Gynecology and Obstetrics
Johns Hopkins School of Medicine
第六章　临床模拟

Donna D. Johnson, MD
Lawrence L. Hester Professor
Chair, Department of Obstetrics and Gynecology
Medical University of South Carolina
第二十五章　剖宫产

Kimberly Kenton, MD, MS
Professor, Obstetrics & Gynecology and Urology
Chief, Female Pelvic Medicine & Reconstructive Surgery
Northwestern University Feinberg School of Medicine
第二十章　会阴切开术和产科肛门括约肌裂伤

Kimberly A. Kho, MD, MPH, MSCS
Director, Minimally Invasive Gynecologic Surgery Fellowship
Associate Professor, Department of Obstetrics and Gynecology
University of Texas Southwestern Medical Center at Dallas
第十五章　诊断性和治疗性腹腔镜

Stephanie N. Lin, MD
Visiting Instructor, Department of Obstetrics and Gynecology
University of Utah
第七章　妊娠期危重症疾病

Stephanie R. Martin, DO
Director, Southern Colorado Maternal Fetal Medicine
Director, Maternal Fetal Medicine/Centura Southstate
Visiting Associate Clinical Professor
Department of Obstetrics and Gynecology
University of Colorado School of Medicine
第七章　妊娠期危重症疾病

Joan M. Mastrobattista, MD
Professor, Department of Obstetrics and Gynecology
Division of Maternal-Fetal Medicine
Baylor College of Medicine
Ultrasound Clinic Chief, Texas Children's Hospital Pavilion for Women
第十三章　侵入性产前诊断

Hector Mendez-Figueroa, MD
Assistant Professor, Division of Maternal-Fetal Medicine
Department of Obstetrics and Gynecology
University of Texas Medical School at Houston
第十七章　孕期外伤

Manju Monga, MD
Professor, Department of Obstetrics and Gynecology
Vice Chair of Clinical Affairs, Obstetrics and Gynecology
Baylor College of Medicine
第十四章　附件区肿物

Margaret Mueller, MD
Assistant Professor, Obstetrics & Gynecology
Female Pelvic Medicine & Reconstructive Surgery
Northwestern University Feinberg School of Medicine
第二十章　会阴切开术和产科肛门括约肌裂伤

John Owen, MD, MSPH
Bruce A. Harris Jr. Endowed Professor of Obstetrics and Gynecology
Maternal-Fetal Medicine
Department of Obstetrics and Gynecology
University of Alabama at Birmingham
第九章　孕早、中期的终止妊娠

Anna M. Powell, MD
Clinical Instructor, Department of Obstetrics and Gynecology
Medical University of South Carolina
第十二章　下生殖道感染的治疗

Susan M. Ramin, MD
Professor and Vice Chair of Education
Henry and Emma Meyer Chair in Obstetrics and Gynecology
Department of Obstetrics and Gynecology
Baylor College of Medicine
第十六章　胎儿治疗

Dwight J. Rouse, MD, MSPH
Professor, Department of Obstetrics & Gynecology
Alpert Medical School
Professor of Epidemiology
School of Public Health
Brown University
第十七章　孕期外伤

Andrew J. Satin, MD
The Dorothy Edwards Professor of Gynecology and Obstetrics
Professor and Director of Gynecology and Obstetrics
Johns Hopkins School of Medicine
Johns Hopkins Medicine
第六章　临床模拟

John O. Schorge, MD, FACOG, FACS
Chief of Gynecology and Gynecologic Oncology
Associate Professor, Department of Obstetrics and Gynecology
Massachusetts General Hospital–Harvard Medical School
第十章　妊娠滋养细胞疾病

Alireza A. Shamshirsaz, MD
Associate Professor
Department of Obstetrics and Gynecology
Baylor College of Medicine
Associate, Department of Surgery
第十六章　胎儿治疗

David E. Soper, MD
J. Marion Sims Professor, Department of Obstetrics and Gynecology
Director, Division of Obstetric and Gynecologic Specialists
Medical University of South Carolina
第十二章　下生殖道感染的治疗

Gretchen S. Stuart, MD, MPHTM
Associate Professor
Director Division of Family Planning and Fellowship in Family Planning
Department of Obstetrics and Gynecology
University of North Carolina School of Medicine
第三十三章　产后绝育

Julia Timofeev, MD
Assistant Professor, Department of Gynecology and Obstetrics
The Johns Hopkins University School of Medicine
第三十一章　子宫内翻

Diane M. Twickler, MD
Dr. Fred Bonte Professorship in Radiology
Professor, Department of Radiology and Department of Obstetrics and Gynecology
University of Texas Southwestern Medical Center at Dallas
Medical Director of Obstetrics and Gynecology Ultrasonography
Parkland Health and Hospital System
第五章　围术期影像学

C. Edward Wells, MD
Professor, Department of Obstetrics and Gynecology
University of Texas Southwestern Medical Center at Dallas
第十八章　术前评估

Edward R. Yeomans, MD
Professor and Chairman
Robert H. Messer, M.D. Endowed Chair
Department of Obstetrics and Gynecology
Texas Tech University Health Sciences Center
第二十一章　臀位阴道分娩

第二十二章　双胎妊娠分娩

第二十三章　手术助产阴道分娩

Kevin C. Worley, MD
Associate Professor, Department of Obstetrics and Gynecology
Associate Residency Program Director
University of Texas Southwestern Medical Center at Dallas
第三十二章　术后并发症

Christopher Zahn, MD
Vice President, Practice Activities: American College of Obstetricians and Gynecologists
Professor, Department of Obstetrics and Gynecology
Uniformed Services University of the Health Sciences
第三十一章　子宫内翻

译者前言

历经一年余，在众多译者的共同努力下，这部产科领域医学经典著作的中文版即将面世。这一年对于我们每个人来说都是不平凡的。本书翻译工作甫一开始，新型冠状病毒肺炎（COVID-19）疫情突然袭来，我所在的北京大学第三医院也先后派出百余名医护人员作为国家医疗队援鄂抗疫。如今，国内疫情形势逐渐好转，译著几经修改、校对，终于成稿。在这里，我向所有译者以及为本书出版付出努力的编辑、校对等工作人员致以诚挚的感谢。

这部由 McGraw-Hill Education 出版社出版的 *Cunningham and Gilstrap's Operative Obstetrics*（*3rd edition*）由享誉世界的德克萨斯大学西南医学中心的医学专家们领衔撰写。德克萨斯大学是美国致力于医学教育和生物医学科学研究的顶级研究型大学之一，其不仅在生物医学研究领域闻名，也因在妇产科领域做出的突出贡献而享誉全美。被誉为产科学"圣经"的世界权威产科学指南 *Williams Obstetrics*（《威廉姆斯产科学》）也有该中心的作者参与编写。Gary Cunningham 教授是世界公认的妊娠高血压综合征领域的权威专家，他也是《威廉姆斯产科学》的主编之一。Larry Gilstrap 教授则是曾任美国妇产科委员会（ABOG）评估董事和执行董事达 10 年之久的母胎医学专家，参与编写了超过 200 篇与妊娠期疾病相关的出版物和多部教科书。

本书的主要受众是正在进行住院医师培训的年轻医生，目的是提高年轻产科医生们的多项技能。*Williams Obstetrics* 的致谢中提到，青年医生们的学术好奇心和渴望提高医学技能的驱动力，使我们成为更强的医生和更好的教师，我们对此心存感激。其实，无论是在美国还是中国，都十分重视年轻医生的培养和规范化培训。但近年，中美两国产科住院医师培训可能面临着同样的问题，即在剖宫产率增加的同时，阴道助产率在逐渐下降，尤其是在分娩量较小的医院，年轻的产科医生们甚至没有机会遇见产钳助产或臀位阴道分娩的实际病例，而臀位外倒转术等操作技术在某些地区已经几乎要"失传"。随着我国"三孩生育政策全面放开"的实施以及人们对安全阴道分娩概念的重视，全面提高阴道助产技术水平、降低首次分娩剖宫产率已成为普遍的共识和现实要求。

本书从解剖学、产科各种常见手术操作技术、围术期评估及常见并发症处理等多个角度，全方位地进行阐述，还针对临床模拟教学、手术相关影像学检查、宫内治疗、孕期腹腔镜手术等特殊情况进行了详细讲解。主题涵盖与产科手术相关的各个领域，内容全面而具体，既讲述了历史沿革发展和应用现状，又介绍了最新的临床进展。全书共计引 用 3 000 余篇参考文献，数据详实可靠，同时通过 674 幅插图（包括超声图像、磁共振图像、实物照片、显微照片和数据图）对手术器械、操作步骤及模拟情景进行了生动的呈现，图文并茂。无论是在资源不足的基层医院工作，抑或是在设备齐全的三级医院工作；无论是身为妇产科研究生和住院医师，还是基层医院进修医生，这部著作都有很高的参考和学习价值。

医学是一门不断变化的科学，随着新的研究和临床经验拓宽我们的知识，治疗方法的改变也是必要的。翻译这部经典英文巨著，对译者们来说是一次难得的学习国外先进医学技术的机会。由于经验有限，书中难免有纰漏，欢迎读者们批评指正，也希望这部译著能帮助读者们丰富循证知识、增加临床经验，进而提高助产技术水平，为广大孕产妇们提供更加安全和更可信赖的助产服务。

再次向所有译者们致以衷心的感谢！

北京大学第三医院妇产科　赵扬玉

2021 年 6 月

原著前言

为了帮助忙碌的临床医生，我们对《坎 - 吉产科手术学（第 3 版）》进行了广泛而全面的重新编排。本书再次强调了产科临床工作的科学基础。为了实现这些目标，至 2016 年，本版本更新并引用了超过 3 145 篇文献。此外，本书含有 674 幅图片，包括超声图、磁共振图像、实物照片、显微照片和数据图，大多数都是彩色的。所有原创作品均由我们自己的医学插画师绘制完成。

在本版中，与以前一样，我们继续采用学术组织，如美国妇产科医师协会、母胎医学学会以及美国疾病预防控制中心等同期发布的指南作为依据。许多数据被重新提炼并制作成表格，这样使信息更易于阅读和使用。此外，本版还增加了一些诊断和治疗方案来指导临床医生。我们引用大量资料，为疾病管理与治疗方案提供多种基于证据的选择，也从产科临床服务中获取临床经验。总之，每位编者的参与都为我们的学术著作贡献了自己的一份力量。

Edward R. Yeomans
Barbara L. Hoffman
Larry C. Gilstrap, Ⅲ
F. Gary Cunningham

致　谢

在世界各地，每天都有接受住院医师培训的年轻医生怀着严肃的使命感投入工作。在本版《坎 - 吉产科手术学》中，我们认可并感谢他们每天为提供安全、富于同情，且以证据为基础的医疗所做的努力。随着他们临床基础的不断加强，他们所提出的敏锐的问题提高了我们的临床技能。作为导师，我们尝试有逻辑地在解剖学、生理学和病理学方面阐述一个具体问题。事实上，本书的许多细微改变都起源于这些讨论。因此，我们赞赏所有住院医师的学术好奇心和提高技能的驱动力。他们使我们成为更强的医生和更好的老师，我们感激不尽。

Edward R. Yeomans, MD
Barbara L. Hoffman, MD
Larry C. Gilstrap, Ⅲ, MD
F. Gary Cunningham, MD

目　录

第一部分
基本知识

第二部分
产　前

第三部分
产　时

第四部分

产　后

第一部分

基本知识

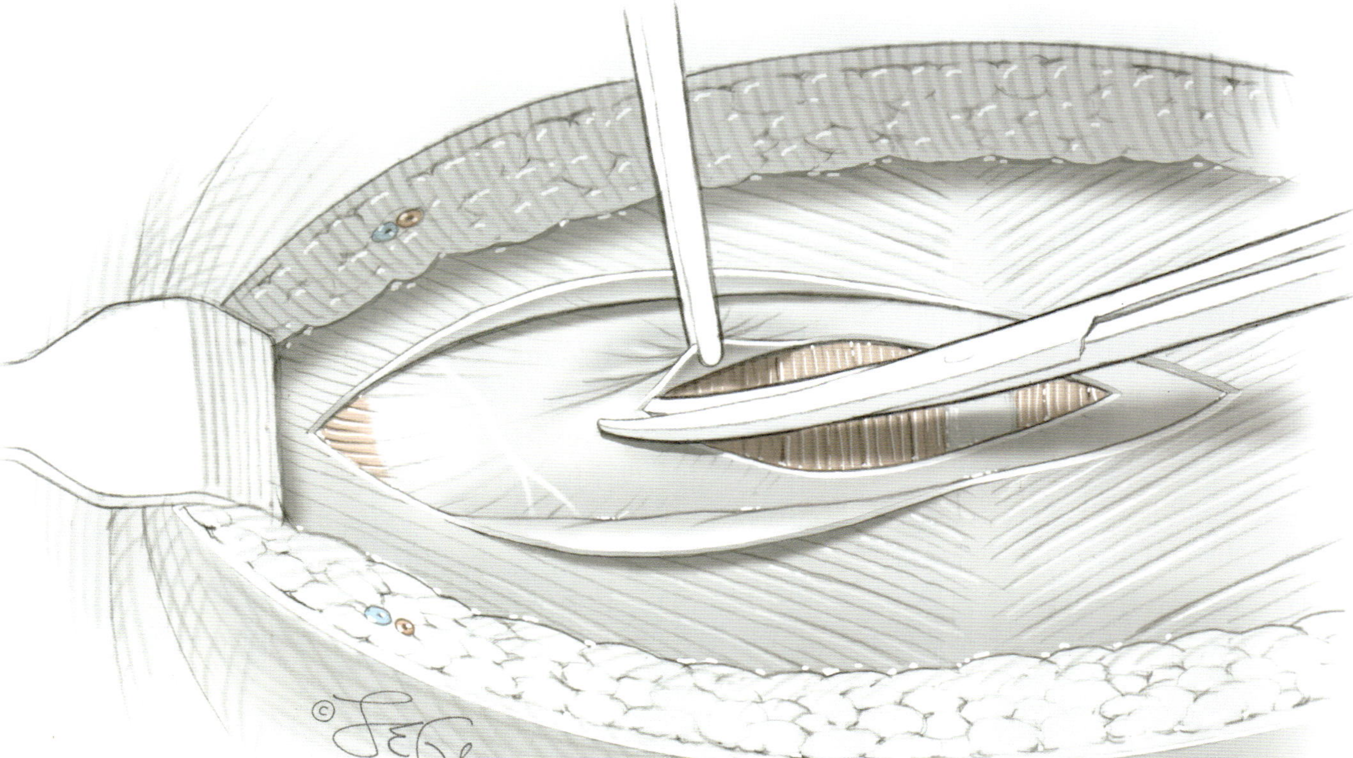

第一章

缝合与打结

掌握打结、缝合和器械的使用是外科医生操作技能的基础。工作中有多种针和缝线可供选择，有些在特定情况下具有明显优势，而有些功能相似。本章介绍了各种可用的针和缝线及其选择和使用的指南，以及手术打结的原则和操作。

针

手术针的特征包括缝线附着的方式、针尖的形状、缝合时的杠杆力臂，以及缝针的曲度。缝针由 3 个结构部分组成：针尖、针体和针眼。缝针不同的设计取决于不同的手术用途，每种都各有优缺点。

■ 针眼

手术中常见 3 种针眼：带线缝合针（带线针）、控释针或“即弃”针、开眼针。带线缝合针是由制造工人将缝线置于镂空的针头内，并在适当的地方打褶。这会将缝线固定在针上，并且必须剪下缝线才能取下针。由于这种安全机制，这种针是连续缝线的理想选择，因此常常用于产科操作。其铆接端被压平从而使持针器可以牢固地抓握。因此，在缝合时，应尽量抓住铆接端，而不是圆形针体，以避免侧向旋转。铆接针头端部的直径大于针头其余部分的直径，并决定了缝线穿过组织的尺寸（Bennett，1988）。

控释针与带线针的不同之处在于它们允许通过用力拉持针器，从而释放或弃去针头。这节省了用剪刀剪断缝线所需的时间。该设计可用于间断缝合或结扎血管。

最后，开眼针的形状类似于缝纫针，使用前必须先纫针。开眼针适用于各种缝合类型和针头。其缺点包括纫针费的时间及缝合过程中容易松脱的问题。产科手术很少使用开眼针。

■ 针体

从横截面上看，针体可以是圆形或椭圆形，并逐渐变细到针尖。为使持针器抓持更牢，卵形针在顶部和底部可能具有圆形侧面。一些可在所有 4 个侧面上展平，从而产生正方形或矩形体。一些针体也在内弯部分纵向加棱，以允许它们被针座牢固地抓住。对于大多数产科手术来说，针体圆而光滑。

针体或直或弯。尽管有时在阴道手术中使用 5/8 弧圆针，但大多数弯针是 1/2 或 3/8 弧（图 1-1）。产科手术中最常见的是 3/8 弧弯针，然而 1/2 或 5/8 弧的设计利于细微操作。

■ 针尖

针通常根据针尖的横截面进行分类（图 1-2），可分为圆针、钝圆针、角针和反向角针。如图所示，角针具有 3 个锐利边缘，并且比圆针更可能穿过组织。圆针用于较软的组织，如子宫、阴道和筋膜（图 1-3）。钝圆针用于非常易碎的组织，或偶尔用于插管，且不易刺破手套。

传统角针具有指向伤口边缘的切割边缘。相反，反向角针具有朝向伤口的平坦表面（图 1-2）。因此，传统角针在收紧时有更大可能会穿出伤口边缘。虽然反向角针最为常用，但传统角针可用于非常精细的皮肤缝合。

在缝合过程中，针刺伤是常见的问题。DeGirolamo 等（2013）回顾了几种降低急性手术损伤发生率的方法，并得出结论，使用尖锐器械的许多操作可以用较

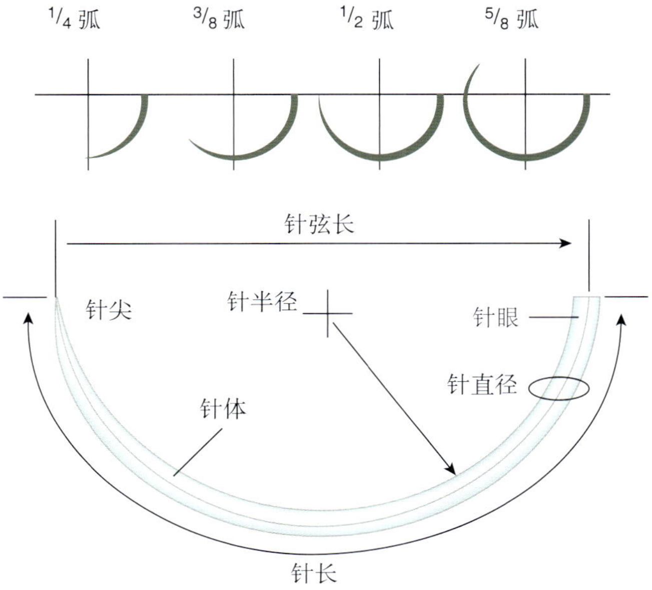

图 1-1　弯针的结构和特征。

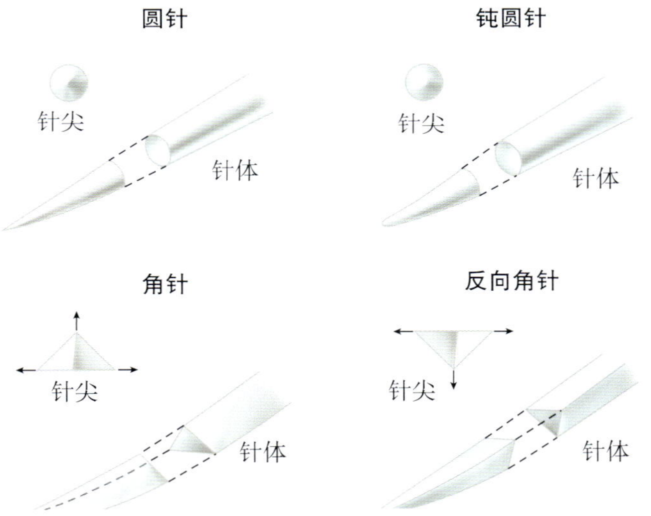

图 1-2　各种手术针的结构。(Reproduced with permission from Balgobin S, Hamid CA, Hoffman BL: Intraoperative considerations. In Hoffman BL, Schorge JO, Bradshaw KD, et al (eds): Williams Gynecology, 3rd ed. New York, McGraw-Hill Education, 2016.)

不危险的技术代替。例如，有中等质量的证据表明双层手套会减少穿孔（Mischke，2014）。Mornar 和 Perlow（2008）也发现，钝圆针可能会减少会阴切开缝合术中针刺伤的发生率。

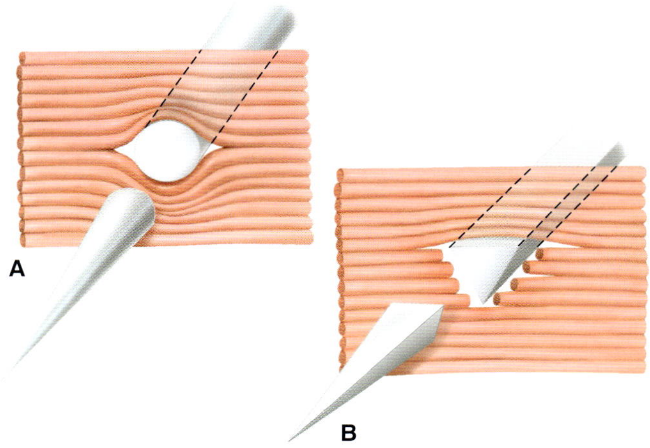

图 1-3　圆针的组织切割效果（A），其刺穿组织的创伤小于角针（B）。(Reproduced with permission from Hamid CA, Hoffman BL: Intraoperative considerations. In Hoffman BL, Schorge JO, Halvorson LM, et al (eds): Williams Gynecology, 2nd ed. New York, McGraw-Hill, 2012.)

■ 技术

弯曲的针可用于夹持，并操纵弯针穿过组织，称为持针器。持针器夹持针的位置取决于待缝合的组织。在穿过厚的组织或预期阻力很小的情况下，可以夹持距离针尖 2/3 或 3/4 的位置（图 1-4），例如子宫切开后的切口缝合。对于更坚韧的组织，应适当地夹持中间部位，甚至夹持更靠近针尖的位置。这有助于运针，也能避免针的弯曲变形，例如缝合耻骨骨膜。

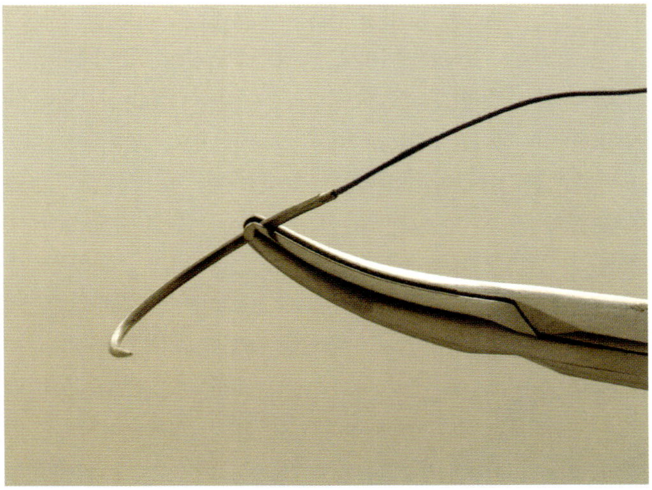

图 1-4　持针器夹持弯针的正确位置。(Used with permission from U.S Surgitech, Inc.)

永远不要用手持弯针。在一篇对产科手术手套穿孔的综述中，Serrano 等（1991）描述了 13% 的手套穿孔率。大多数的刺伤发生在非利手，且由手直接持针所致。这种技术增加了医生与患者间交叉感染的风险（Dalgleish，1988）。Keith 针是一种更长的直针，有时可不使用持针器，直接用手持针，用于多种褥式缝合。手持 Keith 针也有发生针刺伤可能。

缝线

几个世纪以来，缝线被用于缝合组织或结扎血管。早在公元前 3500 年，埃及莎草纸上就记载了伤口缝合，医生 Galen 则用它来给角斗士止血（Snyder，1976；Stone，1988）。Joseph Lister（1869）开创了抗菌概念，在缝合材料方面取得了重大进展。他在 1876 年对肠线用铬酸盐覆膜，使缝线拉伸强度显著延长。在 Lister 所在的时代，小提琴通常被称为“工具包”。缝线最常见的来源是由绵羊或牛肠制成的小提琴弦。因此引入了术语“kitgut”，后来将其修改为“catgut”（Stone，1988）。

表 1-1 描述了缝合材料的各种特征。理想的缝线成本低，打结容易且牢固，具有极好的拉伸强度以适应伤口水肿，可以弹回并恢复其初始长度，并且对伤口愈合或感染没有影响（Yag-Howard，2014）。不幸的是，没有缝线能满足所有要求。因此，在选择缝合材料时需做出妥协，并且权衡优缺点。

表 1-1 缝线材料的特性

物理特性
物理结构
毛细作用
液体吸收能力
直径（口径）
拉伸强度
结强度
弹性
塑性
记忆性
处理特性
柔韧性
组织阻力
打结
结滑动
组织反应特性
炎症反应
吸收
感染倾向
过敏反应

Modified from Bennett，1988.

■ 特性

物理特性

有几个术语可用来描述缝合材料的物理特性。首先，物理结构是指单丝或多丝结构。多丝材料更容易结合，但在缝线的编织过程中有藏匿细菌可能（Balgobin，2016；Bennett，1988）。

毛细作用是指液体会沿着缝线流动。若缝线的一端放置于液体中，其将液体引流至干燥一端的能力代表了其毛细作用强弱。一般来说，多丝缝合的毛细作用更强（Geiger，2005）。流体吸收能力是缝线在浸入液体时的吸收能力。这两种特性都会增加吸收和存留细菌的倾向。例如，编织尼龙具有高流体吸收能力和毛细作用，吸收的细菌数量是相应单丝缝线的 3 倍（Bucknall，1983）。

缝线直径以 0.1 mm 计量，并且通常根据美国药典（USP）标准（表 1-2）表示。对于 USP 命名法，中位直径指定为 0 号，并且数值随着缝线直径的增加而增加。例如，1 号缝线比 0 号缝线粗。相反，当缝线直径从该中位直径减小时，增加 0 的个数。按照惯例，也可使用后接 0 的阿拉伯数字来反映 0 的总数。例如，3-0 缝线也可以表示为 000。因此，3-0 缝线的直径大于 4-0（0000）缝线。也就是说，特定的拉伸强度和直径会影响 USP 的取值，因此，4-0 肠线的直径略大于 4-0 尼龙。

拉伸强度定义为拉断缝线所需的重量除以其横截面积。在这方面，若将缝线直径加倍，其断裂载荷将增加 4 倍。打结后缝线的强度约为未打结缝线的 1/3，但强度在某种程度上取决于所使用的打结类型，如后面所述（Rodeheaver，1981；Tera，1977）。表 1-3 列出了各种打结和未打结缝合材料的相对拉伸强度。注意除金属缝线外，所有打结与未打结缝线的强度均显著下降。图 1-5 描绘了缝线直径和拉伸强度之间的关系。图 1-6 描绘了缝线放置后的拉伸强队随时间的变

表 1-2　缝合型号

USP 型号	合成可吸收直径（mm）
5	0.7
4	0.6
3	0.6
2	0.5
1	0.4
0	0.35
2-0	0.3
3-0	0.2
4-0	0.15
5-0	0.1

USP 为美国药典。

表 1-3　手术缝线的物理特性

	拉伸强度	双股的有效拉伸强度
金属		
钢，单丝	163	163
合成		
聚乙醇酸	76	37
聚丙烯，单丝	68	32
聚乙烯，单丝	57	15
尼龙，单丝	79	19
尼龙，复丝	71	18
天然		
丝线	55	6
肠线	50	42

From Herrmann，1971 年

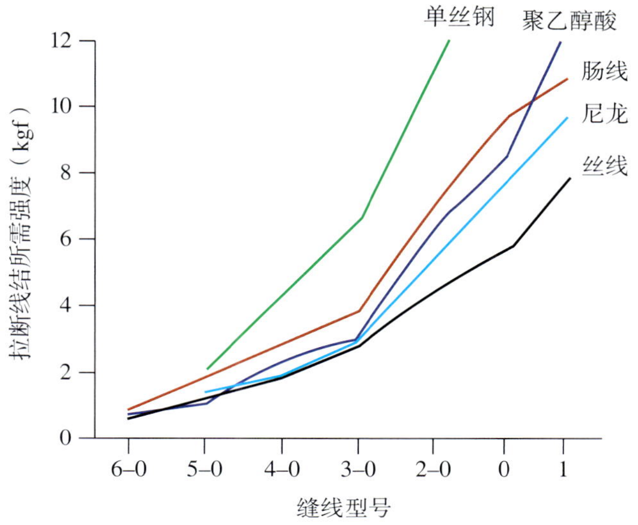

图 1-5　各种型号的缝线拉断线结所需强度。（Redrawn and modified from Herrmann JB：Tensile strength and knot security of surgical suture materials．Am Surg 37（4）：209，1971.）

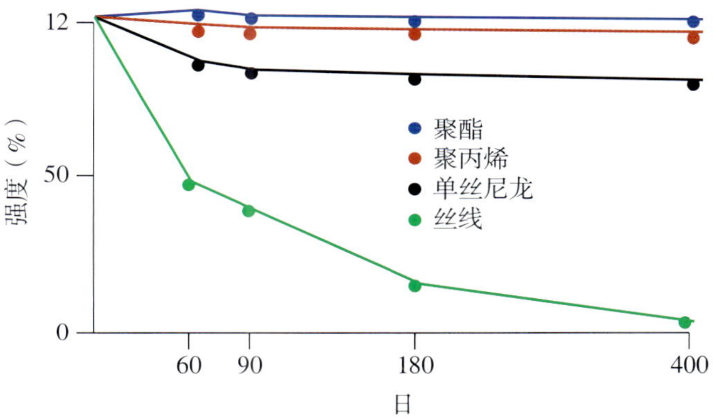

图 1-6　不可吸收缝线 400 天内的强度变化。聚酯缝线（Ethibond 和 Mersilene）和聚丙烯缝线（Prolene）在 400 天后保持其原始断裂强度。单丝尼龙缝线（Ethilon）保持了其原始断裂强度的约 80%。丝线完全降解并且更快地失去强度。通常 2 个月后原始强度保持不到 50%。数据来源于大鼠皮下部位植入的 2-0 和 4-0 缝线。（Reproduced with permission from Salthouse TN：Biologic response to sutures，Otolaryngol Head Neck Surg 1980 Nov-Dec；88（6）：658-664.）

化。拉伸强度也受手术技术的影响。例如，Prolene 缝线中的滑结将拉伸强度降低 17%。用钳子或持针器夹持缝线会以剂量依赖的方式降低缝合强度（Abidin，1989；Stamp，1988）。

线结强度是指使某种类型的结部分或完全滑动所需的力。它取决于材料的摩擦系数及其拉伸能力（Bennett，1988）。

弹性是指缝线在拉伸后恢复其原始形状的趋势。由于具有较高的弹性，缝线很容易被组织肿胀拉伸，不会切入或穿过组织。可塑性是指缝线在拉伸后保持其新形状的倾向性。具有高可塑性的缝线，即使在组织肿胀消退后也会保持其较大的形状，因此有变松可能。

除弹性外，还有缝合材料切割组织的倾向也与拉伸强度直接相关，与缝线直径成反比，并且取决于组织类型。在组织中，缝线最不易切开筋膜，其次是肌肉、腹膜和脂肪（Bennett，1988；Tera，1976）。此

外，在伤口愈合期间所需的力也会发生变化。术后第 1 ～ 2 周时，缝线切开组织的可能性小于术后即刻（Aberg，1976）。

记忆性是指材料在变形后会恢复其原始形状的倾向，例如，在打结后（Bennett，1988）。具有高记忆的缝线会倾向恢复其原始形状，因此不能很好地维持线结。例如尼龙是一种具有高度记忆的缝线。

处理特征

柔韧性是一种与缝线弯曲难易有关的主观术语。相对柔韧的缝线，如丝绸，比较硬的单丝尼龙缝线更容易处理。缝线的摩擦系数可视为“滑动性”的测量值（Bennett，1988）。通过应用特殊涂层可以改变既有缝合材料的固有摩擦系数。具有高摩擦系数的缝线更难穿过组织。具有低摩擦系数的材料，例如单丝尼龙或涂层聚乳酸，易打滑结，但可能更易出现线结松脱。例如，使用未涂层聚乙醇酸（Dexon）缝线打一个简单的外科方结有接近结的最大安全性，但使用涂层羟基乳酸聚合物 910（Vicryl）缝线打相同的结是不安全的（Trimbos，1984）。

组织反应

对于人体来说，所有缝合材料都是异物，且会引起与缝合材料的数量成正比的组织反应（Bennett，1988）。在这方面，使用的缝线越少越好。此外，在许多情况下，和材料本身的固有反应性相比，使用缝线的直径与形成粘连的关系更紧密（Stone，1988）。

3 个连续的组织学阶段反映了组织与缝合材料的正常反应（Madsen，1953；Postlethwait，1975）。第 1 至 4 天是第一阶段，由多形核白细胞、淋巴细胞和单核细胞的白细胞浸润组成。第 4 至 7 天是第二阶段，巨噬细胞和成纤维细胞到达。第 7 天后为第三阶段，主要包括慢性炎症反应和其他纤维组织的出现。之后，根据缝线不同，其发展结果不同。使用不可吸收缝线，在第 28 天形成纤维囊；而使用可吸收缝线，持续的炎症反应导致最终完全吸收缝线。

表 1-4　相关组织对缝线的反应

反应	不可吸收	可吸收
中度	丝绸、棉	肠线
轻微	涤纶（Dacron）	聚二噁烷酮（PDS Ⅱ）
	尼龙（Ethilon）	羟基乳酸聚合物 910（Vicryl）
	聚丙烯（Prolene）	聚乙醇酸（Dexon）
最小	钢	

表 1-4 根据组织反应性对缝合材料进行排序。在该排名中，多丝缝线比单丝缝线引起更大的组织反应，并且更大程度上增加了感染的风险（Alexander，1967；Sharp，1982）。使用编织缝线也会提高感染风险。编织物的空隙中可容纳细菌，在那里它们不易受白细胞杀菌作用的影响。与之相类似的，线结也为细菌提供了生长间隙，这提示我们应该尽量减少线结的数量（Moy，1992；Osterberg，1983）。

■ 特殊缝合类型

表 1-5 和表 1-6 详细列出了可吸收和不可吸收缝线的特性。可吸收和不可吸收的术语是相对的。例如，普通的肠线是一种可吸收的缝线，可以在组织中存留许多年（Postlethwait，1975）。并且，除聚酯（Dacron）、聚丙烯（Prolene）和不锈钢外，所有“不可吸收”的缝线最终都会降解或被吸收（Edlich，

表 1-5　一些可吸收缝线的比较

缝线	材料	结构	拉伸强度	处理特性	线结安全性	吸收	评价
肠线	绵羊 / 牛肠	扭曲	差	中	差	不可预测（12 周）	铬肠线反应较少，吸收较晚
Vicryl	羟基乳酸聚合物	编织	良	良	中	80 天	
Dexon	聚乙醇酸	编织	良	中、良	中、良	90 天	有涂层缝线更易操作，但线结安全性较低
PDS Ⅱ	聚二噁烷酮	单丝	良	中	差	180 天	
Monocryl	聚卡普隆	单丝	中	良	良		
Biosyn	糖酸聚合物（Glycomer）	单丝	良	良	良		

表 1-6　一些不可吸收缝线的比较

缝线	材料	结构	拉伸强度	处理	线结安全性	评价
丝	蚕丝蛋白	编织	良	良	良	易感染，可以涂层
尼龙	聚酰胺	编织或单丝	优	差至良	中	编织易感染，单丝或涂层降低操作性
Prolene	聚丙烯	单丝	中至良	差	差	切割组织
Novafil	聚丁烯	单丝	优	中	差	
Mersilene Dacron	聚乙烯聚酯	编织	优	良	良	
Ethibond Ti-Cron Polydek Tevdek	涂层聚乙烯	编织	优	差至良	差至良	操作性和线结安全性因涂层类型而异
不锈钢	钢	单丝、扭曲、编织	优	差	良	可扭结，扎穿手套
银线	银	单丝	优	中	良	比钢更柔韧，用于裂伤缝合

1974；Nilsson，1982）。由于这些原因，按照惯例，保持有效拉伸强度超过 60 天的缝线通常被归类为“不可吸收”（Bennett，1988；Moy，1992）。

一些用于皮肤闭合的缝线用抗菌剂浸渍。例子包括 Vicryl Plus 和 Monocryl Plus 等品牌。在最近的一项系统回顾中，Sajid 等（2013）报道，抗菌缝线显著降低了手术部位感染的概率。

接下来的部分介绍了常用的缝合材料。显而易见的是，每种类型都有其自身的优点和缺点。也许除了对会阴修复的前瞻性研究外，没有明确和令人信服的数据支持任何特定缝合类型在产科使用方面的优越性。

肠线

这类缝线由绵羊肠黏膜下层或牛的肠道浆膜制成。铬肠线用铬盐处理，加强缝合并延迟其吸收。基于肠线的缝线可被溶酶体蛋白水解酶吸收。这个过程相对不可预测，并且局部感染会加速这个过程，这减少了拉伸强度的持续时间（Stone，1988）。相反，合成的可吸收缝线以更可预测的方式通过水解溶解。使用肠线缝合，置入后 12 h 开始出现降解和吞噬作用，并在 3 天后达到峰值。10 天后拉伸强度最小，线的吸收在 2 ~ 3 周内完成（Bennett，1988；Postlethwait，1975）。

与铬肠线相比，普通肠线会引起更大的炎症反应。各个 USP 尺寸的肠线均比羟基乳酸聚合物 910（Vicryl）或聚乙醇酸（Dexon）略大（Stone，1988）。没有证据表明肠线会引起过敏反应（Carroll，1989）。

聚乙醇酸（Dexon）

聚乙醇酸（Dexon）是羟基乙酸（乙醇酸）的高分子量线性链聚合物。Dexon S 是不加涂层的聚乙醇酸，可以是未染色的米色或可以染成绿色以增强组织的可见度。Dexon Ⅱ是涂有聚己酸酯的聚乙醇酸。它可以是未染色的米色或可以染成绿色，也可染成紫色或双色以增强识别。所有合成的可吸收缝线都是非抗原性的，并且在组织液存在下通过水解以可预测的方式降解为二氧化碳和水（Salthouse，1980；Williams，1977）。放置后第 7 天，此种缝线的断裂强度损失了 1/3，并在 90 ~ 120 天内完全吸收（Craig，1975；Frazza，1971）。与铬肠线相比，其理论上延长了保持拉伸强度的时间。然而，与使用肠线的更不稳定的酶促降解相比，降解的可预测性是更实际的优势。

与普通或铬肠线相比，Dexon 引起的组织反应较少。尽管其编织的结构使其不太适合严重污染的手术部位，但一些证据却支持这样使用。一项使用豚鼠进行的研究表明 Dexon 与铬肠线相比具有优势，可避免细菌接种后的感染（McGeehan，1980）。然而，与此同时，编织 Dexon 中的间隙可能加剧感染，并且在受感染的环境中其吸收被延迟（Foster，1978；Williams，1980）。因为 Dexon 是编织的，所以它不适合用表皮缝合材料。

羟基乳酸聚合物 910（Vicryl）

该材料是丙交酯和乙交酯的共聚物，它们是衍生自乳酸和乙醇酸的环状化合物。像 Dexon 一样，

Vicryl 是编织的。它的拉伸强度略低于 Dexon，因此 Vicryl 的制造直径比 Dexon 在每个 USP 规定尺寸下的直径略大（Bennett，1988；Stone，1988）。目前生产的所有 Vicryl 均采用白色或紫色涂层。Vicryl 的炎症反应与 Dexon 相似。在大鼠中，如图 1-7 所示，铬肠线的吸收速度比 Vicryl 快。然而，Vicryl 的吸收速度比 Dexon 快。在两项研究中，67% 的 Dexon 在 63 天后仍然存在，而 Vicryl 的这一比例为 26%。此外，Vicryl 在 60 ~ 90 天内被完全吸收，而 Dexon 则为 90 ~ 120 天（Conn，1974；Craig，1975）。在大鼠中，Vicryl 在 15 天后对腹部伤口的强度没有影响（Nilsson，1982）。

对于会阴部修复，Mackrodt（1998）和 Ketcham（1994）等报告了合成缝线与铬缝线相比的优势。Kettle 等（2010 年）对 Cochrane 数据库进行了回顾，并纳入了 18 例阴道分娩后会阴缝合的对照试验。这些研究人员得出结论，聚乙醇酸（Dexon）或羟基乳酸聚合物（Vicryl）缝线优于肠线衍生物，因为其引起的疼痛明显减少，镇痛需求减少，晚期性交困难减少，开裂风险降低（第二十章，328 页）。与铬肠线相比，Dexon 和 Vicryl 的缺点是它们具有相对高的拉伸强度和低弹性，更易切割组织。

聚二噁烷酮（PDS Ⅱ线）

这种缝线是由对二噁烷制成的聚合物，是一种单丝缝线。这与 Dexon 和 Vicryl 相反，后者是多丝的。在一项研究中，PDS Ⅱ在 180 天内被完全吸收，而 Vicryl 为 60 ~ 90 天，Dexon 为 120 天。PDS Ⅱ在 28 天时也保持 60% 的断裂强度，而 Dexon 或 Vicryl 的断裂强度为 5% 或更低（Ray，1981）。PDS Ⅱ缝线能够在细菌感染的组织中保持其完整性（Schoetz，1988）。PDS Ⅱ缝线的主要缺点是其刚度，这是由其单丝结构所致，使得它更难打结。

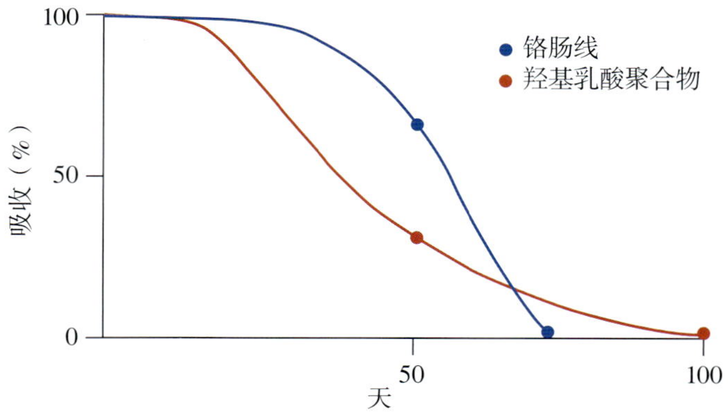

图 1-7　在使用 100 天内内羟基乳酸聚合物 910（Vicryl）和铬肠线的吸收百分比。将 4-0 尺寸的缝线植入大鼠臀肌中，并根据剩余的横截面积计算吸收。手术肠线的吸收出现在 14 天后。使用可吸收的合成缝线，在约 35 天时观察到一些吸收，但之后速度更快。（Reproduced with permission from Salthouse TN：Biologic response to sutures，Otolaryngol Head Neck Surg 1980 Nov-Dec；88（6）：658-664.）

丝和棉

蚕丝蛋白是由蚕幼虫在茧构造过程中产生的天然蛋白质。它被编织和染成黑色后用来以制作手术缝线。“真丝”缝线被蛋白质包裹，以防止其沿着缝线向皮内生长，这将使拆除缝线更加困难（Bennett，1988；Freeman，1970）。根据 UPS 的定义，真丝缝线被归类为不可吸收的。这可能源于丝绸降解通常由异物反应介导。也就是说，使用真丝缝合在几个月后被吸收。因此，真丝缝线缝合不适用于需要长期稳定性的手术。这种延迟有时可能导致肉芽肿的形成（Postlethwait，1970；Salthouse，1980）。

丝线缝合的优点包括易于处理，滑结少，并且撕裂组织的倾向最小。但它吸收液体和细菌的潜力很大，因此它不适合用于受感染的手术区域。此外，对线结强度的定量研究表明，与其他材料相比，丝线打结相对强度较弱（Tera，1976）。

棉线由编织棉纤维构成，很少用于产科手术。与任何其他材料不同，棉花通过吸收液体而变得更坚固，并且结更牢固。棉花在反应性和增加感染方面基本上与丝绸相同（Hochberg，1991）。

尼龙

这种合成聚酰胺聚合物可以制成多丝或单丝纤维。它的拉伸强度很大，但尼龙缝线很硬，很容易切割较薄的组织，需要多个打紧的结以防止松开。这种材料主要用于皮肤缝合，很少用于内部止血或伤口缝合（Goulbourne，1988）。尼龙 6 个月后的拉伸强度很小，最终会被降解和吸收（Moloney，1961）。Birdwell 等（1981）发现，在人类研究中，用尼龙缝合的皮肤伤口强度与用 Vicryl 缝线的相当。Trimbos 等（1993）报道，与尼龙相比，聚丁烯（Novafil）引起的增生性瘢痕形成较少。

聚丙烯

这种缝线通过丙烯聚合（Prolene）形成，并且实际上与聚乙烯缝线（Dermalene）相同。此种缝线的主要区别特征是极小的摩擦系数，这使其成为宫颈环扎术或表皮皮内术后的理想选择（Freeman，1970；Homsy，1968）。然而，这种特征也使得结不太安全。聚丙烯也是一种可塑性很强的缝线，当伤口膨胀时，它很容易伸展和变形。因此，这种缝线很少穿透组织（Bennett，1988）。聚丙烯是相对非炎症性的（Salthouse，1975）。

聚酯

这种合成缝合材料是一种编织的多丝聚合的永久性缝线，包括涂层和非涂层形式。Mersilene 是产科中最常见的无涂层缝线，通常用于宫颈环扎术。Tevdek 和 Ethibond 分别是涂有聚四氟乙烯和聚乳酸的聚酯缝线，使其能更顺畅地穿过组织。聚酯用于拉伸强度仅次于金属缝线的情况（Herrmann，1971）。聚酯是真正不可吸收的缝线，并且它可以无限地保持其拉伸强度。无涂层的聚酯缝线引起最轻的炎症反应（Hartko，1982）。

不锈钢

不锈钢缝线有单丝或多丝形式，但目前很少使用。虽然它是惰性的，并且具有优异的拉伸强度和线结安全性，但是难以操作。此外，缝线很容易穿过手套，使外科医生暴露于经血液传播的传染病。它可用于女性腹壁裂伤时的筋膜缝合或极易出现感染和开裂的情况下。

线结

打结是缝合技术中最重要的，但也可能是最薄弱的部分。在一项较早的研究中，当对一组通过认证的普通外科医生的线结进行机械性能测试时，只有 25% 的外科医生使用了适当的打结方式（Thacker，1977）。随后一个对 25 名妇科医生进行的意见调查显示“根据他们的经验和常规进行选择”——发现大多数人肯定他们打了方结，即使打的是滑结（Trimbos，1984）。Batra 等的一项队列研究（1993）证明，只需极少的指导，医学生就可以使用单丝和多丝尼龙缝线打出比产科或妇科医生更强的标准方结。

错误的打结可能导致严重的后果，如出血或伤口裂开。产科医生必须了解，一些结的强度要比其他种类的结更强，不同的缝合材料需要不同数量的缠绕以保证结的安全性，并且这些关系是生物力学定义的（Edlich，1991）。这些知识为正确打结提供了基础。

术语

线结中有 3 个组成部分：环，它影响止血或伤口对合；结，保持环的稳定；尾，确保环不会因结打滑而解开（Edlich，1991）。

图 1-8 是一种描述手术结的国际代码。缠绕次数用阿拉伯数字表示。因此，常见的结袢是 1，而双重结或“外科结”是 2，滑动配置用字母 S 表示。如果连续缠绕是平行的或正方形的，则使用等号（=），而乘法符号（×）表示交叉或“祖母”型。因此，常见的方结可描述为 1 = 1，祖母结为 1 × 1，外科结为 2 = 2，一个简单的滑结为 S = S.

结的滑动

有几个因素影响线结的滑动：所选缝合材料的摩擦系数、缝线直径和涂层、湿度、线结的形状以及成品结的最终几何形状。其他因素包括术者因素和打结技术（Edlich，1991）。任何缝线的摩擦系数与线结安全性线性相关，并且决定一个稳定的线结所需的打结次数（Herrmann，1971）。线结的滑动率从 0 ~ 100% 不等，具体取决于打结类型（Madsen，1953；Thacker，1975）。例如，即使在平结中，总是导致比方结更大的滑动。一个例外是 2 = 2 和 2 × 2 的线结，对于大多数材料来说，安全性相似（Tera，1976）。

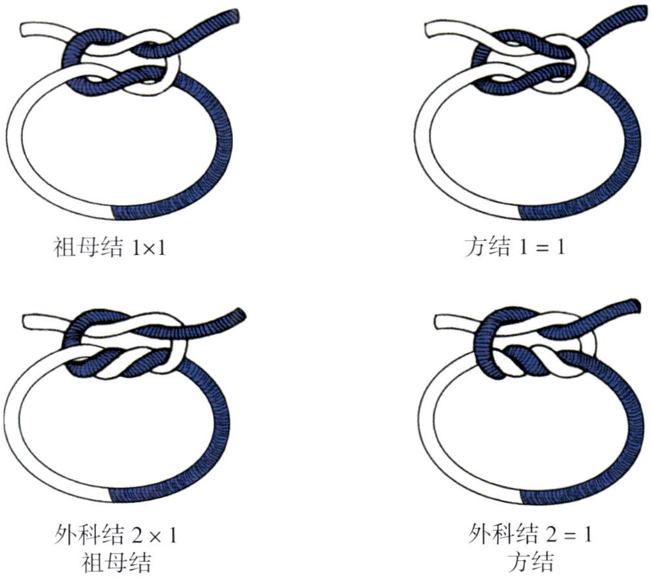

图 1-8　各种类型的手术结。（Reproduced with permission from Balgobin S，Hamid CA，Hoffman BL：Intraoperative considerations. In Hoffman BL，Schorge JO，Bradshaw KD，et al（eds）：Williams Gynecology，3rd ed. New York，McGraw-Hill Education，2016.）

与相应的未涂层缝线相比，涂层缝线更易出现滑结（Trimbos，1984）。与固有的缝线退化无关，许多类型的缝线在体内也显示出显著的结松弛。而聚酯缝线是例外，例如 Ethibond（Tomita，1992）。每增加一次缠绕就可以减少线结滑动。由结构和缝合材料决定，经过一定数量的缠绕，线结将发生破损，而不是滑移。在这一点上，额外的缠绕只会导致更大的异物炎症反应，并加重感染（Brown，1992）。

个人的打结技术也极大地影响了线结的滑动。其中两个特别重要的方面包括系紧线结时施加的张力大小和方向。滑结，也称为活结，可以为方形或平行构造。这种结通常有助于在结形成的初始阶段获得紧密的组织对合，特别是当打单手结和深层结扎时（Ivy，2004；Zimmer，1991）。如果仅通过向一侧线尾施加压力来收紧这种结，那么线结将保持“S”形，并且即使在 5 次缠绕之后也会因滑动而失败，而非破裂。此外，单丝缝线具有更高的失败率（Hurt，2005）。然而，在对合组织之后，在大致水平于组织表面的平面中沿相反方向对两个线尾施加张力，可以将滑结转换成方结或祖母结（图 1-9）。如果使用适当数量的缠绕，不同缝合材料的性质、数量不同，结将不会因滑动而失效。Babetty 等（1998）发现，以交替使用不同的打结模式搭配滑结增加了结的安全性。

即使在紧固过程中滑结未成方结，通过交叉而非平行的缠绕来打结也会使导致的线结滑脱比使用相同缠绕时更少。在交替的缝线周围进行单手缠绕——左右手交替打结——可以打出强度最大的滑结（Trimbos，1984）。

外科医生施加在线尾上的力也显著改变了滑动的趋势。理想情况下，应将相当于线结断裂强度的 80% 的张力作用于线尾（Edlich，1991）。

线尾的长度也会影响滑动。具有低摩擦系数的缝合材料（例如尼龙）应留有比具有更高摩擦系数的材料（例如铬肠线）更长的线尾。然而，人们普遍认为，任何需要线尾超过 3 mm 的结都不适用于一般手术，因为较长的线尾容易感染（Thacker，1975）。使用适当的打结技术，可以用任何可用的缝合材料打出线尾长度为 3 mm 或更短的安全结。实际上，在关于线结安全性的大多数张力测量研究中，2 mm 通常被认为是可接受的最大的滑动（Tera，1976）。

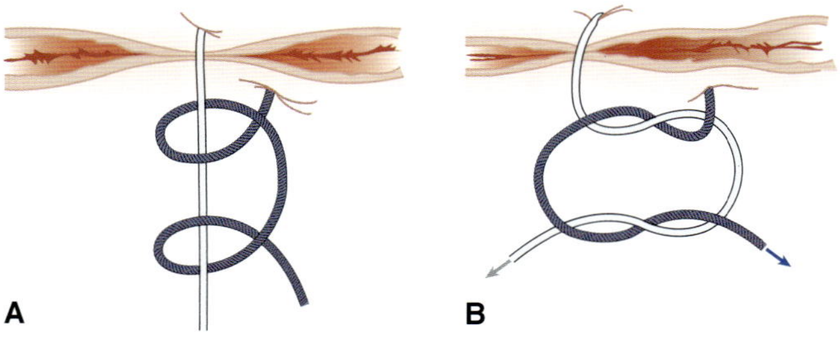

图 1-9 通过在相反方向上和在与组织表面大致水平的平面中对两线尾施加相等的力，使滑结（A）变为方结（B）。

■ 结破裂

线结通常是所有缝线中最薄弱的部位，破坏线结所需的力比破坏缝缝线所需的力低 20% ~ 90%（Tera，1976；Thacker，1975）。线结上的力通过结构从直拉力转换为剪切力，从而导致缝合材料失去拉伸强度（Edlich，1991）。与缝合强度不同，线结强度和缝线直径之间的关系变得不那么重要了（Herrmann，1971）。

结效率以百分比表示，并描述打结和未打结缝线之间的关系。其定义为：

结效率（%）= 打结缝线的拉伸强度 / 未打结缝线的拉伸强度

根据结和缝合材料的类型，结效率为 3% ~ 99% 不等。它仅受缝线直径的轻微影响（Tera，1977；Trimbos，1984）。在体内，结嵌入其中的组织也影响线结强度。通常，结的安全性随着时间的推移在体内降低，特别是对于可吸收缝线（Herrmann，1971，1973）。

即使使用相同的缝合材料，结效率也可以为 5% ~ 55% 不等（取决于线结类型）（Trimbos，1984）。例如，交叉结或祖母结效率较低，也就是说，与平行或方形形态相比，它们实际上更弱，而不是更容易通过滑动而失效。无论使用何种缝合材料，都是如此（Tera，1977）。通常，线结中更多的缠绕将导致更少的滑动和更高的结效率。然而，由于个别缝合材料的独特特征，即超过某一临界值后几乎没有额外的强度（Thacker，1975）。

结强度也受到用力拉紧结时的速率的影响。具体来说，当向结尾施加渐强的力时，结的断裂力大于突然拉紧线结时的断裂力。例如，当使用单丝尼龙缝线打外科结时，以 500 mm/min 的速度收紧结，与 50 mm/min 的速率相比，结强度降低 32%（Zimmer，1991）。除不锈钢外，对于通常可用的所有类型和规格的缝线来说，如果缝线拉得太紧或太快，可能会在线结处断裂（Thacker，1975）。

使用可重复的张力计技术，Tera 和 Aberg（1977）研究了结效率，因为它与缝合材料的类型和线结的类型有关。表 1-7 列出了不同种类的结、缝合材料和缝线尺寸的线环绝对强度的一些示例。表 1-8 列出了各种类型和缝线的结效率的选择示例。

通常，方结比其相应的祖母结更强（表 1-9）。然而，对于常用的 1 = 1 = 1 或 1 × 1 × 1 结，使用 0 至 3-0 铬肠线，这种差异是很小的。通过增加缠绕，铬

表 1-7　缝线环强度（kPa）

缝合材料尺寸 / 直径（mm）		上限值，平行结；下限值，祖母结						
		1 = 1 1 × 1	2 = 1 2 × 1	1 = 2 1 × 2	2 = 2 2 × 2	1 = 1 = 1 1 × 1 × 1	2 = 2 = 2 2 × 2 × 2	1 = 1 = 1 = 1 1 × 1 × 1 × 1
钢丝								
0	0.40	16.6	17.0	17.0	17.4	17.0	17.0	17.1
000	0.25	16.4	15.0	16.6	17.4	16.6	17.0	17.6
铬肠线								
2	0.67	14.0	16.6	13.4	15.0	12.8	16.8	15.4
		11.8	14.4	11.4	16.4	13.8	17.0	14.2
0	0.47	7.6	8.2	8.2	6.8	7.6	7.4	8.6
		7.6	5.4	6.8	8.3	7.4	9.1	7.9
000	0.17	3.28	3.38	3.32	3.60	3.20	3.10	3.16
		3.36	3.96	3.0	3.96	3.14	4.12	3.0
Dexon								
2	0.53	17.4	17.8	18.0	18.4	17.6	18.2	18.6
		3.4	8.8	14.2	19.6	12.4	18.6	19.0
0	0.40	9.0	8.6	8.1	9.0	9.6	9.5	9.5
		1.8	1.0	7.0	8.2	8.9	9.2	8.8
000	0.26	2.78	3.94	3.64	3.66	4.08	3.60	3.52
		0.26	0.74	2.64	3.32	3.00	3.30	4.26
Mersilene								
2	0.53	13.0	14.4	10.6	15.2	14.0	15.4	14.4
		0.8	9.2	4.4	14.4	13.6	15.0	13.6
0	0.40	6.8	4.8	8.1	7.3	7.9	6.8	7.3
		1.9	5.2	7.4	8.6	7.3	8.6	7.8
尼龙								
2	0.52	1.6	1.8	3.6	3.2	5.8	11.4	7.8
		2.6	2.2	3.4	7.8	7.2	13.2	11.8
0	0.37	2.2	3.0	1.4	3.6	5.2	7.4	6.8
		1.4	4.8	0.8	6.8	4.0	8.0	6.4
000	0.25	0.56	0.74	2.54	1.60	2.68	3.48	3.58
		0.82	0.64	1.84	3.52	2.20	3.12	3.54
丝线								
0	0.39	2.0	2.3	2.9	3.2	5.0	6.4	6.4

续表

缝合材料尺寸 / 直径（mm）		上限值，平行结；下限值，祖母结						
		1 = 1 1 × 1	2 = 1 2 × 1	1 = 2 1 × 2	2 = 2 2 × 2	1 = 1 = 1 1 × 1 × 1	2 = 2 = 2 2 × 2 × 2	1 = 1 = 1 = 1 1 × 1 × 1 × 1
		0.6	2.0	2.5	5.4	3.7	6.3	6.8
000	0.25	0.78	0.94	1.42	1.80	1.98	2.54	2.64
		0.50	1.36	1.24	2.22	1.66	2.34	2.22
聚乙烯								
0	0.40	1.6	1.3	2.4	2.1	4.4	6.6	6.0
		1.8	0.8	4.1	7.0	4.9	7.6	4.8
000	0.25	0.76	0.56	1.40	2.16	2.28	2.92	2.72
		0.60	0.42	1.44	3.26	1.46	3.46	2.54
聚烯烃								
0	0.40	3.2	3.5	7.2	6.9	7.5	8.0	7.4
		3.2	1.0	6.4	8.4	7.4	8.1	6.2
000	0.24	0.70	1.48	2.80	2.98	2.90	3.08	3.28
		1.52	0.64	2.46	3.28	2.96	3.46	3.36

Modified from Tera, 1977.

表 1-8 以无螺纹的线的拉伸强度的百分比表示打结强度（结效率）

缝合材料，无螺纹的线的拉伸强度（kPa）/ 直径（mm）		上限值，平行结；下限值，祖母结						
		1 = 1 1 × 1	2 = 1 2 × 1	1 = 2 1 × 2	2 = 2 2 × 2	1 = 1 = 1 1 × 1 × 1	2 = 2 = 2 2 × 2 × 2	平均值
钢丝								
3.88	0.25	87	92	92	92	90	90	91
		79	90	92	85	92	92	88
铬肠线								
2.76	0.31	59	61	60	65	58	61	61
		60	72	54	72	57	75	65
Dexon								
2.41	0.26	58	82	76	75	85	75	75
		5	15	55	69	62	68	46
尼龙								
2.32	0.25	12	16	55	34	58	75	42
		18	14	42	76	47	67	44
丝线								
1.88	0.25	21	25	38	48	53	63	41
		13	17	33	40	45	63	42
聚乙烯								
2.76	0.26	17	12	31	48	51	65	37
		13	9	23	32	32	47	29

肠线的结强度没有显著改善。有趣的是，与 1 = 1 = 1 结构相比，无涂层 PDS 缝线的绝对结强度在 4 次或更多次缠绕时没有改善。Brown（1992）比较了使用不同材料 no.1 的线结的强度。他研究了尼龙、聚丙烯、聚二噁烷酮、聚葡萄糖酸酯和羟基乳酸聚合物。两次缠绕后，任何这些材料的结强度都没有增加。

较新的涂层合成可吸收缝线的可比数据较少。然而，对于具有较低摩擦系数的材料，使用这些材料的缝线时需谨慎地增加平行缠绕。对于 0 至 3-0 规格的单丝尼龙或真丝，与 1 = 1 = 1 相比，2 = 2 = 2 或 1 × 1 × 1 结可获得显著的附加强度。对于 2 = 2 = 2 或 2 × 2 × 2 的结构，0 号 Prolene 线显示出最大结强度。这种配置甚至优于 1 = 1 = 1 = 1 = 1 的结构。对于 Tevdek，对于任何结构都推荐使用 5 次缠绕（Haxton，1965）。

值得注意的是，在大多数材料测试中，1 = 2 的结构明显强于 2 = 1 的结构（Tera，1977）。此外，对于所有类型的缝线，2 = 2 = 2 的结构是稳定的。如果不知道特定的缝合特征，建议采用这种模式（Tera，1976）。在构造方结时，重要的是要记住，在不穿过缝线末端或手的情况下不能构造这种结。

Annunziata 等（1997）观察到，使用单根缝线和缝线环的结——如在缝线的末端系结——需要更多的缠绕才能达到线结安全性。当然，伤口安全性还取决于除结和缝合强度之外的手术技术。例如，紧密对合筋膜导致切口线安全性显著弱于松散对合，可能是由于水肿、缺血和愈合不良（Stone，1986）。

结扎

固定组织蒂部可以使用各种缝合技术完成（图 1-10）。对于较小的血管蒂，单独的单个缝线可以环绕放置在夹具下方。然而，组织在孕期通常是水肿的，并且随着水肿在分娩后消退，蒂部的尺寸缩小。因此，单缝线结扎可能使血管脱出。因此，对于大血管，一些学者更喜欢对血管蒂行双重结扎。此外，使用固定缝线对第二远端结扎改善了水肿消退后的止血控制。

通过双重结扎，血管蒂受到两次缝扎，一条自由结扎，另一条穿刺固定。首先，在组织钳的尖部和跟部的下方放置缝线，如图 1-10 A 所示。此缝线用于打结。第二缝线位于第一缝线的远端，并且用缝针固定于组织蒂部。通过将结扎线固定到蒂上，外科医生降低了缝线从蒂末端滑落的风险。重要的是，如果在穿刺固定期间刺穿血管，则将该第二结扎线放置在第一结扎线的远端，以避免血肿形成。

穿过血管蒂之后，固定缝线向前扫到钳尖。交叉于组织钳前面，并环绕钳子两侧，并在助手取下钳子时系于跟部。

通常，当夹紧组织蒂部结扎时，缝线可能会切断或撕裂易碎的血管蒂，除非非常小心。因此，避免突

表 1-9　常用产科缝合缝线的推荐结构

缝线	推荐结构
铬肠线	1 = 1 = 1 或 1 × 1 × 1
Dexon，Vicryl	1 = 1 = 1 = 1 = 1
单丝丝线	1 = 1 = 1 = 1
单丝尼龙	1 = 1 = 1 = 1 = 1
Prolene	2 = 2 = 2 或 2 × 2 × 2
Tevdek	1 = 1 = 1 = 1 = 1 或 1 × 1 × 1 × 1 × 1
其他缝线类型	2 = 2 = 2

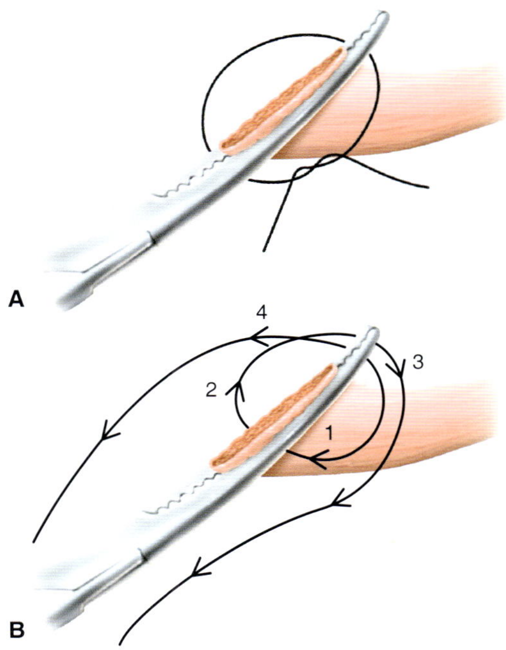

图 1-10　血管蒂的双重结扎。**A.** 首先，简单地环绕、结扎钳夹下方的血管蒂。线结固定在钳跟部。**B.** 固定缝线时，可以使用多种方式。图中，针在（1）处刺穿蒂部。这应该放置在部分 A 中所示的第一结扎线的远侧。一旦穿过蒂部（2），缝线应绕过钳尖。在尖端（3、4）交叉后，拉回缝线至钳跟部。然后将缝线系在钳跟下面。

然的结扎束紧，但缓慢收紧时血管可以逃脱结扎并出血，因此二者应相平衡。

吻合器

目前用于皮肤对合的大多数吻合设备都是一次性的。由于它们的速度和最终切口的外观，因此很受欢迎。还有一种用于放置可吸收的表皮缝合的装置可供使用（Feese，2013）。

吻合器通常用于剖宫产术后的皮肤闭合。在 Cochrane 数据库分析中，Mackeen 等（2012）比较了吻合器与皮下皮肤缝合，二者具有相似的预后。然而在那之后，随机试验显示皮下皮肤缝合的效果更好。在两项共有超过 1 100 名接受剖宫产的女性参与的试验中，皮下皮肤缝合的结果显着优于吻合器（Figueroa，2013；Mackeen，2014）。其他试验显示患者对皮下皮肤缝合的满意度更高（Aabakke，2013）。

在外科医生施加吻合器的同时，助手将应外围的伤口边缘外翻。如果伤口的边缘翻转，或者如果一个边缘在对侧边缘下滑动，则将导致深且明显的瘢痕。另外，使用吻合器时应避免过于用力地压在皮肤表面上，以防止将吻合器钉入太深，并在吻合器环内造成缺血。正确放置后，吻合钉的横杆在高于皮肤表面几毫米处（Lammers，2004）。在 5 ~ 10 天内取出吻合钉，以避免留下痕迹。

总结

从前面的讨论可以得出以下结论：

1．产科中很少需要角针，因为它们倾向于作用在像子宫、阴道、子宫切除后的残端和筋膜那样撕裂的软组织。一个例外是皮内缝合。当使用角针时，具有反向设计的角针可以降低组织穿透的风险。

2．理想情况下，不应使用手去抓住弯针。

3．与铬肠线相比，羟基乳酸聚合物 910（Vicryl）或聚乙醇酸（Dexon）缝线具有优越的拉伸强度，用于修复阴道撕裂和外阴的切口缝合。

4．打出滑结和用任何器械抓住缝线时，缝线强度显著降低。

5．采用适当的打结技术，无论缝线类型如何，都不需要长度超过 3 mm 的线尾。超过这个长度的线尾易感染。

6．方结通常比交叉（祖母）结更安全。然而，这些结中的任何一个都比一个滑结更好，不论多少次缠绕之后都是不安全的。

7．如果需要滑结，如在组织深部单手打结，或最初帮助组织对合，则在放置后应将它们转换为方结或祖母结。如果在技术上不可能进行转换，那么将活结打于缝线外是可以接受的替代方案。

8．选择的缝合材料应使用合适的结构。对于一个合适的结，额外的“保险缠绕”不会增加结安全性，反而会增加感染机会。

（付文扬，译　王学举，校）

参考文献

Aabakke AJ, Krebs L, Pipper CB, et al: Subcuticular suture compared with staples for skin closure after cesarean delivery: a randomized controlled trial. Obstet Gynecol 122(4):878, 2013

Aberg C: Change in strength of aponeurotic tissue enclosed in the suture during the initial healing period. An experimental investigation in rabbits. Acta Chir Scand 142:429, 1976

Abidin MR, Towler MA, Thacker JG, et al: New atraumatic rounded-edge surgical needle holder jaws. Am J Surg 157:241, 1989

Alexander JW, Kaplan JZ, Altemeier WA: Role of suture materials in the development of wound infection. Ann Surg 165:192, 1967

Annunziata CC, Drake DB, Woods JA, et al: Technical considerations in knot construction. Part I. Continuous percutaneous and dermal suture closure. J Emerg Med 15:351, 1997

Babetty Z, Sümer A, Altintas S, et al: Changes in knot-holding capacity of sliding knots in vivo and tissue reaction. Arch Surg 133:727, 1998

Balgobin S, Hamid CA, Hoffman BL: Intraoperative considerations. In Hoffman BL, Schorge JO, Bradshaw KD, et al (eds): Williams Gynecology, 3rd ed. New York, McGraw-Hill Education, 2016

Batra EK, Taylor PT, Franz DA, et al: A portable tensiometer for assessing surgeon's knot tying technique. Gynecol Oncol 48:114, 1993

Bennett RG: Selection of wound closure materials. J Am Acad Dermatol 68: 742, 1988

Birdwell DC, Gavelin GE, Kemsley FM, et al: "Staying power"—absorbable vs nonabsorbable. Plast Reconstr Surg 18:619, 1981

Brown RP: Knotting technique and suture materials. Br J Surg 79:399, 1992

Bucknall TE: Factors influencing wound complications: a clinical and experimental study. Ann R Coll Surg 65:71, 1983

Carroll RE: Surgical catgut: the myth of allergy. J Hand Surg 14B:218, 1989

Conn J Jr, Oyasu R, Welsh M, et al: Vicryl (polyglactin 910) synthetic absorbable sutures. Am J Surg 28:19, 1974

Craig PH, Williams JA, Davis KW, et al: A biologic comparison of polyglactin 910 and polyglycolic acid synthetic absorbable sutures. Surg Gynecol Obstet 141:1, 1975

Dalgleish AG, Malkovsky M: Surgical gloves as a mechanical barrier against human immunodeficiency virus. Br J Surg 75:171, 1988

DeGirolamo KM, Courtemanche DJ, Hill WD, et al: Use of safety scalpels and other safety practices to reduce sharps injury in the operating room: what is the evidence? Can J Surg 56(4):263, 2013

Dunn DL: Wound Closure Manual. Somerville, Ethicon, 2005

Edlich RF: USSC Surgical Knot Tying Manual. Norwalk, United States Surgical Corporation, 1991

Edlich RF, Panek PH, Rodeheaver GT, et al: Surgical sutures and infection: a biomaterial evaluation. J Biomed Mater Res 8:115, 1974

Feese C, Johnson S, Hones E, et al: A randomized trial comparing metallic and absorbable staples for closure of Pfannenstiel incision for cesarean delivery. Am J Obstet Gynecol 209(6):556.e1, 2013

Figueroa D, Jauk VC, Szychowski JM, et al: Surgical staples compared with subcuticular suture for skin closure after cesarean delivery: a randomized controlled trial. Obstet Gynecol 121(1):33, 2013

Foster GE, Hardcastle JD: Polyglycolic acid as suture material. Lancet 1(8056): 154, 1978

Frazza EJ, Schmitt EE: A new absorbable suture. J Biomed Mater Res 5:43, 1971

Freeman BS, Homsy CA, Fissette J, et al: An analysis of suture withdrawal

stress. Surg Gynecol Obstet 131:441, 1970
Geiger D, Debus ES, Ziegler UE, et al: Capillary activity of surgical sutures and suture-dependent bacterial transport: a qualitative study. Surg Infect 6:377, 2005
Goulbourne IA, Nixon SJ, Naylor AR, et al: Comparison of polyglactin 910 and nylon in skin closure. Br J Surg 75:586, 1988
Hamid CA, Hoffman BL: Intraoperative considerations. In Hoffman BL, Schorge JO, Halvorson LM, et al (eds): Williams Gynecology, 2nd ed. New York, McGraw-Hill, 2012
Hartko WJ, Ghanekar G, Kemmann E: Suture materials currently used in obstetric-gynecologic surgery in the United States: a questionnaire survey. Obstet Gynecol 59:241, 1982
Haxton H: The influence of suture materials and methods on the healing of abdominal wounds. Br J Surg 52:372, 1965
Herrmann JB: Changes in tensile strength and knot security of surgical sutures in vivo. Arch Surg 106:797, 1973
Herrmann JB: Tensile strength and knot security of surgical suture materials. Am Surg 37(4):209, 1971
Hochberg J, Murray GF: Principles of operative surgery. In Sabiston DC Jr (ed), Textbook of Surgery, 14th ed. Philadelphia, WB Saunders, 1991
Homsy CA, McDonald KE, Akers WW: Surgical suture—canine tissue interaction for six common suture types. J Biomed Mater Res 2:215, 1968
Hurt J, Unger JB, Ivy JJ, et al: Tying a loop-to-strand suture: is it safe? Am J Obstet Gynecol 192:1094, 2005
Ivy JJ, Unger JB, Hurt J, et al: The effect of number of throws on knot security with nonidentical sliding knots. Am J Obstet Gynecol 191:1618, 2004
Ketcham KR, Pastorek JG II, Letellier RL: Episiotomy repair: chromic versus polyglycolic acid suture. South Med J 87:514, 1994
Kettle C, Dowswell T, Ismail KM: Absorbable suture materials for primary repair of episiotomy and second degree tears. Cochrane Database Syst Rev 6:CD000006, 2010
Lammers R, Trott A: Methods of wound closure. In Roberts J, Hedges J (eds): Clinical Procedures in Emergency Medicine. Philadelphia, WB Saunders, 2004, p 655
Lister J: Observations on ligature of arteries on the antiseptic system. Lancet 6:289, 1869
Mackeen AD, Berghella V, Larsen ML: Techniques and materials for skin closure in caesarean section. Cochrane Database Syst Rev 11:CD003577, 2012
Mackeen AD, Fleisher J, Khalifeh A, et al: Patient satisfaction and cosmetic outcome in a randomized study of cesarean skin closure. Obstet Gynecol 123(Suppl 1):4S, 2014
Mackrodt C, Gordon B, Fern E, et al: The Ipswich childbirth study: 2. A randomised comparison of polyglactin 910 with chromic catgut for postpartum perineal repair. BJOG 105:441, 1998
Madsen ET: An experimental and clinical evaluation of surgical suture materials—I and II. Surg Gynecol Obstet 97:73, 1953
McGeehan D, Hunt D, Chaudhuri A, et al: An experimental study of the relationship between synergistic wound sepsis and suture materials. Br J Surg 67:636, 1980
Mischke C, Verbeek JH, Saarto A, et al: Gloves, extra gloves or special types of gloves for preventing percutaneous exposure injuries in healthcare personnel. Cochrane Database Syst Rev 7:3:CD009573, 2014
Moloney GE: The effect of human tissues on the tensile strength of implanted nylon sutures. Br J Surg 48:528, 1961
Mornar SJ, Perlow JH: Blunt suture needle use in laceration and episiotomy repair at vaginal delivery. Am J Obstet Gynecol 198:e14, 2008
Moy RL, Waldman B, Hein DW: A review of sutures and suturing techniques. J Dermatol Surg Oncol 18:785, 1992
Nilsson T: Mechanical properties of Prolene and Ethilon sutures after three weeks in vivo. Scand J Plast Reconstr Surg 16:11, 1982
Osterberg B: Enclosure of bacteria within capillary multifilament sutures as protection against leukocytes. Acta Chir Scand 149:663, 1983
Postlethwait RW: Long-term comparative study of nonabsorbable sutures. Ann Surg 171:892, 1970
Postlethwait RW, Willigan DA, Ulin AW: Human tissue reaction to sutures. Ann Surg 181:144, 1975
Ray JA, Doddi N, Regula D, et al: Polydioxanone (PDS), a novel monofilament synthetic absorbable suture. Surg Gynecol Obstet 153:497, 1981
Rodeheaver GT, Thacker JG, Edlich RF: Mechanical performance of polyglycolic acid and polyglactin 910 synthetic absorbable sutures. Surg Gynecol Obstet 153:835, 1981
Sajid MS, Craciunas L, Sains P, et al: Use of antibacterial sutures for skin closure in controlling surgical site infections: a systematic review of published randomized, controlled trials. Gastroenterol Rep 1(1):42, 2013
Salthouse TN: Biologic response to sutures. Otolaryngol Head Neck Surg 88(6): 658, 1980
Salthouse TN, Matlaga BF: Significance of cellular enzyme activity at nonabsorbable suture implant sites: silk, polyester, and polypropylene. J Surg Res 19:127, 1975
Schoetz DJ, Coller JA, Veidenheimer MC: Closure of abdominal wounds with polydioxanone. Arch Surg 213:72, 1988
Serrano CW, Wright JW, Newton ER: Surgical glove perforation in obstetrics. Obstet Gynecol 191;77:525, 1991
Sharp WV, Belden TA, King PH, et al: Suture resistance to infection. Surgery 92:61, 1982
Snyder CC: On the history of the suture. Plast Reconstr Surg 58(4):401, 1976
Stamp CV, McGregor W, Rodeheaver GT, et al: Surgical needle holder damage to sutures. Am Surg 54:300, 1988
Stone IK: Suture materials. Clin Obstet Gynecol 31(3):712, 1988
Stone IK, von Fraunhofer JA, Masterson BJ: The biomechanic effects of tight suture closure upon fascia. Surg Gynecol Obstet 163:448, 1986
Tera H, Aberg C: Strength of knots in surgery in relation to type of knot, type of suture material, and dimension of suture thread. Acta Chir Scand 143:75, 1977
Tera H, Aberg C: Tensile strengths of twelve types of knot employed in surgery, using different suture materials. Acta Chir Scand 142:1, 1976
Thacker JG, Rodeheaver G, Kurtz L, et al: Mechanical performance of sutures in surgery. Am J Surg 133:713, 1977
Thacker JG, Rodeheaver G, Moore JW, et al: Mechanical performance of surgical sutures. Am J Surg 130:374, 1975
Tomita N, Tamai S, Shimaya M, et al: A study of elongation and knot slacking of various sutures. Biomed Mater Eng 2:71, 1992
Trimbos JB: Security of various knots commonly used in surgical practice. Obstet Gynecol 64:274, 1984
Trimbos JB, Smeets M, Verdel M, et al: Cosmetic result of lower midline laparotomy wounds: polybutester and nylon skin suture in a randomized clinical trial. Obstet Gynecol 82:390, 1993
Williams DF: The effect of bacteria on absorbable sutures. J Biomed Mater Res 14:329, 1980
Williams DF, Mort E: Enzyme-accelerated hydrolysis of polyglycolic acid. J Bioeng 1:231, 1977
Yag-Howard C: Sutures, needles, and tissue adhesives: a review for dermatologic surgery. Dermatol Surg 40(Suppl 9)S3, 2014
Zimmer CA, Thacker JG, Power DM, et al: Influence of knot configuration and tying technique on the mechanical performance of sutures. J Emerg Med 9:107, 1991

第二章

手术器械

器械

手术器械是外科医生双手的延伸，因此其设计的目的是牵引、切割、握持和清理术野。产科手术涉及的组织类型多种多样，手术不同，所用器械的尺寸、精细程度和强度也会相应变化。一旦选择了一种器械，经典的使用方法将努力使其达到最高效率。

■ 手术刀和刀片

产科手术中常用的手术刀片如图 2-1 所示，包括 10、11、15 和 20 号刀片。刀片结构包括刀刃，有时被称为“刀腹”；与刀刃相对的钝面是刀背；最后，刀槽是刀片中心的开口，可将刀片锁定在刀柄上。

手术刀片的形状决定了其功能，较大的刀片用于较粗的组织或较大的切口。例如，20 号刀片刀刃很长，是快速切开较长皮肤切口的理想选择。15 号刀片用于更精细的切口。11 号刀片的尖头可以很容易地切开硬壁脓肿，如前庭大腺脓肿，以引流脓腔。

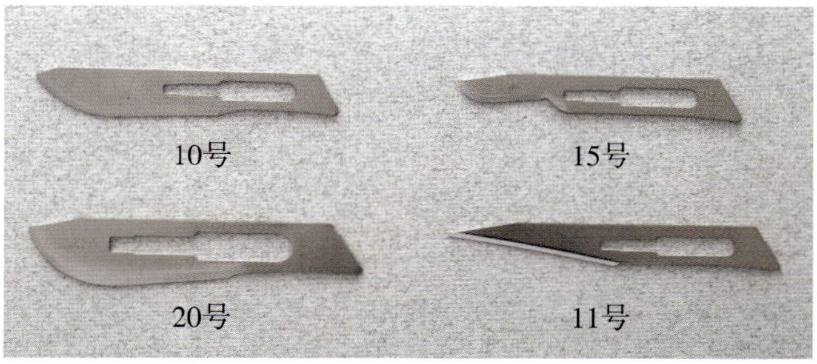

图 2-1　产科手术中常用的手术刀片。

当手术刀被正确握持时，术者可指导刀片移动。两种握持方法如图 2-2 所示。如果将手术刀像铅笔一样握着，这被称为“执笔式”或“精密握”。如果将手指搭在刀背，这被称为“用力式”“小提琴式”或“持弓式”。这些握持方式可最大限度地利用刀刃。

使用用 10 号和 20 号刀片时，手术刀与皮肤呈 20° ~ 30°，使用手臂坚定地划开皮肤而尽量保持手腕和手指不动。这个动作使整个刀刃均用于切割，并避免掩埋尖端。一般来说，外科医生会从对侧向他自己的方向进行切开。最初的切口应该穿透真皮，保持手术刀垂直于表面，以防止皮肤边缘倾斜。在皮肤切开过程中，切口侧面的紧实对称牵引保持切口笔直，有助于避免多个轨迹和不规则的皮肤边缘。

相比之下，15 号和 11 号刀刃通常以执笔式握持，

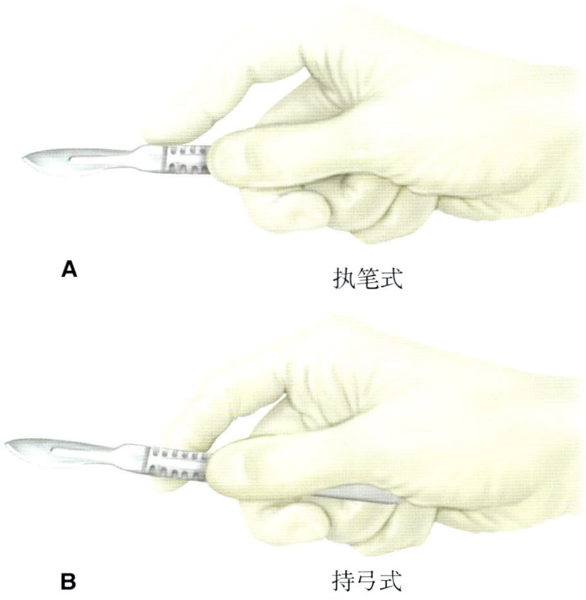

图 2-2　持刀方法。A 执笔式，动作由拇指和示指控制。B 持弓式，手术刀夹在大拇指和中指之间，刀柄抵在大鱼际。(Reproduced with permission from Balgobin S，Hamid CA，Hoffman BL：Intraoperative considerations．In Hoffman BL，Schorge JO，Bradshaw KD，et al (eds)：Williams Gynecology，3rd ed．New York，McGraw-Hill Education，2016．)

以便进行精细、精确的切割。使用 15 号刀片时，手术刀与皮面保持大约 45°。精细切割最好用手指控制，手腕可以支撑在邻近组织上。11 号刀片是切开皮肤的理想选择，使用时需与皮面呈 90°。保证皮肤有张力对于减少切割时的穿透力非常重要。忽略了这一点，则可能造成深层组织不可控的损伤。

■ 剪刀

剪刀通常被用来分割组织，不同形状和尺寸适用于不同组织结构（图 2-3）。正确的握持姿势是，拇指和环指放于剪刀柄环内，示指放在刀柄交叉点，以便更好地控制。这种“三脚架”式握持法可施加最大的剪切力、扭矩和闭合力，并有较好的稳定性和控制力。一般情况下，医生都是从自己一侧向对侧即远离自己的方向剪切。

对于不同类型的剪刀，精细组织剪或虹膜剪的刀刃较纤薄，通常用于剪开或分离生理解剖层面。因此，它们可以用来分离薄层粘连或切开腹膜、阴道的上皮。在分离过程中，牵引对侧组织可使操作更简便。首先，创造一个小切口以进入正确的组织平面。刀刃并拢插入平面之间，沿着组织的天然弧度行进。再将两刃叶片打开，稍微关闭并抽出剪刀（图 2-4）。将手腕和刀片共同转动 90°，再重新插入下方的刀刃来切割组织。当围绕一条曲线松解时，剪刀应遵循解剖结构的天然弧度，在同一平面行进，以避免钻入其他结构或偏离向邻近组织。

厚重的剪刀，如 Mayo 弯剪，则用于较致密的组织，如前腹壁筋膜。同样，Jorgenson 剪刀的刀刃和刀尖都呈 90° 弯曲，其多在子宫切除术的最后一步用于分离阴道和子宫。Mayo 直剪有钝而平的刀刃，其经常且仅被用作缝线剪刀。使用组织剪剪线会使刀片变钝，因此最好避免混用。

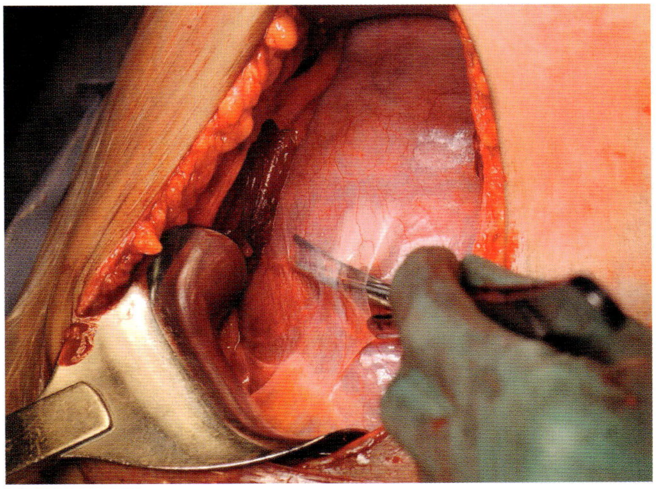

图 2-4　二次剖宫产术中俯视图。首先，用镊子提起腹膜，然后用精细组织剪在浅层剪开，从而进入解剖平面。将闭合的刀尖置于两层组织的生理分层间，施力使刀尖前进。如图所示，打开刀尖以展平组织。接下来，刀尖稍微闭合、牵拉，刀刃和手腕都旋转 90°。处于下方的刀尖重新插入新创建的组织间隙，随后组织被切开。（Used with permission from Dr. Sarah White.）

钳子和剪刀未对左利手和右利手两种人群分别设计的。用左手松开卡扣或使用标准的右利手剪刀需要不同的握持和使用方法。外科医生应努力练习双手使用器械的方法。

■ 持针器

也被称为针驱动器，持针器通常具有直或弯曲的钳口（图 2-5）。直钳口的更为常用。但是弯钳口的，如 Heaney 持针器有助于将针放置在狭窄或成角的间隙。持针器钳口的内面也各不相同，其表面通常包含

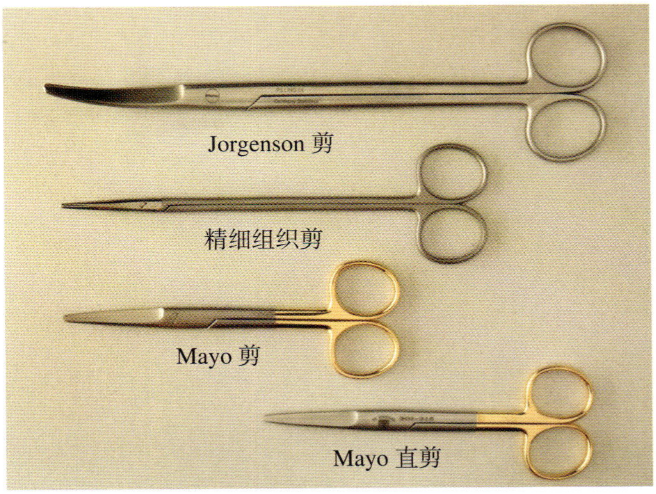

图 2-3　剪刀（剪刀由美国 Surgitech 公司提供）。

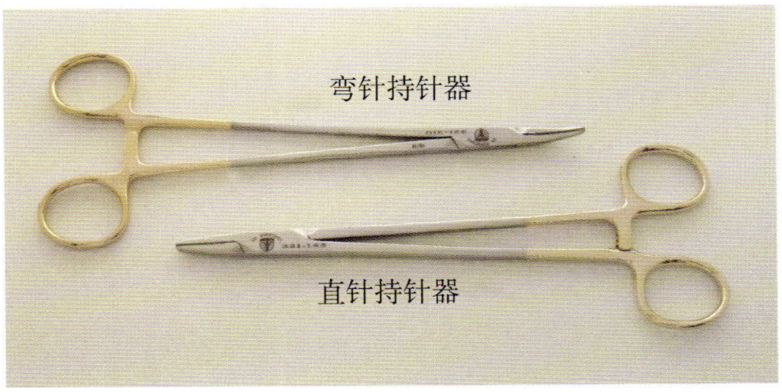

图 2-5　持针器（持针器由美国 Surgitech 公司提供）。

横纹或交叉纹路，以安全地抓住针体。在大多数情况下，持针器在距针尖约 2/3 处称为针眼的位置夹住针并稍微向右成角。与圆柱形针体不同，针尾通常是扁平的，这提高了持针器的抓握力。如果使用弯钳口的夹持器，针亦用这种方法夹住，持针器弯头的内面朝向针眼（图 1-4，3 页）。

传统上，持针器为拇指和环指伸入柄环中握持。这种握法的最大优点是能精确地定位针。此外，也可以轻易地松开卡扣，以便于松开和重新夹持针。或者，使用“大把抓法”，持针器被握在拇指肚和掌心之间，手指不穿过柄环。这种握法可以通过简单的旋转手腕动作出针。它最大的优点是在连续缝合过程中节省了时间，因为可以迅速松开并重新夹持针，而并不需移动手指。但这种握法可能在松开针时缺乏精确度。松开卡扣时应尽量平稳，避免突然松针导致针滑落失控和组织损伤。

■ 组织镊

镊子的作用是在切割过程中夹住组织，牵引暴露切口，缝合过程中固定组织，辅助出针，夹住血管进行电凝，在止血器周围递线，填充海绵。钳子的握持方法使一个刀片起到拇指的延伸作用，另一个刀片起到对侧手指的延伸作用。交替抓握可能会显得笨拙，限制手腕向各个方向运动，不能达到最理想的使用效果。

有几种镊子可用于固定组织和缝合（图 2-6）。大型有齿镊，如 Potts-Smith 单齿镊、Bonney 镊和 Ferris-Smith 镊，常用于需要抓牢组织，而并不需轻柔地抓握时。它们通常用于关腹时固定筋膜层。小型有齿镊，如单齿 Adson 镊，可将力集中在一个很小的区域，并能提供更大的保持力和更小的组织损伤。这些通常用于对中等密度组织（如皮肤）进行精细操作时。

无齿镊，也称为平镊，通过相对的镊尖纹路来施加抓握力。它们通常用于处理娇嫩的组织，如会阴，并在最小的组织损伤下提供保持力。Debakey 镊子是另一种无齿镊，其最初设计为血管镊，但亦可用于其他精细组织。相比之下，如果操作更宽或更厚的组织区域，尖端宽阔有浅槽的 Russian 镊和 Singley 镊可能是首选。这些通常用于剖宫术中子宫切除。

■ 牵开器

腹部手术

在手术过程中，清晰的视野是必不可少的，牵开器与身体和器官保持角度一致，可以把组织从术野上方牵开。在产科中，牵开器可大体分为腹部或阴道牵开器，并进一步分为自保持式或手持式牵开器。

在大多数情况下，腹部手术需要一名外科助理医生在狭窄的切口周围协助。因此，在开腹手术中，常采用手持式牵开器将腹壁肌肉分开。像 Kirschner 和 O’Connor-O’Sullivan 式包含 4 个宽、轻度弯曲的挡片，提供 4 个方向的牵引。挡板将膀胱向脚侧牵引，前腹壁肌肉向侧方牵引，上腹部叶片则向头侧牵引。Balfour 牵开器可在 3 个方向上牵引（图 2-7）。如增加一个上部牵开臂，则可以在 4 个方向上牵引。另外，环形牵开器（如 Bookwalter 牵开器和 Denis Browne

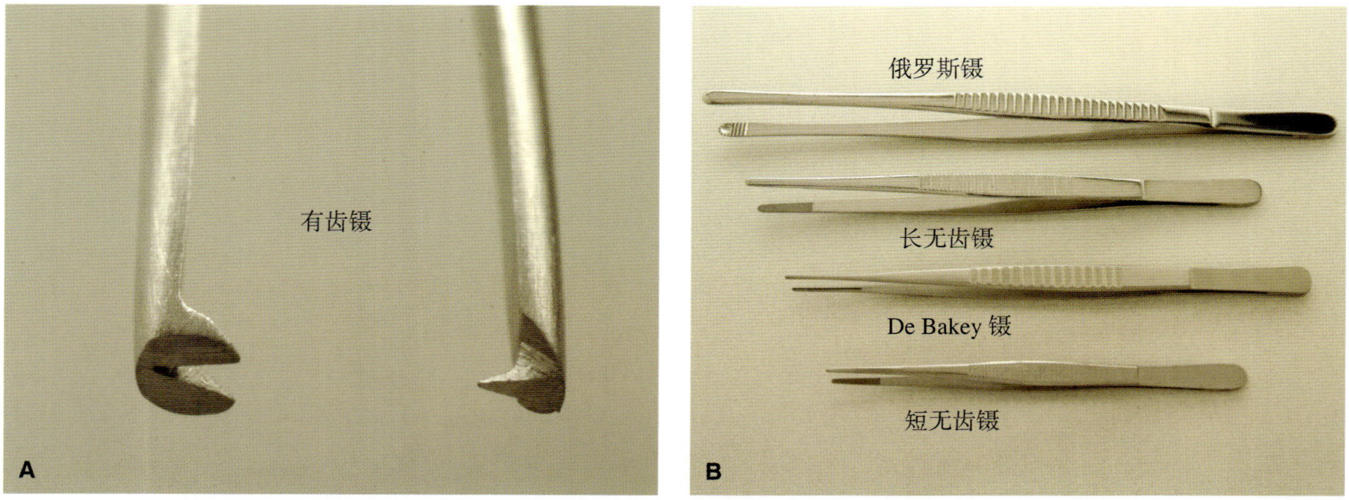

图 2-6　组织镊。A 有齿镊，可牢固地钳夹组织。B. 无齿镊（镊子由美国 Surgitech 公司提供）。

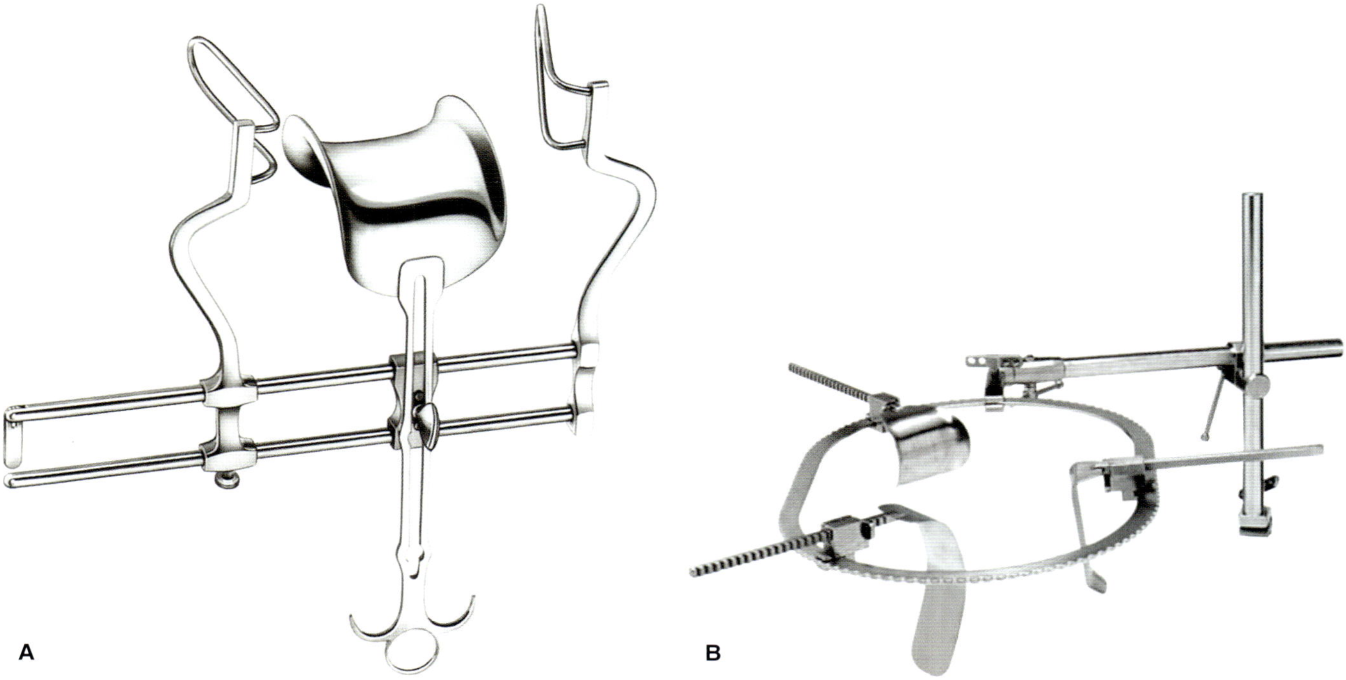

图 2-7　自保持式牵开器。A. Balfour 牵开器，B. Bookwalter 牵开器。

牵开器）则使牵开挡片的数量和位置更丰富多变。然而，它们通常需要更多的时间来组装和放置。可以根据腹腔的深度将大多数深或浅的挡片连接到外部金属框架。

在放置自保持式牵开器时，注意叶片深度，避免压迫和损伤股神经。这条神经可以沿着其走行被压缩，但在腰肌内特别敏感。为了避免，在选择叶片和安装时应仅牵引腹直肌而不含腰肌（Chen，1995）。在安装时应确认叶片没有放在腰肌。对于较瘦的患者，可将折叠的纱垫放在牵开器边缘和皮肤之间，使叶片远离腰肌。

不同于可重复使用的器械，一次性自保持式牵开器由两个大小相等的塑料环组成，两环由圆柱形塑料保护膜连接（如 Alexis 牵开器和 Mobius 牵开器）。一个环可卷成舟状穿过切口进入腹部，然后回弹成圆形。第二个环则置于在切口外（图 2-8）。两环间的塑料保护膜则跨过整个腹壁。为固定这种牵开器于合适的地方，外科医生将外环向外翻转多次，从而使保护膜松弛，直到膜紧贴皮肤和皮下，这就保证了 360° 的牵拉。一次性牵开器有不同的尺寸。

除自保持式牵开器之外，一个手术助手还可以使用手持式牵开器。后者只能在一个方向上牵引，但可以快速放置和重新定位（图 2-9）。用于牵开腹壁的 Richardson 牵开器有坚固的直角叶片，可以钩住切口。Deaver 牵开器则呈柔和的弧形，易于贴合前腹壁的曲线。与 Richardson 牵开器相比，它们叶片更深，通常用于牵开肠道、膀胱或前腹壁肌肉。Harrington 牵开器，也被称为甜心牵开器，有一个更宽的头端，也可有效地压住填充的肠管。

前面提到牵开器对于腹腔镜或剖宫手术的小切口过大，故往往选择有较小的叶片的 army-navy 牵开器或“S”形牵开器。“S”形牵开器有更薄、更深的叶片，而 army-navy 牵开器的坚固叶片则提供更强的牵引能力（图 2-10）。此外，金属 Weitlaner 牵开器或小直径一次性 Alexis 或 Mobius 自保持式牵开器可用于小切口。

在某些情况下，如阴道残端缝合或子宫动脉结扎时，可能需要一个薄的牵开器叶片，称为可塑形或肋骨牵开器。在这里，它相当于一面金属壁，将需缝合的组织与周围器官隔离开来。这种长而灵活的金属条还可以弯折，以贴合各种身体弧度，并可用于牵引。它包括窄型和宽型。在关腹过程中，也可以用它来保护肠管免受缝针损伤，这种方法在肥胖妇女或麻醉肌松不理想时非常实用。牵开器放置在腹膜下的肠道上方，当筋膜闭合时作为屏障留在原位。在最后的筋膜缝合时移除。同样，使用 McNealy-Glassman 内脏固定器（一种“鱼”形固定器）有助于避免缝针误刺肠道穿孔（图 2-11）。在关闭最后 2 ~ 3 cm 的筋膜之

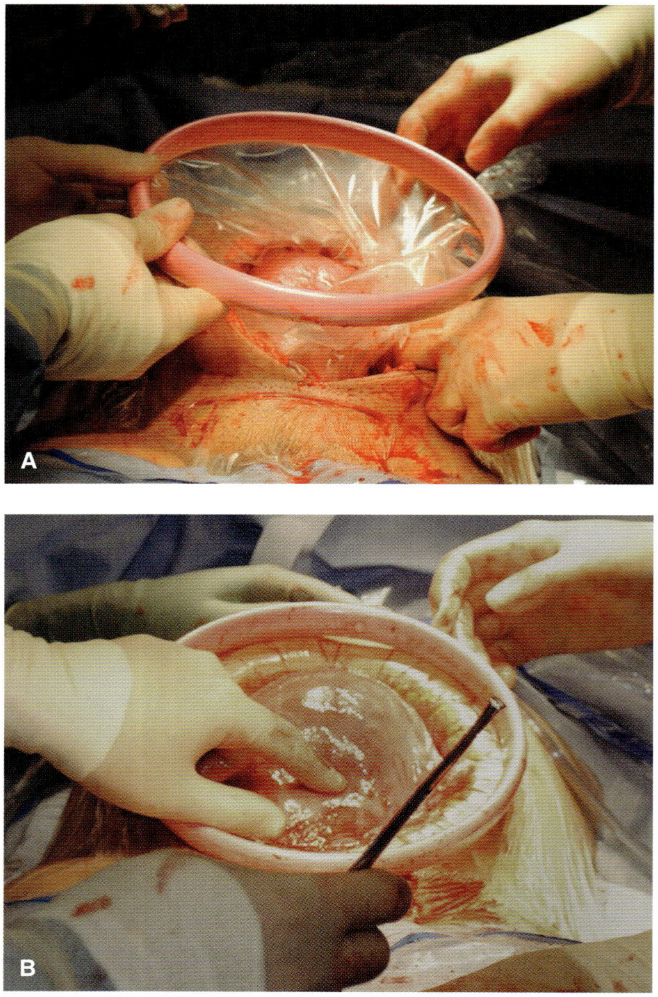

图 2-8 一次性自保持式牵开器。**A.** 将外环翻转多次，使塑料膜绷至外环上并拉紧。**B.** 这样可以使薄膜与伤口紧密贴合，并提供 360° 的牵拉。

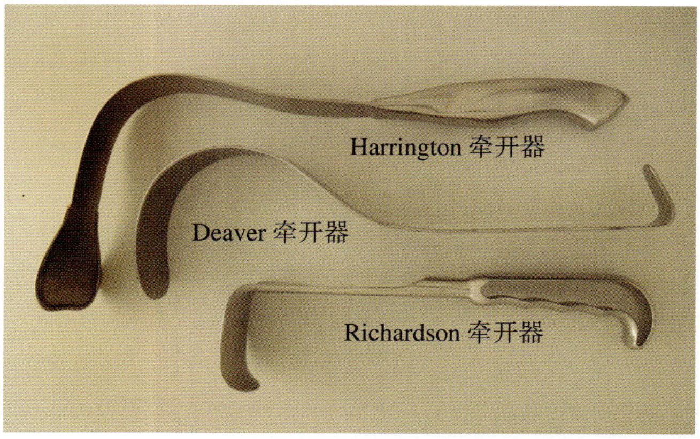

图 2-9 长的手持式腹部牵开器（牵开器由美国 Surgitech 公司提供）。

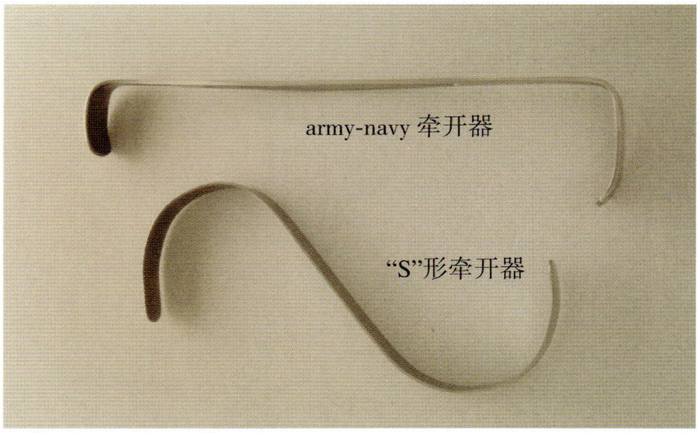

图 2-10 短型手持腹部牵开器（牵开器由美国 Surgitech 公司提供）。

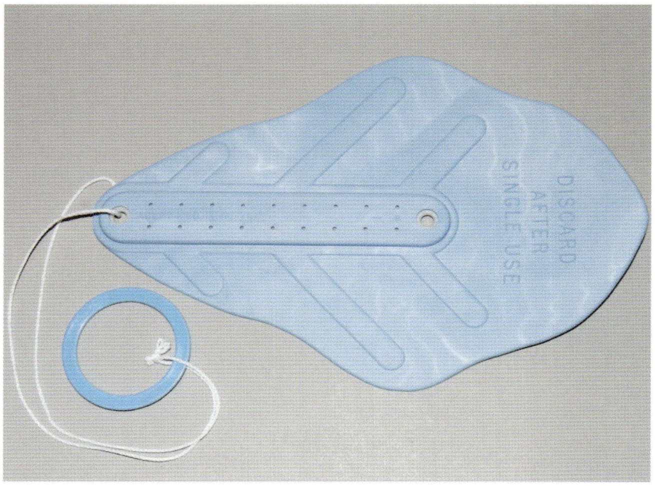

图 2-11 McNealy Glassman 器官固定器，也称为“鱼”形固定器。

前，外科医生拉住相连的固定器取出它。

经阴道手术

经阴道手术需要牵开阴道壁，为此设计了几个自保持式牵开器（图 2-12）。Gelpi 牵开器有两个尖齿，可搭在阴道侧壁的远端，最适合经阴道手术。Rigby 牵开器有较长的叶片，能更有效地牵开阴道侧壁，而 Graves 窥器可以用来牵开前后壁。Auvard 重型窥器包含一个长长的单叶片和球形配重，利用重力将阴道后壁向下牵拉。

阴道自保持式牵开器有时牵拉力有限，因此，经常需要辅助或替换为手术助手使用的手持式牵开器。在阴式手术中使用的手持式牵开器包括 Heaney 直角牵开器、窄的 Deaver 牵开器和 Breisky-Navratil 牵开器（图 2-13）。

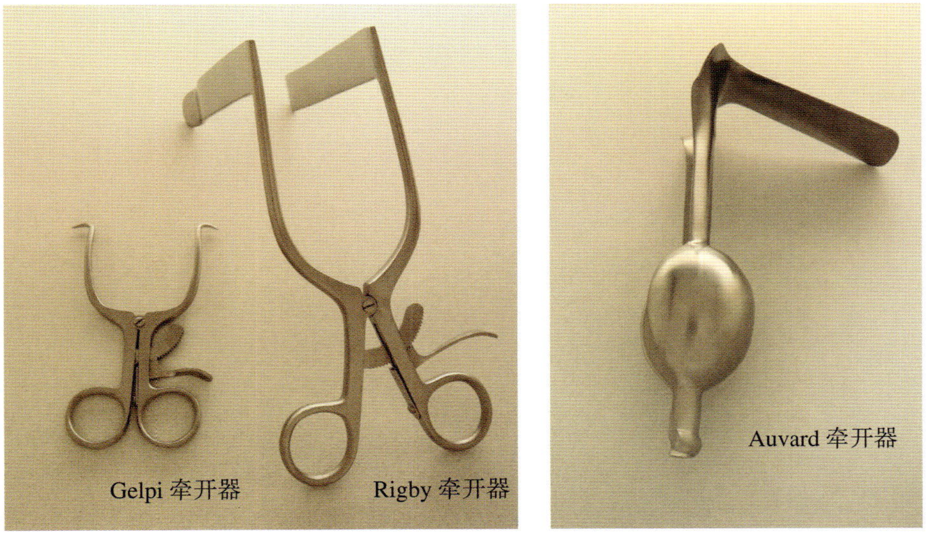

图 2-12　阴道自动牵开器（牵开器由美国 Surgitech 公司提供）。

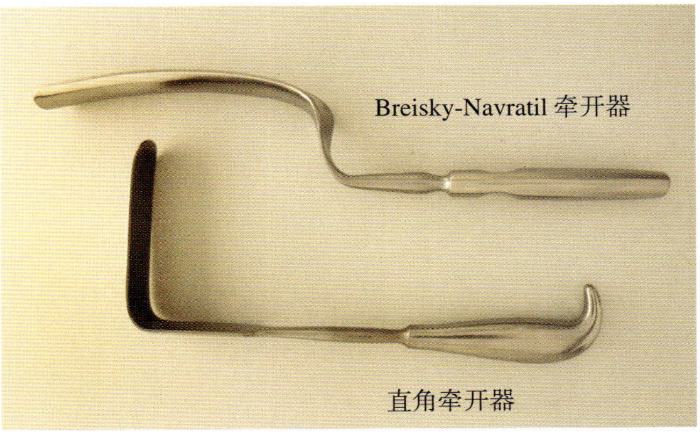

图 2-13　阴道手持式牵开器（牵开器由美国 Surgitech 公司提供）。

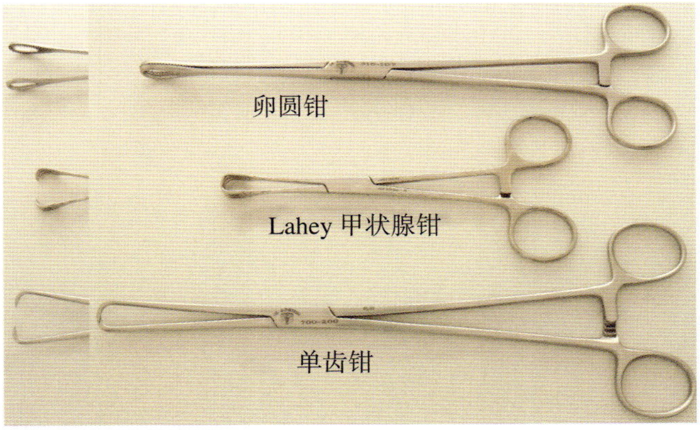

图 2-14　图中所示钳打开（左）和关闭（右）（钳子由美国 Surgitech 公司提供）。

■ 组织钳

有许多种类的组织钳可用于经腹和经阴道手术中的牵拉。为了操作不同质地的组织，钳子的形状、大小和强度各不相同。重要的是，一些钳子可造成组织损伤。

在阴道手术中，子宫颈经常需要修剪。Lahey 甲状腺钳提供了稳固的抓持，但锋利的抓齿可造成严重的创伤。因此，如果术中不需摘除宫颈，它就不甚理想。单齿钳可以提供牢固的抓持力，同时损伤较小（图 2-14）。因此，这种工具经常用于辅助扩宫和刮宫。对于创伤较小的卵圆钳，也称海绵钳，可用于宫颈和其他致密组织，如肌肉。这些钳子有大而圆的钳口、横向的细槽。此外，可以钳夹一块折叠海绵，用以擦除术野出血或牵引组织。

轻轻提起输卵管时，Babcock 钳光滑的杯状钳尖非常适合。相比之下，Allis 钳和 Allis-Adair 钳的抓齿可以在筋膜或类似组织上提供精细、牢固的抓力（图 2-15）。

组织钳也可以在器官切除时阻断血管和组织蒂。止血钳、扁桃体钳和 Mixter 直角钳有小而细的钳口，内面有细的横向纹路，可在抓住脆弱组织，如血管时，避免损伤（图 2-16）。较重的钳子需要抓持坚韧的组织，如筋膜，例如 Pean 钳、Kelly 钳、Kocher 钳、Ochsner 钳（图 2-17）。这些坚固的钳子内面有细横纹，以减少组织滑动。它们可以是直头或弯头，以适应组织轮廓。而且，和 Kocher 钳一样，它们的顶端有一对互锁齿，以增加稳固的抓持力。

支持子宫和阴道的韧带是纤维和血管组织。因此，在子宫切除术中需要稳固的抓持来防止组织滑

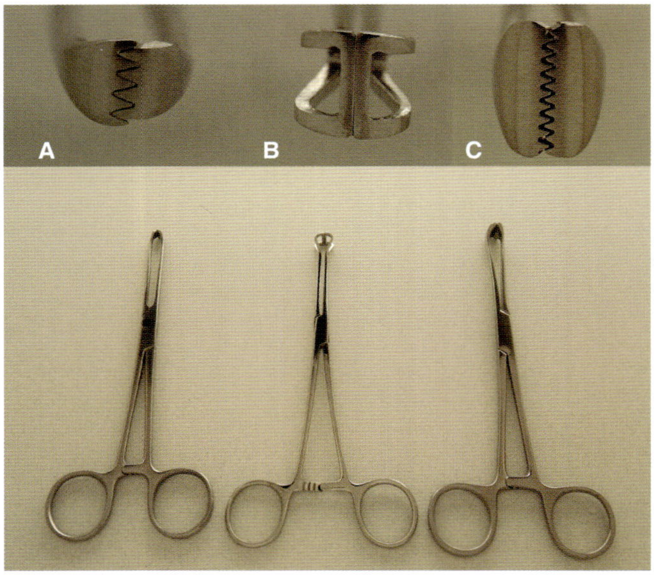

图 2-15 组织钳。A. Allis 钳，B. Babcock 钳，C. Allis-Adair 钳。(Reproduced with permission from Balgobin S，Hamid CA，Hoffman BL：Intraoperative considerations. In Hoffman BL，Schorge JO，Bradshaw KD，et al (eds)：Williams Gynecology，3rd ed. New York，McGrawHill Education，2016. Clamps provided by U.S. Surgitech，Inc.)

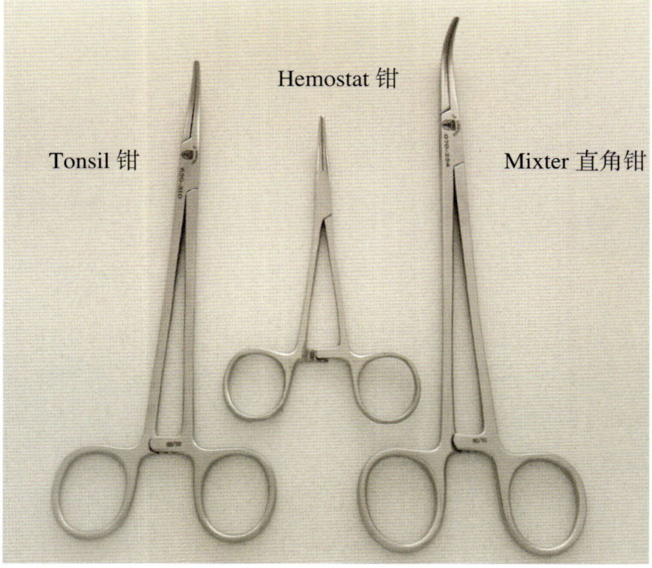

图 2-16 血管钳（钳由美国 Surgitech 公司提供）。

落。几种有效的钳子包括 Heaney 钳，Ballantine 钳、Rogers 钳、Zeppelin 钳和 Masterson 钳（图 2-18）。这些钳子厚实耐用的钳口带有深而细密的纹路，这些纹路横向或纵向排列以确保钳夹组织的安全。另外，有些在顶端和（或）钳跟有一套互锁齿。虽然这种改进可以提高抓力，但也可能增加组织损伤。这些钳的尖

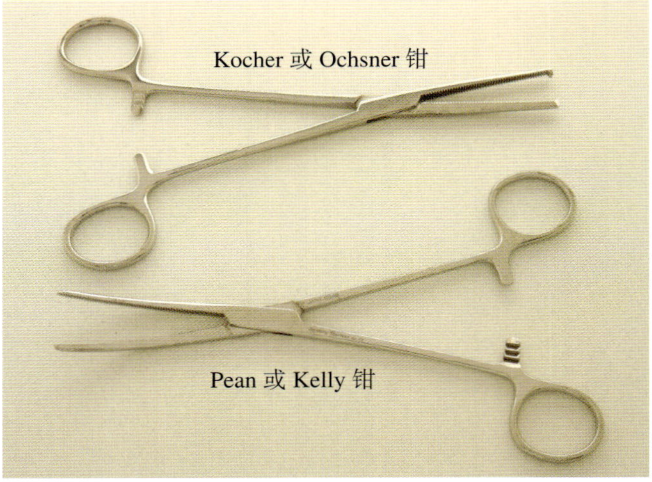

图 2-17 组织钳（钳由美国 Surgitech 公司提供）。

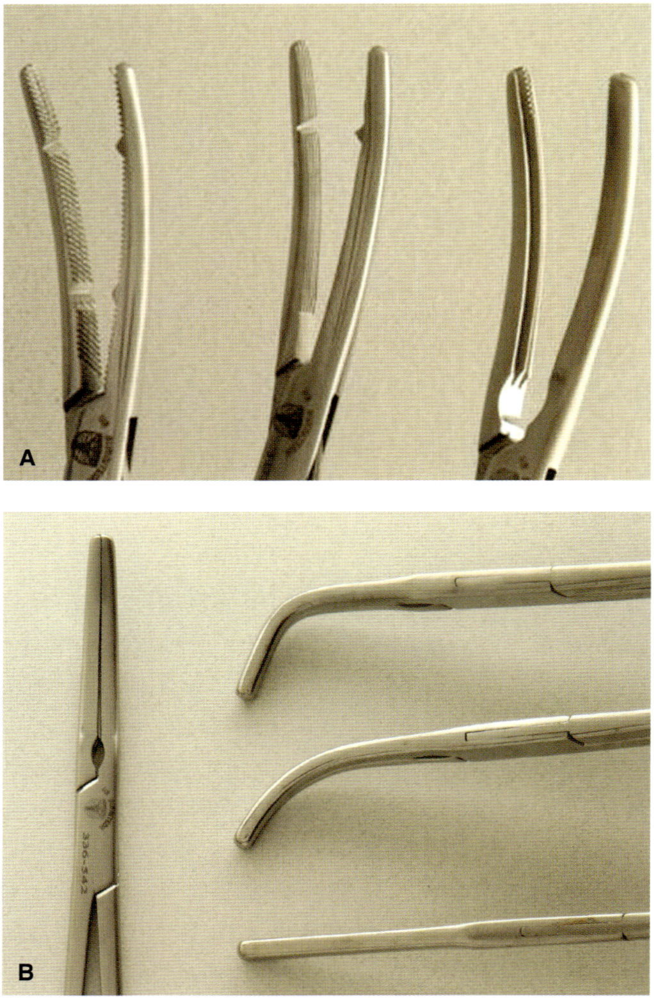

图 2-18 大型组织钳。A. 从左到右：Heaney 钳、Heaney-Ballantine 钳、Zeppelin 钳尖。B. Heaney 钳有各种曲度的头端（钳由美国 Surgitech 公司提供）。

端也有不同角度。当操作空间局限时，通常选择更尖锐的钳子。

■ 吸引器头

在产科手术中，可能需要抽吸术野中的血、羊水、腹腔液体和冲洗液。因此，吸引器头（吸头）的选择通常由液体类型和量而定（图 2-19）。Adson 和 Frazier 吸头为细孔，适用于浅表或狭窄的区域或少量出血。Yankauer 吸引器的吸头是中等大小，通常用于产科手术。但是，如果预计出血或液体量大，则最好使用 Poole 吸头。它的多孔保证即使有些孔被血块或组织阻塞住，仍可以持续抽吸。除了快速吸除大量液体外，它还可以头端的保护套去掉。然后用较细的内吸套管进行更精细的抽吸。大口径 Karman 吸头可用于吸除妊娠附属物，在第九章（141 页）中详细讨论。

电刀手术

电刀是最常用的外科工具之一，它能使外科医生迅速凝固血管和切开组织。熟悉电刀系统的基本原理可以提高其使用效率，减少组织损伤。从语义上讲，电刀不同于电灼，尽管术语经常错误地互换。电刀将电流导向组织本身，并产生局部热效应和损伤。因此，电流必须通过组织才能产生预期效果（Amaral，2005）。相比之下，使用电灼时，电流通过具有内阻的金属导体，如导线回路。通过电阻的电流加热电回路，然后可以用于手术。电流仅限于被加热的金属，患者体内无电流通过。

■ 单极电刀

电流是通过电路的电子流（图 2-20）。电压是驱动电路中电荷的力。电阻是交流电在环路中遇到的阻力。电刀电路包括 4 个主要部分：发生器、发生电极、患者和回流电极。在单极电刀中，临床上使常用的回流电极是接地板。因此，电流的环路包括：①来自作为电压源的发生器，②通过电刀尖端流向患者（电阻源），③流向接地板并被分散。电流离开接地板返回发生器，形成完整回路（Deatrick，2015）。在电刀手术中，组织阻抗将电流转换成热能，使组织温度升高，产生组织效应。

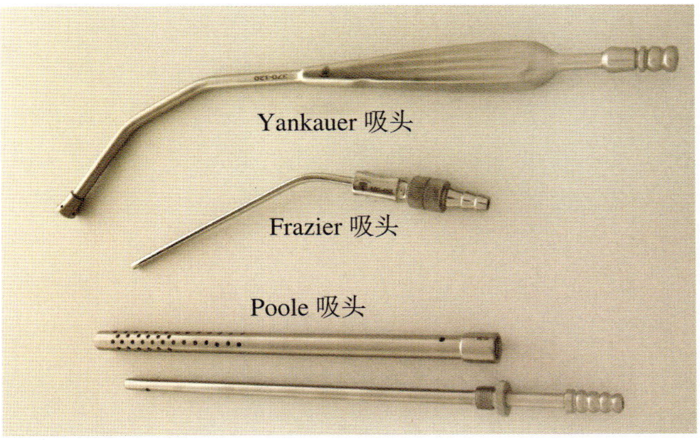

图 2-19 吸引器头（钳由美国 Surgitech 公司提供）。

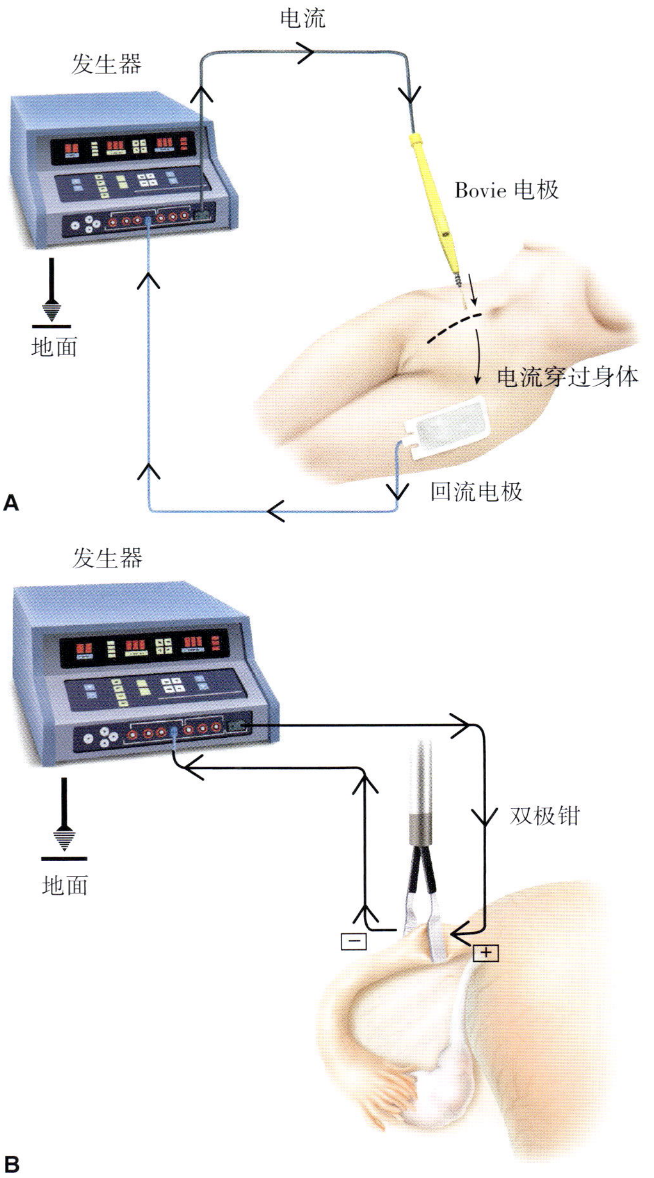

图 2-20 电刀手术电路。A. 单极电刀电路，B. 双极电刀电路。（Reproduced with permission from Balgobin S，Hamid CA，Hoffman BL：Intraoperative considerations. In Hoffman BL，Schorge JO，Bradshaw KD，et al（eds）：Williams Gynecology，3rd ed．New York，McGraw-Hill Education，2016.）

墙壁上为电刀供电的插座的频率为 60 Hz（在美国）或 50 Hz（在其他国家）。低频可导致神经肌肉的过度刺激，如电刑。然而，在频率高于 100 Hz 时，可兴奋的细胞膜没有去极化，因此不会产生神经和肌肉反应。为了术中安全，现代外科发生器增大频率到 200 Hz 以上。

组织效应

通过改变电流产生和传递的方式，可以产生不同的组织效应。第一，改变电流波形会影响组织温度。例如，切割电流产生的高频连续正弦波形比凝固电流产生的组织温度更高（图 2-21）。第二，电流密度，即电流在一个区域的传送程度，改变了热产生的速率（图 2-22）。因此，如果电流集中在一个很小的区域，如尖端电极上，产生的组织温度比在更宽的区域（如

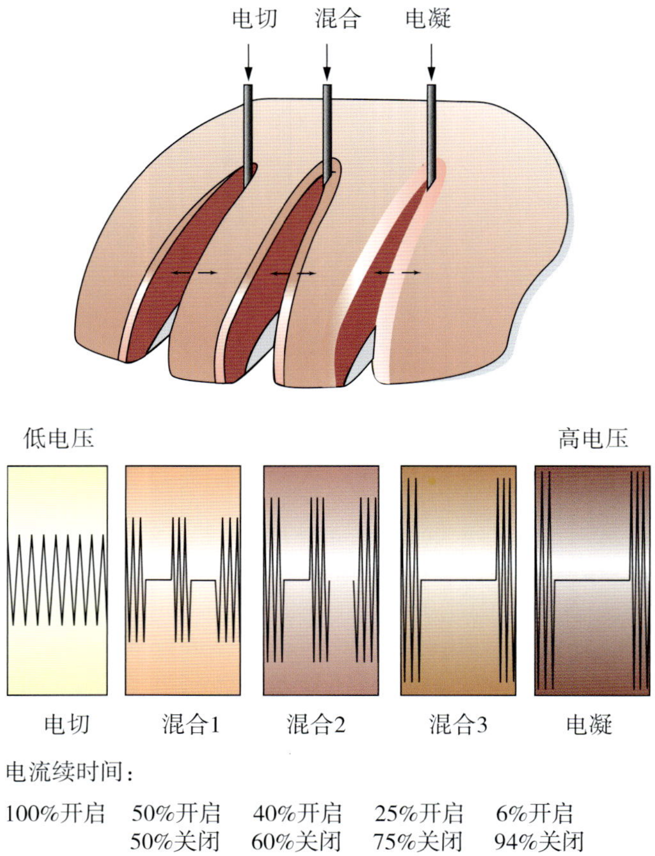

图 2-21 组织效应随切割、混合和电凝电流而变化。与纯电切或混合电流相比，纯电凝电流的横向热损伤有所增加。施加能量的持续时间因电流类型而异。（Reproduced with permission from Balgobin S，Hamid CA，Hoffman BL：Intraoperative considerations．In Hoffman BL，Schorge JO，Bradshaw KD，et al（eds）：Williams Gynecology，3rd ed．New York，McGraw-Hill Education，2016.）

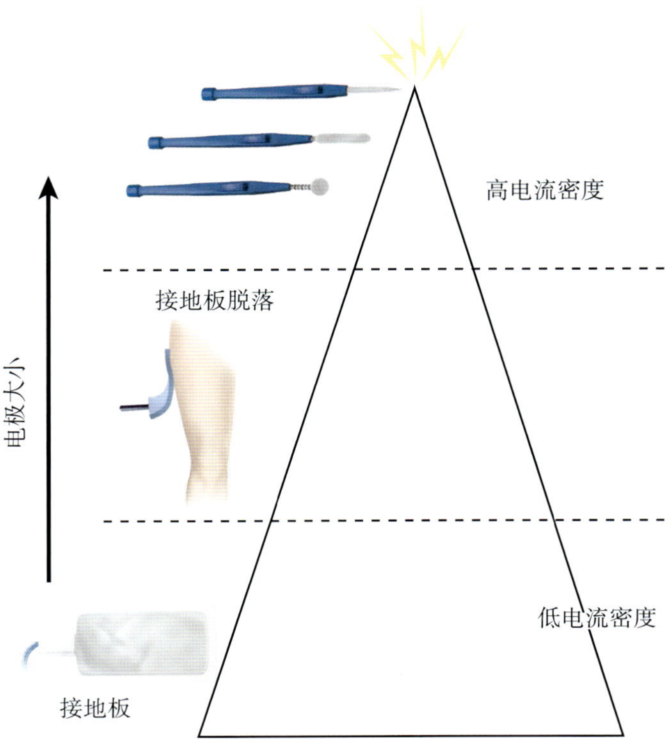

图 2-22 电流密度及其效果。随着电流密度的降低和电极面积的增加，热能和组织损伤风险降低。（Reproduced with permission from Balgobin S，Hamid CA，Hoffman BL：Intraoperative considerations．In Hoffman BL，Schorge JO，Bradshaw KD，et al（eds）：Williams Gynecology，3rd ed．New York，McGraw-Hill Education，2016.）

电刀刃或球状刀头）上更高。除了电流密度，电压还可以改变组织效应。随着电压的升高，组织热损伤的程度也随之增加。最后，组织本身的性质和阻抗能影响能量传递和散热。例如，水的阻抗很低，释放的热量很小，而阻抗较大的皮肤会产生较高的组织温度（Amaral，2005）。

电流

电刀切割产生了连续的正弦波电流。高频电流的流动通常由电针或电刀集中，并抵抗组织阻抗。组织和电极之间产生火花，产生强烈的热量，细胞水分蒸发，邻近细胞破裂。组织被切割干净，产生很小的结痂。因此，很少有血管被封住，电刀切割的止血效应最小。

相反，凝固电流没有恒定的波形，产生的热量少于切割电流。然而，组织温度升高至足以使蛋白质变性、正常的细胞结构被破坏。细胞不会立即蒸发，细胞碎片仍留在伤口边缘。因此结痂封闭小血管并控制局部出血（Singh，2006）。

混合电流是由改变不同电流的时间占比产生的，它可以产生包含切割和凝固功能的效果。在产科手术中，往往选择混合电流。在大多数情况下，切割和凝固电流的占比由外科医生偏好和遇到的组织类型决定。较薄的血管组织适合较小比例的活性电流，而较致密的血管组织可能需要较大比例。

患者接地

如前所述，电流集中在电极尖端，并从一点进入患者体内。电流沿着电阻最小的路径传导，并通过具有大表面积、高导电性和低电阻的接地板离开身体（图 2-22）。理想情况下，接地板应固定在术野附近相对平坦的身体表面上。因此，在大多数产科手术中，接地板放在大腿外侧。通过这个大表面积的分离，电流可以离开身体，而不会在离开部位产生明显的组织温度。即使如此，如果电流通过回流电极集中，也可能导致患者被烧伤。临床上，如果接地板部分脱落，可能会发生这种情况。在这种情况下，表面积减小，导出电流密度和组织温度升高。此外，患者的首饰、金属脚支撑架或其他高导电性、低电阻的表面可作为回流电极，导致患者被通过这些小接触点的集中电流烧伤。

■ 双极电刀

双极电刀与单极电刀的不同之处在于，双极的尖端同时包含一个发生电极和一个回流电极（图 2-20b），因此不需要远程接地板。凝固电流集中在电极间的组织间，组织必须固定在电极间。如果组织从尖端之间滑落，那么发生电极和回流电极接触会形成短路，并且不会发生凝固（Michelassi，1997）。双极电刀仅使用凝固电流，没有切割能力。因此，它很少用于产科手术。

■ 同时存在的其他电设备

有起搏器、植入型心律转复除颤器或其他电植入物的患者需要采取特殊措施。电刀的零散电流可以被植入装置识别为心内起搏信号，并导致起搏变化。此外，电流通过起搏电极而非接地板传导可致心肌电灼伤（Pinski，2002）。因此，对于具有这些设备的妇女，准备工作包括术前和术后心脏内科咨询、持续心脏监护和心律失常的应急计划。手术期间，最好使用双极电刀或 Hormonic 手术刀。如果使用单极电刀，则应设置至最小，并将回流电极靠近发生电极放置（Crossley，2011）。

外科引流

伤口引流可从概念上大致分为治疗性或预防性。手术切除腹腔或盆腔脓肿后的治疗性引流是一个公认的原则，其功能为从脓肿腔向外界造瘘。新方法包括影像学引导下经皮穿刺引流减少组织损伤、失血和开放手术干预。另一种引流方法——负压辅助伤口闭合装置，将在随后讨论（Kim，2014）。相比之下，预防性乳胶管引流仍存在争议，几乎没有受益报道（Alanis，2010；Baier，2010；Dahlke，2013）。

体液可以被动或主动引出。引流管建立了一条从引流处到体外阻力递减的路径。最著名的被动引流装置是 Penrose 管和 Malecot 导管（图 2-23）。它们像灯芯一样，使体液、血或脓液能够流到外面。被动引流通过毛细作用和自然压力差（即体位和重力）发挥作用。被动引流管，如 Penrose 管，多使用柔软、柔韧的材料，可以引流稀薄的或黏性的液体。然而，放置时需要保留一个足够大的引流口，以避免这种柔韧橡胶管的堵塞。

主动引流管可以开关，封闭的主动引流管称为低压或高压系统。主动封闭式引流管包括 Jackson Pratt 管和 Blake 管（图 2-23），大多直接引流入连接的容器，而系统保持密封。硅胶管减少了硬质引流管可能造成的损伤。主动封闭式引流管可在引流时保护皮肤不受刺激性引流液的影响，并且不易被细菌感染。使用可更换的引流罐或灯泡形引流瓶可以形成低压（100 ～ 150 mm Hg），此类装置偶尔在更换时可能发

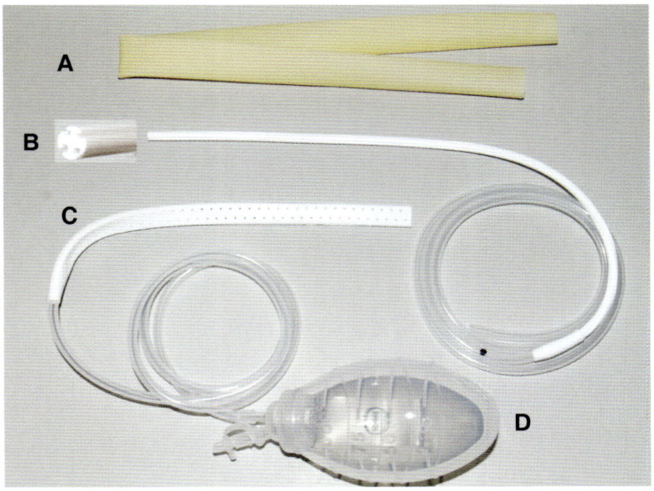

图 2-23　手术引流管。A. Penrose 引流管。B. Blake 引流管。插图显示其管腔。C. Jackson-Platt 引流管。后两种引流管可以连接到一个灯泡形的抽吸引流瓶。引流瓶上的校准体积标记有助于测量引流量。(Used with permission from Dr. Brian Casey.)

生含菌引流液逆行污染，单向阀可以预防这种情况。

相反，当大量的体液要从相对宽敞的体腔中排出时，需要主动开放引流（也称为深坑引流）。这些在产科很少出现。

机械性引流亦有表 2-1 中列出的风险（Dougherty，1992 年）。理想情况下，引流管保留超过 5 ~ 6 天时应自引流管口取培养以除外感染。预防性抗生素可预防短期放置引流过程中的感染发生。长期使用引流管和抗生素可能导致细菌感染。如果放置时间过长，带有侧孔的引流管也会有组织生长疝入的风险。

负压辅助伤口闭合装置

负压辅助伤口闭合系统在泡沫 - 伤口界面施加压力以促进伤口愈合。这项技术的名称包括负压辅助闭合（VAC）、局部负压（TNP）和负压伤口治疗（NPWT）。尽管关于临床效果的证据不足，仍有一些治疗系统被出售和广泛接受（Hunter，2007；Moues，2011；Schintler，2012）。其中最为流行的是 VAC 系统。

表 2-1 手术引流的潜在并发症

异物效应
化学和（或）机械作用
侵蚀：出血、瘘管、穿孔
扭转：肠梗阻
感染风险增加
组织刺激
细菌黏附
逆行细菌迁移
缝线愈合受损
机械效应
引流管闭合：缝合、打折、组织长入
内脏经引流管疝出
引流液丢失：引流至其他间隙
因引流管形成不完全导致漏液
生理效应
疼痛
体液和电解质丢失
气腹、气胸
引流不充分
定位错误、打折或堵塞
引流不畅或选择错误引流方式

尽管最初为慢性溃疡治疗设计，但它们亦可用于其他开放性手术伤口（表 2-2）。产科的主要指征为破裂和感染的腹部伤口，还有合并阴道旁和直肠周围血肿和脓肿的会阴伤口闭合。这些设备也可以在产科偶尔遇到的开腹手术时用到。最后，有时可使用负压伤口治疗，以防止感染伤口愈合。

作用机制

伤口闭合系统装置使用开孔聚氨酯泡沫，其含有抗菌离子银涂层。将泡沫切割至适合伤口的尺寸。一旦放置在伤口中，泡沫就被带吸入管的半封闭敷料覆盖（图 2-24）。管连接负压源，产生 50 ~ 150 mm Hg 负压。该管还连接到一个引流瓶，以排出水肿液和渗出物。

表 2-2 负压辅助伤口闭合装置的适应证

急性伤口
慢性伤口
创伤伤口
亚急性伤口
裂开创面
烧伤局部增厚
溃疡 - 糖尿病、静脉
皮瓣和移植物

From Orgill，2013

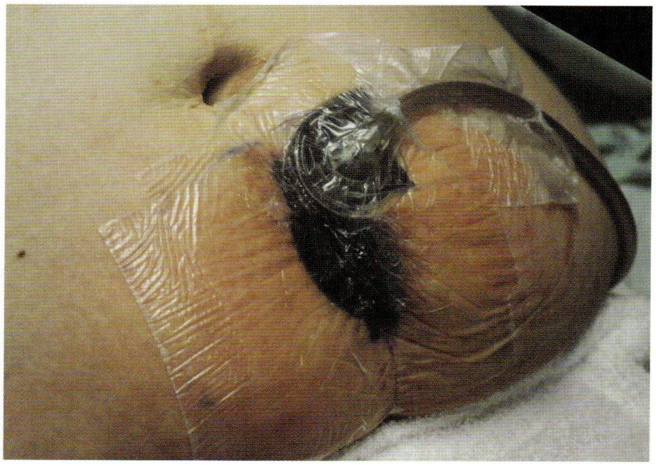

图 2-24 应用于腹部伤口的负压辅助伤口闭合装置。黑色多孔海绵可以切割至适合的大小，以填充伤口尺寸。引流管和吸盘置于海绵上，以吸出组织液。最外层覆盖一层塑料薄膜，防止吸力的损失。（Used with permission from Dr. Benjamin Kogutt.）

根据 Orgill 和 Bayer 的报道（2013），负压辅助伤口闭合可能有 4 种主要作用机制（图 2-25）。第一，通过开孔泡沫和吸力产生宏观形变，将伤口边缘对合在一起。第二，泡沫 - 伤口界面处的负压造成细胞微形变，促进细胞分裂。第三，其亦可减轻组织水肿。最后，敷料提供了一个封闭、温暖、潮湿的环境。由于血管内皮生长因子（VEGF）上调，这些机制导致了肉芽组织强有力的生成，还有细胞增殖和炎症调节的参与。

■ 效果

很少有随机试验比较负压辅助伤口闭合与传统伤口护理的区别。同样，它的成本效益还没有被彻底研究，尽管提供者时间大大减少。也就是说，一些系统回顾已经评估了这些技术的循证建议。Moues 等（2011）报道，该技术用于下肢慢性溃疡治疗和胸骨正中切开伤口感染时有效。然而，由于数据不足，他们认为应当谨慎应用于腹部破裂伤口。Hunter 等（2007）引用的研究表明，负压辅助治疗可刺激微血管密度增加、血流改善、基质金属蛋白酶和肿瘤坏死因子 α 水平降低。其他研究者的结论是，负压辅助治疗是开腹患者进行暂时性腹部闭合最有效的方法（Bruhin，2014；Quyn，2012；Roberts，2012）。

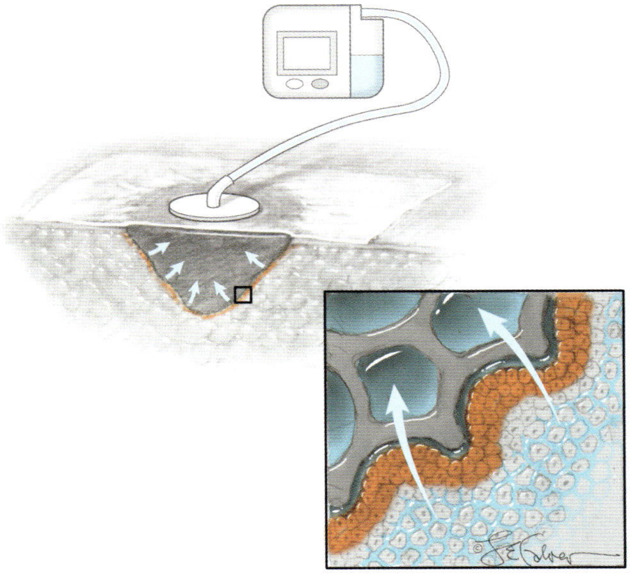

图 2-25　负压伤口治疗的理论效果包括宏观和微观形变，吸出组织液以及形成温暖、潮湿的局部环境。如插图所示，组织液从愈合伤口中被吸出，经填充伤口的多孔海绵过滤，然后被吸引管抽到引流罐中。随着愈合的进行，伤口 - 海绵界面上出现一层红色的肉芽组织。

■ 预防性使用

最近，负压伤口治疗已被改用于无感染的外科伤口，手术接近皮肤边缘。其中一个产品是 Prevena 切口管理系统。不同系统已被用于高危腹部切口和肥胖患者的清洁切口（Vargo，2012；Webster，2012）。Lewis 等（2014）对妇科恶性肿瘤患者预防性使用负压系统闭合切口进行了决策分析。他们得出的结论是，如果这种系统减少了 1/3 的伤口感染，那么其可能是具有成本 - 效益的，该问题目前尚未解决。在一篇 Cochrane 数据回顾中，Webster 等（2012）敦促进行适当的高质量试验，因为预防性负压辅助伤口治疗的高成本和目前广泛的使用。

（张　晗，译　王学举，校）

参考文献

Alanis MC,Villers MS, Law TL, et al: Complications of cesarean delivery in the massively obese parturient. Am J Obstet Gynecol 203(3):271.e1, 2010

Amaral J: Electrosurgery and ultrasound for cutting and coagulating tissue in minimally invasive surgery. Soper N, Swanstrom L, Eubanks W (eds): Mastery of Endoscopic and Laparoscopic Surgery. Philadelphia, Lippincott Williams & Wilkins, 2005, p 67

Baier PK, Glück NC, Baumgartner U, et al: Subcutaneous Redon drains do not reduce the incidence of surgical site infections after laparotomy. A randomized controlled trial on 200 patients. Int J Colorectal Dis 25(5):639, 2010

Balgobin S, Hamid CA, Hoffman BL: Intraoperative considerations. In Hoffman BL, Schorge JO, Bradshaw KD, et al (eds): Williams Gynecology, 3rd ed. New York, McGraw-Hill Education, 2016

Bruhin A, Ferreira F, Chariker M, et al: Systematic review and evidence based recommendations for the use of negative pressure wound therapy in the open abdomen. Int J Surg 12(10):1105, 2014

Chen SS, Lin AT, Chen KK, et al: Femoral neuropathy after pelvic surgery. Urology 46(4):575, 1995

Crossley GH, Poole JE, Rozner MA, et al: The Heart Rhythm Society (HRS)/American Society of Anesthesiologists (ASA) Expert Consensus Statement on the perioperative management of patients with implantable defibrillators, pacemakers and arrhythmia monitors: facilities and patient management. Heart Rhythm 8(7):1114, 2011

Dahlke JD, Mendez-Figueroa H, Rouse DJ, et al: Evidence-based surgery for cesarean delivery: an updated systematic review. Am J Obstet Gynecol 209(4):294, 2013

Deatrick KB, Doherty GM: Power sources in surgery. In Doherty GM (ed): Current Surgical Diagnosis and Treatment, 14th ed. New York, McGraw-Hill Education, 2015

Dougherty SH, Simmons RL: The biology and practice of surgical drains. Parts 1 and 2. Curr Probl Surg 29(8):559, 1992

Hunter JE, Teot L, Horch R, et al: Evidence-based medicine: vacuum-assisted closure in wound care management. Int Wound J 4(3):256, 2007

Kim SI, Lim MC, Song YJ, et al: Application of a subcutaneous negative pressure drain without subcutaneous suture: impact on wound healing in gynecologic surgery. Eur J Obstet Gynecol Reprod Biol 173:94, 2014

Lewis LS, Convery PA, Bolac CS, et al: Cost of care using prophylactic negative pressure wound vacuum on closed laparotomy incisions. Gynecol Oncol 132(3):684, 2014

Michelassi F, Hurst R: Electrocautery, argon beam coagulation, cryotherapy, and other hemostatic and tissue ablative instruments. In Nyhus L, Baker R, Fischer J (eds): Mastery of Surgery. Boston, Little, Brown, and Company, 1997, p 234

Mouës CM, Heule F, Hovius SE: A review of topical negative pressure therapy in wound healing: sufficient evidence? Am J Surg 201(4):544, 2011

Orgill DP, Bayer LR: Negative pressure wound therapy: past, present and

future. Int Wound J 10(Suppl 1):15, 2013
Pinski SL, Trohman RG: Interference in implanted cardiac devices, part II. Pacing Clin Electrophysiol 25(10):1496, 2002
Quyn AJ, Johnston C, Hall D, et al: The open abdomen and temporary abdominal closure systems—historical evolution and systematic review. Colorectal Dis 14(8):e429, 2012
Roberts DJ, Zygun DA, Grendar J, et al: Negative-pressure wound therapy for critically ill adults with open abdominal wounds: a systematic review. J Trauma Acute Care Surg 73(3):629, 2012
Schintler MV: Negative pressure therapy: theory and practice. Diabetes Metab Res Rev 28(Suppl 1):72, 2012
Singh S, Maxwell D: Tools of the trade. Best Pract Res Clin Obstet Gynaecol 20(1):41, 2006
Vargo D: Negative pressure wound therapy in the prevention of wound infection in high risk abdominal wound closures. Am J Surg 204(6):1021, 2012
Webster J, Scuffham P, Stankiewicz M, et al: Negative pressure wound therapy for skin grafts and surgical wounds healing by primary intention. Cochrane Database Syst Rev 10:CD009261, 2014

第三章

解 剖 学

对骨盆、会阴和前腹壁解剖的全面了解对于产科实践和手术至关重要。虽然大部分人的解剖结构是一致的，但随着妊娠的进展，个别妇女可能会出现明显的变异。这在主要血管和泌尿生殖系统结构中尤为明显。

前腹壁

前腹壁在妊娠中有许多作用。它保护腹腔和盆腔脏器，其肌肉活动有助于呼吸、排泄和分娩，并随着孕期扩大的子宫而伸展。剖宫产时，必须将前腹壁切开以进入腹腔，故需要对其分层结构有全面的了解。前腹壁包括由股动脉供血的皮肤和皮下组织，以及接受髂外动脉分支供血的肌肉和筋膜（图 3-1）。

■ 皮肤和皮下组织

Langer 皮肤裂线是皮肤下循着真皮胶原纤维方向所形成的天然张力线，通常与下层肌肉纤维的方向平行。在前腹壁其大多横向排列。因此，下腹纵切口比横切口（如 Pfannenstiel 切口）承受更大的横向张力，从而形成更宽的瘢痕。

皮下组织分为两层：浅层的 Camper 和深层的 Scarpa 筋膜。前者主要为脂肪组织构成，后者含更多的弹性纤维。Camper 筋膜继续延伸到会阴，为耻骨和大阴唇提供脂肪组织。Scarpar 筋膜继续向下延伸到会阴，又称为会阴浅筋膜（Colles 筋膜）。由此，前腹壁皮下的血液及感染可延伸至会阴，反之亦然。

临床手术过程中，下腹部的横切口下方尤其是外侧部分可见较多的 Scarpa 筋膜，而中线纵切口下方则较少，且在脐部可能缺失（Martin，1984）。

■ 肌肉和筋膜

前腹壁的肌肉包括位于中线的腹直肌和锥状肌，以及位于两侧的腹外斜肌、腹内斜肌及腹横肌，后三者统称为侧腹肌，包括外侧的肌肉部分和内侧的纤维性的腱膜部分。这些肌肉的腱膜形成了前腹壁主要的筋膜和腹直肌前鞘。在中线处，这些腱膜融合形成上至剑突、下达耻骨联合的白线。

这是临床上需要注意的解剖结构。在手术中，由于腹内斜肌和腹横肌腱膜在下腹部融合，故而在下腹横切口时仅能看到两层结构。此外，腹内斜肌和腹横肌从肌肉向腱膜转变的部位比腹外斜肌更靠近内侧，因此在下腹横切口手术过程中，腹外斜肌腱膜层下方通常可见腹内斜肌的肌纤维。

腹外斜肌向下终于腹股沟韧带。腹股沟韧带自髂前上棘延伸至耻骨结节。在靠近耻骨结界处的腹股沟韧带有个狭窄的开口，称为腹股沟浅环，有圆韧带和髂腹股沟神经的腹股沟支及生殖股神经的生殖支从中穿出（图 3-1）。

腹直肌鞘

腹直肌鞘包绕腹直肌，由腹外斜肌、腹内斜肌及腹横肌的筋膜构成（图 3-2）。该鞘包绕腹直肌并

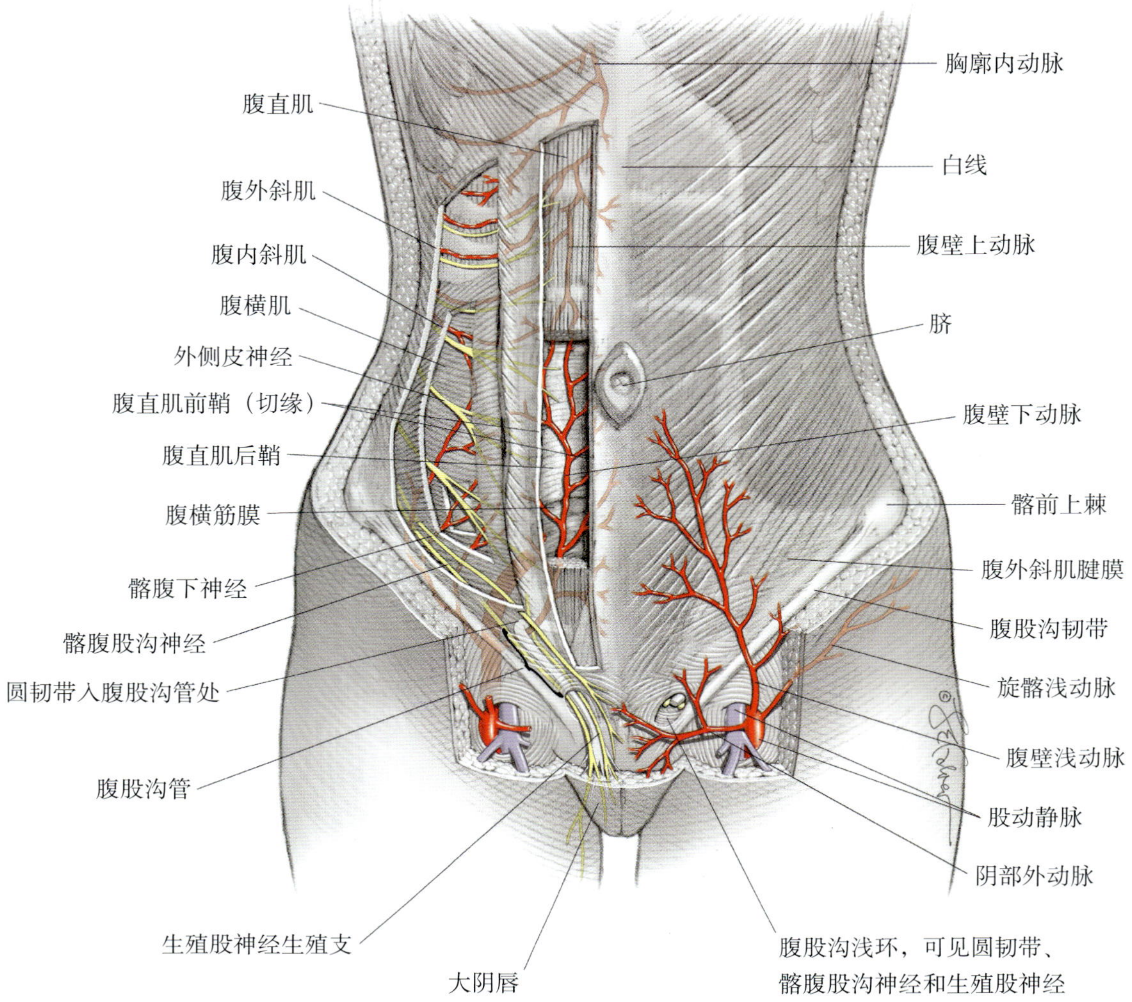

图 3-1 前腹壁解剖。

维持腹直肌的位置。腹直肌鞘的构成在弓状线（又称 Douglas 半圆线）上下有所不同。是一条横行在腹直肌鞘后方的弧形的肌腱边界，它通常位于脐与耻骨联合中间的位置，其头侧的腹直肌前鞘由腹外斜肌腱膜和部分腹内斜肌腱膜融合而成，后鞘由另一部分腹内斜肌腱膜及腹横肌腱膜融合而成。而弓状线的足侧，腹内斜肌、腹外斜肌和腹横肌腱膜都伸向腹直肌的前方，从而腹直肌与腹横筋膜直接相邻。这种变化在行下腹正中切口手术中可以清楚地看到。

成对的小三角形的锥状肌起源于耻骨，终于白线。它位于腹直肌与腹直肌前鞘之间。大约有 10% 的女性该肌肉缺失。

与皮肤纤维走行相似，腹横肌和腹直肌鞘的纤维主要是横向的。因此纵切口较横切口承受更大的张力，更容易裂开而形成疝气。在查体时，腹直肌的异常分开可能提示腹直肌分离或疝气。

腹横筋膜是位于腹横肌和腹膜之间的薄层纤维组织，是贯穿整个腹腔的腹内筋膜的一部分（Memon，1999）。手术中，钝性或锐性分离膀胱前面的腹横筋膜即可进入腹腔。在腹横筋膜和腹膜之间有一层疏松结缔组织，通常被称为腹膜下筋膜。

■ 腹膜

位于腹壁内面的腹膜称为壁腹膜。在前腹壁，有 5 个向脐会合的腹膜皱襞，其内含不同结构，称为脐韧带。

最中央的腹膜襞称脐正中襞 / 脐正中韧带，内含闭锁的脐尿管，它自膀胱顶端延伸到脐带，在胚胎时期，脐尿管是尿囊的纤维残留物，连通脐带和泌尿生殖窦，而后者发育成为膀胱。在胚胎时期连接脐带和髂内动脉的一段脐动脉闭锁后成为成对的脐内侧韧带。再外侧是成对的脐外侧韧带，有腹壁下动脉走行其内。

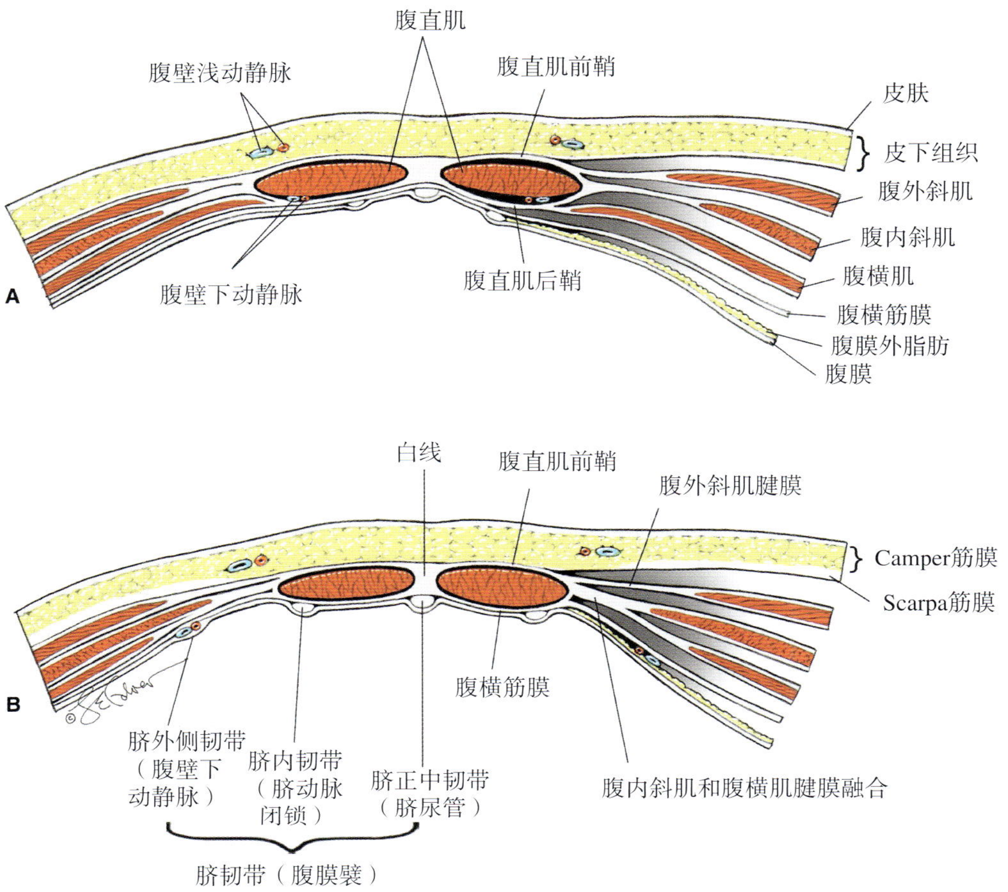

图 3-2 前腹壁横切面（A）：弓状线以上（B），弓状线以下。（Reproduced with permission from Corton MM: Anatomy. In Hoffman BL, Schorge JO, Bradshaw KD, et al（eds）：Williams Gynecology, 3rd ed. New York, McGraw-Hill Education, 2016.）

少数人存在脐尿管未闭的情况，若手术中不慎横断，可能导致尿液渗入腹腔。前腹壁腹中线处囊肿的鉴别诊断应考虑到脐尿管囊肿、脐尿管窦和脐尿管憩室。

脐韧带是重要的外科标志物，如 Maylard 切口可能损伤腹壁下动脉（Hurd，1994），可以通过观察脐外侧襞的位置防止腹腔镜从切口损伤腹壁下动脉（Rahn，2010）。另外，沿脐内侧韧带可以找到髂内动脉，这有助于识别子宫动脉的源头，协助子宫动脉结扎。

■ 血液供应

腹壁浅动脉、旋髂浅动脉和阴部外动脉起自股动脉，从腹股沟韧带下方的股三角内穿出，供应前腹壁皮肤、皮下组织和阴阜的血液。在下腹横切口中，腹壁浅表血管常位于中线旁几厘米处，在腹直肌前鞘和皮肤之间一半的深度，就在 Scarpa 筋膜上方。这些相对位置对手术很重要。腹腔镜手术中常可以通过透视法确定这些血管的位置（第十五章，259 页）。

深的腹壁下动脉和旋髂深动脉起源于髂外动脉，它们供应前腹壁肌肉和筋膜的血液。腹壁下动脉发自髂外动脉后先斜向上内，走行于腹直肌鞘外侧，然后为其后方这些血管从腹侧到达腹直肌后鞘，走行于腹直肌与腹直肌后鞘之间，至脐平面附近与腹壁上动脉和腹壁上静脉吻合。腹壁下血管的重要意义已于前文和第四章讲述（54 页）。腹部的创伤很少损伤这些血管，导致腹直肌鞘血肿（Tolcher，2010）。

在下腹壁的两侧，由腹直肌外侧缘（内侧）、腹股沟韧带（下侧）和腹壁下动脉（外侧）围成的三角区称为 Hesselbach 三角，是腹前壁的一个薄弱区，腹腔内容物若经此三角、于腹壁下动脉内侧突出至腹壁称腹股沟直疝，通常为后天的。与之相反，腹股沟斜疝从位于腹壁下动脉外侧的腹股沟管深环突出。在少部分人中，疝向前斜行经腹股沟管，再穿出腹股沟浅环进入同侧大阴唇。

■ 神经支配

腹前壁由肋间神经（T_{7-11}）、肋下神经（T_{12}）、髂腹下神经和髂腹股沟神经（L_1）支配（图 3-1）。其中肋间神经和肋下神经是胸神经的腹侧分支，沿腹横肌和腹内斜肌之间走行于侧腹壁和前腹壁。这个区域被称为腹横肌平面（TAP）（图 19-3，318 页）。在腹直肌外侧缘附近，这些神经分支穿过腹直肌后鞘、腹直肌、腹直肌前鞘到达皮肤。因此，当行 Pfannenstiel 切口时，要分离腹直肌前鞘与腹直肌，这些神经的分支可能被切断（图 4-5，52 页）。

髂腹下神经和髂腹股沟神经起源于第 1 腰神经的腹支，并结合了一部分 T_{12}，它们从腰肌外缘处穿出，于腹膜后向腹侧走行，在髂前上棘内侧 2 ～ 3 厘米处，神经穿过腹内斜肌，在其表面向中线走行（Whiteside，2003）。髂腹下神经在腹直肌外侧缘附近穿出腹外斜肌腱膜，支配耻骨上区的皮肤感觉。髂腹股沟神经的腹股沟支进入腹股沟管，沿圆韧带走行，支配下腹壁、大阴唇上部和大腿内侧的皮肤。

髂腹下神经和髂腹股沟神经在做低位横切口时可能被切断，也可在关腹时被包埋，尤其当切口超过腹直肌外侧缘时（Rahn，2010）。在腹腔镜手术中，穿刺器的置入也可能损伤这些神经。故而穿刺器穿刺时可选择髂前上棘上方，低位横切口的筋膜切口尽量不超过腹直肌外侧缘，以防止神经的损伤。髂腹下神经和髂腹股沟神经为感觉神经，损伤可导致支配区域的感觉丧失，但很少引起慢性疼痛。

T_{10} 皮节支配区接近脐水平。剖宫产或产褥期绝育术的理想阻断平面是 T_{10} 至 L_1 水平。此外，横腹肌平面（TAP）的阻滞可广泛阻滞穿过该平面的神经（第十九章，317 页），于剖宫产后进行可以减少手术疼痛（Mishriky，2012）。也有报告称腹直肌鞘阻滞或髂腹下 - 髂腹股沟神经阻滞可减轻术后疼痛（Mei，2011；Sviggum，2012；Wolfson，2012）。

外阴

女性外生殖器，合称外阴（vulva/pudendum），位于耻骨上方，向后外延伸终于会阴体，包括阴阜、大阴唇和小阴唇、阴蒂、前庭、前庭球、前庭大腺（巴氏腺）、前庭小腺、Skene 腺、尿道旁腺以及尿道口和阴道口（图 3-3）。

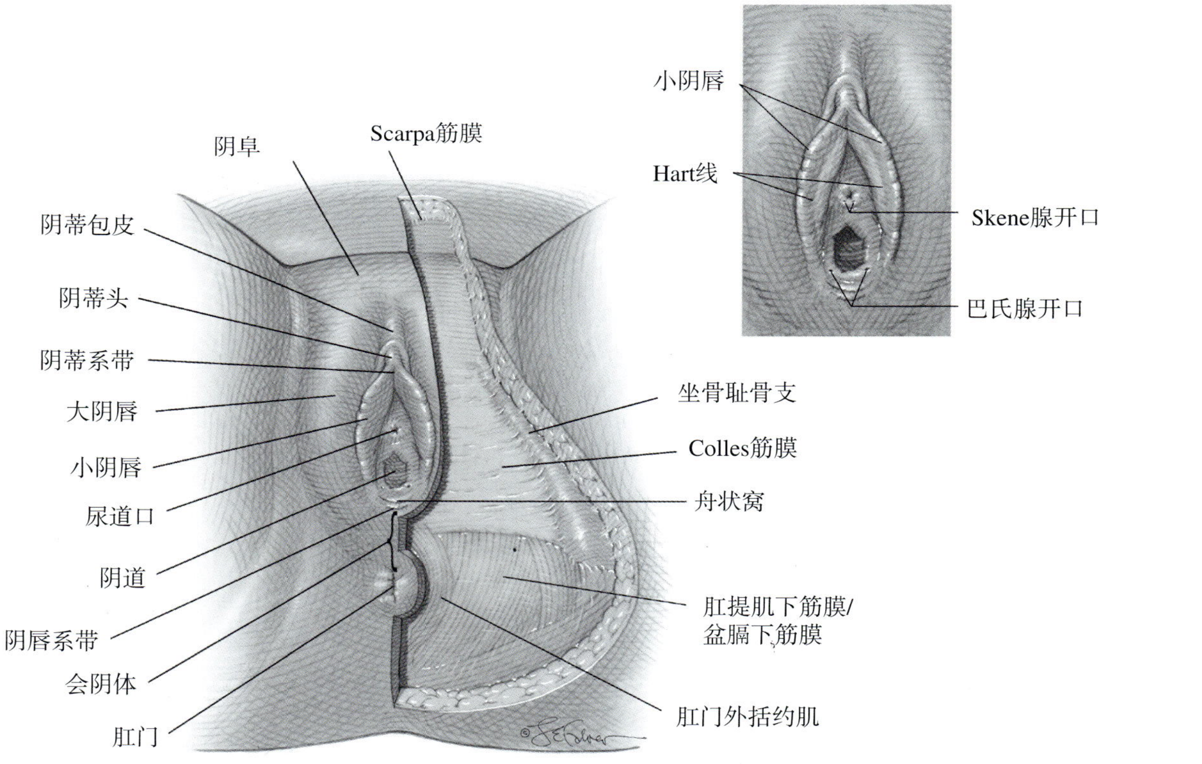

图 3-3 会阴结构（左）、会阴前后三角的皮下组织层（右）。注意 Colles 筋膜和 Scarpa 筋膜的连续性，插图：前庭的界限和其内开口。（Reproduced with permission from Corton MM: Anatomy. In Hoffman BL, Schorge JO, Bradshaw KD, et al（eds）: Williams Gynecology, 3rd ed. New York, McGraw-Hill Education, 2016.）

■ 阴阜和阴唇

阴阜是覆盖于耻骨联合腹侧的圆形脂肪垫。大阴唇是从耻骨向会阴体延伸两个突出的皱褶，与男性阴囊的起源相同。大阴唇一般长 7 ～ 8 厘米，宽 2 ～ 3 厘米，厚 1 ～ 1.5 厘米。圆韧带和闭锁的腹膜鞘突（也称为 Nuck 管）从腹股沟管出来后附着于大阴唇的脂肪组织和皮肤上。再向后，大阴唇逐渐变窄，并与会阴体合并形成后连合。

耻骨和大阴唇的皮肤上通常覆有毛发，并且含有大量的顶泌腺、汗腺和皮脂腺。然而，大阴唇的内侧是没有毛发的。大阴唇皮肤下有致密的结缔组织层，富含弹性纤维和脂肪组织，但几乎没有肌肉成分。大阴唇内含有丰富的脂肪和静脉丛。在孕期，这些静脉通常发展成静脉曲张。在经产妇中，由于扩大的子宫增加了静脉的压力，静脉曲张尤为明显，通常表现为充血的迂曲静脉或葡萄状小团，但并无症状。

阴阜和大阴唇的皮下组织分两层，浅层为与 Camper 筋膜结构相似并与之连续的脂肪层。深层为 Colles 筋膜。

小阴唇是位于大阴唇内侧的两个皮肤皱褶，与男性的阴茎腹侧支同源。在阴蒂的前部，小阴唇分开形成环绕阴蒂头的两层褶皱。包绕阴蒂上方的皱褶称为阴蒂包皮，下方的称为阴蒂系带。小阴唇向后止于阴唇系带。小阴唇的大小因人而异，长度为 2 ～ 10 厘米不等，宽度为 1 ～ 5 厘米不等（Lloyd，2005）。

在结构上，小阴唇内的结缔组织含有丰富的血管、弹性纤维和少量平滑肌纤维。并有丰富神经末梢，使得小阴唇非常敏感（Ginger，2011a）。小阴唇的表皮构成随位置发生变化，两侧阴唇的外表面被薄的角质化鳞状上皮覆盖在内表面，外侧部分被相同的上皮覆盖，直到分界线——Hart 线。小阴唇没有毛囊、汗腺和顶泌腺，却含有丰富的皮脂腺（Wilkinson，2011）。

■ 阴蒂

阴蒂是女性主要的性感受器官，与男性阴茎同源。它位于阴蒂包皮下方，阴蒂系带和尿道上方向内、向下朝向阴道口。阴蒂长度很少超过 2 厘米，由阴蒂头和阴蒂体组成。阴蒂头直径通常小于 0.5 厘米，被覆复层扁平上皮，含有丰富的神经末梢（Verkauf，1992）。从阴蒂体延伸，每个海绵体横向发展为一个狭长的阴蒂脚（图 3-4）。它在坐骨耻骨支的下面，伸入坐骨海绵体肌下方。阴蒂的血液供应来自阴部内动脉的分支，阴蒂深动脉供应阴蒂体，而阴蒂背动脉供应阴蒂头和包皮。

■ 前庭

前庭是成年女性具有性功能的外阴结构，由胚胎的泌尿生殖窦发育而来。它是一个杏仁状的区域，其外侧为 Hart 线，中央为处女膜，前方为阴蒂系带，后方为阴唇系带（图 3-3）。前庭通常含有 6 个开口：尿道口、阴道口、两个巴氏腺管口和两个最大的尿道

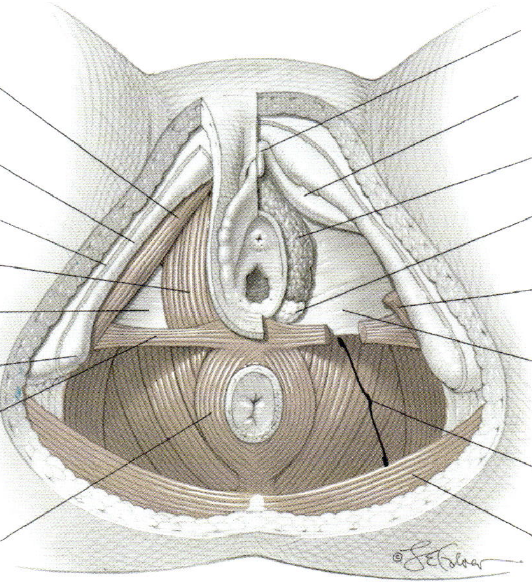

图 3-4 会阴前后三角浅间隙。左侧为移去 Colles 筋膜的图像，右侧为移去浅表肌肉的图像。

旁腺——Skene 腺的管口。它还包含许多前庭小腺的开口。前庭后部位于阴唇系带和阴道口之间的部分称为舟状窝，在未育女性中可以很好地观察到。

在临床上，当行巴氏腺切开引流或造口术时，为了重建近乎正常的解剖结构，切口的选择最好位于 Hart 线和处女膜之间（Kaufman，1994）。

■ 前庭球

前庭球与男性的阴茎球和尿道海绵体同源。它们成对环绕阴道口，形状细长，长约 3 厘米，并富含血管团块（图 3-4）。前庭球的后端与巴氏腺相接，前端彼此相连，并连于阴蒂，深部与会阴膜直接相连。部分表面被球海绵体肌覆盖。

临床上，由于巴氏腺与前庭球相邻，所以在巴氏腺切除手术中常会大量出血。外阴外伤后，前庭球和阴蒂脚撕裂也可产生大的血肿，如第三十章所述（494 页）。

■ 前庭大腺 / 巴氏腺

前庭大腺直径为 0.5 ～ 1 厘米，与男性尿道球腺（Cowper 腺）同源。前庭大腺位于前庭球背侧，深至球海绵体肌下方，腺体的导管长 1.5 ～ 2 厘米，开口于后端，位于前庭的 5 点和 7 点方向。

前庭大腺含有柱状细胞，分泌透明或白色黏液，具有润滑作用。这些腺体的分泌受性冲动的支配，当性冲动来临，覆盖在球前庭大腺上方的球海绵体肌收缩，刺激腺体分泌。

外伤或感染后，腺体导管可能肿胀并阻塞形成囊肿。囊肿如果感染则形成脓肿，通常需要手术引流。在第十二章有详细叙述（195 页）。有症状的或反复发作的囊肿可能需要行造口术或巴氏腺切除。与此相反，小前庭腺的位置较浅，由单纯分泌黏蛋白的上皮细胞排列而成，开口于 Hart 线。

■ 尿道和尿道旁腺

女性外尿道开口于前庭中线，耻骨弓下方 1 ～ 1.5 厘米，阴道开口距离较近。尿道背侧面与阴道前壁腹侧面相邻。

尿道旁腺是许多小腺体呈树枝状的集合，其导管开口于整个尿道的背侧和外侧。尿道旁腺中最大的一对叫做 Skene 腺，开口于尿道口附近的前庭。临床上，尿道旁腺的炎症和导管阻塞可导致尿道憩室形成或 Skene 腺囊肿或脓肿。Skene 腺囊肿或脓肿可通过其使外尿道口偏向对侧来与尿道憩室鉴别。

阴道和处女膜

处女膜和阴道的远端部分起源于泌尿生殖窦，而近侧阴道起源于副中肾管。在成年女性，处女膜是阴道开口周围薄的边界，它含有弹性和胶原结缔组织，外表面和内表面都被非角化的复层扁平上皮覆盖。分娩时处女膜产生的变化通常容易识别。例如，随着时间的推移，处女膜转变成多个大小不等的结节，称为处女膜痕。

阴道与处女膜相邻，是一个肌膜性的管道，远端延伸至子宫（图 3-5）。在腹侧，阴道与膀胱和尿道上部由疏松结缔组织分开，称为膀胱阴道间隙。而尿道和阴道壁的远端 1/3 是紧密相邻的。在背侧，在阴道中部和直肠之间，疏松结缔组织形成直肠阴道间隙。阴道后壁下部 1/3 由会阴体与肛门分离。阴道上部 1/4 由直肠子宫陷凹与直肠分离，直肠子宫陷凹也称为道格拉斯窝。

正常情况下，阴道腔的前壁和后壁处于接触状态，仅在外侧边缘处有轻微的间隙。阴道长度变化很大，但通常，前壁为 6 ～ 8 厘米，后壁为 7 ～ 10 厘米。阴道的上端被宫颈分为前部、后部及两侧穹隆。这有相当重要的临床意义，因为通过穹隆的薄壁通常触可以诊盆腔内部的器官。此外，后穹窿可以提供手术入路进入腹腔。

在处女膜水平，尿生殖膈下筋膜附着到阴道的外侧壁，对盆底起到支撑作用。在此之上，肛提肌的耻骨阴道肌也附着在阴道外侧壁上。这些肌肉的张力使远端阴道保持闭合，尤其是在分娩前。在阴道分娩期间，肛提肌的损伤可导致阴道口更宽。

在阴道的中部，它的侧壁通过内脏结缔组织附着在骨盆上。这些横向连接融入了包绕着肛提肌的筋膜。

阴道内膜由非角化的复层扁平上皮和其下的固有层组成。在绝经前妇女中，这种内膜形成许多薄的横向皱褶（Rouge），沿着阴道前壁和后壁横行排列。深部为肌层，包含平滑肌、胶原和弹性蛋白。在肌层下面有一层外膜层，由胶原和弹性蛋白组成（Weber，1997）。上皮因分娩创伤并愈合后，复层表皮偶尔嵌入阴道表面之下，这个埋藏的上皮继续脱落衰老的细胞和角蛋白，从而形成充满角蛋白碎片的表皮包涵体囊肿。

阴道没有腺体。取而代之的是阴道上皮下毛细血管丛渗透的液体可渗透上皮层从而润滑阴道（Kim，2011）。由于孕期血供的增加，阴道分泌物显著增加。有时，这可能与羊水渗漏混淆。

阴道有丰富的血供。近端部分由子宫动脉的颈

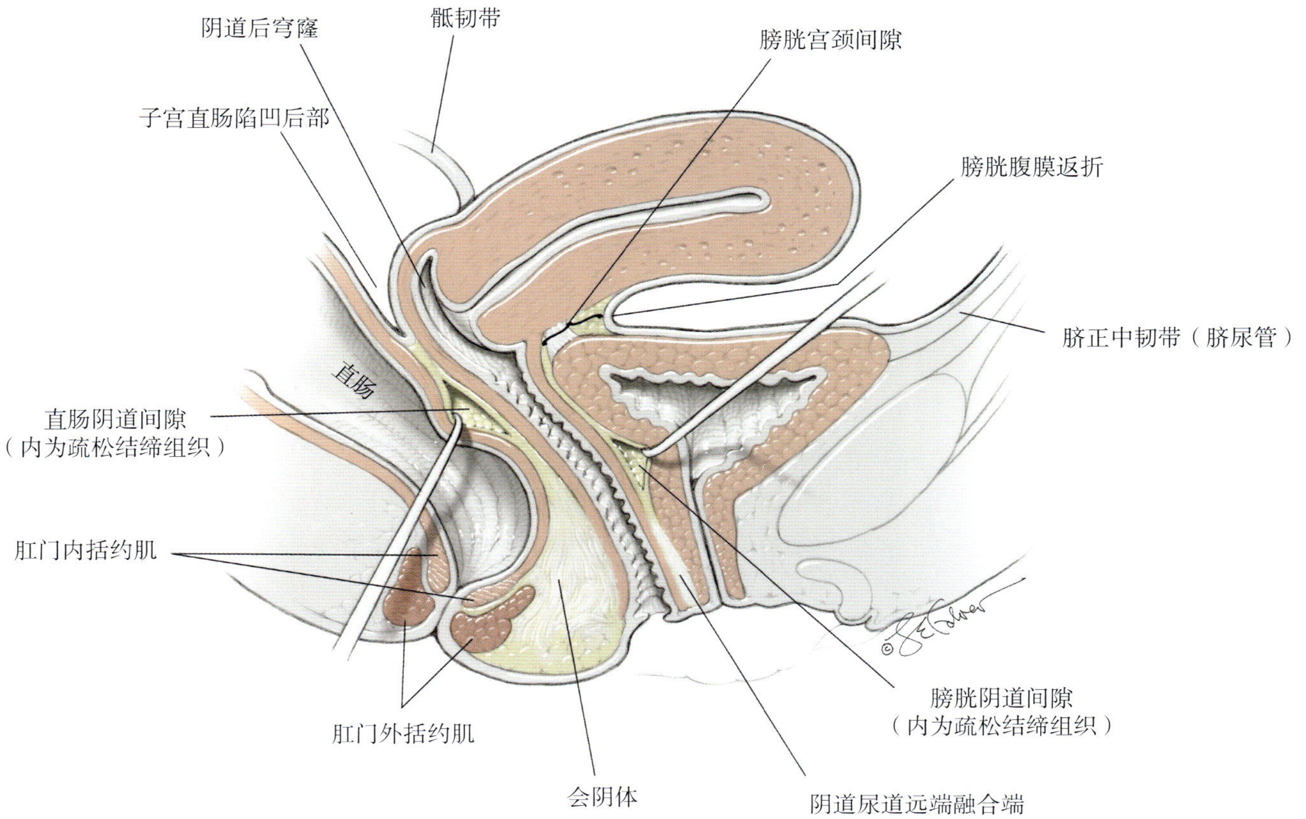

图 3-5 外科手术平面和阴道壁层次。（Reproduced with permission from Corton MM：Anatomy. In Hoffman BL，Schorge JO，Bradshaw KD，et al（eds）：Williams Gynecology，3rd ed. New York，McGraw-Hill Education，2016.）

支和阴道动脉提供。直肠中动脉可为阴道后壁提供营养，而远端部分接受阴部内动脉的供应。在每一水平上，两侧的血液供应在阴道前壁和后壁与对侧相应血管形成吻合。伴随动脉分布着一个广泛的静脉丛，包围着阴道。阴道下 1/3 的淋巴和外阴的淋巴，主要汇入腹股沟淋巴结，阴道中 1/3 的淋巴汇入髂内淋巴结，阴道上 1/3 的淋巴汇入髂内淋巴结、髂外淋巴结。

会阴

膀胱截石位时，会阴位于大腿之间形成菱形区域，反映出骨盆出口边界：前为耻骨联合，前外侧为坐骨耻骨支和坐骨结节，后外侧为骶结节韧带，后侧为尾骨。两侧坐骨结节连线将会阴分为前后两个三角，前三角称为泌尿生殖三角，后三角称为肛三角。

■ 会阴体

也称为会阴中央腱。会阴体是位于阴道后壁和肛门之间的一块纤维肌肉组织，位于肛三角和泌尿生殖三角的交界处（图 3-3 和图 3-5）。会阴体为阴道和肛门提供了显著的远端支撑，并为两个结构在浅表和深层泌尿生殖室的连接点（Shafik，2007；Woodman，2002）。从表面上看，球海绵体肌、会阴浅横肌和肛门外括约肌在会阴体上会聚。更深层的是会阴膜、尿道阴道括约肌、部分耻尾肌和肛门内括约肌（Corton，2005；Larson，2010）。在会阴体未受创伤的情况下，其在阴道和肛门之间的范围和深度均为 3 ～ 4 cm。会阴切开术可切开会阴体，它也可有二至四度的会阴裂伤（第二十章，324 页）。

■ 泌尿生殖三角

会阴前三角可进一步通过会阴膜分为浅间隙和深间隙（袋），浅间隙位于会阴膜表面，深间隙位于会阴膜深部。“会阴膜”代替了原有的术语“尿生殖膈”和“泌尿生殖膈下筋膜”（Federative Committee on Anatomical Terminology，1998；Oelrich，1983）。它横向附着于坐骨耻骨支，中间是尿道和阴道的远端 1/3，后方是会阴体（图 3-4 和图 3-6）。

会阴膜由两个组织学部分组成，它们的功能可能不同，这些部分跨越前三角的开口（Stand，2008）。

背部或后部是一个致密的纤维组织片，横向附着于耻骨坐骨支，内侧附着于阴道的远端 1/3 和会阴体。会阴膜的腹侧或前部与尿道膜部括约肌和尿道阴道括约肌密切相关（图 3-6）。会阴膜上表面与肛提肌有直接联系，下表面与前庭球和阴蒂脚融合。

临床上，会阴膜附着于处女膜水平的阴道侧壁。它通过将这些结构附着于骨盆，为阴道远端和尿道提供支撑。此外，其附着于肛提肌，表明会阴膜可以起到积极的支撑作用。

浅间隙

泌尿生殖三角的浅间隙深侧为会阴膜，表面是 Colles 筋膜。除了 Colles 筋膜是前腹壁 Scarpa 筋膜的延伸外，这是一个封闭的区域。Colles 筋膜在外侧与大腿外侧阔筋膜和耻骨坐骨支有牢固的附着，在后侧与会阴浅横肌和会阴膜有牢固的附着。这些附着物可防止大部分液体、血液或感染从会阴浅间隙扩散到大腿或会阴后三角区。然而，在中前区，Colles 筋膜与耻骨没有连接，因此它与前腹壁是连接的（Martin，1984）。这种连续性可以使液体在会阴浅间隙和腹壁之间扩散。

浅间隙包括巴氏腺、前庭球、阴蒂体及阴蒂脚、阴部血管和神经的分支、坐骨海绵体肌、球海绵体肌和会阴浅横肌（图 3-4）。这些肌肉都在其各自的一侧附着在坐骨结节的内侧后部和耻骨坐骨支的外侧。前方与阴蒂脚连接，并可能通过阻止静脉回流帮助保持阴蒂勃起。双侧球扁桃体肌覆盖在前庭球和巴氏腺上，并附着在阴蒂体上。肌肉收缩使阴道腔收缩，帮助巴氏腺释放分泌物。它们也可能通过压迫阴蒂背深静脉促进阴蒂勃起。最后，会阴浅横肌是外侧附着在坐骨结节和内侧附着在会阴体的窄条。

深间隙

这个空间，如图 3-6 所示，位于会阴膜的深处，一直延伸到骨盆（Mirilas，2004；Oelrich，1983），它以前被错误地称为泌尿生殖膈。与会阴浅间隙（主要是一个封闭的腔室）不同，深间隙延伸到坐骨肛门窝的前后隐窝。其上界是肛提肌下筋膜，但通过泌尿生殖裂孔与盆腔相连。它包含尿道和阴道的一部分以及阴部内动脉和阴部神经的一些分支。深间隙还包括尿道膜部括约肌和尿道阴道括约肌以及尿道括约肌的远端。后三种尿道的骨骼肌被称为横纹肌泌尿生殖括约

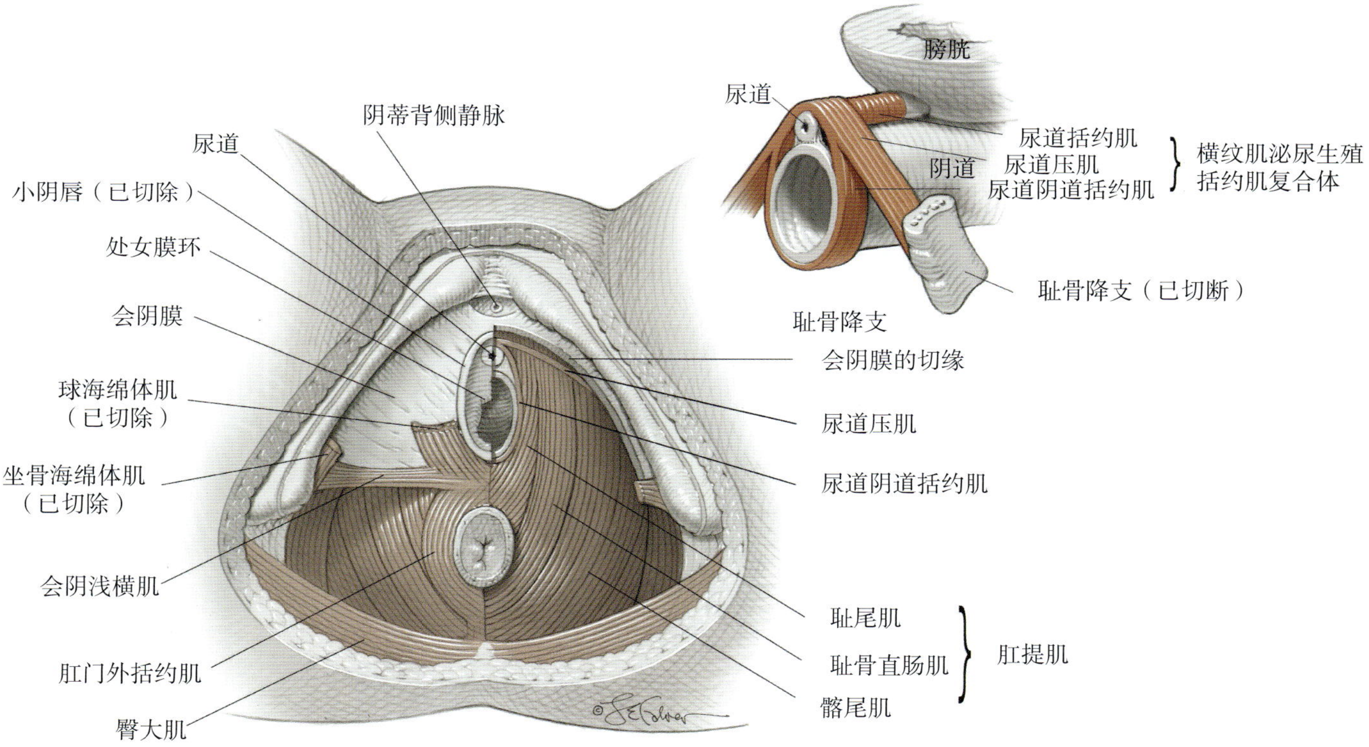

图 3-6 会阴前三角的深部结构。移除了会阴膜之后的结构列于右侧。插图：横纹肌泌尿生殖括约肌复合体。与会阴体相连的结构也被展示：球海绵体肌、会阴浅横肌、肛门外括约肌、耻骨直肠肌、会阴膜和尿道阴道括约肌。（Reproduced with permission from Corton MM: Anatomy. In Hoffman BL, Schorge JO, Bradshaw KD, et al（eds）：Williams Gynecology, 3rd ed. New York, McGraw-Hill Education, 2016.）

肌复合体，对排尿很重要（图 3-6 插图）。

■ 盆膈

位于会阴前三角和会阴后三角的深处，这条宽阔的肌肉吊索为盆腔脏器提供了实质性的支持。盆膈由肛提肌和尾骨肌及其上下筋膜层组成（图 3-6）。肛提肌由耻尾肌、耻骨直肠肌和髂尾肌组成。耻尾肌根据插入点和功能进行细分包括耻骨阴道肌、耻骨会阴肌和耻骨肛门肌，它们分别插入阴道、会阴体和肛门（Kearney，2004）。盆膈主要由第二至第五骶神经根的躯体传出神经支配（Barber，2002；Roshanravan，2007）。

阴道分娩会对肛提肌或其支配神经造成严重损害（DeLancey，2003；Weidner，2006）。在这些肌肉中，耻尾肌更容易受损（Lien，2004；Margulies，2007）。有证据表明，这些损伤可能使女性更容易发生晚期盆腔器官脱垂或尿失禁（DeLancey，2007a，b；Rortveit，2003）。因此，目前的研究工作旨在尽量减少这些伤害。

■ 肛三角

这个三角形包含坐骨肛门窝、肛管、肛门括约肌复合体、阴部内血管和阴部神经的分支（图 3-7）。其深部为肛提肌表面的筋膜，侧面是覆盖在闭孔内肌内表面的筋膜。

坐骨肛门窝

以前被称为坐骨直肠窝，这种充满脂肪的楔形空间位于肛管的两侧，盆膈下方（图 3-8）。它包括肛三角的大部分。在这个窝里发现的脂肪为周围的器官提供支持，但在排便时允许直肠扩张，在分娩时允许阴道伸展。坐骨肛门窝两侧以皮肤为浅底，肛提肌与闭孔内肌交界处形成深顶。其他边界包括：外侧，闭孔内肌筋膜和坐骨结节；下内侧，肛管和肛门括约肌复合体；上内侧，向下走行的下侧肛提肌筋膜；后外侧，臀大肌和骶结节韧带；前外侧，附着在肛提肌下方的耻骨后表面。在浅层，坐骨肛门窝由会阴浅横肌的后侧面和会阴深间隙或囊袋在前面包围。在较高或较深的层面上，坐骨肛门窝和会阴膜深处的组织之间没有筋膜边界。在肛门后面，除了肛门外括约肌纤维附着在尾骨上外，坐骨肛门窝的内容物在中线上是连续的。坐骨肛门窝横穿会阴腔的这种连续性使液体、感染和恶性肿瘤从肛管的一侧扩散到另一侧，并进入会阴前间隙深至会阴膜。

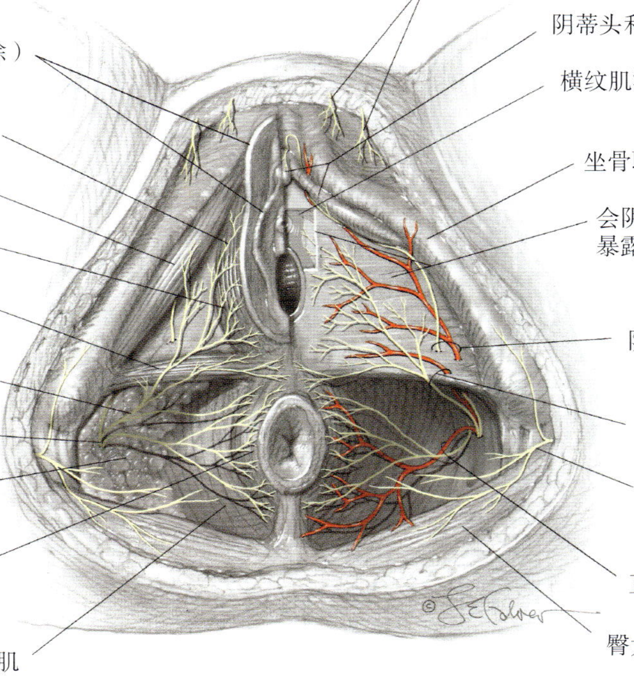

图 3-7 会阴前、后三角及阴部神经和血管的解剖。（Reproduced with permission from Corton MM: Anatomy. In Hoffman BL, Schorge JO, Bradshaw KD, et al（eds）：Williams Gynecology, 3rd ed. New York, McGraw-Hill Education, 2016.）

肛管

直肠的远端延续始于肛提肌附着于直肠的水平，止于肛门皮肤。沿着这 4 ～ 5 厘米的长度，黏膜最上部由柱状上皮组成，但在齿状线处，转变为复层扁平上皮并持续到肛门边缘，并出现角蛋白和皮肤附件。

肛管有几个组织层。内层包括肛门黏膜、肛门内括约肌和一个包含直肠纵向平滑肌层延续的括约肌间隙。外层由耻骨直肠肌头端和肛门外括约肌尾端组成。

在肛管内，3 个高度血管化的黏膜下动静脉丛称为肛垫，有助于完全关闭肛管和排便。子宫变大、过度用力、大便变硬，都会产生更大的压力，最终导致肛垫支持性结缔组织基底变性和随后松弛。这些肛垫伸入并向下穿过肛管，导致静脉充血，成为痔疮。静脉淤滞可能导致炎症、上皮细胞侵蚀和出血。

外痔是发生在齿状线远端的痔疮。它们被复层扁平上皮覆盖，接受直肠下神经的感觉神经支配。因此，疼痛和可触及的肿块是典型的症状。在手术后可能仍然存在痕迹，由多余的肛门皮肤和纤维组织组成。相对地，内痔是那些在齿状线以上形成，被不敏感的肛肠黏膜覆盖的痔。它们可能脱垂或出血，但除非发生血栓形成或坏死，否则很少疼痛。

直肠上静脉与直肠中静脉和直肠下静脉的吻合是重要的门静脉系统吻合。它们汇入髂内静脉（腔静脉系统），然后汇入右心房。而直肠上静脉流入肠系膜下静脉，是门静脉系统的一个组成部分。由于门静脉系统的静脉没有瓣膜，这可能会导致痔疮形成。

肛门括约肌复合体

这个复合体包括两个括约肌——肛门括约肌（内外）和耻骨直肠肌。两个括约肌都靠近阴道，可能在阴道分娩时撕裂。肛门内括约肌（IAS）是直肠环形平滑肌层的远端延续（图 3-8）。它主要由副交感神经纤维支配，穿过骨盆内脏神经（S_2—S_4），由直肠上动脉、中动脉、下动脉供血。IAS 对肛管的静息压力起主要作用，对排便有显著影响，并在排便前放松。IAS 长 3 ～ 4 厘米，在其远端边缘，与外括约肌重叠 1 ～ 2 厘米（DeLancey，1997；Rociu，2000）。重叠末端的远端称为括约肌间沟。

肛门外括约肌（EAS）是环绕 IAS 的横纹肌环。在前面，它附着在会阴体上；在后面，它通过肛尾韧带与尾骨相连（图 3-7）。EAS 保持持续的静息收缩，以维持排便的可控性，于排便时提供额外的挤压压力。尽管争议仍然存在，但传统上认为 EAS 由 3 部分组成：皮下、浅部和深部（Dalley，1987）。许多人认为深部与耻骨直肠肌相连（Raizada，2008）。较浅的纤维（皮下部分）位于内括约肌的尾部，仅通过黏膜下层与肛门上皮分离。外括约肌接受来自直肠下动脉的血液供应，直肠下动脉是阴部内动脉的一个分支。来自阴部神经直肠下支的躯体运动纤维提供神经支配。临床上，EAS 和 IAS 与高度产科裂伤有关。具

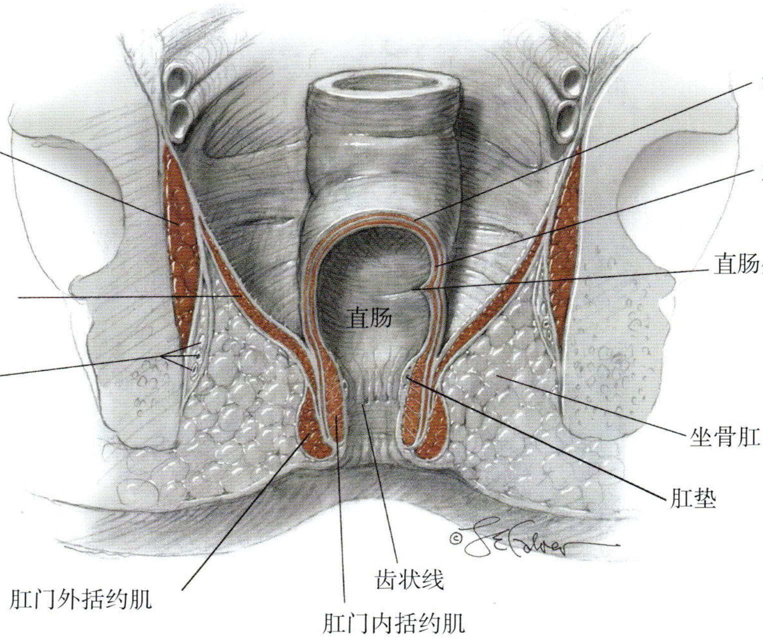

图 3-8 坐骨肛门窝和肛门括约肌复合体。(Modified with permission from Corton MM：Anatomy. In Hoffman BL，Schorge JO，Bradshaw KD，et al (eds)：Williams Gynecology，3rd ed. New York，McGraw-Hill Education，2016.)

体来说，EAS 涉及三度和四度裂伤。IAS 涉及四度和深三度裂伤，如表 20-1 所示（324 页）。

耻骨直肠肌由肛提肌的内侧部分组成，肛提肌从耻骨内表面向两侧生长。它经过直肠后，在肛肠连接处后形成一个吊索，有助于维持肛肠角度，并可能有助于排便。

■ 阴部神经

该神经由 S_2-S_4 脊神经腹支形成。它在梨状肌和尾骨肌之间走行，通过骶棘韧带后方和坐骨棘内侧的坐骨大孔穿出（Barber，2002；Maldonado，2015）。因此，当行会阴神经阻滞时，坐骨棘是一个可识别的标志（图 19-1，313 页）。阴部神经随后将通过坐骨小孔进入会阴，沿着闭孔内肌的内表面走行。在这个区域，神经位于阴部管内，也被称为 Alcock 管，它是由闭孔内肌筋膜形成的（图 3-8）（Shafik，1999）。一般来说，阴部神经是相对固定的，因为它走在骶棘韧带后面和阴部管内。因此，在分娩时盆底向下移位时，可能会有拉伸损伤的风险（Lien，2005）。一旦胎儿头部受孕，在长时间的分娩过程中也可能有压迫损伤的危险。

阴部神经离开阴部管，分成 3 个末端分支（图 3-7）。其中，阴蒂背神经在坐骨海绵体肌和会阴膜之间走行，支配阴蒂（Ginger，2011b；Montoya，2011）。会阴神经是阴部最大的神经分支，主要分布在会阴膜表面（Montoya，2011）。它分为阴唇后支和肌支，分别支配阴唇皮肤和会阴前三角。会阴神经的一些肌肉分支走行至会阴膜深处，支配泌尿生殖括约肌复合体的部分。直肠下支穿过坐骨肛门窝支配肛门外括约肌、肛门黏膜和肛周皮肤（Mahakkanukrauh，2005）。会阴的主要血供是通过阴部内动脉，其分支与阴部神经的分支走行相似。

子宫

子宫，连同阴道的近端部分和输卵管，在胚胎上是从副中肾管衍变来的。非妊娠子宫位于膀胱和直肠之间。几乎整个子宫后壁都被浆膜覆盖，即脏腹膜（图 3-9）。脏腹膜的下半部分形成直肠子宫陷凹的前壁（图 3-5）。在子宫前壁，只有上部被腹膜覆盖。腹膜向前下返折到膀胱穹隆上。子宫前壁下部和宫颈与膀胱后壁被一层松散结缔组织（膀胱子宫颈间隙）隔开。临床上，在剖宫产过程中，膀胱子宫陷凹的腹膜被切开，进入膀胱子宫颈间隙。在这个空间内将膀胱从子宫下段分离出来，从而行子宫切除术分娩（第二十六章，433 页）。

子宫呈梨形，由两个主要但不相等的部分组成：上部三角形部分——子宫体和下部圆柱形部分——宫颈（伸入阴道）。两个部分由峡部相连，它在妊娠期形成子宫下段，具有特殊的产科意义。在子宫体每侧的外上边缘各有一个子宫角，子宫角上连接输卵管。在这一区域还有圆韧带和卵巢固有韧带的起始。宫底是指位于双侧输卵管水平头侧的子宫上凸段。

子宫体的大部分（不是子宫颈）是肌肉。前壁和后壁的内表面几乎是接触的，之间形成一个狭缝的空腔。未妊娠子宫长 6 ~ 8 厘米，而经产妇的子宫长 9 ~ 10 厘米。未妊娠子宫平均重 60 g，经产妇的子宫通常更重（Langlois，1970；Sheikhazadi，2010）。未妊娠的子宫宫底和子宫颈的长度大致相等，但在经产妇中，子宫颈仅略多于总长度的 1/3。

妊娠刺激子宫显著生长，最初是由于肌肉纤维肥大。孕 12 周后，子宫增大与宫腔扩大所施加的压力有关。足月时，子宫重约 1 100 克，子宫底呈穹顶状。圆韧带似乎插在子宫中上 1/3 的交界处。输卵管拉长，但卵巢大体上没有改变。

■ 宫颈

宫颈部是圆柱形的，两端各有开口——内口和外口。近端的开口是宫颈内口，对应膀胱腹膜返折的位置。宫颈上段（阴道上段）位于阴道壁和宫颈交界处的上方（图 3-10）。它的后表面被腹膜覆盖，两侧附着主韧带。它的前方通过膀胱子宫颈间隙内的疏松结缔组织与膀胱分离。宫颈下段伸入阴道，称为阴道部。分娩前，宫颈外口是一个小而规则的圆形开口。分娩后，特别是阴道分娩后，宫颈被撕裂形成横缝样，形成所谓的前唇和后唇。如果在分娩或分娩过程中撕裂很深，宫颈可能会愈合成不规则状、结节状或星状。

宫颈远端到外口的部分称为外宫颈，被覆非角化复层扁平上皮。宫颈管被一层分泌黏液的柱状上皮覆盖，形成深裂状内折，通常被错误地称为“腺体”。在妊娠期，红色的、柔软的宫颈上皮生理性向外移到外宫颈，称为外翻。

宫颈间质主要由胶原蛋白、弹性蛋白和蛋白多糖组成，平滑肌很少。这些成分的数量、组成和方向的变化导致分娩前宫颈成熟。早期妊娠时，子宫颈间质内的血管增多和水肿导致外子宫颈呈蓝色，称为 Chadwick 征，而子宫颈软化则被称为 Goodell 征。Hegar 征反映子宫峡部软化。

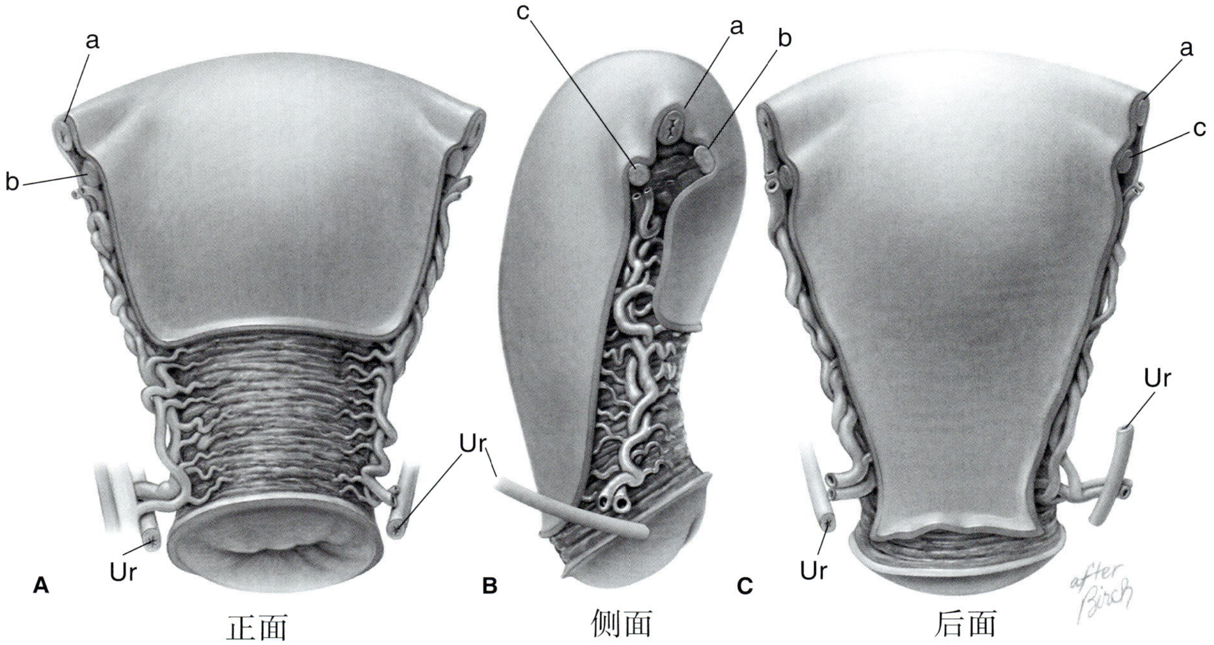

图 3-9 成年女性的子宫三视图：正面观（A）、右侧观（B）、后面观（C）。a 为输卵管，b 为圆韧带，c 为卵巢韧带，Ur 为输尿管。（Reproduced with permission from Cunningham FG, Leveno KJ, Bloom SL, et al (eds): Anatomy. In Williams Obstetrics, 24th ed. New York, McGraw-Hill Education, 2014.）

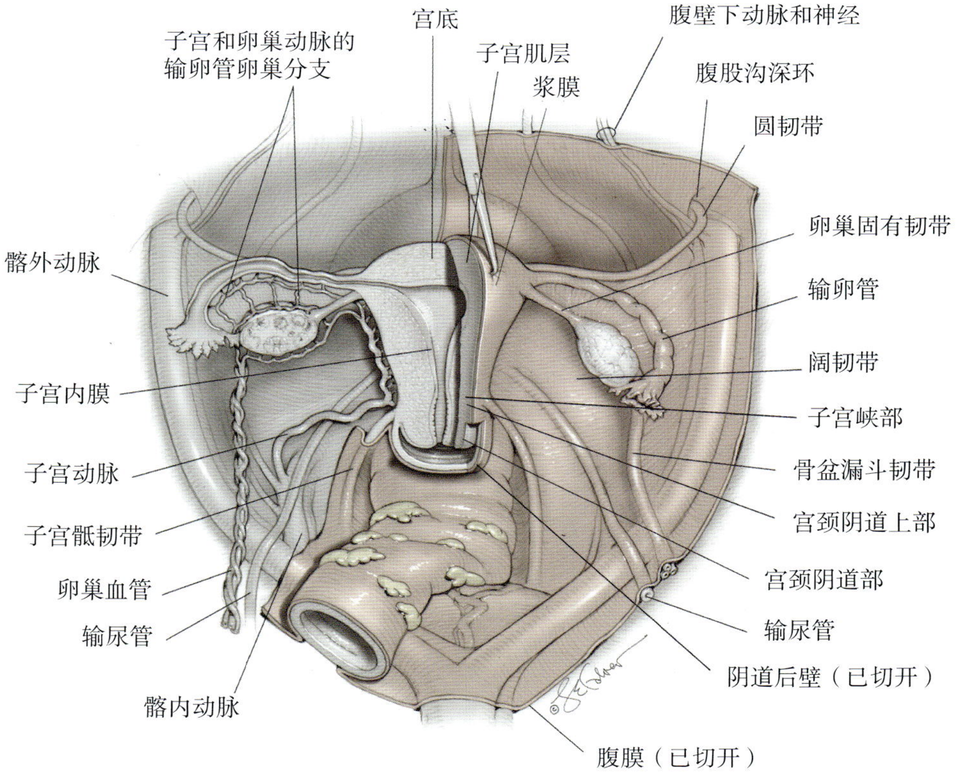

图 3-10 子宫附件及相关解剖。（Reproduced with permission from Corton MM：Anatomy. In Hoffman BL，Schorge JO，Bradshaw KD，et al（eds）：Williams Gynecology，3rd ed. New York，McGraw-Hill Education，2016.）

子宫肌层和子宫内膜

子宫大部分由肌层组成，由含有许多弹性纤维的结缔组织结合的平滑肌束组成。交织的肌纤维包围肌层血管，收缩时可以压迫这些血管。这种解剖结构对于胎盘分离后的止血是不可或缺的。子宫肌层未能收缩导致宫缩乏力，这在第二十九章讨论（478 页）。

肌层肌纤维的数量因位置而异（Schwalm，1966）。自上而下逐渐减少，在子宫颈，肌肉仅占组织质量的 10%。妊娠期子宫体肌层明显肥大，但子宫颈肌肉含量无明显变化。

子宫腔内衬子宫内膜，由上覆上皮、腺体和血管基质组成。在妊娠期，子宫内膜在激素作用下转化为蜕膜。蜕膜与侵袭的滋养层之间存在着特殊的关系，是正常胎盘的组成部分。

骨盆韧带

骨盆韧带的构成和功能各不相同，包括支持骨盆骨骼和器官的结缔组织和不提供支持作用的平滑肌和疏松网状组织等。韧带从子宫表面向骨盆侧壁延伸，包括圆韧带、阔韧带、主韧带和骶韧带（图 3-9 和图 3-10）。其中，主韧带和骶韧带有助于支持子宫。

圆韧带在胚胎上对应于男性睾丸引带（Acién，2011）。圆韧带起源于输卵管起点前下方。临床上，这种定位有助于绝育时输卵管的识别，尤其是当输卵管结扎前，粘连导致输卵管难以辨别时。圆韧带向骨盆侧壁横向和向下延伸，后进入腹股沟管深环，然后走行在腹股沟管内，止于同侧大阴唇上部。虽然它们对子宫的支撑没有帮助，但可能有助于保持子宫的前屈。Sampson 动脉是子宫动脉最常见的一个分支，其位于韧带下方，为圆韧带提供血液供应。在非妊娠妇女中，圆韧带的直径为 3 ～ 5 毫米不等，由纤维组织分隔的平滑肌束组成（Mahran，1965）。在妊娠期，这些韧带在长度和直径上明显增大。随着妊娠进展，圆韧带的拉伸可能导致腹股沟区疼痛或不适。

在子宫切除术中，圆韧带的分离常常是第一步。横断圆韧带打开阔韧带前叶，从而进入盆腔侧腹膜后腔，使输尿管直接可视，以安全结扎子宫动脉。第二十六章对此进行了详细讨论（433 页）。

阔韧带是从子宫外侧壁延伸到盆腔壁的双层腹膜结构。从阔韧带与子宫相邻的地方垂直切开，可以看到一个三角形的结构（图 3-9）。子宫血管和输尿管位于其底部。阔韧带由一个称为前后叶的腹膜褶皱组成。腹膜覆盖着从每个子宫角延伸出来的结构。覆盖输卵管的腹膜称为输卵管系膜，覆盖圆韧带的称为子宫系膜，覆盖卵巢固有韧带的是卵巢系膜。腹膜在输卵管的伞端下向盆腔壁延伸，形成骨盆漏斗韧带，其中包含神经和卵巢血管，在妊娠期，这些血管，特别是静脉丛，明显增大。

主韧带（之前称为子宫颈后韧带）是阔韧带底部的厚的组织块，主要由血管周围结缔组织组成（Range，1964）。它们附着在靠近髂内动脉起点的骨盆后外侧壁上，周围环绕着供应子宫和阴道的血管。在内侧，则牢固地附着在子宫颈和阴道上部。

骶韧带都起源于子宫颈阴道上部分的后外侧，插入骶骨上方的筋膜中（Ramanah，2012；Umek，2004），由结缔组织、小血管束和自主神经以及一些平滑肌组成（Campbell，1950）。骶韧带被覆腹膜，形成直肠子宫陷凹的外侧边界。

宫旁组织一词用来描述子宫阔韧带内与子宫相连或子宫外侧的结缔组织。宫颈旁组织是与宫颈相邻的组织，而阴道旁组织是阴道壁外侧的组织。

骨盆血管

盆腔的血液供应主要由髂内动脉的分支提供（图 3-11）。这些分支临床上根据它们与髂内动脉分开时的方向分为前后两个部分。分支在个体之间的变异性很大。前部分为盆腔器官和会阴提供大量的血液供应。分支包括子宫动脉、阴道动脉、直肠中动脉、闭孔动脉、臀下动脉和阴部内动脉和脐动脉。脐动脉的未闭部分通常形成 1 ～ 3 条膀胱上动脉。后部分延伸至臀部、大腿、髂腰和骶部，包括臀上动脉、骶外侧动脉和髂腰动脉。因此，在髂内结扎术中，许多人主张结扎处位于髂后肌的远端，以避免影响臀肌供应区的血流（Bleich，2007）。

子宫的血液来源于卵巢动脉和子宫动脉（图 3-10）。子宫动脉是髂内动脉的一个主要分支，它进入阔韧带的底部到达宫颈上部。子宫动脉在宫颈上部外侧约 1.5 ～ 2 厘米处穿过输尿管。因此产科手术便有可能会损伤或结扎输尿管。它具有重要的外科意义，尤其是子宫切除术中缝合结扎子宫血管，或缝合修补子宫切口的外侧时。

子宫动脉到达宫颈上部后，分为上行支和下行支。较小的宫颈阴道动脉为宫颈下部和阴道上部供血。主干则向上弯曲，呈高度卷曲状，沿子宫外侧边缘在阔韧带的两叶之间穿行延伸。其中一个大的分支延伸到宫颈的上部，而许多其他分支穿透子宫体形成

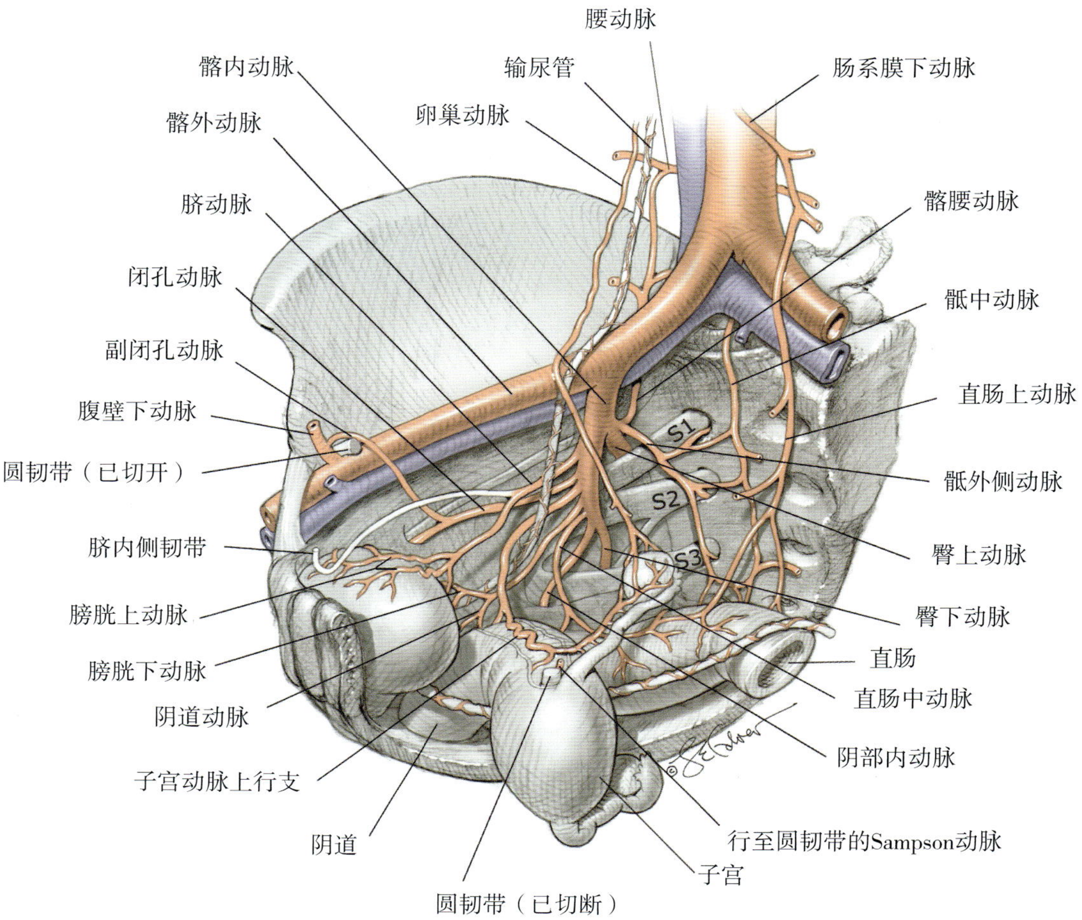

图 3-11 骨盆动脉，在这张图里子宫和直肠为向左侧倾斜。(Reproduced with permission from Corton MM: Anatomy. In Hoffman BL, Schorge JO, Bradshaw KD, et al (eds): Williams Gynecology, 3rd ed. New York, McGraw-Hill Education, 2016.)

弓状动脉，它们在浆膜表面下的子宫肌层内走行包围子宫，并于子宫中线处吻合。从弓状动脉直角处发出放射状分支，向内穿过子宫肌层，进入子宫内膜，形成基底动脉或螺旋动脉。螺旋动脉供应子宫内膜的功能层。基底动脉，又称直动脉，则只延伸到子宫内膜的基底层。

子宫动脉主干在到达输卵管时分成 3 个终末分支：卵巢支与卵巢动脉的终末分支形成吻合，输卵管支穿过输卵管系膜供应部分输卵管，宫底支则贯穿子宫的最上部供应宫底。

除子宫动脉外，子宫还接受来自卵巢动脉的血液供应。卵巢动脉是主动脉的一个直接分支，通过卵巢悬韧带进入阔韧带。在卵巢门处，它发出进入卵巢的较小的分支，以及通过输卵管系膜发出几个分支来供应输卵管。之后，它的主干穿过阔韧带到达子宫角，与子宫动脉的卵巢分支形成吻合。这种双重血供为子宫建立了一个血管储备，当结扎子宫动脉或髂内动脉以控制产后出血时可以防止子宫缺血。

子宫静脉通常伴随各自的动脉，但存在很大的变异性。弓状静脉吻合汇入子宫静脉，子宫静脉流入髂内静脉，然后进入髂总静脉。一些来自子宫体、卵巢和阔韧带的血液被几条静脉收集。在阔韧带内，这些静脉形成一个巨大的血管网，终止于卵巢静脉。

妊娠期间，子宫血管明显增粗。Palmer 等（1992）发现，当妊娠 20 周时，子宫动脉直径增加了一倍，同时多普勒血流速度增加了 8 倍。妊娠期间卵巢血管的直径从 0.9 厘米增加到足月时约 2.6 厘米（Hodgkinson，1953）。

子宫的淋巴结可分为两组。一组流入髂内淋巴结，另一组收集卵巢区域的淋巴液后，汇入主动脉旁淋巴结。宫颈的淋巴管主要终止于髂总血管分叉处的髂内淋巴结。

骨盆神经支配

周围神经系统分为支配骨骼肌的躯体神经和支配

平滑肌、心肌和腺体的自主神经。自主神经又分为交感神经和副交感神经两部分。

盆腔内脏的交感神经主要来自下腹下神经丛，也称为骶前神经（图 3-12）。从主动脉分叉处开始或在主动脉分叉处以下，经腹膜后向下延伸。此神经丛是由脊髓 T_{10} 至 L_2 水平的交感神经纤维形成的。它是肠系膜丛的延伸。在略低于骶骨岬的水平面上，神经丛分为右腹下神经和左腹下神经。这些神经在骶前间隙的侧后方，向直肠的左右边缘延伸（Açar，2012；Moszkowicz，2011；Ripperda，2015）。盆腔脏器的交感神经部分来自骶交感神经链或躯干交感神经。

盆腔脏器的副交感神经支配来自脊髓水平 S_2 至 S_4 的神经元，它们的轴突作为脊神经前支的一部分。这些神经在两侧结合形成盆腔内脏神经。

腹下神经（交感神经）、骨盆平面神经（副交感神经）和骶交感干之间的吻合形成下腹下神经丛。这种腹膜后神经的分支网络位于 S_4 和 S_5 水平，在直肠、宫颈下部和阴道上部外侧数厘米处（Ripperda，2015；Spackman，2007）。膀胱丛支配膀胱，直肠丛支配直肠，而子宫阴道丛则到达输卵管近端、子宫和阴道上部。下腹下神经丛的延伸也沿着阴道和尿道到达会阴，以支配阴蒂和前庭球。其中，子宫阴道丛由大小不等的神经节组成，尤其是位于宫颈两侧、靠近骶韧带和主韧带的大神经节板（Ramanah，2012）。

尽管盆腔脏器的神经解剖结构复杂且不完全清楚，但大多数来自子宫的感觉纤维通过上腹下神经丛和下腹下神经丛及 T_{10}、T_{12} 和 L_1 脊神经进入脊髓。它们将宫缩的痛苦刺激传递到中枢神经系统。来自宫颈和产道上部的感觉神经通过盆腔内脏神经到达第 2 至第 4 骶神经。来自产道下部的感觉主要通过阴部

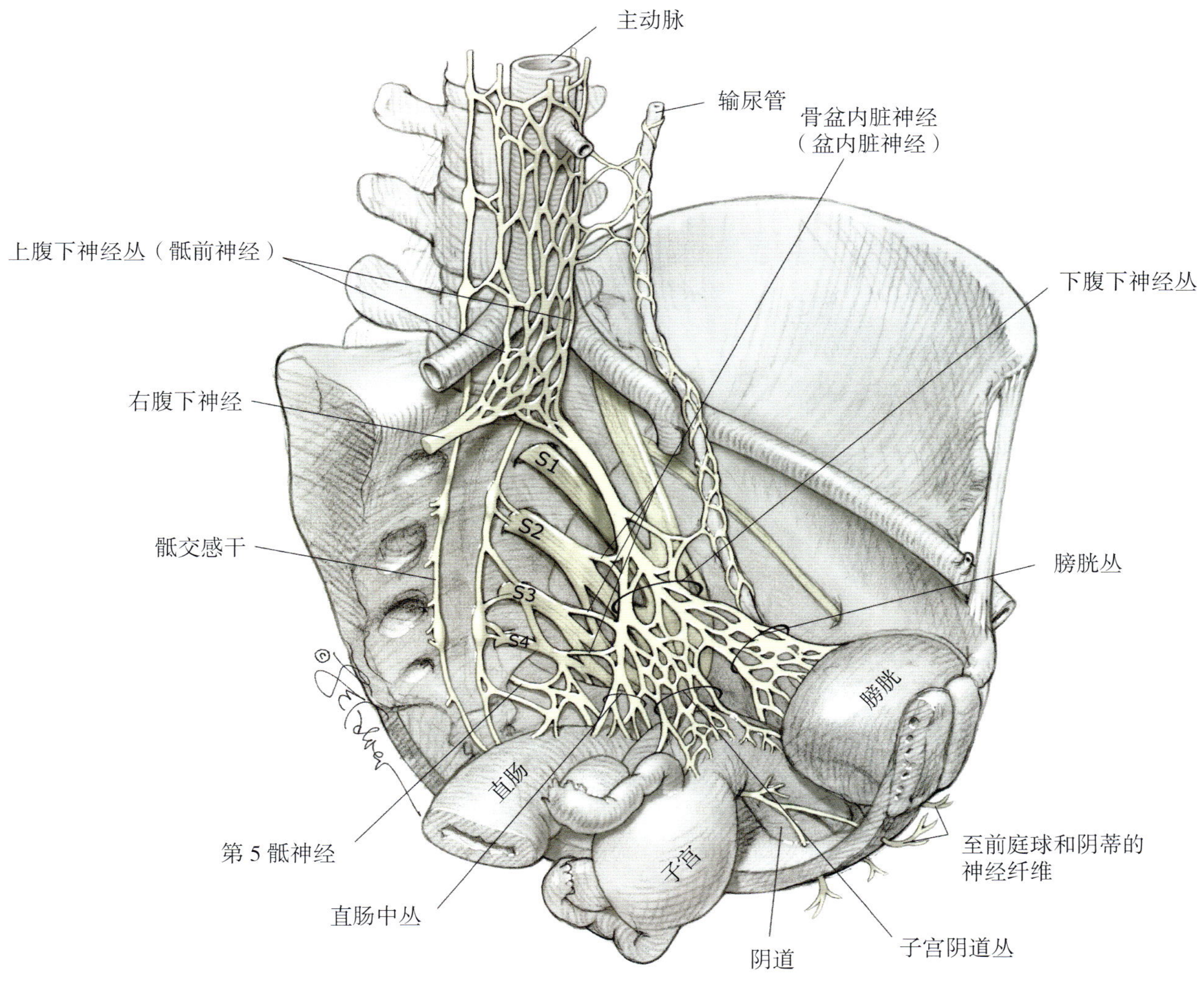

图 3-12 盆腔的自主神经。上腹下神经丛和下腹下神经丛。S_1–S_4，第 1 至第 4 骶神经。（Reproduced with permission from Corton MM: Anatomy. In Hoffman BL, Schorge JO, Bradshaw KD, et al（eds）：Williams Gynecology, 3rd ed. New York, McGraw-Hill Education, 2016.）

神经。故而这里是分娩镇痛的阻滞靶点（第十九章 313 页）。

附件

■ 卵巢

卵巢通常呈椭圆形，外观呈白色有光泽。它们的大小、位置和外观各不相同，这取决于每个女性的年龄和激素状况。在生育期，它们一般长 2.5 ～ 5 厘米，厚 1.5 ～ 3 厘米，宽 0.6 ～ 1.5 厘米。卵巢通常位于盆腔上部，位于骨盆外侧壁的一个叫作卵巢窝的轻微凹陷处。这个窝位于髂内血管和髂外血管之间。

卵巢内侧通过卵巢固有韧带（也称为子宫卵巢韧带）与子宫相连（图 3-9 和图 3-10）。在侧面，卵巢通过卵巢悬韧带（也称骨盆漏斗韧带）附着在盆壁上，悬韧带内有卵巢血管和神经。卵巢本身不被腹膜覆盖。卵巢固有韧带起源于子宫的外、上、后部，刚好在输卵管插入水平之下，并延伸到卵巢的内侧极。通常，这个韧带只有几厘米长，直径为 3 ～ 4 毫米。它由肌肉和结缔组织组成，被称为卵巢系膜的腹膜所覆盖。

卵巢由皮质和髓质组成。年轻女性的皮质最外层是光滑的，表面呈暗白色，被称为白膜。其表面有单层立方上皮，即 Waldeyer 的表面上皮。在这种上皮之下，皮质包含卵母细胞和发育中的卵泡。髓质是由疏松结缔组织构成的中央部分。髓质内有许多动脉和静脉，平滑肌纤维稀少。卵巢门是卵巢的边缘的凹陷，血管和神经由此进出。

卵巢由起源于肾动脉正下方的腹主动脉前表面的卵巢动脉和子宫动脉的卵巢支供血（图 3-11）。卵巢静脉同动脉伴行。然而，右侧卵巢静脉汇入下腔静脉，左侧卵巢静脉汇入左肾静脉。

卵巢的淋巴走行为沿着卵巢血管到达腹主动脉。在这里，淋巴管流入主动脉旁淋巴结。

卵巢神经支配来源于自主神经丛。卵巢神经丛的上半部分由肾神经丛和主动脉神经丛构成，下半部分由上腹下神经丛和下腹下神经丛构成。这些神经丛由节后交感神经、副交感神经和内脏传入纤维组成。卵巢丛中的传出交感神经纤维来自第 10 和第 11 胸椎节段，可能起到血管收缩的作用。感觉传入神经沿着卵巢动脉进入 T_{10} 脊髓水平。尽管卵巢副交感神经的来源仍有争议，但副交感神经纤维很可能来源于迷走神经和下腹下神经丛。副交感神经纤维可能对血管扩张起作用（Standring，2008）。

■ 输卵管

输卵管是蛇形的管状结构，自子宫角伸出，长 8 ～ 14 厘米，在解剖学上被划分为间质部分、峡部、壶腹部和伞端（图 3-13）。最近端是间质部分，位于子宫肌壁内。接下来，是直径 2 ～ 3 毫米的峡部与子宫相连，逐渐扩大到直径 5 ～ 8 毫米的壶腹部。最后，是流苏状的输卵管伞端，它直接通向腹腔。峡部、壶腹部和伞端的上缘被输卵管系膜覆盖。

横切面上，输卵管包括输卵管系膜、输卵管肌层和输卵管内膜。输卵管系膜是一个单细胞间皮层，起着内脏腹膜的作用。在输卵管肌层，平滑肌呈内环、外纵形排列，在输卵管远端两层的区别则不太明显，在伞端被稀疏交错的肌纤维所代替。管状输卵管肌肉组织不断节律性收缩，其频率随周期性卵巢激素变化而变化。

输卵管黏膜是一层柱状上皮，由纤毛细胞、分泌细胞和闰细胞组成，位于稀疏的固有层上。它与输卵管肌层有密切联系。黏膜呈纵向皱褶排列，向远端方向逐渐变得复杂。壶腹部管腔几乎完全被树状黏膜所占据。输卵管纤毛向宫腔摆动。纤毛和肌层收缩引起的输卵管蠕动被认为是卵子转运的重要因素（Croxatto，2002）。

卵巢动脉通过输卵管系膜发出几条分支供应输卵管（图 3-10）。输卵管的静脉丛、淋巴引流和神经支配同卵巢相似。

盆腔输尿管

当输尿管进入盆腔时，它穿过髂总动脉的分支或髂外动脉的近端。此处，它正位于卵巢血管的内侧（图 3-10）。然后，输尿管于腹膜后下降入骨盆附着于阔韧带的内侧叶上。这里，输尿管位于髂内动脉的内侧，子宫骶韧带的前外侧。然后输尿管穿过宫颈外侧约 1 ～ 2 厘米的主韧带（图 3-9）。在子宫峡部水平，它在子宫动脉的下方，故有“桥下流水”之说。然后它朝着膀胱底部前进。此处，它靠近阴道前壁的上 1/3（Rahn，2007）。最后，输尿管进入膀胱，并在膀胱壁内斜行约 1.5 cm，形成输尿管内口。在产科手术中，在其走行路径上，输尿管可能会受到损伤。第二十八章（464 页）介绍了这些损伤及其修复。

盆腔输尿管接受来自它所经过的血管的血液供应：髂内动脉、子宫动脉和膀胱上动脉（图 3-11）。由于其走行在这些血管的内侧，血液供应从外侧向内

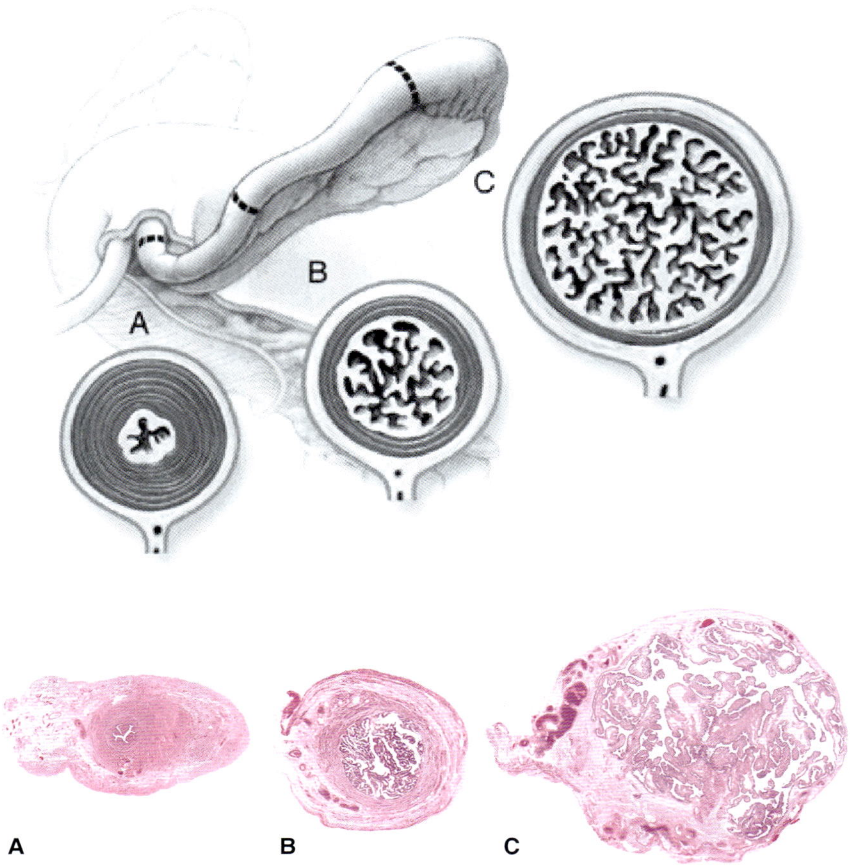

图 3-13 成年女性输卵管不同部位的横截面结构示意图：(A) 峡部，(B) 壶腹部，(C) 输卵管伞端。下方为对应的组织切片图像。(Photographs used with permission from Dr. Kelley S. Carrick. Reproduced with permission from Cunningham FG, Leveno KJ, Bloom SL, et al (eds): Anatomy. In Williams Obstetrics, 24th ed. New York, McGraw-Hill Education, 2014.)

侧，到达输尿管。这种关系在外科手术中对于识别和分离输尿管（也称为输尿管松解术）是很重要的。与此相反，输尿管的腹部部分主要位于血管的外侧，它的大部分血液供应来自位于内侧的血管。血管吻合在包裹输尿管的结缔组织鞘上形成一个纵向的血管网。松解输尿管时，避免离结缔组织鞘太近，可以减少对其血供的破坏。

妊娠期输尿管可明显扩张。Schulman 和 Erlinger（1975）发现，在近 85% 的女性中，右侧输尿管扩张更明显。这可能是乙状结肠对左侧输尿管具有缓冲作用，也可能是右旋子宫对右侧输尿管的压迫更大的原因。此外，右侧卵巢静脉复合体的显著扩张压迫输尿管也可能是原因之一。输尿管同时也被拉长，通常呈转角状，有时在影像上可能被误认为是输尿管梗阻。

骨性骨盆

■ 骨盆骨骼

骨盆由 4 块骨头组成，骶骨、尾骨和两块髂骨，合称为髋骨。每个髋骨由髂骨、坐骨和耻骨 3 块骨头融合而成，这三块骨头在髋臼处融合，髋臼是形成股骨头关节的一个杯状结构（图 3-14）。髂骨的后部与骶骨在骶髂关节处相连。在前面，骨盆通过耻骨联合连接在一起，纤维软骨以耻骨上韧带、耻骨下韧带为界，并由它们连接和固定，其后方韧带为耻骨弓状韧带。作为一个整体，这些关节的活动性受限，但在妊娠期间活动增加。临床上，骶髂关节的活动性可能是 McRoberts 手法能够成功解除肩难产的原因（第二十四章，399 页）。

骨盆在概念上分为真骨盆和假骨盆。以髂耻线为界，假骨盆在线上方，而真骨盆位于下方（图 3-15）。假骨盆后方为腰椎，侧方为髂窝，前方为下腹壁。

真骨盆在生育过程中很重要，其向下延伸至盆底肌肉。髂耻线是真骨盆边缘，形成真骨盆和骨盆入口的上边界，如下一节所述。骨盆出口是真骨盆的下缘，其边界与会阴相同。真骨盆的后界是骶尾骨的前表面，前界由耻骨和坐骨支的背表面、闭孔膜及闭孔内肌形成。侧方则由坐骨棘和坐骨结节的内表面以及骶骨坐骨切迹和韧带形成。

坐骨棘是临床上重要的骨性突起，从坐骨内侧面向后内侧突出，大约在第 5 骶椎水平（S_5）。这在产科上非常重要，因为它们之间的距离通常代表真骨盆的最短径线。它们也可以作为评估胎儿先露部下降到真骨盆位置的标志。最后，如前所述，这些有助于阴部神经阻滞的定位。

骶骨形成真骨盆的后壁。其上前缘为骶骨岬。正常情况下，骶骨有明显的垂直凹陷和不太明显的水平凹陷，异常骨盆可能会有差异。骶骨翼代表其上两侧的翼状三角形侧突。

■ 骨盆平面和径线

骨盆被描述为具有以下 4 个平面：

1. 骨盆入口平面。
2. 骨盆出口平面。
3. 中骨盆平面——是骨盆尺寸最小的平面。
4. 骨盆尺寸最大的平面，位于耻骨后表面的中部，延伸到第 2 和第 3 脊椎的交界处，这对分娩没有意义。

其中，骨盆入口是真骨盆的上边界（图 3-15），后方是在骶骨岬和骶骨翼，侧方为髂耻线，前方是耻骨上支和耻骨联合。在分娩过程中，胎头衔接是指胎头双顶径通过骨盆入口平面，此时，若胎头没有明显头皮水肿，胎头最低点达到坐骨棘水平（即 S=0）。

中骨盆平面是坐骨棘水平，也被称为骨盆尺寸最小的平面。在分娩过程中，胎儿头部下降到真骨盆的程度可以用胎头下降位置来描述，以坐骨棘作为零点。坐骨棘间径为 10 厘米或稍大，这通常是骨盆的最小径线，在难产的情况下尤为重要。坐骨棘水平的前后径通常至少为 11.5 厘米。

骨盆出口由两个近似三角形的区域组成，其边界与前面描述的会阴三角形的边界相同。两个三角形以两个坐骨结节连线作为共有的底边。后三角的顶点是骶骨（或尾骨）的顶端，外侧边界是骶结节韧带和坐骨结节。前三角由耻骨降支组成。在女性中，耻骨降支以 90° ～ 100° 的角度结合在一起，形成一个圆拱形，供胎头通过。产科上，骨盆出口的 3 个径线通常被记为出口横径、出口前后径和出口后矢状径。除非有明显的盆腔骨骼疾病，否则骨盆出口很少阻碍阴道分娩。

■ 骨盆形态

Caldwell-Moloy（1933，1934）骨盆的解剖学分类基于骨盆形状，有助于帮助理解分娩机制。具体地说，以骨盆入口横径将骨盆分为前后段，并以此划分为女型骨盆、类人猿型骨盆、男型骨盆或扁平型骨盆。后段决定骨盆的类型，而前段决定骨盆的倾向。这两种类型都是人为确定的，因为许多骨盆不是单纯的某种类型，而是混合型的。例如，具有男型倾向的女型骨盆意味着后段骨盆是女型的，前段骨盆是男型的。

从图 3-16 中的 4 种基本类型来看，女型骨盆的结构在似乎更适合大多数胎儿的分娩。事实上，据 Caldwell（1939）的报告，女性的骨盆几乎一半为女

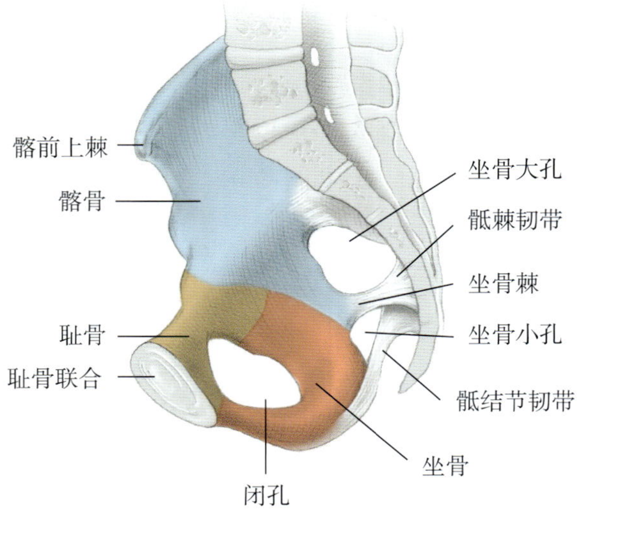

图 3-14 骨盆的矢状面。(Reproduced with permission from Cunningham FG, Leveno KJ, Bloom SL, et al (eds): Anatomy. In Williams Obstetrics, 24th ed. New York, McGraw-Hill Education, 2014.)

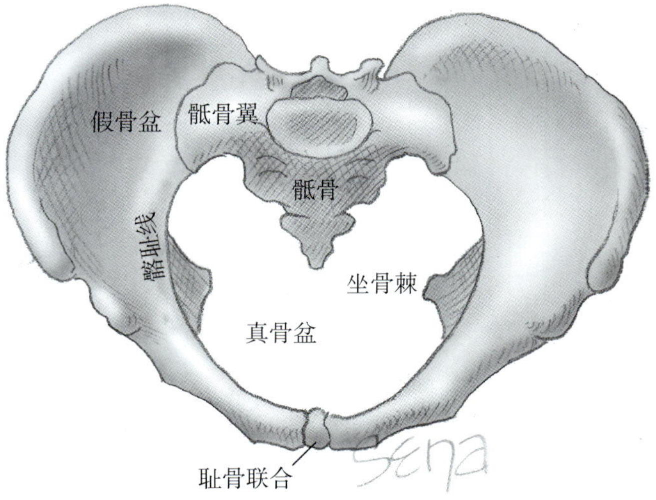

图 3-15 成年女性骨盆。

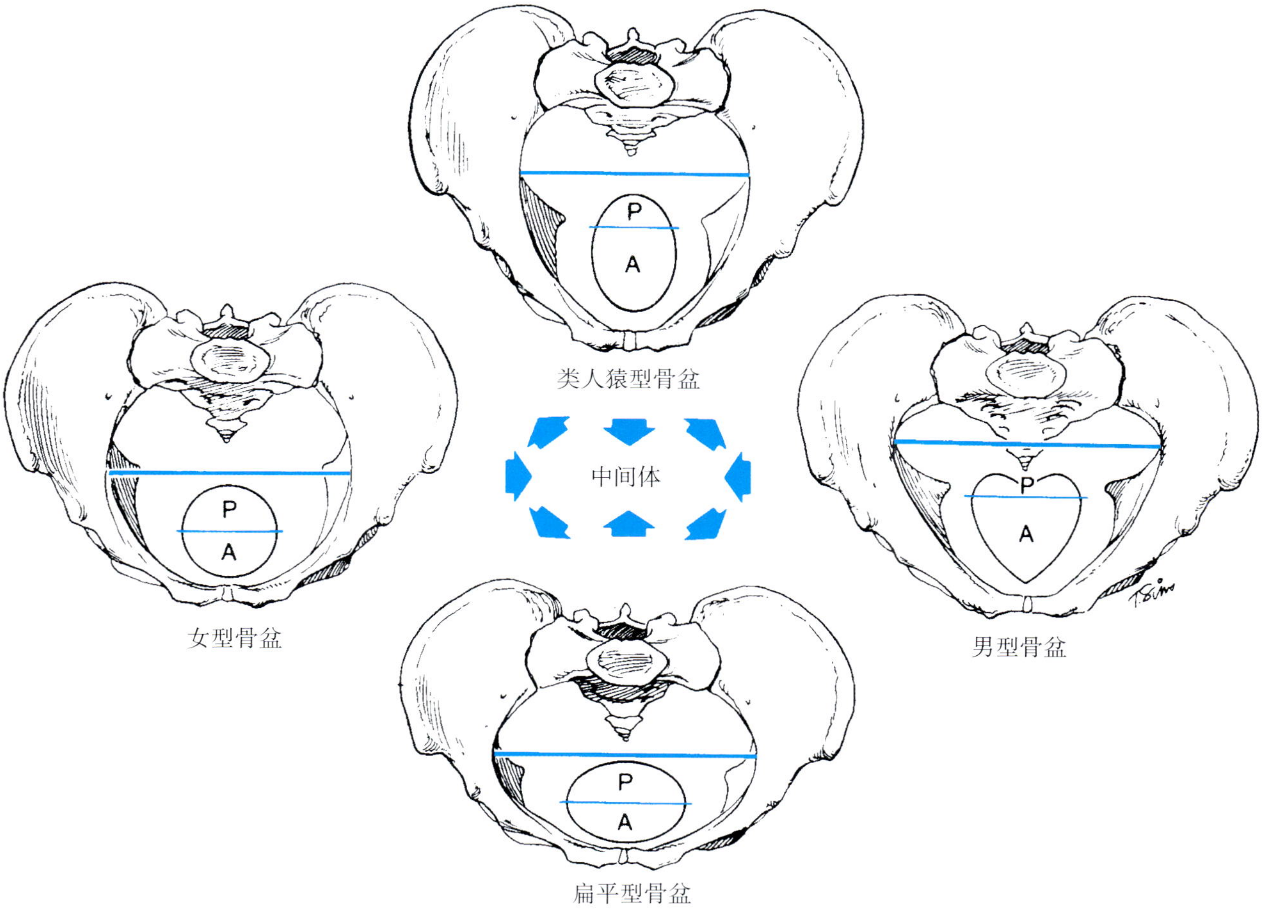

图 3-16 Caldwell-Meloy 分类系统的 4 种骨盆类型。以坐骨棘连线将骨盆入口分为后段（P）和前段（A）。

型骨盆。

■ 子宫嵌顿

妊娠期，随着子宫的增大，宫底从骨盆中升起至腹腔。然而，在一些妊娠中，子宫后倾后屈不能向上移动，仍然被困在骶骨岬和耻骨联合之间（图 3-17）。这种子宫嵌顿是罕见的，发生率为 1/10 000 ~ 1/3 000（Gibbons，1969；van Beekhuizen，2003）。粘连、子宫内膜异位症、平滑肌瘤（特别是宫底后方肌瘤）、子宫解剖学异常等因素可能是其原因。症状通常不典型，可能包括下腹部和盆腔疼痛、直肠压力增大和便秘恶化。女性可能有排尿困难、尿频、尿潴留或尿失禁的症状（Van Winter，1991）。对于严重的尿路症状，可能需要间歇性自导尿或留置尿管。嵌顿通常是一种暂时的状态，在大多数情况下 1 ~ 2 周就可以纠正。然而，未经治疗的持续性子宫嵌顿可导致膀胱破裂、肾衰竭、胎膜早破或流产。妊娠子宫对骨盆的持续压迫可能导致子宫下段扩张形成囊状结构以容纳胎儿。

因此，早期认识到子宫嵌顿非常重要。查体主要发现耻骨联合后宫颈严重前移，阴道轴前角变大，直肠子宫陷凹触及肿块。在疑似病例中，超声和磁共振成像是有效的辅助检查手段（Gottschalk，2008；Grossenburg，2011）。

可以通过以下方法完成子宫复位：排空膀胱后置于膝胸位，将子宫轻轻推出骨盆，可以通过直肠施加压力。患者可能需要镇静、脊椎麻醉或全身麻醉。复位后保留导尿管直到膀胱张力恢复。在几周内应用宫颈托通常可防止再嵌顿。Lettieri 等（1994）描述了 7 例不适用于这些方法的子宫嵌顿。在其中两例妇女中，于孕 14 周时应用腹腔镜牵拉圆韧带使子宫复位。在另外两个病例中，应用了结肠镜来复位子宫（Dierickx，2011；Seubert，1999）。

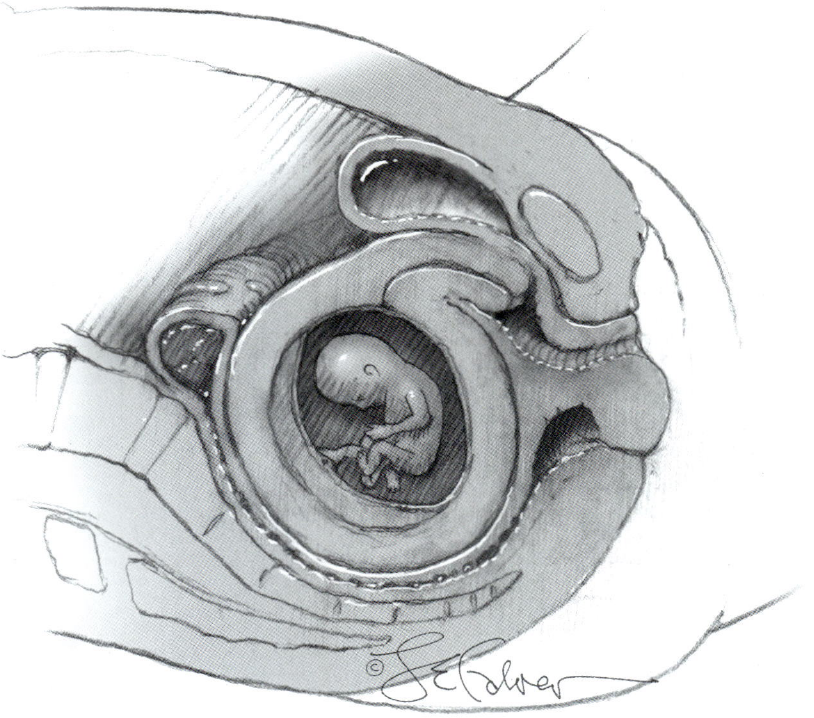

图 3-17 子宫嵌顿，子宫卡在骶骨岬和耻骨联合之间。对尿道和直肠产生的压力可分别引起尿潴留和便秘。

（顾珣可，译 原鹏波，校）

参考文献

Açar HI, Kuzu MA: Important points for protection of the autonomic nerves during total mesorectal excision. Dis Colon Rectum 55(8):907, 2012

Acién P, Sánchez del Campo F, Mayol MJ, et al: The female gubernaculum: role in the embryology and development of the genital tract and in the possible genesis of malformations. Eur J Obstet Gynecol Reprod Biol 159(2):426, 2011

Barber MD, Bremer RE, Thor KB, et al: Innervation of the female levator ani muscles. Am J Obstet Gynecol 187:64, 2002

Bleich AT, Rahn DD, Wieslander CK, et al: Posterior division of the internal iliac artery: anatomic variations and clinical applications. Am J Obstet Gynecol 197:658.e1, 2007

Caldwell WE, Moloy HC: Anatomical variations in the female pelvis and their effect in labor with a suggested classification. Am J Obstet Gynecol 26:479, 1933

Caldwell WE, Moloy HC, D'Esopo DA: Further studies on the pelvic architecture. Am J Obstet Gynecol 28:482, 1934

Caldwell WE, Moloy HC, Swenson PC: The use of the roentgen ray in obstetrics, 1. Roentgen pelvimetry and cephalometry; technique of pelviroentgenography. Am J Roentgenol 41:305, 1939

Campbell RM: The anatomy and histology of the sacrouterine ligaments. Am J Obstet Gynecol 59:1, 1950

Corton MM: Anatomy. In Hoffman BL, Schorge JO, Bradshaw KD, et al (eds): Williams Gynecology, 3rd ed. New York, McGraw-Hill Education, 2016

Corton MM: Anatomy of the pelvis: how the pelvis is built for support. Clin Obstet Gynecol, 48:611, 2005

Croxatto HB: Physiology of gamete and embryo transport through the fallopian tube. Reprod Biomed Online 4(2):160, 2002

Cunningham FG, Leveno KJ, Bloom SL, et al (eds): Maternal anatomy. In Williams Obstetrics, 24th ed. New York, McGraw-Hill Education, 2014

Dalley AF: The riddle of the sphincters: the morphophysiology of the anorectal mechanism reviewed. Am Surg 53:298, 1987

DeLancey JO, Kearney R, Chou Q, et al: The appearance of levator ani muscle abnormalities in magnetic resonance images after vaginal delivery. Obstet Gynecol 101:46, 2003

DeLancey JO, Miller JM, Kearney R, et al: Vaginal birth and de novo stress incontinence: relative contributions of urethral dysfunction and mobility. Obstet Gynecol 110:354, 2007a

DeLancey JO, Morgan DM, Fenner DE, et al: Comparison of levator ani muscle defects and function in women with and without pelvic organ prolapse. Obstet Gynecol 109:295, 2007b

DeLancey JO, Toglia MR, Perucchini D: Internal and external anal sphincter anatomy as it relates to midline obstetric lacerations. Obstet Gynecol 90:924, 1997

Dierickx I, Van Holsbeke C, Mesens T, et al: Colonoscopyassisted reposition of the incarcerated uterus in mid-pregnancy: a report of four cases and a literature review. Eur J Obstet Gynecol Reprod Biol 158(2):153, 2011

Federative Committee on Anatomical Terminology: Terminologia Anatomica. New York, Thieme Stuttgart, 1998

Gibbons JM Jr, Paley WB: The incarcerated gravid uterus. Obstet Gynecol 33:842–845, 1969

Ginger VA, Cold CJ, Yang CC: Structure and innervation of the labia minora: more than minor skin folds. Female Pelvic Med Reconstr Surg 17(4):180, 2011a

Ginger VA, Cold CJ, Yang CC: Surgical anatomy of the dorsal nerve of the clitoris. Neurourol Urodyn 30(3):412, 2011b

Gottschalk EM, Siedentopf JP, Schoenborn I, et al: Prenatal sonographic and MRI findings in a pregnancy complicated by uterine sacculation: case report and review of the literature. Ultrasound Obstet Gynecol 32:582, 2008

Grossenburg NJ, Delaney AA, Berg TG: Treatment of a late second-trimester incarcerated uterus using ultrasound-guided manual reduction. Obstet Gynecol 118(2 Pt 2):436, 2011

Hodgkinson CP: Physiology of the ovarian veins during pregnancy. Obstet Gynecol 1(1):26, 1953

Hurd WW, Bud RO, DeLancey JO, et al: The location of abdominal wall blood vessels in relationship to abdominal landmarks apparent at laparoscopy. Am J Obstet Gynecol 171(3):642, 1994

Kaufman RH: Cystic tumors. In Kaufman RH, Faro S (eds): Benign Diseases of the Vulva and Vagina. St Louis, Mosby, 1994

Kim SO, Oh KJ, Lee HS, et al: Expression of aquaporin water channels in the vagina in premenopausal women. J Sex Med 8(7):1925, 2011

Kearney R, Sawhney R, DeLancey JO: Levator ani muscle anatomy evaluated by origin-insertion pairs. Obstet Gynecol 104:168, 2004

Langlois PL: The size of the normal uterus. J Reprod Med 4:220, 1970

Larson KA, Yousuf A, Lewicky-Gaupp C, et al: Perineal body anatomy in living women: 3-dimensional analysis using thin-slice magnetic resonance imag-

ing. Am J Obstet Gynecol 203(5):494.e15, 2010
Lettieri L, Rodis JF, McLean DA, et al: Incarceration of the gravid uterus. Obstet Gynecol Surv 49:642, 1994
Lien KC, Mooney B, DeLancey JO, et al: Levator ani muscle stretch induced by simulated vaginal birth. Obstet Gynecol 103:31, 2004
Lien KC, Morgan DM, Delancey JO, et al: Pudendal nerve stretch during vaginal birth: a 3D computer simulation. Am J Obstet Gynecol 192(5):1669, 2005
Lloyd J, Crouch NS, Minto CL, et al: Female genital appearance: "normality" unfolds. BJOG 112(5):643, 2005
Mahakkanukrauh P, Surin P, Vaidhayakarn P: Anatomical study of the pudendal nerve adjacent to the sacrospinous ligament. Clin Anat 18:200, 2005
Mahran M: The microscopic anatomy of the round ligament. J Obstet Gynaecol Br Commonw 72:614, 1965
Maldonado PA, Garcia AA, Chin K, et al: Anatomic variations of pudendal nerve within pelvis and pudendal canal: clinical applications. Am J Obstet Gynecol 213(5):727.e1, 2015
Margulies RU, Huebner M, DeLancey JO: Origin and insertion points involved in levator ani muscle defects. Am J Obstet Gynecol 196:251.e1, 2007
Martin BF: The formation of abdomino-perineal sacs by the fasciae of Scarpa and Colles, and their clinical significance. J Anat 138(Pt 4):603, 1984
Mei W, Jin C, Feng L, et al: Bilateral ultrasound-guided transversus abdominis plane block combined with ilioinguinal-iliohypogastric nerve block for cesarean delivery anesthesia. Anesth Analg 113(1):134, 2011
Memon MA, Quinn TH, Cahill DR: Transversalis fascia: historical aspects and its place in contemporary inguinal herniorrhaphy. J Laparoendosc Adv Surg Tech A 9:267, 1999
Mirilas P, Skandalakis JE: Urogenital diaphragm: an erroneous concept casting its shadow over the sphincter urethrae and deep perineal space. J Am Coll Surg 198:279, 2004
Mishriky BM, George RB, Habib AS: Transversus abdominis plane block for analgesia after Cesarean delivery: a systematic review and meta-analysis. Can J Anaesth 59(8):766, 2012
Montoya TI, Calver L, Carrick KS, et al: Anatomic relationships of the pudendal nerve branches. Am J Obstet Gynecol 205(5):504.e1, 2011
Moszkowicz D, Alsaid B, Bessede T, et al: Where does pelvic nerve injury occur during rectal surgery for cancer? Colorectal Dis 13(12):1326, 2011
Oelrich T: The striated urogenital sphincter muscle in the female. Anat Rec 205:223, 1983
Palmer SK, Zamudio S, Coffin C, et al: Quantitative estimation of human uterine artery blood flow and pelvic blood flow redistribution in pregnancy. Obstet Gynecol 80:1000, 1992
Rahn DD, Bleich AT, Wai CY, et al: Anatomic relationships of the distal third of the pelvic ureter, trigone, and urethra in unembalmed female cadavers. Am J Obstet Gynecol 197:668.e1, 2007
Rahn DD, Phelan JN, Roshanravan SM, et al: Anterior abdominal wall nerve and vessel anatomy: clinical implications for gynecologic surgery. Am J Obstet Gynecol 202(3):234.e1, 2010
Raizada V, Mittal RK: Pelvic floor anatomy and applied physiology. Gastroenterol Clin North Am 37(3):493, 2008
Ramanah R, Berger MB, Parratte BM, et al: Anatomy and histology of apical support: a literature review concerning cardinal and uterosacral ligaments. Int Urogynecol J 23(11):1483, 2012
Range RL, Woodburne RT: The gross and microscopic anatomy of the transverse cervical ligaments. Am J Obstet Gynecol 90:460, 1964
Ripperda CM, Jackson LA, Phelan JN, et al: Anatomic relationships of the pelvic autonomic nervous system in female cadavers: clinical applications to pelvic surgery. Oral presentation at AUGS Annual Scientific Meeting, 13–17 October, 2015
Rociu E, Stoker J, Eijkemans MJ, et al: Normal anal sphincter anatomy and age- and sex-related variations at highspatial-resolution endoanal MR imaging. Radiology 217:395, 2000
Rortveit G, Daltveit AK, Hannestad YS, et al: Vaginal delivery parameters and urinary incontinence: the Norwegian EPINCONT study. Am J Obstet Gynecol 189:1268, 2003
Roshanravan SM, Wieslander CK, Schaffer JI, et al: Neurovascular anatomy of the sacrospinous ligament region in female cadavers: implications in sacrospinous ligament fixation. Am J Obstet Gynecol 197(6):660.e1, 2007
Schulman A, Herlinger H: Urinary tract dilatation in pregnancy. Br J Radiol 48:638, 1975
Schwalm H, Dubrauszky V: The structure of the musculature of the human uterus—muscles and connective tissue. Am J Obstet Gynecol 94:391, 1966
Seubert DE, Puder KS, Goldmeier P, et al: Colonoscopic release of the incarcerated gravid uterus. Obstet Gynecol 94:792, 1999
Shafik A, Doss SH: Pudendal canal: surgical anatomy and clinical implications. Am Surg 65:176, 1999
Shafik A, Sibai OE, Shafik AA, et al: A novel concept for the surgical anatomy of the perineal body. Dis Colon Rectum 50(12):2120, 2007
Sheikhazadi A, Sadr SS, Ghadyani MH, et al: Study of the normal internal organ weights in Tehran's population. J Forensic Leg Med 17(2):78, 2010
Spackman R, Wrigley B, Roberts A, et al: The inferior hypogastric plexus: a different view. J Obstet Gynaecol 27(2):130, 2007
Standring S (ed): Female reproductive system. In Gray's Anatomy, 40th ed. London, Elsevier, 2008
Stein TA, DeLancey JO: Structure of the perineal membrane in females: gross and microscopic anatomy. Obstet Gynecol 111:686, 2008
Sviggum HP, Niesen AD, Sites BD, et al: Trunk blocks 101: transversus abdominis plane, ilioinguinal-iliohypogastric, and rectus sheath blocks. Int Anesthesiol Clin 50(1):74, 2012
Tolcher MC, Nitsche JF, Arendt KW, et al: Spontaneous rectus sheath hematoma pregnancy: case report and review of the literature. Obstet Gynecol Surv 65(8):517, 2010
Umek WH, Morgan DM, Ashton-Miller JA, et al: Quantitative analysis of uterosacral ligament origin and insertion points by magnetic resonance imaging. Obstet Gynecol 103:447, 2004
van Beekhuizen HJ, Bodewes HW, Tepe EM, et al: Role of magnetic resonance imaging in the diagnosis of incarceration of the gravid uterus. Obstet Gynecol 102(5 Pt 2):1134, 2003
Van Winter JT, Ogburn PL Jr, Ney JA, et al: Uterine incarceration during the third trimester: a rare complication of pregnancy. Mayo Clinic Proc 66:608, 1991
Verkauf BS, Von Thron J, O'Brien WF: Clitoral size in normal women. Obstet Gynecol 80(1):41, 1992
Weber AM, Walters MD: Anterior vaginal prolapse: review of anatomy and techniques of surgical repair. Obstet Gynecol 89:311, 1997
Weidner AC, Jamison MG, Branham V, et al: Neuropathic injury to the levator ani occurs in 1 in 4 primiparous women. Am J Obstet Gynecol 195:1851, 2006
Whiteside JL, Barber MD, Walters MD, et al: Anatomy of ilioinguinal and iliohypogastric nerves in relation to trocar placement and low transverse incisions. Am J Obstet Gynecol 189:1574, 2003
Wilkinson EJ, Massoll NA: Benign diseases of the vulva. In Kurman RJ, Ellenson LH, Ronnett BM (eds): Blaustein's Pathology of the Female Genital Tract, 6th ed. New York, Springer, 2011
Wolfson A, Lee AJ, Wong RP, et al: Bilateral multi-injection iliohypogastric-ilioinguinal nerve block in conjunction with neuraxial morphine is superior to neuraxial morphine alone for postcesarean analgesia. J Clin Anesth 24(4):298, 2012
Woodman PJ, Graney DO: Anatomy and physiology of the female perineal body with relevance to obstetrical injury and repair. Clin Anat 15:321, 2002

第四章

切开与缝合

对产科患者而言，有几个因素会影响到医生对腹部切开和缝合的选择。患者的因素包括手术指征、紧急手术干预和术前并发症。而已有的手术瘢痕和影响伤口愈合的因素也会影响切口的选择。最佳情况应当是所选切口可以迅速进入、充分暴露、及时终止以减少裂开和感染的可能。

前腹壁解剖

要彻底了解前腹壁的解剖，才能够选择合适的切口。首先，前腹壁的血管和神经会影响患者术后的愈合和功能。知道这些位置会帮助医生规避风险。除此以外，腹壁肌肉收缩方向、皮肤的线条和筋膜张力这些腹壁特征也可能会影响伤口的愈合、瘢痕外观和强度。因此，重要的解剖结构包括上面覆盖的皮肤、皮下组织深度、腹壁血管、腹壁肌肉及其筋膜鞘和腱膜。前腹壁的解剖在第三章有详细讲述（29 页）。

腹部切口

产科患者最常见的切口包括中线（垂直、纵）切口 和 Pfannenstiel 切 口、Maylard 切 口、Cherney 切口和脐上（横）切口（图 4-1）。其中，横切口都遵循 Langer 皮肤裂线。因此美容缝合常用这几种切口。根据 Rees 和 Coller（1943）的研究，腹部纵切口边缘所需的力比横切口所需的力大 30 倍。此外，筋膜

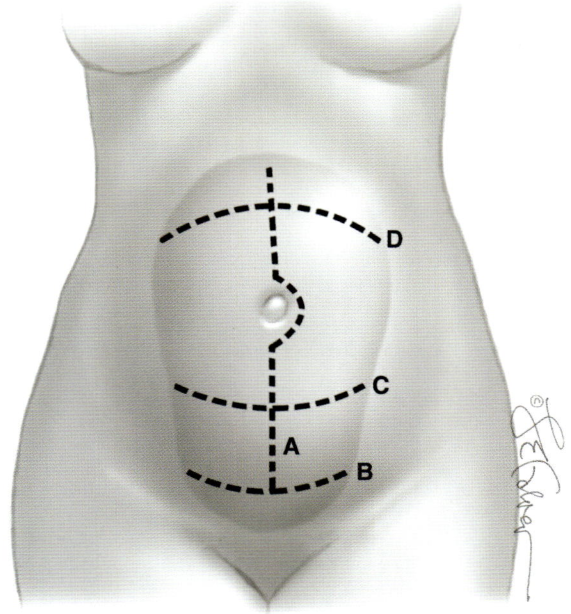

图 4-1 最常用的切口是纵切口（A）和 Pfannenstiel 切口（B）。Maylard 切口（C）是位于脐和耻骨联合之间的横切口。脐上切口，无论是横向（D）还是纵向，都可用于肥胖妇女。

伤口裂开和切口疝的发生率的降低值得注意。支持者认为横切口的强度是中线切口的 30 倍。Mowae 和 Bonnar（1971）发现剖宫产使用纵切口裂开的概率是横切口的 8 倍。之前的文献也报道当用纵切口时，伤口裂开的概率高 3 ~ 5 倍，发生疝的概率高 2 ~ 3 倍（Helmkamp，1977；Thompson，1949；Tollefson，1954）。尽管如此，一些研究表明，纵切口的伤口裂开发生率增加是由于不适当的缝合导致的。事实上，最近的研究表明，与横切口相比，纵切口更不易裂开，或者与横切口无区别（Farnell，1986；Greenburg，1979）。除外伤口裂开和切口疝，横切口明显更好。

■ 横切口

这些切口不仅美容效果好，并且创伤更小。除此以外，当切口位于下腹部时，对术后呼吸的干扰更

小，从而更容易恢复。然而横切口也有缺点。首要问题是横切口一般比低横切口提供的腹部操作空间更小一些，除此以外还包括：①多层筋膜和肌肉的分裂可导致死腔的形成；②出血比较多；③切开时相对来说较为耗时；④横切口需要分开更多神经，最明显的是髂腹股沟神经和髂腹下神经（Tollefson，1954）。这些神经穿过髂前上棘内侧的内斜肌筋膜鞘和腹股沟韧带。在内侧，它们为耻骨上区、阴阜处和大腿内侧上部提供感觉神经支配（图 4-2）。研究表明，这些神经的活动过程存在解剖学变异（Rahn，2010；Whiteside，2003）。这些和肉眼识别的困难，使得就算用 Pfannenstiel 切口也会很容易受到干扰。

Pfannenstiel 切口

这是一种能够为剖宫产提供足够术野的切口，并且容易美容缝合。因此，当纵切口所能额外提供的分娩速度不是必要的时候，它是肥胖妇女的首选切口。Pfannenstiel 切口子宫通常在视野的边缘，尤其对于肥胖妇女来说。并且，切口也无法随意延长。除此以外，侧向延长切口比较困难，往往会导致小血管的损伤。这可能需要止血和筋膜下封闭的引流系统。因此，如果采用紧急手术、需要更大的操作空间或者上腹部通道很关键的，一般不选择此切口，例如紧急剖宫产、持续性出血或者肠损伤。

首先，皮肤切口遵循半椭圆曲线，侧边指向髂前上棘。切口中部位于剪短的阴毛区域，大约在耻骨联合上方 1 ～ 2 cm。长度主要取决于需要暴露出来的大小。切口一般都在髂前上棘下 2 ～ 3 cm 起止。切开皮肤时，手术刀刀片应当始终垂直于皮肤。这样可以避免因为皮肤边缘的歪曲而导致的伤口延迟愈合。

脂肪层同样横切。用电刀凝固脂肪层血管，尤其需要注意腹壁浅动脉，可使出血减少到最低程度。如图 4-2 所示，该动脉纵行，在切口中线 3 cm 处可见。或者可以用牵开器从内至外钝性分离脂肪组织，将腹壁浅动脉远离剥离处，从而减少出血。

显露腹直肌前筋膜鞘。然后在中线处横切，充分暴露肌肉（图 4-3）。两边均用剪刀或电刀横向解剖。理想情况下，逐层横向扩展（图 4-4）。这样能够清晰识别并且避免损伤两个筋膜层之间的髂腹下神经和髂腹股沟神经。此外，筋膜被提起远离肌层，从而防止肌肉纤维横断或出血。

接下来，上筋膜缘用 Kocher 钳夹在中线两侧，分别向头侧和偏外侧牵引。钝性分离前筋膜之后钝性分离筋膜下的腹直肌（图 4-5）。切口始于白线侧面且沿侧方走行。在分离腹直肌外的前筋膜鞘的过程中，系统分离出小的穿通血管。凝固电切这些血管。筋膜很容易从腹直肌分离，但可能沿中线筋膜附着，需要用弧形的 Mayo 剪刀进行锐性分离（图 4-6）。完全切开后，会形成直径 6 ～ 8 cm 的半圆形区域。低于初始筋膜切口的区域也同样分离。

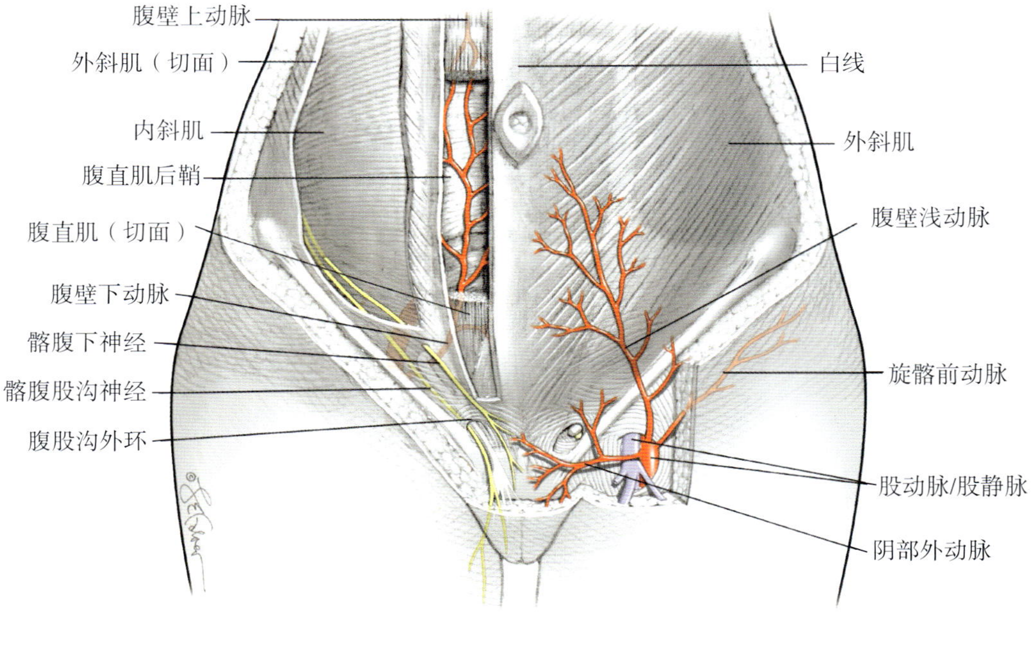

图 4-2　前腹壁解剖。前腹壁的主要血管是髂外动脉和股动脉的分支。神经支配包括髂腹股沟神经和髂腹下神经。

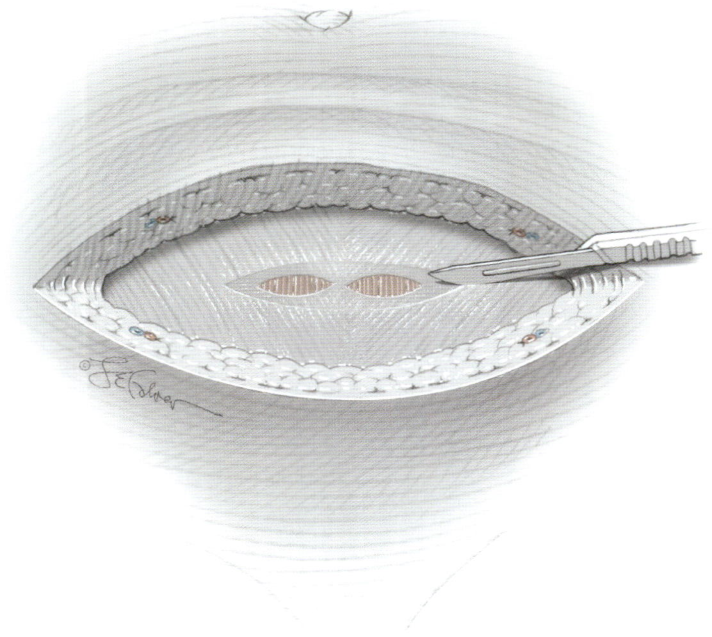

图 4-3 Pfannenstiel 切口：横切至腹直肌筋膜，在中线横切显露腹直肌。(Reproduced with permission Hoffman BL，Corton MM：Surgeries for benign gynecologic conditions. In Hoffman BL，Schorge JO，Bradshaw KD，et al（eds）：Williams Gynecology，3rd ed. New York，McGraw-Hill Education，2016）

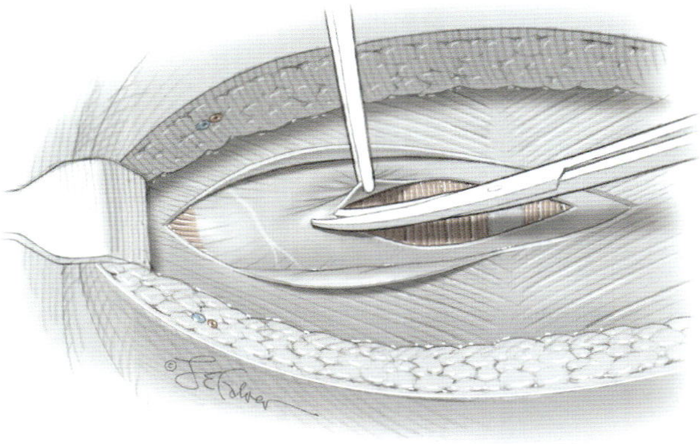

图 4-4 Pfannenstiel 切口：剪刀向外侧将筋膜切口分为两层。注意避免损伤下方的腹直肌。(Reproduced with permission from Hoffman BL，Corton MM：Surgeries for benign gynecologic conditions．In Hoffman BL，Schorge JO，Bradshaw KD，et al（eds）：Williams Gynecology，3rd ed．New York，McGraw-Hill Education，2016．）

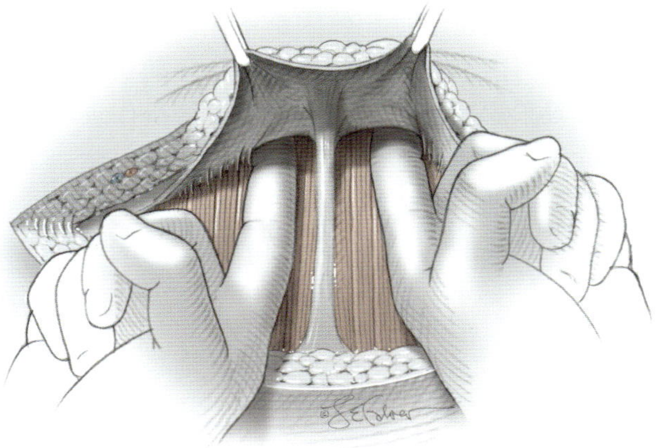

图 4-5 Pfannenstiel 切口：提起筋膜边缘，从腹直肌下剥离。此切口分别向上下延伸至肚脐和耻骨联合。

此后，腹直肌在中线处垂直分开。位于腹直肌表面的锥状肌通常需要在中线处锐性分离。

腹直肌分离后，可看到菲薄的腹膜。用两个止血钳夹住并提高，远离肠管和大网膜，并锐性分离。提起腹膜切口后以垂直方向剪开，并向头侧延展，使得腹直肌分裂，向足侧延展至膀胱顶（图 4-7）。膀胱损伤一直是人们关注的问题。用留置导尿管的方式给膀胱减压，分离子宫膀胱返折腹膜，有助于防止膀胱裂伤（图 4-8）。腹膜进入后，完成计划的手术。对于筋膜的关闭，为获得清洁或相对清洁的创面，通常选择连续缝合（图 4-9）。关于关闭方式的完整讨论见 54 页。

Cherney 切口

某些情况下，下腹横切口不够大，既不能保证分娩安全，也没有足够的止血空间。在这种情况下不鼓励行腹直肌“半切口”，原因稍后解释。因此，在以上情况下，Cherney 切口可能是首选（Cherney，

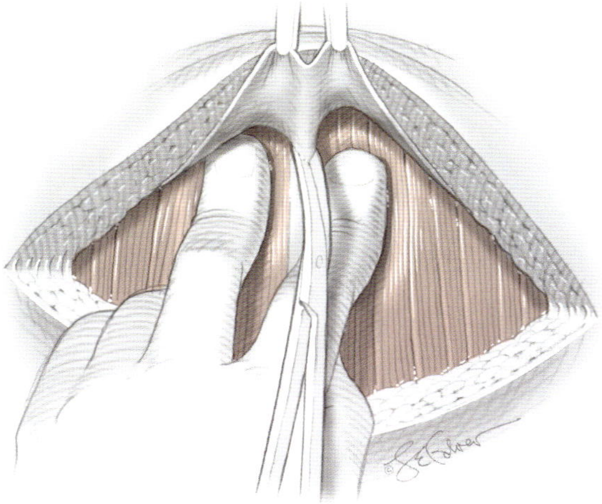

图 4-6　Pfannenstiel 切口：在中线，前筋膜鞘可能紧密附着，需要锐性分离筋膜和肌肉。（Reproduced with permission from Hoffman BL，Corton MM：Surgeries for benign gynecologic conditions．In Hoffman BL，Schorge JO，Bradshaw KD，et al（eds）：Williams Gynecology，3rd ed．New York，McGraw-Hill Education，2016．）

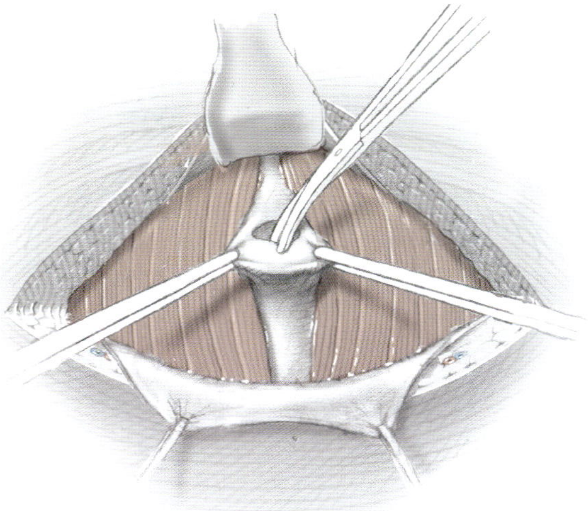

图 4-7　腹膜入路：提起腹膜并切开。

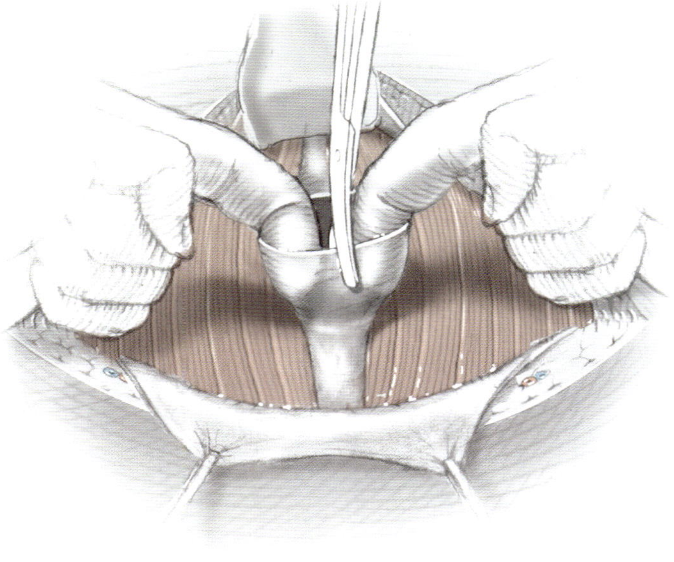

图 4-8　腹膜切口：腹膜切口向下延伸，注意避免膀胱损伤。为了达到这个目的，近耻骨端务必仔细分层。

1941）。这个切口将腹直肌腹部肌腱和膀胱的尾部肌腱分开，以增加手术空间。Cherney 切口比从腹部到耻骨联合中点的正中纵切口大约长 25%，这种切口也可以在需要时暴露盆腔侧壁，如行髂内动脉结扎时。

在分离肌腱时，膀胱有可能受损伤，为了避免损伤膀胱，医生可伸入手指进入肌腱和膀胱中间，进入 Retzius 间隙，也就是耻骨后间隙。如果腹膜已经打开，钝性分离可以扩大 Retzius 间隙。牵拉和压迫血管相对少的腹直肌中线区域可轻易打开 Retzius 间隙。在前腹壁的这个位置，腹壁下血管位于外侧，因此可以避免损伤，不需要结扎。医生的手指插入 Retzius 间隙和肌腱深部（图 4-10）。锥状肌肌腱远端的腹直肌在进入耻骨的位置附近被明显分开。这部分肌肉的失血量是能够忽略不计的。

然后将肌肉向头部分离，露出腹膜。腹膜切口可向外侧延伸至离膀胱约 2 cm 处（图 4-11）。

在关闭切口时，腹膜分别用细铬线或者聚乙醇酸线缝合。是否需要放置筋膜下间隙引流需要评估，但通常避免引流。腹直肌肌腱的末端用不可吸收线的水平褥式缝合或 6 ～ 8 针间断缝合，来重新对合腹直肌鞘的下段（图 4-12）。为避免骨髓炎，腹直肌肌腱不能直接与耻骨联合缝合。和 Pfannenstiel 切口一样，可用 1 号或 2 号可吸收线缝合筋膜。缝皮下的步骤也同样与 Pfannenstiel 切口类似。

Maylard 切口

真正的横切口，如 Maylard 或 Marlard-Bardenheuer

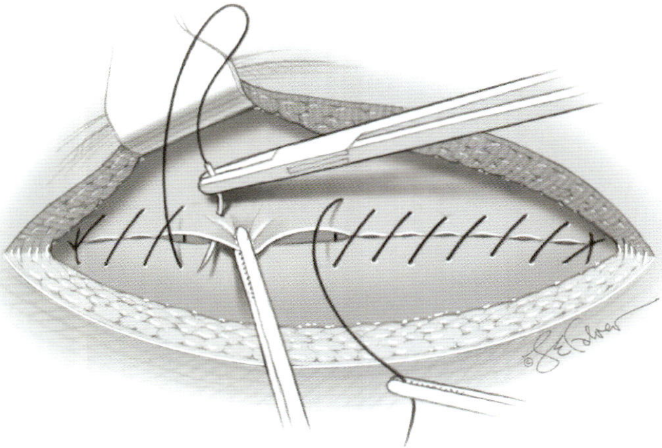

图 4-9 筋膜切口闭合和缝线的走行。缝线在中线处。(Reproduced with permission from Hoffman BL, Corton MM: Surgeries for benign gynecologic conditions. In Hoffman BL, Schorge JO, Bradshaw KD, et al (eds): Williams Gynecology, 3rd ed. New York, McGraw-Hill Education, 2016.)

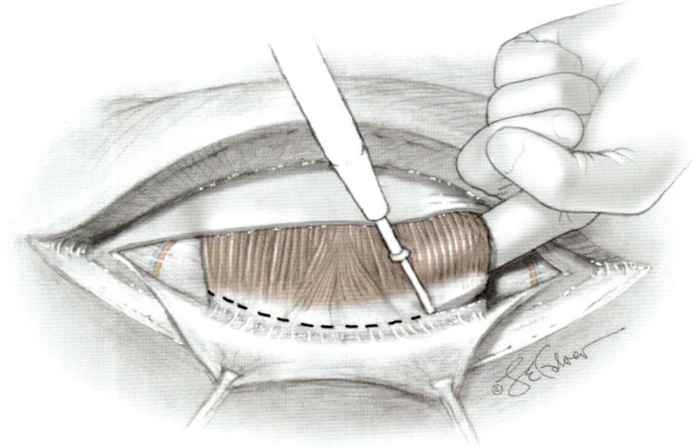

图 4-10 Cherney 切口：分离腹直肌的附件，在插入处附近切断肌腱。

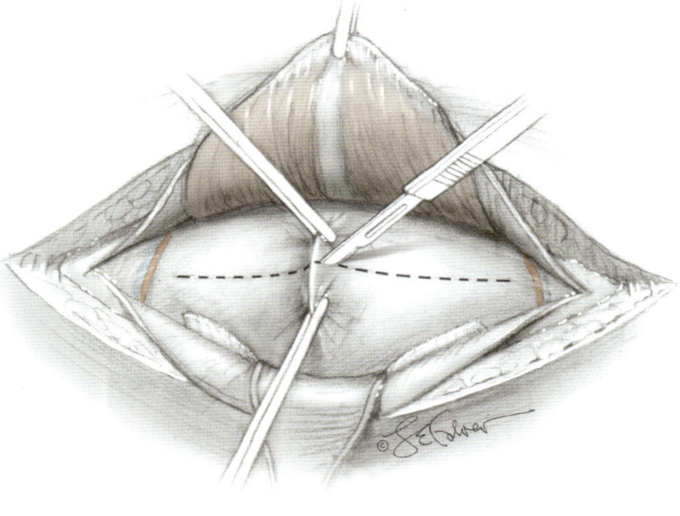

图 4-11 Cherney 切口：提高腹膜并横向切开。

切口，由于操作的时间长而不适合剖宫产。但是这种切口能够很好地暴露盆腔，可以用于根治性盆腔手术，包括大附件肿物的切除（Maylard，1907）。对于产科患者，此切口可以用于开腹探查产后出血、髂内动脉栓塞或子宫切除术。这个切口对孕早期宫颈癌患者行根治性子宫切除术也是一个很好的选择。虽然这个切口适用于有附件肿物的孕妇，但对于需要上腹部操作空间的癌症分期手术的作用还是有限的。

重要的是，有些人认为 Pfannenstiel 切口可以简单地通过切开腹直肌和避免腹壁下血管而转变为 Maylard 切口。如上节所述，这种方法不该推荐，因为 Pfannenstiel 切口的剥离包括腹直肌下的筋膜鞘前分离。真正的 Maylard 切口不包括这个过程。因此，接近腹膜的 Maylard 切口也能使得分开的腹直肌在合适的位置。然而，如果在 Pfannenstiel 切开后横切腹直肌，肌纤维就会受损。

Maylard 切口从耻骨联合上方 3 ～ 8 cm 处的横向皮肤切口开始。根据妇女的身高和手术指征选择与耻骨联合的距离。如图 4-2 所示，前腹壁解剖结构取决于耻骨联合的距离。因此，对于较低的切口，在看到锥状肌的同时，也可以看到腹壁下动脉位于腹直肌的外侧。更多的头侧切口，无法看见锥状肌，并且腹壁下血管更多地向内侧及腹直肌后方走行。无论是以上的哪种情况，这种横向切口都位于弓状线以下。因此，外斜肌和内斜肌的腱膜只在腹直肌的前表面结合。

在切开皮肤和皮下之后，在中线处做一个横向筋膜切口，并向腹直肌的外侧缘延伸。之后将腹膜与腹膜下的腹直肌钝性分离，用手术刀或电刀切割肌肉（图 4-13）。在此切口之间或在切口前方，腹壁下血管位于每块肌肉的后正中。在进一步切开腹直肌之前，用缝线结扎血管。这样有助于避免血管撕裂、血管收缩和血肿的形成。相反，就算是在横切腹直肌后，一些外科医生也主张保留这些血管（Parson，1968）。

为了在闭合过程中使得腹直肌更好闭合，在进入腹膜之前，将下方的肌肉与上覆的筋膜缝合（图 4-14）。这样使得肌肉能够通过筋膜闭合得到更好的对合。之后像 Cherney 切

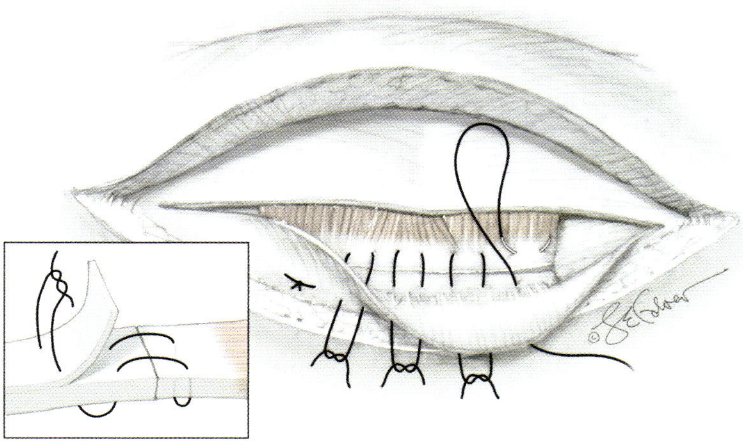

图 4-12　Cherney 切口：在关闭腹膜之前，每个肌腱的近端通过简短的水平褥式缝合重新附着到远端插入处，同时合并下腹直肌鞘筋膜。

口一样横切腹膜（图 4-11）。

手术结束时，筋膜闭合的方式与其他横向切口技术类似。肌肉的对合不需要单独的缝合。事实上，只有穿过肌肉的缝线才能在肌肉收缩的后期撕裂纤维。若止血不足，可以考虑筋膜下引流。

脐上切口

这个弯曲的切口，如图 4-1 所示，位于脐上方约 6 cm 处，在中线中央。对于子宫较大或者有附件肿块的孕妇，宜选此切口。在后一种情况下，这种切口可以延伸到能够很轻易分离卵巢悬韧带的程度，这样也很大程度上可以避免输尿管的损伤（Gallup，1993）。卵巢恶性肿瘤的最小分期手术可以通过这个切口完成，因为这个切口可以方便地进入大网膜和偏侧膈。

上腹壁血管位于腹直肌中段的后方，也有丰富的吻合。需要先分离血管并结扎，然后用电刀切断肌肉。横切腹膜，像其他的横切口一样分别闭合。可能需要筋膜下引流。

■ 纵切口

当需要开腹探查并且诊断不确定时，通常采用纵切口。例如，孕妇外伤最好通过纵切口处理（第十七章，297 页）。在孕妇中使用的两种纵切口是旁正中切口和正中切口。

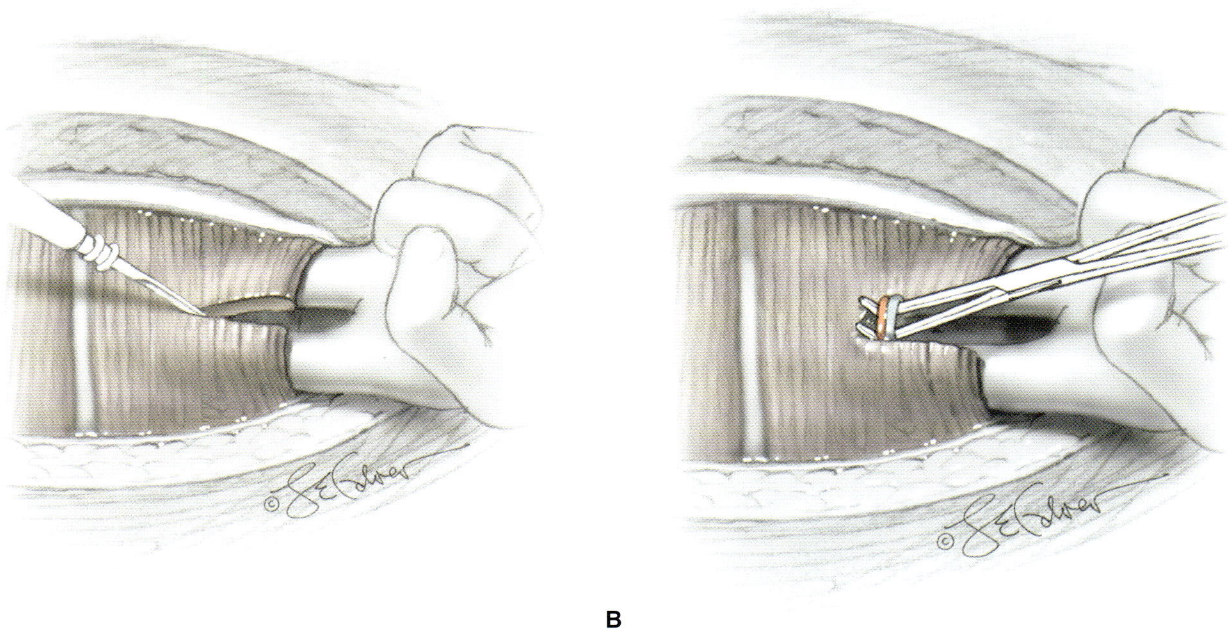

A　B

图 4-13　Maylard 切口：在下腹皮肤中部做横向切口，向下至筋膜。横切筋膜，避免损伤腹直肌。**A**. 然后横切腹直肌的腹部，最好是用电刀刀片，直到看到腹壁下血管。**B**. 分离血管，结扎，然后分开。

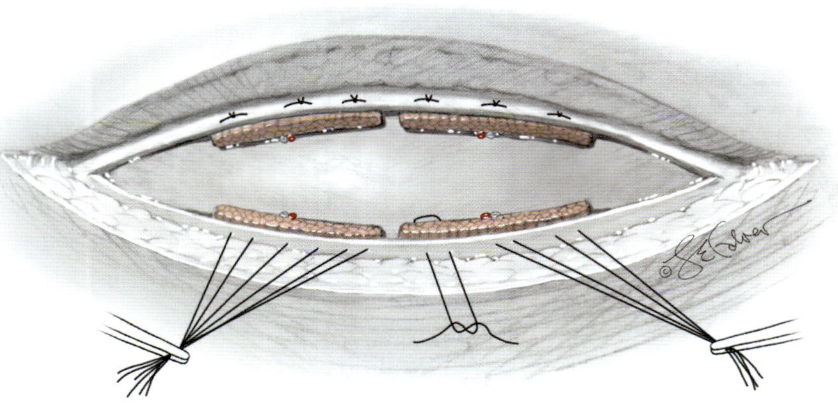

图 4-14 Maylard 切口：肌肉分裂后，横切腹膜。切断的肌肉末端缝合到筋膜边缘。一旦筋膜闭合，就可以使肌纤维对齐。

表 4-1 可采用正中切口的指征

急性胎儿窘迫或脐带脱垂导致的剖宫产
低血容量性休克
既往正中切口
可疑卵巢肿瘤
创伤
肠梗阻
可疑内脏穿孔
先前存在的中线切口疝
肥胖
严重的剖宫产子宫切除术风险
剖宫产子宫切除术

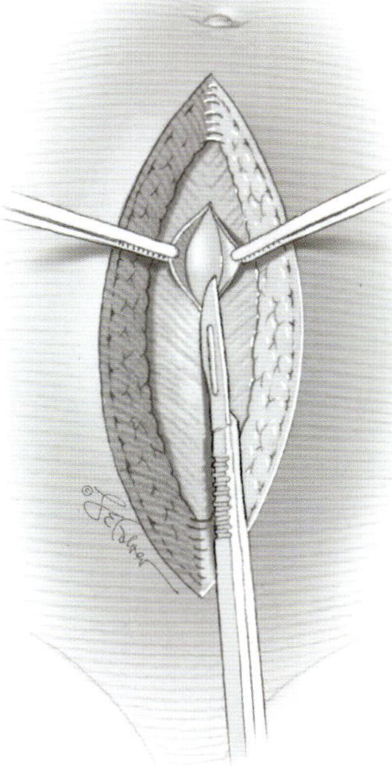

图 4-15 正中纵切口：由耻骨联合至脐正中纵切口。一直开到筋膜下，然后纵切筋膜。（Reproduced with permission from Hoffman BL，Corton MM：Surgeries for benign gynecologic conditions．In Hoffman BL，Schorge JO，Bradshaw KD，et al（eds）：Williams Gynecology，3rd ed．New York，McGraw-Hill Education，2016.）

正中切口

这种切口操作简单，可以快速进入。没有重要的神经血管通过这个切口，因此这是一个相对出血少的办法。产科的适应证众多，如表 4-1 所示。

一般情况下，下腹部正中切口是从耻骨联合向脐部切开的。根据需要，它可以在脐周向头侧延伸。切口通过皮下脂肪层进入腹直肌筋膜，切开腹直肌筋膜（图 4-15）。用手指或组织钳夹持抬高筋膜有助于扩大切口、防止腹腔内感染和器官损伤（图 4-16）。

有时，尤其是在二次开腹手术中，筋膜切口可能位于真正的腹部中线的外侧。在这种情况下，只能看到一侧腹直肌。为了重新调整切口，切开筋膜和肌肉之间的平面来确定两个腹直肌之间的真正中线（图 4-17）。

由于妊娠期腹直肌自然扩张，通常不需要分离肌肉就可以快速进入腹腔。提起腹膜来进入腹腔从而避免腹腔脏器损伤（图 4-18）。将切口向头侧延伸。在延伸到弓状线以上的过程中，可看到腹直肌后鞘的横纤维并与腹膜一起切开。如图 4-19 所示，切口向下延伸至膀胱顶侧缘。为了避免切到膀胱，医生需要提起腹膜边缘，分层切开。在手术结束时，通常用简单

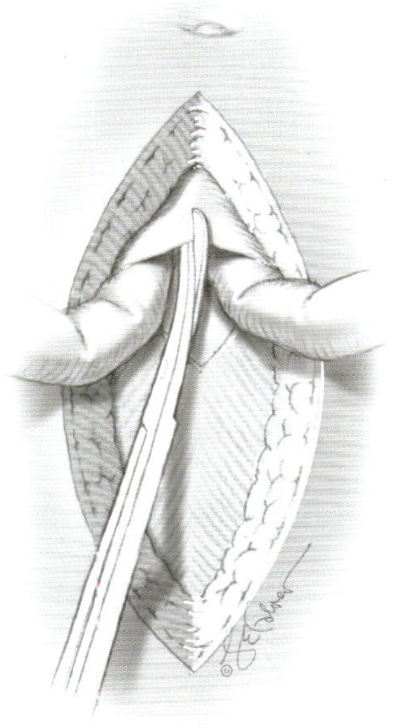

图 4-16 正中纵切口：筋膜切口延伸至皮肤切口的全部范围，同时将其从皮下组织提起。（Reproduced with permission from Hoffman BL，Corton MM：Surgeries for benign gynecologic conditions. In Hoffman BL，Schorge JO，Bradshaw KD，et al（eds）：Williams Gynecology，3rd ed．New York，McGraw-Hill Education，2016.）

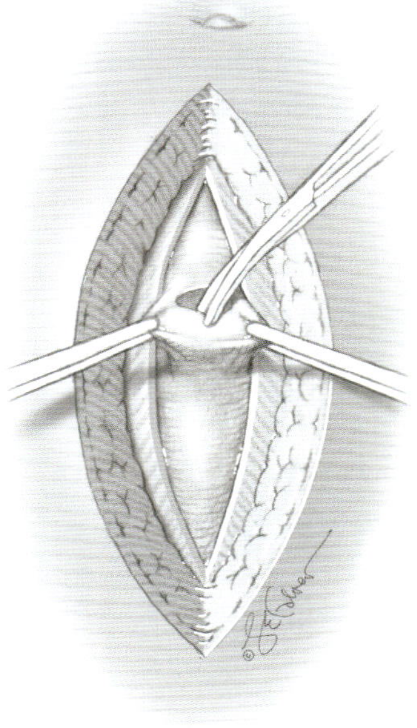

图 4-18 正中纵切口：提起腹膜，纵切进入腹膜腔。（Reproduced with permission from Hoffman BL，Corton MM：Surgeries for benign gynecologic conditions. In Hoffman BL，Schorge JO，Bradshaw KD，et al（eds）：Williams Gynecology，3rd ed．New York，McGraw-Hill Education，2016.）

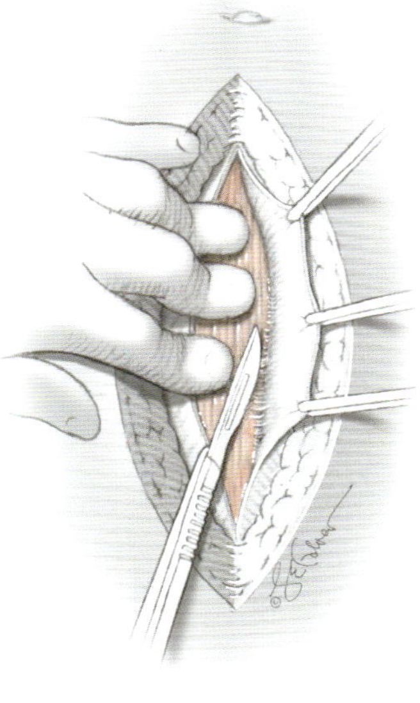

图 4-17 正中纵切口：有时筋膜切口位于腹直肌腹间中线的外侧。在这种情况下，筋膜边缘可以从腹直肌上被快速剥离，直到确定真正的中线。这是二次开腹手术最需要的。（Reproduced with permission from Hoffman BL，Corton MM：Surgeries for benign gynecologic conditions. In Hoffman BL，Schorge JO，Bradshaw KD，et al（eds）：Williams Gynecology，3rd ed．New York，McGraw-Hill Education，2016.）

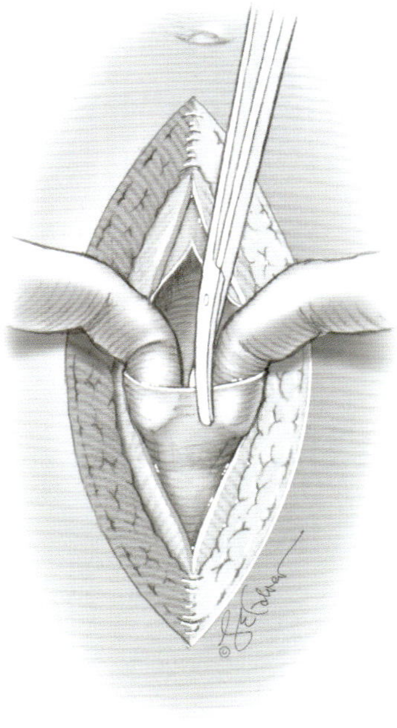

图 4-19 正中纵切口：腹膜切口向下延伸，提起边缘，分层切开，避免膀胱损伤。（Reproduced with permission from Hoffman BL，Corton MM：Surgeries for benign gynecologic conditions. In Hoffman BL，Schorge JO，Bradshaw KD，et al（eds）：Williams Gynecology，3rd ed．New York，McGraw-Hill Education，2016.）

连续缝合来完成筋膜的关闭。缝合从切口的边缘开始到切口的中点。用 1 号和 2 号可吸收线来缝合白线的左右边缘。一旦到达中线，缝线就可以绑在一起。

有伤口裂开风险的患者，可以考虑采用同时合并腹膜、腹直肌鞘和腹直肌的缝法来闭合（Morrow，1977；Shephred，1983；Wallace，1980）。其中，Smead-Jones 闭合术在创面的两侧缘各放置 2 个远 - 远、近 - 近排列的缝线（图 4-20）。这样切口更安全，因为两个点之间有张力。此外，切口远端的缝线需要更大的力量才能穿过。在 Smead-Jones 闭合方式中，远端缝线距筋膜边缘 1.5 ～ 2 cm，近端缝线距筋膜边缘 1 cm。缝线沿切口间隔约 1 cm。

或者，可以选择单层连续缝合。在这种情况下，针脚的位置类似于 Smead-Jones 缝合，但只用远针脚（图 4-21）。如表 4-2 所示，大量缝合安全有效，裂开率小于 1%。

旁正中切口

这个切口很少用于产科。支持旁正中切口的人认为，一旦愈合，它比正中切口更牢固。但是 Guillou 等（1980）在一项前瞻性研究中比较了正中切口、内侧旁正中切口和外侧旁正中切口，在呼吸并发症、伤口感染和裂开发生率方面没有发现显著差异。他们报道，在中线和内侧旁正中切口患者中切口疝的发生率是相同的，但是在外侧旁正中切口后没有发生疝。旁正中切口缺点包括较高的感染率、较高的术中出血率、更长的手术时间。腹直肌也可出现神经损伤和萎缩。此外，长的旁正中切口可能会增加术后的呼吸疼痛。

■ 肥胖

图 4-22 所示的是重度肥胖孕妇的理想切口。它避免了穿透厚厚的腹膜层和腹膜下褶皱的厌氧潮湿环境。医生通过识别腹壁下的皱褶来确定正中纵切口的位置。皮肤切口从这条折痕的头侧延伸至整个褶皱。因此，皮肤切口为绕脐周的切口，并在需要足够分娩空间时向头侧延伸。如图所示，虽然切口在腹部的位置较高，整个切口仍旧提供了进入子宫下段的通道。

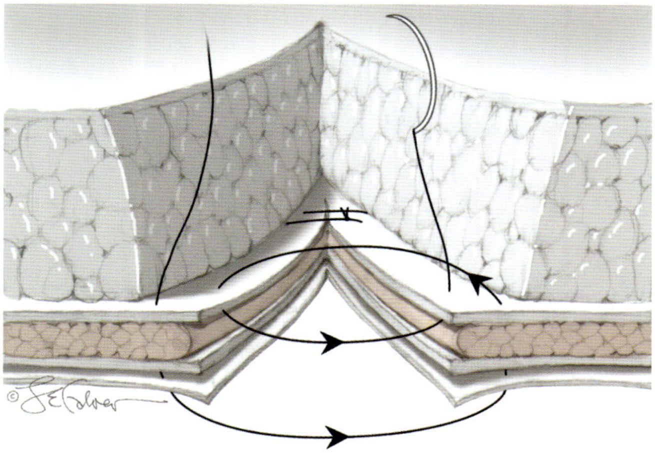

图 4-20 Smead-Jones 缝合：在这种远 - 远、近 - 近模式中，远缝线距伤口边缘 1.5 ～ 2 cm。远缝线包括腹直肌前鞘、腹直肌、腹直肌后鞘和腹膜。在离伤口边缘 1 cm 的地方缝针，只包括前直肌鞘筋膜。沿切口长度，缝线间隔 1 cm。

表 4-2 中线切口行缝合闭合后筋膜裂开

研究	数量[a]	缝合[b]	裂开案例
Archie（1981）	120	No.1 聚丙烯	1
Murray（1978）	255	No.1 聚乙醇酸	1
Shepherd（1983）	200	No.2 聚丙烯	0
Knight（1983）	419	No.1 聚丙烯	4
Gallup（1989）	210	No.2 聚丙烯	0
总计	1 204		6（0.5%）

[a] 案例数量。
[b] Prolene 是聚丙烯缝合的一个品牌，而 Dexon 是聚乙醇酸缝合的一个品牌。

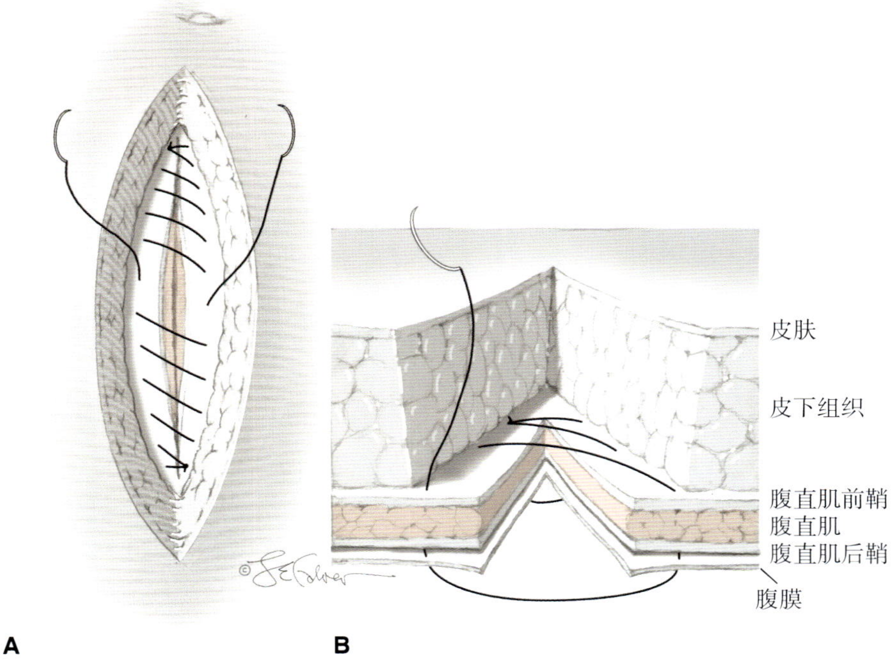

图 4-21 褥式缝合：缝线距伤口边缘 1.5 ～ 2 cm（A），包括腹膜、腹直肌、腹直肌鞘（B），沿切口长度，缝线间隔 1 cm。

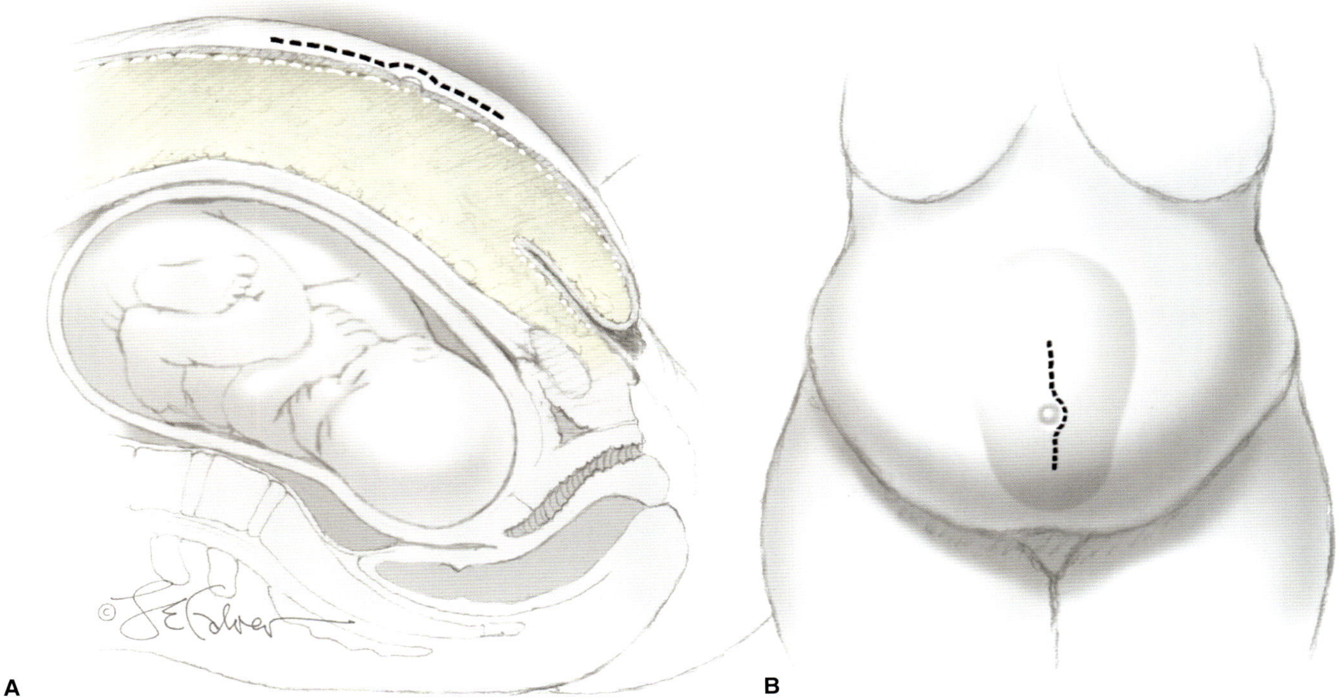

图 4-22 肥胖产妇切口：切口应避免悬垂的腹膜。在这些图像中，分别以矢状面（A）和冠状面（B）显示脐周纵切口。

在手术结束时，筋膜用 Smead-Jones 或单纯连续缝合的方式闭合。在用生理盐水冲洗皮下脂肪之后，有些人会选择用 Jackson-Pratt 引流，将其放置在筋膜表面。在 72 h 或 24 h 内引流量小于 50 ml 时可以拔除引流。对于这部分人群还没有关于皮下缝合和皮下引流的随机研究。Morrow 等（1977）报道的一系列伤口感染的肥胖女性中，没有人放置皮下引流。

一个历史悠久的手术原则是消除死腔，但是皮下区域很少有足够的支持性组织。如果使用缝线，则采用细规格的可吸收缝线连续缝合。使用这种方法的肥胖妇女的伤口感染率相对较低，这就更支持了这种手术管理方法（Gallup，1989，1990）。皮肤用吻合器缝合，这些缝合针放置 7 ~ 14 天后拆除。或者，皮肤可用对合后皮下缝线来缝合。

脐上横切口也是肥胖孕妇的一种选择。这种方法对于腹膜宽的孕妇最有用。Tixier 等（2014）对 18 例平均 BMI 为 47.7 kg/m^2 的患者进行了回顾分析。13 名妇女（72%）的切口为脐下切口，其余均为脐上切口，均显示能够很好地暴露子宫下段，且很顺利娩出新生儿。Helmkamp 等（1984）报道采用脐周横切口的重度肥胖妇女的伤口感染率是 25%。因为横切口需要切断肌肉，所以进入的时间可能很长，切口可能出血会较多。如果肥胖妇女选择横切口，无论是哪种横切口，理想状况下均要远离腹膜返折。

预防性的使用负压伤口治疗（NPWT）也提倡用来减少肥胖妇女的手术部位感染。Tuffaha 等（2015）进行了成本效用分析，证明了与标准无菌敷料相比，NPWT 的成本效果更好。当然还需要更多的研究来证实。NPWT 具体在第二章讲述（26 页）。

牵开器

切口提供进入手术区域的通道，但单纯靠切口是不够的。手术中常依赖牵开器来改善可视范围。手持式牵开器在产科手术中最常用，因为它们不仅可以最大限度地扩大可视范围，而且在新生儿分娩期间能够很容易移除。我们最常选择 army-navy 或者 Richardson 牵开器在进入腹壁切口时固定皮下组织。在下推膀胱过程中，为了使膀胱腹膜返折得到更好的暴露，我们通常选用 Balfour 膀胱片来压着皮肤切口的下边缘。一旦膀胱瓣形成，牵开器就会安全覆盖并拉动膀胱。其他常用的手持式牵开器包括较大的 Richardson 牵开器和 Deaver 牵开器，它们可以收缩腹壁以进入腹膜腔。

腹腔内手术会运用到自固定式牵开器。自固定式牵开器大多数都会有固定的伸缩臂。例如 Balfour 和 O’Connor-O’Sullivan 类型，它们的框架位于皮肤之上，伸缩臂向外侧和头侧 / 脚侧收回。Omni 和 Bookwalter 牵开器的曲线框架位于切口上方，可以固定在手术台上。之后可以将收缩臂设置为横向收回、头侧 / 脚侧收回或以斜角度收回。

所有的这些都有一个缺点，就是需要时间来安全放置和移除，这样就降低了它们在产科手术的利用率。此外，它们坚硬的框架可能会阻碍新生儿娩出过程中的操作。在这种情况下，一种选择是使用一次性自保持式牵开器，它使用两个灵活的环接到塑料圆柱形护套的两端。一个环置于腹部，另一个环置于切口外，将插入的塑料套拉紧，收回切口（图 2-8，19 页）。这种一次性使用的柔性牵开器提供圆周非机械性牵开的方式。在一项对 231 例剖宫产的研究中，中位插入时间为 18 s（Theodoridis，2011）。

伤口愈合

生理学

无论伤口是如何损伤的，创伤的愈合都包括炎症、迁移、增殖和成熟 4 个生理过程。炎症的初始过程通过早期血管收缩、血小板聚集和血栓形成来止血。细胞因子的积累导致肥大细胞释放组胺，从而增加血管通透性，并导致血管舒张。血浆和细胞成分的渗漏在临床上体现为水肿。这些过程的发生伴随着白细胞的浸润、迁移和分化。由于趋化作用，吞噬细菌和坏死组织的多核白细胞在前三天处于优势地位。随后，单核细胞出现并转化为巨噬细胞。除了持续的吞噬作用，它们还会吸引成纤维细胞，而成纤维细胞对伤口后期的增殖过程至关重要（Lebovich，1975）。

伤口愈合的第二阶段是迁移。创面边缘的基底细胞增殖，并通过血凝块提供的纤维蛋白迁移。这种迁移受到接触抑制的控制，从边缘向中心移动。这个过程会在 48 h 内形成一层浅层细胞，这是细菌入侵的屏障。上皮层最终通过增殖和分化恢复活力，但相对较弱，没有同时发生的潜在纤维增生（Odland，1968）。

在增殖过程中，局部间充质细胞分化为成纤维细胞，并以纤维蛋白凝块为支架移入创面。成纤维细胞增殖并产生黏多糖和糖蛋白，形成纤维增生的物质基础。创面形成后的 4 天内，这些细胞开始产生胶原蛋白，并持续 6 周。胶原蛋白的形成明显关系到伤口的拉伸强度，最终是伤口完整性最重要的组成部分（Howes，1929）。增殖过程导致胶原纤维排列紊乱。

在成熟过程中，一些胶原纤维被降解，并被更有机化的纤维所取代。有组织的胶原纤维进行共价交联。这种组织重塑和相关的伤口挛缩是伤口强度和外观的最终决定因素。重塑过程可能会持续数年，但从未有研究提供原生组织的原始拉伸强度。

破坏可以发生在这些伤口愈合的任何阶段，且主要取决于预先存在的条件。重要的是，纤维细胞增殖阶段从第 5 至 20 天为伤口提供了最大的张力。即便如此，到第 21 天，大多数伤口仍只恢复到原来拉伸强度的 30%。

伤口的分类

手术和创伤的伤口根据手术或外伤时伤口所处环境中细菌污染的程度而分成 4 类，包括：①清洁伤口；②清洁 - 污染伤口；③污染伤口；④污秽 - 感染伤口（Mangram，1999）。

清洁伤口是指在无菌条件下进行的非创伤性、未受污染的手术伤口，不进入泌尿生殖系统、消化道、呼吸道或口咽道。清洁 - 污染切口是指非创伤性手术伤口，进入未感染的泌尿生殖系统、消化道、呼吸道或口咽部，术中不中断无菌技术。很多产科和妇科的伤口都被归为此类。污染伤口包括清洁的或者清洁 - 污染伤口所用的无菌技术被中断，进入感染的泌尿生殖系统或有消化道的溢出。新鲜开放性创伤伤口也归为此类。虽然剖宫产最好被归为清洁 - 污染伤口，但明显的绒毛膜羊膜炎和进一步被含菌羊水污染会增加伤口感染的风险。最后，污秽 - 感染伤口是指已存在感染或脓肿的和严重污染的创伤性的伤口。

该分类系统有助于预测术后伤口感染的概率，并影响闭合技术（表 4-3）。使用这个系统，Culver 等（1991）回顾了 84 691 项手术，其中 58% 是清洁的，36% 是清洁 - 污染的，4% 是污染的，2% 是污秽 - 感染的。每 100 次手术的外科伤口感染率为：清洁伤口为 2.1%，清洁 - 污染伤口为 3.3%，污染伤口为 6.4%，污秽 - 感染伤口为 7.1%。Mahdi 等（2014）报道了良性妇科疾病行腹部子宫切除术的伤口感染发生率为 4%。Cruse 和 Foord（1980）发现，清洁 - 污染手术的伤口感染率高达 7.7%。由于大多数妇产科手术都是清洁 - 污染的，根据文献，手术切口感染率在 3.3% ～ 7.7%。

表 4-3 伤口分类及相关伤口感染

伤口类型	感染率	推荐关闭技术
清洁	＜ 5%	Ⅰ期缝合
清洁 - 污染	10%	Ⅰ期缝合
污染	15%	酌情处理
污秽 - 感染	30%	延迟Ⅰ期或Ⅱ期缝合

伤口闭合

一期缝合

理想的手术切口是形成好的美观的瘢痕。为了达到这一目的，大多数产科切口是通过一期缝合来对合。大多数关于开腹手术切口闭合的资料都来自于对剖宫产的研究。尽管如此，许多关于技术的结论可以合理地外推到其他的妊娠期开腹手术中。

在手术结束时关闭脏腹膜或壁腹膜不是必须的，这个做法是个性化的。在关闭每一层时，出血部位被定位、夹紧、结扎或用电刀凝固。腹直肌可以用一根或两根 0 号线 8 字缝合以对合。

上方覆盖的腹直肌筋膜可由连续的、非锁定的延迟吸收缝线关闭。我们推荐了一种延迟可吸收的单丝缝合材料，这个在第一章（4 页）有所讨论。Fagniez 等（1985）在对 3 135 名患者进行的随机前瞻性试验中，评估了在中线切口中连续缝合和间断缝合的使用情况。然而，值得注意的是，连续缝合通常可以更快完成。缝线相距 1 cm，距筋膜边缘 1 ～ 1.5 cm。超过 1.5 cm 几乎不增加额外的安全效果（Campbell，1989）。理想的缝合方法是将筋膜边缘缝合在一起，即使组织在术后肿胀也不至于割裂筋膜或引起血管坏死。在感染风险较高的患者中，理论上可能更支持选择单丝缝线而不是编织材料缝线。

如果皮下组织厚度小于 2 cm，通常不需要封闭。然而对于较厚的皮下组织，建议闭合以尽量减少血肿和血清肿的形成，后者可能导致伤口感染和（或）破坏（Bohman，1992；Chelmow，2004；Dahlke，2013；Naumann，1995）。然而，两项小型随机试验发现，关闭或不关闭皮下层并不影响伤口并发症发生率或美观程度（Corbacioglu Esmer，2014；Husslein，2014）。常规增加皮下引流并不能预防严重的伤口并发症（Hellums，2007，Ramsey，2005）。如果怀疑止血效果，可以在筋膜下间隙使用引流管。引流管可装可不装，引流的选择在第二章（25 页）中进行了描述。

皮肤缝合可采用4-0延迟可吸收缝线或吻合钉关闭。相比之下，最终的美观效果、患者的疼痛和感染率似乎相似。皮肤缝合需要更长的时间。但重要的是，吻合钉的伤口分离率更高（Basha，2010；Figueroa，2013；Mackeen，2015；Tuuli，2011）。

二期缝合

然而，也有一些临床情况，一期缝合并非理想的伤口愈合方式。这些包括污染和污秽的感染切口，如阑尾破裂、腹腔内脓肿或肠道损伤与粪便溢出。在这些情况下，延迟一期关闭可能更好。筋膜闭合后，可使用由纱布卷组成的桥来支撑松散的3-0规格的单丝聚丙烯皮肤缝线（Menendez，1985）。这些缝线通常用褥式缝合，相隔2 cm间断缝合。海绵敷料（4 in × 8 in）放到缝线下的深处，并且在定期换药时更换。5～7天内取出纱布，之前放置的缝线简单缝合在皮肤边缘。Steri-Strip可用于进一步的支持。

如果伤口感染发生在筋膜前方，需要引流，伤口会被打开以达到二期愈合的目的。在这种情况下，可以采用NPWT来缩短愈合时间（第二章，26页）。另一种选择是早期进行二次缝合，这也比二期愈合更有优势（Hermann，1988；Walters，1990）。Dodson等（1992）已经清楚地表明，在治疗室的局部麻醉下可以进行二次缝合。

因此，感染的伤口首先在局部或全身麻醉下被打开并清理。盐浸纱布每天更换两次。大多数伤口在接受4～5天的护理后就可以愈合。理想情况下，它们没有坏死组织，由于肉芽组织的生长而呈现鲜红色（图32-4，520页）。在局部麻醉后，用1号聚乙烯缝线间断缝合在距伤口边缘3～4 cm处对合伤口，并用Steri-Strip加固。最简单的方法是用粘合胶带来对合切口（Harris，1996）。

■ 影响伤口愈合的因素

任何抑制正常愈合过程的因素都会损害伤口的完整性。例如，糖尿病、放疗或新陈代谢障碍（如营养不良）、酒精中毒或化疗等引起的血管功能受损，感染阻碍愈合，感染的风险列于表32-4（519页）。其中包括手术时间长、失血过多、使用开放式伤口引流管、吸烟、血糖控制不良、恶性肿瘤和免疫抑制。产科患者的其他风险包括胎膜早破和绒毛膜羊膜炎。肥胖和高龄是独立因素（Cruse，1973，1977；Dinenn，1961）。在没有感染的情况下造成伤口破裂的其他因素包括缝线选择不当、闭合技术不佳、过度咳嗽、恶心或呕吐及肠梗阻引起的肿胀。

总结

临床情况通常影响腹壁切口的类型。当追求缝合速度时，正中纵切口是最有用的。如果需要腹部结构有最佳的暴露时，可以通过正中纵切口、Maylard切口或脐上横切口。Pfannestiel切口最为美观。一般来说，横切口比纵切口愈合更好，伤口强度更大，愈合更佳。对于伤口愈合不良和裂开风险高的患者，可以考虑采用Smead-Jones或连续缝合。

（张舒沁，译　原鹏波，校）

参考文献

Archie JP, Feldman RW: Primary wound closure with permanent continuous running monofilament sutures. Surg Gynecol Obstet 153:721, 1981

Basha SL, Rochon ML, Quiñones JN, et al: Randomized controlled trial of wound complication rates of subcuticular suture vs staples for skin closure at cesarean delivery. Am J Obstet Gynecol 203(3):285.e1, 2010

Bohman VR, Gilstrap L, Leveno K, et al: Subcutaneous tissue: to close or not to close at cesarean section. Am J Obstet Gynecol 166:407, 1992

Campbell JA, Temple WJ, Frank CB, et al: A biomechanical study of suture pullout in linea alba. Surgery 106:888, 1989

Chelmow D, Rodriguez EJ, Sabatini MM: Suture closure of subcutaneous fat and wound disruption after cesarean delivery: a meta-analysis. Obstet Gynecol 103(5 Pt 1):974, 2004

Cherney LS: A modified transverse incision for low abdominal operations. Surg Gynecol Obstet 72:92, 1941

Corbacioglu Esmer A, Goksedef PC, Akca A, et al: Role of subcutaneous closure in preventing wound complications after cesarean delivery with Pfannenstiel incision: a randomized clinical trial. J Obstet Gynaecol Res 40(3):728, 2014

Cruse P: Infection surveillance: identifying the problems and the high-risk patient. South Med J 70(Suppl 1):40, 1977

Cruse PJ, Foord R: A five-year prospective study of 23,649 surgical wounds. Arch Surg 107:206, 1973

Cruse PJ, Foord R: The epidemiology of wound infection. A 10-year prospective study of 62,939 wounds. Surg Clin North Am 60(1):27, 1980

Culver DH, Horan TC, Gaynes RP, et al: Surgical wound infection rates by wound class, operative procedure, and patient risk index. National Nosocomial Infections Surveillance System. Am J Med 91(3B):152S, 1991

Dahlke JD, Mendez-Figueroa H, Rouse DJ, et al: Evidence-based surgery for cesarean delivery: an updated systematic review. Am J Obstet Gynecol 209(4):294, 2013

Dineen P: A critical study of 100 conservative wound infections. Surg Gynecol Obstet 113:91, 1961

Dodson MK, Magann EF, Meeks GR: A randomized comparison of secondary closure and secondary intention with superficial wound dehiscence. Obstet Gynecol 80:321, 1992

Fagniez P, Hay JM, Lacaine F, et al: Abdominal midline incision closure. A randomized prospective trial of 3135 patients, comparing continuous vs. interrupted polyglycolic acid sutures. Arch Surg 120:1351, 1985

Farnell MB, Worthington-Self S, Mucha P Jr, et al: Closure of abdominal incisions with subcutaneous catheters. Arch Surg 126:641, 1986

Figueroa D, Jauk VC, Szychowski JM, et al: Surgical staples compared with subcuticular suture for skin closure after cesarean delivery: a randomized controlled trial. Obstet Gynecol 121(1):33, 2013

Gallup DG, King LA, Messing MJ, et al: Paraaortic lymph node sampling by means of an extraperitoneal approach with a supraumbilical transverse "sunrise" incision. Am J Obstet Gynecol 169(2 Pt 1):307, 1993

Gallup DG, Nolan TE, Smith RP: Primary mass closure of midline incisions with a continuous polyglyconate monofilament absorbable suture. Obstet Gynecol 76:872, 1990
Gallup DG, Talledo OE, King LA: Primary mass closure of midline incisions with a continuous running monofilament suture in gynecologic patients. Obstet Gynecol 73:67, 1989
Greenburg G, Salk RP, Peskin GW: Wound dehiscence. Pathophysiology and prevention. Arch Surg 114:143, 1979
Guillou PJ, Hall TJ, Donaldson DR, et al: Vertical abdominal incisions—a choice? Br J Surg 67:359, 1980
Harris RL, Dodson MK: Surgical wound infection and management of extrafascial wound disruption. Postgrad Obstet Gynecol 16:1, 1996
Hellums EK, Lin MG, Ramsey PS: Prophylactic subcutaneous drainage for prevention of wound complications after cesarean delivery—a metaanalysis. Am J Obstet Gynecol 197(3):229, 2007
Helmkamp BF: Abdominal wound dehiscence. Am J Obstet Gynecol 128:803, 1977
Helmkamp BF, Krebs HB, Amstey MS: Correct use of surgical drains. Contemp OB/GYN 23:123, 1984
Hermann GG, Pagi P, Christofferson I: Early secondary suture versus healing by second intention of incisional abscesses. Surg Gynecol Obstet 167:16, 1988
Hoffman BL, Corton MM: Surgeries for benign gynecologic conditions. In Hoffman BL, Schorge JO, Bradshaw KD, et al (eds): Williams Gynecology, 3rd ed. New York, McGraw-Hill Education, 2016
Howes EL, Sooy JW, Harvey SC: The healing of wounds as determined by their tensile strength. JAMA 92:242, 1929
Husslein H, Gutschi M, Leipold H, et al: Suture closure versus non-closure of subcutaneous fat and cosmetic outcome after cesarean section: a randomized controlled trial. PLoS One 9(12):e114730, 2014
Knight CD, Griffen FD: Abdominal wound closure with a continuous monofilament polypropylene suture. Arch Surg 118:1305, 1983
Lebovich SJ, Ross R: The role of the macrophage in wound repair. Am J Pathol 78:71, 1975
Mackeen AD, Schuster M, Berghella V. Suture versus staples for skin closure after cesarean: a metaanalysis. Am J Obstet Gynecol 212:621.e1, 2015
Mahdi H, Goodrich S, Lockhart D, et al: Predictors of surgical site infection in women undergoing hysterectomy for benign gynecologic disease: a multicenter analysis using the national surgical quality improvement program data. J Minim Invasive Gynecol 21(5):901, 2014
Mangram AJ, Horan TC, Pearson ML, et al: Guideline for Prevention of Surgical Site Infection, 1999. Centers for Disease Control and Prevention (CDC) Hospital Infection Control Practices Advisory Committee. Am J Infect Control 27(2):97, 1999
Maylard AE: Direction of abdominal incision. Br Med J 2:895, 1907
Menendez MA: The contaminated closure. In: O'Leary JP, Woltering EA (eds): Techniques for Surgeons. New York, John Wiley & Sons, 1985, p 36
Morrow CP, Hernandez WL, Townsend DE, et al: Pelvic celiotomy in the obese patient. Am J Obstet Gynecol 127:335, 1977
Mowat J, Bonnar J: Abdominal wound dehiscence after cesarean section. Br Med J 2:256, 1971
Murray DH, Blaisdell FW: Use of synthetic absorbable sutures for abdominal and chest closures. Arch Surg 113:477, 1978
Naumann RW, Hauth JC, Owen J, et al: Subcutaneous tissue approximation in relation to wound disruption after cesarean delivery in obese women. Obstet Gynecol 85:412, 1995
Odland G, Ross R: Human wound repair. I. Epidermal regeneration. J Cell Biol 39:135, 1968
Parson L, Ulfelder H: Atlas of Pelvic Surgery, 2nd ed. Philadelphia, Saunders, 1968, p 156
Rahn DD, Phelan JN, Roshanravan SM, et al: Anterior abdominal wall nerve and vessel anatomy: clinical implications for gynecologic surgery. Am J Obstet Gynecol 202(3):234.e1, 2010
Ramsey PS, White AM, Guinn DA, et al: Subcutaneous tissue reapproximation, alone or in combination with drain, in obese women undergoing cesarean delivery. Obstet Gynecol 105(5 Pt 1):967, 2005
Rees VL, Coller FA: Anatomic and clinical study of the transverse abdominal incision. Arch Surg 47:137, 1943
Shepherd JH, Cavanagh D, Riggs D, et al: Abdominal wound closure using a nonabsorbable single layer technique. Obstet Gynecol 61:248, 1983
Theodoridis TD, Chatzigeorgiou KN, Zepiridis L, et al: A prospective randomized study for evaluation of wound retractors in the prevention of incision site infections after cesarean section. Clin Exp Obstet Gynecol 38(1):57, 2011
Thompson JB, Maclean KF, Collier FA: Role of the transverse abdominal incision and early ambulation in the reduction of postoperative complications. Arch Surg 59:1267, 1949
Tixier H, Thouvenot S, Coulange L, et al: Cesarean section in morbidly obese women: supra or subumbilical transverse incision? Acta Obstet Gynecol Scand 88(9):1049, 2009
Tollefson DG, Russell KP: The transverse incision in pelvic surgery. Am J Obstet Gynecol 68:410, 1954
Tuffaha HW, Gillespie BM, Chaboyer W, et al: Cost-utility analysis of negative pressure wound therapy in high-risk cesarean section wounds. J Surg Res 195(2):612, 2015
Tuuli MG, Rampersad RM, Carbone JF, et al: Staples compared with subcuticular suture for skin closure after cesarean delivery: a systematic review and meta-analysis. Obstet Gynecol 117:682, 2011
Wallace D, Hernandez W, Schlaerth JB, et al: Prevention of abdominal wound disruption utilizing the Smead-Jones closure technique. Obstet Gynecol 56:226, 1980
Walters MD, Dombroski RA, Davidson SA, et al: Reclosure of disrupted abdominal incisions. Obstet Gynecol 76:597, 1990
Whiteside JL, Barber MD, Walters MD, et al: Anatomy of ilioinguinal and iliohypogastric nerves in relation to trocar placement and low transverse incisions. Am J Obstet Gynecol 189(6):1574, 2003

第五章

围术期影像学

影像学技术

妊娠期辅助诊断和治疗的影像学技术包括超声检查、X线成像和MRI。鉴于成像技术的快速发展，本章内容并非详尽无遗的，但可作为产妇围术期影像学指南。本章重点是影像学技术的安全性，尤其是在辐射暴露方面。因此，这里给出详细的放射剂量测定以供直接检查选择和患者咨询。

超声检查

■ 安全性

在产科学的所有重大进展中，超声检查对胎儿和母亲的研究进展无疑是显著的成就之一。这项技术在临床实践中几乎已经不可或缺（图 5-1 至图 5-3）。

超声诊断利用以特定频率传输的声波进行。超声波以非电离辐射的方式传输能量。对动物胎儿长期超声波暴露的研究表明，超声波可能诱导细胞改变。例如，将小鼠胚胎神经元暴露于超声波至少 30 min，神经元预期迁移被阻碍的数量具有显著的统计学意义（Ang，2007）。然而，美国超声医学研究所（2010）和其他组织一致认为，这些发现不应改变孕妇应用超声检查。此外，Naumburg 等在 2010 年对 578 名白血病患儿与健康对照组进行了病例对照研究。在每个队列中，宫内接受超声检查的儿童数量相同，这意味着超声检查不会诱发癌症。

技术的进步引入了多普勒位移成像与灰度成像相结合来定位光谱波形和叠加颜色映射（图 5-4），这种双功能多普勒成像应用了更高强度的能量。应用低水平脉冲不会对胚胎或胎儿产生影响（Kossoff，1997）。即便如此，相当高强度的超声仍有可能因加热和气蚀效应造成组织损伤（Callen，2000）。然而，由于实时成像中使用的是低强度超声，在超过 35 年的应用过程中未发现给胎儿带来风险（Maulik，1997；Miller，1998）。

超声设备必须具备声学输出的视频显示，以确保不超过包括 ACOG（2014）在内的几个组织制定的标准。声学输出以指数的形式显示。热指数（thermal index，TI）通过声学输出来估计温度的升高。如果该指数低于 1.0，则不存在潜在风险（Miller，1998）。在临床应用中，TI 变化所反映的不良反应尚未被证实（Maulik，1997）。机械指数（mechanical index，MI）用于估计实时成像产生的热量可能造成气蚀的风险。只要不使用超声造影剂，一般不存在假设的胎儿气蚀风险。

■ 母体评价

超声以无电离辐射、成本低、广泛应用性而常作为对产妇进行评估的初始工具。胸部的超声心动图是一种用于评估心脏血流动力学功能的超声工具，可以评估心脏形态学及其邻近结构，如心包。

腹部超声用于评估实质器官，常见适应证包括腹部和肋部疼痛（图 5-5 和图 5-6）、黄疸、血尿、脏器肿大或可触及的肿块。异常的血液检测结果包括肝功能异常和肌酐水平升高，也可以是腹部超声检查的适应证。通常，局部或右上象限的超声检查包括肝、胆囊、胆总管、胰腺和右肾的检查（图 5-7），全面的腹部超声检查还包括对脾、左肾、上腹部的部分主动脉

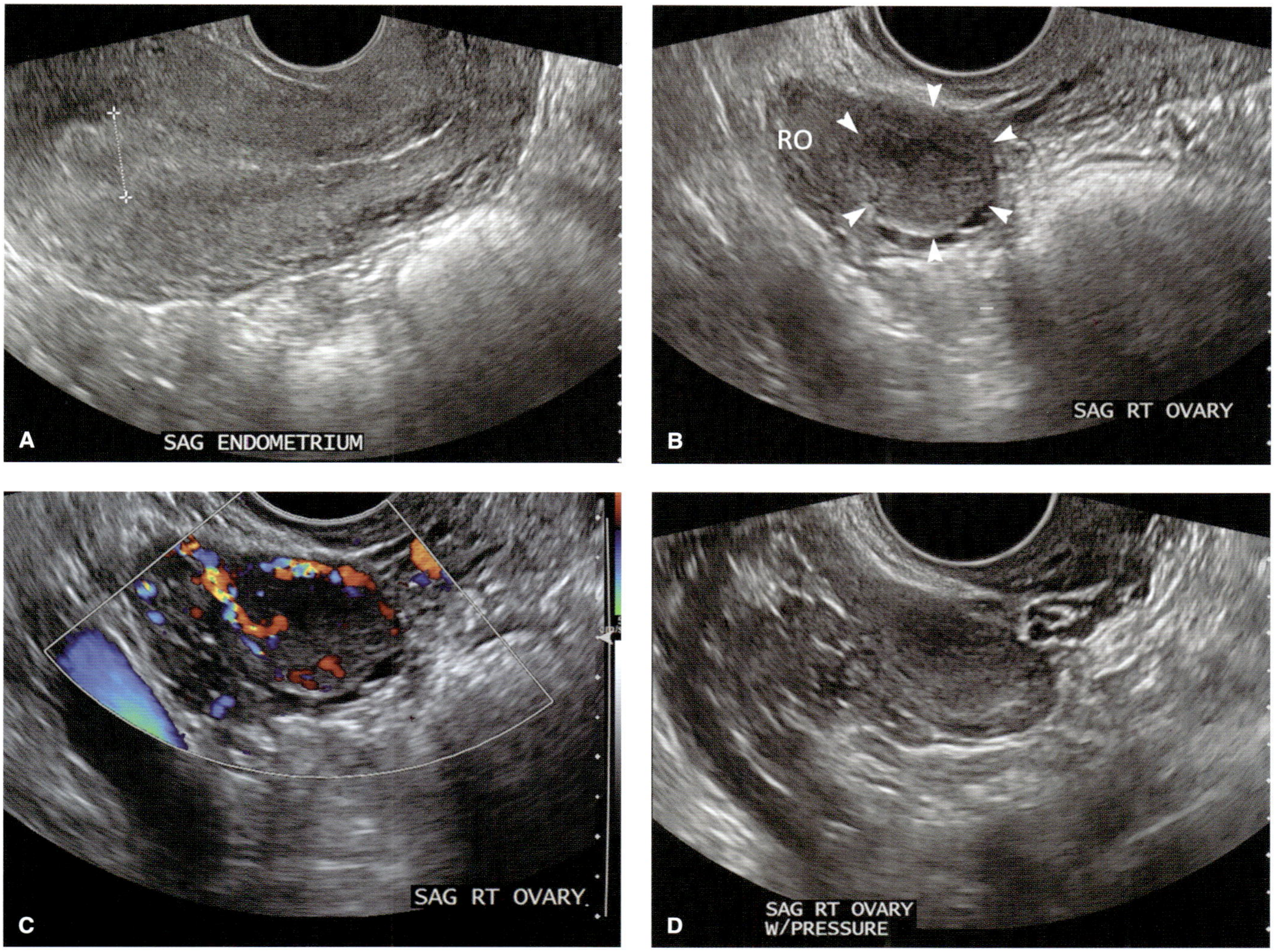

图 5-1　22 岁孕妇，孕 9 周。A. 矢状位经阴道超声显示子宫内膜轻度不均匀回声，未见妊娠囊。B. 附件检查显示右卵巢（RO）正常，存在黄体囊肿（箭头）。C. 通过彩色多普勒成像，可以看到周围血管特征性分布，通常称为“火环征”。D. 超声探头适当加压，记录卵巢内黄体囊肿的位置。

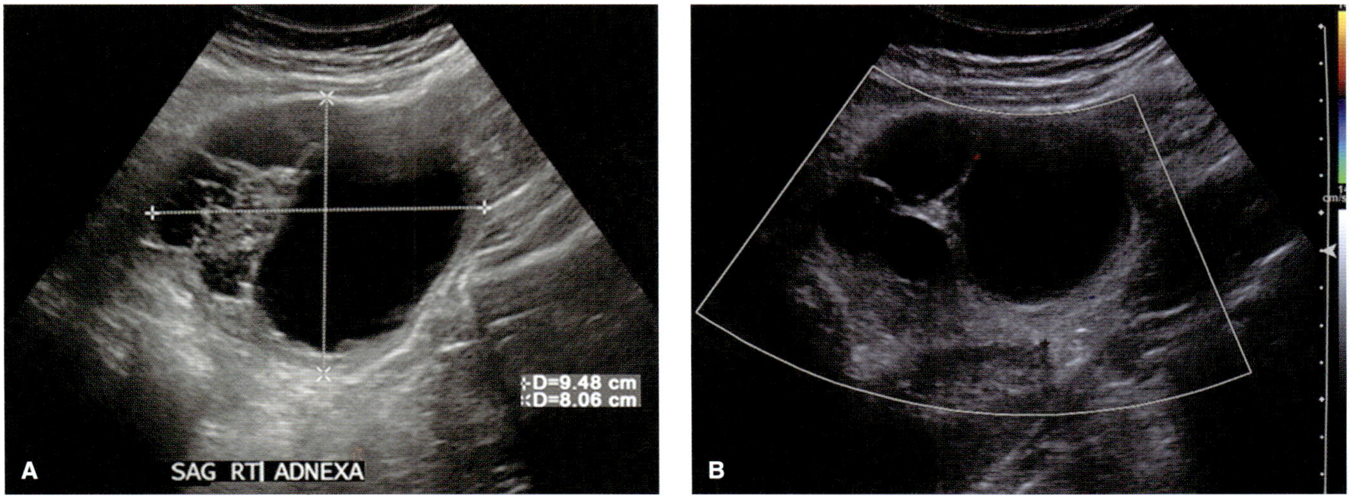

图 5-2　23 岁孕妇，孕 12 周，主诉下腹痛。A. 矢状位经腹部超声显示右侧卵巢增大，包含一个多分隔囊肿（卡尺测量）。B. 彩色多普勒图像显示右侧卵巢内血供减少。卵巢内缺乏血液流动不是诊断卵巢扭转的必要证据。鉴于患者剧烈腹痛的症状，进行腹腔镜探查，发现右侧附件扭转，行右侧输卵管卵巢切除术。组织学检查显示卵巢浆液性囊腺瘤。

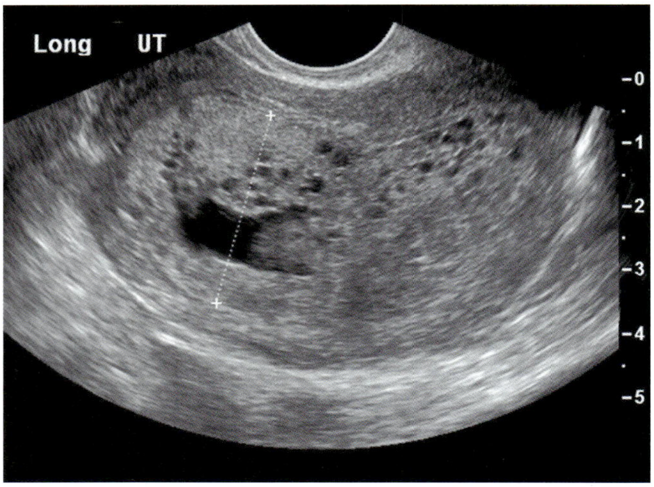

图 5-3 一名孕 15 周的 27 岁孕妇主诉阴道出血。经阴道超声截取的纵向图像显示不均匀性囊性实性组织充满子宫腔（卡尺测量），未发现胎儿部分。行刮宫术清出完整的葡萄胎，并经组织学检查证实。

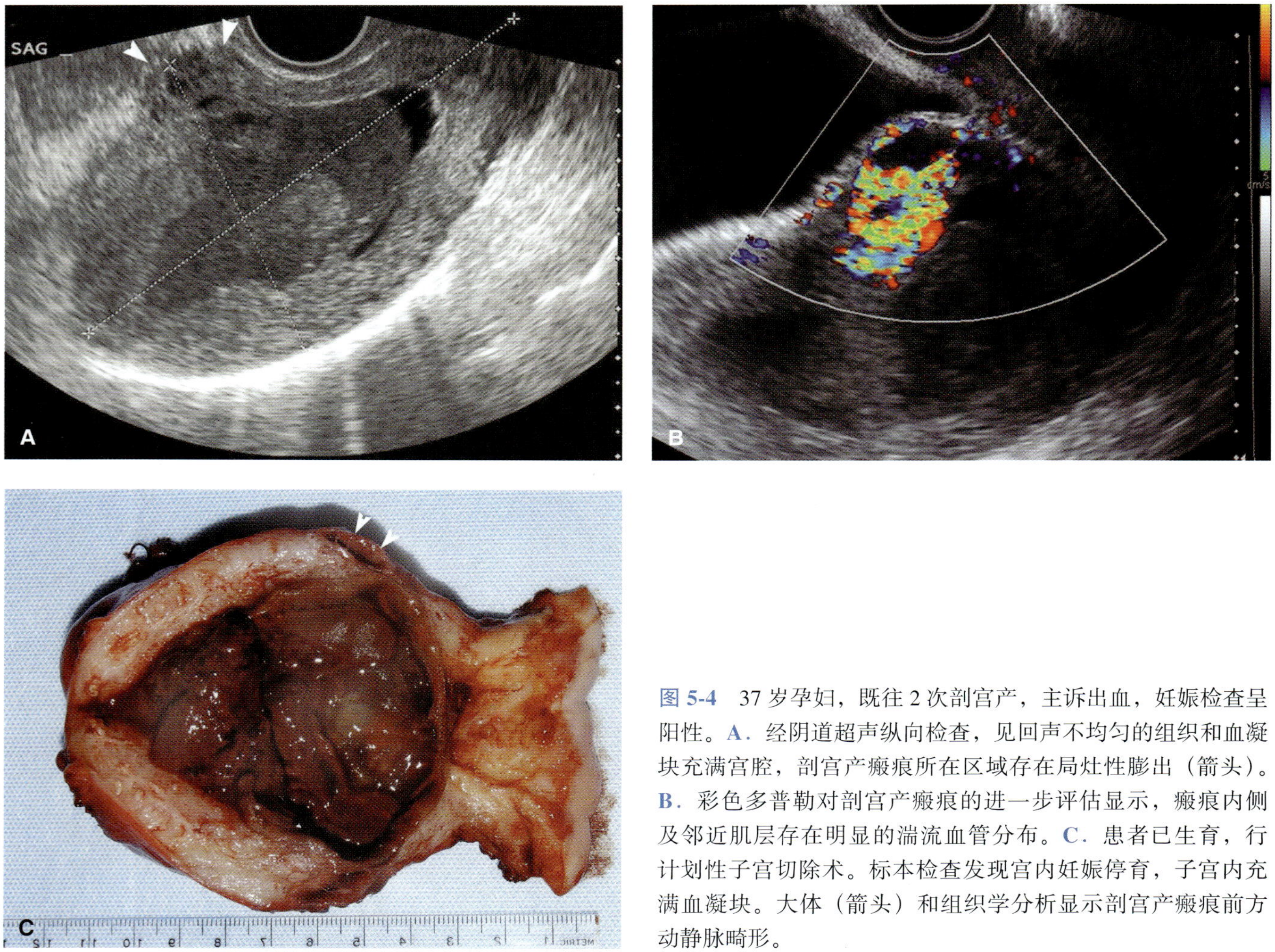

图 5-4 37 岁孕妇，既往 2 次剖宫产，主诉出血，妊娠检查呈阳性。A. 经阴道超声纵向检查，见回声不均匀的组织和血凝块充满宫腔，剖宫产瘢痕所在区域存在局灶性膨出（箭头）。B. 彩色多普勒对剖宫产瘢痕的进一步评估显示，瘢痕内侧及邻近肌层存在明显的湍流血管分布。C. 患者已生育，行计划性子宫切除术。标本检查发现宫内妊娠停育，子宫内充满血凝块。大体（箭头）和组织学分析显示剖宫产瘢痕前方动静脉畸形。

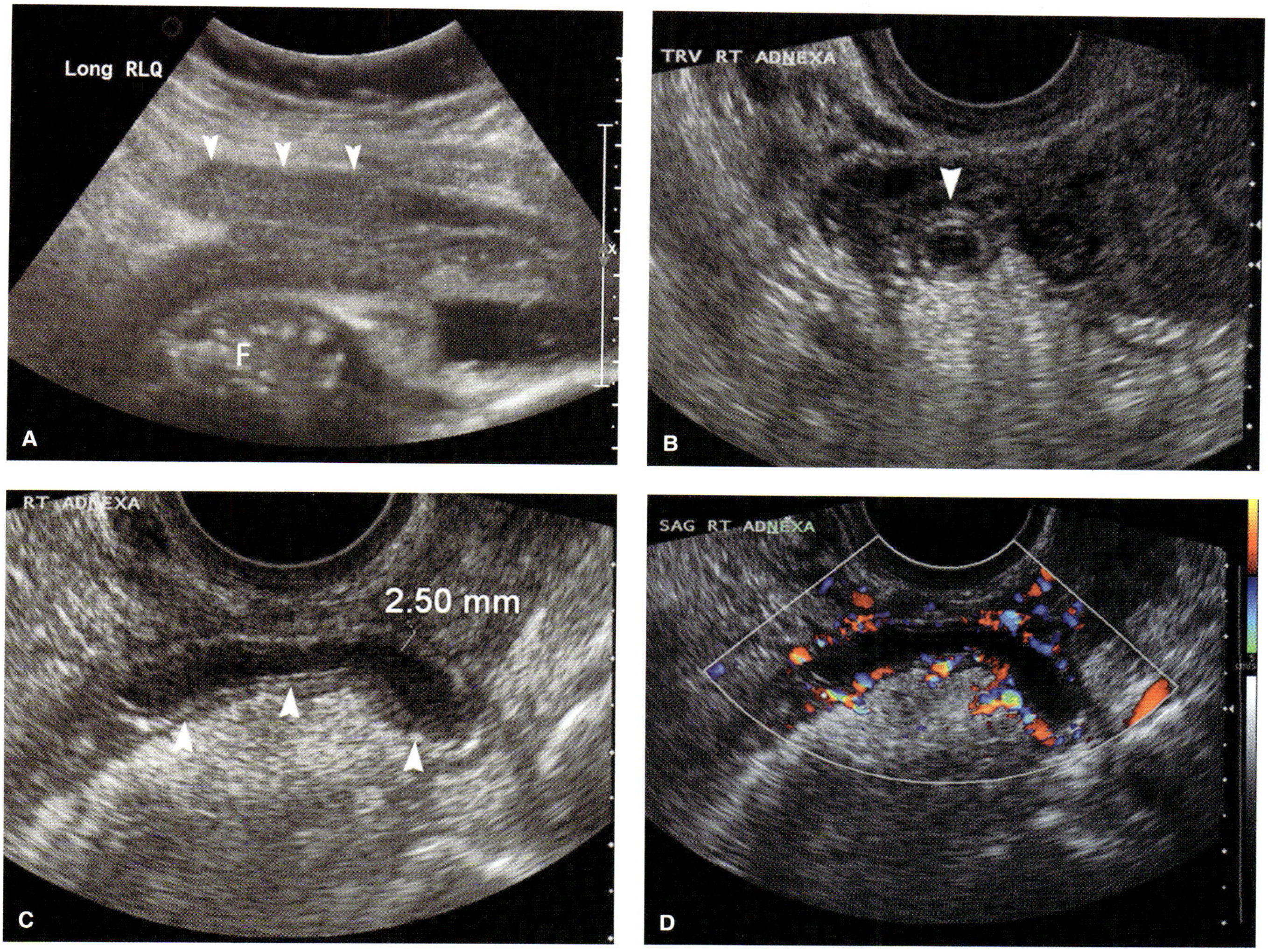

图 5-5 31 岁孕妇，孕 31 周，主诉右下腹痛 6 天。A．采用低频的弧形超声探头对腹部深层结构进行横向探查。图示增粗阑尾（箭头）与子宫和胎儿（F）的关系。另一位患者右侧附件的横向灰阶（B）和纵向灰阶（C）图像显示扩张的管状结构（箭头）。该结构呈盲端并显示肠信号，即交替回声和低回声带。结果提示阑尾扩张。D．彩色多普勒显示肠壁血供丰富，进一步支持急性阑尾炎的诊断。

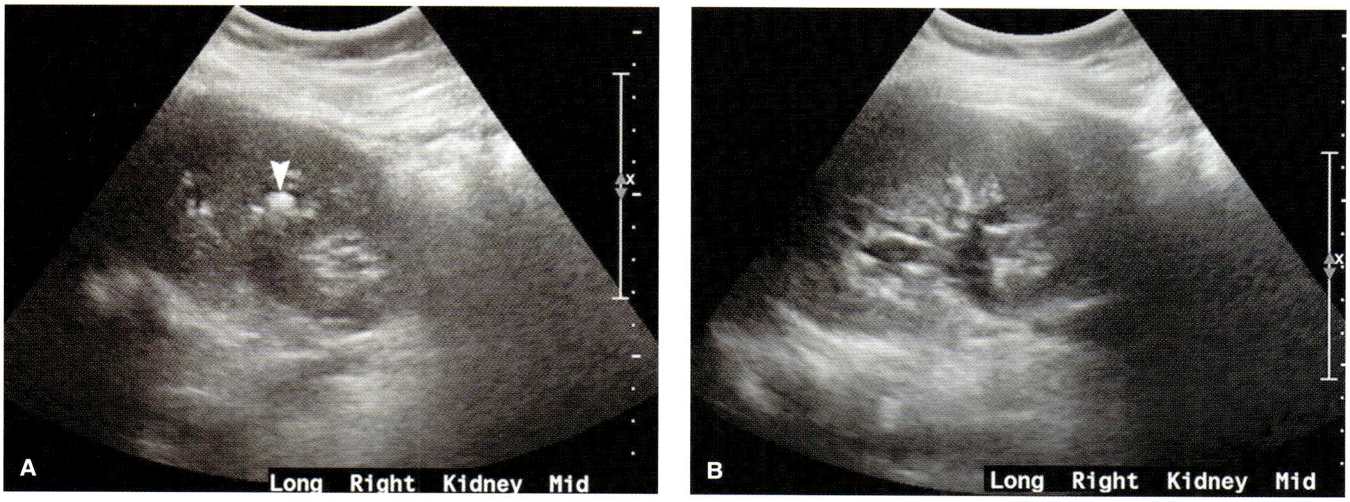

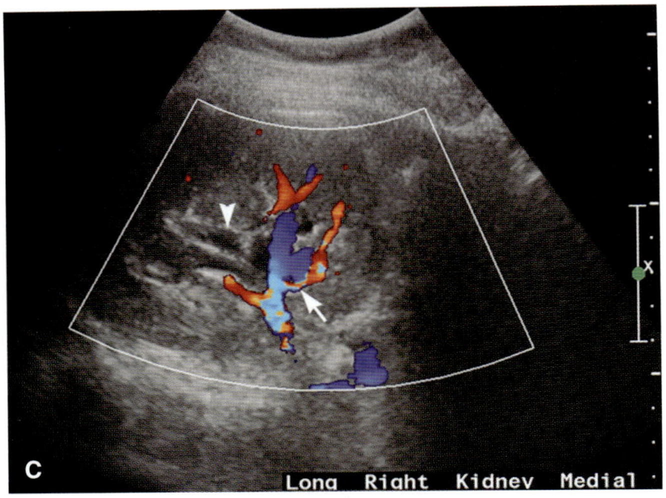

图 5-6 29 岁的孕早期孕妇，主诉右腹痛。A. 右侧肾的纵向灰阶超声图像显示肾集合系统中存在结石声影（箭头）。B. 肾门处可见无回声的肾小管结构扩张。C. 彩色多普勒显示，除肾门血管（短箭头）外，还有肾集合系统轻度扩张（箭头）。

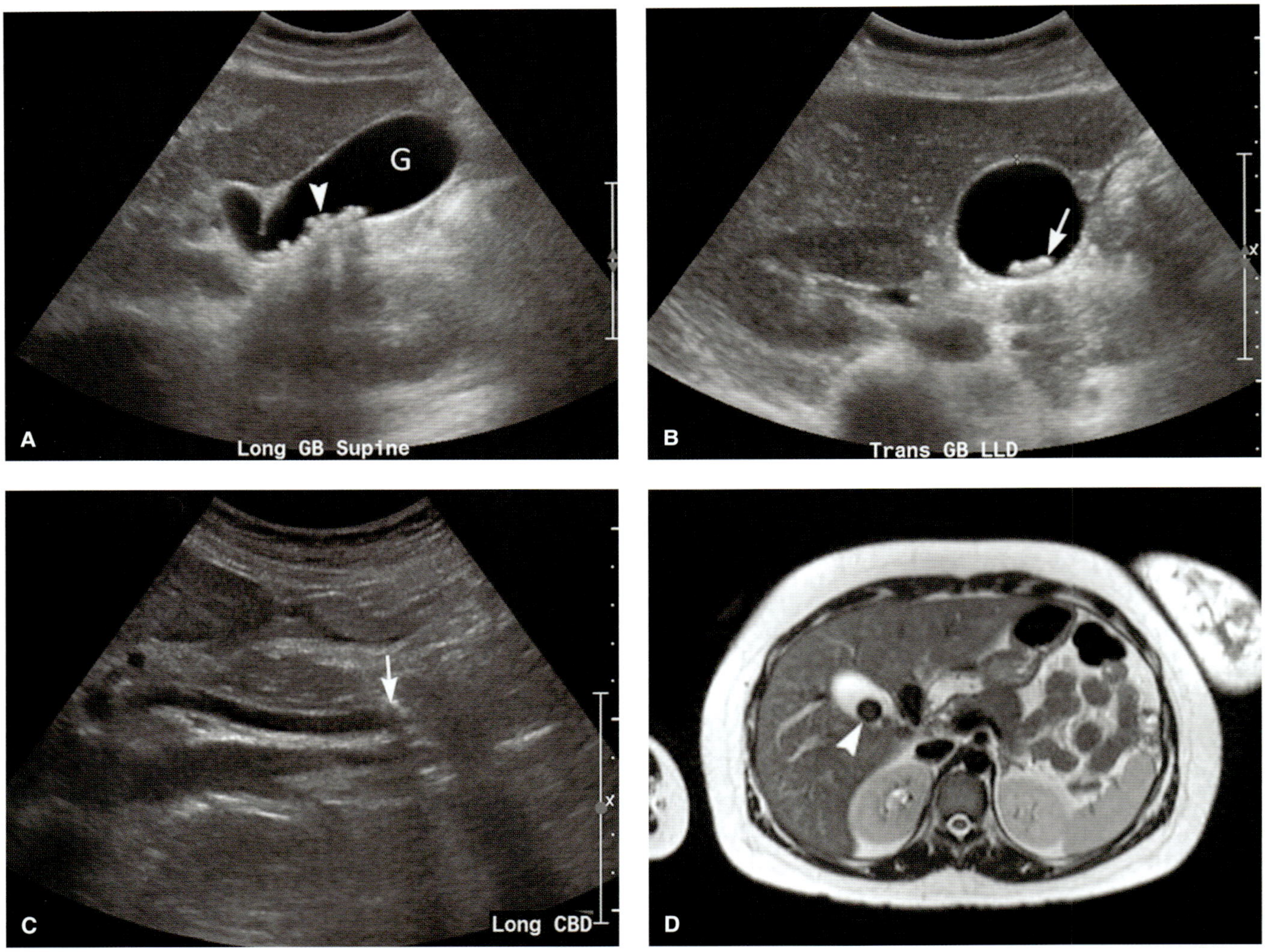

图 5-7 25 岁初产妇，产后 14 天，主诉右上腹痛。A. 胆囊的纵向灰阶超声图像（G）。存在多个小结石声影（箭头）。B. 横切面图像显示胆囊呈圆形、表面紧张和结石（箭头）。C. 胆总管纵切面图像可见横径明显，远端胆管内可见结石声影（箭头），与胆总管结石相一致。D. 孕晚期的上腹部轴向 T2WI 序列显示偶然发现病灶信号缺失的胆结石（箭头）。

和下腔静脉的检查。理想情况下，患者应在腹部超声检查前禁食，以最大限度地减少肠道气体的影响，并保证胆囊的充分膨胀（American Institute of Ultrasound in Medicine，2012）。肾超声聚焦于肾、近端肾集合系统和膀胱。

除腹部和盆腔外，产科医生还可以选择超声来评估浅表结构，如甲状腺（图 5-8 和图 5-9）和乳房（图 32-1B，514 页）。为了检测深静脉血栓形成（deep-vein thrombosis，DVT），目前使用的初始检测方法是 B 型超声结合彩色多普勒超声（图 32-13，527 页）。血管超声结合频谱和彩色多普勒来评估实质器官和周围血管系统。然而，孕期子宫通常使周围可见结构在超声下不够明显，如腹主动脉、胰腺和附件。

发生创伤时，可以在复苏过程中进行针对创伤超声聚焦评估（focused assessment with sonography for trauma，FAST），可能发现病理性心包或腹腔积液。肝周间隙（Morison 囊）、脾周间隙和骨盆（前、后穹隆）可见大量腹水（血性）（图 17-10，292 页）。妊娠时超声对腹腔内损伤的灵敏度（61%）低于未妊娠时（71%）。尽管如此，它在检测妊娠期间损伤方面仍具有 94% 的特异度，准确率为 92%（Richards，2004）。

应用超声评估母体创伤时要同时评估胎儿和胎盘，包括胎儿生物物理评估，检查是否存在胎盘后血肿，即胎盘早剥（图 5-10）。

电离辐射

孕早期可能因为创伤或严重的疾病而不可避免地接受了一些放射性检查（图 5-11）。幸运的是，应用

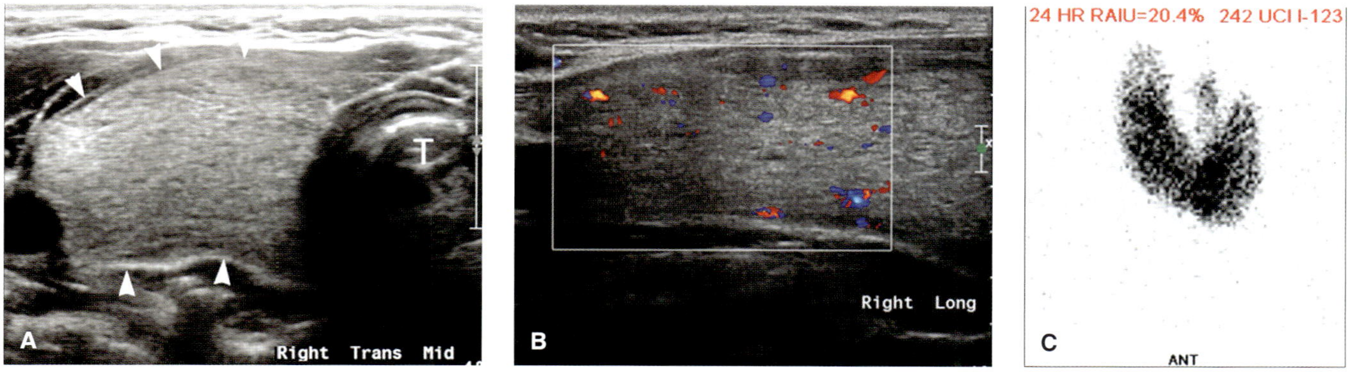

图 5-8 一名 31 岁的孕妇在孕 36 周时出现甲状腺肿大。A. 超声横切面图像显示弥漫性甲状腺肿大（箭头），周围有微小的囊性间隙。T = 气管。B. 彩色多普勒纵向图像显示血流正常，提示自身免疫性甲状腺炎。C. 分娩后，放射性碘摄取检查显示摄入量正常，为 20.4%。结果与甲状腺肿一致。

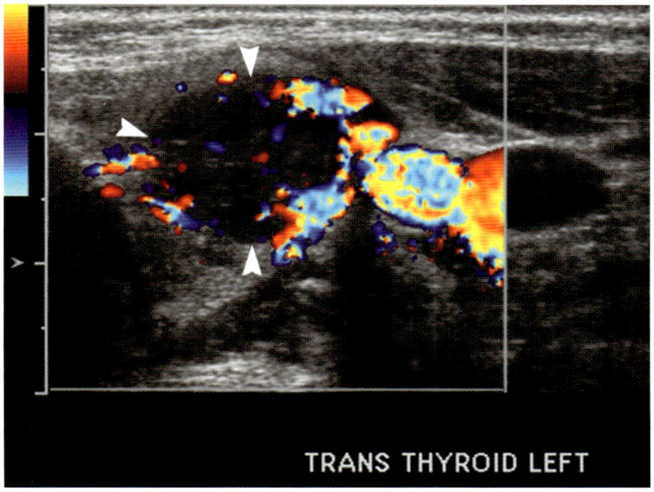

图 5-9 一名 23 岁孕妇，孕早期发现左侧颈部明显肿块，既往多发性内分泌肿瘤 2 型（multiple endocrine neoplasia type 2，MEN2）综合征病史。甲状腺左叶横切面图像显示低回声实性肿块（箭头），彩色多普勒显示肿块内存在血供。肿块切除后的组织学检查证实为甲状腺髓样癌。

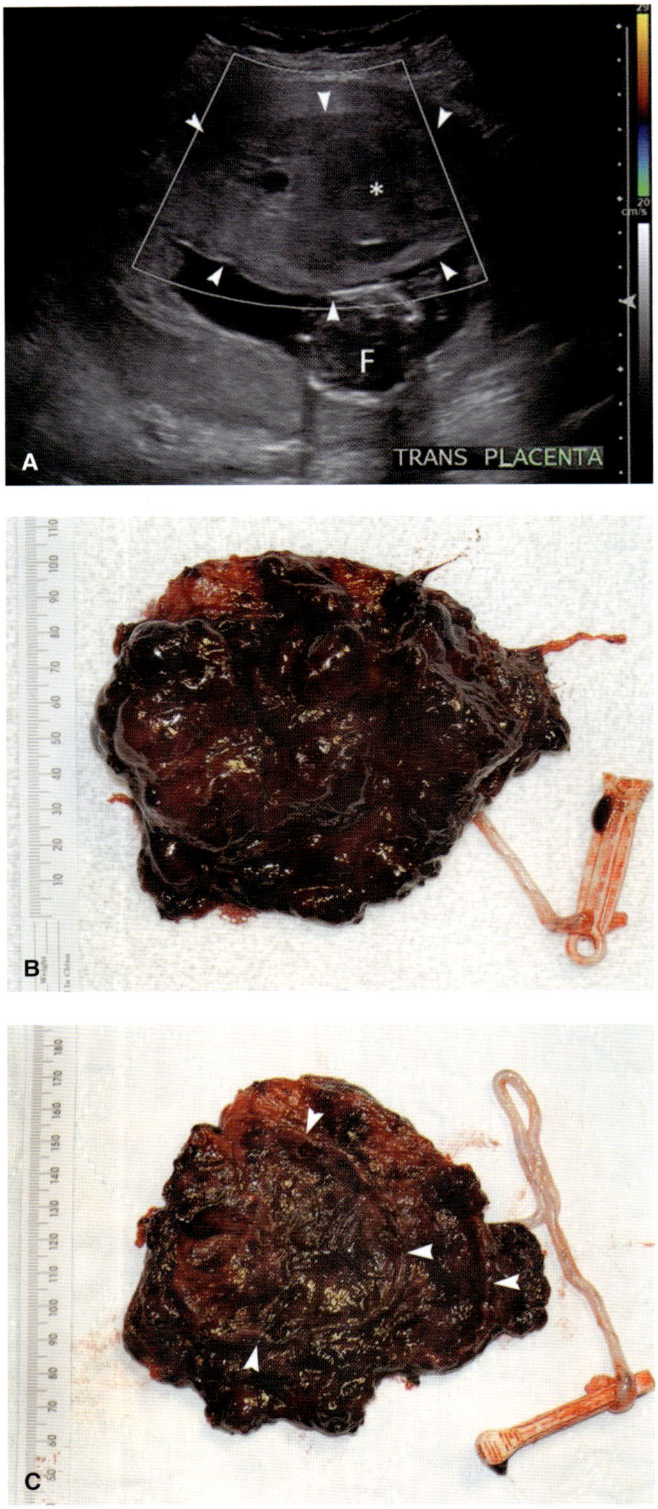

图 5-10 孕 17 周，胎盘早剥。**A.** 经腹超声显示宫内妊娠（F），胎盘直径＞5 cm（箭头）。胎盘（＊）内可见一局灶性、异质性的低回声区。在彩色多普勒超声检查中，该区域未发现活跃的血液流动。随后自然分娩。**B.** 胎盘基底板大部分被血凝块覆盖。**C.** 血凝块取出后，看到血凝块造成的胎盘压迹。箭头表示压迹如凹陷的环形火山口边缘。

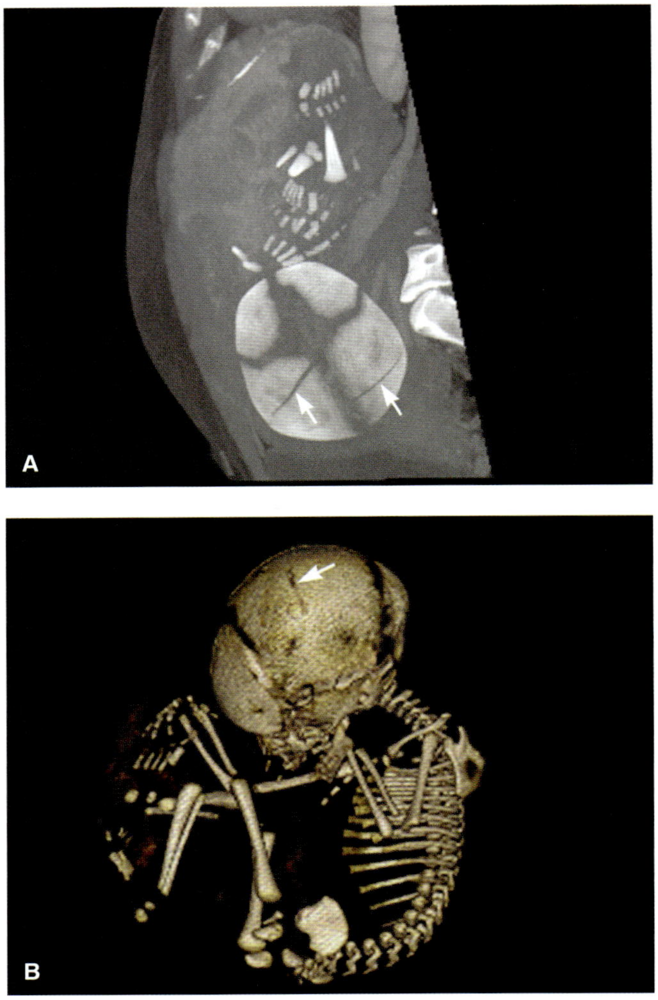

图 5-11 这名孕妇在孕晚期发生了高速车祸（MVA）。**A.** 依据母体适应证获得的胎儿颅骨最大强度投影图像，很容易辨认胎儿颅骨骨折（箭头）。**B.** 应用骨骼算法从母体检查获得的数据中得到三维重建的胎儿骨骼 CT 图像，箭头表示骨折部位。（Used with permission from Travis Browning）

电离辐射的诊断性影像技术大多数与最低限度的胎儿风险相关。然而，如果发生不良妊娠结局，这些影像技术的应用可能会引起诉讼。此外，患者或医生对于辐射暴露相关医疗技术的焦虑可能导致不必要的治疗性流产。

2007 年，美国放射学会开始着手回应所有患者（不论是否怀孕）对医学辐射剂量的日益关注。通过安全实践和终生辐射暴露累积记录来限制患者的辐射暴露成为一个明确的目标（Amis，2007）。学会工作组建议额外关注对辐射敏感的特殊人群，如儿童、孕妇和潜在的孕妇；也建议学会鼓励放射学小组记录所有电离辐射次数和暴露剂量，与基线进行比较，并评估异常值，作为正在进行的质量保证项目的一部分工作内容。目前我们机构为孕妇制定了特别的推荐规范。因此，对于高辐射暴露如计算机断层扫描（computed tomography，CT）和透视装置需要记录辐射暴露情况，并通过质量保证机制来监测结果。

人们对辐射一词的了解并不全面。从字面上，它指的是能量的传递，因此，辐射不仅应用于 X 射线，而且还存在于微波、超声波、透热和无线电波。其中，波长较短的 X 射线和伽马射线是高能电离辐射的一种形式。其他 4 种波长较长的能量形式能量较低（Brent，1999b，2009）。

电离辐射是指具有重要能量的波、粒子——光子，能改变分子结构（如 DNA 中的分子结构），能产生自由基或引起组织损伤的分子式离子（Hall，1991；National Research Council，1990）。测量 X 射线效应的方法见表 5-1。使用的标准术语包括暴露（空气）、剂量（针对组织）和相对有效剂量（针对组织）。在诊断性 X 射线的能量范围内，用戈瑞（Gy）表示剂量，用希沃特（Sv）表示相对有效剂量，二者可互换使用。为了一致性，随后讨论的所有剂量均以戈瑞（1 Gy = 100 rad）或希沃特（1 Sv = 100 rem）为单位表示。转换关系为 1 Sv = 100 rem = 100 rad。

X 射线通过电化学反应发挥其生物学效应，这种电化学反应会导致组织损伤。根据 Brent（1999a，2009）的研究，高剂量的 X 射线和伽马射线会对胎儿产生生物学效应和生殖风险。确定性效应的发生存在阈值，低于此阈值不会带来致畸、胎儿生长受限或流产的风险。估计该阈值小于 0.05 Gy（5 rad），而胎儿发生严重畸形的真实阈值更有可能＞ 0.2 Gy（20 rad），但相对较低的估计阈值可用于提供合理的安全（Brent，2009）。第二个效应为辐射的随机性效应，对单个细胞的损伤可能导致随机确定的遗传疾病和癌症发生的概率。按这个理论，即使是非常低的剂量也可能增加接受辐射组织的癌变风险。

表 5-1 电离辐射的测定

辐射暴露	每千克空气中 X 射线产生的离子数 单位：伦琴（R）
剂量	每千克组织的能量沉积 现用单位：戈瑞（Gy）（1 Gy = 100 rad），传统单位：rad
相对有效剂量	按生物学效应标准化每千克组织的能量沉积 现用单位：希沃特（Sv）（1 Sv = 100 rem），传统单位：rem

一项关于福岛核电站事故相关暴露人群在妊娠期间的电离辐射暴露的综述（Groen，2012）研究强化了这样一个概念，即高剂量的辐射暴露不太可能发生在诊断过程中，但妊娠期间应着重考虑。

X 线剂量学

根据 Wagner（1997）的研究，在计算医学影像的电离辐射剂量时应考虑以下几个因素：①研究类型；②设备类型和使用年限；③辐射源与靶向器官的距离；④穿透身体部分的厚度；⑤用于研究的方法或技术。

表 5-2 总结了各种常用的 X 线检查对子宫和胚胎的辐射剂量估计值。对距离子宫最远的母体部位（如头部）的检查，会导致非常小剂量的辐射散射到胚胎或胎儿。值得注意的是，女性的体型、放射性技术和设备性能是可变因素。因此，表中的数据只能作为指导。如需计算个体的辐射剂量，应咨询医学物理学家。Brent（2009）在最近的综述中建议浏览健康物理学会的网站 www.hps.org 进行咨询，在“专家咨询”版块查看一些发生过辐射暴露的患者提出的问题和回答。

电离辐射的确定性效应

如前所述，辐射暴露存在潜在有害效应这一点是确定的，可能导致流产、胎儿生长受限、先天性畸形、小头畸形或智力发育迟缓。这些确定性效应属于阈值效应，低于阈值的非诱导辐射水平为无不良反应水平（no-adverse-effect level，NOAEL）（Brent，2009）。

电离辐射有害的确定性效应被广泛研究，以确定可能导致胚胎发育不良的细胞损伤，这些已在动物模型中进行了评估。人类数据来源于日本原子弹爆炸幸存者和牛津儿童癌症调查（Sorahan，1995），其他来源的资料证实了以往的观察结果，并提供了更多的资料。其中之一是 2003 年国际放射防护委员会（International Commission on Radiological Protection，ICRP）出版的 *Biological Effects of Prenatal Irradiation*（《产前辐射对胎儿的生物学效应》）（Streffer，2003）；另一个是国家研究委员会于 2006 年发布的 BEIR Ⅶ二期报告，该报告讨论了暴露于低水平电离辐射的健康风险。

动物研究

在小鼠模型中，胚胎植入前阶段即受孕后 10 天接受辐射的死亡风险最高（Hall，1991），这可能是

表 5-2 常规影像学技术的子宫辐射剂量

部位	体位	剂量[a]/ 视野（mGy）	胶片 / 研究（No.）	剂量 / 研究（mGy）
颅骨[c]	前后位、后前位、侧位	< 0.0001	4.1	< 0.0005
胸部	前后位、后前位[c]、侧位[d]	< 0.0001 ~ 0.0008	1.5	0.0002 ~ 0.0007
乳房 X 线照片[d]	头足位、侧位	< 0.0003 ~ 0.0005	4.0	0.0007 ~ 0.002
腰骶部脊柱[e]	前后位、侧位	1.14 ~ 2.2	3.4	1.76 ~ 3.6
腹部[e]	前后位		1.0	0.8 ~ 1.63
IVP[e]	三视图		5.5	6.9 ~ 14
臀部[b]（单侧）	前后位	0.7 ~ 1.4	2.0	1 ~ 2
	侧位	0.18 ~ 0.51		

[a] 用 1988 年 Rosenstein 的方法计算半值层为 2 ~ 4 mm 铝当量的 X 射线束。
[b] 根据 1978 年 Laws 的数据和方法。
[c] 暴露数据来自 Conway，1989 年。
[d] 基于上述数据汇编的估算。
[e] 根据国家辐射保护和测量委员会 1989 年报告的 NEXT 数据。
Modified from Cunningham，2014。

由于染色体损伤引起卵裂球破坏所致。致死的无不良反应水平（NOAEL）为 0.15 ~ 0.2 Gy。在一些小鼠模型中，0.5 Gy（50 rad）水平的辐射可诱导基因组的不稳定性，这远超诊断性研究的水平（Streffer，2003）。

在小鼠器官发生过程中，1 Gy 或 100 rad 的高剂量辐射更有可能导致畸形和生长受限，而产生致命影响的可能性较小。有关大脑发育的研究表明，辐射会影响神经元的发育。“皮质敏感窗口”据说存在于孕早期和中期，临界阈值范围为 0.1 ~ 0.3 Gy 或 10 ~ 30 rad（Streffer，2003）。

人类数据

高剂量电离辐射对人体的不利影响多引自广岛和长崎原子弹爆炸幸存者（Greskovic，2000；Otake，1987）。经国际放射防护委员会（International Commission on Radiological Protection）证实，初步研究表明，孕 8 ~ 15 周期间接受辐射暴露，子代发生严重精神发育迟缓的风险最大（Streffer，2003）。在此期间，可能会存在一个较低的阈值剂量（约 0.3 Gy），即类似于上一节讨论的小鼠模型的一个阈值范围或“皮质敏感窗口”。1Gy 的辐射暴露使人类的智商（IQ）平均下降 25 分，这方面似乎存在着线性剂量反应，但是否存在阈值剂量尚不明确。大多数预估通过无阈值线性（linear no-threshold，LNT）假设犯了保守性的错误。2007 年，Strzelczyk 等从回顾性研究中得出结论，指出了暴露在小于 0.1 Gy 的辐射下的流行病学研究的局限性，结合最近的放射生物学发现，对低水平辐射暴露导致副作用的假设提出了挑战。

最后，当辐射剂量超过 0.5 Gy 或 50 rad，即使是孕周小于 8 周或大于 25 周的胎儿，发生精神发育迟缓的风险也会增加，但缺乏文献记载（Committee on Biological Effects，BEIR Ⅴ，1990；Streffer，2003）。有报道将高剂量放射线用于治疗女性恶性肿瘤、月经量过多和子宫肌瘤。在 1968 年，一项有关 22 个存在小头畸形、精神发育迟缓或二者兼有的婴儿的研究中，Dekaban 解释他们在妊娠前半段时间曾暴露于约 2.5 Gy 或 250 rad 的辐射环境中，除小头畸形、眼部异常及生长受限外，未发现其他器官的畸形（Brent，1999b）。

这些发现的启示意义很直观，8 ~ 15 周的胚胎最容易因受到辐射影响而发生精神发育迟缓。是否存在导致异常发生的阈值剂量或者无阈值线性模型是否更准确，这尚未得到解决。生物效应委员会（1990）估计，0.1 Gy（10 rad）的辐射使严重精神发育迟缓的风险低至 4%，而 1.5 Gy（150 rad）的辐射水平使风险高达 60%。但这些剂量是诊断性辐射剂量的 2 ~ 100 倍。更重要的是，多次手术的累积辐射剂量可能达到有害剂量范围，特别是在孕 8 ~ 15 周期间。在孕 16 ~ 25 周期间，风险会降低；在孕 8 周之前或 25 周之后目前还不存在已被证实的风险。

低剂量的诊断性辐射给胚胎带来的风险似乎很少。目前的证据表明低于 0.2 Gy（20 rad）剂量的辐射暴露不会增加畸形、生长受限或流产的风险（2009），由于诊断性 X 射线很少超过 0.1 Gy（10 rad），Strzelczyk 等（2007）得出结论，这些放射性检查不太可能产生决定性的影响。

■ 电离辐射的随机性效应

这是指辐射暴露的随机、可能无法预测的致癌或致突变效应。这些影响可能与胎儿诊断性辐射暴露、儿童癌症或遗传病的风险增加有关。根据 Doll 和 Wakeford（1997）的研究和国家研究委员会（2006）BEIR Ⅶ二期报告，癌症发生概率增加可能是子宫内低至 0.01 Sv（1 rem）的辐射暴露的结果。Hurwitz（2006）从另一方面证明，胎儿期暴露于 0.03 Gy（3 rad）的辐射的儿童罹患癌症的预估风险是没有辐射暴露儿童的背景风险的两倍，分别为 1 / 600 和 2 / 600。

在一项报告中，对包括 10 种实体肿瘤的成人人群进行子宫内辐射暴露的测定，年龄跨度为 17 ~ 45 岁。如前所述，在 0.1 Sv（10 rem）阈值处存在剂量 - 反应关系。有趣的是，10 种癌症中有 9 种在女性身上发现（National Research Council，2006 年），这可能与 DNA 和电离辐射之间一系列复杂的相互作用有关。这一发现也使小于 0.1 Sv（10 rem）的低剂量辐射的癌症风险预测变得更加困难。重要的是，低于 0.1 ~ 0.2 Sv 的辐射，没有可靠证据表明存在致癌作用（Brent，2009；Preston，2008；Strzelczyk，2007）。

■ 放射治疗

美国物理医学协会放射治疗委员会工作组发现，美国每年约有 4 000 名孕妇接受癌症治疗（Stovall，1995）。他们推荐的规范现阶段仍在使用中。工作组强调孕妇放疗的个体化。例如，在某些情况下可以采取针对胎儿和其他方面的保护措施（Fenig，2001；Nuyttens，2002）。若将胎儿暴露在危险剂量的辐射下，必须临时制定一个精心设计的计划（Prado，2000）。其中一个例子是 Mazonakis 等（1999，2003）提出的母体脑部放疗估算胎儿剂量的模型，另一个例子是乳腺切线照射计算胎儿剂量的模型（1999，2003）。Wo 和 Viswanathan（2009）针对放疗对未来生育和妊娠结局的影响进行了综述。

■ 诊断性放射性检查

为了估计胎儿的风险，必须知道大致的 X 射线剂量。根据美国放射学会的研究，没有一种单一的诊断技术能产生足以威胁胚胎和胎儿健康的辐射剂量（Hall，1991）。

X 线成像

标准 X 线剂量测定见表 5-2。妊娠期间 X 线胸片双视图是最常用的诊断方法，这种检查胎儿接受的辐射非常小。腹部 X 线检查由于胎儿直接暴露在 X 线束中，辐射剂量较高，为 0.001 Gy 或 0.1 rad（图 5-12）。标准的静脉注射肾盂造影可能超过 0.005 Gy 或 0.5 rad，因为在检查过程中需要拍几张腹部薄层图。当怀疑尿路结石或其他梗阻原因而超声尚未证实时，一次性肾盂造影是有效的。大多数“创伤系列”如四肢、颅骨或肋骨的 X 线片，由于胎儿离辐射靶区较远，所以承受的辐射剂量较低。影像学研究方面的胎儿的适应证有限，最常见的是臀位 X 线片进行骨盆测量。

X 线透视检查和血管造影

由于每个病例所获得的 X 线片数量、总体透视时间和胎儿在辐射场中的时间长短不同，辐射量计算相对更加困难（图 5-13 和图 5-14）。如表 5-3 所示，剂量范围是可变的。美国食品药品监督管理局（FDA）限制了常规透视检查的照射强度，如钡餐检查。但在血管造影中使用的专用系统有潜在的更高剂量的暴露。

内镜检查是妊娠期胃肠道评估的首选方法。有

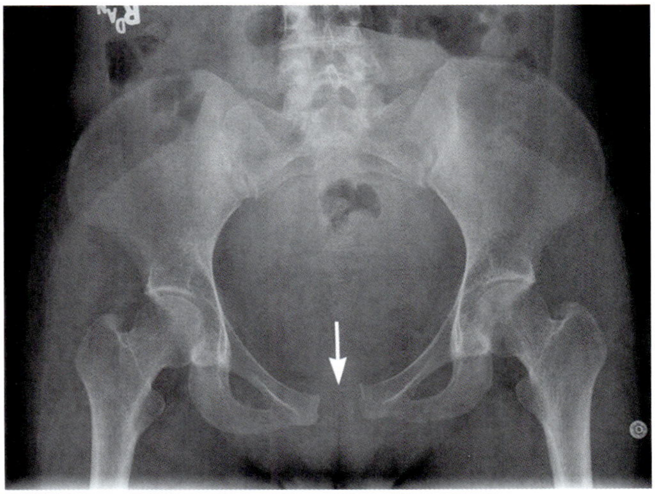

图 5-12 27 岁初产妇，经阴道自然分娩后有持续的下肢疼痛，可行走。产后第 2 天的前后位骨盆平片显示耻骨联合增宽（箭头）。耻骨联合关节正常距离为 0.4 ~ 0.5 cm，> 1 cm 诊断为耻骨联合分离。

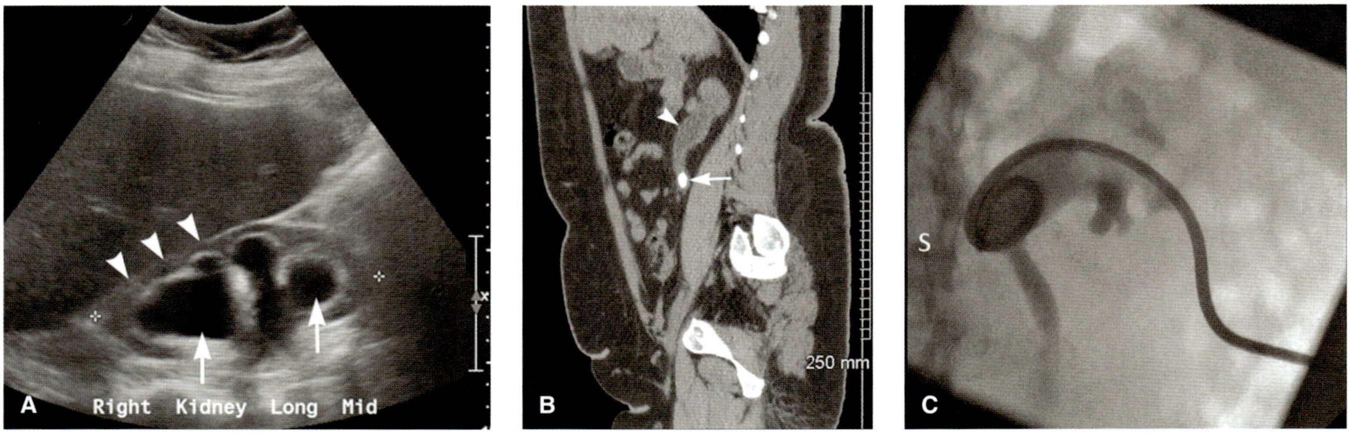

图 5-13 34 岁孕妇，孕 19 周，既往有肾结石病史。A. 超声右上象限图像显示严重积水（箭头）和肾实质低回声（箭头）。B. 矢状位 CT 显示右侧输尿管中段存在结石阻塞（箭头）及肾积水（箭头）。C. 经皮肾造口置入的透视图像。患者俯卧位，脊柱（S）在左侧。严格准直可减少邻近结构的辐射。

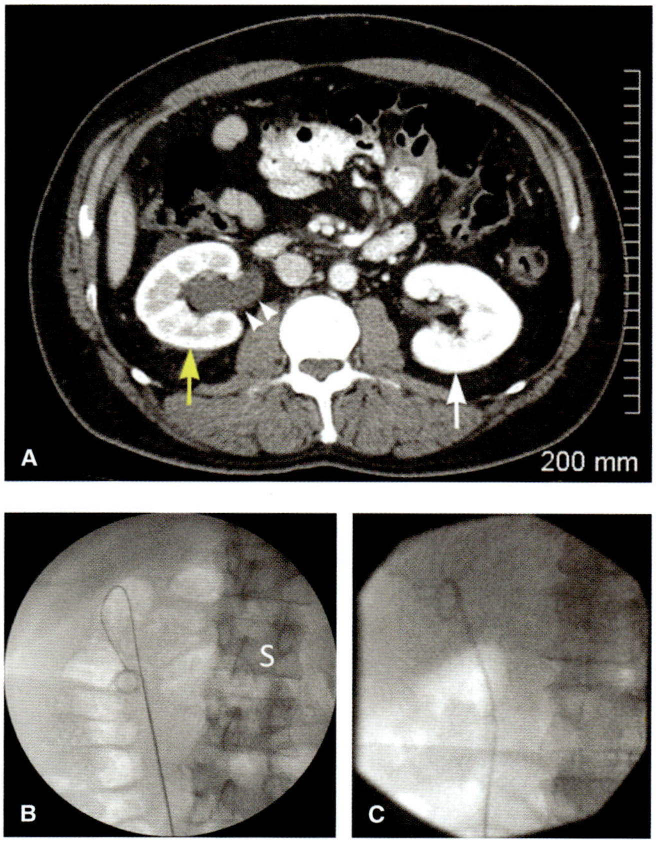

图 5-14 A. 轴向 CT 图像显示，与左肾（白色箭头）相比，右肾延迟增强（黄色箭头），由梗阻伴轻度肾盂积水造成（箭头）。B. 逆行肾输尿管支架置入 X 线透视图像。患者仰卧位，将一根柔韧的导丝沿右侧输尿管向上，进入近端肾集合系统。S = 脊柱。C. 将猪尾导管穿过导丝并妥善固定，然后取出导丝，保留导管。

时，上消化道造影或钡剂灌肠可能会在妇女意识到怀孕之前进行，但大多数会在胚胎植入前或器官发生早期进入肠道。

当母体存在严重的基础疾病，尤其是创伤时，血管造影有时是必要的。如前所述，X 射线距离胚胎或胎儿越远，辐射暴露的风险就越小。

CT

目前，这些成像技术大多是通过多个平面后期处理重建来获得一个 360° 的螺旋图像。其中，轴向图像仍最常见。多层螺旋 CT（multidetector CT，MDCT）是目前临床常用的影像学检查方法。然而，与传统 CT 成像相比，MDCT 可能导致辐射剂量增加。

一些成像参数对辐射暴露产生影响（Brenner，2007），包括螺距、千伏电压、管电流、准直、片数或片厚、管旋转以及总采集时间。如果一项检查同时可有或无造影检查，由于获得的图像数量是原来的两倍，辐射剂量基本上相对无造影剂检查增加一倍。然而，双能扫描仪作为一种较新的替代方法，可以创建虚拟的无造影剂图像。胎儿的辐射暴露也取决于母体的大小、胎儿的大小和位置等因素。与 X 线平片一样，辐射靶区离胎儿越近，辐射剂量就越大。

Hurwitz 等（2006）通过一个 16 通道的 MDCT，利用假体模型来计算胎儿在妊娠 0 个月和 3 个月时的辐射暴露，计算了孕妇常接受的 3 种放射线检查的辐射量（表 5-4）。其中，肺栓塞 CT- 血管造影与稍后

表 5-3 常规 X 线透视技术中子宫 / 胚胎的估测 X 射线辐射剂量

检查技术	子宫辐射剂量（mGy）	透视暴露时间（s）	胶片暴露时间（s）
脑血管造影	< 0.1	—	—
心脏血管造影 [b, c]	0.65	223（SD=118）	49（SD=9）
单支血管 PTCA[b, c]	0.60	1 023（SD=952）	32（SD=7）
双支血管 PTCA[b, c]	0.90	1 186（SD=593）	49（SD=13）
上消化道系列 [d]	0.56	136	—
食管钡餐 [b, e]	0.06	192	—
钡剂灌肠 [b, f, g]	20 ～ 40	289 ～ 311	—

[a] Wagner，1997。
[b] 基于 1984 年 Gorson 的数据计算。
[c] Finci，1987。
[d] Suleiman，1991。
[e] 基于 1987 年 Rowley 的数据的女性部分。
[f] 假设胚胎在整个检查中都位于辐射场。
[g] Bednarek，1983。
PTCA = 经皮腔内冠状动脉成形术，SD = 标准差。
Modified from Cunningham，2014。

讨论的肺通气 - 灌注（V/Q）扫描具有相同的辐射量。由于螺距的应用，阑尾成像具有最高剂量的辐射暴露。然而，缺乏专用的 MRI 时，它也可应用于临床。对于可疑的尿路结石，如果超声不能诊断，可以采用 MDCT 扫描。Lazarus（2007）对 67 名疑似阑尾炎的孕妇应用类似技术进行检查，报告的灵敏性为 92%，特异性为 99%，阴性预测值为 99%。与阑尾成像相比，由于螺距不同，辐射剂量明显降低。White（2007）应用类似的检查方案，在 20 名平均妊娠时间为 26.5 周的女性中发现 13 名患有尿路结石。最后，如果孕妇存在严重创伤，应进行腹部 CT 检查。

头颅 CT 扫描是孕妇最常要求进行的检查，通常选择非增强 CT 检查硬膜外、硬膜下或蛛网膜下腔的急性出血（图 5-15）。

表 5-4 应用 16 通道多探头成像协议估测辐射剂量

协议	剂量测定（mGy）	
	胚胎植入前	孕 3 个月
肺栓塞	0.20 ～ 0.47	0.61 ～ 0.66
肾结石	8 ～ 12	4 ～ 7
阑尾	15 ～ 17	20 ～ 40

Data from Hurwitz，2006.

一些孕妇在尝试臀位阴道分娩前进行骨盆测量，胎儿辐射剂量接近 0.015 Gy（1.5 rad），但低暴露剂量技术可以将其降低到 0.0025 Gy（0.25 rad）（Moore，1989）。

大部分胸部 CT 扫描的经验来自疑似肺栓塞患者。妊娠期应用该检查的最新推荐来自肺栓塞诊断的前瞻性研究（PIOPED- Ⅱ）（Stein，2007）。调查人员发现，70% 的放射科医生推荐孕妇应用肺通气 - 灌注扫

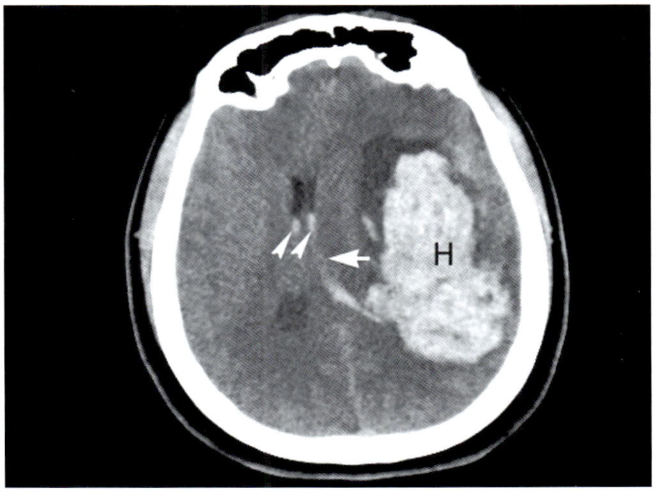

图 5-15 37 岁孕妇，足月时出现产时子痫。CT 平扫显示额顶颞叶颅内血肿（H）、脑室内扩张（箭头）。由于血肿的质量效应，中线（箭头）向右偏移。

描（V/Q 扫描），30% 的放射科医生推荐胸部 CT 血管成像。然而，大多数人认为 MDCT 血管造影准确性更高，采集时间更短。另一个着重考虑的因素是，大多数医院在任何时间都能进行 CT 检查。有人报道 CT 血管造影应用率更高，并强调辐射剂量与 V/Q 扫描相似（Brenner，2007；Hurwitz，2006；Matthews，2006）。有关这个话题的争论仍在继续，从胎儿接受的辐射剂量角度考虑，胸部 CT 血管造影的辐射剂量低于 V/Q 扫描；但对于孕妇，胸部 CT 血管造影的辐射剂量明显更高（Revel，2011；Winer-Muram，2002）。在帕克兰医院，对于怀疑肺栓塞患者我们最初选择应用 MDCT 扫描。

放射造影剂

用于 X 线和 CT 成像的静脉造影剂被美国 FDA 认定为 B 级（2008）。目前用于成像的静脉造影剂类型包括碘化剂和低渗剂，可通过胎盘进入胎儿体内。目前尚无产妇注射水溶性碘化造影剂显像后出现新生儿甲状腺功能低下或其他不良反应的文献报道（American College of Radiology，2013）。常用的口服含碘或含钡造影剂，全身吸收最少，基本不会对胎儿产生影响。

核医学研究

这些技术通过将放射性同位素“标记”到可以被注射、吸入或吞食的载体上来完成检查的。例如，放射性同位素锝 -99m（^{99m}Tc）可以标记红细胞、硫胶体或高锝酸盐。标记试剂的方法决定了胎儿的辐射暴露。经胎盘转运的剂量显然十分重要，但由于胎儿位置接近孕妇膀胱，所以肾对造影剂的清除也很重要。对放射性同位素锝的测量是基于它的衰变，剂量单位为居里（curie，Ci）或贝克勒尔（becquerel，Bq）。剂量通常以毫居（mCi）表示。如表 5-1 所示，有效组织剂量单位以 Sv 表示。如前所述，要转换单位：1 Sv = 100 rem = 100 rad。

根据放射性同位素的物理和生化特性，可以计算出胎儿的平均暴露剂量（Wagner，1997；Zanzonico，2000）。常用的放射性药物和胎儿吸收估测剂量见表 5-5。放射性同位素剂量应尽量保持在尽可能低的水平（Adelstein，1999）。接触剂量因孕周而异，大多数放射性药物在孕早期暴露剂量最大。碘 -131 对胎儿甲状腺的后期影响是个例外，这一点会在后面讨论（Wagner，1997）。国际放射防护委员会在 2001 年编定了放射性同位素的剂量系数。Stather 等在 2002 年详细介绍了委员会用于估计母体放射性同位素暴露对胎儿辐射剂量的生物动力学和剂量学模型。

如前所述，MDCT- 血管造影优先用于妊娠期可疑肺栓塞者，而以前首选的成像方式是 V/Q 扫描。如果 CT 血管造影仍未诊断，尽管使用重复 CT 血管造影优于 V/Q 扫描，也可应用 V/Q 扫描（Leung，2011）。在 V/Q 扫描时，^{99m}Tc 标记的大颗粒白蛋白测量灌注，吸入氙 -127 或氙 -133 测量通气。胎儿在任何一项检查中的辐射暴露都可以忽略不计（Chan，2002；Mountford，1997）。

碘 -123 或碘 -131 甲状腺扫描很少在妊娠期使用。然而，诊断性的微量暴露带来的胎儿风险极低，治疗 Graves 病或甲状腺癌的放射性碘的剂量可能导致胎儿甲状腺消融和呆小病。

前哨淋巴结同位素定位图使用 ^{99m}Tc 标记的硫胶体检测乳腺癌腋窝淋巴结转移。这项检查通常面向非妊娠妇女，在术前完成（Newman，2007；Spanheimer，2009；Wang，2007）。如表 5-5 所示，计算剂量约为 0.014 mSv（1.4 mrad），所以不应排除其在妊娠期间的应用。

磁共振成像

MRI 因不产生电离辐射而被证明对孕产妇和胎儿成像检查极为有用。其优点包括软组织高对比度，能够将组织特征化，并可在任一平面上获取图像。其中，轴向、矢状位和冠状位较为常用。MRI 利用强大的磁铁来暂时改变质子的状态。磁场强度以特斯拉（Tesla，T）为单位进行测量，临床 MRI 中应用的磁场强度一般为 1.5 ～ 3 T。氢质子存在广泛，尤其是在水和脂肪中，所以被用于成像。然后利用无线电波使磁场矢量偏转。当射频信号源关闭时，氢质子恢复到正常状态。在此过程中，氢质子会发射出不同频率的无线电波，这些电波被缠绕在身体某部位的线圈接收。信号的相对强度以灰度表示。在所有的平面上都可以得到一系列脉冲序列，利用梯度和每一处接收信号的位置来生成图像。技术的进步大大缩短了扫描时间，提高了图像质量。

■ 安全性

Kanal 等（2007）总结了美国放射学会安全蓝丝带小组关于 MRI 安全性的最新更新。该小组的结论是，无论孕周长短，目前无 MRI 对人体产生有害影响的报道。孕妇的每一项 MRI 检查要求都应得到放

表 5-5　核医学检查中应用的放射性药物

部位	以毫居（mCi）为单位估测每次检查活动[a]	孕周[b]	每份药物对子宫 / 胚胎的辐射剂量（mSv）[c]
大脑	20 mCi ^{99m}Tc DTPA	＜ 12	8.8
		12	7[c]
肝胆管	5 mCi ^{99m}Tc 硫胶体	12	0.45
	5 mCi ^{99m}Tc HIDA		1.5
骨	20 mCi ^{99m}Tc 磷酸盐	＜ 12	4.6
肺灌注	3 mCi ^{99m}Tc- 大颗粒白蛋白	任何孕周	0.45 ～ 0.57（组合）
肺通气	10 mCi ^{133} 氙气		
肾	20 mCi ^{99m}Tc DTPA	＜ 12	8.8
脓肿或肿瘤	3 mCi ^{67}Ga 柠檬酸盐	＜ 12	7.5
心血管	20 mCi ^{99m}Tc- 标记红细胞	＜ 12	5
	3 mCi ^{210}Tl 氯化物	＜ 12	11
		12	6.4
		24	5.2
		36	3
甲状腺	5 mCi $^{99m}TcO_4$	＜ 8	2.4
	0.3 mCi ^{123}I（全身）	1.5 ～ 6	0.10
	0.1 mCi ^{131}I [d]		
	全身	2 ～ 6	0.15
	全身	7 ～ 9	0.88
	全身	12 ～ 13	1.6
	全身	20	3
	胎儿甲状腺	11	720
	胎儿甲状腺	12 ～ 13	1 300
	胎儿甲状腺	20	5 900
前哨淋巴结	5 mCi ^{99m}Tc 硫胶体（1 ～ 3 mCi）		5

[a] 转换为 mrem 需要乘 100。
[b] 孕 12 周之前的胚胎 / 胎儿死亡率通常更高。
[c] 有些测量值可以解释胎盘转运。
[d] ^{131}I 的摄取和暴露随着孕周的增加而增加。
DTPA= 二亚乙基三胺五乙酸，Ga = 镓，HIDA = 肝亚氨基乙酰乙酸，I= 碘，mCi = 毫居，mSv = 毫希沃特，Tc = 锝，TcO_4 = 高锝酸盐，Tl = 铊。
Data from Adelstein, 1999; Schwartz, 2003; Stather, 2002; Wagner, 1997; Zanzonico, 2000, and their colleagues. Reproduced with permission from Twickler DM, Cunningham FG: General considerations and maternal evaluation. In Cunningham FG, Leveno KL, Bloom, et al (eds): Williams Obstetrics, 24th ed. New York, McGraw-Hill Education, 2014.

射科主治医生的批准。当不能进行其他影像学检查，或 MRI 能够提供放射性检查所能提供的信息时，则应进行 MRI 检查。MRI 的禁忌证包括体内存在心脏起搏器、神经刺激器、植入式除颤器和输液泵、耳蜗植入物、弹片或其他敏感区域的金属、颅内动脉瘤夹以及眼内的任何金属异物。Dewey 等（2007）发现，在 51 000 多名计划进行 MRI 的非妊娠妇女中，只有 0.4% 的人对这种检查存在绝对禁忌。

有关 MR 安全性的早期研究发现，早期小鼠胚胎暴露于 1.5 T 的 MRI 中对囊泡形成无影响（Chew，

2001)。磁场强度大于 1.5 T 的 MRI 在临床应用上少有需求或适应证。据报道，高达 4 T 的磁场强度对动物仍是安全的（Magin，2000）。Vadeyar 等（2000）在对孕妇进行 MRI 检查时未发现胎儿心率模式明显改变。评估子宫内暴露于 MR 的儿童的研究显示 MRI 未产生有害影响（Baker，1994；Clements，2000；Kok，2004；Reeves，2010）。

■ 造影剂

钆螯合物用来产生顺磁性对比。这种螯合物穿过胎盘存在于羊水中。10 倍人类剂量的钆造影剂（GBCA）可引起家兔子代的轻度发育迟缓。De Santis 等（2007）描述了 26 名在孕早期接受过钆衍生物的妇女，未发现对胎儿产生不良影响。根据 Briggs 和 Freeman（2015）和美国放射学会（2007）的研究，除非潜在压倒性优势，否则不常规推荐应用钆。这一建议源于羊水中有毒钆离子与其配体存在解离的可能，而胎儿可能长期暴露于其中。

■ 孕妇适应证

因不产生电离辐射，MRI 相比 CT 扫描在与妊娠无关的疾病上更具优势。在某些情况下，MRI 可与 CT 相媲美；而在另一些情况下，MRI 则更佳。例如，母体中枢神经系统异常如脑瘤或脊髓损伤，在 MRI 中可以更清晰地观察到。MRI 为子痫的病理生理提供了有价值的分析（Twickler，2007；Zeeman，2003，2009）。磁共振血管成像（MRA）可以在无血管造影剂的情况下进行并提供脑血管成像，也可以用来计算大脑中动脉和后动脉的血流量（Zeeman，2004a，b）。

MRI 在评估孕妇腹部和腹膜后间隙方面是一种极有优势的技术，已被用于妊娠期肾上腺肿瘤、肝肾肿块、胃肠道病变和盆腔异常的检测和定位。MRI 在评估妊娠期胸部、腹部和骨盆肿瘤方面具有特殊的价值（Oto，2007）。它可能用于证实盆腔和腔静脉血栓形成——孕妇肺栓塞的常见来源。如第三十二章（514 页）所述，CT 和 MRI 都可用于评估产后感染，但 MRI 还可在剖宫产后更好地提供膀胱腹膜返折区域可视化（Brown，1999；Twickler，1997）。

MRI 现在常用于评估妊娠期右下腹疼痛，特别是疑似阑尾炎者（Pedrosa，2007，2009；Singh，2007）。妊娠期腹痛和盆腔痛的其他病因，可能包括阑尾炎和胃肠道、泌尿系统、胆道、生殖道和胎盘疾病，无论与妊娠状态是否相关，都可利用 MRI 检查确定（图 5-16 至图 5-19）（Furey，2014）。

■ 胎儿适应证

胎儿 MRI 作为超声检查的补充，应用越来越广泛（De Wilde，2005；Laifer-Narin，2007；Sandrasegaran，2006）。根据 Zaretsky 等（2003a）的研究，几乎所有的标准胎儿解剖测量要点都可以用 MRI 进行评估。Bauer（2009）、Reichel（2003）和 Twickler（2002，2003）等已经验证了它在胎儿中枢神经系统异常和生物统计学中的应用（图 5-20）。Caire 等在 2003 年描述了 MRI 在评估胎儿泌尿生殖系统异常中的优势。

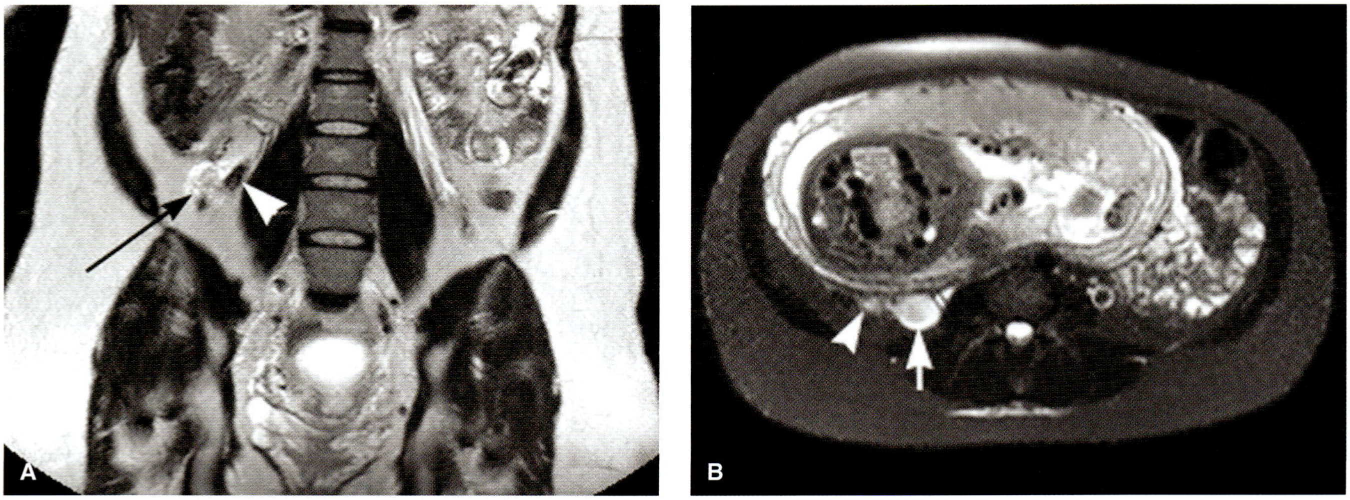

图 5-16 22 岁孕妇，孕 32 周，右侧腹痛伴恶心、干呕 2 天。A. 冠状位 T2WI 序列显示阑尾（箭头），阑尾尖端附近轻度水肿（箭头）。B. 脂肪饱和轴向 T2WI 序列再次显示阑尾附近轻度水肿（箭头）。注意右侧卵巢静脉增宽（箭头），这在妊娠期并不少见。

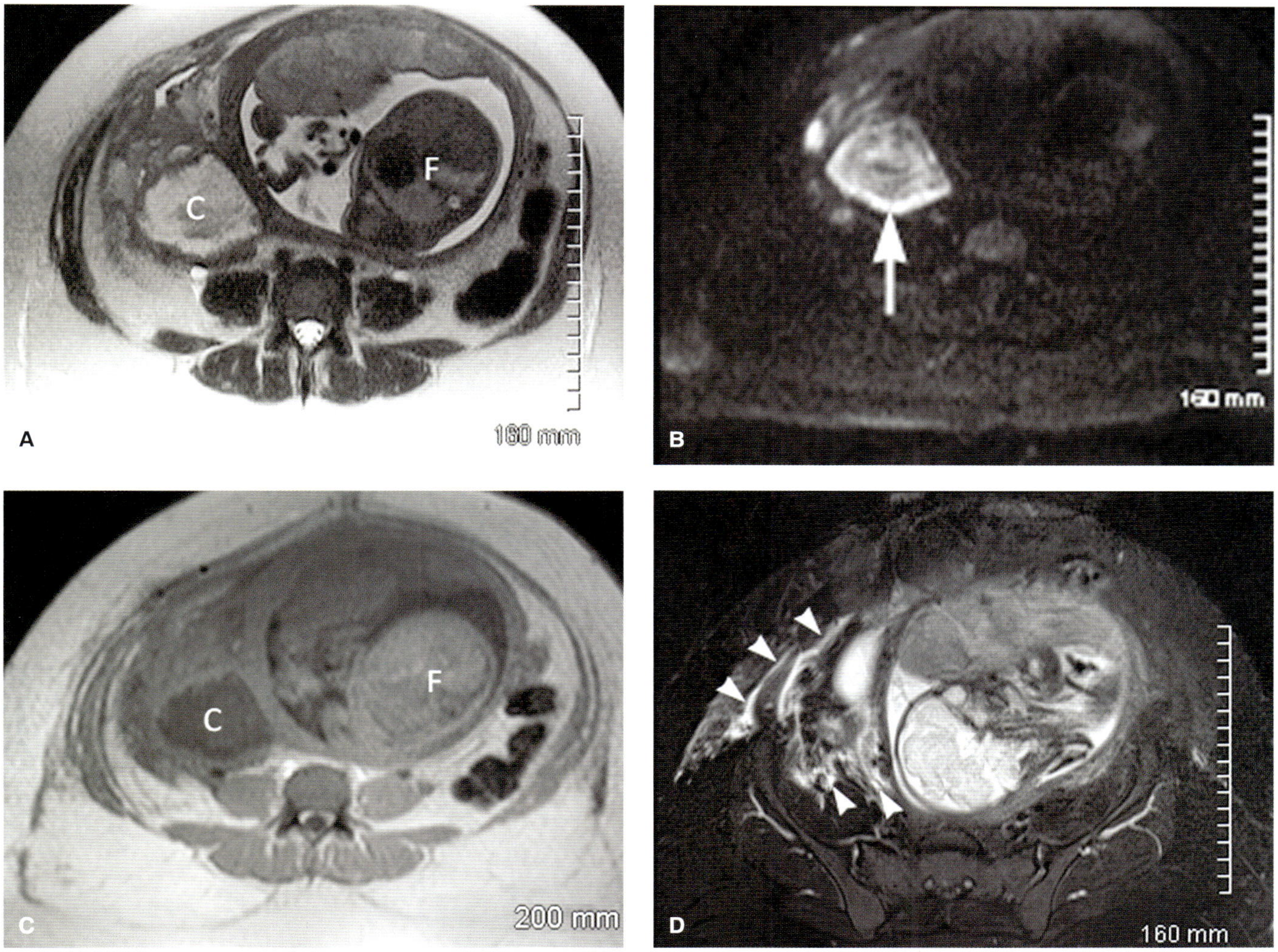

图 5-17　25 岁孕妇，孕 30 周，因阑尾炎穿孔行阑尾切除术后第 1 天。轴向 T2WI（A）和 T1WI（C）显示右下象限存在一个大的占位（C）。F = 胎儿。B. 弥散加权成像（DWI）的高信号（箭头）显示内含黏性液体。D. 脂肪饱和的轴向 T2WI 较好地显示了邻近软组织的水肿（箭头）。手术切除了一个大脓肿。

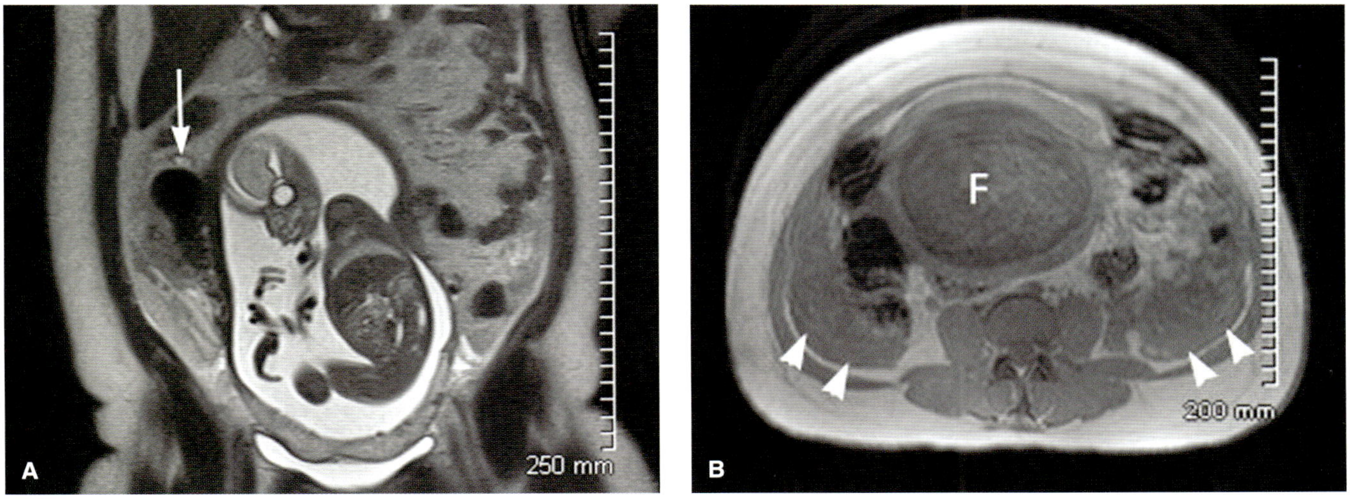

图 5-18　30 岁孕妇，腹痛，疑似阑尾炎。A. 冠状位 T2WI 显示阑尾未扩张但充满液体（箭头）。阑尾壁增厚和局灶性邻近组织水肿提示阑尾炎。B. 轴位 T1WI 显示大量腹腔积血（箭头）。开腹探查发现胎盘出血，需要经腹行子宫切除术。F = 胎儿。

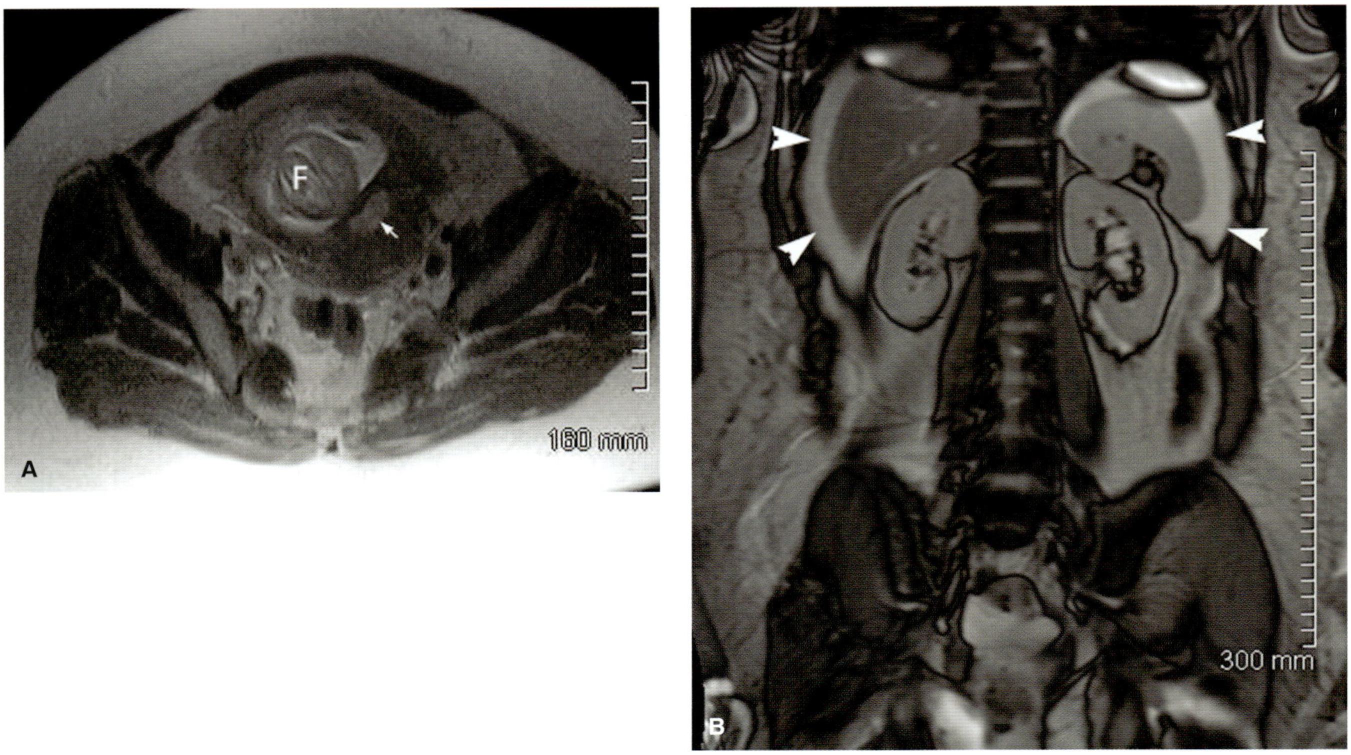

图 5-19 35 岁孕妇，孕 19 周时出现急性腹痛，怀疑阑尾炎。A. 轴位 T2WI 显示子宫内膜蜕膜高信号（箭头），与妊娠囊分离（F）B. 妊娠期急诊 MRI 通常利用截尾序列来节省时间，这张平衡图像有助于量化腹腔积血，同样可用于定量肝周和脾周积液（箭头）。经手术证实为输卵管间质部妊娠。

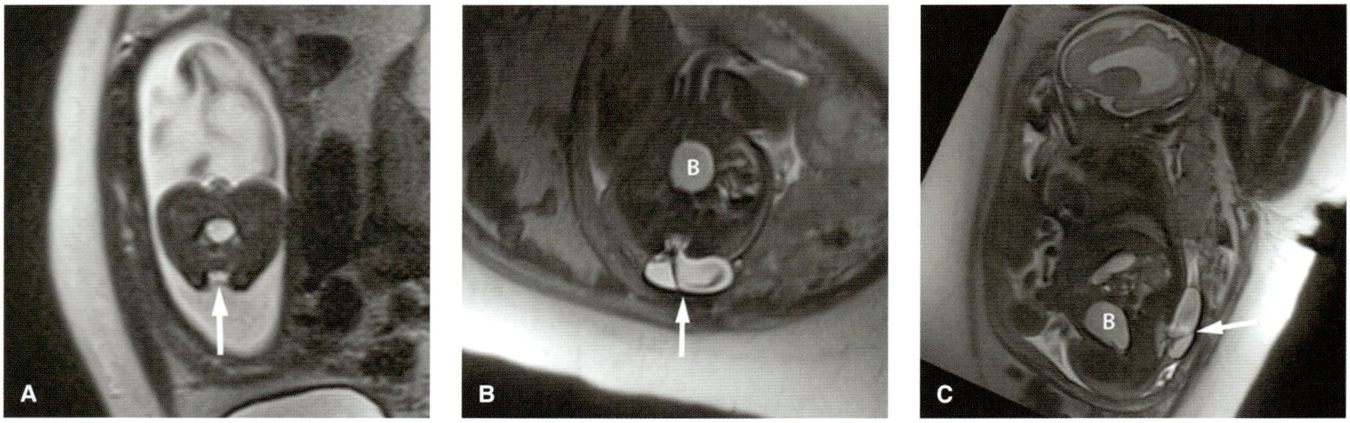

图 5-20 轴向半傅立叶采集单次激发快速自旋回波（HASTE）图像通过胎儿骨盆在骶骨水平显示开放性神经管缺陷（箭头）。在另一个胎儿中，轴位（B）和矢状位（C）的 HASTE 骨盆图像显示出较大的双叶脊髓脊膜膨出（箭头）。B = 胎儿膀胱。

Hawkins 等在 2008 年报道了 21 例肾异常和羊水过少胎儿的 MRI。Zaretsky 等（2003b）的报告称，MRI 相比超声成像能更准确地估计胎儿体重。磁共振超快速自旋回波序列的发展通过减少胎儿运动的影响改善了胎儿成像。

Levine 在 2001 年的报告中称，半傅立叶采集单次激发快速自旋回波（Half-Fourier Acquisition Single Shot Turbo Spin Echo，HASTE）序列在猪的子宫或胎儿中未产生明显的热量。胎儿使用 MRI 最常见的适应证是评估中枢神经系统、胸部和泌尿生殖系统的复杂异常情况（图 5-21）。

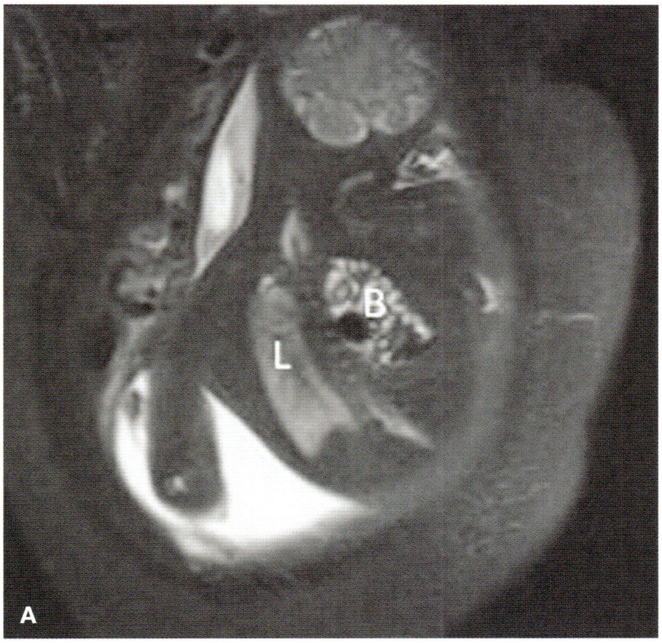

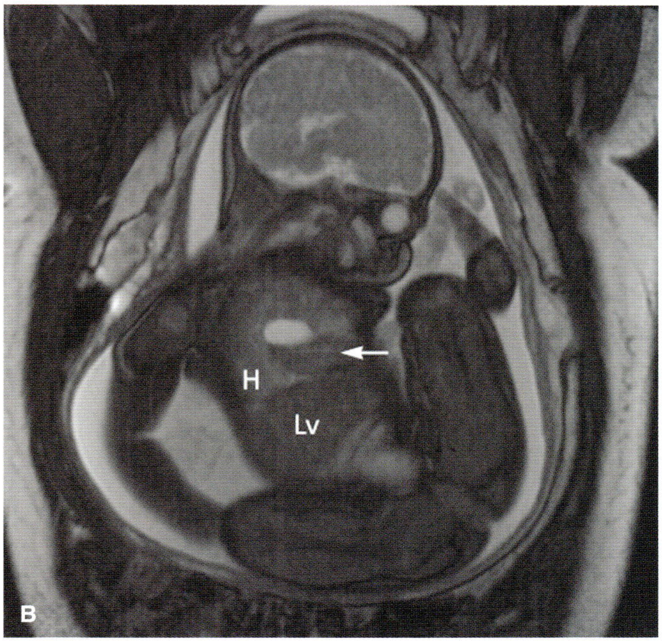

图 5-21 27 岁孕妇，孕 36 周，胎儿左侧先天性膈疝。**A.** T2 加权脂肪抑制图像显示部分正常的右肺（L）和充满肠管的左胸（B）。**B.** 平衡图像显示肝（Lv）在横膈膜下方，在胸腔上方（箭头）。心脏（H）向右移位。

妊娠期影像诊断学

推荐的妊娠期影像学指南详见表 5-6。ACOG 于 2016 年修订了妊娠期影像学的作用。

表 5-6 妊娠期的诊断性影像学建议

超声或 MRI 与胎儿不良反应无因果关系。如果条件允许，可以代替妊娠期间的 X 线检查。
需要考虑电离辐射可能对胎儿造成影响，但不应禁止孕妇进行必要的 X 线诊断性检查。
孕妇应被告知，单一诊断性的 X 线照射不会给胎儿带来有害影响。具体来说，胎儿暴露于 < 5 rads 的辐射与胎儿畸形或妊娠失败的发生无关。
建议由医学物理学家计算一位妇女所接受的辐射剂量，尤其是在计划进行多项检查的情况下。
X 线和 CT 应用的静脉造影剂被认为是 B 级，不太可能对胎儿造成伤害。MRI 不推荐应用钆造影剂，除非能够证明，相比于潜在的胎儿风险，造影具有压倒性优势。
放射性碘同位素禁止在妊娠期用于治疗。

（严 欣，译 陈 扬，校）

参考文献

Adelstein SJ: Administered radionuclides in pregnancy. Teratology 59:236, 1999

American College of Obstetricians and Gynecologists: Guidelines for diagnostic imaging during pregnancy. Committee Opinion No. 656, February 2016

American College of Obstetricians and Gynecologists: Ultrasonography in pregnancy. Practice Bulletin No. 101, February 2009, Reaffirmed 2014

American College of Radiology: ACR Manual on Contrast Media. Version 9, 2013

American Institute of Ultrasound in Medicine: AIUM practice guideline for the performance of obstetric ultrasound examinations. J Ultrasound Med 29:157, 2010

American Institute of Ultrasound in Medicine: AIUM practice guideline for the performance of an ultrasound examination of the abdomen and/or retroperitoneum. J Ultrasound Med 31:1301, 2012

Amis ES, Butler PF, Applegate KE, et al: American College of Radiology white paper on radiation dose in medicine. J Am Coll Radiol 4(5): 272, 2007

Ang ES, Gluncic V, Duque A, et al: Prenatal exposure to ultrasound waves impacts neuronal migration in mice. Proc Natl Acad Sci USA 103(34): 12903, 2006

Baker PN, Johnson IR, Harvey PR, et al: A three-year follow-up of children imaged in utero with echo-planar magnetic resonance. Am J Obstet Gynecol 170(1):32, 1994

Bauer S, Mirza F, Pri-Paz S, et al: Dandy-Walker malformations: a comparison of prenatal ultrasound and magnetic resonance imaging. Abstract No. 396 presented at the 29th annual meeting of the Society for Maternal-Fetal Medicine. 26-31 January 2009

Bednarek DR, Rudin S, Wong, et al: Reduction of fluoroscopic exposure for the air-contrast barium enema. Br J Radiol 56:823, 1983

Brenner DJ, Hall JH, Phil D: Computed tomography—an increasing source of radiation exposure. N Engl J Med 357:2277, 2007

Brent RL: Developmental and reproductive risks of radiological procedures utilizing ionizing radiation during pregnancy. Proceedings No. 21 in Radiation Protection in Medicine: Contemporary Issues. Proceedings of the 35th annual meeting of the National Council on Radiation Protection and Measurements. Arlington, VA, 7-8 April 1999b

Brent RL: Saving lives and changing family histories: appropriate counseling of pregnant women and men and women of reproductive age, concerning risk of diagnostic radiation exposure during and before pregnancy. Am J Obstet

Gynecol 200(1):4, 2009

Brent RL: Utilization of developmental basic science principles in the evaluation of reproductive risks from pre- and postconception environmental radiation exposures. Teratology 59:182, 1999a

Briggs GG, Freeman RK: Drugs in Pregnancy and Lactation, 9th ed. Philadelphia, Wolters Kluwer, 2015

Brown CE, Stettler RW, Twickler D, et al: Puerperal septic pelvic thrombophlebitis: incidence and response to heparin therapy. Am J Obstet Gynecol 181:143, 1999

Caire JT, Ramus RM, Magee KP, et al: MRI of fetal genitourinary anomalies. AJR Am J Roentgenol 181:1381, 2003

Callen PW: The obstetric ultrasound examination. In Callen PW (ed): Ultrasonography in Obstetrics and Gynecology, 4th ed. Philadelphia, WB Saunders, 2000

Chan WS, Ray JG, Murray S, et al: Suspected pulmonary embolism in pregnancy. Arch Intern Med 152:1170, 2002

Chew S, Ahmadi A, Goh PS, et al: The effects of 1.5T magnetic resonance imaging on early murine in-vitro embryo development. J Magn Reson Imaging 13:417, 2001

Clements H, Duncan KR, Fielding K, et al: Infants exposed to MRI in utero have a normal paediatric assessment at 9 months of age. Br J Radiol 73(866):190, 2000

Committee on Biological Effects of Ionizing Radiation, National Research Council: Other somatic and fetal effects. In BEIR V: Effects of Exposure to Low Levels of Ionizing Radiation. Washington, National Academy Press, 1990

Conway BJ: Nationwide evaluation of x-ray trends: tabulation and graphical summary of surveys 1984 through 1987. Frankfort, Conference of Radiation Control Program Directors, 1989

Cunningham FG, Leveno KJ, Bloom SL, et al (eds): General considerations and maternal evaluation. In Williams Obstetrics, 24th ed. New York, McGraw-Hill Education, 2014

Dekaban AS: Abnormalities in children exposed to x-irradiation during various stages of gestation: tentative timetable of radiation injury to the human fetus. J Nucl Med 9:471, 1968

De Santis M, Straface G, Cavaliere AF, et al: Gadolinium periconceptional exposure: pregnancy and neonatal outcome. Acta Obstet Gynecol Scand 86: 99, 2007

De Wilde JP, Rivers AW, Price DL: A review of the current use of magnetic resonance imaging in pregnancy and safety implications for the fetus. Prog Biophys Mol Biol 87:335, 2005

Dewey M, Schink T, Dewey CF: Frequency of referral of patients with safety-related contraindications to magnetic resonance imaging. Eur J Radiol March 22, 2007

Doll R, Wakeford R: Risk of childhood cancer from fetal irradiation. Br J Radiol 70:130, 1997

Fenig E, Mishaeli M, Kalish Y, et al: Pregnancy and radiation. Cancer Treat Rev 27:1, 2001

Finci L, Meier B, Steffenino G, et al: Radiation exposure during diagnostic catheterization and single- and double-vessel percutaneous transluminal coronary angioplasty. Am J Cardiol 60:1401, 1987

Food and Drug Administration: Content and format of labeling for human prescription drug and biological products: requirements for pregnancy and lactation labeling. Fed Regist 29:30831, 2008

Furey EA, Bailey AA, Pedrosa I: Magnetic resonance imaging of acute abdominal and pelvic pain in pregnancy. Top Magn Reson Imaging 23(4):225, 2014

Gorson RO, Lassen M, Rosenstein M: Patient dosimetry in diagnostic radiology. In Waggener RG, Kereiakes JG, Shalek R (eds): Handbook of Medical Physics, Vol II. Boca Raton, CRC Press, 1984

Greskovich JF, Macklis RM: Radiation therapy in pregnancy: risk calculation and risk minimization. Semin Oncol 27:633, 2000

Groen RS, Bae JY, Lim KJ: Fear of the unknown: ionizing radiation exposure during pregnancy. Am J Obstet Gynecol 206(6):456, 2012

Hall EJ: Scientific view of low-level radiation risks. RadioGraphics 11:509, 1991

Hawkins JS, Dashe JS, Twickler DM: Magnetic resonance imaging diagnosis of severe fetal renal anomalies. Am J Obstet Gynecol 198:328.e1, 2008

Hurwitz LM, Yoshizumi T, Reiman RE, et al: Radiation dose to the fetus from body MDCT during early gestation. Am J Roentgenol 186:871, 2006

International Commission on Radiological Protection: Doses to the embryo and fetus from intakes of radionuclides by the mother. Ann ICRP 31:19, 2001

Kanal E, Barkovich AJ, Bell C, et al: ACR guidance document for safe MR practices: 2007. AJR Am J Roentgenol 188:1, 2007

Kok RD, de Vries MM, Heerschap A, et al: Absence of harmful effects of magnetic resonance exposure at 1.5 T in utero during the third trimester of pregnancy: a follow-up study. Magn Reson Imaging 22(6):851, 2004

Kossoff G: Contentious issues in safety of diagnostic ultrasound. Ultrasound Obstet Gynecol 10:151, 1997

Laifer-Narin S, Budorick NE, Simpson LL, et al: Fetal magnetic resonance imaging: a review. Curr Opin Obstet Gynecol 19:151, 2007

Laws PW, Rosenstein M: A somatic index for diagnostic radiology. Health Phys 35:629, 1978

Lazarus E, Mayo-Smith WW, Mainiero MB, et al: CT in the evaluation of nontraumatic abdominal pain in pregnant women. Radiology 244:784, 2007

Leung AN, Bull TM, Jaeschke R, et al: An official American Thoracic Society/Society of Thoracic Radiology clinical practice guideline: evaluation of suspected pulmonary embolism in pregnancy. Am J Respir Crit Care Med 184(10):1200, 2011

Levine D, Zuo C, Faro CB, et al: Potential heating effect in the gravid uterus during MR HASTE imaging. J Magn Reson Imaging 13:856, 2001

Magin RL, Lee JK, Klintsova A, et al: Biological effects of long-duration, high-field (4 T) MRI on growth and development in the mouse. J Magn Reson Imaging 12(1):140, 2000

Matthews S: Imaging pulmonary embolism in pregnancy: what is the most appropriate imaging protocol? Br J Radiol 79(941):441, 2006

Maulik D: Biosafety of diagnostic Doppler ultrasonography. In: Doppler Ultrasound in Obstetrics and Gynecology. New York, Springer, 1997

Mazonakis M, Damilakis J, Varveris H, et al: A method of estimating fetal dose during brain radiation therapy. Int J Radiat Oncol Biol Phys 44:455, 1999

Mazonakis M, Varveris H, Damilakis J, et al: Radiation dose to conceptus resulting from tangential breast irradiation. Int J Radiat Oncol Biol Phys 55:386, 2003

Miller MW, Brayman AA, Abramowicz JS: Obstetric ultrasonography: a biophysical consideration of patient safety—the "rules" have changed. Am J Obstet Gynecol 179:241, 1998

Moore MM, Shearer DR: Fetal dose estimates for CT pelvimetry. Radiology 171(1):265, 1989

Mountford PJ: Risk assessment of the nuclear medicine patient. Br J Radiol 100:671, 1997

National Council on Radiation Protection and Measurements: Medical x-ray, electron beam and gamma-ray protection for energies up to 50 MeV. Report No. 102, Bethesda, 1989

National Research Council: Health effects of exposure to low levels of ionizing radiation BEIR V. Committee on the Biological Effects of Ionizing Radiations. Board on Radiation Effects Research Commission on Life Sciences. National Academy Press, Washington, 1990

National Research Council: Health risks from exposure to low levels of ionizing radiation BEIR VII Phase 2. Committee to assess health risks from exposure to low levels of ionizing radiation. Board on Radiation Effects Research Division on Earth and Life Studies. National Academies Press, Washington, 2006

Naumburg E, Bellocco R, Cnattingius S, et al: Prenatal ultrasound examinations and risk of childhood leukaemia: case-control study. BMJ 320:282, 2000

Newman EA, Newman LA: Lymphatic mapping techniques and sentinel lymph node biopsy in breast cancer. Surg Clin North Am 87:353, 2007

Nuyttens JJ, Prado KL, Jenrette JM, et al: Fetal dose during radiotherapy: clinical implementation and review of the literature. Cancer Radiother 6:352, 2002

Otake M, Yoshimaru H, Schull WJ: Severe mental retardation among the prenatally exposed survivors of the atomic bombing of Hiroshima and Nagasaki: a comparison of the old and new dosimetry systems. Radiation Effects Research Foundation, Technical Report No. 16-87, 1987

Oto A, Ernst R, Jesse MK, et al: Magnetic resonance imaging of the chest, abdomen, and pelvis in the evaluation of pregnant patients with neoplasms. Am J Perinatol 24:243, 2007

Pedrosa I, Lafornara M, Pandharipande PV, et al: Pregnant patients suspected of having acute appendicitis: effect of MR imaging on negative laparotomy rate and appendiceal perforation rate. Radiology 250(3):749, 2009

Pedrosa I, Zeikus EA, Levine D, et al: MR imaging of acute right lower quadrant pain in pregnant and nonpregnant patients. RadioGraphics 27:721, 2007

Prado KL, Nelson SJ, Nuyttens JJ, et al: Clinical implementation of the AAPM Task Group 36 recommendations on fetal dose from radiotherapy with photon beams: a head and neck irradiation case report. J Appl Clin Med Phys 1:1, 2000

Preston DL, Cullings H, Suyama A, et al: Solid cancer incidence in atomic bomb survivors exposed in utero or as young children. J Natl Cancer Inst 100:428, 2008

Reeves MJ, Brandreth M, Whitby EH, et al: Neonatal cochlear function: measurement after exposure to acoustic noise during in utero MR imaging. Radiology 257(3):802, 2010

Reichel TF, Ramus RM, Caire JT, et al: Fetal central nervous system biometry on MR imaging. AJR Am J Roentgenol 180:1155, 2003

Revel MP, Cohen S, Sanchez O, et al: Pulmonary embolism during pregnancy: diagnosis with lung scintigraphy or CT angiography? Radiology 258(2):590, 2011

Richards JR, Ormsby EL, Romo MV, et al: Blunt abdominal injury in the pregnant patient: detection with US. Radiology 233(2):463, 2004

Rosenstein M: Handbook of selected tissue doses for projections common in diagnostic radiology. Rockville, Department of Health and Human Services, Food and Drug Administration. DHHS Pub No. 89-8031, 1988
Rowley KA, Hill SJ, Watkins RA, et al: An investigation into the levels of radiation exposure in diagnostic examinations involving fluoroscopy. Br J Radiol 60:167, 1987
Sandrasegaran K, Lall CG, Aisen AA: Fetal magnetic resonance imaging. Curr Opin Obstet Gynecol 18:605, 2006
Schwartz JL, Mozurkewich EL, Johnson TM: Current management of patients with melanoma who are pregnant, want to get pregnant, or do not want to get pregnant. Cancer 97:2130, 2003
Singh A, Danrad R, Hahn PF, et al: MR imaging of the acute abdomen and pelvis: Acute appendicitis and beyond. RadioGraphics 27:1419, 2007
Sorahan T, Lancashire RJ, Temperton DH, et al: Childhood cancer and paternal exposure to ionizing radiation: a second report from the Oxford Survey of Childhood Cancers. Am J Ind Med 28(1):71, 1995
Spanheimer PM, Graham MM, Sugg SL, et al: Measurement of uterine radiation exposure from lymphoscintigraphy indicates safety of sentinel lymph node biopsy during pregnancy. Ann Surg Oncol 16(5):1143, 2009
Stather JW, Phipps AW, Harrison JD, et al: Dose coefficients for the embryo and fetus following intakes of radionuclides by the mother. J Radiol Prot 22:1, 2002
Stein, PD, Woodard PK, Weg JG, et al: Diagnostic pathways in acute pulmonary embolism: recommendations of the PIOPED II investigators. Radiology 242(1):15, 2007
Stovall M, Blackwell CR, Cundif J, et al: Fetal dose from radiotherapy with photon beams: report of AAPM Radiation Therapy Committee Task Group No. 36. Med Phys 22:63, 1995
Streffer C, Shore R, Konermann G, et al: Biological effects after prenatal irradiation (embryo and fetus). A report of the International Commission on Radiological Protection. Ann ICRP 33(1-2):5, 2003
Strzelczyk, J, Damilakis J, Marx MV, et al: Facts and controversies about radiation exposure, Part 2: Low-level exposures and cancer risk. J Am Coll Radiol 4:32, 2007
Suleiman OH, Anderson J, Jones B, et al: Tissue doses in the upper gastrointestinal examination. Radiology 178:653, 1991
Twickler DM, Cunningham FG: Central nervous system findings in preeclampsia and eclampsia. In Lyall F, Belfort M (eds): Pre-eclampsia—Etiology, and Clinical Practice. Cambridge, Cambridge University Press, 2007, p 424
Twickler DM, Cunningham FG: General considerations and maternal evaluation. In Cunningham FG, Leveno KL, Bloom, et al (eds): Williams Obstetrics, 24th ed. New York, McGraw-Hill Education, 2014
Twickler DM, Magee KP, Caire J, et al: Second-opinion magnetic resonance imaging for suspected fetal central nervous system abnormalities. Am J Obstet Gynecol 188:492, 2003
Twickler DM, Reichel T, McIntire DD, et al: Fetal central nervous system ventricle and cisterna magna measurements by magnetic resonance imaging. Am J Obstet Gynecol 187:927, 2002
Twickler DM, Setiawan AT, Evans R, et al: Imaging of puerperal septic thrombophlebitis: a prospective comparison of MR imaging, CT, and sonography. AJR Am J Roentgenol 169:1039, 1997
Vadeyar SH, Moore RJ, Strachan BK, et al: Effect of fetal magnetic resonance imaging on fetal heart rate patterns. Am J Obstet Gynecol 182:666, 2000
Wagner LK, Lester RG, Saldana LR: Exposure of the Pregnant Patient to Diagnostic Radiation. Philadelphia, Medical Physics Publishing, 1997
Wang L, Yu JM, Wang YS, et al: Preoperative lymphoscintigraphy predicts the successful identification but is not necessary in sentinel lymph nodes biopsy in breast cancer. Ann Surg Oncol 14(8):2215, 2007
White WM, Zite NB, Gash J, et al: Low-dose computed tomography for the evaluation of flank pain in the pregnant population. J Endourol 21:1255, 2007
Winer-Muram HT, Boone JM, Brown HL, et al: Pulmonary embolism in pregnant patients: fetal radiation dose with helical CT. Radiology 224(2):487, 2002
Wo JY, Viswanathan AN: Impact of radiotherapy on fertility, pregnancy, and neonatal outcomes in female cancer patients. Int J Radiat Oncol Biol Phys 73(5):1304, 2009
Zanzonico PB: Internal radionuclide radiation dosimetry: a review of basic concepts and recent developments. J Nucl Med 41:297, 2000
Zaretsky M, McIntire D, Twickler DM: Feasibility of the fetal anatomic and maternal pelvic survey by magnetic resonance imaging at term. Am J Obstet Gynecol 189:997, 2003a
Zaretsky M, Reichel TF, McIntire DD, et al: Comparison of magnetic resonance imaging to ultrasound in the estimation of birth weight at term. Am J Obstet Gynecol 189:1017, 2003b
Zeeman GG, Cipolla MJ, Cunningham FG: Cerebrovascular (patho)physiology in preeclampsia. In Lindheimer MD, Roberts JM, Cunningham FG (eds): Chesley's Hypertensive Disorders in Pregnancy, 3rd ed. New York, Elsevier, 2009, p 229
Zeeman GG, Fleckenstein JL, Twickler DM, et al: Cerebral infarction in eclampsia. Am J Obstet Gynecol 190:714, 2004a
Zeeman G, Hatab M, Twickler D: Increased large vessel cerebral blood flow in severe preeclampsia by magnetic resonance evaluation. Am J Obstet Gynecol 191:2148, 2004b
Zeeman GG, Hatab M, Twickler D: Maternal cerebral blood flow changes in pregnancy. Am J Obstet Gynecol 189:968, 2003

第六章

临床模拟

模拟（simulation）是对一种行为或一个系统的模仿或再现。根据医疗保健模拟学会（2015）所述，为提高患者的安全性，医学模拟具有4个目的：①教育；②评估；③研究；④卫生系统整合。在过去的几年中，作为一种提高产科训练水平来提高患者安全性的技术，模拟训练得到了长足的发展。当前，许多产科手术技术实施的频率正在降低，很大一部分原因来自手术数量减少而导致的训练不足。因此，模拟技术通过提供手把手实践的方式，为该恶性循环提供了一种解决方案。

产科模拟的演进

几十年来，军事和民航业不仅使用模拟技术来训练飞行员，而且还对其进行测试。要求飞行员在模拟器中表现出他们对基本技能的熟练，并对罕见但危急的事件进行练习。产科培训中的模拟技术起源于20世纪90年代，它的实施和评价均得到了迅速发展（Gardner，2008）。因此，模拟技术在现有的培训方式（包括理论教学和临床教学）之外还提供了另一种学习方式。

最初，产科模拟技术的发展动力主要来自教育目的。自那时起，学者们一直面临着许多限制，这些限制包括工作时间的限制、专业责任的问题、来自保险付款方对缩短住院日的要求，以及在警觉的患者面前进行教学。这些都促进了医学院校加大对模拟中心的投资，进而为跨专业的临床教学奠定了基础。

产科住院医师培训也面临着严峻的挑战，在过去的20年中，标准培训水平一直在下降。研究生医学教育注册评审委员会（Accreditation Council for Graduate Medical Education Residency Review Committee）（2015）已明确将以下4种之外的产科技术排除在住院医师培训外：①自然经阴道分娩；②剖宫产；③手术助产阴道分娩（OVD）；④超声检查。目前仍不清楚，这么做的原因是委员会缺乏多种情况下的丰富的国家管理经验，抑或是委员会认为处理四度裂伤、臀位和双胎分娩不是住院医师阶段需要掌握的重要技能。重要的是，即使是在仍需报告给注册评

表 6-1　模拟装置的类型及其一般特点

类型	价格	优点	缺点	例子
工作台模型	低	便宜，便携	灵活性受限	打结、外科技能站
基于模型的模拟	低至高	可重复使用，一定程度上可修改	品种繁多，某些时候很笨重	裂伤缝合模型、分娩模型
基于真人的模拟	中等	存在人与人间的交互	需要第三者旁观，个体化反馈受限	临床场景辅导
基于计算机的模拟	中等至高	非常容易反复使用，存在反馈	缺乏物理水平的交互	软件运算
VR 模拟	高	非常容易反复使用，存在反馈	费用与技术水平呈正比	VR 超声

Adapted from Gardner，2008

审委员会的 4 种产科技术中，过去几年中几乎每种技术的案例数量都有所下降。例如，目前所有即将毕业的住院医师中超过一半的人只完成了不到 25 次 OVD。因此，模拟课程得到开发，以对实践技能的教学提供补充。

产科模拟目标

有效模拟教育的质量指标，按重要性从高到低依次为：①提供反馈；②重复练习；③课程整合；④了解难度范围；⑤提供多种学习策略；⑥临床变异的捕捉；⑦可控的环境；⑧个体化学习；⑨对成果的定义；⑩模拟装置的准确性（Issenberg，2005）。产科模拟被完全整合至该领域的训练设备库中，而最终的目标是使分娩更加安全，并最大限度地减少产科疾病产生的负担。

模拟训练为罕见情况下患者预后的改善提供了机会。因此，它可以提高个人表现、增强团队协作，并且在系统性障碍影响到患者前就能使问题得到解决（ACOG，2014）。这些实践有提高住院医师培训水平的可能性。同时，即使已经开始模拟训练，这些训练的提供者仍可以更新技术，提高知识水平。最终，模拟训练可以改善患者的预后，同时将患者在医师培训过程中面临的风险降至最低。

模拟器技能获取方面的目标通常差异很大。除了对个体进行评估之外，机构也可以评估它们的教学水平。例如，在同一临床场景中的许多学习者可能犯同样的错误（Maslovitz，2007）。意识到这一点可以帮助教育工作者认识到培训中的差距或机构指导方针中的差异（Andreatta，2011）。模拟的另一个目标可能是增加团队互动，或为特定的临床情况做准备（Auguste，2011 年）。

由于产科受训者的水平高低不一，针对一组受训者的模拟训练可能不适用于另一组。因此，在为特定人群开发模拟训练或课程时，对其基础知识水平的了解至关重要。简而言之，要了解您的受训者以及您希望他们达到的学习目标。

产科模拟装置

从简单到复杂，从个体化到团队化，从廉价到昂贵，产科模拟装置多种多样，不一而足。模拟装置可以是沉浸式的，例如虚拟现实设备，也可以需要表演者或标准化患者。混合模拟装置是由复杂的部分和原始的部分结合而成。

■ 模拟装置的类型

由于模拟技术和产品的快速更新换代，对模拟装置的分类十分困难。通常将模拟装置分为一系列不同的分组，但这些分组间常出现明显的重合（表 6-1）（Gardner，2008）。在模型的真实度方面，学界总结了若干因素，包括物理真实度、与实践相关的概念的真实度，以及使受训者在所提供的经验中愿意投入时间和精力的能力（Gardner，2008）。这三个典型的因素定义了成功的模型是什么样的。高真实度的模型有效地再现了实际的临床环境。它趋向于使用先进的技术，涉及物理模型和计算机程序的组合，并且价格昂贵。低真实度的模型，例如人体骨盆模型，往往便宜且精制程度较低。如此，仿真模型的真实度和成本之间达成了平衡。

模拟装置和技能目标也应保持一致。例如，简单的模型可以提供必要的教育经验，而真实度更高的模型或昂贵的模型不一定可以提供额外的教育方面的收益。该原则由首字母缩写词“ARRON”（As Reasonably Realistic as Objectively Needed，按客观需求的合理真实度）概括。它指导模拟训练的组织者将教育目标与拥有的资源相匹配。这些资源还包括进行模拟训练的人员的投入时间和准备水平（Macedonia，2003）。

■ 模拟中心和课程

2008 年，ACOG（2015）成立了模拟协会，创立了模拟教学课程以提高住院医师教育水平和临床能力。该协会的成员来自独立的模拟中心，其中大多数人也与大学医学院和住院医师培训计划有关。中心帮助模拟文化和患者安全文化的建立。此外，他们可以为多个医学专业服务，促进跨学科、多层次培训（图 6-1）。另一个有益方面在于，独立的模拟中心使机构可以整合昂贵的模拟资源，并为模拟训练提供技术支持。

无论是学院还是卫生保健模拟协会（SSIH），均设有模拟中心和模拟训练的标准。经过相关人员的努力，这些中心已经从教室搬迁到了更平易近人的位置。模拟课程在全国性会议上得到推广，同时，移动平台的发展使得与学术中心没有联系的医院也可以设置移动模拟中心（Guise，2013）。美国国防部是最早创立产科模拟程序的机构之一（Deering，2009）。

从专用的模拟中心到移动模拟程序，通过大量的

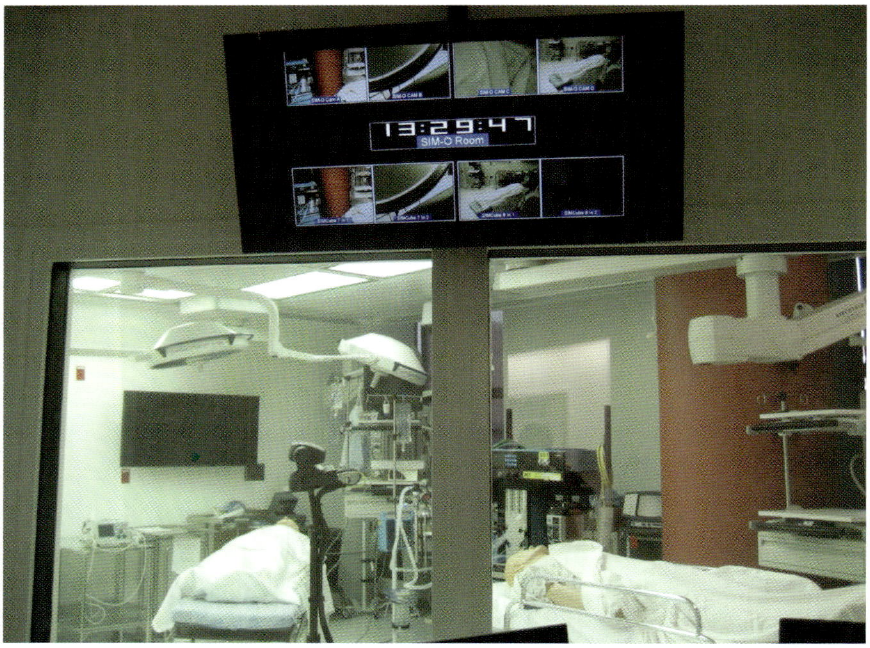

图 6-1 该模拟中心设有观察室，并且有记录在模拟患者或其他设备上实施的检查或手术的视频影像的能力。

努力，广泛的产科模拟培训已得到实施，以帮助培训提供者。ACOG、皇家妇产科学院和母胎医学学会已经建立了用于研究生医学教育的产科模拟课程。美国妇产科委员会为这些模拟课程提供认证维护（MOC）学分。

产科模拟

医学生教育

阴道分娩呈现了一种容易在临床实践前进行模拟的基本技能。掌握该技能可以使没有经验的医务人员建立起信心，并在未来使潜在的焦虑患者获益。市场上有许多分娩模拟装置。有证据表明，便宜的型号可能并不比昂贵的型号逊色（DeStephano，2015）。这很重要，因为价值几百美元的模拟装置可以提供与花费 50 000 美元以上的模拟装置相同的教学体验。

使用模拟装置时，教学者可以教授双手如何定位、如何进行会阴支持，胎儿出生和胎盘娩出的过程，按摩子宫以及抱起新生儿的正确方法（图 6-2）。在为学生提供积极的学习体验方面，使用骨盆模型可能与使用产科人体模型一样有效。这些模型同时也是移动的教学工具，甚至可用于临产前的产时模拟教学。

通过减少坐在教室里的时间和提供三维的学习内容体验，这些模拟装置可以拓展传统的教学方法。有证据支持，它们可以作为传统教学方法的辅助手段

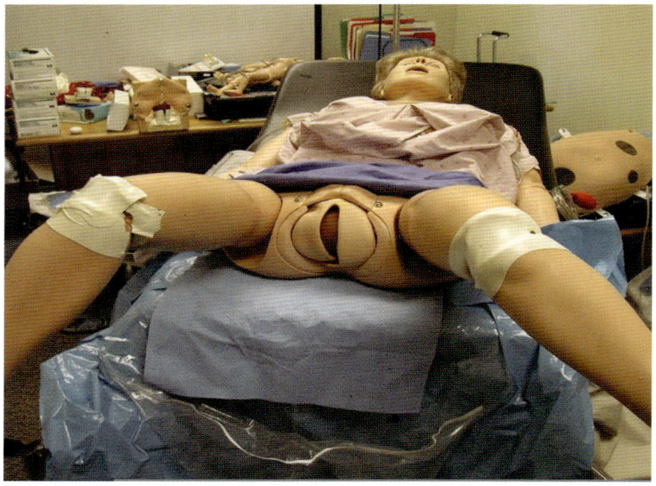

图 6-2 一种高真实度的阴道分娩模型。

（Scholz，2012）。与传统课程相比，模拟课程可以带来更高的考试成绩和更强的临床信心（Holmstrom，2011）。但是，研究未证实随着时间的推移，模拟训练产生的信心是否会持续下去。此外，作为模拟装置的补充，请演员扮演患者似乎不仅可以提高技能和信心水平，还可以改善与患者的沟通水平（Siassakos，2010）。

住院医师准备

对于准备开始产科住院医师培训的应届毕业生，模拟训练可以加强基本技能。妇产科教授协会（APGO）和妇产科住院医师教育理事会（CREOG）

阐述了住院医师在开始住院医师培训之前需要掌握的产科技能。其中包括宫颈检查、基本的超声检查技术、自然经阴道分娩管理以及一度或二度裂伤修复，也鼓励对外科技能和打结的训练。最后，准确估算分娩时的失血量是另一个有价值的主题（Straub，2013）。理想情况下，这些技能的培训可以最大程度地减少受训者发现自己仍未做好准备这种情况的发生。

为了实现这一目标，许多机构为四年级医学生或新的一年级住院医师举办了一个“训练营”。这种训练营的实施很方便，并且可以在几天内为未来的住院医师展示多种主题。但是，不同机构提供的训练差异很大。一些学校可能会提供优秀的课程，而另一些学校则根本不提供任何教学。

产时模拟

在住院医师阶段，产科模拟训练可能发挥出它最大的应用功能。需要掌握的技能范围很广泛，包括产前紧急情况、产程管理和产后并发症（表 6-2）。

表 6-2 产科模拟训练的主题

子痫[a]
臀位分娩[a]
肩难产[a]
四度裂伤的修复
产后出血：切除子宫

[a] 已对具体形成模拟的主题进行了概述。
Adapted from the American College of Obstetricians and Gynecologists, 2016.

母婴医学专业同样需要在短时间内掌握众多产科技能。然而，由于一些临床事件很少发生，因此在没有模拟训练的情况下进行培训可能会导致明显的技能水平差距。可以在模拟训练中对几种复杂情况进行建模，以提供重症监护产科技能培训，例如羊水栓塞、糖尿病酮症酸中毒、心肌梗死、心搏骤停和子痫（Birsner，2013）。与分娩模拟装置和会阴裂伤修复相比，这种先进的产科技能的模拟训练仍然相对更为新颖。这些可能会在未来几年得到发展。

可以在特定的模拟训练室中进行模拟训练。或者，可以在产房中完成模拟训练，并且在文献中经常使用术语“就地”来描述这些训练。显而易见，在模拟实验室之外，实际临床病房中进行训练更具备潜在益处。

肩难产

这种并发症是产科模拟的最常见主题之一。它是一种令人恐惧的产时事件，通常是无法预料的，而肩难产培训通常将助产者和产科支持团队整合到一起。这种普遍训练是有益的，因为最初处理肩难产的人不一定是有经验的助产者。然而，由于多种不同的动作可以解决肩难产，因此模拟训练甚至可以帮助有经验的临床医生掌握新的动作。模拟训练尤其可以培训经阴道进行适当的操作（图 6-3）（Crofts，2008）。

在模拟的选择中，可以使用简单的空薯片筒来进行阴道检查，从而可以实施肩难产的处理操作。尽管简单的模型为肩难产的演习提供了工具，但高真实度的模拟装置通常会提供更好的反馈，从而改善实践（Crofts，2006）。具体来说，一些模型可测量施加到胎儿头颈部的力，这些模型有助于研究可能与臂丛神经损伤有关的行为（Deering，2011）。这样的客观反馈可以确定潜在伤害的隐匿性原因。

结局指标表明，在分娩模型上练习过肩难产处理方法的参与者在随后的测试中更有可能使用正确的动作并更快地按顺序执行动作（Deering，2004；Goffman，2008）。此外，模拟训练可改善未来事件中的互动，并对住院医师和主治医师均有益。肩难产管理水平的提高是持续的，甚至可持续到第一次模拟训练后的 1 年内（Crofts，2008）。

手术助产阴道分娩

近期，产钳的使用似乎正在减少，但有效的训练对于有指征的助产仍然很重要。皇家妇产科学院开设

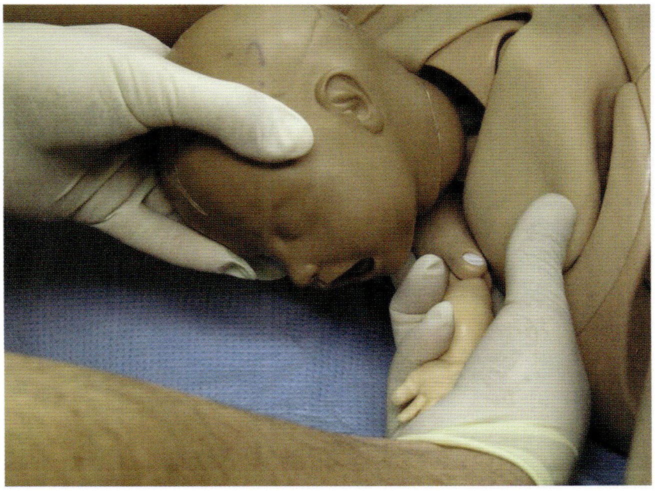

图 6-3 肩难产的模拟可以让受训者练习相关的手法操作。

了专门的分娩模拟培训课程——ROBuST 课程用于手术助产阴道分娩（OVD）。这些技能包括手转胎位、胎头吸引以及经典和旋转的产钳助产（Attilakos，2014）。该课程不仅描述了技术，还描述了临床适应证和潜在风险。

可以使用分娩模型训练产钳助产。分娩模型可以评估胎儿的头部位置，并且根据模型的不同，可以直接应用产钳的两叶刀片（Macedonia，2003）。各种骨盆模型在胎儿颅顶标出了解剖缝线，以确保钳叶放置到正确位置。在特定模型中，如图 6-4 所示，即使不能完美复制，也可以模拟助产者施加力的程度和角度。考虑到产钳助产的实际数量减少，使用模型模拟对受训者熟悉这一工具起着重要作用。

模拟训练也已用于胎头吸引如何施加外力的研究，并显示出相对较快的学习曲线（Eskander，2012）。与模拟产钳助产一样，可以使用具有解剖学位置标记线的胎儿颅顶模型来练习正确的实践应用（Atillakos，2014）。具体的教学要点是描述胎头吸引的俯屈标志点和牵引技术，以避免胎头与吸引杯分离和胎头上压力的不均匀分布（图 6-5）。高真实度的模拟设备可以在训练过程中测量施加外力的客观数值。对该模拟训练设备的一项研究表明，快速掌握胎头吸引和牵引力的技能是可能的（Eskander，2012）。

臀位阴道分娩

由于它越来越少发生，并且操作技术上的失误可能对胎儿造成重大伤害，这一技术是非常适合进行模拟训练的（Deering，2006）。除臀位分娩外，某些分娩模型还可以模拟并发症，例如头盆不称或臂丛损伤，以及产妇并发症，例如产后出血。模拟装置较好地复制了自然臀位阴道分娩——有或无胎头后出困难，以及臀位牵引（图 6-6）。另外，合适的模型可以帮助指示将 Piper 钳放置在后出的胎头上。一项小规模研究表明，模拟培训提高了后续操作的技术水平和安全性（Deering，2006）。

产后出血

产后出血很容易使用各种分娩模型进行模拟演练。可以通过液体替代品或其他固体替代品，甚至表明出血的口述信号来模拟出血。可以通过口述或固定在人体模型上的模拟静脉内注射替代品来模拟使用缩宫素。根据练习目标和受训者的不同，可以使用不同真实度的模型。在现场缺乏模型的情况下，培训的组织者可能经常需要自备装备及器械等。但是，如果受训者能在他们的产房或分娩室中实践这些模拟训练，他们就能从中受益（Guise，2013）。

根据有证据的预后结果，针对预备住院医师的模拟项目增强了他们对产科出血管理的信心和知识（Straub，2013）。另外，模拟培训提高了估计失血量的准确性（Maslovitz，2008）。团队内的合作和有效管理水平亦会从产后出血模拟中受益（Fialkow，2014；Merien，2010）。在学术中心之外，产后出血的模拟也可以改善卫生系统的护理水平和患者的治疗效果（Marshall，2015）。

剖宫产

几种商业化的模型可模拟剖宫产（图 6-7）。低成本的模型很容易获取，重点在模仿临床实践的元

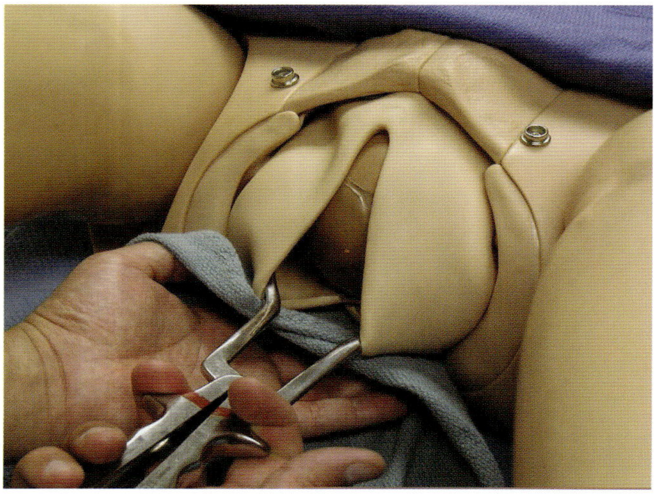

图 6-4 模拟装置提供了产钳使用和牵引的模型。

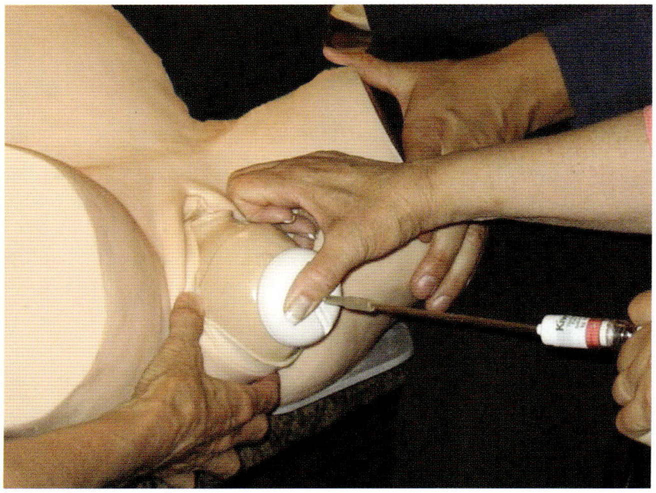

图 6-5 模拟装置提供了胎头吸引应用和牵引的模型。

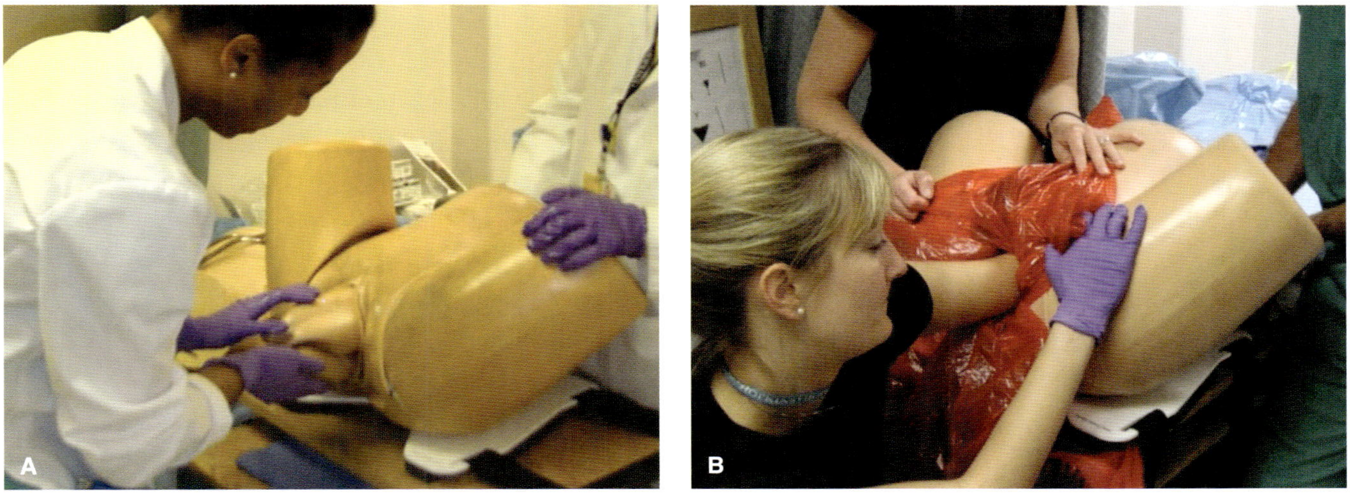

图 6-6　臀位分娩，使用模拟装置，模型同时应用于自然臀位分娩（A）和臀牵引（B）。

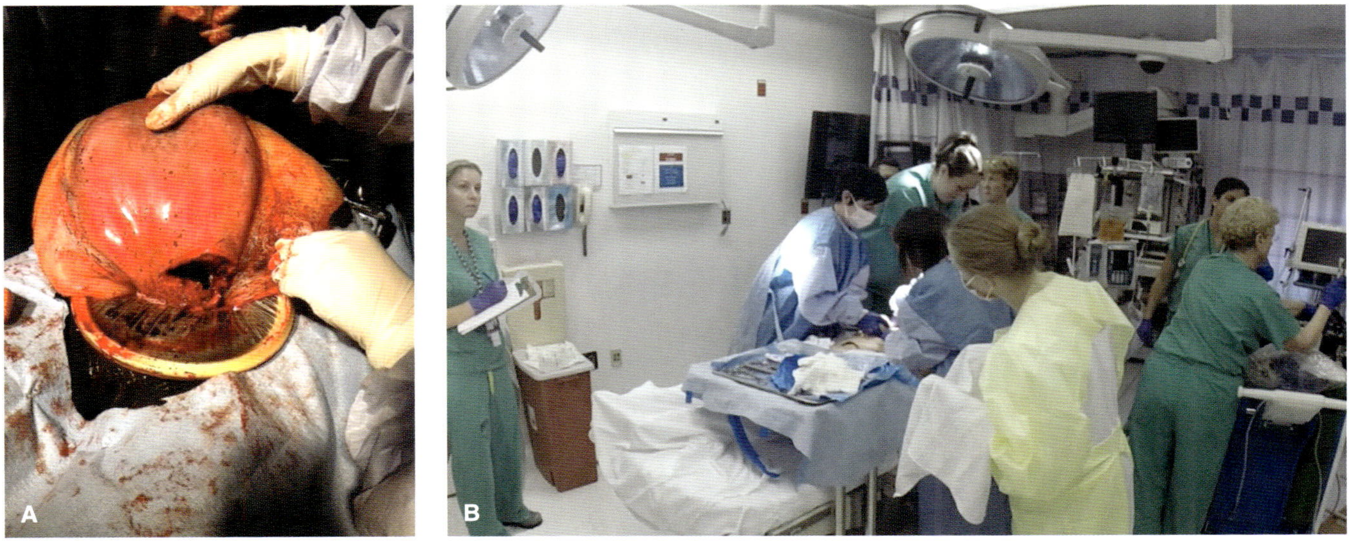

图 6-7　A. 剖宫产模型着重于个人的剖宫产技术，使用一个模型来模拟子宫和子宫切开术。B. 团队为基础的模拟剖宫产场景。

素。这种模型可用于模拟无并发症的或紧急剖宫产，甚至围死亡期剖宫产的步骤和手术技术（Sampson，2013）。

通过模拟需要紧急剖宫产的产时并发症，可以帮助确认系统的脆弱之处，并在这些“惜时如金”的情况下优化管理（Guise，2013；Lipman，2013）。在这些高风险情况下，基于团队的产科模拟可提高团队表现和外科医生的技术水准（Fransen，2012；Merien，2010）。例如，Deering 和 Argani（Personal Communication，2015）报道，Walter Reed 军事医学中心和 Johns Hopkins Bayview 医学中心在实施现场团队演练后均缩短了紧急剖宫产使用哪种切口的决定时间。即使在资源欠发达的情况下，这种训练模型也同样有用（Walker，2014）。建立情境很简单，如召集不同的团队成员（他们可能之前遇到过特定的产科并发症），并且整合所有“剖宫产”前的必需步骤。通过培训和模拟，可以在实际临床情况中优化实施剖宫产的时机（Siassakos，2009）。

在产时急症中，脐带脱垂无疑需要快速有效的反应，以最大程度地减少胎儿的不良预后。在这种情况下，模拟通常更多地侧重于团队的动员而不是外科技术，以提高患者的照护水平。以结局为评价标准，一年一度培训中的联合团队模拟演练可以缩短脐带脱垂时实施剖宫产的时间（Siassakos，2009）。培训练习完成后，在演练现场实施后续的抢救或随机实施演练是最有效的。

在其他产时情况中，第二产程剖宫产可能很复杂，需要实践来实现无创伤性的分娩（Attilakos，2014）。具体而言，模拟训练可以教导用手伸入阴道内以上推胎头或使用反向臀位分娩。后者指的是，在胎儿头露时，为避免子宫下段撕裂，切开子宫后以臀牵引娩出胎儿。

会阴裂伤修复

使用动物组织很容易对外阴阴道的裂伤修复进行模拟，以教授和实践手术技巧。这些模型可以有效地模拟所有类型的会阴裂伤，并可以重点加强特定的解剖结构修复。

这些模型还可以用于证明技能的熟练程度。一项使用牛舌来建立三度会阴裂伤模型的研究表明，许多住院医师受到的技能培训不足（图 6-8）（Uppal，2010）。当与反馈机制结合使用时，该模型更有助于技能的掌握。对四度裂伤修复模型的类似评估也证实，裂伤修复模拟培训是对能力的有效测试（Siddiqui，2008）。在这些情况下，模拟不仅可以评估技能，还可以教授这些基础知识。

■ 重症监护模拟

近年来的实践表明，无并发症产科患者住院日缩短的同时，住院患者的并发症发生率急剧增加。具体而言，在过去 10 年中，严重疾病的发病率增加了 1 倍，并且这种趋势可能会一直持续（Callaghan，2012）。可以调整模拟训练的程序，以最大程度地减少产科手术的并发症。即在安全的学习环境中向学习者介绍技术步骤和高风险情境（Birsner，2013）。

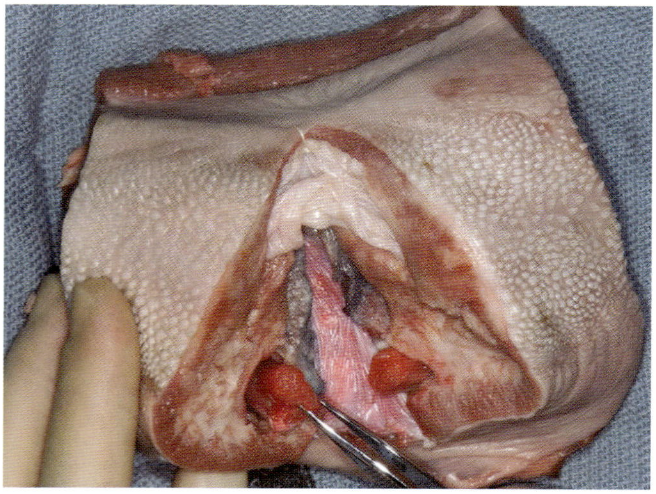

图 6-8 一种牛舌模型，其中被切开的肉代表会阴和括约肌，可以模拟修复会阴裂伤。

现在已经开发了针对产科并发症重症监护的模拟方法，以培训母胎医学研究员、专科医师和重症监护团队。情境涵盖了各种主题，例如心搏骤停和子痫（表 6-3）（Birsner，2013）。这些工作可能以类似于基本或高级心脏生命支持培训计划的方式对产科护理进行模拟（Lipman，2011）。在模拟这些情况之一时，组织者或许会选择纳入另一种常见技能。例如，可以同时演示产后出血和羊水栓塞治疗。

表 6-3 高风险产科课程中可能的模拟部分

子痫
甲状腺危象
心搏骤停
脓毒血症
肺栓塞
心肌梗死
糖尿病酮症酸中毒
颅内出血
羊水栓塞
紧急剖宫产
产后出血 / 弥散性血管内凝血

在上述课程中，心搏骤停的模拟需要积极有效的个人决策，还需要有效并及时的团队动员和管理。与其他类型的规范性练习类似，可以有效地模拟产科心脏规范，这些似乎可以增加适时的干预（Fisher，2011）。产科规范的演习可以有效地识别管理中的错误，并帮助纠正这些错误（Lipman，2010）。

围死亡期剖宫产，即在心搏骤停的情况下紧急剖宫产，可以挽救母亲的生命。对于胎儿而言，关键目标是在产妇心搏骤停后 5 min 内进行剖宫产。提高技能的课程和有效处理围死亡期剖宫产都与随后的模拟和临床实践中更快地响应时间相关联（Dijkman，2010；Fisher，2011）。

尽管采取了积极的预防措施，子痫发作仍是孕产妇死亡的重要原因。模拟训练可以模拟一名患有子痫或镁中毒的妇女。一项研究发现，进行了模拟培训的小组，与仅仅在该主题上进行演讲的小组相比，其子痫的管理评分更高（Fisher，2010）。考虑到及时处理的必要性，在这些罕见事件上采用模拟训练尤其合适。

■ 产前模拟

环扎

目前，只有少数操作适合产前模拟。其中，宫颈环扎非常合适，第十一章（174 页）说明了环扎的手术步骤（Macedonia，2003）。箱式训练模型已用于模拟阴道上端及其内的宫颈，以进行宫颈环扎的操作（Nitsche，2012）。在该模型中，一些泡沫管道用于模拟阴道。将牛肉切成圆柱状，中间钻孔来模拟子宫颈。将“宫颈”固定在“阴道”里，并将模型固定在架子上。使用常规的宫颈环扎器械，辅助缝合宫颈。这种模拟方法的优势在于其价格低廉。另外，这种模型可以很容易地被修改，以呈现更具挑战性的临床情况，例如有胎膜突出的宫颈功能不全病例（图 6-9）。

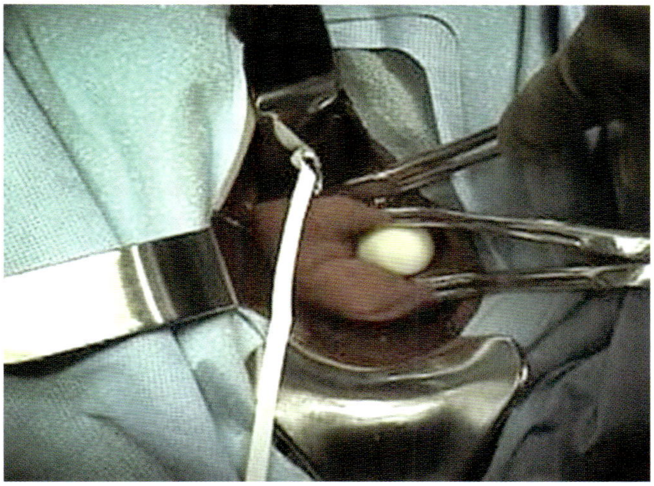

图 6-9 该环扎模拟装置由代表阴道的管子制成。牵开器辅助暴露模拟的宫颈基质。

■ 产科超声模拟

超声模拟程序与计算机技术同步发展，虚拟现实（VR）扫描仪模拟产科扫描和生物测量。该技术已被确认为可作评估基础超声检查技能的工具（Burden，2012）。

除了 VR 培训之外，也可以使用浸泡在福尔马林（甲醛）密封袋中的胎猪（Nitsche，2013a）。该模型可以用于超声引导下的侵入性胎儿手术，包括羊膜穿刺术、脐带血采样、胎盘采样和膀胱支架置入术（图 6-10）（Nitsche，2013b）。尽管它们的初始成本很高，但这些模型还是非常耐用的，并且在有足够的存储空间时可以长期和重复使用。

■ 产科模拟的其他主题

在产科中，其他可能的模拟主题包括需要麻醉协助的并发症、患者咨询、还有有计划的多学科联合诊疗。首先，在高风险的产科护理中，某些情况下经常需要与麻醉医生共同管理。这些临床工作者已经为常见的产科 - 麻醉紧急事件开发了有效的模拟方法，包括硬膜外置管、估计失血量和紧急气管插管（Pratt，2012）。如果将麻醉医生整合到产科团队中，那么他们的参与可以在团队产科模拟中发挥协同作用。

医患沟通是医学的重中之重，近年来，对这些技能的模拟训练已经得到了检验。具体来说，可以通过

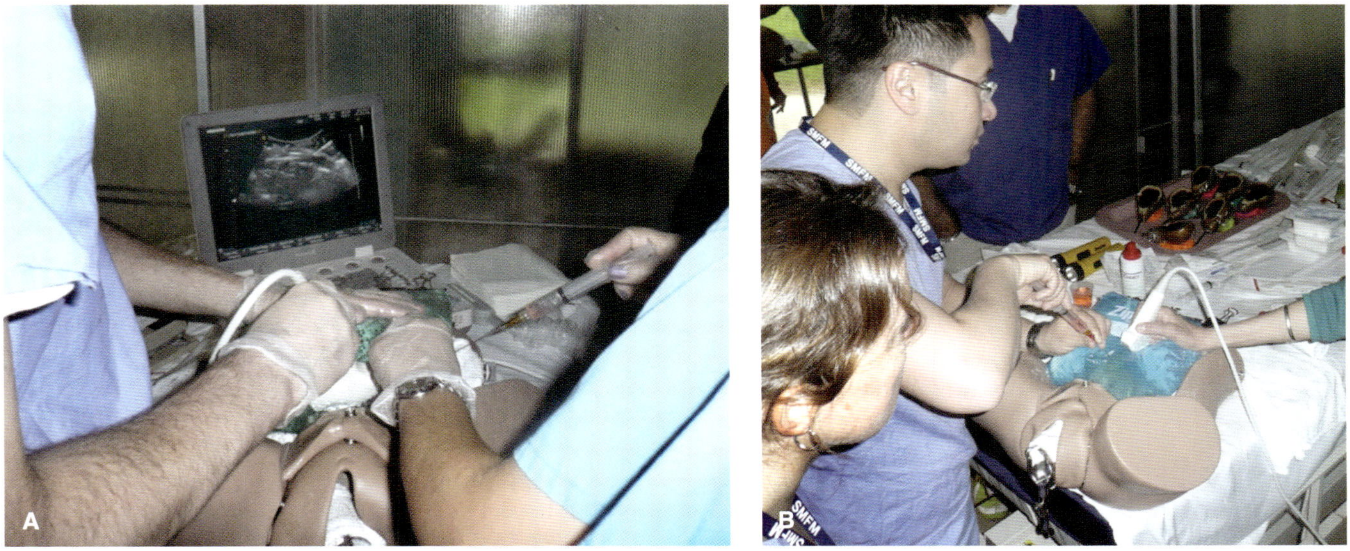

图 6-10 超声引导下的操作培训。装满超声凝胶的容器用于模拟羊膜腔，用于经腹绒毛膜绒毛取样（A）或脐带血取样（B）。

模拟对近围产期的孕妇进行咨询来识别咨询中的偏差（Tucker Edmonds，2014）。尽管预期中的答案是肯定的，但目前在医患沟通教育中没有关于模拟的明确证据（Karkowsky，2013）。也就是说，鉴于这些敏感情况下风险较高，可能涉及多个专科团队，因此模拟可能只会在优化以患者为中心的护理交流中发挥作用。

最后，模拟在非常少见但需要高度协调和计划的情况下非常有效。计划性子宫外产前治疗（EXIT）规范程序的演练计划为将胎儿立即转移至新生儿体外膜氧合（ECMO）中（第十六章，278 页）（Auguste，2011）。这种准备方法可以用于其他类似类型的计划性操作。

模拟的未来

随着产科模拟的普及，支持它的证据不断增加。尽管不一定是应对产科培训挑战的灵丹妙药，但是模拟可以作为传统产科教学的重要辅助手段。此外，它为全球产科团队提供的具有性价比的教育和培训的潜力尚未得到充分发挥。毫无疑问，更多的模型将会被开发出来，同时现有的模拟培训方式也会得到进一步的研究和发展。

模拟不仅是一种教育工具，而且是评估能力水平和临床应变的一种方式。2000 年，美国麻醉学委员会开始将模拟课程纳入其 MOC（慕课）计划。随后，他们要求所有住院医师都参加模拟手术室的培训，并计划将模拟纳入他们的主要认证考试之内。2016 年，美国妇产科委员会允许将经批准的继续医学教育模拟课程纳入他们的 MOC 计划。将来，产科模拟可能会成为未来产科医生的培训和表现评估的一部分。

（李　爽，译　赵扬玉，校）

参考文献

Accreditation Council for Graduate Medical Education: Obstetrics and gynecology case logs: national data report 2013-2014. Available at: https://www.acgme.org/acgmeweb/Portals/0/OBGYN_National_Report_Program_Version.pdf. Accessed November 12, 2015

American Board of Obstetrics and Gynecol 2016 bulletin for maintenance of certification for basic certification diplomates. 2016. Available at: https://www.abog.org/bulletins/MOC2016.pdf. Accessed July 10, 2016

American College of Obstetricians and Gynecologists: Preparing for clinical emergencies in obstetrics and gynecology. Committee Opinion No. 590, March 2014

American College of Obstetricians and Gynecologists: Simulations Working Group. Available at: http://www.acog.org/About-ACOG/ACOG-Departments/Simulations-Consortium. Accessed June 21, 2016

Andreatta P, Frankel J, Boblick et al: Interdisciplinary team training identifies discrepancies in institutional policies and practices. Am J Obstet Gynecol 205(4):298, 2011

Attilakos G, Draycott T, Gale A, et al (eds): ROBuST: RCOG operative birth simulation training: course manual. Cambridge, Cambridge University Press, 2014

Auguste TC, Boswick JA, Loyd MK, et al: The simulation of an ex utero intrapartum procedure to extracorporeal membrane oxygenation. J Pediatr Surg 46(2):395, 2011

Birsner ML, Satin AJ: Developing a program, a curriculum, a scenario. Semin Perinatol 37(3):175, 2013

Burden C, Preshaw J, White P, et al: Validation of virtual reality simulation for obstetric ultrasonography: a prospective cross-sectional study. Simul Healthc 7(5):269, 2012

Callaghan WM, Creanga AA, Kuklina EV: Severe maternal morbidity among delivery and postpartum hospitalizations in the United States. Obstet Gynecol 120(5):1029, 2012

Crofts JF, Bartlett C, Ellis D, et al: Training for shoulder dystocia: a trial of simulation using low-fidelity and high-fidelity mannequins. Obstet Gynecol 108(6):1477, 2006

Crofts JF, Fox R, Ellis D, et al: Observations from 450 shoulder dystocia simulations: lessons for skills training. Obstet Gynecol 112(4):906, 2008

Deering S, Brown J, Hodor J, et al: Simulation training and resident performance of singleton vaginal breech delivery. Obstet Gynecol 107(1):86, 2006

Deering S, Poggi S, Macedonia C, et al: Improving resident competency in the management of shoulder dystocia with simulation training. Obstet Gynecol 103(6):1224, 2004

Deering S, Rosen MA, Salas E, et al: Building team and technical competency for obstetric emergencies: the mobile obstetric emergencies simulator (MOES) system. Simul Healthc 4(3):166, 2009

Deering SH, Weeks L, Benedetti T: Evaluation of force applied during deliveries complicated by shoulder dystocia using simulation. Am J Obstet Gynecol 204(3):234e1, 2011

DeStephano CC, Chou B, Patel S, et al: A randomized controlled trial of birth simulation for medical students. Am J Obstet Gynecol 213(1):91.e1, 2015

Dijkman A, Huisman CM, Smit M, et al: Cardiac arrest in pregnancy: increasing use of perimortem caesarean section due to emergency skills training. BJOG 117(3):282, 2010

Eskander R, Beall M, Ross MG: Vacuum-assisted vaginal delivery simulation—quantitation of subjective measures of traction and detachment forces. J Matern Fetal Neonatal Med 25(10):2039, 2012

Fialkow MF, Adams CR, Carranza L, et al: In situ standardized patient-based simulation to train postpartum hemorrhage and team skills on a labor and delivery unit. Simul Healthc 9(1):65, 2014

Fisher N, Bernstein PS, Satin A, et al: Resident training for eclampsia and magnesium toxicity management: simulation or traditional lecture? Am J Obstet Gynecol 203(4):379e1, 2010

Fisher N, Eisen LA, Bayya JV, et al: Improved performance of maternal-fetal medicine staff after maternal cardiac arrest simulation-based training. Am J Obstet Gynecol 205(3):239e1, 2011

Fransen AF, van de Ven J, Merien AE, et al: Effect of obstetric team training on team performance and medical technical skills: a randomised controlled trial. BJOG 119(11):1387, 2012

Gardner R, Raemer DB: Simulation in obstetrics and gynecology. Obstet Gynecol Clin North Am 35(1):97, 2008

Goffman D, Heo H, Pardanani S, et al: Improving shoulder dystocia management among resident and attending physicians using simulations. Am J Obstet Gynecol 199(3):294e1, 2008

Guise JM, Mladenovic J: In situ simulation: identification of systems issues. Semin Perinatol 37(3):161, 2013

Holmstrom SW, Downes K, Mayer JC, et al: Simulation training in an obstetric clerkship: a randomized controlled trial. Obstet Gynecol 118(3):649, 2011

Issenberg SB, McGaghie WC, Petrusa ER, et al: Features and uses of high-fidelity medical simulations that lead to effective learning: a BEME systematic review. Med Teach 27(1):10, 2005

Karkowsky CE, Chazotte C: Simulation: improving communication with patients. Semin Perinatol 37(3):157, 2013

Lipman SS, Carvalho B, Cohen SE, et al: Response times for emergency cesarean delivery: use of simulation drills to assess and improve obstetric team performance. J Perinatol 33(4):259, 2013

Lipman SS, Daniels KI, Arafeh J, et al: The case for OBLS: a simulation-based obstetric life support program. Semin Perinatol 35(2):74, 2011

Lipman SS, Daniels KI, Carvalho B, et al: Deficits in the provision of cardiopulmonary resuscitation during simulated obstetric crises. Am J Obstet Gynecol 203(2):179e1, 2010

Macedonia CR, Gherman RB, Satin AJ: Simulation laboratories for training in

obstetrics and gynecology. Obstet Gynecol 102(2):388, 2003
Marshall NE, Vanderhoeven J, Eden KB, et al: Impact of simulation and team training on postpartum hemorrhage management in non-academic centers. J Matern Fetal Neonatal Med 28(5):495, 2015
Maslovitz S, Barkai G, Lessing JB, et al: Improved accuracy of postpartum blood loss estimation as assessed by simulation. Acta Obstet Gynecol Scand 87(9):929, 2008
Maslovitz S, Barkai G, Lessing JB, et al: Recurrent obstetric management mistakes identified by simulation. Obstet Gynecol 109(6):1295, 2007
Merien AE, van de Ven J, Mol BW, et al: Multidisciplinary team training in a simulation setting for acute obstetric emergencies: a systematic review. Obstet Gynecol 115(5):1021, 2010
Nitsche JF, Brost BC: A cervical cerclage task trainer for maternal-fetal medicine fellows and obstetrics/gynecology residents. Simul Healthc 7(5):321, 2012
Nitsche JF, Brost BC: Obstetric ultrasound simulation. Semin Perinatol 37(3): 199, 2013a
Nitsche JF, Brost BC: The use of simulation in maternal-fetal medicine procedure training. Semin Perinatol 37(3):189, 2013b
Pratt SD: Focused review: simulation in obstetric anesthesia. Anesth Analg 114(1):186, 2012
Sampson CS, Renz NR, Wagner JC: An inexpensive and novel model for perimortem cesarean section. Simul Healthc 8(1):49, 2013
Scholz C, Mann C, Kopp V, et al: High-fidelity simulation increases obstetric self-assurance and skills in undergraduate medical students. J Perinat Med 40(6):607, 2012
Siassakos D, Draycott T, O'Brien K, et al: Exploratory randomized controlled trial of hybrid obstetric simulation training for undergraduate students. Simul Healthc 5(4):193, 2010
Siassakos D, Hasafa Z, Sibanda T, et al: Retrospective cohort study of diagnosis-delivery interval with umbilical cord prolapse: the effect of team training. BJOG 116(8):1089, 2009
Siddiqui NY, Stepp KJ, Lasch SJ, et al: Objective structured assessment of technical skills for repair of fourth-degree perineal lacerations. Am J Obstet Gynecol 199(6):676e1, 2008
Society for Simulation in Healthcare: About simulation. Available at: http://www.ssih.org/About-Simulation. Accessed November 12, 2015
Straub HL, Morgan G, Ochoa P, et al: Targeted obstetric haemorrhage programme improves incoming resident confidence and knowledge. J Obstet Gynaecol 33(8):798, 2013
Tucker Edmonds B, McKenzie F, Fadel WF, et al: Using simulation to assess the influence of race and insurer on shared decision making in periviable counseling. Simul Healthc 9(6):353: 2014
Uppal S, Harmanli O, Rowland J, et al: Resident competency in obstetric anal sphincter laceration repair. Obstet Gynecol 115(2 Pt 1):305, 2010
Walker D, Cohen S, Fritz J, et al: Team training in obstetric and neonatal emergencies using highly realistic simulation in Mexico: impact on process indicators. BMC Pregnancy Childbirth 14(1):367, 2014

第六章

第七章

妊娠期危重症疾病

妊娠期发生危重症疾病相对罕见。目前的研究估计，在妊娠期和产褥期转入重症监护病房（ICU）的发生率在每 1 000 次分娩中为 0.7 ~ 13.5 次（Pollock，2010）。大多数转入 ICU 的患者是在分娩之后，其中产科并发症患者占 55% ~ 90%。最常见的并发症包括妊娠期高血压疾病、产后出血和脓毒血症（Baskett，2008；Chantry，2008；Orsini，2012；Pollock，2010）。转入 ICU 的非产科并发症包括孕产妇心血管疾病、肺部疾病、脑血管意外、创伤和麻醉并发症（Wanderer，2013；Zwart，2010）。

本章概述了妊娠期及产后危重症中最常见的疾病。此外，这里还将简要介绍一些不太常见的疾病，这些疾病也是产科医生想要了解的。

孕产妇死亡率

为了了解孕产妇的死亡率，必须先了解用于报告孕产妇死亡的术语。《国际疾病分类（第 10 版）》（ICD-10）和世界卫生组织（WHO）（2010 年）将“孕产妇死亡”定义为“妊娠期间或终止妊娠后 42 天内的孕产妇死亡”，与妊娠的时间和地点无关，包括任何由妊娠和治疗引起或加重的原因，但不包含偶然或意外的原因。“妊娠相关死亡”定义为“妊娠期间或妊娠终止后 1 年内由于妊娠期合并症导致的孕产妇死亡”，与妊娠的时间和地点无关，为由妊娠引发的一系列事件，或者由于妊娠的生理影响导致的无关事件或疾病的恶化。其他术语包括：孕产妇死亡率（MMR）是指每分娩 10 万个活产新生儿死亡的孕产妇人数，妊娠相关死亡率是指每分娩 10 万个活产新生儿与妊娠相关的死亡人数。

自 1990 年以来，全球范围的孕产妇死亡率一直保持着每年 1.3% 的下降比例（Kassebaum，2014）。在 2013 年，全世界每分娩 100 000 个活产新生儿有 209 个孕产妇死亡。发达国家的 MMR 是最低的，为 12.1/10 万。MMR 最高的是撒哈拉以南地区的西非，达到 468.9/10 万。在全球范围内，出血、高血压和脓毒血症等产科因素导致 72% 的孕产妇死亡。其他的间接原因，包括人类免疫缺陷病毒（HIV）和其他先前存在的疾病，占 28%（Say，2014）。

2013 年，美国每 10 万个活产新生儿中与妊娠相关的死亡人数为 18.5（Kassebaum，2014）。尽管在 20 世纪，孕产妇死亡率显著下降，但与 1987 年相比，妊娠相关死亡率有所上升，当时的比例为 7.2/10 万（Berg，1996；Creanga，2015）。目前还不清楚这个数据是否真实或者这种上升是否反映了对死亡病例认定的改进，例如死亡的证明材料和保险编码的变更。这很可能是多种因素引起的。

不幸的是，在美国，妊娠相关死亡率仍然存在巨大的种族差异。黑人女性的妊娠相关死亡率是白人女性的 3 倍多，分别为每 10 万活产 38.9 人和 12.0 人（Creanga，2015）。

在具体病因方面，2010 年孕产妇死亡的主要原因分别是心血管疾病（14.6%）、感染（13.6%）、非心血管疾病（12.7%）、心肌病（11.8%）和出血（11.4%）（Creanga，2015）。如图 7-1 所示，与出血和妊娠期高血压疾病有关的孕产妇死亡率显著下降。相比之下，因心血管疾病死亡的人数在逐渐上升。

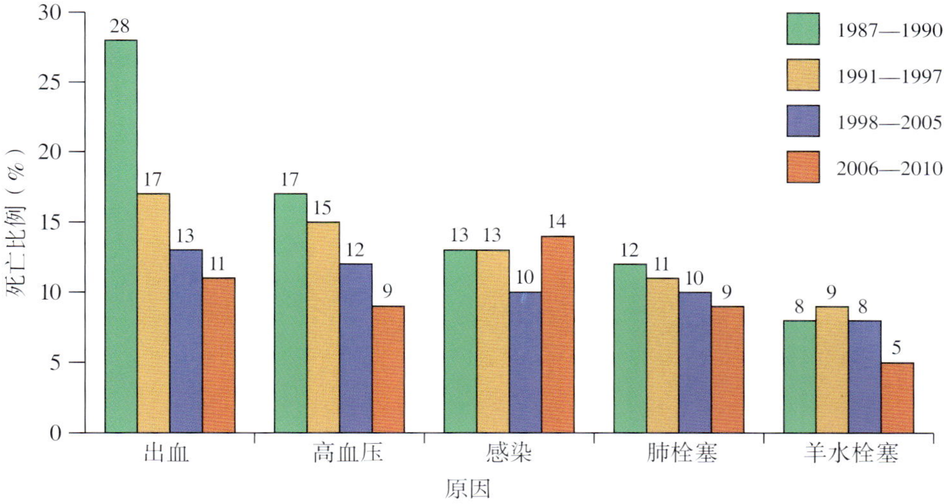

图 7-1 美国 1987—2010 年的各种原因引起的妊娠相关死亡。(Data from Creanga AA，Berg CJ，Syverson C，et al：Pregnancy-related mortality in the United States，2006—2010. Obstet Gynecol 125（1）：5，2015.）

另外有几个参数值得注意。首先，妊娠相关死亡率随着母亲年龄的增加而增加。其次，根据 Creanga 等（2015）的报告，大多数死亡发生在分娩或终止妊娠当天（16%），1 ~ 6 天内（21%）和 17 ~ 42 天内（26%）。只有 23% 的死亡发生在产前，剩余的 14% 发生在产后 42 天后。最后，与妊娠有关的死亡可能使异位妊娠、自然流产或人工流产。在 2006—2010 年期间，大约 6% 的死亡归因于这些妊娠失败的情况的复杂化。

孕产妇死亡率和危重症

发展中国家和发达国家的孕产妇 ICU 的转入率是相似的。然而，转入 ICU 的孕产妇死亡率在发展中国家明显更高——中位数分别为 14% 和 3.4%（Pollock，2010）。

为了预测生存率，已经为转入 ICU 的孕产妇创建了许多不同的评分系统。这些系统包括急性生理学和慢性健康评估（APACHE）和简化急性生理学评分（SAPS）。这些分级方案是依据非妊娠的 ICU 患者开发出来的。因此，它们没有考虑到妊娠的生理变化或者许多产科并发症，如子痫前期的自限性。当 APACHE 和 SAPS 评分应用于 ICU 中的妊娠人群时，死亡风险和疾病严重程度会被高估（Gilbert，2003；Stevens，2006；Vasquez，2007）。

在患有严重脓毒血症或感染性休克的危重症孕妇中，其他评分分类如改良早期预警评分（MEWS）和全身炎症反应综合征（SIRS）标准已经试图用于预测这些疾病的严重程度。然而，妊娠的正常生理参数与这些评分有着明显的重叠，使得它们不能用于预测危重症孕妇队列中的不良事件（Bauer，2014；Edwards，2015）。因此，需要额外的数据来准确预测孕产妇转入 ICU 的风险、疾病严重程度和死亡风险。

最近，已经提出了一种专门用来预测妊娠期危重症疾病严重程度的评分系统。表 7-1 中显示的产科脓毒血症评分（SOS）收集了孕产妇体温、脉搏和血压等数据以生成评分。得分≥ 6 的患者被确定为可能转入 ICU 的高风险人群（Albright，2014）。虽然有可行性，但 SOS 评分需要前瞻性的研究去验证。

脓毒血症

流行病学

在美国，大约每 3 500 例住院分娩的孕妇中就有 1 例发生脓毒血症。它是英国孕产妇死亡的首要原因（Bauer，2013；Cantwell，2011）。与一般人群不同，孕妇和产后女性的感染往往是由构成阴道正常菌群的多种微生物所导致的（Barton，2012）。绒毛膜羊膜炎、子宫内膜炎、肺炎和肾盂肾炎是最常见的严重的感染（Bauer，2013）。最常见的病原体包括大肠埃希菌；A 族和 B 族链球菌；金黄色葡萄球菌，包括对甲氧西林敏感的和耐甲氧西林的；肺炎链球菌和各种革兰氏阴性杆菌（Acosta，2014；Bauer，2013；Knowles，2015）。由 A 族乙型溶血性链球菌和大肠埃希菌引起的感染是最常见的与孕产妇死亡相关的感染（Acosta，2014；Kramer，2009；Mabie，1997）。

定义

1992 年，美国胸科医师学会和重症监护医学学会（ACCP-SCCM）介绍了脓毒血症相关疾病的定义。

表 7-1 产科评分系统中的脓毒血症

变量	高于异常范围				正常	低于异常范围			
得分	+4	+3	+2	+1	0	+1	+2	+3	+4
体温（℃）	> 40.0	39 ~ 40.9		38.5 ~ 38.9	36 ~ 38.4	34 ~ 35.9	32 ~ 33.9	30 ~ 31.9	< 30
收缩压（mmHg）					> 90		70 ~ 90		< 70
心率（bpm）	> 179	150 ~ 179	130 ~ 149	120 ~ 129	≤ 119				
呼吸频率 [a]	> 49	35 ~ 49		25 ~ 34	12 ~ 24	10 ~ 11	6 ~ 9		≤ 5
SpO_2（%）					≥ 92	90 ~ 91		85 ~ 89	< 85
白细胞计数（/μl）	> 39.9		25 ~ 39.9	17 ~ 24.9	5.7 ~ 16.9	3 ~ 5.6	1 ~ 2.9		< 1
未成熟中性粒细胞（%）			≥ 10		< 10				
乳酸（mmol / L）			≥ 4		< 4				

[a] 每分钟呼吸次数。

bpm = 次 / 分；SBP = 收缩压；SpO2 = 外周毛细血管血氧饱和度；WBC = 白细胞计数。

Data from Albright, 2014.

这些定义已被临床医生和研究人员普遍采用并在实践中使用（Bone，1992；Levy，2003）。SIRS 描述了炎症反应可能由于几种病因，包括感染、创伤或烧伤。

SIRS 的标准如表 7-2 所示。如果女性符合两种及以上 SIRS 标准和一个已知或疑似的感染，则该女性符合脓毒血症的标准。真正的脓毒血症是一个连续的过程，进展为严重的脓毒血症时会伴随着器官功能失调、灌注不足或脓毒血症导致的低血压。感染性休克是严重脓毒血症的一部分，定义为脓毒血症导致的低血压，尽管进行了足够的液体复苏，但仍持续存在低灌注异常或器官功能障碍。低灌注异常包括但不限于乳酸酸中毒、少尿或精神状态急剧改变（Barton，2012；Bone，1992）。

救治脓毒血症运动已经建立了非妊娠患者脓毒血症管理的指南。2012 年，它发布了针对一般人群的严重脓毒血症和感染性休克诊断和管理的最新指南（Dellinger，2013）。这些准则由代表 30 个国际组织的 68 位专家组成的共识委员会编写。本章有选择性地阐述了妊娠期脓毒血症管理中的一些重要的诊治指南。

诊断

自从引入脓毒血症这一定义以来，为了提高诊断的准确性，治疗脓毒血症运动项目已经提出了脓毒血症诊断的扩展规范。表 7-3 展示了这些扩展的诊断措施。该活动还制定了严重脓毒血症诊断的标准，见表 7-4。

管理

救治脓毒血症运动已经建立了一系列治疗措施，将在入院后 3 h 和 6 h 内完成。这些系统治疗着重于及时的抗生素管理和整体状态重新评估。表 7-5 展示了 3 h 和 6 h 的脓毒血症治疗方案。

液体复苏

这是治疗严重脓毒血症的主要措施。初始复

表 7-2 全身炎症反应综合征（SIRS）的标准

以下两项或多项：
体温 > 38℃或 < 36℃
心率 > 90 次 / 分
呼吸急促，表现为呼吸频率 > 20 次 / 分或 $Paco_2$ < 32 mm Hg
WBC 的变化，例如 WBC 计数 > 12 000 / mm^3，或计数 < 4 000/mm^3；或存在超过 10% 的未成熟中性粒细胞。

$Paco_2$ = 动脉血二氧化碳分压；WBC = 白细胞计数。

表 7-3　脓毒血症诊断的扩展标准

一般情况指标
发热（> 38.3℃）
低体温（核心体温 < 36℃）
心率 > 90 次 / 分或超过相应年龄正常值 +2 SD
呼吸急促
精神状态改变
明显水肿或液体出入量正平衡（> 20 ml/kg 超过 24 h）
无糖尿病患者出现高血糖（血浆葡萄糖 > 140 mg/dl 或 7.7 mmol/L）
炎症指标
白细胞增多（WBC 计数> 12 000/μl）
白细胞减少（WBC 计数< 4 000/μl）
正常白细胞计数中有超过 10% 的未成熟白细胞
血浆 C- 反应蛋白超过正常值 + 2 SD
血浆降钙素原超过正常值 + 2 SD
血流动力学指标
动脉低血压（SBP < 90 mm Hg, MAP < 70 mm Hg，或成年人收缩压降低> 40 mmHg 或低于相应年龄正常值 + 2 SD）
器官功能失调的指标
动脉性低氧血症（Pao_2/Fio_2 < 300）
急性少尿［在至少 2 h 的充分液体复苏条件下，尿量< 0.5 ml/（kg・h）］
肌酐升高 > 0.5 mg/dl 或 44.2 μmol/L
凝血功能异常（INR > 1.5 或 aPTT > 60 s）
肠梗阻（肠鸣音消失）
血小板减少（血小板计数 < 100 000/μl）
高胆红素血症（血浆总胆红素 > 4 mg/dl 或 70 μmol/L）
组织灌注指标
高乳酸血症（> 1 mmol/L）
毛细血管充盈减少或斑点状阴影

aPTT = 活化部分促凝血酶原激酶时间；INR = 国际标准化比率；MAP = 平均动脉压；Pao_2 / Fio_2 = 动脉血氧分压 / 氧合指数；SBP = 收缩压；SD = 标准差；WBC = 白细胞计数。

表 7-4　严重脓毒血症的标准

符合以下任意一条认为是由于感染导致：
脓毒血症导致的低血压
乳酸根离子浓度高于实验室正常值的上限
尽管有足够的液体复苏，但超过 2 h 的尿量< 0.5 ml/（kg・h）
在没有肺部感染的情况下，Pao_2/Fio_2 < 250，合并急性肺损伤
在有肺部感染的情况下，Pao_2/Fio_2 < 200，合并急性肺损伤
肌酐> 2.0 mg/dl（176.8 μmol/ L）
胆红素> 2 mg/dl（34.2 μmol/L）
血小板计数< 100 000/μl
凝血功能障碍（国际标准化比率> 1.5）

Pao_2/Fio_2 = 动脉血氧分压 / 氧合指数。
From Dellinger，2013.

表 7-5　脓毒血症的 3 h 和 6 h 诊治方案

在发作的 3 h 内：
测量乳酸水平
在给予抗生素之前行血培养
给予低浓度的 30 ml/kg 晶体液输注纠正低血压或乳酸≥ 4 mmol / L
在发作的 6 h 内：
如果初始液体复苏后 MAP < 65 mm Hg：
给予血管升压剂维持 MAP ≥ 65 mm Hg，并重新评估容量状态和组织灌注
如果乳酸盐浓度在 3 h 内升高：
重复测量乳酸水平
如果初始乳酸水平≥ 4 mmol/L，则重新评估容量状态和组织灌注
初步液体复苏后，重点检查：
生命体征
心肺功能
毛细血管再充盈时间
脉搏
皮肤表现
或者
完成以下两项或两项以上检查：
测量 CVP
测量 $Scvo_2$
床旁超声心动
通过被动腿抬高或溶液冲击动态评估体液反应性

CVP = 中心静脉压；MAP = 平均动脉压；$Scvo_2$ = 中心静脉血氧饱和度。
Adapted from Society of Critical Care Medicine, 2015.

苏应给予晶体，输液量为 30 ml/kg。白蛋白用于需要输注大量晶体的患者。不建议使用羟乙基淀粉（Dellinger，2015）。血管升压药适用于无法进行容量复苏的患者。

液体复苏的目标包括以下内容：①中心静脉压达到 8 ～ 12 mmHg；②平均动脉压> 65 mmHg；③尿量 > 0.5 ml/（kg・h）；④中心静脉血氧饱和度（$Scvo_2$）或混合静脉血氧饱和度（Svo_2）分别为 70% 或 65%。

抗菌治疗

在鉴别出感染性休克和严重脓毒血症后的第 1 小时内立即开始静脉注射抗生素治疗。在感染性休克时，使用有效抗生素每延误 1 h，疾病死亡率就会上升 7.6%（Dellinger，2013；Kumar，2006）。可以在等待血培养或特异位置培养结果后使用抗生素治疗，前提是延迟治疗不超过 45 min。患者在接受广谱抗生素治疗时，一旦获得培养结果，可以改用敏感抗生素治疗（Barton，2012；Pacheco，2014）。孕妇最可能感染的细菌是革兰氏阴性杆菌和 A 族或 B 族链球菌。因此，抗生素使用的覆盖范围应包含这些细菌。

血管升压药

在非妊娠人群中，当患者对适量的液体复苏无反应时，推荐使用去甲肾上腺素作为治疗感染性休克患者的一线药物（Barton，2012；Dellinger，2013）。如果去甲肾上腺素和液体复苏治疗无法纠正低血压，则使用二线血管升压药。二线药物包括肾上腺素和血管加压素。

呼吸衰竭

呼吸衰竭是一种罕见的妊娠并发症，发生率低于 0.1%（Chen，2003）。呼吸衰竭的原因包括肺水肿（心源性和非心源性）、肺炎、栓塞（肺、羊水或静脉空气）、哮喘和急性呼吸窘迫综合征（ARDS）。妊娠特异性原因包括由于宫缩抑制剂或子痫前期导致的羊水栓塞和肺水肿（Abdel-Razeq，2011；Mighty，2010）。

呼吸衰竭可分为低氧血症性呼吸衰竭或高碳酸血症性呼吸衰竭。在产科患者中，更常见的是低氧血症性呼吸衰竭。当动脉氧分压低，但二氧化碳分压正常时，就会发生低氧血症。这是因为肺无法给血液提供足够的氧气。最常见的原因是通气 - 灌注不匹配，最极端的表现是肺内分流。如果来自心脏的一部分氧合血不能与肺泡有效交换，则可能发生通气 - 灌注不匹配。另一方面，分流是在血液绕过肺部时发生的，例如艾森门格综合征，血流过不通气的肺泡，就像肺不张一样。通气 - 灌注不匹配者通常对氧疗有反应，而分流则不然。低氧血症性呼吸衰竭的常见原因包括肺栓塞、肺水肿、误吸、肺炎、急性呼吸窘迫综合征和气胸。

相反，由于气流阻塞，呼吸驱动减少或呼吸肌无力导致通气失败（CO_2 交换），继而导致高碳酸血症性呼吸衰竭。这可以在患有严重哮喘、药物过量（包括硫酸镁）和神经肌肉疾病（如重症肌无力）的患者中看到。

妊娠的生理变化

在妊娠期间，存在一些呼吸系统的生理变化，这可能影响呼吸衰竭的管理。首先，肋下角的增加和膈肌的升高会导致胸部顺应性降低。此外，腹内压的升高和食管括约肌张力的降低会导致更大的误吸风险。此外，功能性残气量的生理性下降会促进肺泡萎陷，并且每分通气量的生理性增加将产生较低的二氧化碳分压（Pco_2）。最终会导致呼吸性碱中毒，pH 值正常，Pco_2 和 HCO_3^- 降低。与非妊娠个体相比，妊娠期的 Pao_2 更高，但研究发现，这取决于海拔高度（Hankins，1996）。由于妊娠期 Pco_2 低于非妊娠个体，因此“正常”Pco_2 可能是通气不足的标志，不应被视为正常（Mighty，2010）。表 7-6 比较了孕妇和非孕妇的动脉血气测量值。

急性呼吸窘迫综合征

该综合征定义为由各种肺损伤引起的严重急性低氧血症性呼吸衰竭。重要的是，对于疑似 ARDS 的女性，应首先排除心源性肺水肿，因为治疗方法截然不同。2012 年，ARDS 的诊断规范根据一个共识会议的建议进行了更改。会议的主要目标是提高 ARDS 诊断参数的可靠性、有效性和可行性。该规范被称为柏林标准，其创建了 3 个独立的分类，根据低氧血症的程度将 ARDS 分类为轻度、中度或重度。他们将 ARDS 定义为“在 1 周内由已知的临床症状或新的 / 恶化的呼吸道症状发展的呼吸衰竭，肺部双侧混浊不能被渗出、小叶 / 肺不张或结节完全解释。呼吸衰竭不能用心脏衰竭或体液超负荷完全解释。”如果 ARDS 的来源不明确，超声心动图可以排除心源性原因（ARDS Definition Task Force，2012；Ferguson，2012；Mehta，2015）。表 7-7 展示了轻度、中度和重度 ARDS 的定义。

治疗

产前或产后急性呼吸衰竭最好是由重症医学专家

表 7-6 妊娠期和非妊娠期女性的正常动脉血气测量值

	pH	Pco_2（mmHg）	Po_2（mm Hg）	HCO_3^-（mmol/L）	氧饱和度（%）
妊娠期	7.4 ~ 7.46	26 ~ 32	75 ~ 106	18 ~ 21	95 ~ 100
非妊娠期	7.38 ~ 7.42	38 ~ 45	70 ~ 100	24 ~ 31	95 ~ 100

Pco_2 = 二氧化碳分压；Po_2 = 氧分压。

Data from Dildy, 2004.

表 7-7　柏林标准对急性呼吸窘迫综合征（ARDS）的定义

病因	急性呼吸窘迫综合征		
发病时间	在已知的临床病因或新的/恶化的呼吸道症状的 1 周内		
胸部影像表现[a]	双侧混浊——不能解释的胸腔积液，肺叶/肺不张或结节		
水肿的原因	呼吸衰竭不能完全由心力衰竭或体液超负荷解释；如果没有危险因素，需要客观检查评估（如超声心动图）以排除静水压性水肿		
	轻度	中度	重度
氧合[b]	200 ＜ Pao_2/Fio_2 ≤ 300 和 PEEP 或 CPAP ≥ 5 cmH_2O	100 ＜ Pao_2/Fio_2 ≤ 200 和 PEEP ＞ 5 cmH_2O	Pao_2/Fio_2 ≤ 100 和 PEEP ＞ 5 cmH_2O

[a] 胸部 X 线摄影或计算机断层扫描。
[b] 轻度 ARDS 可以使用无创性的检查。
CPAP = 持续气道正压通气；Pao_2/Fio_2 = 动脉血氧分压/氧合指数；PEEP = 呼气末正压。

和母胎医学专家一起进行管理。治疗目标是恢复通气和氧合。例如，一位女性呼吸道通畅，并且仅有轻度呼吸窘迫，可能只需要吸氧治疗。如表 7-8 所示，无创性供氧方式包括鼻导管、各种类型的面罩、持续气道正压通气（CPAP）和无创正压通气（NPPV）。NPPV 与 CPAP 的不同之处在于它有助于通气，以及间歇性的正压给氧（Gregoretti，2015）。

气管插管适用于对氧疗没有充分的反应和那些气道不受保护的高碳酸血症性或低氧血症性呼吸衰竭的患者。适应证通常与非妊娠个体的适应证相同。重要的是，如前所述，妊娠期生理性 Pco_2 值较低，因此气管插管适合更低 Pco_2 的患者。

第十九章（312 页）介绍了妊娠期气管插管的工具和技术。由于气道的解剖学变化，妊娠期气管插管失败的概率大约是非妊娠期的 8 倍。因此，气管插管最好由技术娴熟的医生进行（Guntupalli，2015）。此外，对于那些具有潜在气管插管困难的人，可以在插管之前进行理想状态下的操作确认。正如第十八章（297 页）中所讨论和说明的那样，可以做好准备以应对有挑战性的气道。

表 7-8　无创性供氧方式

系统	氧气流量（L/min）	Fio_2
鼻导管	1 ~ 6	0.21 ~ 0.44
简易面罩	5 ~ 10	0.3 ~ 0.6
部分循环呼吸器面罩	8 ~ 12	0.4 ~ 0.7
非呼吸器面罩	10 ~ 15	0.6 ~ 0.8
文丘里面罩	4 ~ 12	0.24 ~ 0.5

Fio_2 = 氧合指数。
Data from Pruitt, 2003.

机械通气

几种不同的呼吸机模式可用于机械通气。这些设置可分为容量限制模式、压力限制模式或两者的组合。在容量限制模式中，潮气量是预设的，呼吸机在每次呼吸时提供预定的潮气量。在这种模式下，允许气道压力变化，保证了最小的每分通气量。顺便提醒一下，每分通气量 = 潮气量 × 呼吸频率。

在压力限制模式下，每次呼吸时都会给予预设的正压水平，并允许潮气量变化。在压力目标模式中，限制了峰值气道压力以降低气压伤的风险。例如，压力目标模式是压力性支持通气，需要患者自主呼吸。另一种是压力控制模式，需要预设呼吸频率（Grossbach，2011）。

此外，机械通气可以适应患者自主呼吸的能力。这里按照患者自主性增加的顺序列出几种通气模式：控制机械通气（CMV）、辅助控制（AC）机械通气和间歇性机械通气（IMV）。所有这些都可以设置为容量限制或压力限制。对于 CMV，患者无需进行任何呼吸。呼吸频率和潮气量或峰值气道压力由机器设定。使用 AC 可以设置最小呼吸频率，但患者能够触发额外的呼吸机辅助呼吸。最后，使用 IMV 时，需要再次预先确定最小呼吸频率，并且患者能够进行额外的呼吸。然而，与 AC 不同，这些呼吸不受呼吸机的辅助。同步间歇性机械通气（SIMV）是 IMV 的一种变化体，呼吸频率与患者的呼吸同步（Grossbach，2011）。

传统上，机械通气的目标是达到 10 ~ 15 ml/kg ×

理想体重的潮气量。2000年，急性呼吸窘迫综合征网络（ARDSNet）公布了一项随机对照试验的结果，其中患者被随机分配到不同的潮气量组。在一个队列中，将峰值压力为50 cm H_2O 的传统潮气量组（12 ml/kg）与峰值压力为30 cm H_2O 的低潮气量组（6 ml/kg）进行比较，传统潮气量组的平均峰值压力为33±8 cmH_2O，相比之下低潮气量组的平均峰值压力为25±6 cmH_2O。结果，最初28个住院日内低潮气量组的死亡率更低（31% vs. 40%），通气停止时间更多（12天 vs. 10天）。

体外膜氧合

对于严重ARDS且机械通气困难的女性，可选择的治疗是有限的。其中，体外膜氧合（ECMO）在该人群中已经取得了一些成功。参照既往一篇综述，ECMO在去除血液、添加 O_2 和去除 CO_2，后将血液回输进人体循环。对于患有ARDS的患者，通常通过静脉旁路进行氧合，其中血液从下腔静脉（IVC）输出，并返回上腔静脉。为此，患者必须抗凝治疗。该方法不提供任何血流动力学支持。在心力衰竭患者中，可以使用静脉动脉旁路术。在这种形式的ECMO中，血液从静脉系统中输出，补充 O_2，然后返回动脉系统，绕过心脏和肺部。这种形式的ECMO可能会导致相关并发症发生率增高。

一些研究发现，对于严重ARDS患者，转诊到ECMO中心可以降低死亡率并改善预后（Duarte，2014）。但是，在妊娠期间使用ECMO的相关数据是有限的。在H1N1流感暴发期间，澳大利亚和新西兰接受ECMO治疗的12名孕妇或产后妇女中，有66%的患者存活。4例死亡患者中，3例死于出血，即颅内、肺或全身性出血（Nair，2011）。

■ 羊水栓塞

羊水栓塞是产科的一种罕见并发症，但往往具有灾难性。由于诊断标准不同，目前缺乏羊水栓塞预后的准确数据，由其导致的孕产妇死亡率估计为20%～60%（Clark，2014）。在美国，2006—2010年，约5.3%的妊娠相关死亡是由于羊水栓塞导致的（Creanga，2015）。

临床特征包括在产程中、分娩时或分娩后30 min内的急性缺氧、低血压和凝血功能障碍。高危因素包括引产、宫颈裂伤、前置胎盘、胎盘早剥、高龄产妇和剖宫产（Ballinger，2015；Clark，2014；Knight，2012）。

该综合征是一种临床诊断，一旦排除其他潜在原因即可诊断羊水栓塞。肺中发现胎儿鳞状细胞和碎片是非特异性诊断，也不是羊水栓塞的发病原因。对存在肺动脉导管的女性的研究表明，母体肺循环中也可能正常存在鳞状细胞（Clark，1986；Lee，1986）。

对于羊水栓塞的病理生理学知识目前知之甚少。现有的理论表明可能是羊水中的未知成分、胎儿细胞或胎盘细胞，进入母体血液循环后引起的免疫反应。临床症状类似于感染性休克和过敏性休克，这也支持了潜在的免疫基础（Clark，1995）。

目前对于羊水栓塞，没有确定的治疗方法，需要积极管理。主要的治疗方法包括通气支持、氧合治疗、容量复苏、血管加压治疗，以及输注红细胞和凝血因子纠正凝血功能障碍。如果该妇女仍未分娩，一旦发生心搏骤停，需剖宫产终止妊娠（107页）。

出血

2006—2010年，产科出血占美国孕产妇死亡的11.4%，并且在产科转入ICU病房的孕妇中占有重要比例（Creanga，2015；Wanderer，2013；Zwart，2010）。重要的是，超过90%的死亡可能是可以预防的（Berg，2005）。如第二十九章（474页）所述，产科出血可以通过几个指标来定义。经常使用的3种指标包括，阴道分娩后失血＞500 ml，剖宫产术后失血＞1 000 ml；需要输血；血细胞比容下降＞10%（American College of Obstetricians and Gynecologists，2015b）。由于妊娠期的血液生理性变化，可能直到循环血量减少25%～30%（产后出血1 500～1 800 ml），血流动力学变化才可能出现微小的反应。

第二十九章描述了产科出血的手术和医疗方面的管理。在本章中，我们将重点放在弥散性血管内凝血（DIC）和血液置换的治疗方案管理上。

■ 弥散性血管内凝血

这种消耗性凝血功能障碍是一种相对罕见的妊娠期并发症，见于胎盘早剥、羊水栓塞、脓毒血症和产后出血的妇女（Cunningham，2015；Erez，2015）。DIC是一种消耗性凝血功能障碍，是因为受到促凝血因子（如组织因子）影响导致的。当血液释放这种促凝血因子时，它们会激活凝血级联反应，产生血小板和纤维蛋白的凝结或栓塞。这种活化消耗了凝血因子，并导致出血。随着凝块降解，产生的纤维蛋白降解产物会进一步地损害脏器灌注。

临床上，患有DIC的患者表现为不凝血。穿刺部位或手术切口可能会自发出血，如果行气管插管，可能从鼻腔或口腔出血。出血可能在产时，来自正常扩张的宫颈或者产后来自胎盘部。DIC 的实验室参考指标包括凝血酶原时间（PT）和部分促凝血酶原激酶时间（PTT）延长、国际标准化比率（INR）升高和纤维蛋白原水平降低（Butwick，2015；Erez，2015）。

■ 血液置换治疗

与产科大出血有关的消耗性凝血功能障碍的主要治疗涉及补充促凝血物质和血液成分置换。从历史经验上看，大出血患者的最初复苏是输注大量晶体。浓集红细胞、血浆、冷沉淀和血小板要留给那些实验室指标异常的人（Pacheco，2013）。这种方法无法避免稀释性凝血功能障碍，可能导致体温过低和酸中毒。另外，过度使用晶体可能由于新鲜凝块的移位和流体静压增加而引起出血增加。据非产科文献报道，早期补充血液替代品的方法可以改善结局（Holcomb，2008）。在输血期间，强调在使用 5 个或更多单位的血液之前，不需要使用其他的血液制品。

■ 1∶1∶1 血液制品替代

以 1∶1∶1 血液制品替代方案是指按 1 个单位的浓缩红细胞（pRBCs）与 1 个单位的新鲜冰冻血浆（FFP）和 1 个单位血小板的比例输注。即使实验室指标正常，也可以使用 FFP 和血小板以防止凝血功能障碍的发生。该治疗方案是根据对军事和非军事创伤患者的回顾性研究制定的，这种方法显示能使患者结局得到改善（Borgman，2007；Holcomb，2008）。一项比较 1∶1∶1 与 2∶1∶1 比例输血的随机对照试验显示，两种方案之间 24 h 或 30 天的死亡率没有差异。然而，在 1∶1∶1 组中，24 h 因出血死亡的人数更少（Holcomb，2015）。尽管 1∶1∶1 输血方案的数据有限，但它仍是许多大量输血方案的基础。

■ 大量输血方案

这些方案改善了大出血患者的预后。主要的优势在于为临床医生提供快速获取血液制品的机会，并向整个医护团队发出情况严重性的信号。ACOG 第二院区的孕产妇安全倡议（2015c）建议在所有提供产科护理的医院实施大量输血方案。此外，每个机构都应该能够立即获得至少 4 个单位的 Rh 阴性的 O 型 pRBCs，并且能够获得 6 个单位的 pRBCs 和 4 个单位特殊血型的 FFP。血小板和其他血液制品也应该能够及时获得。孕产妇安全倡议大量输血方案的重点是以 6∶4∶1 的比例给予血液制品——6 个单位的 pRBC，4 个单位的 FFP 和 1 个单采血小板。还存在许多其他大量输血方案（Cunningham，2015）。

任何方案的关键部分应包括从血库中快速发放血液制品和自动进行实验室检测。当一名妇女出现无法控制的出血时，医生将启动大量输血方案，并发送血液标本用于分型和交叉配对，以及检测血红蛋白、血小板、PT、INR，PTT 和纤维蛋白原水平。一旦启动大量输血方案，就可以在等待交叉配血的同时给予 2 ～ 4 个单位的未交叉配血的 Rh 阴性 O 型血。然后，血库会传送一个大量输血包，通常放在床边的一个塑料冷却容器中。必要时将血液制品给予患者。持续地输送血液制品，直到停用此方案。

如果实验室指标异常，则考虑给予冷沉淀、氨甲环酸、凝血酶原复合物浓缩物或重组凝血因子Ⅶa（rFⅦa）。冷沉淀主要由纤维蛋白原和 FⅧ组成。它具有与 FFP 相同的凝血因子，但体积小。凝血酶原复合物浓缩物含有 FⅡ、FⅨ和 FⅩ，并且一些制剂还含有 FⅦ。它适合替代维生素 K 依赖性凝血因子。FⅦa（Novoseven）被批准用于血友病患者，但药品说明中表明它可以用于对一线治疗无效的大出血。它可能会增加血栓栓塞事件的风险。氨甲环酸是一种抗纤维蛋白溶解的物质，将在后面讨论。

■ 黏弹性分析

血栓弹力图（TEG）和旋转血栓弹力图（ROTEM）是评估全血凝血功能的即时检验，旨在指导血液替代疗法。这些方法通过分析特定患者全血中的栓子形成和分解来进行检测。它们提供血栓形成、栓子强度和纤维蛋白溶解的时间的相关信息。这些可以即时进行，并且比传统的凝血功能测试更快捷。目前，它们被用于指导创伤、肝移植和心脏手术患者的血液制品替代治疗。

对妊娠期 TEG 和 ROTEM 技术的研究证实了妊娠期的高凝状态，并为这类人群提供了参考范围（Butwick，2015；de Lange，2014；Solomon，2012）。图 7-2 显示了正常孕妇和另一个大出血孕妇的例子。虽然这些即时检测看起来可行性很高，但它们也有一些局限性。例如，它们不能用于检测原发性凝血功能障碍（Solomon，2012）。另外，这些检测不能诊断由于血小板功能障碍或抗血小板药物引起的凝血功能障碍。因为它们是即时检验，所以可以由几个有经验的医生进行。但是，如果是由没有受过充分培训的人员检测，就会存在误差的风险。目前仍需要进一步的研究来评估它们在产科出血管理中的用途。

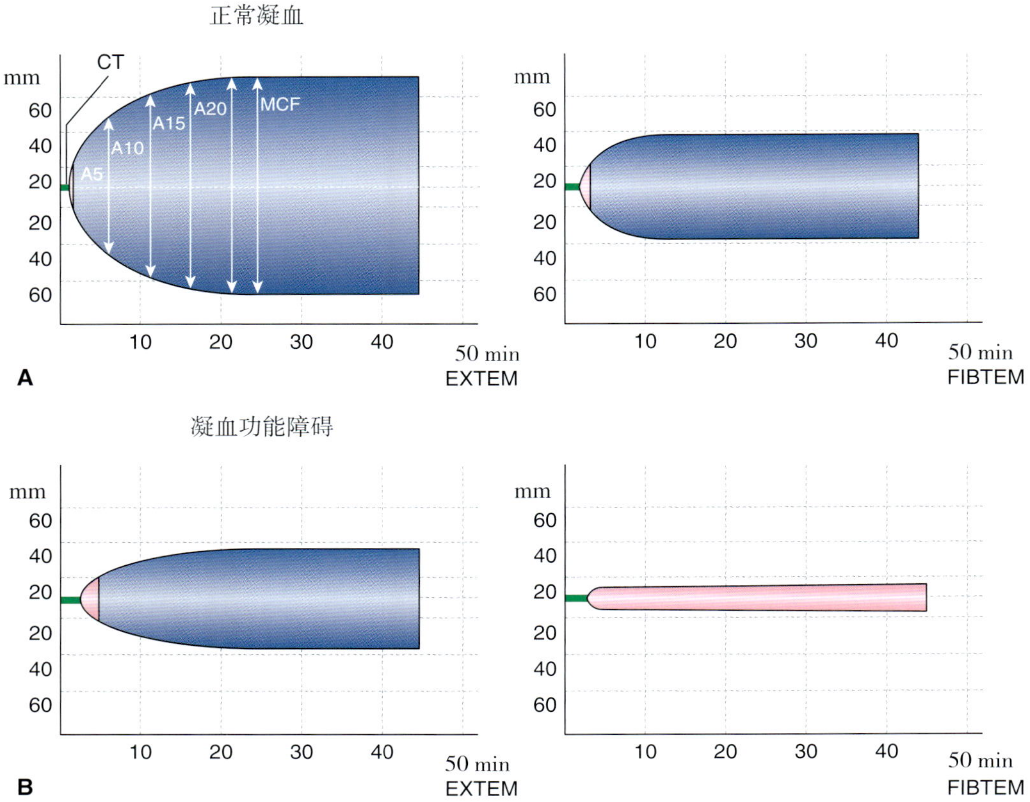

图 7-2　血栓弹力图（TEG）和旋转血栓弹力图（ROTEM）凝血图。A．正常孕妇表现为高凝状态，具有极佳的凝血质量。B．产后大出血的女性纤维蛋白凝块质量较差。（Reproduced with permission from Solomon C, Collis RE, Collins PW: Haemostatic monitoring during postpartum haemorrhage and implications for management, Br J Anaesth 2012 Dec；109（6）：851-863）.

■ 氨甲环酸

这是一种抗纤维蛋白溶解的药物，具有防止血栓破坏的作用。氨甲环酸（TXA）显著降低了出血性创伤患者的死亡风险，并减少了月经过多女性的失血（Roberts，2012；Wellington，2003）。很少有研究评估 TXA 在产后出血中的使用。在这些研究中，它已被证明可以减少产后出血造成的失血，但安全问题仍未得到解决（Ducloy-Bouthors，2011）。世界孕产妇抗纤维蛋白溶解试验（WOMAN 试验）是一项目前正在进行的大型随机试验，旨在回答这些安全性和有效性的问题。该试验计划使用剂量为 1 g 的 TXA。世界卫生组织（2012）建议在其他缩宫素无效时使用 TXA 治疗产后出血。

心脏病

■ 流行病学

2006—2010 年，心血管疾病和心肌病占美国孕产妇死亡的 25% 以上（Creanga，2015）。大约 1% ~ 4% 的孕妇合并心脏病，大多数病例源于先天性心脏病（European Society of Gynecology，2011）。值得注意的是，由于先天性心脏病的内科和手术处理的改善，越来越多的女性存活到成年并且将要妊娠。

在妊娠期，循环血量增加 30% ~ 50%。此外，全身血管阻力下降 20%，同时心输出量增加 40%（Clark，1989）。这导致心率增快和血压降低。产程中和分娩时心输出量进一步增加。这些变化在分娩后通过自体输血和后负荷增加而迅速代偿。可以理解的是，这些变化可导致易感妇女的急性或慢性心脏失代偿。

已经有多种评分系统可预测哪些女性在妊娠期患心血管事件的风险最大。以下是 3 个标准：改良的 WHO 分级、妊娠期心脏病（CARPREG）分级和 ZAHARA 分级（Drenthen，2010；European society of Gynecology，2011；Siu，2001；Thorne，2006）。表 7-9 描述了改良的 WHO 分级和孕产妇并发症发生率和死亡率的风险。改良的 WHO 分级中评为Ⅲ级的妇女最好接受心脏病专家和母胎医学专家的孕前咨询和密切监测。改良的 WHO 分级系统中评为Ⅳ级的女性具有特别严重的并发症发生率或死亡率风险，建议避孕，如果已经妊娠，则考虑终止妊娠（European Society of Gynecology，2011；Thorne，2006）。纽约心脏协会的心功能分级如表 7-10 所示。

■ 特殊的高危心脏病管理

艾森门格综合征

患有该综合征的孕产妇死亡率高达 50%（Gleicher，1979）。它是由于心内慢性的左向右分流引起肺血流量过多。最常见的异常包括未修复的房间隔缺损、室间隔缺损或动脉导管未闭。这种慢性肺循环超负荷将导致肺动脉高压。当这些压力超过体循环的压力时，分流方向就会逆转，缺少氧气的血液进入体循环，并阻止了肺灌注。这将导致低氧血症和恶性肺动脉高压的循环。

在妊娠期间，由于全身血管阻力的生理性下降，肺动脉压力更接近体循环压力值，因此，分流方向逆转，低氧血症的阈值就会降低。任何继发的血压降低，例如发生体液丢失或血管舒张，都会使孕妇发生分流方向逆转的风险增加。相关文献已经表明可以使用选择性肺动脉血管扩张剂（Warnes，2008）。

表 7-9　改良的世界卫生组织（WHO）妊娠期心血管疾病风险分级

第 1 级：孕产妇并发症发生率和死亡率风险不增加	**第 3 级：孕产妇并发症发生率和死亡率显著增加**
无并发症，轻度肺动脉狭窄	机械瓣膜
无并发症，轻度室间隔缺损	功能性右心室
无并发症，轻度动脉导管未闭	Post-Fontan 手术
单纯的二尖瓣脱垂，二尖瓣反流不明显	紫绀型心脏病
房间隔缺损修补后	其他复杂的先天性心脏病
室间隔缺损修补后	轻度左心室损害
动脉导管未闭修补后	肥厚型心肌病
全肺静脉异常回流修补后	先天性或组织瓣膜性心脏病（不考虑 WHO 分级 4 级）
孤立性室性早搏和心房异位搏动	没有主动脉扩张的马方综合征
	心脏移植
	心腔狭窄修复后
第 2 级：孕产妇并发症发生率和死亡率的风险稍有增加	**第 4 级：孕产妇并发症发生率和死亡率极高**
房间隔缺损未修复	肺动脉高压
法洛四联症修复后	严重心室功能不全（NYHA Ⅲ—Ⅳ）或左心室射血分数＜ 30%
大多数的心律失常	严重的左心梗阻（如心脏缩窄）
轻度左心室损害	严重的二尖瓣狭窄，严重的有症状的主动脉瓣狭窄
肥厚型心肌病	马方综合征，主动脉扩张＞ 45 mm
先天性或组织瓣膜性心脏病（不考虑 WHO 分级 4 级）	主动脉扩张＞ 50 mm 伴二叶式主动脉瓣
没有主动脉扩张的马方综合征	
心脏移植	
心腔狭窄修复后	

NYHA = 纽约心脏协会。
Data from European Society of Gynecology, 2011.

表 7-10　纽约心脏协会发布的心脏功能分级

第 1 级：患有心脏病且日常活动不受限
第 2 级：患有心脏病且轻微体力活动受限，正常的体力活动会导致乏力、心悸或呼吸困难
第 3 级：患有心脏病且明显体力活动受限，休息时无症状，轻于正常的活动会出现不适症状
第 4 级：患有心脏病且无法进行正常体力活动，休息时有症状

阴道分娩或剖宫产的妊娠结局无明显差异（Gandhi，2015）。

患有艾森门格综合征的孕产妇在产后 1 周内最容易发生死亡（Jones，1965）。由于孕产妇死亡率很高，学者们认为这类疾病是妊娠的禁忌证。对于已经妊娠的患者，应该建议终止妊娠（European Society of Gynecology，2011；Thorne，2006）。

二尖瓣狭窄

这种疾病是风湿性心脏病最常见的并发症。严重的狭窄定义为瓣膜区面积小于 1 cm^2。患有二尖瓣狭窄的女性依赖于增加的左心房压力，来帮助血液通过狭窄的开口。妊娠期心脏功能失代偿常因心率增快而进展，从而导致心室充盈时间变短。这种充盈时间的减少会使血液留在左心房，并导致左心房扩张，而血管内容积的增加使其进一步恶化。因此，可能发生室上性心动过速和房颤。如果不控制心率，会使左心房充分排空，也可能发生心源性肺水肿。

治疗的主要方法包括使用 β 受体阻断药以控制心率和避免体液超负荷。剖宫产分娩适用于一般的产科指征，并且避免使用会引起产妇心动过速的药物，如特布他林。对于患有严重疾病的产妇，可考虑使用产钳缩短第二产程分娩时间（Gandhi，2015）。

主动脉瓣狭窄

孤立性主动脉瓣狭窄最常见于二叶式主动脉瓣狭窄。严重的主动脉瓣狭窄定义为瓣膜面积≤ 1.0 cm^2。患有该瓣膜病变的患者主要由于心输出量受阻，而发生并发症。当循环容量增加时，孕妇可能无法适应血管内负荷，从而发展为心源性肺水肿。相反，容量损失或血管舒张导致的前负荷不足可能会阻碍心肌灌注。这会导致心肌缺血和猝死的风险。

分娩时，剖宫产适用于一般的产科指征。第二产程应考虑助产。产后，这些患者由于前面描述的生理性自体血液回输，而使患肺水肿的风险增加。有症状的主动脉瓣狭窄的女性最好在妊娠前进行瓣膜矫正（Gandhi，2015）。

高血压急症

2006—2010 年，妊娠相关的高血压疾病占美国孕产妇死亡的 9.4%，这些疾病影响了 5% ~ 10% 的孕 妇（Creanga，2015；Lo，2013）。ACOG（2013）对妊娠期高血压疾病的诊断和管理进行了规范概述。表 7-11 描述了重度子痫前期的诊断标准。

收缩压≥ 160 mmHg 或舒张压≥ 110 mmHg 会使孕妇子痫的风险明显升高。最近的一项调查发现，妊娠期间患有高血压疾病的孕妇发生卒中的风险会增加（Leffert，2015）。在 2010—2011 年期间，每 10 000 名孕妇中就有 1.6 人在怀孕期间住院治疗，与之前的研究相比有大幅增加。他们还发现，在妊娠期间患有高血压疾病的孕妇，发生卒中的风险是没有高血压女性的 5.2 倍。

因此，对于超过上述阈值血压的孕产妇，应该采取积极控制。在监视期间，如果初次测量血压高，则应在几分钟后重复测量。如果监测 15 min 后血压持续升高达到严重范围，则应视为高血压急症进行积极治疗。治疗目标为维持收缩压在 140 ~ 150 mmHg 之间，舒张压在 90 ~ 100 mmHg 之间。这不但降低了卒中的风险，也保证了足够的胎盘灌注。

对于孕妇和产后妇女，静脉注射拉贝洛尔、肼屈嗪，或口服短效硝苯地平被认为是高血压急症的一线治疗药物（American College of Obstetricians and Gynecologists，2015a）。表 7-12 为全国联合委员会推荐的急性高血压治疗剂量建议。对于难治性高血压且对一线药物无反应的女性，可能需要开始持续输注（表 7-12）。实际上，我们很少需要输液。值得注意

表 7-11　重度子痫前期的标准

当女性平卧休息时，收缩压≥ 160 mmHg，或舒张压≥ 110 mmHg，两次至少间隔 4 h（除非在此之前进行了降压治疗）
血小板减少——血小板计数小于 100 000 /μl
肝功能受损，血液中的肝酶浓度异常升高（大于正常值的两倍）；严重的持续性右上腹或上腹痛，药物治疗无效，无法用其他诊断解释或两者兼而有之
进行性肾功能不全——血清肌酐浓度大于 1.1 mg/dl，或者在没有其他肾疾病的情况下，血清肌酐浓度加倍
肺水肿
新发的大脑或视觉障碍

Data from American College of Obstetricians and Gynecologists, 2013.

的是，当使用这些药物时应该有有经验的医生在场。静脉滴注硝普钠也可用于严重高血压的急性治疗，但只有在其他方法无效时才能使用。值得注意的是，它在分娩前的使用时间被限制在 4 h 之内，因为它可能导致胎儿氰化物中毒。

治疗高血压急症期间建议进行持续的胎心监护。硫酸镁不应作为降压药物，但应用于预防子痫发作。

血流动力学监测

血流动力学监测的目的是帮助指导治疗以维持足够的组织灌注。由于不能直接测量组织灌注，因此开发了间接测量方法。其中包括侵入性和非侵入性技术。侵入性监测的适应证仍存在争议，最近的研究侧重于非侵入性方法的选择上。

■ 侵入性血流动力学监测

动脉导管

动脉内导管可以连续测量血压，并可用于确定每搏输出量和心输出量。桡动脉是最常见的放置部位，其他部位是肱动脉、股动脉或腋动脉。常见的适应证包括需要进行密切血压监测，例如休克或接受血管加压素治疗的患者、血压不稳定或正在接受大手术的患者。频繁的血气测定、持续监测心输出量或每搏输出量可能存在其他原因。如果使用动脉导管，可能存在测量误差，这需要熟悉系统的物理设置。动脉导管的并发症很少见，但血栓形成、栓塞、感染和血肿是潜在的风险（Scheer，2002）。

中心静脉导管

中心静脉通往大静脉。适应证包括外周静脉导管不足、需要进行血流动力学监测，或需要给予血管扩张剂、化疗或肠外营养。这些药物在外周给药时都会引起静脉炎症（Cheung，2009）。虽然放置中心静脉导管没有绝对的禁忌证，但相对禁忌包括导管进入点附近的血管损伤和凝血功能障碍（Graham，2007）。

中心静脉导管通常放置在颈内静脉或颈外静脉、锁骨下静脉或股静脉。在紧急情况下，右侧颈内静脉是首选位置，因为它具有最低的导管错误定位相关风险（Botha，2006）。在输注药物或肠外营养之前，应通过 X 线片、透视检查或超声心动图确定导管尖端的正确位置。尖端应位于右心房上方的上腔静脉中。可以测量中心静脉压，并且中心静脉导管的位置也可以用于放置肺动脉导管。

中心静脉导管相关血流感染（CLABSI）是中心静脉导管放置出现并发症的主要原因。在许多情况下，可以通过使用无菌技术和严格的导管放置和管理计划来预防这些问题（Liang，2011；Miller，2012）。其他的主要并发症包括出血、动脉穿刺、心律失常、静脉血栓栓塞和气胸（McGee，2003）。

表 7-12　严重妊娠相关的高血压疾病的治疗方案

药物	剂量	不良反应
间断性		
拉贝洛尔	20 mg 静脉注射，必要时 10 min 后 40 mg 静脉注射。如果血压在 10 min 内仍然升高，则增加至 80 mg（最大剂量：220 mg）	支气管痉挛
肼屈嗪	每 20 ~ 30 min 静脉注射 5 mg，如果血压仍然升高，每 20 ~ 30 min 静脉注射 10 mg（最大剂量：25 mg）	低血压、心动过速、头痛
硝苯地平	口服 10 mg。如果血压升高，每 20 min 重复一次，最多 20 mg，共 3 次	头痛
输注		
拉贝洛尔	1 ~ 2 mg/min（最大剂量：300 mg 或 2.5 h 内 2 mg/min）	支气管痉挛
尼卡地平	5 mg/h，每 5 ~ 15 min 增加 2.5 mg/h（最大剂量：15 mg/h）	头痛、面色潮红
硝普钠	0.25 μg/（kg・min）至最大剂量 5 μg/（kg・min）［最大剂量：5 μg/（kg・min），持续 4 h］	超过 4 h 胎儿氰化物中毒

From American College of Obstetricians and Gynecologists, 2015a; Chobanian, 2003; Lo, 2013.

肺动脉导管

该导管通过中心导管引入，穿过右心房和右心室，进入肺血管系统。在这里，它终止于小口径的肺动脉。有利的是，肺动脉导管可以实时评估血流动力学状态。有了它，可以测量中心静脉压、右心内压、肺动脉压、肺毛细血管楔压、肺毛细血管闭塞压、心输出量和混合静脉氧血红蛋白饱和度。这可为计算额外的生理参数，例如全身血管阻力或肺血管阻力提供基础。

从历史经验上看，肺动脉导管置入是重症患者侵入性血流动力学监测的主要方法。然而，随着时间的推移，它的使用已经不再受欢迎，因为多项研究的数据未能显示常规使用对生存的益处（Connors，1996；Richard，2003；Sandham，2003；Shah，2005）。

■ 无创和微创监测

超声心动图

经胸超声心动图（TTE）、经食管超声心动图（TEE）和肋下超声心动图可用于监测重症患者的血流动力学状态。TTE 和肋下超声心动图在清醒和警觉的患者身上进行具有优势。孕妇必须在镇静状态下才能进行 TEE。

TEE 提供了最高质量的图像。因此，它可以准确地测量心室大小，并确定右心室功能和左心室功能，以及主动脉瓣、二尖瓣和三尖瓣的功能。它还可以评估 IVC 和主动脉。在参数方面，它可以测量射血分数，估计的每搏输出量和肺动脉压，以计算心输出量。还可以测定左心室舒张末期面积（LVEDA），并用于预测液体反应性（Michard，2002）。

TTE 可以提供与 TEE 类似的信息，但图像质量较差。幸运的是，妊娠期的正常生理变化有助于 TTE 对心脏解剖结构的可视化。

肋下超声心动图可用于确定静脉曲张的塌陷性，其直径已被证实与中心静脉压直接相关。塌陷的腔静脉表明液体耗尽，而扩张的 IVC 表明右心房压力较高（Stawicki，2014）。超声心动图在评估先天性心脏病患者时尤其有用。

生物阻抗 / 生物电抗

基于生物阻抗和生物电抗的系统是监测心输出量和其他血流动力学变量（如危重患者的每搏输出量和心脏指数）的两种非侵入性选择。在这两者中，生物阻抗系统测量人为施加到胸腔的电流的变化。该变化由血液流动产生，电流在放置在患者胸部的电极之间传递。具体而言，生物阻抗检测由血液流动引起的电阻。在胸腔中，随着左心室收缩和血液流入胸主动脉，液体水平发生了变化。这在胸腔内产生了相应的阻力变化，因为主动脉中的液体水平上升。生物阻抗检测这种电压在胸腔内变化的幅度，用于计算（Jakovljevic，2014）。该系统易于使用，但对患者移动和电极放置很敏感。此外，目前缺乏关于其改善患者预后能力的数据。

相比之下，生物电抗测量的是流过胸腔的振荡电流的相对相位位移。潜在的科学现象是心脏搏出量越大，这些相位位移就越显著。该系统在传感器定位方面具有较大的灵活性，可用于其他监测仪器的设置。虽然对非妊娠患者的验证研究已经显示出该技术的前景，但孕妇中获得的数据极少。

■ 确定流体响应能力

循环功能不全是重症患者常见的临床问题。对于这些患者，检测容量消耗和预测体液治疗的反应是很重要的。如果心输出量随体液量扩大而增加，则认为患者对前负荷是有反应的。然而，在对前负荷无反应的患者中，容量增加可能会加重肺水肿，导致呼吸衰竭，延长机械通气时间，并促使腹内压增加（Thiel，2009）。

■ 血流动力学监测的指征

目前对妊娠期间侵入性血流动力学监测缺乏具有指导性的指南。因此，产科危重患者的监测指征与非妊娠患者的指征相似。血流动力学监测的一些指征包括：

- 休克：感染性休克、低血容量休克、心源性休克、原因不明的休克——初始复苏无效
- 脓毒血症或妊娠合并高血压，并且血压持续升高、少尿
- 成人呼吸窘迫综合征
- 心脏疾病：主动脉或二尖瓣狭窄，缺血性心脏病或纽约心脏协会认定的Ⅲ级或Ⅳ级心脏病患者分娩时
- 羊水栓塞

制定血流动力学监测的指征需要依据个体化原则，并且要与母胎医学和重症监护专家一起制定。

心搏骤停

■ 流行病学和病因

在每年约 12 000 例住院分娩的患者中就有 1 例发生心搏骤停。令人惊讶的是，在住院期间发生心搏骤停的患者中，有将近 60% 的人最终存活并出院。心搏骤停最常见的原因，按降序排列，包括出血、心力衰竭、羊水栓塞、脓毒血症、麻醉并发症、吸入性肺炎、静脉血栓栓塞和子痫（Mhyre，2014）。美国心脏协会发明了一个助记法 BEAU-CHOPS，以帮助医学工作者记住孕妇心搏骤停最常见的原因（表 7-13）。

虽然这个助记法只针对孕妇心搏骤停的最常见病因，但也应记住其他可逆的原因。这些原因通常被称为 H 和 T，如表 7-14 所示。

■ 心搏骤停管理

孕妇的心搏骤停会给医生带来非妊娠患者所没有的独特挑战。胎儿存活的最佳机会是通过在母亲生存时或在心搏骤停发生后及时的分娩实现的。此外，妊娠的生理变化使复苏工作复杂化。其中一个影响是由于妊娠期子宫压迫 IVC，阻碍了静脉回流。其他的影响是由于气道解剖结构的改变导致功能残气量降低，耗氧量增加，误吸风险增加以及气管插管困难。

2010 年，美国心脏协会更新了关于基本（BLS）和高级心脏生命支持（ACLS）的建议（Berg，2010；Neumar，2010）。2014 年，产科麻醉和围产医学会发表了一份关于妊娠期心搏骤停管理的补充共识声明（Lipman，2014）。这些指南更强调胸外按压而不是人工呼吸，并建议针对孕妇进行一些修改。这些变化包括在胸外按压时，手放在胸骨上稍高的位置，因为孕期膈肌会向上移位。此外，由于妊娠子宫会阻碍下肢静脉回流，因此应在膈肌水平开通静脉通路。这种回流不畅会减少心输出量、子宫灌注和药物输送（Lipman，2014；Van-den Hoek，2010）。为了减轻妊娠子宫的静脉压迫，建议左移子宫。他们还进一步建议，如果自发循环还不能恢复，则在 4 min 后进行剖宫产手术。孕妇心搏骤停期间不需要胎心监护，因为主要根据母亲状态指导复苏工作。图 7-3 总结了美国心脏协会提出的孕产妇心搏骤停管理策略。关于如何管理产妇心搏骤停的具体建议将在后续章节中介绍。

寻求帮助

理想情况下，已经建立了一个熟悉孕产妇复苏程序的产科应急响应团队。响应团队应该还包括新生儿复苏团队。心搏骤停响应团队的设备常规包括开始胸部按压并获得编码车、硬挡板、自动体外除颤器（AED）或除颤器。另外，立即开始准备围死亡期的剖宫产分娩（Lipman，2014）。

胸部按压

指南特别强调胸部按压的重要性。应该保持每分钟按压 100 次，用力而快速。重要的是，每次按压时，理想的胸骨下陷深度是 5 cm 或 2 inch（1 英寸 =2.54 厘米），并做到完全反弹。对于一个明确妊娠的女性，将手放置在向头侧移动 2 ~ 3 cm 的部位，以

表 7-13　BEAU-CHOPS（妊娠期间心搏骤停原因的助记法）

出血（Bleeding）/ DIC
栓塞（Embolism）——冠状动脉 / 肺 / 羊水
麻醉（Anesthesia）并发症
宫缩乏力（Uerine atony）
心脏病（Cardiac disease）—— 心肌梗死 / 缺血 / 主动脉夹层 / 心肌病 / 先天性
高血压（Hypertension）/ 子痫前期 / 子痫
其他（Other）——根据 ACLS 指南的标准差异（表 7-14）
前置胎盘（Placenta）/ 胎盘早剥
脓毒血症（Sepsis）

ACLS = 高级心脏生命支持；DIC = 弥散性血管内凝血。
Data from Vanden Hoek, 2010.

表 7-14　心搏骤停的可逆原因：H′ss 和 T′s

H′s
血容量减少
缺氧
氢离子（酸中毒）
高钾血症
低钾血症
低体温
T′s
中毒
压塞（心脏）
张力性气胸
血栓形成——冠状动脉和肺动脉

Data from Neumar, 2010.

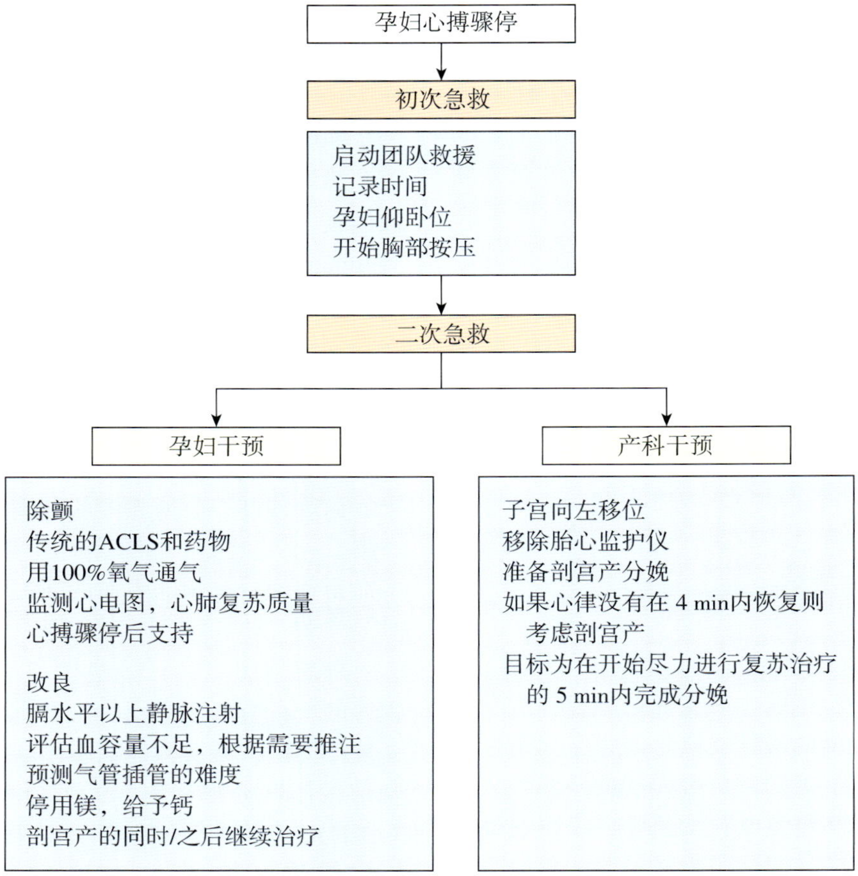

图 7-3 美国心脏协会对于心搏骤停的管理策略。ACLS = 高级心脏生命支持。（Data from Vanden Hoek TL，Morrison LJ，Shuster M，et al：Part 12：cardiac arrest in special situations：2010 American Heart Association Guidelines for Cardiopulmonary Resuscitation and Emergency Cardiovascular Care，Circulation 2010 Nov 2；122（18 Suppl 3）：S829-S861.）

适应向上移动的膈肌。如果患者没有插管，以每 30 次胸部按压配合两次人工通气的速率进行。对于气管插管的女性，心肺复苏要连续进行。进行胸部按压的医生每 2 min 或每 5 个周期轮换一次，因为医生的疲劳会降低复苏的质量。如果患者在坚硬的地面上，则胸部按压的效果会增加，因此要尽快放置一个硬挡板。

子宫向左移位

在子宫达到肚脐水平或孕 20 周以上的单胎妊娠的女性中，子宫向左移位是缓解主动脉压迫的首选方法。理想情况下，医生站在母亲的左侧，用两只手将子宫向左侧和腹侧（朝向天花板）拉。提升子宫的高度是很重要的，因为向下的压力可能会加重主动脉的压迫。图 7-4 显示了子宫向左移位的正确方法。如果医生不能站在左侧，则可以由站在孕妇右侧的医生将子宫推向左侧并抬高。

另一种选择是将患者的身体向左倾斜 30°。已经发明了一种专业的硬挡板可以将孕妇固定在这个位置上，但这个硬挡板可能无法及时获得。此外，模拟结果表明，当患者处于左侧卧位时，复苏效果降低了 20%（Rees，1988）。

开放静脉通路

由于妊娠子宫增大，主动脉受压，应在膈肌水平以上开放静脉通路。在膈肌水平以下给予的药物可能会延迟起效，也可能无法进入体循环。对于无法获得外周静脉通路，或预计会输入大量液体或血液制品的女性，建议使用中心静脉通路，也可以考虑骨内通路（Lipman，2014；Vanden Hoek，2010）。

胸部按压效果

在插管患者中，可以使用连续二氧化碳描记波形评估胸外按压的效果。连续的二氧化碳描记波形测量

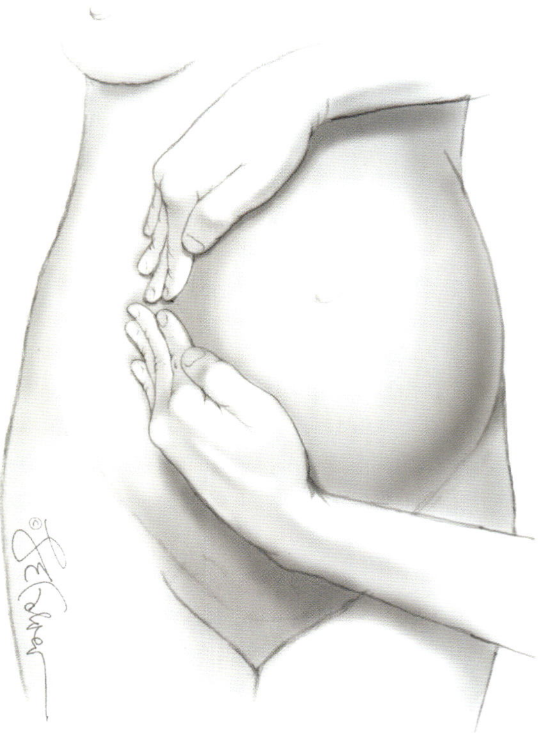

图 7-4　子宫向左侧移位。操作者优先站在母亲的左侧。

呼出二氧化碳的分压，是一种间接测量心输出量的方法。呼气末二氧化碳浓度高于 10 mmHg，表明胸部按压达标。此外，呼气末二氧化碳水平的上升可以预测自发循环的恢复（Lipman，2014）。

气管插管 / 人工通气

对于心搏骤停的孕妇来说，气道管理是至关重要的，并且插管也很方便，可以将误吸的风险降到最低。由于妊娠期间气道解剖的生理变化，插管的挑战性更大。只有经验丰富的医生才可以尝试插管，因为多次失败的尝试可能会对气道造成创伤，使后续的尝试更加困难。此外，由于功能残气量的下降，氧气消耗增加和肺内分流增加，孕妇比非妊娠女性会更快地发生低氧血症。必要时可采用推下颌和头部倾斜、下巴提升等手法打开气道，通过口腔抽吸去除多余的分泌物（Lipman，2014）。

如果还未准备好高级气道管理，每 30 次胸外按压后应该进行两次人工通气。一旦气管插管完成，就以每分钟 10 次的速度进行人工通气。美国心脏协会指南建议在超过 1 s 的时间内输入 500 ～ 700 ml 的潮气量（Vanden Hoek，2010）。

除颤 / 药品

一旦有指征就进行除颤。美国心脏协会设定的目标是，在心脏衰竭的 3 min 出现可电击复律。对于发生在产科的心搏骤停，由于缺乏对心律分析有经验的医生，所以产科麻醉和围产学学会（SOAP）使用 AED 或 AED 模式下的除颤器。对于孕妇来说，需要的除颤能量并没有改变，而且对胎儿是安全的。如果可能的话，需要去除胎心监护仪，以免灼伤孕妇。此外，心律检查不应将胸部按压延迟超过 5 s（Lipman，2014；Vanden Hoek，2010）。

目前的 ACLS 指南建议，无论怀孕与否，都应该使用相同的药物剂量和持续时间。此外，由于胎儿的生命是在挽救母亲的生命的前提下考虑的，因此指南认为没有一种药物是有禁忌的。

■ 围死亡期剖宫产

美国心脏协会建议，一旦发现孕 20 周大小或更高孕周的孕妇出现心搏骤停，应立即制定紧急剖宫产计划。这个计划是在不考虑胎儿生存能力的情况下进行的，因为扩大的子宫会影响心脏复苏。多个病例报告和病例系列描述了在进行围死亡期剖宫产后孕妇立即恢复自发循环的情况，而没有证据表明孕妇状况恶化（Einav，2012）。

“4 分钟规则”

不可逆的胎儿缺氧性脑损伤在心搏骤停后的 4 ～ 5 min 就会发生。此外，病例报告和病例系列分析显示，如果在产妇心搏骤停后 5 min 内进行剖宫产，可提高新生儿生存率和神经系统预后（Katz，2005，2012）。与此同时，美国心脏协会和围产期麻醉师协会建议，在心搏骤停后 4 min 内进行剖宫产，并在 5 min 内娩出胎儿（Lipman，2014）；Vanden Hoek，2010）。不幸的是，大多数剖宫产都并未在这个时间内（Jeejeebhoy，2011；Katz，2005）。在某些情况下，建议立即进行剖宫产，而不是等待 4 min 进行复苏（Katz，2012；Vanden Hoek，2010），例如，已经发生不可逆身体损害的，或尝试复苏似乎是徒劳无功的孕妇。而且，长时间心搏骤停后仍可以分娩健康的新生儿，即使复苏时间延长，仍应考虑进行围死亡期剖宫产术（Einav，2012）。

围死亡期剖宫产的物品准备

手术应在孕妇所在位置即刻进行。模拟操作显示，转移到手术室会导致分娩延迟和复苏质量下降（Lipman，2011，2013）。进行剖宫产手术的唯一必要物品是手套、手术刀和脐带夹。不应该为了清洁腹部而延迟分娩。剖宫产手术中提倡腹部纵切口。然而，许多医生更愿意通过 Pfannenstiel 切口进行紧急剖宫产。一些机构开发了自己的剖宫产分娩套件，所有必需物品必须集中在一个位置。建议使用的物品包括手术刀、手术手套、手术衣、口罩、剖宫产手术海绵、Pean 钳、Mayo 剪、牵开器、脐带夹、针、合适的缝线以及新生儿复苏用品等（Hui，2011；Jeejeebhoy，2014；Lipman，2014）。

在手术期间，由于母体血液循环不良或缺乏，出血很少。如果自发循环恢复，可以将腹部包起来，并将患者运送到手术室进行子宫切开术和关腹手术。

■ 医疗准备

由于孕产妇心搏骤停很少见，很少有人在处理这一事件方面有丰富的经验。它在常规 ACLS 认证课程中很少涉及。因此，建议进行多学科团队培训模拟，以改善部门间的沟通，并明确最佳计划中的障碍（Hui，2011；Lipman，2014）。此外，在紧急情况下，可能无法立即获得剖宫产所需的物品。因此，可以由指定团队将物品运送到产科，可以减少延误时间。

危重症疾病孕妇的胎儿注意事项

在危重症疾病孕妇中，经常会发生自然流产、胎儿死亡和其他新生儿不良结局。围产儿死亡率高达 20%（Aoyama，2014）。由于非产科适应证而住院的危重产科患者在发生孕产妇休克、需要输血和处于孕早期的情况下，妊娠失败的风险最大（Cartin-Ceba，2008）。

胎儿健康取决于母亲的心血管状况。因此，危重症疾病孕妇的子宫最好向左倾斜，可以最佳地改善子宫胎盘血流，避免低氧血症和低血压。使用血管加压药治疗可以避免进一步损害胎儿状态。如果有可能在孕 34 周之前分娩，建议使用倍他米松。

■ 药物和辐射

孕妇不应该因为怀孕而被剥夺在 ICU 使用急救药物的权利。也就是说，医生应该认识到这些药物对胎儿的影响是未知的。当有多种同样有效的治疗方案可供选择时，医生最好能在胎儿风险和产妇受益之间找到平衡。

应该进行所有必要的影像学检查。然而，如果可能的话，使用腹部屏蔽保护以尽可能减少对胎儿的辐射。此外，放射学检查仅限于必要的检查。虽然 X 射线照射达 5 rads 似乎与致畸性无关，但低于此水平的射线照射都可能会使儿童发生白血病的风险增加。这些潜在风险不应该阻碍进行必要的影像学检查（American College of Obstetrics and Gynecology，2016）。这些问题将详细讨论，第五章（71 页）中也介绍了各种射线照相程序的剂量测定方法。

■ 胎心监护

目前没有关于危重症疾病孕产妇胎心监护的指南。监护类型和间隔时间由母胎医学专家根据不同病例情况共同协商后选择的。在胎儿有生存能力之前，不需要间断地进行胎心监护。一般而言，除非医生能够并愿意根据胎心监护提供的信息采取行动，否则不应进行胎儿状况评估。如果不能选择分娩，则胎心监护可避免使用或最小化应用。

■ 分娩的决定

对于危重症孕妇的分娩最好由母胎医学专家共同决定。在一些情况下，医源性早产可以改善母亲状况，例如由于绒毛膜羊膜炎引起的严重脓毒血症。一般而言，稳定孕妇病情的尝试应在分娩前进行。在其他情况下，危重症的原因可能是可逆的，并且可以推迟早产儿的分娩。

（李佳欣，译　陈　练，校）

参考文献

Abdel-Razeq SS: Obstetric emergencies: respiratory distress. Contemp OB/GYN, November 1, 2011

Acosta CD, Kurinczuk JJ, Lucas DN, et al: Severe maternal sepsis in the UK, 2011–2012: a national case-control study. PLoS Med 11(7):e1001672, 2014

Acute Respiratory Distress Syndrome Network: Ventilation with lower tidal volumes as compared with traditional tidal volumes for acute lung injury and the acute respiratory distress syndrome. N Engl J Med 342(18):1301, 2000

Albright CM, Ali TN, Lopes V, et al: The sepsis in obstetrics score: a model to identify risk of morbidity from sepsis in pregnancy. Am J Obstet Gynecol

211(1):e31, 2014
American College of Obstetricians and Gynecologists: Emergent therapy for acute-onset, severe hypertension during pregnancy and the postpartum period. Committee Opinion No. 623, Obstet Gynecol 125(2):521, 2015a
American College of Obstetricians and Gynecologists: Guidelines for diagnostic imaging during pregnancy and lactation. Committee Opinion No. 656, February 2016
American College of Obstetricians and Gynecologists: Postpartum hemorrhage. Practice Bulletin No. 76, October 2006, Reaffirmed 2015b
American College of Obstetricians and Gynecologists: Safe motherhood initiative. 2015c. Available at: http://www.acog.org/About-ACOG/ACOG-Districts/District-II/Safe-Motherhood-Initiative. Accessed February 10, 2016
American College of Obstetricians and Gynecologists, Task Force on Hypertension in Pregnancy: hypertension in pregnancy. Obstet Gynecol 122(5):1122, 2013
Aoyama K, Seaward PG, Lapinsky SE: Fetal outcome in the critically ill pregnant woman. Crit Care 18(3):307, 2014
ARDS Definition Task Force, Ranieri VM, Rubenfeld GD, et al: Acute respiratory distress syndrome: the Berlin Definition. JAMA 307(23):2526, 2012
Ballinger KJ, Chu Lam MT, Hon HH, et al: Amniotic fluid embolism: despite progress, challenges remain. Curr Opin Obstet Gynecol 27(6):398, 2015
Barton JR, Sibai BM: Severe sepsis and septic shock in pregnancy. Obstet Gynecol 120(3):689, 2012
Baskett TF: Epidemiology of obstetric critical care. Best Pract Res Clin Obstet Gynaecol 22(5):763, 2008
Bauer ME, Bateman BT, Bauer ST, et al: Maternal sepsis mortality and morbidity during hospitalization for delivery: temporal trends and independent associations for severe sepsis. Anesth Analg 117(4):944, 2013
Bauer ME, Bauer ST, Rajala B, et al: Maternal physiologic parameters in relationship to systemic inflammatory response syndrome criteria: a systematic review and meta-analysis. Obstet Gynecol 124(3):535, 2014
Berg C, Atrash H, Koonin L, et al: Pregnancy-related mortality in the United States 1987–1990. Obstet Gynecol 88(2):161, 1996
Berg CI, Harper MA, Atkinson SM, et al: Preventability of pregnancy-related deaths: results of a state-wide review. Obstet Gynecol 106(6): 1228, 2005
Berg RA, Hemphill R, Abella BS, et al: Part 5: adult basic life support: 2010 American Heart Association Guidelines for Cardiopulmonary Resuscitation and Emergency Cardiovascular Care Circulation 122(18 Suppl 3):S685, 2010
Bone RC, Balk RA, Cerra FB, et al: Definitions for sepsis and organ failure and guidelines for the use of innovative therapies in sepsis. The ACCP/SCCM Consensus Conference Committee, American College of Chest Physicians/Society of Critical Care Medicine. Chest 101(6):1644, 1992
Borgman MA, Spinella PC, Perkins JG, et al: The ratio of blood products transfused affects mortality in patients receiving massive transfusions at a combat support hospital. J Trauma 63(4):805, 2007
Botha R, van Schoor AN, Boon JM, et al: Anatomical considerations of the anterior approach for central venous catheter placement. Clin Anat 19(2): 101, 2006
Butwick AJ, Goodnough LT: Transfusion and coagulation management in major obstetric hemorrhage. Curr Opin Anaesthesiol 28(3):275, 2015
Cantwell R, Clutton-Brock T, Cooper G, et al: Saving mothers' lives: reviewing maternal deaths to make motherhood safer: 2006–2008. BJOG 118:1, 2011
Cartin-Ceba R, Gajic O, Iyer VN, et al: Fetal outcomes of critically ill pregnant women admitted to the intensive care unit for nonobstetric causes. Crit Care Med 36(10):2746, 2008
Chantry AA, Deneux-Tharaux C, Bonnet MP, et al: Pregnancy-related ICU admissions in France: trends in rate and severity, 2006–2009. Crit Care Med 43(1):78, 2008
Chen CY, Chen CP, Wang KG, et al: Factors implicated in the outcome of pregnancies complicated by acute respiratory failure. J Reprod Med 48(8): 641, 2003
Cheung E, Baerlocher MO, Asch M, et al: Venous access: a practical review for 2009. Can Fam Physician 55(5):494, 2009
Chobanian AV, Bakris GL, Black HR, et al: Seventh Report of the Joint National Committee on Prevention, Detection, Evaluation, and Treatment of High Blood Pressure. Hypertension 42(6):1206, 2003
Clark SL: Amniotic fluid embolism. Obstet Gynecol 123(2 Pt 1):337, 2014
Clark SL, Cotton DB, Lee W, et al: Central hemodynamic assessment of normal term pregnancy. Am J Obstet Gynecol 161(6 Pt 1):1439, 1989
Clark SL, Hankins GD, Dudley DA, et al: Amniotic fluid embolism: analysis of the national registry. Am J Obstet Gynecol 172:1158, 1995
Clark SL, Pavlova Z, Greenspoon J, et al: Squamous cells in the maternal pulmonary circulation. Am J Obstet Gynecol 154(1): 104, 1986
Connors AF Jr, Speroff T, Dawson NV, et al: The effectiveness of right heart catheterization in the initial care of critically ill patients. JAMA 276(11):889, 1996
Creanga AA, Berg CJ, Syverson C, et al: Pregnancy-related mortality in the United States, 2006–2010. Obstet Gynecol 125(1):5, 2015
Cunningham FG, Nelson DB: Disseminated intravascular coagulation syndromes in obstetrics. Obstet Gynecol 126(5):999, 2015
de Lange NM, van Rheenen-Flach LE, Lance MD, et al: Peri-partum reference ranges for ROTEM(R) thromboelastometry. Br J Anaesth 112(5):852, 2014
Dellinger RP: The Surviving Sepsis Campaign: where have we been and where are we going? Cleve Clin J Med 82(4):237, 2015
Dellinger RP, Levy MM, Rhodes A, et al: Surviving Sepsis Campaign: international guidelines for management of severe sepsis and septic shock. Crit Care Med 41(2):580, 2013
Dildy GA III: Fetal pulse oximetry: a critical appraisal. Best Pract Res Clin Obstet Gynaecol 18(3):477, 2004
Drenthen W, Boersma E, Balci A, et al: Predictors of pregnancy complications in women with congenital heart disease. Eur Heart J 31(17):2124, 2010
Duarte AG: ARDS in pregnancy. Clin Obstet Gynecol 57(4):862, 2014
Ducloy-Bouthors AS, Jude B, Duhamel A, et al: High-dose tranexamic acid reduces blood loss in postpartum haemorrhage. Crit Care 15(2):R117, 2011
Edwards SE, Grobman WA, Lappen JR, et al: Modified obstetric early warning scoring systems (MOEWS): validating the diagnostic performance for severe sepsis in women with chorioamnionitis. Am J Obstet Gynecol 212(4):536.e1, 2015
Einav S, Kaufman N, Sela HY: Maternal cardiac arrest and perimortem caesarean delivery: evidence or expert-based? Resuscitation 83(10):1191, 2012
Erez O, Mastrolia SA, Thachil J: Disseminated intravascular coagulation in pregnancy: insights in pathophysiology, diagnosis and management. Am J Obstet Gynecol 213(4):452, 2015
European Society of Gynecology (ESG), Association for European Paediatric Cardiology (AEPC), German Society for Gender Medicine, et al: ESC guidelines on the management of cardiovascular diseases during pregnancy: the Task Force on the Management of Cardiovascular Diseases during Pregnancy of the European Society of Cardiology (ESC). Eur Heart J 32(24):3147, 2011
Ferguson ND, Fan E, Camporota L, et al: The Berlin definition of ARDS: an expanded rationale, justification, and supplementary material. Intensive Care Med 38(10):1573, 2012
Gandhi M, Martin SR: Cardiac disease in pregnancy. Obstet Gynecol Clin North Am 42(2):315, 2015
Gilbert T: Obstetric admissions to the intensive care unit: outcomes and severity of illness. Obstet Gynecol 102(5 Pt 1): 897, 2003
Gleicher N, Midwall J, Hochberger D, et al: Eisenmenger's syndrome and pregnancy. Obstet Gynecol Surv 34(10):721, 1979
Graham AS, Ozment C, Tegtmeyer K, et al: Videos in clinical medicine. Central venous catheterization. N Engl J Med 356(21):e21, 2007
Gregoretti C, Pisani L, Cortegiani A, et al: Noninvasive ventilation in critically ill patients. Crit Care Clin 31(3): 435, 2015
Grossbach I, Chlan L, Tracy MF: Overview of mechanical ventilatory support and management of patient- and ventilator-related responses. Crit Care Nurse 31(3):30, 2011
Guntupalli KK, Karnad DR, Bandi V, et al: Critical illness in pregnancy part II: common medical conditions complicating pregnancy and puerperium. Chest 148(5):1333, 2015
Hankins GD, Clark SL, Harvey CJ, et al: Third-trimester arterial blood gas and acid base values in normal pregnancy at moderate altitude. Obstet Gynecol 88(3):347, 1996
Holcomb JB, Tilley BC, Baraniuk S, et al: Transfusion of plasma, platelets, and red blood cells in a 1:1:1 vs a 1:1:2 ratio and mortality in patients with severe trauma: the PROPPR randomized clinical trial. JAMA 313(5):471, 2015
Holcomb JB, Wade CE, Michalek JE, et al: Increased plasma and platelet to red blood cell ratios improves outcome in 466 massively transfused civilian trauma patients. Ann Surg 248(3):447, 2008
Hui D, Morrison LJ, Windrim R, et al: The American Heart Association 2010 guidelines for the management of cardiac arrest in pregnancy consensus recommendations on implementation strategies. J Obstet Gynaecol Can 33(8):858, 2011
Jakovljevic DG, Trenell MI, MacGowan GA: Bioimpedance and bioreactance methods for monitoring cardiac output. Best Pract Res Clin Anaesthesiol 28(4):381, 2014
Jeejeebhoy F, Windrim R: Management of cardiac arrest in pregnancy. Best Pract Res Clin Obstet Gynaecol 28(4):607, 2014
Jeejeebhoy FM, Zelop CM, Windrim R, et al: Management of cardiac arrest in pregnancy: a systematic review. Resuscitation 82(7):801, 2011
Jones AM, Howitt G: Eisenmenger syndrome in pregnancy. Br Med J 1(5451): 1627, 1965
Kassebaum NJ, Bertozzi-Villa A, Coggeshall MS, et al: Global, regional and national levels and causes of maternal mortality during 1990–2013: a system-

atic analysis for the Global Burden of Disease Study 2013. Lancet 384(9947): 980, 2014
Katz V, Balderston K, DeFreest M: Perimortem cesarean delivery: were our assumptions correct? Am J Obstet Gynecol 192(6):1916, 2005
Katz VL: Perimortem cesarean delivery: its role in maternal mortality. Semin Perinatol 36(1):68, 2012
Knight M, Berg C, Brocklehurst P, et al: Amniotic fluid embolism incidence, risk factors and outcomes: a review and recommendations. BMC Pregnancy Childbirth 12:7, 2012
Knowles SJ, O'Sullivan NP, Meenan AM, et al: Maternal sepsis incidence, aetiology and outcome for mother and fetus: a prospective study. BJOG 122(5):663, 2015
Kramer HM, Schutte JM, Zwart JJ, et al: Maternal mortality and severe morbidity from sepsis in the Netherlands. Acta Obstet Gynecol Scand 88(6):647, 2009
Kumar A, Roberts D, Wood KE, et al: Duration of hypotension before initiation of effective antimicrobial therapy is the critical determinant of survival in human septic shock. Crit Care Med 34(6):1589, 2006
Lee W, Ginsburg KA, Cotton DB, et al: Squamous and trophoblastic cells in the maternal pulmonary circulation identified by invasive hemodynamic monitoring during the peripartum period. Am J Obstet Gynecol 155(5):999, 1986
Leffert LR, Clancy CR, Bateman BT, et al: Hypertensive disorders and pregnancy-related stroke: frequency, trends, risk factors, and outcomes. Obstet Gynecol 125(1):124, 2015
Levy MM, Fink MP, Marshall JC, et al: 2001 SCCM/ESICM/ACCP/ATS/SIS International Sepsis Definitions Conference. Crit Care Med 31(4):1250, 2003
Liang SY, Marschall J: Update on emerging infections: news from the Centers for Disease Control and Prevention. Vital signs: central line-associated blood stream infections—United States, 2001, 2008, and 2009. Ann Emerg Med 58(5):447, 2011
Lipman S, Cohen S, Einav S, et al: The Society for Obstetric Anesthesia and Perinatology consensus statement on the management of cardiac arrest in pregnancy. Anesth Analg 118(5):1003, 2014
Lipman S, Daniels K, Cohen SE, et al: Labor room setting compared with the operating room for simulated perimortem cesarean delivery: a randomized controlled trial. Obstet Gynecol 118(5):1090, 2011
Lipman SS, Wong JY, Arafeh J, et al: Transport decreases the quality of cardiopulmonary resuscitation during simulated maternal cardiac arrest Anesth Analg 116(1):162, 2013
Lo JO, Mission JF, Caughey AB: Hypertensive disease of pregnancy and maternal mortality. Curr Opin Obstet Gynecol 25(2):124, 2013
Mabie WC, Barton JR, Sibai B: Septic shock in pregnancy. Obstet Gynecol 90(4 pt 1):553, 1997
McGee DC, Gould MK: Preventing complications of central venous catheterization. N Engl J Med 348(12):1123, 2003
Mehta N, Chen K, Hardy E, et al: Respiratory disease in pregnancy. Best Pract Res Clin Obstet Gynaecol 29(5):598 2015
Mhyre JM, Tsen LC, Einav S, et al: Cardiac arrest during hospitalization for delivery in the United States, 1998–2011. Anesthesiology 120(4):810, 2014
Michard F, Teboul JL: Predicting fluid responsiveness in ICU patients: a critical analysis of the evidence. Chest 121(6): 2000, 2002
Mighty HE: Acute respiratory failure in pregnancy. Clin Obstet Gynecol 53(2): 360, 2010
Miller SE, Maragakis LL: Central line-associated bloodstream infection prevention. Curr Opin Infect Dis 25(4):412, 2012
Nair P, Davies AR, Beca J, et al: Extracorporeal membrane oxygenation for severe ARDS in pregnant and postpartum women during the 2009 H1N1 pandemic. Intensive Care Med 37(4):648, 2011
Neumar RW, Otto CW, Link MS, et al: Part 8: adult advanced cardiovascular life support: 2010 American Heart Association Guidelines for Cardiopulmonary Resuscitation and Emergency Cardiovascular Care. Circulation 122(18 Suppl 3):S729, 2010
Orsini J, Butala A, Diaz L, et al: Clinical profile of obstetric patients admitted to the medical-surgical intensive care unit (MSICU) of an inner-city hospital in New York. J Clin Med Res 4(5):314, 2012
Pacheco LD, Saade GR, Costantine MM, et al: The role of massive transfusion protocols in obstetrics. Am J Perinatol 30(1):1, 2013
Pacheco LD, Saade GR, Hankins GD: Severe sepsis during pregnancy. Clin Obstet Gynecol 57(4):827, 2014
Pollock W, Rose L, Dennis CL: Pregnant and postpartum admissions to the intensive care unit: a systematic review. Intensive Care Med 36(9):1465, 2010
Pruitt WC, Jacobs M: Breathing lessons: basics of oxygen therapy. Nursing 33(10):43, 2003
Rees GA, Willis BA: Resuscitation in late pregnancy. Anaesthesia 43(5):347, 1988
Richard C, Warszawski J, Anguel N, et al: Early use of the pulmonary artery catheter and outcomes in patients with shock and acute respiratory distress syndrome: a randomized controlled trial. JAMA 290(20):2713, 2003
Roberts I, Shakur H, Ker K, et al: Antifibrinolytic drugs for acute traumatic injury. Cochrane Database Syst Rev 12:CD004896, 2012
Sandham JD, Hull RD, Brant RF, et al: A randomized, controlled trial of the use of pulmonary-artery catheters in high-risk surgical patients. N Engl J Med 348(1):5, 2003
Say L, Chou D, Gemmill A, et al: Global Causes of Maternal Death: a WHO systematic analysis. Lancet Global Health 2:e323, 2014
Scheer B, Perel A, Pfeiffer UJ: Clinical review: complications and risk factors of peripheral arterial catheters used for haemodynamic monitoring in anaesthesia and intensive care medicine. Crit Care 6(3):199, 2002
Shah MR, Hasselblad V, Stevenson LW, et al: Impact of the pulmonary artery catheter in critically ill patients: meta-analysis of randomized clinical trials. JAMA 294(13):1664, 2005
Siu SC, Sermer M, Colman JM, et al: Prospective multicenter study of pregnancy outcomes in women with heart disease. Circulation 104(5):515, 2001
Society of Critical Care Medicine: Surviving sepsis campaign: updated bundles in response to new evidence. 2015. Available at: http://www.survivingsepsis.org/sitecollectiondocuments/ssc_bundle.pdf. Accessed February 12, 2016
Solomon C, Collis RE, Collins PW: Haemostatic monitoring during postpartum haemorrhage and implications for management. Br J Anaesth 109(6): 851, 2012
Stawicki SP, Adkins EJ, Eiferman DS, et al: Prospective evaluation of intravascular volume status in critically ill patients: does inferior vena cava collapsibility correlate with central venous pressure? J Trauma Acute Care Surg 76(4):956, 2014
Stevens TA, Carroll MA, Promecene PA, et al: Utility of Acute Physiology, Age, and Chronic Health Evaluation (APACHE III) score in maternal admissions to the intensive care unit. Am J Obstet Gynecol 194(5):e13, 2006
Thiel SW, Kollef MH, Isakow W: Non-invasive stroke volume measurement and passive leg raising predict volume responsiveness in medical ICU patients: an observational cohort study. Crit Care 13(4):R111, 2009
Thorne S, MacGregor A, Nelson-Piercy C: Risks of contraception and pregnancy in heart disease. Heart 92(10):1520, 2006
Vanden Hoek TL, Morrison LJ, Shuster M, et al: Part 12: cardiac arrest in special situations: 2010 American Heart Association Guidelines for Cardiopulmonary Resuscitation and Emergency Cardiovascular Care. Circulation 122(18 Suppl 3): S829, 2010
Vasquez DN, Estenssoro E, Canales HS, et al: Clinical characteristics and outcomes of obstetric patients requiring ICU admission. Chest 131(3):718, 2007
Wanderer JP, Leffert LR, Mhyre JM, et al: Epidemiology of obstetric-related ICU admissions in Maryland: 1999–2008. Crit Care Med 41(8):1844, 2013
Warnes CA, Williams RG, Bashore TM, et al: ACC/AHA 2008 Guidelines for the Management of Adults with Congenital Heart Disease: a report of the American College of Cardiology/American Heart Association Task Force on Practice Guidelines (Writing Committee to Develop Guidelines on the Management of Adults With Congenital Heart Disease). Circulation 118(23):e714, 2008
Wellington K, Wagstaff AJ: Tranexamic acid: a review of its use in the management of menorrhagia. Drugs 63(13):1417, 2003
World Health Organization: International statistical classification of diseases and related health problems—10th revision, edition 2010. Geneva, World Health Organization, 2010
World Health Organization: WHO recommendations for the prevention and treatment of postpartum haemorrhage. Geneva, World Health Organization, 2012
Zwart JJ, Dupuis JR, Richters A, et al: Obstetric intensive care unit admission: a 2-year nationwide population-based cohort study. Intensive Care Med 36(2):256, 2010

第二部分
产　前

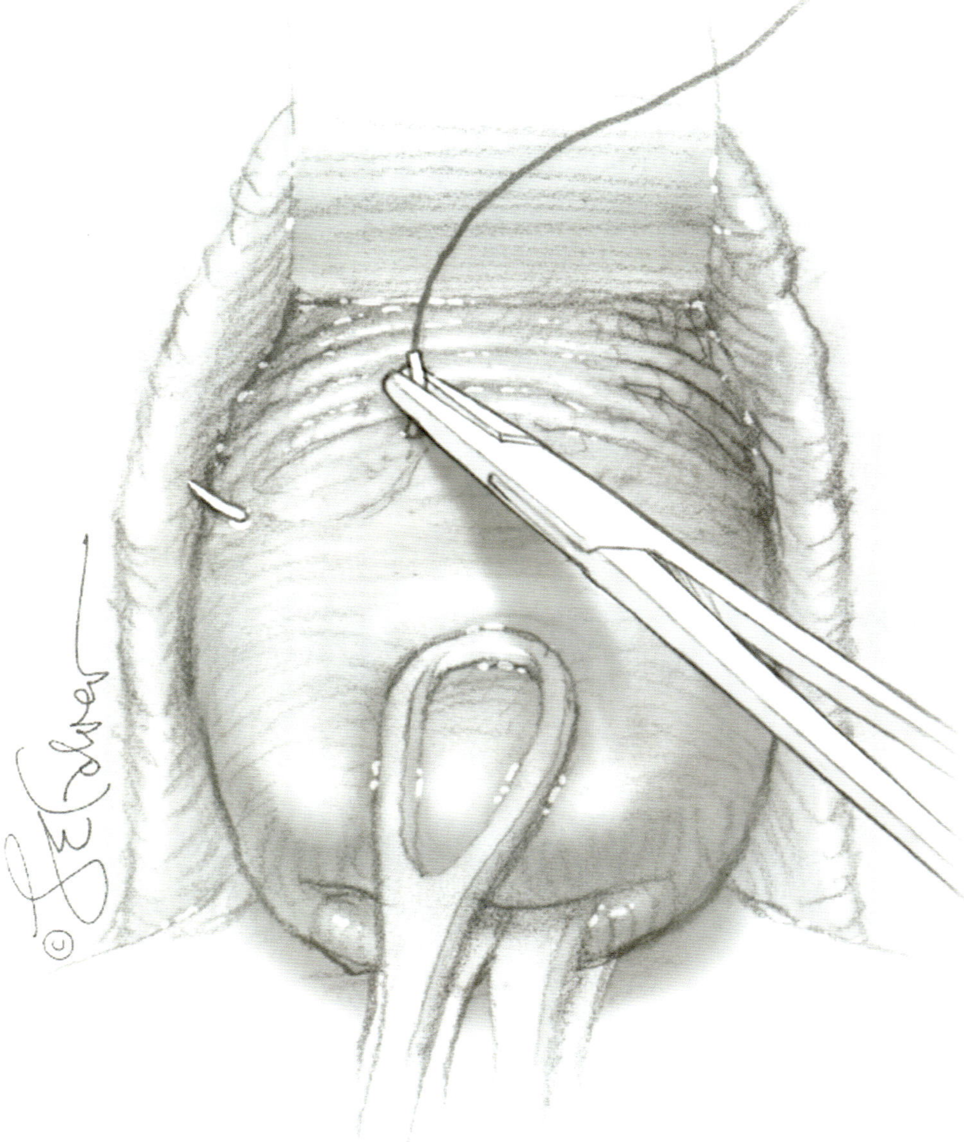

第八章

异位妊娠

异位妊娠（或宫外孕）是指囊胚在子宫腔内膜以外的地方着床。异位妊娠在美国占所报道妊娠总数的 1% ～ 2%（Zane，2002）。随着更敏感而特异的放射免疫方法测定人绒毛膜促性腺激素 β 亚单位（β-hCG），结合高分辨率经阴道超声（TVS），异位妊娠妇女的最初表现很少像过去那样危及生命。尽管如此，在美国，异位妊娠仍然是孕早期并发症发生和死亡的重要病因。

流行病学和发生率

现在报告的异位妊娠发生率不如过去可靠。疾病诊断和门诊治疗方案的显著改进，使得公立医院报告的数据不再全面。1997—2000 年，Kaiser Permanente 系统的一项评估估计异位妊娠率为每 1 000 妊娠中有例 20.7 例（Van Den Eeden，2005）。最近，Hoover 等（2010）查询了一个大型数据库，该数据库针对 2002—2007 年在美国接受私人保险理赔的 15 ～ 44 岁妇女，计算异位妊娠发生率为每 1 000 例妊娠 6.4 例。然而，这两项数据表现的异位妊娠发生率的降低可能不能准确反应高危人群、低社会经济人群和无医疗保险人群的情况。Stulberg 等（2014）回顾了 2004—2008 年的医疗救助数据，确认黑人女性比白人女性的异位妊娠发生率高 46%。他们报告了在 14 个州评估的异位妊娠发生率为 1 000 例妊娠中有 14 例。在现代妇科实践中，有几个因素有助于解释异位妊娠的发生率：

1．性传播疾病，特别是衣原体感染的患病率更高（Ljubin Sternak，2014；Rajkhowa，2000）。

2．诊断工具的灵敏度提高。

3．输卵管因素导致的不孕与输卵管复通手术（Ankum，1996）。

4．延迟生育和使用辅助生殖技术（ART）助孕增加了异位妊娠的风险（Li，2014）。

5．宫内节育器（IUD）和输卵管绝育术的应用，避孕失败可导致异位妊娠（Heinemann，2015；Mol，1995）。

病因和风险

了解异位妊娠的危险因素，可以让诊断更及时。如表 8-1 所示，记录的输卵管异常、输卵管复通手术，以及输卵管绝育术会带来最高的输卵管阻塞及后续异位妊娠风险。既往有过两次异位妊娠病史的女性再次发生异位妊娠的概率增加了 10 ～ 16 倍

表 8-1　异位妊娠的危险因素

因素	比值比（95% CI）
既往异位妊娠	12.5（7.5，20.9）
既往输卵管手术	4.0（2.6，6.1）
每天吸烟超过 20 支	3.5（1.4，8.6 支）
既往有性传播疾病，经腹腔镜检查确认为 PID 和（或）沙眼衣原体试验阳性	3.4（2.4，5.0）
3 次或 3 次以上自发性流产	3.0（1.3，6.9）
年龄≥ 40 岁	2.9（1.4，6.1）
先前的药物或手术流产	2.8（1.1，7.2）
不孕＞ 1 年	2.6（1.6，4.2）
终生性伴侣＞ 5	1.6（1.2，2.1）
以前使用 IUD	1.3（1.0，1.8）

IUD= 宫内节育器；PID= 盆腔炎性疾病。

（Barnhart，2006 年；Skjeldestad，1998）。

在其他风险因素中，反复的衣原体感染会引起管腔炎症，随后纤维蛋白沉积并造成输卵管瘢痕（Hillis，1997）。此外，尽管之后培养结果为阴性，衣原体抗原仍可持续存在，引发迟发型超敏反应，并持续形成瘢痕（Toth，2000）。与淋病奈瑟球菌产生内毒素引起迅速、致命的盆腔炎相反，衣原体的炎性反应缓慢，在 7 ～ 14 天达到高峰。这种慢性炎症可致胚胎下行停滞，同时为输卵管内的胚胎提供植入前信号（Shaw，2010）。

吸烟可能是仅次于性传播疾病的会增加异位妊娠的风险的因素。吸烟 1 包 / 天以上的女性的异位妊娠的风险将增加 3 ～ 4 倍（Saraiya，1998）。Waylen 等（2009）通过 meta 分析证实了接受 ART 的吸烟女性发生异位妊娠风险增加。此外，动物实验表明，吸烟直接影响输卵管，通过对纤毛功能和平滑肌收缩的影响改变卵母细胞 - 复合体的捡拾和胚胎运输（Shaw，2010；Talbot，2005）。此外，胚胎的输卵管运输部分由大麻素受体（CB1）介导，受内源性大麻素信号的影响。长期接触尼古丁会影响内源性大麻素水平，并导致输卵管功能障碍（Horne，2008）。

对于原发或继发的不能生育的夫妇来说，辅助生殖技术是另一个风险。胚胎移植后异位妊娠发生者占移植总数的 0.8%，占临床妊娠总数的 2.2%（Coste，2000）。有趣的是，最近的系列研究发现，如果使用冻融胚胎而不是来源于新周期的胚胎，与体外受精（IVF）相关的异位妊娠率将显著降低（2.22% vs. 4.62%）（Fang，2015；Huang，2014）。在接受 IVF 的妇女中，异位妊娠的主要危险因素是输卵管因素导致的不孕和输卵管积水（Strandell，1999；Van Voorhis，2006）。此外，在使用了辅助生殖技术之后，包括输卵管间质部、腹腔、宫颈、卵巢妊娠或宫内外复合妊娠这样“非典型”的植入更为常见。复合妊娠指宫内妊娠（IUP）与宫外妊娠同时存在。

年龄也会增加异位妊娠发生率。35 ～ 44 岁的女性患异位妊娠的风险是 15 ～ 25 岁女性的 3 倍（Goldner，1993）。这可能与年龄相关激素变化对输卵管功能的改变有关（Coste，2000）。

当考虑避孕药在异位妊娠中的作用时，对绝对风险（任何女性都面临的异位妊娠风险）和条件风险（药物导致异位妊娠的风险）都要进行权衡。大多数避孕药能有效地防止怀孕，从而降低了异位妊娠的绝对风险。然而，如果确实已经发生了妊娠，一些方法会增加异位着床的机会。例如，左炔诺孕酮宫内释放系统（LNG-IUS）和含铜宫内节育器避孕失败率极低，调整后的异位妊娠危险比为 0.26（Heinemann，2015）。然而，宫内节育器的作用机制在预防宫内着床方面更有效。因此，如果宫内节育器避孕失败，那么异位妊娠可能占较高比例（Furlong，2002）。在其他方法中，仅含孕激素的避孕药由于降低其输卵管动力，异位妊娠发生率略微增加。输卵管绝育后仍可能出现异位妊娠，并在第三十三章（536 页）中讨论。绝育年龄 30 岁以下妇女的风险增加了 1 倍，部分原因是生育能力与年龄相关。

解剖

如第三章（44 页）所述，输卵管包含间质部、峡部、壶腹部和伞端。其中，间质部最靠近子宫肌肉，输卵管壁肌肉与子宫肌层合并，这段管腔有一个简单的星状横截面（图 3-13，45 页）。输卵管峡部管腔狭窄，壁厚，长约 2 cm，几乎没有纵向黏膜皱褶。壶腹壁薄，构成输卵管的大部分，包含初级、次级和三级纵向黏膜皱褶，这些皱褶有利于受精。故壶腹部是异位妊娠通常着床的地方。伞端是远端的喇叭状端，有伞毛排列并与卵巢相连。

输卵管缺乏黏膜下层，使受精卵很容易穿过上皮在肌壁内植入。此外，缺乏阻力使滋养层可以早期侵入，当快速增殖的滋养层侵蚀肌层时，母体血液涌入滋养层或邻近组织内的空间。

了解这种侵入模式，知道输卵管妊娠的解剖位置就可以预测损伤的程度。Senterman 等（1988）研究了 84 例峡部和壶腹部妊娠的组织学标本，报告称其中一半的壶腹部妊娠是腔内妊娠，其中 85% 保留了肌层。相反，峡部妊娠在管腔内外均发现了更严重的输卵管壁破坏。

近 95% 的异位妊娠植入输卵管（Bouyer，2002）。其他不常见的部位在本章后面单独描述。双侧同时发生的异位妊娠是罕见的，估计发生率为 1/200 000 例妊娠（al-Awwad，1999）

诊断

■ 症状

许多患者仅有未破裂的小异位妊娠灶，其临床表现并不明显。在这些情况下，对异位妊娠的早期诊断不确定性较大。

异位妊娠的典型症状是闭经，然后阴道出血和患侧腹痛。出现其他孕早期的不适，如乳房压痛、恶心和尿频等可能预示更严重的结局。其中，随吸气加重的肩痛可能是由膈下出血刺激膈神经引起的。眩晕和晕厥等血管运动障碍可能反映失血性血容量不足。

然而，没有一组症状能保证诊断的可靠性（DART，1999）。因此，每一个有腹痛或阴道出血主诉的性活跃期育龄妇女都应筛查是否妊娠。在那些有危险因素的患者中，此诊断尤其重要。

极少有异位妊娠是导致已行子宫切除术妇女腹痛的原因（Fylstra，2009）。据推测，术后瘘管连接允许精子接触排卵的卵子。可能原因包括子宫次全切术后有非闭塞性宫颈残端、阴道残端感染后的瘘管形成，或输卵管脱垂。

■ 体格检查

尽管有些妇女在直立体位时有症状，但正常的生命体征也不能排除异位妊娠破裂。Birkahn 等（2003）采用休克指数评估异位妊娠破裂的可能性。该指数为心率除以收缩压（HR ÷ SBP），用于评估创伤患者的低血容量性休克或感染性休克程度。非妊娠患者的正常范围为 0.5 ～ 0.7。休克指数＞ 0.85，收缩压＜ 110 mm Hg，高度提示存在可能危及生命的妇科急症，如异位妊娠破裂（Polena，2015）。

众所周知，许多女性在输卵管破裂前腹部和盆腔很少有阳性体征。然而，在破裂时，近 3/4 的患者在腹部和盆腔检查时都会有明显的压痛，宫颈有明显举痛，这很可能因为血液对直肠子宫陷凹腹膜的刺激。约 20% 的女性可触及盆腔包块，包括子宫后外侧的饱满体征。最初，异位妊娠患者查体时可能会感到盆腔柔软和有弹性，而大出血时会出现肌紧张。很多时候，患者的不适感会让医生减少对肿块的触诊，有限的检查将有助于避免医源性破裂。

■ 实验室检查

连续血清 β-hCG 测定和经阴道超声是诊断临床可疑异位妊娠最有价值的工具（图 8-1）。人绒毛膜促性腺激素是由合体滋养层产生的糖蛋白，在黄体生成素激增后 8 天即可在血清中检测到。在正常妊娠中，血清 β-hCG 水平以对数线性方式上升，直到末次月经后 60 天或 80 天，此时值稳定在约 100 000 IU/L。考虑到化验之间的差异有 5% ～ 10%，在同一实验室连续观察结果更可靠。一个正常的宫内妊娠，孕妇血清 β-hCG 水平应至少每 48 h 增加 53% ～ 66%（Barnhart，2004；Kadar，1982）。在血流动力学稳定的妇女中，在第 4 天或第 7 天增加第三次的血清 β-hCG 测定，可以发现另外 7% ～ 13% 的异位妊娠患者（Zee，2014）。这些额外的时间和数据可以更好地确定妊娠的位置和生存能力。然而，延长观察数据的价值应该与在此期间增加异位妊娠破裂的风险进行权衡。血清 β-hCG 水平上升不良，仅提示胚胎的停育，而不提示它的位置异常。

通常，女性不能准确提供末次月经时间，需要推测孕周。正如下一节所讨论的，在这些情况下，血清 β-hCG 浓度和经阴道超声（TVS）结果之间的对照变得尤为重要。

作为辅助检查，当血清 β-hCG 测定和超声检查结果不确定时，一些孕妇需要测定血清孕酮浓度来确定（Carson，1993；Stovall，1992）。孕 5 ～ 10 周血清孕酮浓度变化最小，因此一个值就足够了。Mol 等（1998）对 22 项研究进行 meta 分析，以评估单一血清孕酮水平区分异位妊娠与宫内妊娠的准确性。他们发现，从正常妊娠和胚胎停育的角度来看，孕酮结果是最准确的。血清孕酮＜ 5 ng/ml 提示胚胎停育有极高特异性，敏感性为 60%。相反，以孕酮＞ 20 ng/ml 值确定正常妊娠，其灵敏性为 95%，特异性约为 40%。总之，血清孕酮水平可用于临床参考，但不能单独区分异位妊娠和宫内妊娠（Guha，2014）。

■ 超声检查

高分辨率超声检查彻底改变了疑似异位妊娠妇女

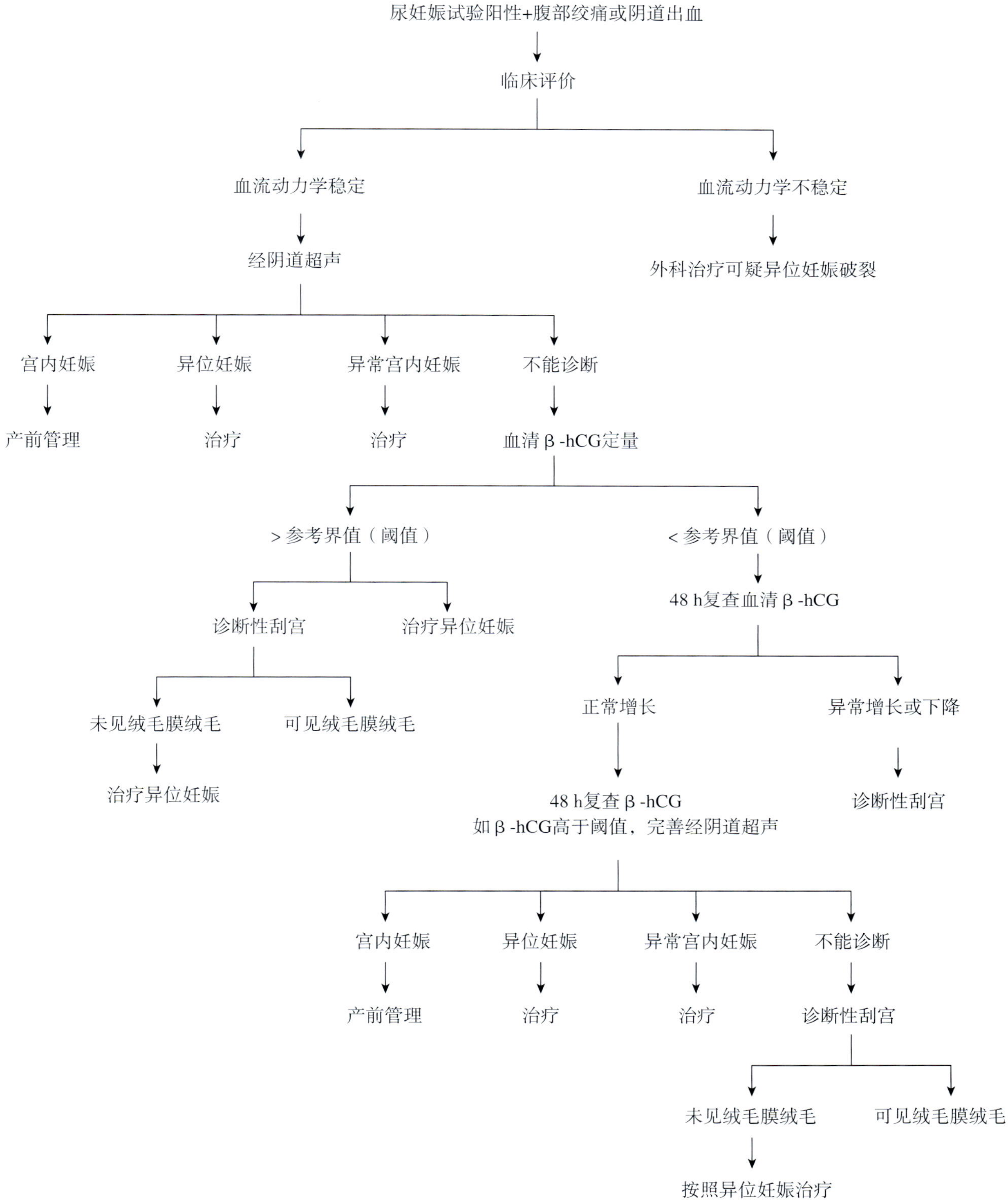

图 8-1　异位妊娠评估方法。A. 异常宫内妊娠可通过诊断性刮宫、药物治疗，期待治疗来治疗。B. 对于 β-hCG 水平非常低且正在下降的一小部分妇女来说，期待治疗可能是合适的。β-hCG=β- 人绒毛膜促性腺激素；D&C= 扩宫和刮宫。

的临床治疗。然而，临床没有怀疑异位妊娠患者接受常规超声检查并不提高诊断和分诊效率。在经阴道超声中，通常在末次月经后 4.5 ～ 5 周可见妊娠囊，末次月经后 5 ～ 6 周出现卵黄囊，末次月经后 5.5 ～ 6 周首次检测到有胎心活动的胎芽。通过经腹部超声检查，这些结构稍晚时候才能显现出来。异位妊娠的超声诊断依赖于显示与卵巢分离的附件肿块（图 8-2）。

当末次月经期不详时，使用血清 β-hCG 检测来确定预期超声检查结果。每个机构必须定义 β-hCG 参考界值，即超声医师能够发现妊娠的下限。在大多数机构，该值为 1 500 ～ 2 000 IU/L。如果初始 β-hCG 水平高于该值，经阴道超声准确诊断宫内妊娠（IUP）的可能性是正常值时的 3 倍。当血清 β-hCG 浓度达到 5 000 IU/L 时，通常可识别胚极胎芽，当血清 β-hCG 水平达到 17 000 IU/L 时，通常会识别胚胎胎心搏动。技术挑战包括同时合并子宫肌瘤、子宫腺肌病或宫内节育器，这会在视觉上阻碍诊断宫内妊娠的准确性。此外，多胎妊娠可能具有足够的滋养层，当其尚未达到超声检查可见的结构发育时，其 β-hCG 水平便可能高于参考界值（Gurel，2007；Ko，2014）。

除这些例外情况外，当 β-hCG 水平高于参考界值时，未发现宫内妊娠可能意味着异常妊娠，即异位妊娠、不全流产或完全流产。例如，尽管妊娠组织已经完全流产干净，在最初进入循环的 β-hCG 被代谢和清除前，β-hCG 检测可能仍然阳性。相反，β-hCG 值低于参考界值时，有接近 2/3 的病例超声不能诊断异常妊娠（Barnhart，1999）。

为了统一早期妊娠超声诊断所用的语言，一项共识声明形成了。根据超声检查结果，分为 5 类诊断：①明确的异位妊娠［子宫外妊娠囊伴卵黄囊和（或）胚胎，有或无胎心搏动］；②可能的异位妊娠（附件不均质肿块或子宫外囊样结构）；③位置不明的妊娠（PUL，无异位妊娠或 IUP 迹象）；④可能的 IUP（宫内回声呈囊样结构）；⑤确定的 IUP［宫内妊娠囊有卵黄囊和（或）胚胎，有或无胎心搏动］（Barnhart，2011）。

系统的超声检查对正确诊断至关重要。大多数开始于宫腔内膜。在自发受孕的妊娠中，子宫妊娠的鉴定有效地排除了异位着床的可能性。然而，当采用 ART 时，即使存在宫内妊娠也要仔细检查输卵管和卵巢，因为复合妊娠的发生率可能高达 1/100（Tal，1996）。

蜕膜部分破裂引起的腔内积液可形成假妊娠囊。这个小的无回声的集合通常位于子宫腔的中线。相

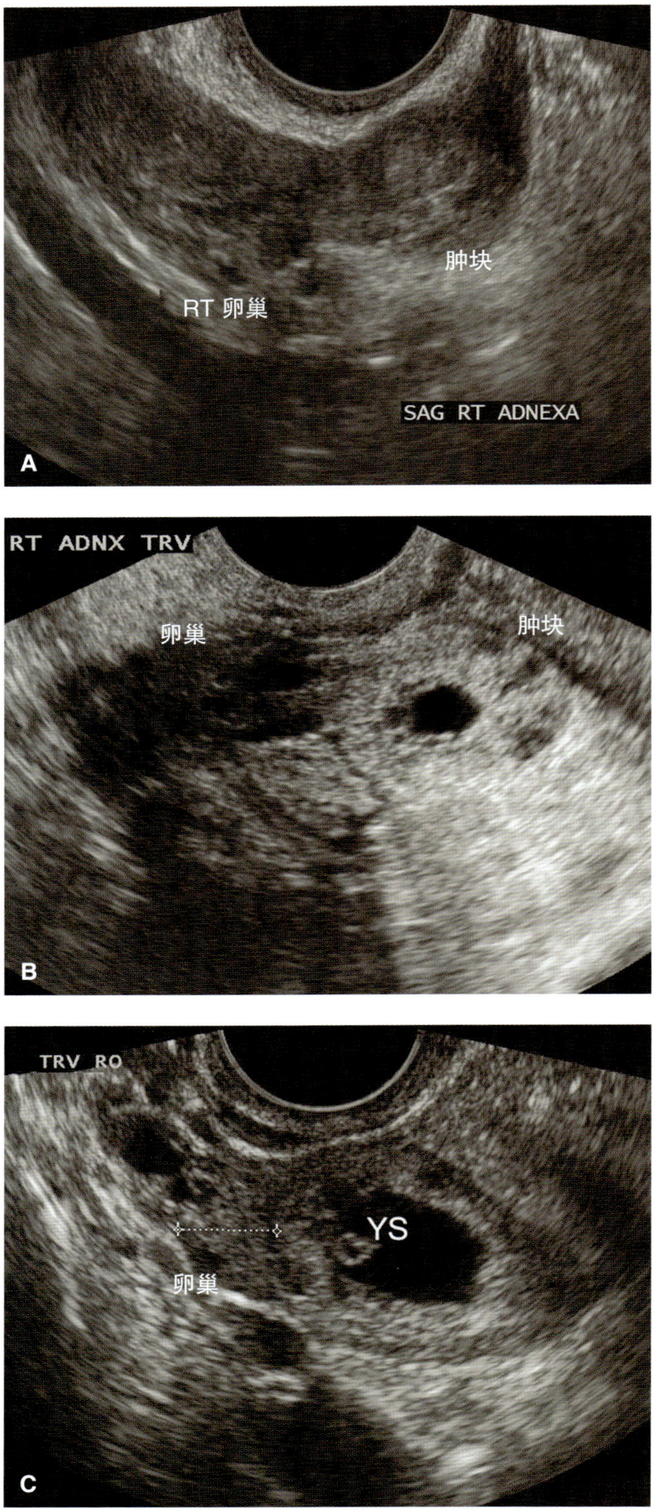

图 8-2　伴有各种异位妊娠的经阴道超声检查结果。对于超声诊断，异位妊娠包块应在与卵巢分离的附件中出现，并可见：（A）不均匀附件包块；（B）带有高回声环的空子宫外囊；（C）卵黄囊（YS）和（或）胚芽，子宫外囊内有或无胎心搏动。卵巢已标记。

比之下，正常的妊娠囊位于偏心位置（Dashesky，1988）。另一个腔内发现是3层子宫内膜模式，代表两个相邻的水肿增殖期子宫内膜层（Lavie，1996）。对于异位妊娠的诊断，这一发现的特异性为94%，但灵敏性仅为38%（Hammoud，2005）。子宫内膜增厚与异位妊娠没有很好的相关性。然而，Moschos和Twickler（2008b）确定，在有PUL的妊娠女性中，正常宫内妊娠的内膜回声厚度不会小于8 mm。

输卵管和卵巢也要检查。对宫外卵黄囊或胚胎的观察可清楚地证实输卵管妊娠，尽管这种发现仅在15%～30%的病例中出现（Paul，2000）。在某些病例中，可见由浆膜下水肿引起的薄的低回声区包围的晕环或输卵管环。根据Burry等（1993）的研究，它的阳性预测值为92%，灵敏性为95%。Brown等（1994）对10项研究进行了meta分析，以确定诊断异位妊娠的最佳经阴道超声标准。他们报道，除单纯卵巢囊肿外，任何附件肿块的发现都是最准确的，灵敏性为84%，特异性为99%，阳性预测值为96%，阴性预测值为95%。然而，并非所有附件肿块都代表异位妊娠，超声检查结果与其他临床信息相结合是必要的。

异位妊娠与黄体囊肿的鉴别是一个挑战。然而，Swire等（2004）观察到，与晕环和子宫内膜相比，黄体壁的回声较弱。他们发现囊肿内可见海绵状、花边样或网状结构是出血的典型特征（图14-4，232页）。此外，卵巢实质内发现黄体，而卵巢不对称应警惕异位妊娠（Gurel，2007）。经阴道彩色多普勒成像可以看到附件肿块周围胎盘血流呈“火环”征（图8-3）。尽管这一发现有助于异位妊娠的诊断，但也可以在妊娠黄体中看到（Pellerito，1992）。最后，为了帮助确定可疑肿块的特征，检查人员可以轻轻地触摸附件，让它在实时扫描时处于阴道探头和检查者腹部手之间。与卵巢分开移动的肿块代表输卵管妊娠，而同步移动的肿块更可能代表黄体囊肿（Levine，2007）。

在对盆腔进行超声评估时，少量的游离液（仅10 ml）通常出现在直肠子宫陷凹（Khalif，1998）。含有低回声或回声碎片的游离液代表着有血块的腹腔积血。如果发现游离液延伸至子宫底，则认为其为中等量。一旦确定，中等量游离液患者应进一步评估右上象限的结肠旁沟和肝肾隐窝，以评估积液的程度（图17-10，292页）。结肠旁沟和肝肾隐窝的血液提示腹腔内有明显出血。具体地说，肝肾隐窝的游离液通常在腹腔出血量达到400～700 ml时才会出现（Branney，1995；Rodgerson，2001）。同时检测到腹腔积液和附件肿块对异位妊娠具有很高的预测性（Nyberg，1991）。

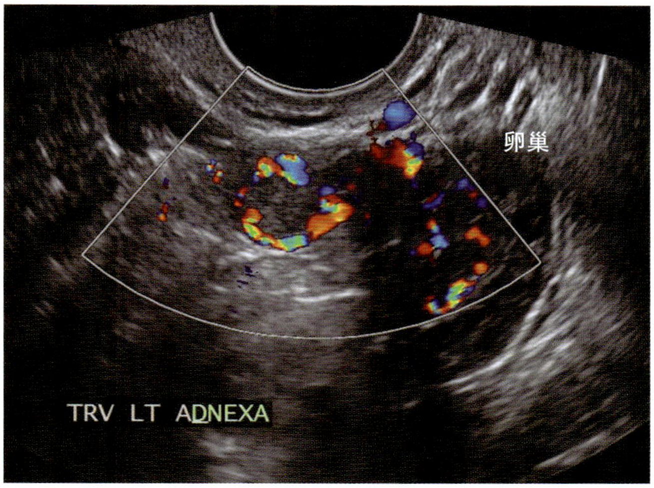

图8-3　异位妊娠的彩色多普勒经阴道超声检查。“火环”反映了输卵管壁和妊娠周围血流的增加。

尽管技术进步了，但缺乏提示性发现仍不能排除异位妊娠。此外，经阴道超声并未降低手术时输卵管破裂或需要输血的概率（Atri，2003）。然而，超声检查已经减少了借助诊断性腹腔镜检查和（或）刮宫术诊断异位妊娠的需要。

■ 子宫内膜取样

伴异位妊娠的子宫内膜改变均缺乏共存的滋养层。42%的样本中发现蜕膜反应，22%为分泌期子宫内膜，12%为增殖期子宫内膜（Lopez，1994）。许多人建议，在给予甲氨蝶呤（MTX）治疗之前，通过刮宫确认没有滋养层组织（Barnhart，2002；Chung，2011；Shaunik，2011）。研究人员发现，近40%的病例在未行组织学检查排除自然妊娠失败前，假定异位妊娠的诊断是不准确的。然而，必须仔细权衡子宫内膜取样的必要性与MTX治疗的有限母体风险。

用Pipelle导管进行子宫内膜活检作为刮宫术的替代方法，研究发现活检效果较差。获得绒毛膜绒毛的灵敏性为30%～63%（Barnhart，2003b；Ries，2000）。相比之下，在90%以上的病例中，用于鉴定妊娠组织的刮宫碎片的冷冻切片是准确的（Barak，2005；Li，2014b；Spandorfer，1996）。

预后

若不干预，异位输卵管妊娠可继发输卵管流产、输卵管破裂或自然吸收。输卵管流产是通过输卵管的伞端排出妊娠组织，然后，这些组织可以退化或在腹腔内再次种植。再次种植时，需要手术治疗的出血或疼痛是常见的并发症。输卵管破裂通常与严重的腹腔出血有关。而妊娠组织自然吸收，小的异位妊娠组织死亡、再吸收，对患者无不良影响。

发生率和死亡率的降低与在破裂和灾难性出血发生前早期诊断异位妊娠直接相关。早期诊断也可能允许保守的治疗方法、保留生育能力，并降低整体治疗成本。

外科治疗

■ 开腹手术与腹腔镜手术

异位妊娠可通过上述任何一种途径手术切除。至少有 3 项前瞻性研究将开腹手术与腹腔镜手术进行了比较（Lundorff，1991；Murphy，1992；Vermesh，1989）。他们的发现总结如下：

1. 总的来说，术后再次用腹腔镜检测输卵管通畅性，发现两种手术方式没有明显差异。然而，开腹手术组的同侧粘连发生率较高。

2. 每种方法采用之后都会有相似数量的后续宫内妊娠。

3. 经腹腔镜治疗的妇女随后的异位妊娠发生率较低，尽管这一比例的差异不显著。

4. 腹腔镜手术时间短，失血少，止痛需求少，住院时间短。

5. 与开腹手术相比，腹腔镜手术在解决输卵管妊娠方面成功率明显较低。然而，这被刚提到腹腔镜手术的优势所弥补。

6. 腹腔镜检查的费用明显低于开腹手术，尽管有些人认为考虑到可能会中转开腹手术，两者的费用其实是相似的。(Foulk，1996)。

因此，随着现代仪器的改良和腹腔镜技术的提高，现在大多数盆腔外科医生选择微创手术（Minimally invasive surgery，MIS）在合适的患者中治疗异位妊娠。关于妊娠期腹腔镜检查的初步讨论见第十五章（244 页）。即使是临床稳定的腹腔积血患者，也可通过微创技术治疗异位妊娠破裂（Sagiv，2001）。对于经验丰富的外科医生，缩短手术时间和加快止血控制都是腹腔镜治疗异位妊娠破裂的优势（Cohen，2013）。虽然生命体征不平稳的患者以前被认为是腹腔镜手术的禁忌证，但许多熟练的外科医生认为他们可以通过腹腔镜安全快速地进腹手术。也就是说，在决定给予低血容量患者微创手术时，必须考虑到与腹腔镜气腹相关的静脉回流和心输出量降低。

如果计划行输卵管造口术，开腹手术相比腹腔镜手术拥有潜在的优势。使用两个试验数据进行 meta 分析得出结论，与开腹输卵管造口术相比，每 12 名腹腔镜输卵管造口术患者有 1 名出现持续性滋养细胞疾病（Mol，2008）。然而，残余滋养层组织对 MTX 反应良好，这与开腹手术的风险相平衡。

■ 保守性手术与根治性手术

迄今为止，有两项多中心、随机对照试验已经完成，以指导保守性手术（即腹腔镜输卵管造口术）和根治性手术（即腹腔镜输卵管切除术）之间的选择。欧洲异位妊娠手术（European Surgery in Ectopic Pregnancy，ESEP）研究将对侧输卵管健康的妇女随机分为输卵管切除术（n=231）和输卵管造口术（n=215）。手术后，自然受孕的累积妊娠率在两组之间没有显著差异（分别为 56% 和 61%）（Mol，2014）。在 DEMETER 试验中，“活动性异位妊娠”患者被随机分为输卵管切除术或输卵管造口术。与 ESEP 研究类似，随后 2 年实现宫内妊娠的比例在两组之间没有差异（分别为 64% 和 70%）（Fernandez，2013）。

用于异位妊娠的输卵管切除术，无论是通过开腹手术还是腹腔镜手术，都应该能 100% 解决异位妊娠问题，因为输卵管中种植的异位妊娠组织被完全切除。对于异位妊娠，保守手术和药物治疗的一个危险是输卵管内残留的滋养层组织继续增生，引发症状，甚至导致输卵管破裂。回顾文献，开腹手术中不完全清除输卵管中滋养层组织的风险为 2% ～ 11%，腹腔镜手术为 5% ～ 20%。为了预防 1 例术后持续性滋养细胞疾病，需要对 10 名妇女术后给予预防剂量的 MTX（Mol，2008）。因此，最好密切观察、持续动态监测 β-hCG 水平。

■ 输卵管切除术

如果对侧输卵管外观正常，则输卵管切除术是一种合理的治疗选择，可避免 5% ～ 8% 持续性或复发性同侧异位妊娠造成的并发症（Rulin，1995）。

许多腹腔镜技术已被用来完成输卵管切除术，在此提出两种选择。首先，进腹后，确定受累的输卵管，用非创伤性镊子抓住、提起和伸展输卵管。外科医生使用偏好的能量器械，将输卵管最近端的部分凝固并切断。继续沿着输卵管下系膜凝固切断，直到输卵管被游离下来（图 8-4）。

作为第二种选择，可缝合、结扎输卵管系膜内输卵管的供血血管。图 8-5 显示了一个内镜缝合环，环扎相关输卵管段。可吸收和延迟可吸收材质的缝合环均适合于结扎。按顺序放置 2 个或 3 个缝合环，然后用剪刀将这些环结扎的远端的输卵管切开。受累输卵管的最近端部分被凝固，以防同侧复发。Lim 等（2007）比较了腹腔镜输卵管切除术与腹腔镜缝合环结扎术中输卵管和输卵管系膜的电凝情况。使用缝合环结扎手术时间显著缩短（48 min vs. 61 min），而且术后疼痛评分较低。

切除后，大多数输卵管异位妊娠都是小而柔韧的。因此，它们可以用抓钳牢牢抓住，并拉入一个穿刺套管中，一并将腹腔镜穿刺套管、抓钳和妊娠组织取出。较大的输卵管异位妊娠可放在标本袋内，以防通过腹腔镜穿刺口取出时破裂。或者，较大的异位妊娠可以在一个封闭的袋子里用剪刀粉碎。组织去除技术也在第十四章（239 页）中介绍和说明，该章讨论了妊娠期其他附件肿块的治疗。

■ 输卵管造口术

对血流动力学稳定且强烈希望保留生育能力的女

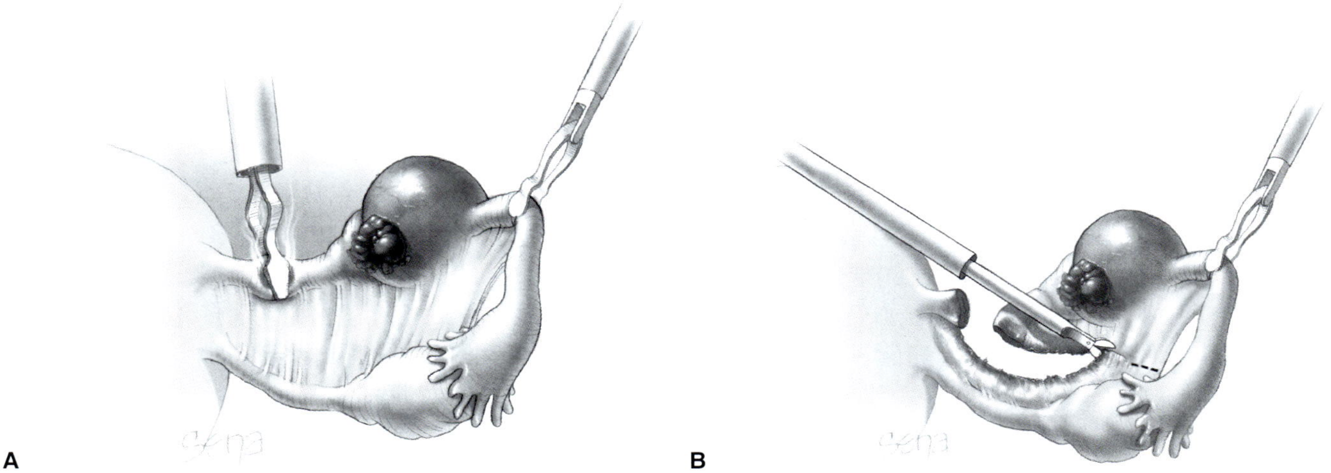

图 8-4　输卵管切除术的技术。在横切前，双极工具凝固近端输卵管，止血。一旦输卵管段内的血管止血，腹腔镜下沿输卵管长轴方向连续剪开该段。(Reproduced with permission from Thompson MJ，Kho KA：Minimally invasive surgery. In Hoffman BL，Schorge JO，Bradshaw KD，et al：Williams Gynecology，3rd ed. New York，McGraw-Hill Education，2016.)

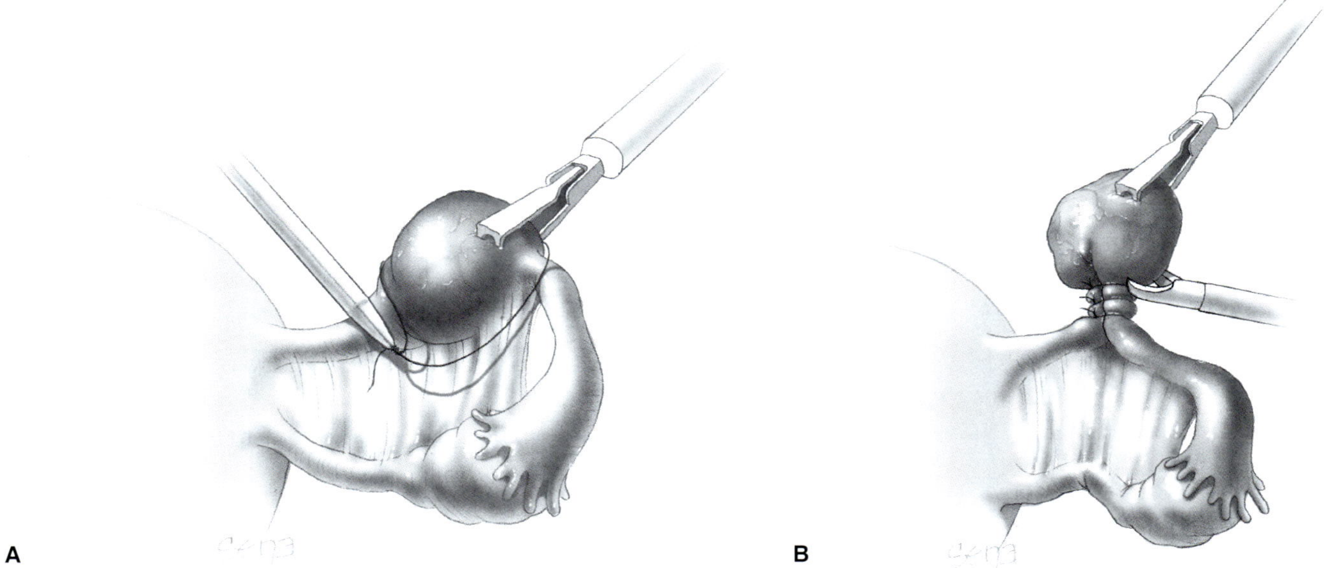

图 8-5　A. 内镜环结扎。B. 切除管的环形部分。(Reproduced with permission from Thompson MJ，Kho KA：Minimally invasive surgery. In Hoffman BL，Schorge JO，Bradshaw KD，et al：Williams Gynecology，3rd ed. New York，McGraw-Hill Education，2016.)

性，输卵管造口术是合适选择。然而，如果一个外科医生既不具备高超的腹腔镜技术，也没有通过输卵管造口术去除滋养层组织所需的器械，那么最好是通过腹腔镜或开腹手术进行输卵管切除。切除异位妊娠病灶后留下的瘢痕、烧焦的输卵管并不能保持生殖潜能。

此外，血清 β-hCG 水平可能是选择患者的一个因素。Milad 等（1998）的一项回顾性研究发现，初始血清 β-hCG 水平＞ 8 000 IU/L 的妇女输卵管造口术后异位妊娠的治愈率较低。Natale 等（2003）的支持性证据表明，血清 β-hCG 水平＞ 6 000 IU/L 表示植入输卵管肌层风险高。这种更大程度的侵入可能在剥离过程中留下滋养层细胞。

行输卵管造口术时，先用非创伤性镊子抓住异位妊娠植入部位周围的输卵管。为了帮助止血，将稀释的血管加压素（垂体后叶素）注射到异位妊娠部位的输卵管系膜下，也注射到包块上的浆膜层中。在 30 ～ 100 ml 盐水中稀释 20 U 血管加压素是合适的。通常需要大约 10 ml 的溶液。血管加压素具有潜在的系统性血管收缩作用。注射前和注射过程中先用注射器回抽检验没有回血，有助于避免注射至血管内。

在输卵管最膨隆部分，于输卵管系膜对侧边界上做 1 ～ 2 cm 长的切口，抓取其中的妊娠组织（图 8-6）。适合切割的工具包括单极电针、剪刀、双极针或超声刀。然后，结合钝性分离和水分离术，小心地取出妊娠组织。电刀电凝出血点有助于止血。最后，彻底冲洗和抽吸腹腔和盆腔，以避免任何妊娠组织残留在输卵管上。残留滋养层组织的腹腔内植入会使一些病例血清 β-hCG 水平持续不降低（Bouela，2009）。

输卵管远端异位妊娠的一种保守性手术治疗方法涉及一种称为输卵管剥离钳（FTSF）的器械。腹腔镜器械有两个夹板，当关闭时，形成一个狭窄的椭圆形，以挤出输卵管内的妊娠组织。在对 102 名妇女进行的观察性试验中，Liu 等（2014）发现，与行输卵管造口术的患者相比，剥离钳组的妇女术中出血率和异位妊娠复发率更低，持续性异位妊娠或后续自然宫内妊娠发生率无差异。这种方法有待进一步研究。

药物治疗

如可行，大多数人首选 MTX 来治疗异位妊娠。接受药物治疗的理想指征是无临床症状、有药物治疗意愿、能够接受密切随访的女性。使用 MTX 进行药物治疗的绝对禁忌证包括血流动力学不稳定、活动性肺部疾病或消化性溃疡、母乳喂养、中度至重度贫血或血小板减少症、免疫抑制和 MTX 本身的禁忌证（American College of Obstetricians and Gynecologists，2014；American Society for Reproductive Medicine，2013）。有一些经典的药物治疗成功率预测指标。

第一，初始血清 β-hCG 水平是单剂量 MTX 治疗患者成功的最佳预测指标。其他两个预测因子的预测价值可能与其血清 β-hCG 浓度的关系直接相关。Lipscomb 等（1999）报告初始血清值＜ 5 000 IU/L 者成功率为 92%，而初始值＞ 15 000 IU/L 者成功率为 68%。在另一项研究中，Menon 等（2007）报道，与初始血清 β-hCG 水平为 2 000 ～ 4 999 IU/L 者相比，初始血清 β-hCG 水平为 5 000 ～ 9 999 IU/L 者应用 MTX 治疗失败率增高近 4 倍。

第二，异位妊娠包块大小是第二个预测因素，许多早期试验使用“包块大”作为排除标准。在一项研究中，对于异位包块＜ 3.5 cm 的患者，单剂量 MTX 的成功率为 93%，而当包块＞ 3.5 cm 时，成功率为 87% ～ 90%（Lipscomb，1998）。

第三，虽然这是基于有限的证据，但胎心搏动的出现是药物治疗的相对禁忌证。大多数研究报告，如果有胎心搏动，失败的风险会增加，报道成功率为 87%（Lipscomb，1998）。

研究者评估了治疗失败的其他预测因素。子宫外卵黄囊作为 MTX 失败的预测因素存在争议。Lipscomb 等（2009）的一项回顾性分析发现，这项超声检查结果增加了单剂量 MTX 治疗失败的风险，但它不是一个独立的预测因素。β-hCG 水平在治疗前和 MTX 治疗过程中迅速上升（大于 50%）也可能预示着治疗失败风险的增加（American Society for Reproductive Medicine，2013；Dudley，2004）。

■ 系统性使用甲氨蝶呤

这是一种叶酸拮抗剂，竞争性地抑制二氢叶酸与二氢叶酸还原酶的结合。这导致嘌呤和胸苷酸减少，从而抑制 DNA、RNA 和蛋白质合成。它抑制快速增殖的组织，如骨髓、口腔和肠黏膜、恶性细胞和滋养层组织。用于妇科的适应证是癌症化疗和早期妊娠终止。

该药物可以口服、静脉注射或肌内注射（IM），也可以直接注射到异位妊娠囊中。目前，肠道外 MTX 给药最为普遍。

在 MTX 治疗前，应获得患者的血细胞计数、血清肌酐和 β-hCG 水平、肝功能、血型和 Rh 分型（American Society for Reproductive Medicine，2013）。

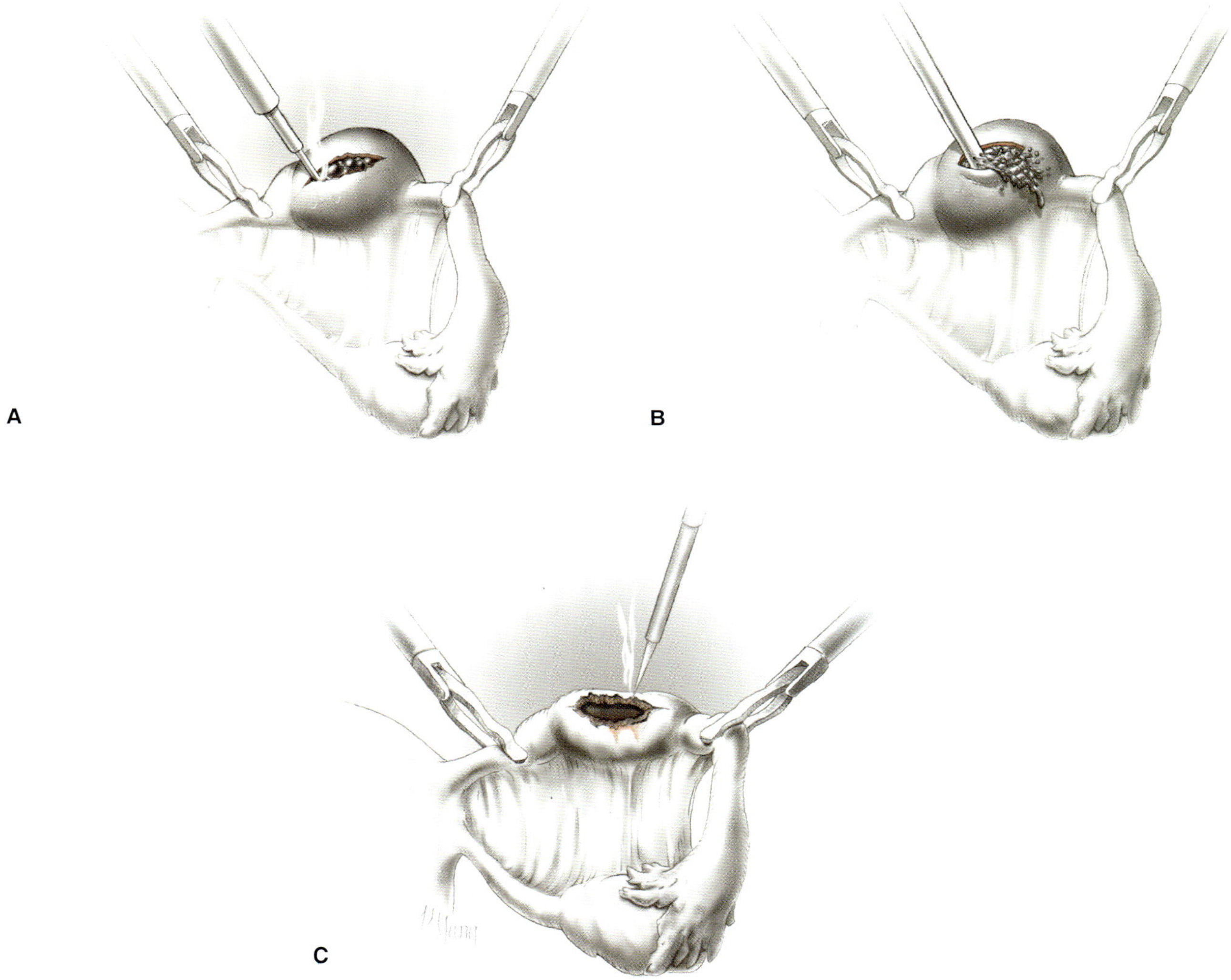

图 8-6 输卵管造口术。A. 在输卵管壁的输卵管系膜对侧边界上做一直线切口。吸引器的尖端位于异位妊娠和输卵管壁之间。水分离术有助于分离肿块。C. 输卵管造口部位止血。造口部位随后自然闭合，无缝合。

此外，除血型外，每次增加药物剂量前都会重复进行上述化验（Lipscomb，2007）。给药后，建议妇女在治疗结束前避免以下治疗：含叶酸的补充剂，可竞争性地减少 MTX 与二氢叶酸还原酶的结合；非甾体抗炎药，可减少肾血流量和延迟药物排泄；酒精（乙醇），可诱发肝酶同时升高；光照，可引起 MTX 相关性皮炎；性活动，可导致异位妊娠破裂（American College of Obstetricians and Gynecologists，2014）。重要的是，MTX 是一种致畸剂，是食品药品监督管理局（FDA）妊娠 X 类药物，可导致严重的胚胎畸形（Nurmhamed，2011；Poggi，2011）。

MTX 最常见的副作用包括口炎、结膜炎和短暂性肝功能不全，但据报道，即使单次剂量为 50 ~ 100 mg，也会出现骨髓抑制、黏膜炎、肺损伤和过敏反应（Isaacs，1996；Straka，2004）。在接受治疗的妇女中，有 1/3 的人出现副反应，然而，这些副作用通常是自限性的。在某些情况下，在治疗后给予甲酰四氢叶酸（叶酸）以减弱或逆转 MTX 的副作用（表 8-2）。这种疗法被称为“四氢叶酸解救”。

表 8-2 所示的单剂量和多剂量 MTX 方案可达到大约 90% 的异位妊娠的总体治愈率。到目前为止，Alleyasin 等（2006）完成了唯一一项比较单剂量和多剂量给药的随机试验。尽管该研究没有足够的能力来检测成功率的微小差异，但他们观察到 89% 的单剂量组和 93% 的多剂量组的患者治疗成功。从治疗失败的角度分析，单剂量治疗的失败率比多剂量

表 8-2 异位妊娠的药物治疗的流程

	单剂量	多剂量
剂量	给药一次；必要时重复	最多 4 剂的两种药物 直至血清 β-hCG 下降 15%
用药剂量		
甲氨蝶呤	50 mg/m^2 BSA（第 1 天）	1 mg/kg，第 1、3、5 和 7 天
亚叶酸	不需要	0.1 mg/kg 第 2、4、6 和 8 天
血清 β -hCG 水平	1 天（基线）、4 天和 7 天	1（基线）、3、5 和 7 天
附加剂量	如果从第 4 天到第 7 天，血清 β-hCG 水平没有下降 15% 每周下降不到 15%	如果血清 β-hCG 水平下降 < 15% 则给予额外的剂量，48 h 重复测量血清 β-hCG，并比较以前的值，最多 4 次
监控	一旦监测下降 15%，要每周检测血清 β-hCG 水平直到测不到为止	
甲氨蝶呤禁忌证		
对 MTX 过敏 输卵管破裂 母乳喂养 宫内妊娠 肝、肾或血液系统功能障碍 活动性肺疾病 消化性溃疡 免疫缺陷		

BSA= 体表面积；β-hCG=β- 人绒毛膜促性腺激素；MTX= 甲氨蝶呤；NA= 不适用。

治疗高 50%（54 例患者中 6 例 vs. 4 例）。Lipscomb 等（2005）回顾了 643 名连续接受 MTX 治疗患者的情况。他们发现治疗时间、血清 β-hCG 水平、多剂量和单剂量治疗成功率（分别为 95% 和 90%）都没有显著差异。Barnhart 等（2003a）对 26 项研究进行了 meta 分析，其中包括 1 327 名因异位妊娠接受 MTX 治疗的妇女。由于简便性，单剂量 MTX 治疗更常用。其治疗后监测的强度较低，价格低，容易被接受，并且不需要使用四氢叶酸解救（Alexander，1996）。主要的局限性是多剂量治疗比单剂量治疗成功率高 5 倍。治疗失败包括输卵管破裂、大量腹腔出血，需要紧急手术和输血。最终，大多数妇女接受了 1 ~ 4 剂 MTX。有趣的是，初始血清 β-hCG 值不是一个预测 MTX 用药剂量以达到治疗成功的有效依据（Nowak Markwitz，2009）。在缺乏足够的随机试验比较单剂量和多剂量治疗的情况下，我们使用单剂量氨甲蝶呤。

单剂量甲氨蝶呤

肌内注射 MTX 作为一种单一剂量已被广泛用于治疗异位妊娠。学者已经研究了各种剂量，最广泛应用的是基于体表面积（BSA）50 mg/m^2 计算的剂量（Stovall，1993）。在 Hajenius 等的小型随机试验（2000）中，25 mg/m^2 的治疗效果与 50 mg/m^2 的治疗效果相同。可使用各种互联网体表面积计算器确定面积值，如：http：//www.globalrph.com/bsa2.htm

密切监测是必要的。在 MTX 给药前测定血清 β-hCG 水平，并在注射后第 4 天和第 7 天复测。β-hCG 水平通常持续上升到第 4 天。然后比较第 4 天和第 7 天的血清值。如果下降 ≥ 15%，需每周测定血清 β-hCG 水平直到降至 5 IU/L 以下。大约 20% 的患者血清 β-hCG 下降小于 15%。这些患者可以给予第二次 50 mg/m^2 剂量，然后重新监测。所有患者的恢复时间平均为 36 天，但在某些情况下，治疗需要 109 天（Lipscomb，1998）。

多剂量甲氨蝶呤

最常见的治疗方法见表 8-2。它由多达 4 剂肠外 MTX 组成，随后 24 h 后给予辅助剂量的甲酰四氢叶酸。连续监测血清 β-hCG 的水平。例如，如果没有达到先前值 15% 的下降，则第 1 天至第 3 天给予额外的 MTX / 甲酰四氢叶酸剂量，并在 2 天后重复测定血清 β-hCG 水平。最大剂量为 4 剂，每周持续监测血清 β-hCG 水平，直到检测不到值。

为了平衡两种最常用方案的有效性和便捷性，有学者提出了一种混合“双剂量”方案（Barnhart，2007）。该方案包括在第 0 天和第 4 天肌内注射甲氨蝶呤 50 mg/m^2，而不进行甲酰四氢叶酸解救。尽管该方案仍被认为是实验性的，但在 101 名接受治疗的患者中没有发现安全问题，成功率接近 87%。最近对单剂量和“双剂量”MTX 方案进行比较时发现，在单剂量队列中，成功率相当（分别为 87% 和 90%），重复剂量的需求有增加的趋势（Gungorduk，2011）。

■ 监测

在 MTX 给药后的前几天内，多达一半的妇女出现腹痛，可以用温和止痛药治疗。这种疼痛可能是由于输卵管妊娠流产或血肿形成所致的输卵管扩张引起的（Stovall，1993）。在某些情况下，住院患者通过动态的红细胞比容测定和轻柔腹部检查，有助于评估手术干预的必要性。

在所有保守治疗的病例中，β-hCG 水平监测应持续到非妊娠状态，以确保异位妊娠的完全消退。然而，β-hCG 水平下降并不能消除输卵管破裂的可能性。Heard 等（1998）报道了一项急诊科的经验，其中有 11 例患者异位妊娠破裂，她们之前曾接受过 MTX 治疗。他们发现 7 例患者破裂发生时有 β-hCG 水平下降。β-hCG 水平低至 10 IU/L 时仍有异位妊娠破裂发生的可能。

治疗后监测可评估治疗是否成功、识别异位妊娠持续或进展的病例。大多数医疗方案都有明确的监测计划。在没有症状的情况下，要限制双合诊检查，以避免人为输卵管破裂的理论风险。重要的是，在血清 β-hCG 水平下降到 < 15 IU/L 时，超声监测异位妊娠肿块大小可能是误导性的。Brown 等（1991）描述了持续存在的肿块是血肿而不是持续的滋养层组织的情况。因此，术后超声检查可用于疑似并发症，如输卵管破裂。大多数人建议在 MTX 药物治疗成功后避孕 3 ~ 6 个月，因为这种药物在单次给药后可能在体内持续存在 8 个月（Warkany，1978）。

如果女性为 D 抗原阴性，而其伴侣的血型为 D 抗原阳性或未知，则应给予 300 μg 抗 D 免疫球蛋白以防止抗 D 同种免疫。对于无妊娠计划的妇女，提供避孕咨询。

■ 药物治疗 vs. 外科治疗

几个随机试验比较了甲氨蝶呤治疗和腹腔镜手术。一项多中心试验将多剂量甲氨蝶呤方案与腹腔镜输卵管造口术进行了比较，发现保留输卵管和药物治疗成功率无差异（Hajenius，1997）。然而，在同一研究组中，与腹腔镜输卵管造口术相比，甲氨蝶呤治疗后与健康相关的生活质量因素（如疼痛、治疗后抑郁和对健康的认知下降）明显受累（Nieuwkerk，1998）。

当单剂量 MTX 与手术治疗进行比较时，结果是不一致的。在两个单独的研究中，单剂量 MTX 在解决妊娠方面的成功率总体上低于腹腔镜输卵管造口术，尽管两组之间的输卵管通畅率和随后的宫内妊娠率相似（Fernandez，1998；Sowter，2001）。接受 MTX 治疗的妇女在治疗后立即有明显的身体功能改善，但心理功能上没有差异。Krag Moeller 等（2009）报告了他们的前瞻性随机试验的结果，该试验的中位监测为 8.6 年，在此期间评估了未来的妊娠概率。手术治疗组与 MTX 治疗组的异位妊娠病灶吸收成功率无显著差异。此外，MTX 组（73%）和手术组（62%）的累积自然宫内妊娠概率没有显著差异。

基于这些研究，我们得出结论：血流动力学稳定且输卵管直径小、无胎心搏动、血清 β-hCG < 5 000 IU/L 的患者采用药物或手术治疗有相似的结果。尽管对于妊娠包块较大、血清 β-hCG 水平较高、出现胎心搏动的患者，药物治疗的成功率较低，但仍可以作为那些理解了保守治疗失败后需要急诊手术，还有保守治疗意愿患者的选择。

期待治疗

在符合指征的患者中，有些人选择密切观察，以期待异位妊娠包块自行吸收。直观地说，很难准确地预测哪些女性的包块会顺利吸收痊愈。虽然最初的血清 β-hCG 浓度已被证明是最好的预测指标，但范围变化很大。例如，初始值 < 200 IU/L 可预测 88% ~ 96% 的自行吸收成功率，而 > 2 000 IU/L 者的自行吸收成功率仅为 20% ~ 25%（Elson，2004；Trio，1995）。其他的研究中成功率的数值更低，当初始 β-hCG 水平超过 2 000 IU/L 时，成功率仅为 7%（Shalev，1995）。有趣的是，在这项研究中，不论期待治疗成功与否，同侧输卵管通畅率和 1 年生育率均无显著差异。

尽管血清 β-hCG 水平较低和下降，密切监测是必要的，因为输卵管破裂的风险仍然存在。可以提出这样一个观点：由于 MTX 最小限度的副作用，与延长监测时间和使患者焦虑相比，MTX 可能更为适用。

间质部妊娠

它指异位妊娠植入在近端输卵管子宫壁肌肉内。圆韧带外侧的肿物是典型的解剖学发现（图 8-7）。不正确的是，间质部妊娠有时被称为宫角妊娠，但宫角妊娠应指有苗勒管发育异常的宫角的妊娠（Lau，1999；Moawad，2010）。过去，间质部妊娠破裂通常发生在停经 8 ～ 16 周后，因为这时覆盖输卵管间质段的子宫肌层张力更大。既往同侧输卵管切除术是间质部妊娠的一个特殊危险因素（Lau，1999），其他危险因素与其他的宫外妊娠相似。由于这些妊娠靠近子宫和卵巢动脉，间质部妊娠有严重出血的风险，这也与其死亡率高达 2.5% 有关（Tulandi，2004）。

虽然病例报告描述了甲氨蝶呤对小病灶的成功治疗，但间质部异位妊娠通常诊断较晚，需要手术切除。在宫角切除术中，整体切除妊娠囊及其周围子宫肌层和同侧输卵管。切除输卵管以避免将来该侧输卵管异位妊娠（图 8-8）。但要谨记尝试保护卵巢。

接下来，用稀释的血管加压素浸润邻近子宫肌层和（或）结扎两条子宫动脉上行支，有助于减少手术失血。然后用电刀切开妊娠灶周围的浆膜（图 8-9）。切口呈“V”形加深，向内倾斜。一旦切除妊娠灶，可以通过电刀凝固或间断缝合来止血。

最后，使用可吸收或延迟可吸收缝线以间断或连续缝合的方式多层闭合子宫肌层（图 8-10）。铬缝线是一种选择，张力较小，不容易勒断充血的肌层。然而，重新对合收缩肌层所需的伤口张力可能需要更大的拉伸强度，这可以通过延迟可吸收缝线提供。另一种选择是羟基乳酸聚合物 910（Vicryl）。

在破裂和剧烈出血的病例中，可能需要另一种方法进行宫角切除。首先，两个钳迅速放置在宫角底部，以立即控制出血。输卵管切除术后，这些钳上方的子宫角肌层被锐利地切除。然后，在每个钳内行子宫肌层缝合结扎，并用交叉缝合。必要时，在接近子宫肌层处补充间断缝合可帮助止血。

卵巢妊娠

受精卵在卵巢异位着床是罕见的，如果满足 4 个临床标准就可以诊断。Spiegelberg（1878）概述了这四点：①同侧输卵管完好无损，与卵巢不同；②异位妊娠占据卵巢；③异位妊娠通过卵巢固有韧带与子宫相连；④卵巢组织中有胎盘的组织学证明。最近卵巢妊娠的发生率增加可能是人为因素，以及成像技术的提高导致的。尽管影像分辨率提高了，但在腹腔积血的情况下区分卵巢妊娠和黄体破裂仍然具有挑战性。

这类妊娠的循证管理主要来自病例报告（Hassan，2012；Scuitero，2012）。传统上，肿块通常通过外科手术干预，目的是局部切除和保留卵巢。小病变可通过卵巢楔形切除术和囊肿切除术切除（图 8-11）。无法控制的出血或更大的病变应考虑卵巢切除术。最后，全身性或局部注射甲氨蝶呤已成功用于治疗未破裂的卵巢妊娠小病灶（Pagidas，2013）。

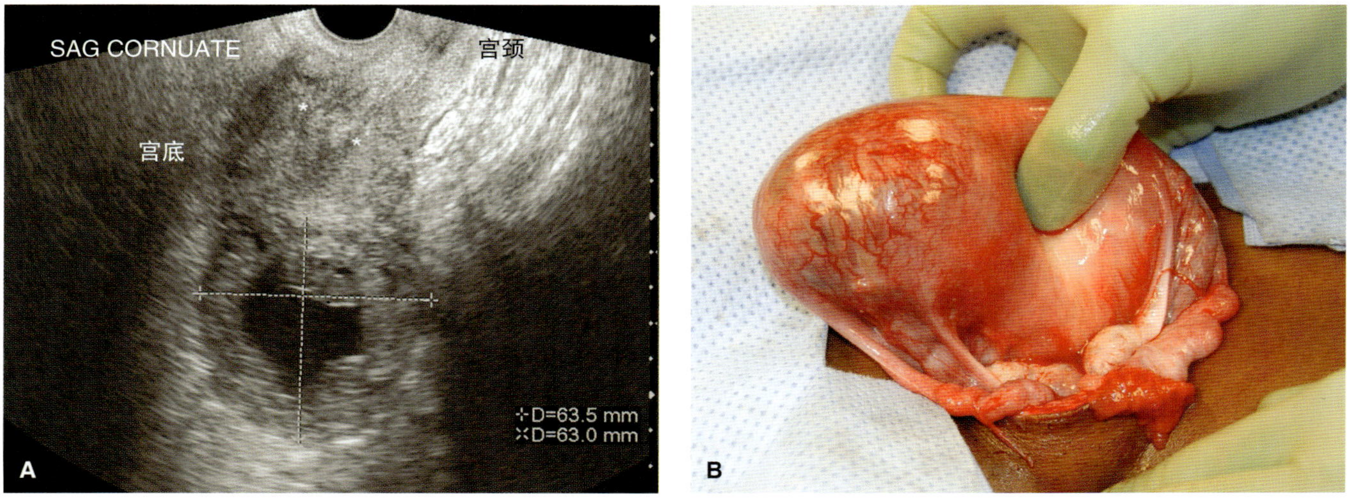

图 8-7　间质部妊娠。A．经阴道超声，旁矢状图显示空腔（白色星号）和子宫底上方和侧面的肿块（卡尺）。胚胎位于妊娠囊内。B．切除术前的间质部妊娠。

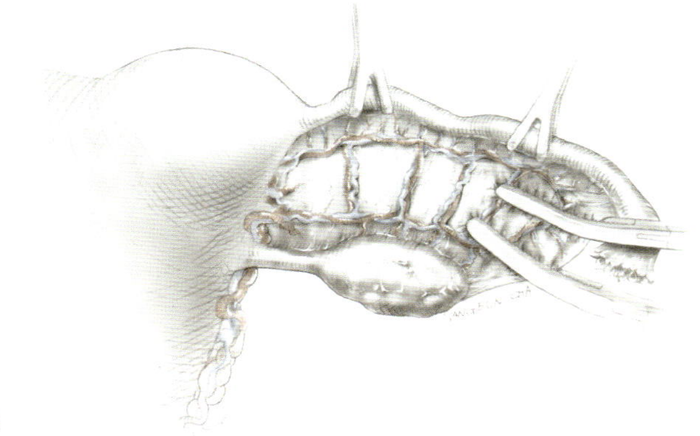

A

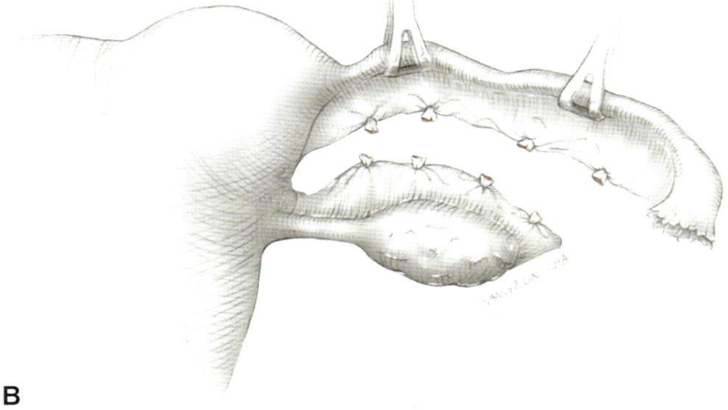

B

图 8-8　宫角切除术。A. 首先完成输卵管切除术。将钳放置在输卵管远端的系膜上，迅速切断中间的组织。持续重复该过程，直到整个输卵管被切除。(Reproduced with permission from Hoffman BL，Corton MM：Surgeries for benign gynecologic conditions. In Hoffman BL，Schorge JO，Bradshaw KD，et al：Williams Gynecology，3rd ed. New York，McGraw-Hill Education，2016.)

宫颈妊娠

据报道，宫颈妊娠的发生率为 1/12 400 ~ 1/8 600（Ushakov，1997）。由于 ART，尤其是 IVF 和胚胎移植，宫颈妊娠的发生率似乎仍在上升（Ginsburg，1994；Pattinson，1994）。在近 70% 的病例中，我们发现另一个风险是孕前有过宫颈管扩张和刮宫的病史（Hung，1996；Pisarska，1999）。确认宫颈妊娠需要 4 条诊断标准：①宫颈腺位于胎盘附着部位的对面；②一部分或整个胎盘位于子宫血管入口或前后子宫表面腹膜返折的下方；③宫腔内没有妊娠囊；④一部分子宫颈内管在妊娠组织与子宫内膜管腔之间（图 8-12）。Paalman 和 Mcelin（1959）增加了宫颈妊娠的特征诊断，包括：①宫颈内口必须闭合；②妊娠组织必须完全封闭并且紧密粘附在宫颈管内膜；③在没有明显痉挛（宫缩）的情况下发生子宫出血；④可触及软而扩大的宫颈，其大小等于或大于子宫底。

大量出血使宫颈妊娠的治疗变得复杂，因此外科医生在开始药物或外科治疗时可使用如子宫动脉栓塞等辅助措施。Kung 等（1997）回顾了甲氨蝶呤治疗的在孕 12 周内宫颈妊娠中的应用，发现 91% 的病例成功保留子宫。与全身甲氨蝶呤用药相比，局部注射 MTX 在持续性胎心搏动的病例中使用频率更高。在有胎心搏动的妊娠灶中，局部甲氨蝶呤注射可辅助氯化钾（KCl）注射。在作者的医院，大多数未破裂的子宫颈异位妊娠都是以这种方式治疗的。

虽然保守治疗对于许多宫颈妊娠妇女是可行的，但也可选择手术干预。手术包括抽吸刮除术或子宫切除术。此外，对于周数较大或保守方法无法控制出血的患者，通常需进行子宫切除术。重要的是，患者应该了解子宫切除术会增加尿路损伤风险，因为输尿管离扩张的宫颈很近。

通过扩张和刮宫对宫颈妊娠进行手术时，采取预防措施或有帮助。作者描述了预防性子宫动脉颈支结扎、使用血管内加压素，甚至使用 Shirodkar 环扎术来帮助控制出血（Davis，2008；de la Vega，2007；Mesogitis，2005；Trojano，2009）。在术后出血的情况下，在最终做子宫切除术之前，可以考虑使用 Foley 球囊填塞宫颈植入部位（Fylstra，2001）。

腹腔妊娠

原发性腹腔妊娠是指在腹腔内发生妊娠，但不是输卵管、卵巢或韧带内妊娠。Studdiford（1942）提出原发性腹腔妊娠的 4 个标准：①正常的输卵管和卵巢；②没有子宫腹膜瘘管的证据；③妊娠仅与腹膜表面有关；④没有原发输卵管着床，腹腔内二次植入的证据。考虑到这些标准，一些理论假设被提出。Paternoster（1999）提出，在排卵延迟的情况下，逆行性月经可能导致受精卵逆行。Dmowski（2002）提出，胚胎与子宫癌类似，可能会沿着淋巴管移动，随后在腹膜后植入。然而，继发性腹腔妊娠占大多数情况。最初的输卵管、卵巢或子宫妊娠后，因输卵管流产或子宫破裂，胚胎被释放到腹腔，孕体在腹膜表面二次植入。

腹腔妊娠很少见，仅占异位妊娠 0.9%（Atrash，1987）。然而，由于其相关的并发症，其导致的孕产妇死亡率几乎是输卵管异位妊娠的 8 倍。出血是其最突出的并发症，这可能是由于以下几个重要原因：第

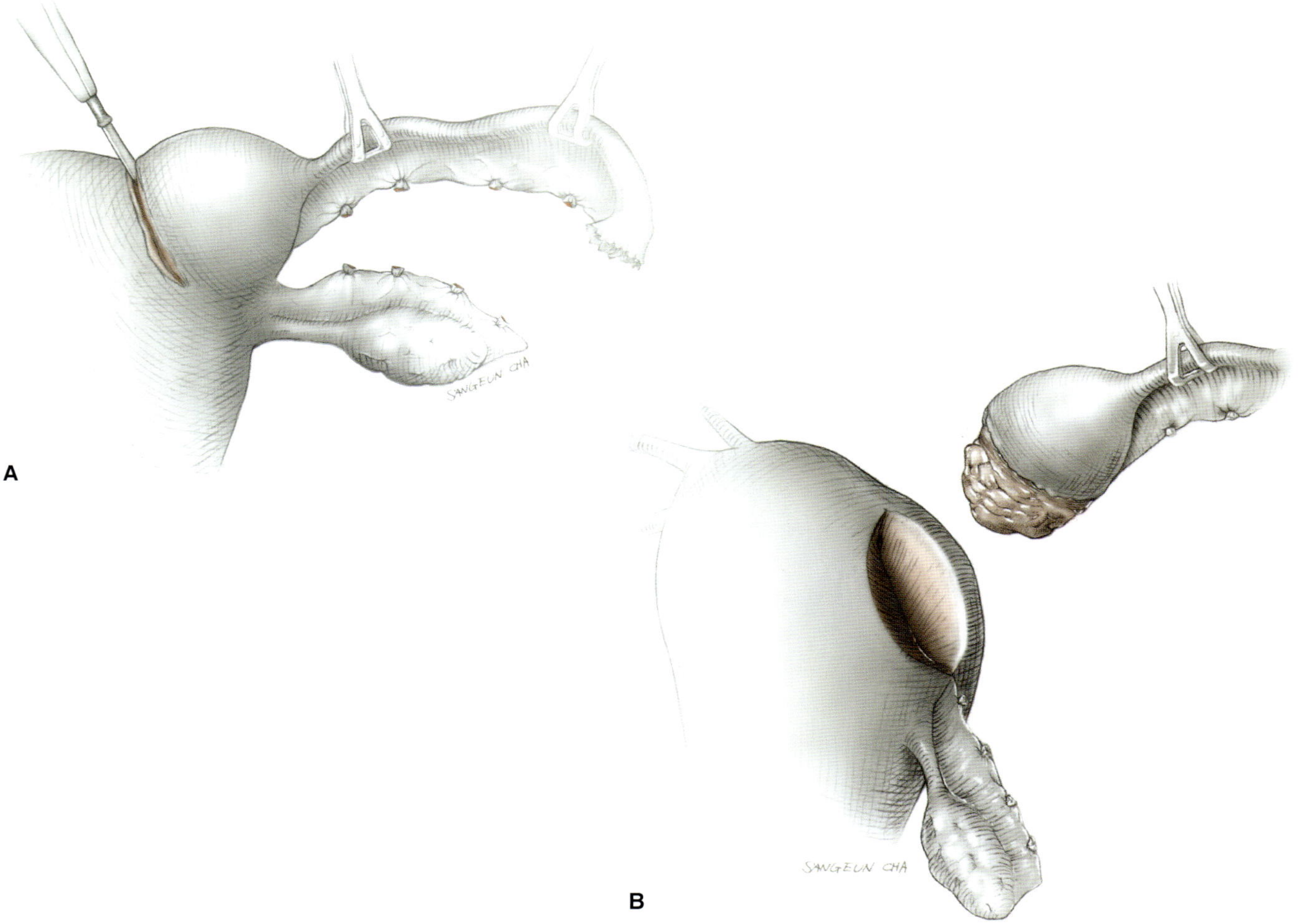

图 8-9　**A.** 切开异位妊娠肿块周围的子宫浆膜。**B.** 沿切口以轻微的内向角度继续深入，形成楔形肌层缺损。

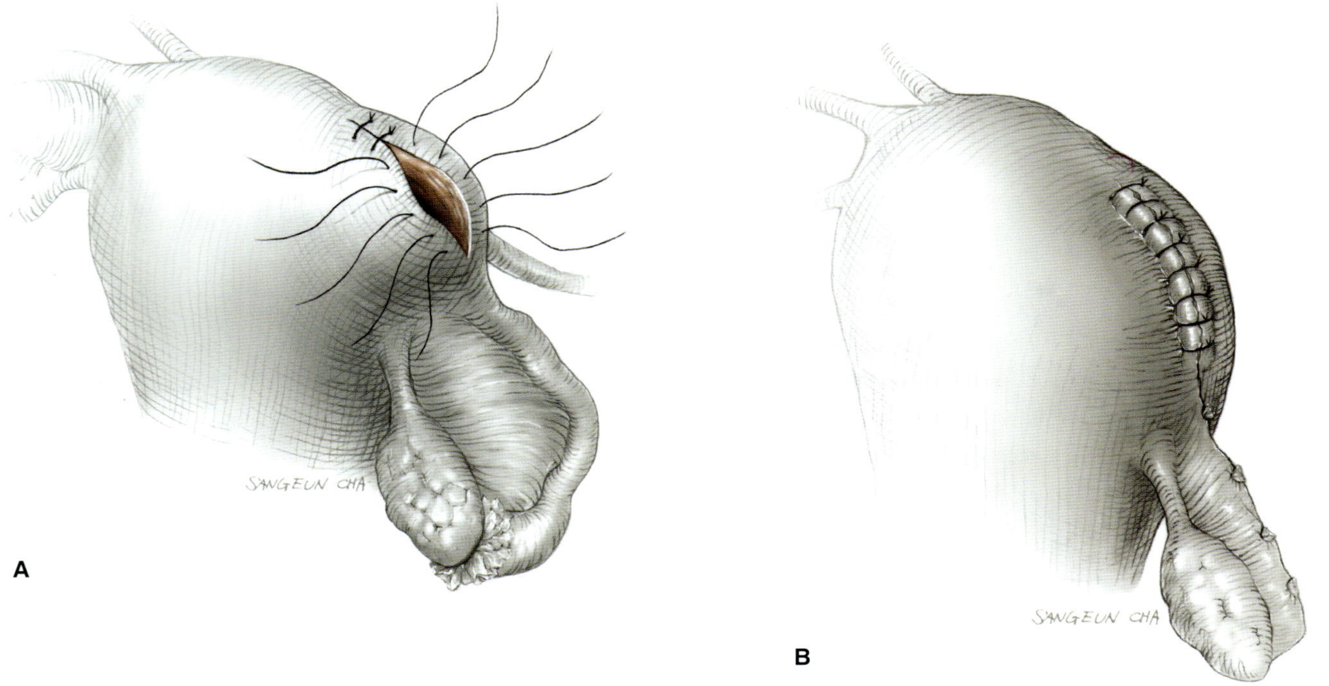

图 8-10　**A.** 然后用连续或间断缝线将子宫肌层分层缝合。**B.** 最后闭合子宫浆膜及浆膜下层。

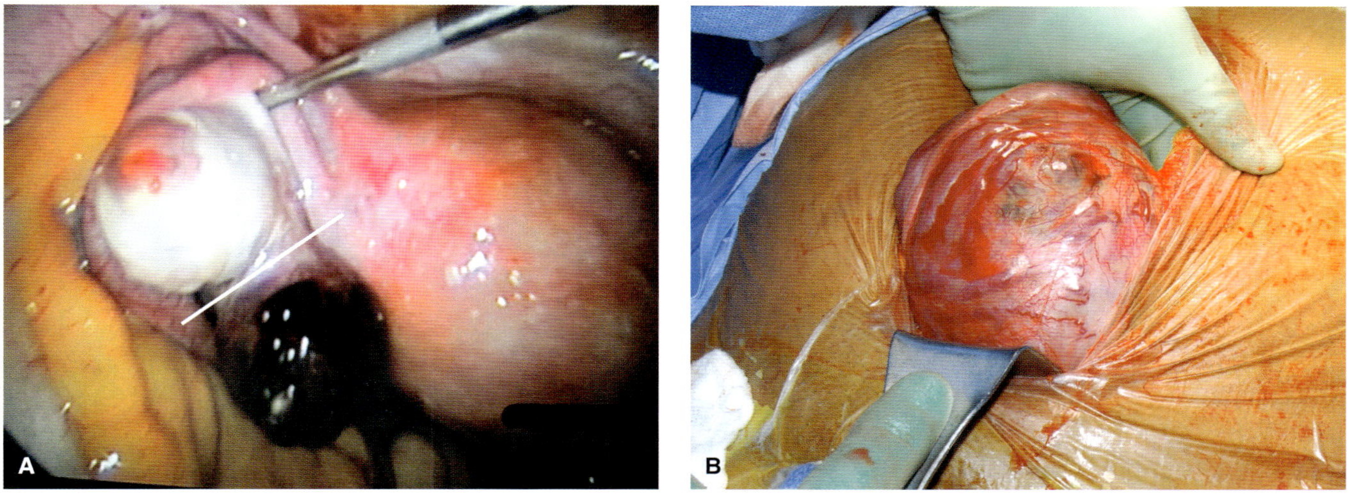

图 8-11 卵巢妊娠。A. 异位妊娠从卵巢凸出。同侧输卵管正常。在腹腔镜检查中，白线标出切除线。（Used with permission from Drs. Alyson Garcia and David Rogers.）B. 开腹手术时，通过卵巢切除术切除孕 13 周的大卵巢妊娠。（Used with permission from Dr. Kyler Elwell. Reproduced with permission from Cunningham FG，Leveno KJ，Bloom SL，et al（eds）：Ectopic pregnancy. In Williams Obstetrics，24th ed. New York，McGraw-Hill Education，2014.）

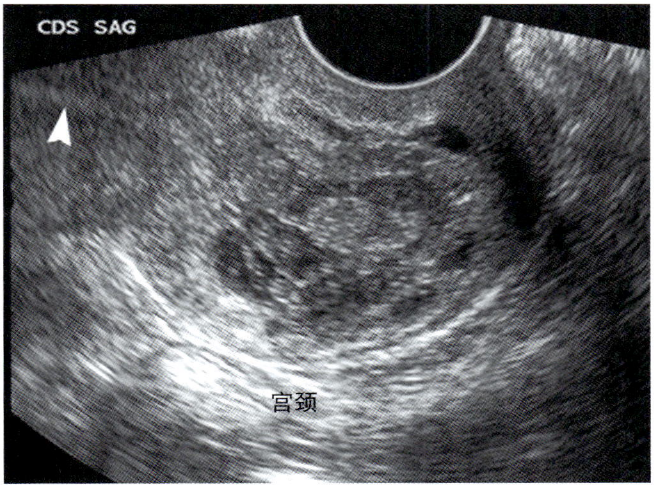

图 8-12 经阴道超声检查，子宫颈妊娠矢状图。宫颈妊娠的超声检查结果可能包括：①漏斗型子宫和膨大的宫颈管；②宫颈水平的妊娠组织；③子宫内妊娠组织缺失；④介于妊娠囊和子宫内膜管之间的一部分宫颈管。箭头标记子宫内膜远端细条纹。（Used with permission from Drs. Diane Twickler and Elysia Moschos.）

一，腹腔妊娠一般在临床确诊或破裂前体积可增大。因此，胎盘越大，血管数量越多，血管口径越大，出血越严重。第二，胎盘着床于缺乏子宫肌层收缩力的组织表面。收缩力的子宫表面。因此，胎盘分离可导致急性和持续性出血。

■ 诊断

如前所述，漏诊是导致高相关产妇死亡率的主要因素。腹痛是最常见的症状，但并非唯一的诊断标准。临床上，可能会触诊到胎儿位置异常或宫颈移位（Zeck，2007）。

在美国，常规的 β-hCG 检测确认妊娠和早期的超声检查有助于降低死亡率（Atrash，1987）。其他实验室检查通常没有意义，尽管母体血清甲胎蛋白水平可能会升高。

超声提示包括从胎儿与子宫分离或在骨盆的偏心位置，胎儿与母体前腹壁或膀胱之间缺乏子宫肌层，以及子宫外有胎盘组织（Sherer，2007）。羊水过少是常见但非特异性的。如果需要，磁共振成像（MRI）可以提供有关胎盘植入情况的准确信息（图 8-13）（Bertrand，2009；Mittal，2012）。

■ 治疗

腹腔妊娠可能危及生命，而治疗则取决于诊断时的孕周。有些人描述了在密切监测下期待胎儿存活的情况（Gomez，2008；Varma，2003）。然而，保守的治疗方法会给孕妇带来突发的凶险性出血风险。在作者的医院，一旦做出诊断，我们就建议进行干预。当然，在孕 24 周前，保守治疗是不合理的。

由于其发生率极低，只有病例报告和小型病例系列提供了指导证据。Poole 等（2012）对孕周≤ 20 周

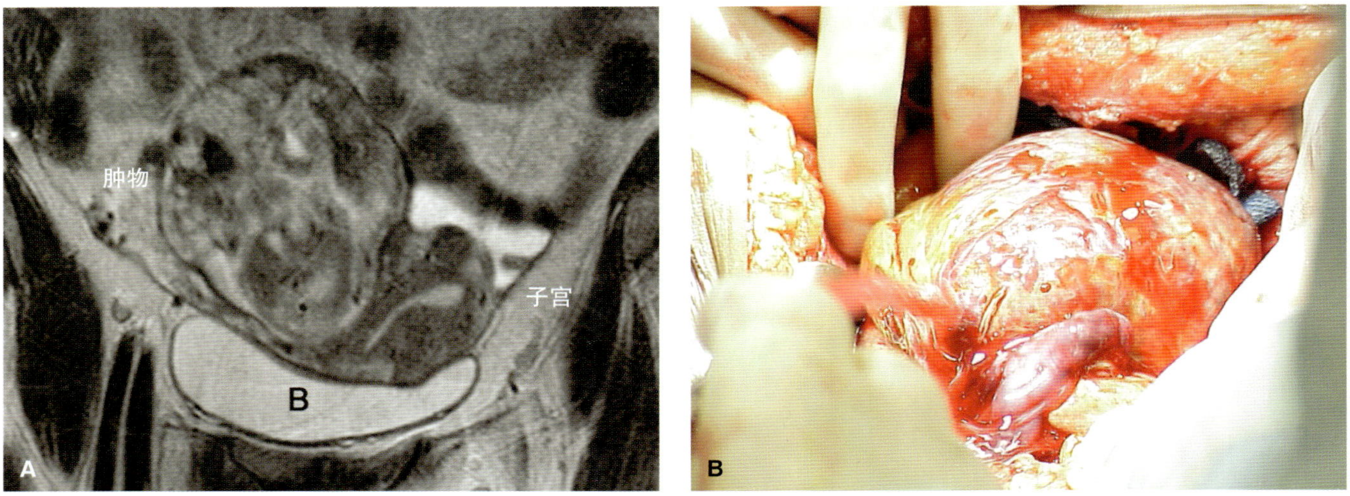

图 8-13 腹腔妊娠。A. 磁共振图像描绘了孕 18 周的妊娠组织的界限。子宫很小，偏向患者的左侧。B. 开腹探查见妊娠组织被大网膜覆盖。

的腹腔妊娠进行了系统回顾。他们观察了 88% 的因为腹腔出血而要手术治疗的病例。早期发现的病例中，可以使用 KCl 或 MTX 进行初步治疗。然而，近一半接受过药物治疗的妇女随后接受了手术。

术前考虑因素包括有熟练的腹膜后手术技术和拥有血管、尿路或肠道并发症处理能力的外科医生。此外，医院应能提供足够的血液制品。麻醉科人员需做好大量输血和术中监护的准备。与宫颈异位妊娠相似，介入放射科医生的辅助栓塞手术可能会有所帮助。

大于孕 20 周的晚期腹腔妊娠，手术是主要治疗方法。手术主要目的是仅分娩胎儿和保留胎盘。分娩后，仔细评估胎盘植入部位，避免不必要的探查，以免引起出血。重要的是，解剖结构通常是扭曲的、异常的，周围区域往往血管丰富。由于没有子宫肌层收缩的正常止血机制，切除胎盘可能导致大出血。然而，如果植入部位已经出现大量出血，则进行整体切除。组织切除前应结扎或阻塞胎盘的血液供应。在许多方面，外科治疗与胎盘植入处理相似，详见第二十七章（452 页）。

最佳的术后胎盘处理方案仍然存在争议（Roberts，2005）。理想情况下，通常根据其大小，胎盘功能迅速下降，胎盘组织被吸收。值得注意的是，胎盘吸收可能需要数年时间（Roberts，2005；Valenzano，2003）。在术后连续超声检查监测是有意义的，胎盘内多普勒血流消失可预测复旧（Bajo，1996）。连续血清 β-hCG 水平监测效果有限，并不能预测胎盘吸收。甲氨蝶呤已被用来加速残留胎盘组织的破坏。然而，这会产生大量的坏死组织（Costa，1991）。这类坏死组织可以造成腹腔内感染，继发脓肿、脓毒血症和血栓栓塞现象（Rahman，1982）。

复合妊娠

复合妊娠指正常宫内妊娠同时合并异位妊娠。过去，发生率据估计为 1/30 000，计算出双卵双胎妊娠和异位妊娠发生率均为 1%。在 ART 助孕下的妊娠，这类异位妊娠的发生率约为 0.09%（Perkins，2015）。可能的机制包括静水压将胚胎传递到宫角尖端与输卵管，导管尖端将其输送到输卵管，或子宫分泌物逆流导致了妊娠囊输卵管逆行种植。

腹腔镜宫外妊娠切除术是一种治疗方法。由于存在致畸风险，局部或全身应用甲氨蝶呤禁用于要求继续宫内妊娠的患者。然而，仅宫外妊娠囊局部注射 KCl 有成功治疗的报道。

剖宫产瘢痕部位妊娠

这是由于胚胎种植在前次剖宫产的子宫瘢痕部位的肌层中，因此，它可导致较高的孕产妇死亡率和大出血发生率。幸运的是剖宫产瘢痕部位妊娠（CSP）并不常见，回顾中提到的发生率约为 1/2 000（Sadeghi，2010）。这些肌层的微小缺损也可能来源于其他子宫手术，如刮宫术、子宫肌瘤切除术、宫腔镜手术，也可能来源于手取胎盘（Ash，2007）。宫颈妊娠和 CSP 是很难区分的，一些研究者描述了超声检查结果（Jurkovic，2003；Moschos，2008）。根据

Godin 的经验（1997），4 个超声诊断标准满足诊断要求：①宫腔为空；②宫颈管空虚；③子宫峡部可见妊娠囊；④在膀胱和妊娠囊之间，没有正常的子宫肌层（图 8-14）。

尽管剖宫产瘢痕部位妊娠的发生率不断上升，但对于其最佳治疗方式还没有明确的共识。在选择方面，Cheung 等（2015）最近的一份文献综述报告，局部甲氨蝶呤注射的成功率可达 74% ～ 89%。相比之下，Wang 等（2014）回顾了宫腔镜和腹腔镜下 CSP 切除术的经验，发现 β-hCG 水平更快降至正常，腹腔镜手术并发症更少。对于没有生育意愿或破裂后出现急性腹腔积血的妇女，可以进行子宫切除术。我们采用了上述 3 种方法，并根据患者的具体情况进行了定制选择（图 8-14）。

总结

高分辨率经阴道超声和可靠的妊娠病理生化标志物使异位妊娠的早期诊断成为可能。尽管如此，临床医生必须保持对任何生育年龄的以腹痛和（或）阴道出血为主诉就诊的妇女高度警惕。早期诊断有机会选择药物或保守手术方法，减少妊娠囊破裂的发生率，并降低产妇的并发症发生率和死亡率。

腹腔镜输卵管造口术或输卵管切除术可用于大多数情况下的输卵管异位妊娠，术前怀疑或术中遇到的严重盆腔粘连、患者有严重的低血容量、医疗机构没有适当设备、外科医生技能不足或有腹腔镜一般禁忌证的患者才需要考虑开腹手术。相比之下，包括 MTX 在内的药物治疗具有更高的选择要求，可以安

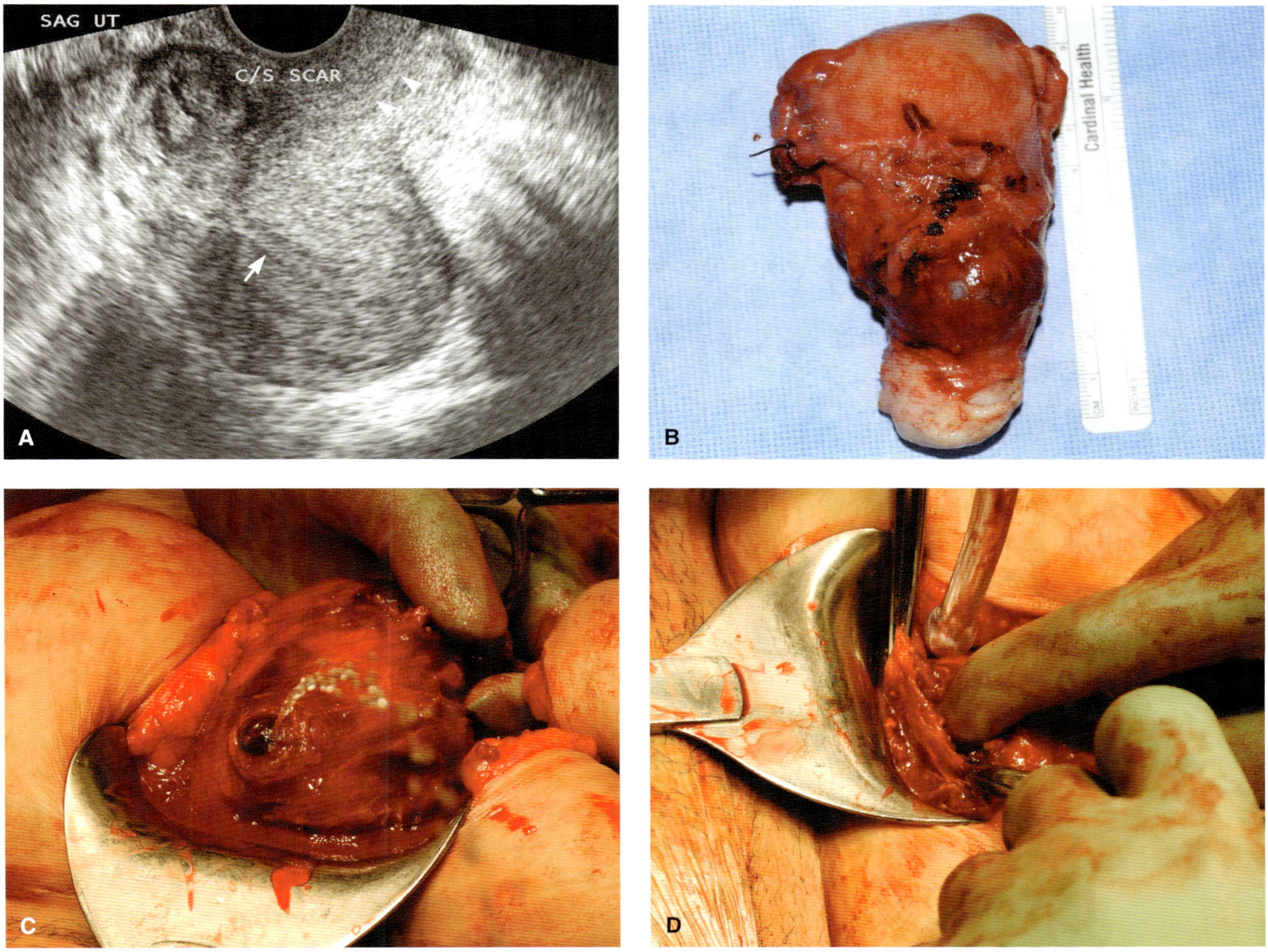

图 8-14　剖宫产瘢痕部位妊娠。A. 经阴道超声显示子宫矢状面剖宫产瘢痕部位妊娠（CSP）。宫腔内有明亮的高回声子宫内膜条纹（白色箭头）。可见宫颈管空虚（箭头）。B. 在另一个患者中子宫切除标本含有一个剖宫产瘢痕部位妊娠病灶（Used with permission from Dr. Sunil Balgobin.）。C 和 D. 开腹探查时子宫抬高，CSP 妊娠囊破裂后羊水流出。妊娠组织被切除，术者示指插入子宫切口。钳在子宫肌层分层闭合前，标记切口的侧缘。

全地用于符合预处理标准的患者，包括符合注射后监测的患者。

治疗后密切的监测是必要的，以确保异位妊娠完全治愈。患者在随后的妊娠中异位妊娠的风险将显著增加。如果这个问题再次出现，及时就诊，以助于尽早发现。

（叶圣龙，译 陈 扬，校）

参考文献

al-Awwad MM, al Daham N, Eseet JS: Spontaneous unruptured bilateral ectopic pregnancy: conservative tubal surgery. Obstet Gynecol Surv 54(9):543, 1999

Alexander JM, Rouse DJ, Varner E, et al: Treatment of the small unruptured ectopic pregnancy: a cost analysis of methotrexate versus laparoscopy. Obstet Gynecol 88(1):123, 1996

Alleyassin A, Khademi A, Aghahosseini M, et al: Comparison of success rates in the medical management of ectopic pregnancy with single-dose and multiple-dose administration of methotrexate: a prospective, randomized clinical trial. Fertil Steril 85(6):1661, 2006

American College of Obstetricians and Gynecologists: Medical management of ectopic pregnancy. Practice Bulletin No. 94, June 2008, Reaffirmed 2014

American Society for Reproductive Medicine: Medical treatment of ectopic pregnancy: a committee opinion. Fertil Steril 100(3):638, 2013

Ankum WM, Mol BW, Van der Veen, F, et al: Risk factors for ectopic pregnancy: a meta-analysis. Fertil Steril 65(6):1093, 1996

Ash A, Smith A, Maxwell D: Caesarean scar pregnancy. BJOG 114(3):253, 2007

Atrash HK, Friede A, Hogue CJ: Abdominal pregnancy in the United States: frequency and maternal mortality. Obstet Gynecol 1987; 69: 333, 1987

Atri M: Ectopic pregnancy versus corpus luteum cyst revisited: best Doppler predictors. J Ultrasound Med 22(11):1181, 2003

Bajo JM, Garcia-Frutos A, Huertas MA: Sonographic followup of a placenta left in situ after delivery of the fetus in an abdominal pregnancy. Ultrasound Obstet Gynecol 7:285, 1996

Barak SM, Oettinger A, Perri H, et al: Frozen section examination of endometrial curettings in the diagnosis of ectopic pregnancy. Acta Obstet Gynecol Scand 84(1):43, 2005

Barnhart K, Hummel AC, Sammel MD, et al: Use of "2-dose" regimen of methotrexate to treat ectopic pregnancy. Fertil Steril 87(2):250, 2007

Barnhart K, Sammel MD, Chung K, et al: Decline of serum human chorionic gonadotropin and spontaneous complete abortion: defining the normal curve. Obstet Gynecol 104(5 Pt 1):975, 2004

Barnhart K, van Mello NM, Bourne T, et al: Pregnancy of unknown location: a consensus statement of nomenclature, definitions, and outcome. Fertil Steril 95(3):857, 2011

Barnhart KT, Gosman G, Ashby R, et al: The medical management of ectopic pregnancy: a meta-analysis comparing "single dose" and "multidose" regimens. Obstet Gynecol 101(4):778, 2003a

Barnhart KT, Gracia CR, Reindl B, et al: Usefulness of Pipelle endometrial biopsy in the diagnosis of women at risk for ectopic pregnancy. Am J Obstet Gynecol 188(4):906, 2003b

Barnhart KT, Katz I, Hummel A, et al: Presumed diagnosis of ectopic pregnancy. Obstet Gynecol 100(3):505, 2002

Barnhart KT, Sammel MD, Gracia CR, et al: Risk factors for ectopic pregnancy in women with symptomatic first-trimester pregnancies. Fertil Steril 86(1):36, 2006

Barnhart KT, Simhan H, Kamelle SA: Diagnostic accuracy of ultrasound above and below the beta-hCG discriminatory zone. Obstet Gynecol 94(4):583, 1999

Bertrand G, Le Ray C, Simard-Émond L, et al: Imaging in the management of abdominal pregnancy: a case report and review of the literature. J Obstet Gynaecol Can 31(1):57, 2009

Birkhahn RH, Gaeta TJ, Van Deusen SK, et al: The ability of traditional vital signs and shock index to identify ruptured ectopic pregnancy. Am J Obstet Gynecol 189(5):1293, 2003

Bouyer J, Coste J, Fernandez H, et al: Sites of ectopic pregnancy: a 10 year population-based study of 1800 cases. Hum Reprod 17(12):3224, 2002

Bouyer J, Coste J, Shojaei T, et al: Risk factors for ectopic pregnancy: a comprehensive analysis based on a large case-control, population-based study in France. Am J Epidemiol 157(3):18, 2003

Branney SW, Wolfe RE, Moore EE, et al: Quantitative sensitivity of ultrasound in detecting free intraperitoneal fluid. J Trauma 39(2):375, 1995

Brown DL, Doubilet PM: Transvaginal sonography for diagnosing ectopic pregnancy: positivity criteria and performance characteristics. J Ultrasound Med 13(4):259, 1994

Brown DL, Felker RE, Stovall TG, et al: Serial endovaginal sonography of ectopic pregnancies treated with methotrexate. Obstet Gynecol 77(3):406, 1991

Bucella D, Buxant F, Anaf V, et al: Omental trophoblastic implants after surgical management of ectopic pregnancy. Arch Gynecol Obstet 280(1):115, 2009

Burry KA, Thurmond AS, Suby-Long TD, et al: Transvaginal ultrasonographic findings in surgically verified ectopic pregnancy. Am J Obstet Gynecol 168(6 Pt 1):1796, 1993

Buster JE, Pisarska MD: Medical management of ectopic pregnancy. Clin Obstet Gynecol 42(1):23, 1999

Carson SA, Buster JE: Ectopic pregnancy. N Engl J Med 329(16):1174, 1993

Cheung VY: Local methotrexate injection as the first-line treatment for cesarean scar pregnancy: review of the literature. J Minim Invasive Gynecol 22(5): 753, 2015

Chung K, Chandavarkar U, Opper N, et al: Reevaluating the role of dilation and curettage in the diagnosis of pregnancy of unknown location. Fertil Steril 96(3):659, 2011

Cohen A, Almog B, Satel A, et al: Laparoscopy versus laparotomy in the management of ectopic pregnancy with massive hemoperitoneum. Int J Gynaecol Obstet 123(2):139, 2013

Coste J, Fernandez H, Joye N, et al: Role of chromosome abnormalities in ectopic pregnancy. Fertil Steril 74(6):1259, 2000

Costa SD, Presley J, Bastert G: Advanced abdominal pregnancy. Obstet Gynecol Surv 46:515, 1991

Cunningham FG, Leveno KJ, Bloom SL, et al (eds): Ectopic pregnancy. In Williams Obstetrics, 24th ed. New York, McGraw-Hill Education, 2014

Dart RG, Kaplan B, Varaklis K: Predictive value of history and physical examination in patients with suspected ectopic pregnancy. Ann Emerg Med 33(3): 283, 1999

Dashefsky SM, Lyons EA, Levi CS, et al: Suspected ectopic pregnancy: endovaginal and transvesical US. Radiology 169(1):181, 1988

Davis LB, Lathi RB, Milki AA, et al: Transvaginal ligation of the cervical branches of the uterine artery and injection of vasopressin in a cervical pregnancy as an initial step to controlling hemorrhage: a case report. J Reprod Med 53(5):365, 2008

De La Vega GA, Avery C, Nemiroff R, et al: Treatment of early cervical pregnancy with cerclage, carboprost, curettage, and balloon tamponade. Obstet Gynecol 109(2 Pt2):505, 2007

Dmowski WP, Rana N, Ding J, et al: Retroperitoneal subpancreatic ectopic pregnancy following in vitro fertilization in a patient with previous bilateral salpingectomy: how did it get there? J Assist Reprod Genet 19:90, 2002.

Dudley PS, Heard MJ, Sangi-Haghpeykar H, et al: Characterizing ectopic pregnancies that rupture despite treatment with methotrexate. Fertil Steril 82(5):1374, 2004

Elson J, Tailor A, Banerjee S, et al: Expectant management of tubal ectopic pregnancy: prediction of successful outcome using decision tree analysis. Ultrasound Obstet Gynecol 23(6):552, 2004

Fang C, Huang R, Wei LN, et al: Frozen-thawed day 5 blastocyst transfer is associated with a lower risk of ectopic pregnancy than day 3 transfer and fresh transfer. Fertil Steril 103(3):655.e.3, 2015

Fernandez H, Capmas P, Lucot JP, et al: Fertility after ectopic pregnancy: the DEMETER randomized trial. Hum Reprod 28(5):1247, 2013

Fernandez H, Yves Vincent SC, Pauthier S, et al: Randomized trial of conservative laparoscopic treatment and methotrexate administration in ectopic pregnancy and subsequent fertility. Human Reprod 13(11):3239, 1998

Foulk RA, Steiger RM: Operative management of ectopic pregnancy: a cost analysis. Am J Obstet Gynecol 175(1):90, 1996

Furlong LA: Ectopic pregnancy risk when contraception fails. A review. J Reprod Med 47(11):881, 2002

Fylstra DL: Ectopic pregnancy after hysterectomy: a review and insight into etiology and prevention. Fertil Steril 94(2):431, 2009

Fylstra DL, Coffey MD: Treatment of cervical pregnancy with cerclage, curettage and balloon tamponade. A report of three cases. J Reprod Med 46(1):71, 2001

Ginsburg ES, Frates MC, Rein MS, et al: Early diagnosis and treatment of cervical pregnancy in an in vitro fertilization program. Fertil Steril 61(5):966, 1994

Godin PA, Bassil S, Donnez J: An ectopic pregnancy developing in a previous caesarian section scar. Fertil Steril 67(2):398, 1997
Goldner TE, Lawson HW, Xia Z, et al: Surveillance for ectopic pregnancy—United States, 1970-1989. MMWR 42(6):73, 1993
Gomez E, Vergara L, Weber C, et al: Successful expectant management of an abdominal pregnancy diagnosed at 14 weeks. J Matern Fetal Neonatal Med 21(12):917, 2008
Guha S, Ayim F, Ludlow J, et al: Triaging pregnancies of unknown location: the performance of protocols based on single serum progesterone or repeated serum hCG levels. Hum Reprod 29(5):938, 2014
Gungorduk K, Asicioglu O, Yildirim G, et al: Comparison of single-dose and two-dose methotrexate protocols for the treatment of unruptured ectopic pregnancy. J Obstet Gynaecol 31(4):330, 2011
Gurel S, Sarikaya B, Gurel K, et al: Role of sonography in the diagnosis of ectopic pregnancy. J Clin Ultrasound 35(9):509, 2007
Hajenius PJ, Engelsbel S, Mol BW, et al: Randomised trial of systemic methotrexate versus laparoscopic salpingostomy in tubal pregnancy. Lancet 350(9080):774, 1997
Hajenius PJ, Mol BW, Bossuyt PM, et al: Interventions for tubal ectopic pregnancy. Cochrane Database Syst Rev 2:CD000324, 2000
Hammoud AO, Hammoud I, Bujold E, et al: The role of sonographic endometrial patterns and endometrial thickness in the differential diagnosis of ectopic pregnancy. Am J Obstet Gynecol 192(5):1370, 2005
Hassan S, Arora R, Bhatia K: Primary ovarian pregnancy: case report and review of literature. BMJ Case Rep Nov 21, 2012
Heard K, Kendall J, Abbott J: Rupture of ectopic pregnancy after medical therapy with methotrexate: a case series. J Emerg Med 16(6):857, 1998
Heinemann K, Reed S, Moehner S, et al: Comparative contraceptive effectiveness of levonorgestrel-releasing and copper intrauterine devices: the European Active Surveillance Study for Intrauterine Devices. Contraception 91(4):280, 2015
Hillis SD, Owens LM, Marchbanks PA, et al: Recurrent chlamydial infections increase the risks of hospitalization for ectopic pregnancy and pelvic inflammatory disease. Am J Obstet Gynecol 176(1 Pt 1):103, 1997
Hnat MD, Roberts S: Case report: a markedly elevated MSAFP (Update). In Cunningham FG, Leveno KL, Bloom SL, et al (eds), Williams Obstetrics, 22nd ed, New York, McGraw-Hill, 2008. Online. accessmedicine.com. Available at: http://accessmedicine.mhmedical.com/updatesContent.aspx?bookId=535&sectionId=41704749&jumpsectionID=0
Hoffman BL, Corton MM: Surgeries for benign gynecologic conditions. In Hoffman BL, Schorge JO, Bradshaw KD, et al: Williams Gynecology, 3rd ed. New York, McGraw-Hill Education, 2016
Hoover KW, Tao G, Kent CK: Trends in the diagnosis and treatment of ectopic pregnancy in the United States. Obstet Gynecol 115(3):495, 2010
Horne AW, Phillips JA 3rd, Kane N, et al: CB1 expression is attenuated in Fallopian tube and decidua of women with ectopic pregnancy. PLoS One 3(12):e3969, 2008
Huang B, Hu D, Qian K, et al: Is frozen embryo transfer cycle associated with a significantly lower incidence of ectopic pregnancy? An analysis of more than 30,000 cycles. Fertil Steril 102(5):1345, 2014
Hung TH, Jeng CJ, Yang YC, et al: Treatment of cervical pregnancy with methotrexate. Int J Gynaecol Obstet 53(3):243, 1996
Isaacs JD Jr, McGehee RP, Cowan BD: Life-threatening neutropenia following methotrexate treatment of ectopic pregnancy: a report of two cases. Obstet Gynecol 88(4 Pt 2):694, 1996
Jurkovic D, Hillaby, K, Woelfer B, et al: First-trimester diagnosis and management of pregnancies implanted into the lower uterine segment cesarean section scar. Ultrasound Obstet Gynecol 21(3):220, 2003
Kadar N, DeCherney AH, Romero R: Receiver operating characteristic (ROC) curve analysis of the relative efficacy of single and serial chorionic gonadotropin determinations in the early diagnosis of ectopic pregnancy. Fertil Steril 37(4):542, 1982
Khalifé S, Falcone T, Hemmings R, et al: Diagnostic accuracy of transvaginal ultrasound in detecting free pelvic fluid. J Reprod Med 43(9):795, 1998
Ko JK, Cheung VY: Time to revisit the human chorionic gonadotropin discriminatory level in the management of pregnancy of unknown location. J Ultrasound Med 33(3):465, 2014
Krag Moeller LB, Moeller C, Thomsen SG, et al: Success and spontaneous pregnancy rates following systemic methotrexate versus laparoscopic surgery for tubal pregnancies: a randomized trial. Acta Obstet Gynecol Scand 88(12):1331, 2009
Kung FT, Chang SY, Tsai YC, et al: Subsequent reproduction and obstetric outcome after methotrexate treatment of cervical pregnancy: a review of original literature and international collaborative follow-up. Hum Reprod 12(3):591, 1997
Lau S, Tulandi T: Conservative medical and surgical management of interstitial ectopic pregnancy. Fertil Steril 72(2):207, 1999
Lavie O, Boldes R, Neuman M, et al: Ultrasonographic "endometrial three-layer" pattern: a unique finding in ectopic pregnancy. J Clin Ultrasound 24(4):179, 1996
Levine D: Ectopic pregnancy. Radiology 245(2):385, 2007
Li C, Meng CX, Zhao WH, et al: Risk factors for ectopic pregnancy in women with planned pregnancy: a case-control study. Eur J Obstet Gynecol Reprod Biol 181:176, 2014a
Li Y, Yang Y, He QZ, et al: Frozen section of uterine curetting in excluding the possibility of ectopic pregnancy—a clinicopathologic study of 715 cases. Clin Exp Obstet Gynecol 41(4):419, 2014b
Lim YH, Ng SP, Ng PH, et al: Laparoscopic salpingectomy in tubal pregnancy: prospective randomized trial using Endoloop versus electrocautery. J Obstet Gynaecol Res 33(6):855, 2007
Lipscomb GH: Medical therapy for ectopic pregnancy. Semin Reprod Med 25(2):93, 2007
Lipscomb GH, Bran D, McCord ML, et al: Analysis of three hundred fifteen ectopic pregnancies treated with single-dose methotrexate. Am J Obstet Gynecol 178(6):1354, 1998
Lipscomb GH, Givens VM, Meyer NL, et al: Comparison of multidose and single-dose methotrexate protocols for the treatment of ectopic pregnancy. Am J Obstet Gynecol 192(6):1844; discussion 1847, 2005
Lipscomb GH, Gomez IG, Givens VM, et al: Yolk sac on transvaginal ultrasound as a prognostic indicator in the treatment of ectopic pregnancy with single-dose methotrexate. Am J Obstet Gynecol 200(3):338.e331, 2009
Lipscomb GH, McCord ML, Stovall TG, et al: Predictors of success of methotrexate treatment in women with tubal ectopic pregnancies. N Engl J Med 341(26):1974, 1999
Liu L, Zhang G, Zhou W, et al: Fallopian tube stripping forceps: a novel instrumental design for distal tubal pregnancy laparoscopy. Eur J Obstet Gynecol Reprod Biol 183:109, 2014
Ljubin-Sternak S, Mestrovic T: Chlamydia trachomatis and genital mycoplasmas: pathogens with an impact on human reproductive health. J Pathog 2014:183167, 2014
Lopez HB, Micheelsen U, Berendtsen H, et al: Ectopic pregnancy and its associated endometrial changes. Gynecol Obstet Invest 38(2):104, 1994
Lundorff P, Thorburn J, Hahlin M, et al: Laparoscopic surgery in ectopic pregnancy. A randomized trial versus laparotomy. Acta Obstet Gynecol Scand 70(4-5):343, 1991
Menon S, Colins J, Barnhart KT: Establishing a human chorionic gonadotropin cutoff to guide methotrexate treatment of ectopic pregnancy: a systematic review. Fertil Steril 87(3):481, 2007
Mesogitis S, Pilalis A, Daskalakis G, et al: Management of early viable cervical pregnancy. BJOG 112(4):409, 2005
Milad MP, Klein E, Kazer RR: Preoperative serum hCG level and intraoperative failure of laparoscopic linear salpingostomy for ectopic pregnancy. Obstet Gynecol 92(3):373, 1998
Mittal SK, Singh N, Verma AK, et al: Fetal MRI in the pre-operative diagnosis and assessment of secondary abdominal pregnancy: a rare sequela of a previous caesarean section. Diagn Interv Radiol 18(5):496, 2012
Moawad NS, Mahajan ST, Moniz MH, et al: Current diagnosis and treatment of interstitial pregnancy. Am J Obstet Gynecol 202(1):15, 2010
Mol BW, Ankum WM, Bossuyt PM, et al: Contraception and the risk of ectopic pregnancy: a meta-analysis. Contraception 52(6):337, 1995
Mol BW, Lijmer JG, Ankum WM, et al: The accuracy of single serum progesterone measurement in the diagnosis of ectopic pregnancy: a meta-analysis. Hum Reprod 13(11):3220, 1998
Mol F, Mol BW, Ankum WM, et al: Current evidence on surgery, systemic methotrexate and expectant management in the treatment of tubal ectopic pregnancy: a systematic review and meta-analysis. Hum Reprod Update 14(4):309, 2008
Mol F, van Mello NM, Strandell A, et al: Salpingotomy versus salpingectomy in women with tubal pregnancy (ESEP study): an open-label, multicentre, randomised controlled trial. Lancet 383(9927):1483, 2014
Moschos E, Hoffman BL: Clinical pearl: cervical ectopic pregnancy (Update). In Cunningham FG, Leveno KL, Bloom SL, et al (eds), Williams Obstetrics, 22nd ed., New York, McGraw-Hill, 2007. Online. accessmedicine.com. Available at: http://accessmedicine.mhmedical.com/ViewLarge.aspx?figid=41704608
Moschos E, Sreenarasimhaiah S, Twickler DM: First-trimester diagnosis of cesarean scar ectopic pregnancy. J Clin Ultrasound 36(8):504, 2008a
Moschos E, Twickler DM: Endometrial thickness predicts intrauterine pregnancy in patients with pregnancy of unknown location. Ultrasound Obstet Gynecol 32(7):929, 2008b
Murphy AA, Nager CW, Wujek JJ, et al: Operative laparoscopy versus laparotomy for the management of ectopic pregnancy: a prospective trial. Fertil Steril 57(6):1180, 1992
Natale A, Candiani M, Merlo D, et al: Human chorionic gonadotropin level as a predictor of trophoblastic infiltration into the tubal wall in ectopic preg-

nancy: a blinded study. Fertil Steril 79(4):981, 2003
Nieuwkerk PT, Hajenius PJ, Ankum WM, et al: Systemic methotrexate therapy versus laparoscopic salpingostomy in patients with tubal pregnancy. Part I. Impact on patients' health-related quality of life. Fertil Steril 70(3):511, 1998
Nowak-Markwitz E, Michalak M, Olejnik M, et al: Cutoff value of human chorionic gonadotropin in relation to the number of methotrexate cycles in the successful treatment of ectopic pregnancy. Fertil Steril 92(4):1203, 2009
Nurmohamed L, Moretti ME, Schechter T, et al: Outcome following high-dose methotrexate in pregnancies misdiagnosed as ectopic. Am J Obstet Gynecol 205(6):533.e531, 2011
Nyberg DA, Hughes MP, Mack LA, at al: Extrauterine findings of ectopic pregnancy of transvaginal US: importance of echogenic fluid. Radiology 178(3):823, 1991
Paalman RJ, McElin TW: Cervical pregnancy: review of the literature and presentation of cases. Am J Obstet Gynecol 77(6):1261, 1959
Pagidas K, Frishman GN: Nonsurgical management of primary ovarian pregnancy with transvaginal ultrasound-guided local administration of methotrexate. J Minim Invasive Gynecol 20(2):252, 2013
Paternoster DM, Santarossa C: Primary abdominal pregnancy. A case report. Minerva Ginecol 51:251, 1999
Pattinson HA, Dunphy BC, Wood S, et al: Cervical pregnancy following in vitro fertilization: evacuation after uterine artery embolization with subsequent successful intrauterine pregnancy. Aust N Z J Obstet Gynaecol 34(4):492, 1994
Paul M, Schaff E, Nichols M: The roles of clinical assessment, human chorionic gonadotropin assays, and ultrasonography in medical abortion practice. Am J Obstet Gynecol 183(2 Suppl):S34, 2000
Pellerito JS, Taylor KJ, Quedens-Case C, et al: Ectopic pregnancy: evaluation with endovaginal color flow imaging. Radiology 183(2):407, 1992
Perkins KM, Boulet SL, Kissin DM, et al: Risk of ectopic pregnancy associated with assisted reproductive technology in the United States, 2001-2011. Obstet Gynecol 125(1):70, 2015
Pisarska MD, Carson SA: Incidence and risk factors for ectopic pregnancy. Clin Obstet Gynecol 42(1):2, 1999
Poggi SH, Ghidini A: Importance of timing of gestational exposure to methotrexate for its teratogenic effects when used in setting of misdiagnosis of ectopic pregnancy. Fertil Steril 96(3):669, 2011
Polena V, Huchon C, Varas Ramos C, et al: Non-invasive tools for the diagnosis of potentially life-threatening gynaecological emergencies: a systematic review. PLoS One 10(2):e0114189, 2015
Poole A, Haas D, Magann EF: Early abdominal ectopic pregnancies: a systematic review of the literature. Gynecol Obstet Invest 74(4):249, 2012
Rahman MS, Al-Suleiman SA, Rahman J, et al: Advanced abdominal pregnancy—observations in 10 cases. Obstet Gynecol 59:366, 1982
Rajkhowa M, Glass MR, Rutherford AJ, et al: Trends in the incidence of ectopic pregnancy in England and Wales from 1966 to 1996. BJOG 107(3): 369, 2000
Ries A, Singson P, Bidus M, et al: Use of the endometrial Pipelle in the diagnosis of early abnormal gestations. Fertil Steril 74(3):593, 2000
Roberts RV, Dickinson JE, Leung Y, et al: Advanced abdominal pregnancy: still an occurrence in modern medicine. Aust N Z J Obstet Gynaecol 45(6):518, 2005
Rodgerson JD, Heegaard WG, Plummer D, et al: Emergency department right upper quadrant ultrasound is associated with a reduced time to diagnosis and treatment of ruptured ectopic pregnancies. Acad Emerg Med 8(4):331, 2001
Rulin MC: Is salpingostomy the surgical treatment of choice for unruptured tubal pregnancy? Obstet Gynecol 86(6):1010, 1995
Sadeghi H, Rutherford T, Rackow BW, et al: Cesarean scar ectopic pregnancy: case series and review of the literature. Am J Perinatol 27(2):111, 2010
Sagiv R, Debby A, Sadan O, et al: Laparoscopic surgery for extrauterine pregnancy in hemodynamically unstable patients. J Am Assoc Gynecol Laparosc 8(4):529, 2001
Saraiya M, Berg CJ, Kendrick JS, et al: Cigarette smoking as a risk factor for ectopic pregnancy. Am J Obstet Gynecol 178(3):493, 1998
Scutiero G, Di Gioia P, Spada A, et al: Primary ovarian pregnancy and its management. JSLS 16(3):492, 2012
Senterman M, Jibodh R, Tulandi T: Histopathologic study of ampullary and isthmic tubal ectopic pregnancy. Am J Obstet Gynecol 159(4):939, 1988
Shalev E, Peleg D, Tsabari A, et al: Spontaneous resolution of ectopic tubal pregnancy: natural history. Fertil Steril 63(1):15, 1995
Shaunik A, Kulp J, Appleby DH, et al: Utility of dilation and curettage in the diagnosis of pregnancy of unknown location. Am J Obstet Gynecol 204(2):130.e131, 2011
Shaw JL, Dey SK, Critchley HO, et al: Current knowledge of the aetiology of human tubal ectopic pregnancy. Hum Reprod Update 16(4):432, 2010
Sherer DM, Dalloul M, Gorelick C, et al: Unusual maternal vasculature in the placental periphery leading to the diagnosis of abdominal pregnancy at 25 weeks' gestation. J Clin Ultrasound 35(5):268, 2007
Skjeldestad FE, Hadgu AM, Eriksson N: Epidemiology of repeat ectopic pregnancy: a population-based prospective cohort study. Obstet Gynecol 91(1):129, 1998
Sowter MC, Farquhar CM, Petrie KJ, et al: A randomised trial comparing single dose systemic methotrexate and laparoscopic surgery for the treatment of unruptured tubal pregnancy. BJOG 108(2):192, 2001
Spandorfer SD, Menzin AW, Barnhart KT, et al: Efficacy of frozen-section evaluation of uterine curettings in the diagnosis of ectopic pregnancy. Am J Obstet Gynecol 175(3 Pt 1):603, 1996
Spiegelberg O: Zur Casuistik der Ovarialschwangenschaft. Arch Gynak 13:73, 1878
Stovall TG, Ling FW: Single-dose methotrexate: an expanded clinical trial. Am J Obstet Gynecol 168(6 Pt 1):1759, 1993
Stovall TG, Ling FW, Andersen RN, et al: Improved sensitivity and specificity of a single measurement of serum progesterone over serial quantitative beta-human chorionic gonadotrophin in screening for ectopic pregnancy. Hum Reprod 7(5):723, 1992
Straka M, Zeringue E, Goldman M: A rare drug reaction to methotrexate after treatment for ectopic pregnancy. Obstet Gynecol 103(5 Pt 2):1047, 2004
Strandell A, Thorburn J, Hamberger L: Risk factors for ectopic pregnancy in assisted reproduction. Fertil Steril 71(2):282, 1999
Studdiford W: Primary peritoneal pregnancy. Am J Obstet Gynecol 44:487, 1942
Stulberg DB, Cain LR, Dahlquist I, et al: Ectopic pregnancy rates and racial disparities in the Medicaid population, 2004-2008. Fertil Steril 102(6):1671, 2014
Swire MN, Castro-Aragon I, Levine D: Various sonographic appearances of the hemorrhagic corpus luteum cyst. Ultrasound Q 20(2):45, 2004
Tal J, Haddad S, Gordon N, et al: Heterotopic pregnancy after ovulation induction and assisted reproductive technologies: a literature review from 1971 to 1993. Fertil Steril 66(1):1, 1996
Talbot P, Riveles K: Smoking and reproduction: the oviduct as a target of cigarette smoke. Reprod Biol Endocrinol 3:52, 2005
Thompson MJ, Kho KA: Minimally invasive surgery. In Hoffman BL, Schorge JO, Bradshaw KD, et al: Williams Gynecology, 3rd ed. New York, McGraw-Hill Education, 2016
Toth M, Patton DL, Campbell LA, et al: Detection of chlamydial antigenic material in ovarian, prostatic, ectopic pregnancy and semen samples of culture-negative subjects. Am J Reprod Immunol 43(4):218, 2000
Trio D, Strobelt N, Picciolo C, et al: Prognostic factors for successful expectant management of ectopic pregnancy. Fertil Steril 63(3):469, 1995
Trojano G, Colafiglio G, Saliani N, et al: Successful management of a cervical twin pregnancy: neoadjuvant systemic methotrexate and prophylactic high cervical cerclage before curettage. Fertil Steril 91(3):935.e17, 2009
Tulandi T, Al-Jaroudi D: Interstitial pregnancy: results generated from the Society of Reproductive Surgeons Registry. Obstet Gynecol 103(1):47, 2004
Ushakov FB, Elchalal U, Aceman PJ, et al: Cervical pregnancy: past and future. Obstet Gynecol Surv 52(1):45, 1997
Valenzano M, Nicoletti L, Odicino F, et al: Five-year follow-up of placental involution after abdominal pregnancy. J Clin Ultrasound 31(1):39, 2003
Van Den Eeden SK, Shan J, Bruce C, et al: Ectopic pregnancy rate and treatment utilization in a large managed care organization. Obstet Gynecol 105(5 Pt 1):1052, 2005
Van Voorhis BJ: Outcomes from assisted reproductive technology. Obstet Gynecol 107(1):183, 2006
Varma R, Mascarenhas L, James D: Successful outcome of advanced abdominal pregnancy with exclusive omental insertion. Ultrasound Obstet Gynecol 12:192, 2003
Vermesh M, Silva PD, Rosen GF, et al: Management of unruptured ectopic gestation by linear salpingostomy: a prospective, randomized clinical trial of laparoscopy versus laparotomy. Obstet Gynecol 73(3 Pt 1):400, 1989
Wang G, Liu X, Bi F, et al: Evaluation of the efficacy of laparoscopic resection for the management of exogenous cesarean scar pregnancy. Fertil Steril 101(5):1501, 2014
Warkany J: Aminopterin and methotrexate: folic acid deficiency. Teratology 17(3):353, 1978
Waylen AL, Metwally M, Jones GL, et al: Effects of cigarette smoking upon clinical outcomes of assisted reproduction: a meta-analysis. Hum Reprod Update 15(1):31, 2009
Zane SB, Kieke BA Jr, Kendrick JS, et al: Surveillance in a time of changing health care practices: estimating ectopic pregnancy incidence in the United States. Matern Child Health J 6(4):227, 2002
Zeck W, Kelters I, Winter R, et al: Lessons learned from four advanced abdominal pregnancies at an East African Health Center. J Perinat Med 35(4):278, 2007
Zee J, Sammel MD, Chung K, et al: Ectopic pregnancy prediction in women with a pregnancy of unknown location: data beyond 48 h are necessary. Hum Reprod 29(3):441, 2014

第九章

孕早、中期的终止妊娠

尽管在过去的 50 年里，人工流产的手术方法几乎没有改变，但人们对药物机制研究持续高涨的兴趣，增加了生殖方面的选择，也扩大了潜在并发症的范围。即使应用最佳的药物为基础的流产方案，有时仍会出现药物流产失败或处理其他并发症，而最终需予手术干预处理，这需要对手术技术有全面的了解。

人工流产的流行病学

美国疾病控制和预防中心（CDC）将人工流产定义为在任何孕周内终止疑似或已知的宫内妊娠，使胎儿不能存活的一种操作（Koonin，1999）。2008 年，在美国超过 650 万次的妊娠中，约 50% 是计划外妊娠，又称为意外妊娠或非意愿妊娠，这其中，约 40%（不包括自然流产）最终行合法流产（Finer，2014）。或许是由于有效避孕措施的应用，美国统计数据显示意外妊娠发生率下降。尽管如此，仍有约 20% 的性活跃的育龄女性没有使用有效避孕措施，她们占意外妊娠女性的 40% 以上（Gold，2009）。因此，上述大多数的妊娠及流产都是可以避免的。

CDC 从 1969 年开始，每年对行合法流产的妇女数量及其临床特征进行监测。自 1990 年开始，美国的合法流产数量最高达到 143 万，之后总数出现下降。2002 年流产总数为 854 122，到 2011 年则下降到 730 322（Pazol，2014）。与此同时，全球流产数量估计超过 4 000 万（Sedgh，2007）。CDC 对患者人口统计学的数据，包括年龄、种族、婚姻状况、居住状况和孕周，也进行了收集。此外，还记录了操作方法，例如刮宫、药物注射等。

尽管如此，仍有许多人口统计学指标及流产方法尚未统计。CDC 需要流产机构和州政府协作，以最终获得统计数据。因此，尽管数据大致可靠，但 CDC 的统计数据可能低于实际。实际上，CDC 提出，2011 年他们报道的总流产例数约为 Gnttmacher 研究所记录的估计值的 70%。这个私人资助的机构还与许多流产机构定期直接联系，收集并发布所获得的流产分析数据（Jones，2014）。这意味着，2011 年美国共进行了大约 104 万次合法流产。

值得注意的是，青少年怀孕比例呈下降趋势，而经产妇及选择性流产的女性比例有所升高（Jones，2009）。在 2000—2008 年，贫困妇女的流产率的绝对值增高最显著。总体上，2008 年，年龄在 15 ～ 44 岁的女性人群中，预计有 30% 将在 45 岁前会进行 1 次人工流产（Jones，2011a）。

CDC 也会计算流产率及流产比，流产率是指每 1 000 名育龄妇女的流产数，而流产比则为每 1 000 例活产中的流产数。流产率是对非计划妊娠概率的粗略估计，而流产比则更接近于非计划妊娠的真实比例。自 2002 年以来，美国流产率和流产比均下降。2011 年，流产比约为 219/1 000 例活产，而流产率约为 13.9/1 000 例育龄妇女（Pazol，2014）。

因受多种影响因素及关联因素的影响，流产数、流产率及流产比下降原因尚不能完全明确（Jones，2009）。有效避孕措施的使用，人们对流产态度的改变，流产机构的减少及越来越多的法律、经济相关政策，均为流产数下降的可能原因。关于流产是否应该像出生、胎儿死亡或其他健康问题一样，作为上报事件，目前尚无定论。

尽管受多种条件限制，准确的流产统计数据有助于流产操作的评估。针对流产率较高的群体，应改善她们的保健服务，并给予有效避孕措施，以预防非计划妊娠，并最终降低流产相关的并发症发生率和死亡率。

流产死亡率

安全、合法的操作是降低流产死亡的最重要的可预防因素（Cates，1976；Grimes，1979）。合法流产引起的产妇死亡率很低，数据报道显示，自 1978 年以来，合法流产的死亡率不到 1/10 万人（Pazol，2014）。2010 年，即 CDC 可查询的最新数据记录了 10 起与合法流产有关的死亡事件。其他数据也表明，随着孕周的增加，孕产妇死亡和其他并发症的发生率也会增加（Diedrich，2009）。流产死亡率监测系统的数据显示，1988—1997 年，在早于孕 8 周时进行手术，孕产妇死亡率为 0.1/10 万例流产。在孕中期，死亡的相对风险显著增加，孕 13 ～ 15 周增加 14 倍，孕 16 ～ 20 周增加 29 倍，孕 ≥ 21 周风险增加 77 倍（Bartlett，2004）。与流产死亡相关的原因有直接原因和间接原因。直接原因包括出血、感染、栓塞（血栓、羊水栓子或空气栓子）和麻醉相关的原因。间接原因主要是心血管和脑血管事件。80% 的流产死亡是由直接原因造成的，这其中大约有一半原因为出血和感染，麻醉和栓塞并发症则各占约 15%。

大约 70% 的合法流产是孕早期扩宫和刮宫（D & C）。流产并发症发生率和死亡率的流行病学数据主要反映与此操作相关的并发症（Pazol，2014）。继续妊娠的死亡率为 8 ～ 9/10 万例活产。与此相比，合法流产更加安全，最近数据显示流产死亡率约为 0.6/10 万流产（Raymond，2012）。随着孕周的增加，流产方法则改变为扩宫和清宫（D & E）或药物流产，观察显示其死亡率增加，甚至接近于妊娠相关死亡率的基线。孕中期流产通常需要更高水平的麻醉，这可能是导致死亡率增加的部分原因。

流产适应证

虽然人工流产的主要原因是意外妊娠，但也受到许多社会、经济和个人因素的影响（Torres，1988）。还有一些孕妇则是因为妊娠影响其健康或胎儿健康问题而最终选择流产。一些患有慢性病的妇女只有在得知继续妊娠引发的严重风险后才选择终止妊娠。也就是说，妊娠对已患疾病的影响复杂多变，并且在大多数情况下，它们在很大程度上是基于疾病类型和当前严重程度产生连续的风险。通常难以清楚得知对患者的健康（或生命）影响的最大风险，只能估计。目前尚不存在终止妊娠的公认指南，但对于大多数慢性病，有足够的数据可支持根据妊娠风险发生的可能性和严重程度来制定临床决策。因此，准确的孕前咨询不容忽视。

至少有 3% ～ 5% 的新生儿存在结构或基因病变，因此，为评估胎儿健康情况，越来越多的产前诊断得以应用。这使越来越多的妇女因新生儿健康问题而选择流产。在一些病例中，发现了假想的“致死”情况，尽管该术语目前被认为带有一定的贬义。因此，健康评估及咨询非常重要（Wilkinson，2012）。对于不影响新生儿存活的其他胎儿状况，人工流产仅仅改变结局的时间。非致死性异常更为常见，其临床结局多种多样，并且目前尚不能准确诊断并预测出生后情况。因此患者通常是根据不完整的信息做出决定。此外，产前诊断通常要到孕中期才能完成，此时终止妊娠的风险及费用更高，且方法有限，也不容易实现。

合法流产服务

■ 流产从业者人数

Guttmacher 研究所 1996 年针对流产从业者的一项调查报告指出，美国有 32% 的育龄妇女生活在 86% 的无有资质的流产机构的县城（Henshaw，1998）。有 70% 的流产在专科门诊进行，仅有 7% 在医院内进行。这些数据表明自 1973 年美国流产合法以来，以医院为基础的服务大多被门诊中心取代。与医院或医师诊所相比，这些中心可以提供更全面、更具性价比的生殖健康服务。令人遗憾的是，这种演变导致了流产从业者边缘化，使他们不能够获得医院机构的住院医师培训。因为流产这个操作掺杂感情、宗教信仰和法律问题，其中的意义可能超越它本身的医学作用。

1982—2000 年，美国的流产从业者总数逐渐下降，不过到2011年，可能由于临床医生使用药物流产取代部分手术操作，流产从业者总数达到相对稳定状态。Guttmacher研究所报告显示，在2008年约有1 800名流产从业者（Jones，2011b）。导致从业者数量下降的原因有社会因素、经济收入低、培训机会缺乏，甚至个人恐惧等因素（ACOG，2014c）。这些压力促生了一种矛盾现象，即多数妇产科医生都支持合法化流产，但大多数人却不愿从事此工作。

为改善流产从业者下降这一趋势，政府虽然采取了许多尝试，但仍困难重重。ACOG（2014d）一直以来支持在胎儿存活前可采取合法流产，并且研究生医学教育认证委员会自1996年规定住院医师课程包括人工流产。他们指出，目前许多手术操作，特别是孕中期扩宫和清宫（D & E）缺乏专业培训（ACOG，2014a；Eastwood，2006）。将人工流产纳入住院医师培训的范畴，可明显提高许多临床实践操作技能，包括孕早期超声检查、不完全/稽留流产或死胎的管理，以及有效阵痛操作。

限制操作

1990年，国家流产协会和ACOG主办了关于流产常规的专题讨论会（Grimes，1992年）。该组织确定了许多对流产的限制操作因素，其中大多数没有轻易解决的方法。越来越多的联邦和州立法机构试图从多个层面限制流产合法化。最常用的措施是经济限制，大多数州通过效仿联邦政府流产报销的限制政策，禁止公共资金支持流产。除非流产手术是由于严重的母体并发症而进行的，否则享有联邦政府资助医疗服务的妇女行流产手术通常不予报销。其他常用的限制措施包括父母参与决定、国家机构强制咨询、排队候诊、观看胎儿超声图像等。

针对Roe v.Wade定义的怀孕后胎儿自主存活的时期，即孕晚期，许多州立法机构均强调此定义的潜在不足。于是，大约于1973年，为合理关注新生儿存活问题，立法机构可适当限制孕晚期流产，但不能禁止对那些为母体生命健康而进行的操作。

其他立法侧重于操作流程的不足，此不足可能导致“半分娩引产”，也称为完整扩宫和吸宫（D & X）（Epner，1998）。半分娩引产是无法得到学院或其他医疗机构承认的非专业术语。ACOG的政策声明（1997），完整D & X包含以下4个要素：①人为扩张宫颈；②胎儿转为不完全臀先露；③臀位取胎术（非头位）；④为使胎儿娩出前死亡但完整娩出，抽取颅内内容物。

然而，由于上述步骤都是既定产科技术的一部分，因此必须按照精确的顺序进行操作，才能符合完整D & X标准。对不能明确定义的流产方法进行刑事定罪会对流产从业者产生不良影响，且对其进行的惩罚远远超过普通民事责任（Kassirer，1997）。ACOG（1997）提出在特定情况下，完整D & X可能是最佳或最合适的手术，但这需要患者及医生共同抉择。

2003年，最高法院签署了一项禁止半分娩引产的法律，并于2007年予以维持（Gonzales v. Carhart）。作为回应，ACOG对这项裁决进行谴责。各州则对此种流产操作颁布禁令，截至本文撰写时，已有32个州通过了该禁令。虽然有些州法院禁止此种流产，但其他州则在允许以母亲生命安全为首要指征时行此种流产操作。由于上述法律条款存在不确定性，定期监督及地方政策至关重要。

目前争论的要点为“生存力”的定义，它是一个缺乏循证医学支持的不精确术语。最近法院裁决机构正困扰怎样对“生存力”进行法律定义。尽管有所不足，孕周及胎儿体重估计仍是预测新生儿生存最准确的指标。由于新生儿生存力随着孕周的增长可逐渐增加，并且受胎儿异常的严重程度以及新生儿护理水平的影响很大，因此不存在统一的存活孕周的准确值。尽管如此，近期有专家提出可将孕23周作为胎儿生存孕周（Raju，2014）。

患者评估

患者评估应包括病史、体格检查、相应的辅助检查和咨询。咨询过程除了确定患者此决定是否为自愿，还必须签署知情同意书。至少患者应了解自己的诊断、手术目的、风险和可能的并发症、替代治疗方案以及治疗成功的可能性（ACOG，2012）。

临床医生在咨询过程中需抱有非评判性、告知性且客观的态度，使用开放式问题，鼓励女性表达她在目前生活状态及未来生育、避孕计划的背景下，自己及亲属的感受，准确回答患者问题可减轻她们对流产和对后续生殖健康的担忧。有些女性可能会因各种潜在的信仰和观念而产生内疚感，医生即使不能完全消除这种感觉，也应尽量将其转变为可接受状态（Adler，1992）。法律限制，特别是对青少年的限制，可能会进一步加剧患者心理的不适，临床医师可以适时、有效地告知父母知情。术前咨询还应包括镇痛和术后避孕的内容。

病史及体格检查

完整的病史侧重于末次月经期的时间和可靠性，因为确定准确的孕周对于选择正确的流产方法至关重要。术前护理的其他重要既往因素已于第十八章列出（296 页）。病情严重到需终止妊娠的妇女可能需要进一步评估及治疗。尽管病情稳定且控制良好的慢性病可以在门诊进行治疗，但仍有许多指征需准确评估并进行住院治疗（Guiahi，2012）。合并出血性疾病或接受抗凝治疗的妇女是一类高风险的人群，应避免使用药物流产，因为妊娠组织流出所需时间及其出血量不可预测。

体格检查能了解患者生命体征、体重，并评估心肺功能。放置无菌窥器辅助检查可发现宫颈急性炎症、畸形或创伤等可能引起手术并发症的宫颈病变。双合诊可明确子宫大小、发现其他盆腔病变，并确定子宫相对于宫颈位置。后者助于指导宫颈扩宫棒和刮匙的放置角度。怀疑有盆腔病变或停经日期与子宫大小不一致的妇女应进行超声检查，影像检查可排除多胎妊娠、子宫畸形或异位妊娠。如果存在肥胖或其他影响盆腔检查的因素也建议行超声检查。如果出现胚胎死亡或死胎，可能会减少患者的内疚和焦虑感，并可能得到第三方报销。虽然常规使用超声检查受到质疑，但目前临床仍广泛使用（Kulier，2011a；O'Connell，2009）。合并剖宫产史的女性，为排除出血高风险的胎盘部位异常，建议行超声检查明确胎盘位置。若合并剖宫产瘢痕部位妊娠，需要在能够处理潜在严重并发症的单位进行监测与治疗（第八章，130 页）。

辅助检查

健康年轻女性除了需要进行尿液检查或血清妊娠试验以外，还需检测血细胞比容、Rh 血型、间接 Coombs 试验和尿常规检查。如果怀疑患者存在活动性宫颈炎则可进行分泌物培养，并且 CDC 建议对 25 岁以下的女性常规进行分泌物培养（2015）。Rh 阴性血型的女性建议使用 Rh 免疫球蛋白，除非其已获得同种免疫或确认胎儿父亲为 Rh 阴性血型。术前还建议检测人类免疫缺陷病毒（Gupta，1998）。

方法概述

孕早期或孕中期流产主要为早期手术或药物方法。手术方法通常为机械性宫颈扩张，使辅助手术器械可以通过。药物性宫颈“促成熟”，即软化宫颈，可以作为一种有效的辅助措施。

首选治疗方案应结合药物或机械方法来行宫颈促成熟、促子宫收缩。药物流产方案在孕早期应用较多。随着孕周增加，可能需单独行宫颈促成熟，并且需联合机械和药物方法来进行促成熟，但是这两个阶段会增加流产操作时间。

手术方法

孕早期扩宫及刮宫

胎头吸引术是迄今为止最常用的孕早期引产方法。对于孕周≤ 7 周的妊娠，可以选择柔性的小号吸管（4 ~ 6 mm）吸宫。在这个早期阶段通常不需要行宫颈扩张，这种方法被称为月经抽吸或月经调节。这种引产一般是在月经推迟但还未用生化方法或超声确认怀孕时进行的。所需的器械包括窥器、宫颈钳、50 ml 手动真空注射器和合适的负压管（图 9-1）。上述操作术前通常不需要行镇静，可予非甾体抗炎药（NSAID）减轻疼痛。

患者取膀胱截石位后，置入窥器。暴露宫颈，用聚维酮碘或葡萄糖酸氯己定溶液擦洗或生理盐水冲洗宫颈（Achilles，2011）。经产妇的宫颈可轻松置入小号柔软吸管，而初产妇则可能需行宫颈旁神经阻滞以减轻疼痛。具体操作见下文描述，也可考虑在钳夹部位注射局部麻醉剂。

当吸管到达宫底后，启动负压吸引，缓慢旋转吸管并逐渐撤出。确认吸出组织为妊娠组织是所有手术引产至关重要的一步。如果未获取妊娠组织则需要行

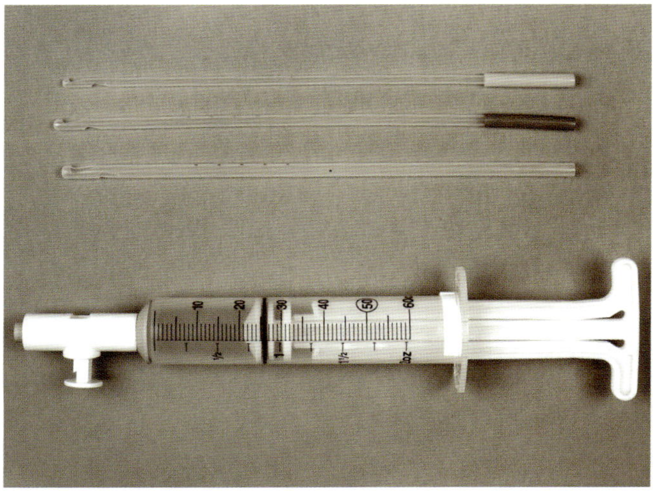

图 9-1 孕早期流产用的 Karman 吸管和带有夹闭阀的自锁式注射器。

阴道超声检查和人绒毛膜促性腺激素（hCG）水平的检测，以排除异位妊娠可能（Edwards，1997）。孕早期清宫最合适的吸管目前尚无定论。柔性吸管具有两个端口，且直径较小，这可能导致它们更容易堵塞。而 7 mm 刚性吸管可以将妊娠囊完整吸出，有助于术后确认妊娠组织。

对于孕早期女性，这种方法相对安全，并且与在孕早期的后期进行手术有相同效果。适用该方法的最小孕周尚不确定。若有良好的操作细节指导及术后随访，可能没有绝对的最小孕周限制。

对于孕周≥ 8 周的孕妇，特别是初产妇，刮宫前通常需要行宫颈扩张。这通常在术中应用锥形扩宫棒，例如 Hank 扩宫棒或可高压灭菌的 Denniston（Pratt 设计）扩宫棒（图 9-2）。术前可予渗透性扩宫棒或选择前列腺素口服、含服或阴道途径给药（这在 143 页进行了讨论），并且需要直径较大的负压吸管（图 9-3）。

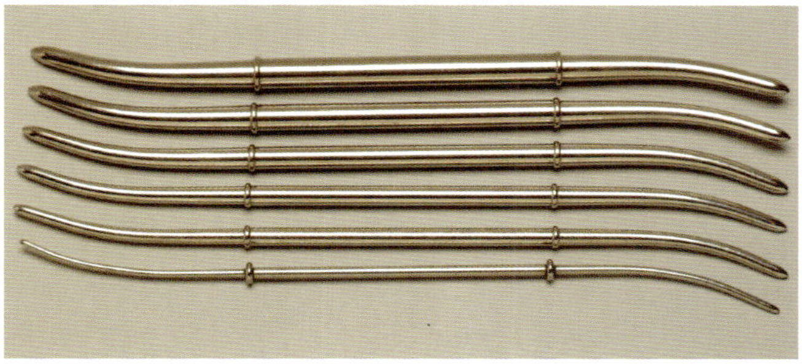

图 9-2 Hank 扩宫棒。（Reproduced with permission from Hoffman BL，Corton MM：Surgeries for benign gynecologic conditions. In Hoffman BL，Schorge JI，Bradshaw KD，et al：Williams Gynecology，3rd ed. New York，McGraw-Hill Education，2016.）

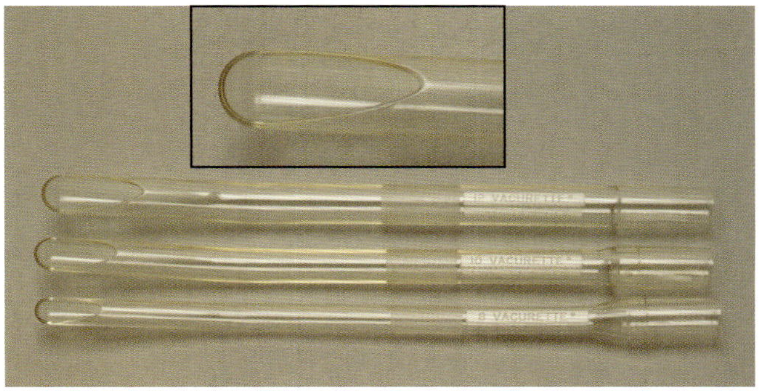

图 9-3 用于吸引刮宫的不同尺寸塑料 Karman 套管。插图，每个套管尖端都有一个大的凹槽开口。（Reproduced with permission from Hoffman BL，Corton MM：Surgeries for benign gynecologic conditions. In Hoffman BL，Schorge JI，Bradshaw KD，et al：Williams Gynecology，3rd ed. New York，McGraw-Hill Education，2016.）

由于麻醉剂存在毒性和进行宫颈旁神经阻滞产生的迷走神经反射的风险，建议围术期建立静脉通路（IV）。也可通过静脉通路来进行清醒镇静，常用药物包括咪达唑仑（Versed）和芬太尼（Sublimaze），另一种选择为 50% 浓度的氧化亚氮。清醒镇静为女性的意识受到最低程度的抑制，保证其自主呼吸，以及能够对身体和言语刺激做出反应。也就是说，在某一个患者中提供清醒镇静的药物剂型和剂量，可能会导致其他患者深度镇静，甚至引发呼吸抑制。

在临床实践中，清醒镇静为一个连续的过程，按照患者反应、自主呼吸、心血管功能及气道控制力，分为 3 个级别——轻度、中度和深度镇静。有潜在医疗风险的患者更容易发生不可预测事件，因此，保证清醒镇静安全性最重要的是准确和持续地监测患者的意识水平，尽可能避免中度或深度镇静，进而减少气管插管。此外，递增剂量给药优于单剂量给药。综上，能够行清醒镇静的单位应该备有必需的设备、药物和人员，以便在需要时协助流产操作者。美国麻醉医师学会（2002）发布了清醒镇静的管理指南可供参考。

刮宫过程的初始步骤与上述更早期的妊娠流产所描述的步骤一致，之后可以移除先前放置的渗透性扩宫棒。宫颈旁神经阻滞后，单齿宫颈钳反向牵拉。这会拉直宫颈管，有助于避免子宫穿孔。宫颈钳钳夹宫颈外口前唇并进行水平方向移动。也有医生喜欢垂直方向移动，将宫颈钳后齿置于外口内。类似地，在子宫后屈孕妇中钳夹宫颈后唇，产生的牵拉力能够拉直宫颈管。在这些情况下，沿后位轨迹置入弯曲的扩宫棒和刮匙以适应宫颈管和宫腔的结构。

宫颈旁神经阻滞后，子宫阴道神经丛中传导疼痛信号的感觉神经和副交感神经纤维被阻断。这些纤维支配宫颈和阴道上部，并在宫颈内口水平处进入子宫。在宫颈钳的对抗牵引下，术者于宫颈基质约 1.5 cm 的深处和宫颈阴道连接处的水平注射麻醉剂 4 ~ 5 ml，注射点位于靠近子宫骶骨韧带插入点的 4 点和 8 点位置（图 9-4）。另一种方法是直接在宫颈 3 点、5 点、7 点和 9 点深约 3 cm 的位置总共注射麻醉剂 16 ~ 20 ml，其效果可能更好。然而，注射深度越深，受到的阻力预计也会更大（Cetin，1997；Wiebe，1992）。

麻醉剂可以选择 1% 利多卡因或 1% ~ 2% 氯普鲁卡因，注射前回抽能够避免麻醉剂注射入血管内。氯普鲁卡因是一种快速起效的酯类，且在注射入血

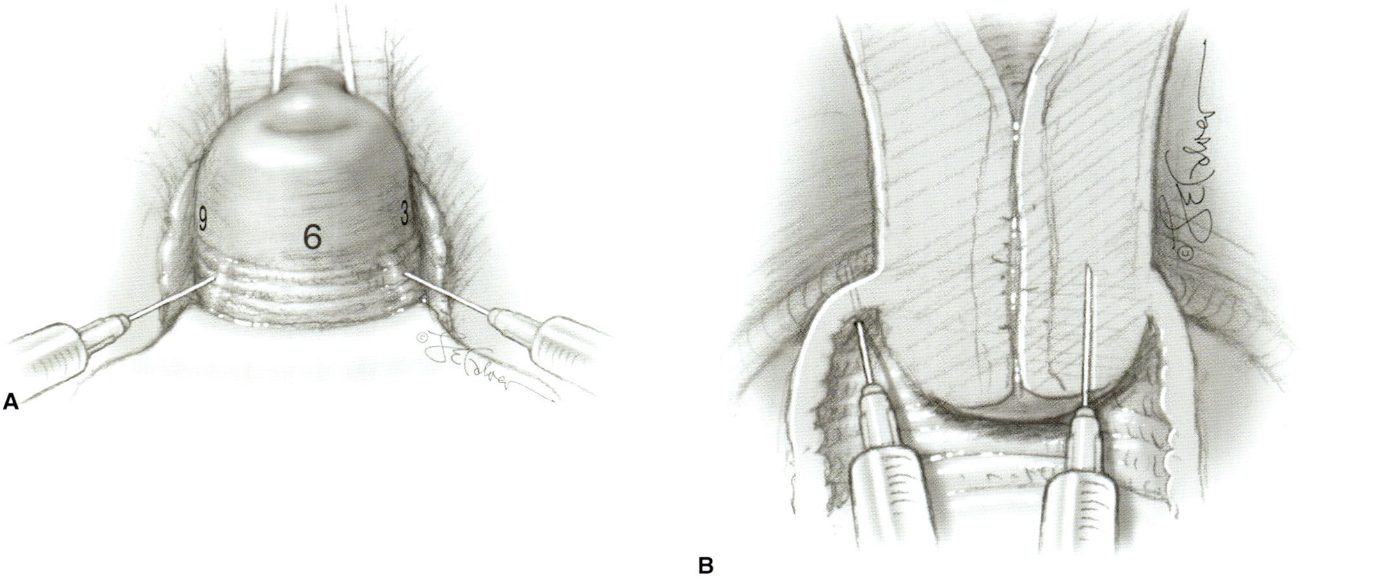

图 9-4 宫颈旁神经阻滞。A. 一种技术是在 4 点和 8 点位置以及子宫骶韧带插入部位附近注射麻醉剂。子宫颈向上牵引有助于标志识别。B. 左侧的针头显示 A 图的注射部位，此为冠状图。右侧的针头描绘了另一种阻滞方法，将局部麻醉剂注射至宫颈深处，主要在宫颈外上的 3 点、5 点、7 点和 9 点位置。

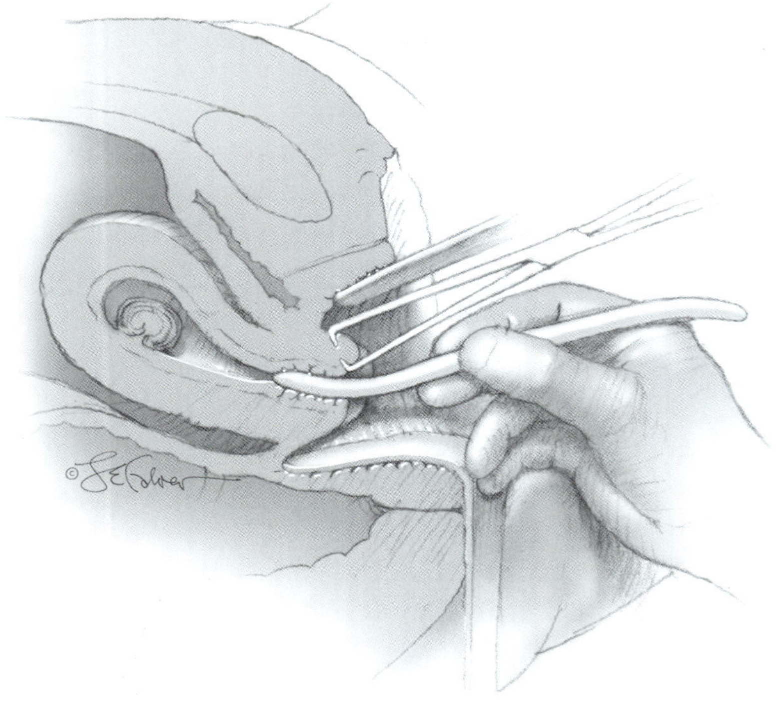

图 9-5 用扩宫棒扩张宫颈。注意，环指和小指抵靠会阴和臀部并且在阴道口的侧面。此操作提供了安全措施，避免对子宫颈施加过大压力，这是子宫穿孔的潜在原因。

管后相对安全。一些从业者将 3 ~ 4 ml 的 8.4% 碳酸氢钠添加到 30 ml 利多卡因中，以减少酸度和注射不适，并且能加速其发挥阻滞作用。加入 10 单位加压素（Pitressin）至 30 ~ 50 ml 局部麻醉剂中，可减少失血并缓解宫颈扩张（Phillips，1997；Schulz，1985）。标准小瓶装的加压素含有 20 个单位。

操作者的手稳定在会阴上，并应用一组锥形弯曲的扩宫棒逐步扩张宫颈（图 9-5）。锥度柔和的扩宫棒（例如，Hank 或 Pratt 类型）可能比 Hegar 扩宫棒更易操作。Hank 扩宫棒的柄部也有一个凸起的刻度，这为防止过度插入提供视觉线索。扩宫棒的尺寸是连续的数字，代表它们的周长（mm）（Hank 或 Pratt 类型）或它们的直径（mm）（Denniston 或 Hegar 类型）。通常，宫颈口扩张尺寸需比所选择的吸管略大，因为随着流产操作，宫颈管会出现生理性的缩窄。刮宫过程中最重要的是根据手感评估扩宫棒置入的力度并感知子宫底的位置，这标志着器械通过的解剖学边界，而宫颈内口的收缩则会干扰这种

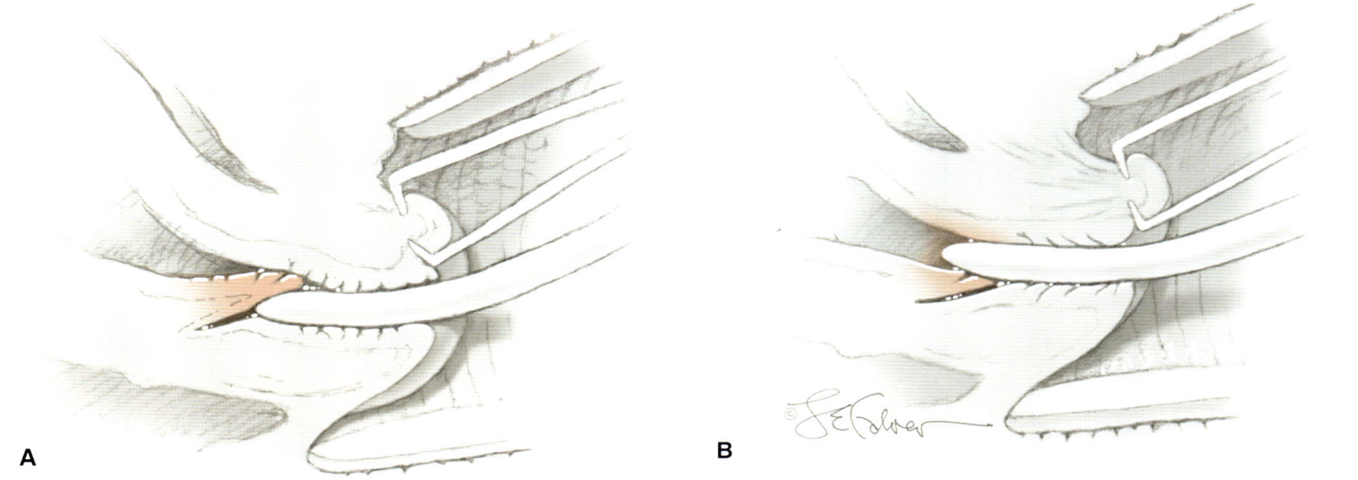

图 9-6　A. 由于宫颈管牵拉不当、扩宫棒放置错误以及外力过大，在子宫颈管后部产生假道。如果不能识别，可能会导致完全穿孔。B. 为了改正此问题，增加牵引力使宫颈管伸直，扩宫棒沿着宫颈管方向重新定向。

反馈。因此，可根据需要使用二次扩张和较大的扩宫棒，或者可以用小号的吸管完成。

产生如图 9-6 所示的假通道是宫颈扩张的并发症，特别是最初应用小号扩宫棒时可发生此情况，这可能导致子宫穿孔。在培训机构中，术中辅助使用超声检查具有指导意义和潜在的保护作用，它为扩宫棒和刮匙的最佳路径提供重要的视觉反馈。超声检查还强化了理想的触觉反馈，以引导插入力并阻止穿透子宫底。超声检查还有助于孕晚期清宫过程中识别胎儿部位及位置，这将在后面详述。超声可以明确空腔或识别血液的积聚。总之，数据显示术中行超声检查能够降低子宫穿孔率，减少因清宫不全导致的再次清宫（Acharya，2004；Darney，1989）。

如果选择刚性吸管，其直径（mm）应等于孕周数（或小 1 mm），并且可根据术者的操作习惯及宫颈管的形状选择弯曲或直的刚性吸管（图 9-3）。如果选择柔性吸管，孕 7 周内可使用 5 mm Karman 吸管，孕 10 周使用 6 mm 吸管，孕 11 周时使用 7 mm 吸管，而孕 12 周时则使用 8 mm 吸管。

确认宫颈充分扩张后，将吸管插入子宫腔，如图 9-7 所示。接下来，施加 50 ~ 60 mmHg 的吸力。在达到适当的负压吸引力后，通过缓慢旋转及回抽吸管来进行流产操作（图 9-8）。由于使用刚性吸管穿孔的风险，这些吸管没有插入抽吸装置。使用柔性吸管，可以行缓慢、轻柔的进出操作，注意仅在向外操作时旋转吸管，以免插入点组织被撕裂。若抽出吸管后出血过多，需进行二次清宫。有时可能发生吸管堵塞的状况，需要撤出吸管，或保持吸管静止，通过手柄上的滑动抽吸控制快速施加和移除抽吸，也可能有效。完成吸宫后，一些人建议常规进行诊刮，以确保彻底清除妊娠组织，然而，这个操作可能不必要，且会增加出血风险（Darney，1987b）。一旦注意到有少量出血，应撤出吸管，并不时地应用双合诊确认子宫收缩及复旧情况。

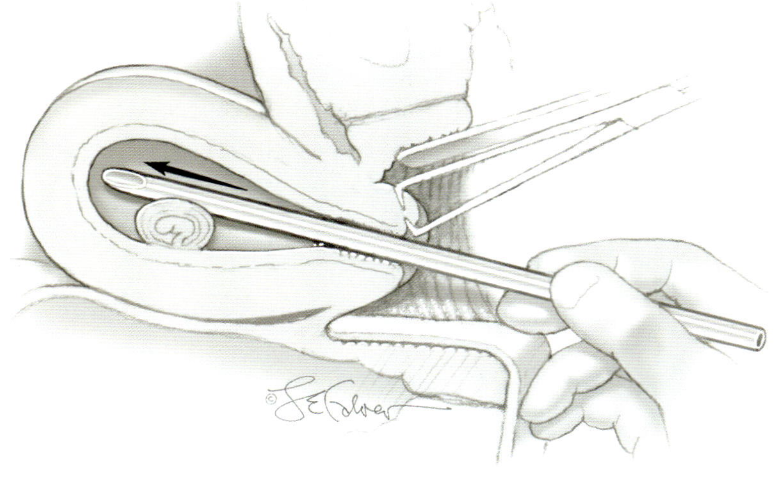

图 9-7　负压刮匙通过扩张的子宫颈管置入子宫底。需要在将刮匙连接到胎头吸引器手柄和吸管之前完成。

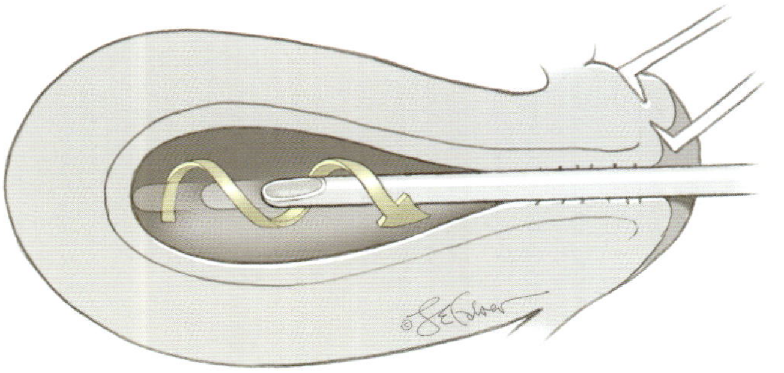

图 9-8 吸宫操作。吸管的旋转运动可吸除妊娠组织，同时缓慢地后撤吸管进行抽吸。

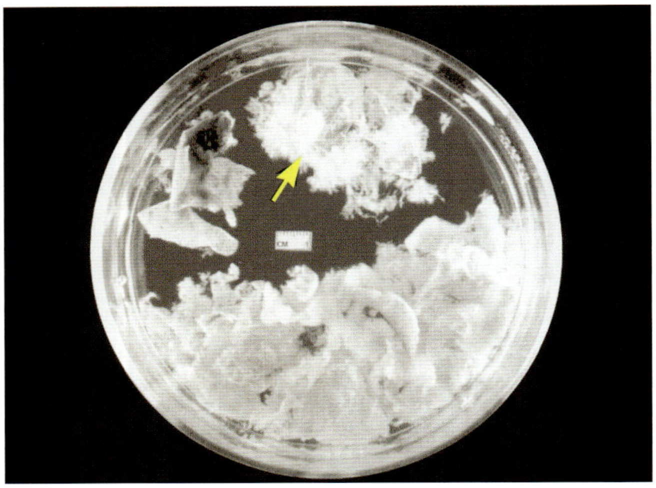

图 9-9 孕 8 周吸出的组织。箭头表示薄的、透明的妊娠囊，周围的叶状突起为绒毛。剩余组织是蜕膜。

将吸引瓶中积聚在纱布内衬里的组织浸入于生理盐水中悬浮检查（图 9-9）。在孕早期 D&C 后，持续妊娠的发生率为 0.1% ~ 0.3%（Binkin，1984）。随着孕周的减小，持续妊娠风险会增加，有时多胎妊娠也可能是潜在原因。当孕周小于 9 周时，可识别出部分妊娠囊和滋养层组织。若超过此孕周，可识别出部分胎儿组织。如果没有发现预期的妊娠组织，则应怀疑异位妊娠、葡萄胎或流产失败，并对患者进行相应的评估（Edwards，1997）。如 151 页所述（Low，2012；Sawaya，1996），所有吸宫流产者均应预防性使用抗生素。

■ 孕中期扩宫及清宫

数据显示 D & E 是迄今为止最常用的孕中期引产方法（ACOG，2015）。但是，近期缺乏随机对照试验对药物引产方案与 D & E 进行对比。因此，引产方案的初步确定，特别是对于孕 16 周以上的妊娠，主要取决于术者及医疗机构的操作习惯。众所周知，D & E，特别是在孕中期的后期进行时，需要专门的培训、技能和工具。

与刮宫相比，D & E 在技术上更为复杂，其原因包括需要更充分的扩张宫颈，需使用特殊器械取出胎儿肢体，并且需要额外进行镇痛。因为单纯宫颈旁阻滞不能充分缓解疼痛。因此，强烈建议开放静脉后行清醒镇静或局部麻醉。正如上文所述，血管加压素作为宫颈旁神经阻滞的一个重要步骤，可减少术中失血（Peterson，1983）。

大多数情况下，基本上所有孕 16 周以上的妊娠的孕妇，均必须在术前应用渗透性扩宫棒或其他方式进行宫颈促成熟。如果前期宫颈准备不充分，则可能需要通过扩宫棒额外施加外力进行扩宫，否则宫颈口不可能达到直径≥ 2 cm 的充分扩张。这样就无法保证抓取钳通过内口取出胎儿组织。在取出胎儿组织之前，必须确认宫颈充分扩张，如果宫颈扩张不充分，可以额外持续放置渗透性扩宫棒，并且将操作推迟至少 4 ~ 6 h 或重新安排至次日（Hern，1994）。在渗透扩张期间注意保持绒毛膜羊膜的完整性。如果绒毛膜羊膜意外破裂，可继续放置渗透性扩宫棒，但应在 12 h 内取出并完成引产操作。

充分扩张宫颈后，用宫颈钳抓住子宫颈，并将吸管置入宫腔内，施加负压吸引后使绒毛膜羊膜破裂并将羊水尽可能多地吸出。在负压吸引前，应将吸管完全置入宫腔。孕 15 周时应用 14 mm 吸管通常就足够，而孕 16 周以上则需要 16 mm 吸管。在抽吸羊水期间，通常可抽出部分绒毛膜和胎盘组织，但完全清除胎盘组织则需要等胎儿组织被取出之后。

羊水抽吸后撤出吸管，术者用钳子取出胎儿部位（图 9-10）。当插入子宫后，应将钳子打开，将它的一个刀片沿着子宫前壁置入宫腔，抓取胎儿组织。此时关闭手柄时可感觉到胎儿组织位于两刀片之间，抓握牢固后缓慢旋转移除胎儿组织。颅骨是最容易遗漏的部分，若钳子不能夹取，一些临床医生会给予催产素，因为催产素可能会使颅骨下移至宫颈内口进而取出。

完全清除胎盘组织需要一次或多次使用 14 ~ 16 mm 抽吸刮匙来进行操作。手术结束前，应拼接胎儿组织以确认完全流产，并且应目测以评估胎盘组织的总量。如果胎儿组织残留在宫腔中，用小刮匙轻柔仔细探查可能会找到取出残留组织。反之，也可通过超声检查确定并取出残留组织。

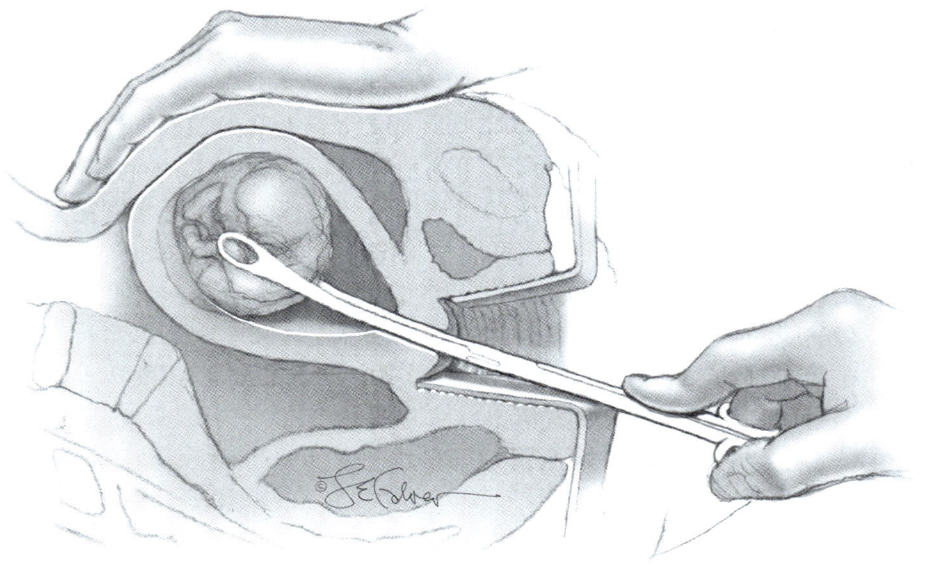

图 9-10　在 D & E 过程中正确使用卵圆钳。如果不能使用术中超声检查，腹部外握住子宫可帮助操作者定位和识别胎儿部位。

■ 子宫切开术及子宫切除术

除了特殊情况，孕中期引产很少进行子宫切开术。子宫切开术的适应证为因为持续宫颈功能不全而进行经腹腔环扎或有大的会引起梗阻的子宫肌瘤。有时孕中期行子宫切开术引产，过程中可能会发生子宫破裂（152 页）。同时行引产和子宫切除术的适应证包括部分宫颈癌、胎盘异常导致的难治性出血和感染性流产。

流产前宫颈促成熟

术前宫颈准备充分后才能进行孕早期的引产手术。一篇 Cochrane 综述纳入了 51 项孕早期流产研究试验，比较了 24 种不同的宫颈促成熟方案（Kapp，2010），结果显示单独行宫颈促成熟可减少手术时间，避免机械扩张操作。常用药物有米非司酮、渗透性扩宫棒和前列腺素制剂。近期多项安慰剂对照试验表明，尽管孕早期使用米索前列醇导致母体并发症风险更高，但其具有较好的宫颈促成熟效果。其中，Meirik 等（2012）研究显示，单次口服 400 μg 米索前列醇后可降低不全流产及二次清宫的发生率。Mittal 等（2011）发现阴道用相同剂量米索前列醇，可缩短手术时间，减少出血，减少机械扩张宫颈。世界卫生组织关于安全流产技术和政策指南以及皇家妇产科学院均建议所有孕周超过 9 周的初产妇和孕周 10 周以上的妇女均需先进行宫颈促成熟（Lalitkumar，2007）。在孕中期，宫颈促成熟对预防宫颈及子宫损伤至关重要。表 9-1 列出了各种机械和药理学的宫颈促成熟方法。

■ 渗透性扩宫棒

昆布（海藻扩宫棒）塞条

海带种属，特别是海带科和掌状海带科，是最早应用的宫颈促成熟制剂，其由脱水的海藻茎制成。昆布塞条宫颈促成熟的机制首先是机械性地扩张宫颈，其次是释放内源性前列腺素，并可能破坏脆弱的胶原蛋白交联（Ye，1982）。消毒宫颈

表 9-1　人工流产前的宫颈促成熟方法

机械方法
渗透性扩宫棒
昆布塞条
Dilapan-S（宫颈扩张器）
Lamicela[a]
导管
Foley 导管 ± 羊膜腔内盐水灌注
Metreurynter 宫内球囊
药物方法
前列腺素类药物
PGE_1（米索前列醇、吉美前列素[a]）
PGE_2（地诺前列酮、甲烯前列素[a]）
$PGF_{2\alpha}$（卡前列素、天然 $PGF_{2\alpha}$[a]）
孕激素类拮抗剂
米非司酮
一氧化氮供体
硝酸甘油（硝酸甘油凝胶）
芳香酶抑制剂
来曲唑

注：[a] 目前未在美国上市

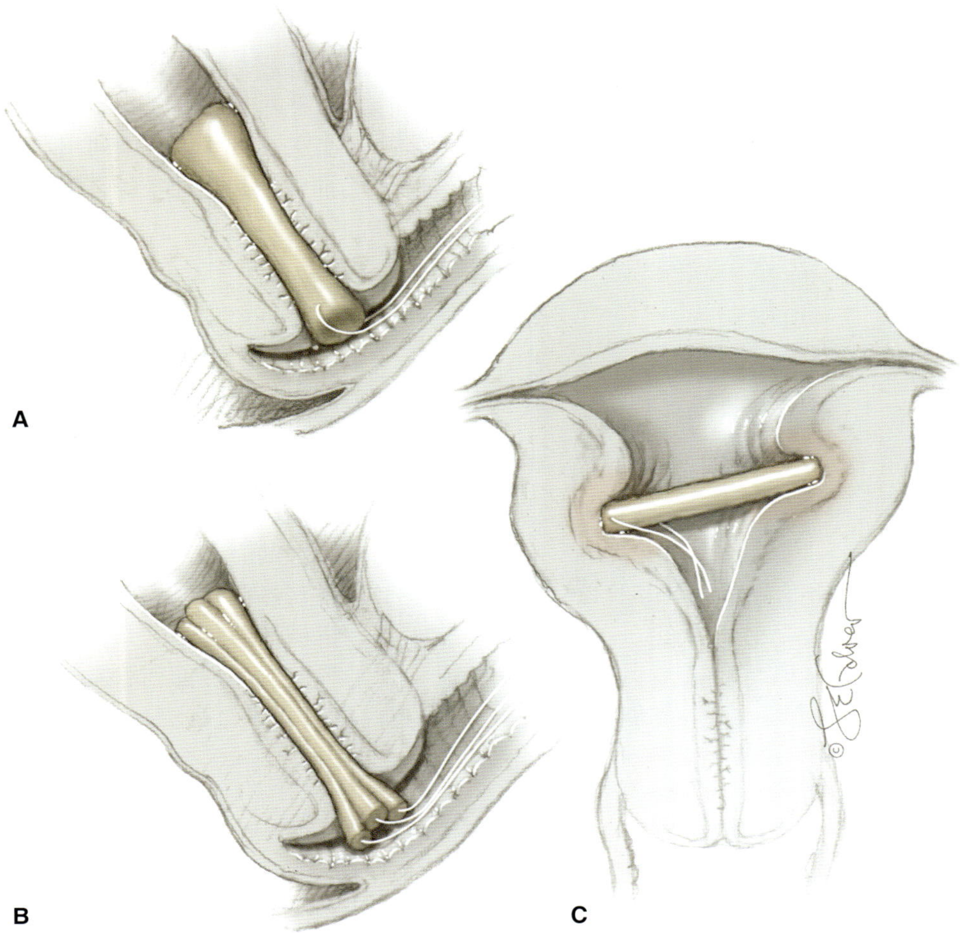

图 9-11 清宫前放置昆布塞条。**A.** 单个、较大的昆布塞条。**B.** 放置多个、较小的昆布塞条。**C.** 在宫腔内错位或移位的昆布塞条。

后，无菌润滑剂涂覆昆布塞条后置入宫颈管，使其近端尖端位于刚好超过宫颈内口（图 9-11）。塞条在最初 4 ～ 6 h 内膨胀最快，24 h 达最大尺寸，其最终直径变为原来的 4 倍（Wheeler，1983）。使用多个小塞条代替单个大塞条，可使宫颈扩张更充分，且容易取出，因为单个大塞条在宫颈管中可能形成哑铃状而导致取出过程困难且痛苦。临床医师可以在不引起患者不适的前提下尽可能多地填充塞条，并于宫颈外口处放置纱布海绵防止塞条脱出。如果在宫颈管内放置位置过深，昆布塞条可从上部脱落进入宫腔。根据上述原因，放置的塞条和海绵数量应仔细清点并记录。放置昆布条后，不能阻止患者行走、排尿或排便等活动。

对于孕中期引产，昆布塞条效果明显，且显著缩短引产至分娩的间隔时间（Atlas，1998；Stubblefield，1975）。通常随着引产至分娩间隔时间的延长，昆布塞条发挥的作用更好，并且最好在手术前一天放置昆布塞条。与单次填塞相比，多系列昆布塞条填塞能够更好地扩张宫颈（Hern，1994；Stubblefield，1982）。实际上，在几天内重复填塞昆布塞条可使宫颈扩张至 4 cm，这种充分的扩张可避免 D & E 手术期间行额外的外力扩张，或加快引产者的分娩进程。引产时，在缩宫素应用之前或同时，阴道应用前列腺素和单纯昆布塞条填塞即可。总之，需将缩短引产时间与宫颈准备 2 ～ 3 天而导致患者的不便及手术延后这两方面进行权衡。

应用昆布塞条有以下缺点：需要正确放置的操作技能，需单独与患者进行会面，需延长放置时间以获得最大效果，放置过程中造成患者不适。其他缺点则是不能模塑或塑造昆布塞条以符合宫颈管的曲度，且缺乏精确的制造规格。由于环氧乙烷消毒不能完全灭活可能存在于海藻茎间隙中的活孢子，可能存在灭菌不全的可能性。这些问题促使开发合成渗透性扩宫棒作为替代方法。

Dilapan-S（宫颈扩张器）

这种吸湿性宫颈扩张器由聚合物水凝胶组成，有 3 mm 和 4 mm 两种直径。1995 年，由于产品易碎的担忧，最初的 Dilapan 退出美国市场。在美国食品药品监督管理局（FDA）批准产品设计后，重新引入 Dilapan-S。放置 4 ～ 6 h 后，3 mm 尺寸的 Dilapan 可以扩展到 10 mm 的直径，而 4 mm 尺寸可以达到近 13 mm 的直径。相比于昆布塞条，Dilapan 的作用更快，对孕中期引产更为有效（Blumenthal，1988；Chambers，2011）。然而，其他临床试验研究显示，1 000 多名女性中，在门诊 D & E 之前应用昆布塞条和 Dilapan 进行宫颈扩张的效果类似（Hern，1994）。

导管扩张器

尽管没有广泛应用，各种球囊导管装置对于宫颈促成熟是有效的。Metreurynters 是一种宫内球囊，用无菌溶液充盈，连接后行牵引，可以机械性地扩张宫颈。30 ml 容量的 Foley 球囊导管在美国更常用。导管可能通过拉伸子宫颈和子宫下段来发挥作用，刺激内源性介质在局部释放（Manabe，1983）。已开发的双球囊导管可在宫颈内外口处施加双向扩张力。

羊膜腔外生理盐水输注（EASI）是孕中期和足月引产的另一种有效的辅助方法（Sherman，1996）。无菌条件下，卵圆钳夹取润滑后的带有 30 ~ 50 ml 球囊的 26F（8.7 mm 直径）Foley 导管，必要时辅以对抗牵拉后将导管插入宫颈内口。插入后，导管球囊于子宫下段充盈。对于紧密闭合的初产妇宫颈，首选直径较小的导管，即 18F（直径 6 mm）。通过导管以 30 ~ 60 ml/h 的标准速度向管腔内输注生理盐水。与 Metreurynter 球囊不同的是，不需要施加牵引力，其作用机制可能是产生机械压力及破坏绒毛膜蜕膜界面，释放内源性前列腺素（Keirse，1983）。单独使用 EASI 可进行孕中期引产，但从放置导管到分娩的时间平均为 30 ~ 35 h（Blum，1980）。在一项随机临床试验中，Hogg 和 Owen（2001）在使用高剂量缩宫素和低剂量阴道给予 PGE_2 行孕中期引产的女性中，比较昆布塞条和 EASI 的作用，两者在引产时间（平均值为 17 h）或 24 h 引产成功率方面没有显著差异。

对于孕中期引产，EASI 与昆布塞条相比，成本较低、有可逆性、副作用小，放置后更有效且较少引起患者不适，且可能不会增加产科感染的风险（Hogg，2001）。

■ 药物宫颈促成熟

前列腺素

这些脂溶性内源激素具有广谱的生理作用。前列腺素不仅常用于引产，也可用于宫颈促成熟。这些化合物具有酶活性，促进胶原蛋白分解和胶原纤维重排，从而促进宫颈软化和扩张（Ramsey，1996）。虽然各种前列腺素制剂可以通过阴道、宫颈内、羊膜腔、静脉、肌肉（IM）和口服途径给药，但研究得最多的用药方案包括阴道、口服（包括舌下和口腔）和阴道内给药。

在流产手术前，用药物代替渗透性扩宫棒用于宫颈促成熟已有许多研究。如前所述，在孕早期 D & C 之前不需要单独行宫颈促成熟，但应用药物可能具有一些临床优势，理论上能够避免暴力扩张宫颈，尤其是在初产妇人群中。

Lawrie 等（1996）让一组妇女在吸宫前 12 h 口服 400 μg 米索前列醇，并将其与另一组术前 2 ~ 4 h 阴道给药 800 μg 米索前列醇的妇女进行比较，测量宫颈达到 9 mm 扩张所需的插入力。结果显示上述两种治疗方案均无明显优势。在 30 名口服用药的女性中，2 名女性在复诊前发生流产，还有 1 名患者因严重阴道出血而入院。两组前列腺素相关副作用的发生率类似——20% 的患者有恶心或呕吐。口服用药组腹痛及术前出血的发生率更高。根据两项前瞻性随机对照试验，Singh 等（1998，1999）得出结论，在 D & C 前 3 小时给予米索前列醇 400 μg 阴道用药，可将 92% 的初产妇的宫颈扩张至所需的 8 mm，13% 的女性出现腹痛，17% 出现阴道出血。其他类似的试验显示，与安慰剂相比，术前应用米索前列醇的女性，手术时间更短，失血量更少（Scheepers，1999）。孕早期使用米索前列醇进行宫颈促成熟，尽管似乎具有缩短手术时间、减少暴力扩张宫颈等客观有效的优点，但其母体副作用的高发生率使其临床实用性降低。

在孕中期引产之前或引产的同时应用前列腺素可促进宫颈成熟。低剂量的前列腺素，如 PGE_1，PGE_2 和 $PGF_{2\alpha}$ 类似物较为有效。孕中期引产前应用前列腺素和渗透性扩宫棒行宫颈促成熟，两种方法的比较结果好坏参半（Atlas，1998；Christensen，1983；Darney，1987a；Killick，1985；Lauersen，1982）。药物方法具有低侵入性和减少宫颈损伤的优点，低剂量阴道和肌内注射前列腺素产生的宫颈扩张程度与用药后间隔时间成正比。在 Christensen 等（1983）的研究中，用最大的 Hegar 扩宫棒来测量宫颈扩张程度，该扩宫棒可以毫无阻力地插入宫颈管。用药 3 h 后，宫颈扩张至 7 ~ 8 mm，6 h 后扩张至 8 ~ 9 mm，12 h 后扩张至 9 ~ 10 mm。虽然前列腺素可用于宫颈促成熟，但它们的功效具有剂量依赖性，而较高剂量可能导致子宫收缩和出血等不良副作用。

激素调节剂

米非司酮（Mifeprex）是 FDA 批准的合成孕激素炔诺酮衍生物，在美国为 200 mg 规格的片剂。它是一种孕激素受体拮抗剂，可竞争性抑制子宫内膜孕激素受体，引起蜕膜坏死和子宫内膜脱落。它也刺激子宫肌层产生前列腺素，提高肌层对前列腺素的敏感性，并上调子宫肌层的间隙连接（Swahn，1988）。因此，与前列腺素类似，米非司酮具有宫颈促成熟等广泛的生殖作用。

同时使用米非司酮和前列腺素在孕中期终止妊娠也非常有效（Jannet，1996；UK Multicenter Group，1997）。已有随机临床对照试验对孕中期引产的宫颈促成熟方法进行评估，将引产前口服米非司酮与应用渗透性扩宫棒或低剂量前列腺素进行比较，结果显示口服米非司酮明显缩短引产至分娩的时间间隔，且引产成功率较高（Ho，1995；Rodger，1990）。米非司酮可作为有效的宫颈促成熟/扩张剂，在孕早期行 D & C 前 30 ~ 48 h 应用（Cohn，1991；Lefebvre，1990）。与米索前列醇类似，较高剂量的米非司酮可增加腹痛和出血风险。

药物流产

■ 孕早期

自米非司酮商业化发布以来，使用药物流产作为 D & C 手术的替代方案在全球范围逐渐增加。经典方案为米非司酮口服后应用 400 ~ 800 μg 前列腺素。米非司酮作为 FDA 批准的孕早期药物流产方案的组成部分，推荐用于孕周低于 49 天者，用药剂量为 600 mg。但是，米非司酮是只能由有资质的供货商提供的处方药，价格相对昂贵，并且在许多国家不合法。因此，研究出了单剂米索前列醇应用和使用甲氨蝶呤作为米非司酮的替代方案。

整个孕早期药物流产的成功率在 90% ~ 95% 之间。在具有良好的急救服务和较高随访率的临床环境中，观察到严重并发症的发生率非常低。是否可以在更一般的临床环境中实现上述低发生率受到质疑。然而，孕早期药物流产的成功率，无论是单独计算还是总计，都低于报道显示的超过 99% 的 D & C 成功率（Hakim-Elahi，1990）。因为药物流产目标是产生流产的生物学过程，尽管流产发生及持续时间不尽相同且不可预测，其临床过程非常类似于自然过程。腹痛、阴道出血、恶心、呕吐和腹泻是使用前列腺素和妊娠组织流出所导致的副作用。

为了寻找“最佳”药物流产方案，研究人员对此过程的多个方面进行研究（表 9-2），出现了几乎数不清的组合方案，也造成巨大的困惑。Kulier 等（2011b）的一项 Cochrane 综述纳入了共 58 项以“不全流产”为主要结局的临床研究，纳入的研究所用的药物、剂量、给药途径和给药时间均有所差异。次要结局是清宫手术发生率、持续妊娠发生率、完全流产的延长时间、出血持续时间、疼痛、额外使用缩宫素、胃肠道副作用和患者不满。包括每个最初比较选定的次要结局，一共绘制了 60 多个森林图。作者的结论总结在表 9-3 中。

表 9-2 药物流产：研究方面

单独或组合使用药物：米非司酮、米索前列醇、吉美前列素、甲氨蝶呤
每种药物的剂量和给药间隔
前列腺素给药途径：口服、含服、舌下、阴道、直肠
使用重复前列腺素给药方案
需要行 D & C 的药物流产“失败”的定义
推荐的随访方案：定期行超声检查及 β-hCG 确认
孕周限制：孕周≤ 49 天 vs. 孕周＞ 49 天
患者病史的影响，如产次
副作用表现
患者满意度和再次使用的意愿

注：hCG，人绒毛膜促性腺激素；D & C，扩宫和刮宫。

表 9-3 Cochrane 综述中孕早期药物流产方法总结

米非司酮加米索前列醇是最常用的联合用药方案，安全有效
联合方案比单一药物方案更有效
如果联合用药米索前列醇至少 400 μg，将米非司酮从 600 mg 降至 200 mg，不会降低疗效
阴道用米索前列醇优于口服（包括口腔和舌下含服）：疗效更高，副作用更小
与孕周≤ 7 周相比，在孕周≥ 9 周时使用组合方案失败率增加至少 1 倍
甲氨蝶呤联合前列腺素的成功率＞ 90%
常见的严重并发症时需行输血治疗，发生率约为 0.2%
因研究方案受限，将这些结果统一化较为困难

Data from Kulier，2011b.

目前，临床上广泛认可的方案是第 1 天口服米非司酮 600 mg（或者 200 mg），随后在 48 h 内通过阴道、口服或舌下含服途径予米索前列醇 400 μg（或孕 49 ~ 63 天时服用剂量 800 μg）。患者可以在诊所中或家中应用米索前列醇，若在家中用药则可省去额外就诊。如果没有米非司酮，且甲氨蝶呤不适用，则可单独使用米索前列醇阴道给药。通常，每 3 ~ 24 h 应用 800 μg 米索前列醇，最多用药 3 次。单独应用米索前列醇方案的持续妊娠发生率（接近 10%）明显高于联合用药方案（≤ 1%）。

后续随访时间通常为 2 周后，评估患者的流产情况。此评估仅基于临床特点，仅根据临床病史也可达到满意效果（Rossi，2004）。也可应用辅助检查确认流产完成，即经阴道超声检查未见妊娠囊，血清 β-hCG 呈预期水平下降。如果临床评估提示不全流产，且超声检查提示宫内仍存在妊娠囊，则建议进行手术。

药物流产方案的一个重要不足是受孕周限制，超过上限则疗效下降，并发症增加。大多数试验都排除了孕周大于 9 周（63 天）的孕妇。在一项大样本临床试验中，口服 600 mg 米非司酮和口服 800 μg 米索前列醇的药物方案，对于孕周≤ 49 天的胚胎流产成功率为 92%，孕周 50 ~ 56 天的成功率下降至 83%，孕周 57 ~ 63 天的成功率下降至 77%（Spitz，1998）。这种疗效下降的现象可能单独发生于口服米索前列醇方案，而阴道应用米索前列醇或吉美前列素的则不存在此现象（El-Refaey，1995）。然而，药物流产方案需要精确的孕周，且无阴道超声检查禁忌（Spitz，1998）。

不同试验中流产成功的定义也有所不同，可能产生一些观察差异且很难进行直接比较。这些定义提示孕早期药物流产成功是一个连续过程，其范围从前列腺素给药后 4 h 内完全排出妊娠组织到持续妊娠数周后发现并手术。基于研究，流产失败最合理的定义是由于严重出血、妊娠组织残留、持续妊娠或患者要求，行刮宫终止妊娠（Spitz，1998）。决定刮宫术一部分是基于临床判断和合理的时间限制，例如 14 天。这时进一步提高现有治疗方案的成功率可能性极低。

按体表面积口服或肌内注射甲氨蝶呤 50 mg/m^2 可作为米非司酮的替代方案，3 ~ 7 天后阴道给予 800 μg 米索前列醇。与米非司酮方案一样，米索前列醇阴道给药比口服途径更有效。对照试验显示，相比于使用甲氨蝶呤后间隔 3 天应用米索前列醇，间隔 7 天效果更佳，间隔 3 天的失败率升高 7 倍（Crenin，1995）。一项试验将 1 042 名孕周≤ 49 天的孕妇随机分配至肌内注射甲氨蝶呤 50 mg/m^2 加阴道给予米索前列醇 800 μg 组或口服 600 mg 米非司酮加口服 400 μg 米索前列醇组（Wiebe，2002），用药第 8 天时米非司酮流产成功率为 91%，明显高于甲氨蝶呤组的 75%。然而 2 周内需手术干预的比例未见明显异常——甲氨蝶呤组为 3.6%，米非司酮组为 4.0%，且两组间副作用发生率无明显差异（> 50%）。有明显临床症状的并发症发生率在甲氨蝶呤组为 4.4%，米非司酮组为 3.6%。与米非司酮相比，甲氨蝶呤的优点是可以有效治疗罕见的异位妊娠。

相比于门诊 D & C，药物流产操作繁琐、花费高，且需要更严密监测。患者需要多次门诊就诊，工作人员需熟练掌握药物副作用及妊娠组织流产过程。尽管只有 2% ~ 4% 的孕妇可能需要手术干预，但必须具备及时实施手术的条件（Spitz，1998）。

■ 孕中期

评估并确诊流产胎儿畸形，需要保持胚胎组织的完整性，这是 D & E 的相对禁忌证。表 9-4 列出了几种孕中期药物流产的方法。阴道给予和肌内注射前列腺素和静脉注射催产素较为有效。目前有许多药物或方法在临床中很少应用，例如给予高渗盐水、高渗尿素，还有通过羊膜腔内注射或卵外途径注射前列腺素药物至羊膜腔内。卵外是指子宫蜕膜和绒毛膜之间的潜在空间。同时应用宫颈促成熟方法可提高引产效果。

前列腺素 E_2

孕中期药物流产常用前列腺素类药物。可购买的 PGE_2 类似物有地诺前列酮（Prostin）和甲烯前列素（meteneprost）。其中，只有地诺前列酮被 FDA 批准作为孕 28 周前的孕中期药物流产用药。孕中期流产所推荐的地诺前列酮给药方案是将栓剂高位置入阴道直肠子宫凹陷，每 3 ~ 4 h 阴道给药 20 mg，最长用药时间为 24 h。有研究统计了 123 名行孕中期引产的孕妇，应用可渗透性扩宫棒后再行每 4 h 20 mg 阴道放置 PGE_2，平均引产至分娩的时间间隔为 13 h，这不

表 9-4　孕中期药物流产

前列腺素类药物：PGE_1，PGE_2，$PGF_{2\alpha}$
阴道用
宫内用：卵外[a]及羊膜腔内
肌内注射
口服、口腔含服或舌下含服
缩宫素
大剂量静脉注射方案
灌注方案
高渗盐水
高渗尿素
乳酸依沙吖啶

注：[a] 卵外指子宫蜕膜和绒毛膜之间的潜在空间。

包括 17% 的孕妇在 24 h 内流产失败后选择替代治疗方案（Owen，1992，1996）。

研究显示上述阴道用 PGE_2 方案的引产成功率更高。Rakhshani 和 Grimes（1988）观察了 94 名用地诺前列酮而不加用渗透性扩宫棒的孕妇，每 3 h 用 20 mg 地诺前列酮，24 h 内引产成功率为 90%，平均引产至分娩时间间隔为 14 h。Lauersen 等（1975）观察到每 2 h 使用 20 mg 地诺前列酮的孕妇平均引产时间间隔为 12 h，且 70 名女性中仅有 1 名未在 24 h 内分娩。PGE_2 成本高且热稳定性差，储存和处理不当可能失活。因此，如果患者对阴道 PGE_2 的生物反应较差，则应考虑使用其他批号的药物。

若 PGE_2 引产失败可选择 D & E，使用浓缩催产素类的其他引产药物，或推迟引产时间（Lauersen，1975；Owen，1992）。若推迟引产时间，可考虑在用药间期连续应用可渗透性扩宫棒。

PGE_2 的常见副作用有恶心、呕吐、发热、腹泻和头痛，偶尔可能出现低血压。用药期间加用诸如对乙酰氨基酚的解热剂可能起到一定的预防作用，但仍有 40% ～ 60% 的患者出现上述副反应（Lauersen，1975；Owen，1992，1996）。

前列腺素 $F_{2\alpha}$

在美国，长效甲基化形式的前列腺素取代了天然的 $PGF_{2\alpha}$，称为卡前列素氨丁三醇（Hemabate），它是唯一一种市场上可买到的前列腺素，并且经过 FDA 批准可作为孕中期（孕 13 ～ 20 周）引产的药物进行销售。卡前列素用于孕中期引产的推荐给药方案是每 1.5 ～ 3.5 h 肌内注射 250 μg，最大用量为 12 mg 或 48 h。在注射 250 μg 之前，可先应用 100 μg 确认患者是否耐受此药物，对初始剂量反应差的孕妇可应用 500 μg。

卡前列素的常见副作用为呕吐和腹泻（66%）、发热（12%）、潮红（7%）和高血压（4%）。一项随机临床试验显示，在行静脉输注 $PGF_{2\alpha}$ 的孕妇中，预防性应用丙氯拉嗪（Compazine）和盐酸地芬诺酯与阿托品（Lomotil），可显著降低 $PGF_{2\alpha}$ 的副反应发生率，并且不影响治疗效果（Fahmy，1981）。易感患者可能发生支气管收缩，并且哮喘患者应慎用卡前列素。

孕中期引产应用肌内注射卡前列素有效，并且引产至分娩时间间隔为 11 ～ 21 h（Borgida，1995；Bygdeman，1988）。临床试验比较了肌内注射卡前列素与阴道用 PGE_2 的效果，结果显示 PGE_2 的 24 h 内引产成功率和引产至分娩的时间间隔均优于卡前列素（Borgida 1995；Bygdeman，1988）。尽管卡前列素用于孕中期引产较为有效，但即使在预先给药的患者中，胃肠道副作用的发生率仍较高，且需要多次肌内注射给药，这使得卡前列素方案不如标准的阴道用 PGE_2 方案应用广泛。

在美国之外，有学者将羊膜腔内注射 15- 甲基化 - $PGF_{2\alpha}$（2.5 mg）用于孕中期引产，并与羊膜腔内注射天然 $PGF_{2\alpha}$ 进行了对照研究（WHO，1977）。研究结果发现它优于阴道用 PGE_2 和阴道用米索前列醇（Ferguson，1993；Perry，1998）。相比于肌内注射途径，羊膜腔内给药效果类似，但母体副作用较少。

前列腺素 E_1

E_1 类前列腺素是有效的缩宫素，其副作用可耐受。已经评估了两种 PGE_1 制剂用于孕中期药物流产，其中米索前列醇（Cytotec）可在美国使用，但目前吉美前列素（Cervagem）暂不可用，这两种药物对孕中期引产均非常有效。单用吉美前列素的引产至分娩时间间隔为 15 ～ 17 h，单用米索前列醇为 13 ～ 35 h（Scheepers，1999）。米索前列醇的疗效范围广泛，这可能是由于其给药方案的多样性，从 100 μg/12 h 到每 400 μg/3 h 不等，且口服与阴道给药也会导致疗效不同。口服途径的母体副作用发生率较高，劣于阴道用药（Ho，1997）。

吉美前列素的给药方案较为一致——通常为 3 ～ 6 h 阴道给药 1 mg。与米索前列醇不同，各种吉美前列素给药方案的引产时间和引产成功率无明显差异（Dickinson，1998；Thong，1992）。与吉美前列素相比，米索前列醇成本较低，具有热稳定性。

与 100 μg/12 h 的“低剂量”方案相比，400 μg/3 h 的“高剂量”米索前列醇方案的引产时间更短，成功率更高，胎盘残留率更低，但疗效的增加也产生了更多的副作用，主要是呕吐（20%）、腹泻（22%）和体温升高（28%）（Herabutya，1998），不过这些副作用的发生率低于 PGE_2 或 $PGF_{2\alpha}$。吉美前列素的副作用及其发生率与米索前列醇类似，呕吐发生率为 14% ～ 23%，腹泻发生率为 20% ～ 26%（Cameron，1987）。综上，米索前列醇可能优于吉美前列素。

缩宫素

稀释的缩宫素溶液广泛用于孕晚期引产，但在孕中期引产中通常无效，而浓缩的缩宫素对于孕中期妊娠终止是有效的（Owen，1999；Ramin，2000；

表 9-5 用于孕中期引产的浓缩催产素方案

第 1 周期：500 ml 生理盐水加 50 U 催产素，予静脉滴注超 3 h（278 mU / min），然后利尿 1 h
第 2 周期：500 ml 生理盐水加 100 U 催产素，予静脉滴注超 3 h（556 mU / min），然后利尿 1 h
第 3 周期：500 ml 生理盐水加 150 U 催产素，予静脉滴注超 3 h（833 mU / min），然后利尿 1 h
第 4 周期：500 ml 生理盐水加 200 U 催产素，予静脉滴注超 3 h（1 111 mU / min），然后利尿 1 h
第 5 周期：500 ml 生理盐水加 250 U 催产素，予静脉滴注超 3 h（1 389 mU / min），然后利尿 1 h
第 6 周期：500 ml 生理盐水加 300 U 催产素，予静脉滴注超 3 h（1 667 mU / min），然后利尿 1 h

Winkler，1991；Yapar，1996），表 9-5 为其中一种方案。对于长达 24 周的妊娠，将单独应用浓缩缩宫素或加用低剂量阴道用 PGE_2（10 mg/6 h）方案与标准阴道用 PGE_2 方案进行比较（Owen，1992，1996）。浓缩缩宫素的副反应发生率低，且效果无明显差异。

输注浓缩缩宫素的孕妇，阴道用低剂量 PGE_2 后可促进宫颈成熟，超过同期使用渗透性扩宫棒所达到的成熟水平，且可能增加 24 h 内分娩的比例（Owen，1996，1999）。阴道用米索前列醇（200 μg/ 12 h）与浓缩缩宫素加低剂量阴道 PGE_2 相比，在 24 h 引产成功率、胎盘残留概率和活产率方面，低剂量的阴道用米索前列醇效果较差（Owen，1999）。相反，相比于上述浓缩缩宫素 + PGE_2 方案，高剂量的米索前列醇方案（即初始剂量 600 μg，然后 4 h 给予 400 μg，24 h 总剂量 2 600 μg），流产时间较短，胎盘残留率较低（Ramsey，2004）。

重要的是要强调这种标准化的浓缩缩宫素方案需使用等渗生理盐水作为稀释剂，在 24 h 内将总液体摄入量限制在 3 000 ml，并允许每个周期之间合理使用利尿剂。注意，若有相关临床指征，可将每周期的晶体稀释液体积从标准的 500 ml 降低至最少 50 ~ 100 ml，只要保证每个周期在 180 min 内完成即可。如果在第 6 周期结束时认为即将临产，则可以重复第 6 周期。

Whalley 和 Pritchard（1963）观察到长时间在低渗溶液中给予高剂量缩宫素可能导致低钠血症症状。Owen 等进行了一项浓缩缩宫素的随机临床试验（1992），使用类似于表 9-5 所示的浓缩缩宫素方案，发现引产前后血清钠水平无明显变化。

非前列腺素类药物宫内灌注

有 3 种非前列腺素类药物宫内灌注曾经被应用于孕中期引产，但目前看来其仅具有历史意义。此法是将高渗盐水稀释至 150 ~ 250 ml 的 20% 盐水溶液，在重力作用下通过 18 号腰椎穿刺针灌注入宫腔，必须明确穿刺针位于羊膜腔内，防止意外注射至静脉内、腹膜内或子宫肌层内。通常在宫内灌注几小时内发生胎儿死亡。急性盆腔炎、胎儿死亡或病情不稳定（如心肺疾病或肾功能不全）的患者禁用高渗盐水灌注。高渗盐水灌注后至流产的时间间隔平均为 22 ~ 25 h（Kerenyi，1973）。宫腔灌注可以不再额外应用缩宫素，联合应用可能会增加水中毒和弥散性血管内凝血（DIC）的发生率（Berger，1975）。大约 0.3% 的患者发生低纤维蛋白原血症（Kerenyi，1973）。高钠血症极少发生，目前看来仅仅与生理盐水灌注引产有关。

高渗尿素较有效且具有胎儿毒性。通常予 30% ~ 40% 的溶液行灌注，即将 60 ~ 80 g 药物溶于 200 ml 生理盐水中。若意外全身给药后，一般不会发生高渗盐水相关的严重并发症。尽管高渗尿素可能比盐水更安全，但其灌注后至流产的时间间隔更长，通常为 36 ~ 48 h。

乳酸依沙吖啶是一种吖啶染料，可能作为高渗试剂的安全有效替代品，目前仍在发展中国家使用。通过宫颈导管以 0.1% 的溶液灌注至卵外间隙中（250 ~ 300 ml），灌注后至流产的时间间隔为 25 ~ 40 h（Bhathena，1990）。羊膜腔内灌注后流产的时间间隔差别不大（Gardo，1990），同时使用催产素可将流产间隔时间缩短至 15 ~ 20 h（Yapar，1996）。

孕中期药物流产与手术引产

孕中期流产约占美国手术的 10%，但与流产相关的并发症发生率不成比例。因此，必须充分了解药物与手术终止妊娠相关的效果和并发症。Lohr 等（2008）的 Cochrane 综述基于 1980 年（$n = 100$）和 2004 年（$n = 18$）的两项可用试验，分析比较了不同流产方法。一项试验将 D & E 与阴道用 $PGF_{2\alpha}$ 进行了比较（Grimes，1980），另一项则比较了 D & E 与口服 200 mg 米非司酮后单次阴道给药米索前列醇 800 μg，然后再每 3 h 口服米索前列醇 400 μg。在两项试验中，D & E 组在手术前 1 ~ 2 天放置昆布塞条（Grimes，2004）。对于这样的小样本，罕见并发症和一致性的置信区间范围较宽。但一系列不良事件提示 D & E 更具优势，且手术流产疼痛较少、住院时间更

第九章

短，因为大多数药物流产患者需住院至少一晚，而 D & E 组中少于 5% 的患者需住院。值得注意的是，米索前列醇组者一半以上的患者需要对残留的胎盘行刮宫术。这远高于其他研究报道的米非司酮加米索前列醇的 8% 的刮宫率或米索前列醇加 EASI 的 2% 的刮宫率（Ashok，2004；Ramsey，2004）。

Kelly 等（2010）的一项随机试验比较了孕 13 ~ 20 周的药物流产和手术引产的效果，该研究将健康影响量表对“痛苦”程度的评价和其接受程度作为主要结局。在为期 2 周的随访中，行手术引产的患者，侵入性操作的得分明显降低，健康评分较高。所有受访者均愿意后续再次选择手术终止妊娠，而药物流产组仅有一半愿意后续再次选择药物终止妊娠，且药物流产组疼痛更严重，出血更多。

对于合并剖宫产史和前置胎盘的患者，D & E 优于药物流产。这说明，需要为治疗出血做特殊准备，包括备血、准备介入放射操作和子宫切除术。

总之，在孕中期选择药物流产或手术引产时，应多方面考虑，包括有效性、成本、安全性、副作用、相关合并症、患者意愿、适应证和医务工作者能否操作。综合上述多方面，D & E 显然更受青睐，但最大的障碍可能是手术操作者较少。

流产并发症

孕早期流产中严重并发症的发生率约为 0.7‰，主要包括感染、出血和需要再次行手术治疗等（Hakim-Elahi，1990）。在再次手术中，严重并发症的发生率为 7‰（Hakim-Elahi，1990）。许多并发症是可预防的，但尽管有强有力的技术支持，并发症仍时有发生。因此，手术操作者应尽可能识别并发症，尽可能地避免其发生，并且可能需要专门的设施和咨询。由于目前大多数合法流产都是采用手术，可能出现出血、感染和组织损伤的三联征。药物流产可能会额外增加风险，麻醉也会增加并发症发生率。

■ 手术损伤

在清宫术期间，宫颈、子宫体或邻近腹部器官可能会受损。首先，宫颈扩张器或扩宫棒错误放置或扩张用力过大，可能并发宫颈损伤，导致假道形成、穿孔、血管损伤或子宫颈阴道瘘。宫颈钳也可能会导致损伤。血管损伤最常发生在宫颈内口的 3 点钟或 9 点钟位置。手术继发出血可能需要进行开腹手术，因为子宫动脉的上升支出血会流入肛提肌平面上方的阔韧带内，这会引起剧烈疼痛。在开腹术中可以识别和结扎血管，通常不需要行子宫切除术。相反，如果子宫动脉的下降支受损，主韧带和肛提肌可以防止腹腔内出血，出血主要为显性出血。在宫颈阴道交界处 3 点和 9 点位置缝合可以控制出血，但是了解输尿管走行对于防止结扎输尿管非常重要。若缝合不成功，除非成功分离膀胱和输尿管，否则需行子宫切除术。也可选择血管造影下行血管栓塞，这种方法目前应用越来越广泛（第二十九章，496 页）。还可能存在另外一种情况，出现一过性血管痉挛伴延迟出血、休克甚至死亡。

子宫探针、扩宫棒或刮匙可能会造成子宫穿孔，因此术前明确子宫的大小和位置至关重要。若肥胖或其他因素影响双合诊，则应行超声检查。一项研究纳入了 67 175 例刮宫术，其中 86% 为孕 12 周前进行的，研究发现穿孔的危险因素有术者缺乏经验、产次多和孕周较大。预防性应用渗透性扩宫棒可能降低穿孔的发生率（Grimes，1984）。此外，宫颈钳牵引可有效地拉直宫颈管并有助于器械通过。随着引产的进行，子宫逐渐缩小，需相应地调整刮匙插入位置。单纯穿孔可能不能识别，因此其真实发生率可能被低估。数据报告显示流产的穿孔发生率为 0.09‰ ~ 0.9‰，而同期行腹腔镜检查手术证实其发生率高至 20‰（Grimes，1984；Hakim-Elahi，1990；Kaali，1989）。

子宫穿孔相关的严重并发症并不常见，因为穿孔部位较多发生在宫底中线处。此部位子宫肌层的血管不丰富，子宫平滑肌收缩是一种有效的止血机制。因此，单纯穿孔不再行负压吸引，可予观察处理。

对于高度可疑穿孔风险，特别是 D & E 相关的穿孔，应积极处理。若条件可行，超声检查识别直肠子宫陷凹中的出血，腹腔镜检查明确损伤部位，排除明显出血，并检查相邻的脏器是否有损伤。无出血且无其他器官损伤的穿孔可以保守治疗，观察是否合并血流动力学不稳定或腹膜刺激症状（Kaali，1989）。子宫穿孔不是腹腔镜引导下刮宫术的禁忌证，但建议待患者病情稳定后再行该手术。

严重时，负压吸引刮宫可能会损伤大网膜、肠管、输卵管、膀胱或输尿管。肠管和大网膜可能会嵌入吸引管或卵圆钳中，脱出宫颈口外。肠管损伤可能致命，必须及时识别肠管损伤程度，选择最佳修补方案。腹腔镜检查未发现异常可能是假性现象，最好由经验丰富的外科医生对肠管进行探查。不幸的是，未识别的肠损伤可能需要数天才出现临床症状，大多数患者在 72 h 内出现症状（Soderstrom，1993）。修复方式取决于肠损伤的程度，较小的浆膜损伤可缝合后灌洗，全层损伤可能需要行部分切除后再吻合。这类患者通常均预防性应用抗生素。

任何时候发生子宫穿孔时均应考虑是否有膀胱损伤，腹腔镜检查通常可排除膀胱底部的明显损伤，此种损伤可延长导尿时间后使其逐层愈合（图 28-1，464 页）。留置导尿管可发现肉眼血尿，这提示可能是膀胱三角区损伤。上述情况发生时，通常需要咨询泌尿外科并放置输尿管支架。肠管和下尿路损伤及其处理方法在第二十八章中有进一步的讨论。

出血

孕早期 D & C 吸引术的平均出血量低于 100 ～ 150 ml，且出血量随着孕周的增大逐渐增加。流产相关异常出血的定义目前尚无确切标准，因此输血可能是衡量过度失血的间接指标。早孕期 D & C 的输血率为 0.6‰，D & E 的输血率 1.9‰，盐水和 $PGF_{2\alpha}$ 灌注术的输血率为 9.6‰（Grimes，1979）。

孕晚期流产的出血主要由宫缩乏力引起，且全身麻醉时失血量增加（Grimes，1979）。触诊子宫体较大且松弛可诊断为宫缩乏力，给予双合诊按摩及缩宫素［如甲基麦角碱（Methergine）0.2 mg，肌内注射；或卡前列素氨丁三醇（Hemabate）250 μg，肌内注射］可有效治疗宫缩乏力。如果上述治疗措施失败，则需考虑是否存在妊娠组织残留，可用超声检查明确，治疗措施为再次行清宫术。如果宫缩乏力无好转，通常予 Foley 导管置于宫腔内，并用 30 ～ 80 ml 无菌盐水充盈球囊进行宫腔填塞，尽量避免侵入性手术。填充量最高达 500 ml 的 Bakri 球囊则可应用于孕周更大的患者（图 29-6，481 页）。

胎盘植入可能导致大量出血，需要行子宫切除术或子宫动脉栓塞术（Peterson，1983；Steinauer，2008）。极少情况下，宫腔积血这一“流产后综合征”可能在手术后最初几小时内发生，这些患者会出现严重的下腹部疼痛、痉挛，甚至迷走神经症状。由于宫腔内血凝块积存，无明显显性出血。触诊可及子宫扩大，张力稍高但柔软呈球状。治疗措施主要为吸除积血并予缩宫素以防止复发。

妊娠组织残留是引起流产并发症的重要原因，可能导致出血或感染。据报道，急诊再次清宫和延迟再次清宫的发生率＜ 1%（Hakim-Elahi，1990）。出血可能是急性或者晚期出血，此时即使没有其他感染迹象和症状，子宫也较大，且较软。治疗措施是再次清宫。术前超声检查可能有助于评估子宫大小和妊娠组织残留量。如果距初次手术时间较长，则考虑使用第二疗程的抗生素。

任何原因的产科出血都可能会导致休克和凝血功能障碍，后者可能加重出血并影响治疗。通过大口径外周静脉通路给予补液及输血可以挽救生命。第二十九章进一步概述了出血管理方法。

感染

子宫感染蔓延到其他盆腔和腹腔器官后可能导致脓毒血症和死亡。淋病奈瑟球菌、沙眼衣原体和一些梭菌属定植于生殖道中，因此妊娠组织残留是感染的一个重要诱因（Burkman，1976；Moller，1982）。如果怀疑有活动性宫颈炎，革兰氏染色和培养有助于指导流产前的抗生素使用。子宫内膜炎患者通常会出现发热、腹痛和出血，查体可发现子宫压痛，无脓肿。对于无并发症的子宫内膜炎，头孢曲松 250 mg，肌内注射和多西环素 100 mg，每天口服两次，使用 10 天，可覆盖最常见的致病病原体，例如 B 族链球菌、拟杆菌属、淋病奈瑟球菌、大肠杆菌和金黄色葡萄球菌（Burkman，1977）。

在引产手术时预防性使用抗生素已有许多研究报道，一项 meta 分析纳入了 1981—1993 年进行的 12 项随机研究，发现感染的总体风险降低了 0.58（Sawaya，1996）。所有亚组，包括“低风险”女性，感染风险均明显下降。在一项大样本试验中，术前 1 小时口服多西环素 100 mg，术后口服 200 mg，术后感染的相对风险为 0.12（Levallois，1988）。预防感染的最佳方案目前尚不确定，但许多药物均有效。

Low 等进行的一项 Cochrane 综述（2012）纳入了共 19 项孕早期手术或药物流产者预防性应用抗生素的试验，作者并未对药物或手术流产方法的疗效结果进行分层分析。结果显示，与安慰剂相比，给予抗生素后感染率下降了 41%，但无法确定哪种抗生素或哪种策略（全部治疗与筛选后治疗）是最佳的。ACOG（2016）建议全部患者手术前口服多西环素 100 mg，术后口服 200 mg。另一种方案是每天口服甲硝唑 500 mg，两次，持续 5 天。在完全自然流产的情况下，不需要抗生素。然而，不全流产且需要刮宫的患者应该预防性应用抗生素。

感染性流产

感染相关的流产且伴有发热、子宫炎和宫旁组织炎考虑为感染性流产（Stubblefield，1994）。虽然这种严重的感染也可能是合法流产的并发症，但这一术语几乎已成为非法流产手术的同义词。显然，美国的流产合法化几乎消除了非法流产造成的死亡（Jewett，1973）。流产病房中有 20 ～ 30 名感染患者，其中许多人生命垂危，好在这种现象已成为过去式。

感染性流产患者求治和识别较晚是造成孕产妇死亡最重要的因素。盆腔感染扩散，会引发多种甚至是不可逆转的过程，包括盆腔脓肿、脓毒性盆腔血栓性静脉炎、弥散性血管内凝血、肾衰竭和脓毒性休克（Stubblefield，1994）。

以下情况者需高度怀疑感染性流产：尿液或血清 β-hCG 仍为阳性的女性在盆腔检查时有宫底及宫旁压痛、子宫增大和发热。感染性流产患者一旦血流动力学稳定后，最好在应用至少一次胃肠外广谱抗生素后，立即清除残留妊娠组织（表 32-2，517 页）。孕早期选择 D & C 最佳，孕中期则可选择 D & E 或药物流产。可以对宫颈标本、血液或妊娠组织取样后进行培养，也可将宫颈阴道分泌物行革兰氏染色来辅助诊治。疑似梭菌感染患者需用广谱抗生素，具体见表 12-1（194 页）。

如果考虑腹膜炎性的肠损伤，则需行开腹手术。革兰氏染色或影像学证实子宫肌层、宫旁或膈肌下气肿考虑气性坏疽。它是子宫切除术和卵巢切除术的适应证，应在生命体征平稳情况下进行手术。对于单纯盆腔脓肿且无其他合并症的患者，可以尝试行 CT 引导下经皮穿刺吸引。在其他情况下，可能需要行开腹探查和脓肿引流。2015 年发表的关于该问题的临床专家共识可以参考（Eschenbach，2015）。

■ 生理及药理并发症

宫颈旁神经阻滞操作、宫颈扩张或术后宫腔积血均可能导致血管迷走神经症状。心动过缓可能导致低血压和晕厥，通常无需治疗，且几分钟内可缓解。如果症状持续存在或复发，可予阿托品 0.5 mg 静脉注射治疗心动过缓。

过敏反应和药物反应可能会使所有医疗事故复杂化。血管内注射局部酰胺类麻醉剂之后可能出现毒性作用，出现耳鸣、异常味觉及嗅觉，可能导致癫痫发作和心衰，这将在第十九章中讨论。在宫颈旁神经阻滞给药前，吸宫操作轻柔、应用利多卡因（低于 200 mg）可以预防毒性反应（Hakim-Elahi，1990）。

研究显示孕中期引产患者可能出现子宫破裂，其确切的发生率尚不清楚，但一项单中心回顾性研究纳入了 606 例女性，她们采取阴道用 PGE_1、羊膜腔用 $PGF_{2\alpha}$、应用催产素或催产素加阴道 PGE_2 治疗，子宫破裂的发生率为 0.6%（Chapman，1996）。正如预期，合并剖宫产史的患者子宫破裂发生率为 3.8%，明显高于对照者的 0.2%。其中 3 例子宫破裂得到修复，第 4 例则需行子宫切除术。子宫破裂的其他高危因素为孕周＞ 21 周和引产时间过长。应用缩宫素 24 h 后仍不能分娩的患者应行超声及临床检查，尤其是合并剖宫产史的患者。若发生子宫破裂，超声提示胎儿位于子宫外及子宫轮廓消失。相比无子宫手术史的患者，合并瘢痕子宫的患者行 D & E 的安全性与之相当（Schneider，1994）。

在孕晚期米索前列醇引产导致有剖宫产史的孕妇子宫破裂的研究的影响下，许多临床医生不愿在有剖宫产史的孕妇中使用 PGE_1 行孕中期药物流产。Goyal（2009）的一项系统综述纳入了 16 项孕中期米索前列醇引产研究，结果显示有剖宫产史的孕妇子宫破裂发生率为 0.28%，无子宫手术史的孕妇子宫破裂发生率为 0.04%。产生这种差异的重要因素是宫颈促成熟制剂和米索前列醇的剂量不同。换句话说，这些方案的定性评估均表明，每 6 小时阴道给药或口服米索前列醇 400 μg 是最常用的处方剂量。实际上，在有瘢痕子宫及无瘢痕子宫的患者中，几乎所有孕中期流产药物均与子宫破裂相关，尽管剖宫产瘢痕明显增加了子宫破裂的相对风险，但绝对风险仍很低，必须与 D & E 或子宫切开术相权衡。当不能行 D & E 时，接受小风险的药物引产显然优于常规的子宫切开术。

胎盘残留，即“不全流产”，也是孕中期引产的并发症，3% ～ 15% 的患者需要清宫。虽然第三产程的最佳持续时间和治疗尚无定论，但临床实践建议胎盘应在 3 h 内自然娩出，可同时给予表 9-5 中所示的浓缩缩宫素第 1 周期治疗方案。如果胎盘不能自然娩出，建议手取胎盘。如果手取胎盘失败或出血伴第三产程延长，建议行清宫（Owen，1996）。不建议常规行清宫，因为其可能导致术后宫腔粘连发生率明显升高（Lurie，1991）。

流产相关的血栓栓塞、空气栓塞和羊水栓塞的总体发生率尚不清楚，但很低。但 1972—1975 年，空气、羊水或血栓形成的肺栓塞导致的死亡占流产相关孕产妇死亡的 21%（Lawson，1990）。

孕早期用米索前列醇药物流产失败后导致持续妊娠的妇女出现胎儿异常，虽然绝对风险似乎相对较低——10% 或更低（Schüler，1999；SitrukWare，1998；Vauzelle，2013），但已报道了多种胎儿异常，包括 Möbius 综合征，即先天性面瘫、额叶 / 颅骨缺失和肢体缺陷（Fonseca，1991；Gonzalez，1993；

Pastuszak，1991）。其他相关报道包括腹壁缺损、关节挛缩和波伦综合征。甲氨蝶呤是一种叶酸拮抗剂，被公认为对胎儿发育异常有着长期影响，包括胎儿宫内生长受限和心脏、颅面和骨骼异常（Nurmohamed，2011）。关节挛缩是一种先天性多发关节挛缩的疾病，可能继发于 D & C 手术失败，由血管损害或慢性羊水渗漏所导致（Hall，1996）。

活产是孕中期引产的一个不良且悲剧的结局，具有伦理、医疗和法律方面的影响。虽然高渗盐水或尿素灌注均有胎儿致死性，且活产率低于 2‰，但这些方法已基本被取代（Grimes，1979）。前列腺素和缩宫素刺激分娩发动，不会直接导致胎儿产时死亡，并且与大孕周的活产相关。阴道给予前列腺素的活产率约为 4% ～ 50%（Owen，1996，1999）。与阴道用 PGE_1 相比，使用浓缩缩宫素的活产率较低，但这一结论尚未在前瞻性临床试验中得以验证。临床中由于患者、医生及医院担心活产，考虑在引产前进行胎儿心脏注射氯化钾或羊膜腔 / 心脏注射地高辛（ACOG，2015）。这种操作需要专业训练，可能产生母体副作用，在许多州为非法，且许多患者不接受，因此不推荐作为 D & E 的辅助手段。只有有限的数据证实它可以缩短孕中期药物流产的时间（Borgatta，2011；Diedrich，2010；Jackson，2001）。

最理想的是每个医疗机构均制定活产处理协议，该协议必须由产科和新生儿团队的成员撰写，并由法律人员审查，以确保遵守州和联邦法律。患者对活产的风险和后果应知情，并同意该协议。该协议可以基于估计的孕周和胎儿体重、出生体重和胎儿异常的严重程度来解决医学和伦理问题。建议将临终关怀作为急救复苏和急救护理的替代方案，在预期的最长时间内（例如 1 h）进行临终关怀护理。

流产的长期风险

人工流产是一种常见的手术，其对妇女健康和生殖力的潜在影响已得到广泛研究。长期并发症发生的风险升高可能会对公共卫生产生重大影响。相反，对流产长期风险的误解可能会增加患者不必要的焦虑并违背知情同意的原则。出于实践可行性和伦理因素考虑，大多数研究者使用回顾性病例对照或队列研究设计。这些研究设计存在许多方法学的不足，包括未选择生物学匹配的比较组，遗漏可能的混杂因素，特别是先前条件或既往流产的数量（Hill，1965；Hogue，1982；Steinberg，2012）。重要的是，相关性不能证明因果关系。相对风险（如 2 ～ 3），或比值比（如 3 ～ 4）较小。即使在样本量大，统计上也有显著性差异时，却仍缺乏可信度，这可能由未测量或遗漏的混杂因素导致（Grimes，2012）。

表 9-6 总结了人工流产与已报道的后期不良事件之间的关系。大多数现有数据显示既往一次清宫或药物流产，其产生的风险可以忽略不计。然而，多次人工流产或孕中期 D & E 或引产的效果尚未得到彻底研究，但可能会增加其他风险。

最一致的确定的关联是人工流产使再次妊娠后

第九章

表 9-6　合法流产对后续妊娠结局和孕妇健康的影响

孕妇健康问题	影响	参考文献
继发性不孕	不增加风险	Atlas，1998；Atrash，1990[a]；Hogue，1982[a]；Stubblefield，1984
自然流产	D & C：不增加风险	Atrash，1990[a]；Parrazzini，1998
	D & E：可能增加风险	Hogue，1982[a]
	多次流产史：可能增加风险	Infante-Rivard，1996
	药物流产较 D&C 相对安全	Gan，2008[a]
早产 / 低出生体重儿	孕早期流产：不增加风险	Chen，2004；Hogue，1982[a]；Lao，1998；Raatikainen，2006
	孕早期流产：药物流产与 D&C 风险类似	Virk，2007
	D & E：可能增加风险	Atrash，1990[a]
	剂量反应：风险随流产次数增加	Ancel，2004；Klemetti，2012；Linn，1983；Thom，1992 Zhou，1999

续表

孕妇健康问题	影响	参考文献
异位妊娠	多次流产史：可能增加风险	Atrash，1990[a]；Skjeldestod，1997；Tharaux-Deneux，1998
	不增加风险	Atrash，1997；Holt，1989
产时感染	不增加风险	Muhlemann，1996
	部分增加风险	Krohn，1998
前置胎盘	不增加风险	Atrash，1990[a]；Hogue，1982[a]
	流产次数≥ 3 次可能增加风险	Thom，1992
	轻度增加风险	Taylor，1993
宫颈功能不全	无充分数据	Bartholomew，1998[a]；Beral，2004；Harris，1989；Ilic，2013；Melbye，1997；Michels，1996；Palmer，1997；Reeves，2006
乳腺癌	不增加风险	Brind，1996；Daling，1996；Newcomb，1996
卵巢癌	不增加风险	Negri，1991，1992
	部分增加风险	Chen，1996
心理健康风险	数据矛盾[b]	Adler，1992；Bellieni，2013[a]；Boonstra，2006；Coleman，2011[a]；Cougle，2005；Fergusson，2013[a]；Munk-Olsen，2011；Steinberg，2011，2014
先天畸形	不增加风险	Hogue，1982[a]；Lu，2011

[a] 综述研究。
[b] 详细信息请参见参考文献原文。

早产的可能性增加，风险主要是早产的自发性而非早产。虽然上述相关性尚未得到所有研究者证实，但近期一些报道已证实了前期研究结果，且有明显的剂量反应关系。解释这种相关性的假设有（重复）过度扩张引起的宫颈损伤，可能导致宫颈裂伤或破坏组织完整性。流行病学数据支持孕中期清宫术前用渗透性扩宫棒促进宫颈成熟与扩张（Grimes，1984；Stubblefield，1984）。

引人注意的是评估人工流产对母亲心理健康影响的研究，这些研究分析了情绪、焦虑、冲动控制、药物滥用、饮食失调和自杀意念（Steinberg，2014）。一些研究显示流产与后续心理健康问题相关，特别是药物滥用和焦虑。Coleman 等的 meta 分析（2011）表明，人工流产对女性心理健康有显著影响。然而，Steinberg 等（2012）认为他们的结论因方法学错误而无效。显然，有些女性确实会感到后悔、悲伤或内疚，容易产生后悔情绪的女性均有生育意愿但缺乏社会支持，或对自己的决定有矛盾感。理想情况下，在早期咨询中可以识别并有效解决这些高危因素，以减少负面情绪的影响。

（史晓明，译 种轶文，校）

参考文献

Acharya G, Morgan H, Paramanantham L, et al: A randomized controlled trial comparing surgical termination of pregnancy with and without continuous ultrasound guidance. Eur J Obstet Gynecol Reprod Biol 114:69, 2004

Achilles SL, Reeves MF, Society of Family Planning: Prevention of infection after induced abortion. Contraception 83:295, 2011

Adler N, David H, Major B, et al: Psychosocial factors in abortion: a review. Am Psychol 47:1194, 1992

American College of Obstetricians and Gynecologists: Abortion training and education. Committee Opinion No. 612, November 2014a

American College of Obstetricians and Gynecologists: Antibiotic prophylaxis for gynecologic procedures. Practice Bulletin No. 104, May 2009, Reaffirmed 2016

American College of Obstetricians and Gynecologists: Increasing access to abortion. Committee Opinion No. 613, November 2014c

American College of Obstetricians and Gynecologists: Informed consent. Committee Opinion No. 439, August 2009, Reaffirmed 2012

American College of Obstetricians and Gynecologists: Policy on abortion. Intact D & X statement, January 1997. Available at: http://www.physiciansforreproductiverights.org/wp-content/uploads/2013/03/ACOG-abortion-policy.pdf. Accessed September 1, 2015

American College of Obstetricians and Gynecologists: Policy on abortion. Revised and approved, November 2014d. Available at: http://www.acog.org/-/media/Statements-of-Policy/Public/sop069.pdf?dmc=1&ts=

20150901T1354327415. Accessed September 1, 2015

American College of Obstetricians and Gynecologists: Second-trimester abortion. Practice Bulletin No. 135, June 2013, Reaffirmed 2015

American Society of Anesthesiologists Task Force on Sedation and Analgesia by Non-Anesthesiologists: Practice guidelines for sedation and analgesia by non-anesthesiologists. Anesthesiology 96:1004, 2002

Ancel PY, Lelong N, Papiernik E, et al: History of induced abortion as a risk factor for preterm birth in European countries: results of the EUROPOP survey. Hum Reprod 19:734, 2004

Ashok PW, Templeton A, Wagaarachchi PT, et al: Midtrimester medical termination of pregnancy: a review of 1002 consecutive cases. Contraception 69:51, 2004

Atlas RO, Lemus J, Reed J, et al: Second trimester abortion using prostaglandin E_2 suppositories with or without intracervical laminaria japonica: a randomized study. Obstet Gynecol 92:398, 1998

Atrash HK, Hogue CJ: The effect of pregnancy termination on future reproduction. Baillieres Clin Obstet Gynaecol 4:391, 1990

Atrash HK, Strauss LR, Kendrick JS, et al: The relation between induced abortion and ectopic pregnancy. Obstet Gynecol 89:512, 1997

Bartholomew LL, Grimes DA: The alleged association between induced abortion and risk of breast cancer: biology or bias? Obstet Gynecol Survey 53:708, 1998

Bartlett LA, Berg CJ, Shulman HB, et al: Risk factors for legal induced abortion-related mortality in the United States. Obstet Gynecol 103:729, 2004

Bellieni CV, Buonocore G: Abortion and subsequent mental health: review of the literature. Psychiatry Clin Neurosci 67:301, 2013

Beral V, Bull D, Doll R, et al: Breast cancer and abortion: collaborative reanalysis of data from 53 epidemiological studies, including 83,000 women with breast cancer from 16 countries. Lancet 363:1007, 2004

Berger GS, Edelman DA, Kerenyi TD: Oxytocin administration, instillation-to-abortion time, and morbidity associated with saline instillation. Am J Obstet Gynecol 121:941, 1975

Bhathena RK, Sheriar NK, Walvekar VR, et al: Second-trimester pregnancy termination using extra-amniotic ethacridine lactate. BJOG 97:1026, 1990

Binkin NJ, Lang PR, Rhodenhiser EP, et al: Abortion surveillance, 1981. MMWR CDC Surveill Summ 33(3):1SS, 1984

Blum M: Experience with the induction of second-trimester abortion by extra-amniotic physiological saline infusion. Report of 127 cases. Eur J Obstet Gynecol Reprod Biol 10:183, 1980

Blumenthal PD: Prospective comparison of Dilapan and laminaria for pretreatment of the cervix in second-trimester induction abortion. Obstet Gynecol 72:243, 1988

Boonstra HD, Gold RB, Richards CL: Abortion and women's health: a turning point for America. New York, Guttmacher Institute, 2006

Borgatta L, Kapp N, Society of Family Planning: Clinical guidelines. Labor induction abortion in the second trimester. Contraception 84:4, 2011

Borgida AF, Rodis JF, Hanlon W, et al: Second-trimester abortion by intramuscular 15-methyl-prostaglandin F_2alpha or intravaginal prostaglandin E_2 suppositories: a randomized trial. Obstet Gynecol 85:697, 1995

Brind J, Chinchilli VM, Severs WB, et al: Induced abortion as an independent risk factor for breast cancer: a comprehensive review and meta-analysis. J Epidemiol Community Health 50:481, 1996

Burkman RT, Atienza MF, King TM: Culture and treatment results in endometritis following elective abortion. Am J Obstet Gynecol 1977; 128:556, 1977

Burkman RT, Tonascia JA, Atienza MF, et al: Untreated endocervical gonorrhea and endometritis following elective abortion. Am J Obstet Gynecol 126:648, 1976

Bygdeman M: Termination of second trimester pregnancy with laminaria and intramuscular 15-methyl PGF_2alpha or 16-phenoxy-omega-17,18,10,20-tetranor PGE_2 methylsulfonylamide. A randomized multicenter study. Int J Gynecol Obstet 26:129, 1988

Cameron IT, Michie AF, Baird DT: Prostaglandin-induced pregnancy termination: further studies of gemeprost (16,16-dimethyl-trans-Delta 2PGE_1 methylester) vaginal pessaries in the early second trimester. Prostaglandins 34:111, 1987

Cates W Jr, Rochat RW: Illegal abortions in the United States: 1972-1974. Fam Plann Perspect 8:86, 1976

Centers for Disease Control and Prevention: Sexually transmitted diseases treatment guidelines, 2015. MMWR 64(3):1, 2015

Cetin A, Cetin M: Effect of deep injections of local anesthetics and basal dilatation of cervix in management of pain during legal abortions. Contraception 56:85, 1997

Chambers DG, Willcourt RJ, Laver AR, et al: Comparison of Dilapan-S and laminaria for cervical priming before surgical pregnancy termination at 17-22 weeks' gestation. Int J Womens Health 3:347, 2011

Chapman SH, Crispens M, Owen J, et al: Complications of midtrimester pregnancy termination: the effect of prior cesarean delivery. Am J Obstet Gynecol 175:889, 1996

Chen A, Yuan W, Meirik O, et al: Mifepristone-induced early abortion and outcome of subsequent wanted pregnancy. Am J Epidemiol 160:110, 2004

Chen M, Cook LS, Daling JR, et al: Incomplete pregnancies and risk of ovarian cancer (Washington, United States). Cancer Causes Control 7:415, 1996

Christensen NJ, Bygdeman M, Green K: Comparison of different prostaglandin analogues and laminaria for preoperative dilatation of the cervix in late first trimester abortion. Contraception 27:51, 1983

Cohn M, Stewart P: Pretreatment of the primigravid uterine cervix with mifepristone 30 hours prior to termination of pregnancy: a double-blind study. BJOG 98:778, 1991

Coleman PK: Abortion and mental health: quantitative synthesis and analysis of research published 1995-2009. Br J Psychiatry 199:180, 2011

Cougle JR, Reardon DC, Coleman PK: Generalized anxiety following unintended pregnancies resolved through childbirth and abortion: a cohort study of the 1995 National Survey of Family Growth. J Anxiety Disord 19:137, 2005

Crenin MD, Vittinghoff E, Galbraith S, et al: A randomized trial comparing misoprostol three and seven days after methotrexate for early abortion. Am J Obstet Gynecol 173:1784, 1995

Daling JR, Brinton LA, Voigt LF, et al: Risk of breast cancer among white women following induced abortion. Am J Obstet Epidemiol 144:373, 1996

Darney PD, Dorward K: Cervical dilation before first-trimester elective abortion: a controlled comparison of meteneprost, laminaria, and hypan. Obstet Gynecol 70:397, 1987a

Darney PD, Landy U, Macpherson S, et al: Abortion training in U.S. obstetrics and gynecology residency programs. Fam Plann Perspect 19:4, 1987b

Darney PD, Sweet RL: Routine intraoperative ultrasonography for second trimester abortion reduces incidence of uterine perforation. J Ultrasound Med 8:71, 1989

Dickinson JE, Godfrey M, Evans SF: Efficacy of intravaginal misoprostol in second-trimester pregnancy termination: a randomized controlled trial. J Matern-Fetal Med 7:115, 1998

Diedrich J, Drey E, Society of Family Planning: Induction of fetal demise before abortion. Contraception 81:462, 2010

Diedrich J, Steinauer J: Complications of surgical abortion. Clin Obstet Gynecol 52:205, 2009

Eastwood KL, Kacmar JE, Steinauer J: Abortion training in the United States obstetrics and gynecology residency programs. Obstet Gynecol 108:303, 2006

Edwards J, Carson SA: New technologies permit safe abortion at less than six weeks' gestation and provide timely detection of ectopic gestation. Am J Obstet Gynecol 176:1101, 1997

El-Refaey, Templeton A: Induction of abortion in the second trimester by a combination of misoprostol and mifepristone: a randomized comparison between two misoprostol regimens. Hum Reprod 10:475, 1995

Epner JE, Jonas HS, Seckinger DL: Late-term abortion. JAMA 280:724, 1998

Eschenbach DA: Treating spontaneous and induced septic abortions. Obstet Gynecol 125:1042, 2015

Fahmy K: Prophylaxis against prostaglandin-induced gastrointestinal side effects. Int J Gynaecol Obstet 19:487, 1981

Ferguson JE, Burkett BJ, Pinkerton JV, et al: Intra-amniotic 15(2)-methyl prostaglandin $F_{2\alpha}$ and termination of middle and late second-trimester pregnancy for genetic indications: a contemporary approach. Am J Obstet Gynecol 169:332, 1993

Fergusson DM, Horwood LJ, Boden JM: Does abortion reduce the mental health risks of unwanted or unintended pregnancy? A re-appraisal of the evidence. Aust N Z J Psychiatry 47:819, 2013

Finer LB, Zolna MR: Shifts in intended and unintended pregnancies in the United States, 2001-2008. Am J Public Health 104:S43, 2014

Fonseca W: Misoprostol and congenital malformations. Lancet 338:56, 1991

Gan C, Zou Y, Wu S, et al: The influence of medical abortion compared with surgical abortion on subsequent pregnancy outcome. Int J Gynaecol Obstet 101:231, 2008

Gardo S, Nagy M: Induction of second trimester abortion by intra-amniotic instillation of Rivanol (ethacridine) combined with oxytocin infusion. Arch Gynecol Obstet 247:39, 1990

Gold RB, Sonfield A, Richards CL, et al: Next steps for America's family planning program: leveraging the potential of Medicaid and Title X in an evolving health care system. New York, Guttmacher Institute, 2009

Gonzalez CH, Vargas FR, Perez AB, et al: Limb deficiency with or without Möbius sequence in seven Brazilian children associated with misoprostol use in the first trimester of pregnancy. Am J Med Genet 47:59, 1993

Goyal V: Uterine rupture in second-trimester misoprostol-induced abortion after cesarean delivery. Obstet Gynecol 113:1117, 2009

Grimes DA: Clinicians who provide abortions: the thinning ranks. Obstet Gynecol 80:719, 1992

Grimes DA, Cates W: Complications from legally induced abortion: a review. Obstet Gynecol Survey 34:177, 1979

Grimes DA, Hulka JF, McCutchen ME: Midtrimester abortion by dilatation

and evacuation versus intra-amniotic instillation of prostaglandin $F_{2\alpha}$: a randomized clinical trial. Am J Obstet Gynecol 137:785, 1980
Grimes DA, Schultz KF: False alarms in pseudo-epidemics, the limitations of observational epidemiology. Obstet Gynecol 120:920, 2012
Grimes DA, Schulz KF, Cates W Jr: Prevention of perforation during curettage abortion. JAMA 251:2108, 1984
Grimes DA, Smith SM, Witham AD: Mifepristone and misoprostol versus dilation and evacuation for midtrimester abortion: a pilot randomised controlled trial. BJOG 111:148, 2004
Guiahi M, Davis A, Society of Family Planning: First-trimester abortion in women with medical conditions. Contraception 86:622, 2012
Gupta S: Early non-surgical abortion—give women the choice. Hum Reprod 13:2379, 1998
Hakim-Elahi E, Tovell HM, Burnhill MS: Complications of first-trimester abortion: a report of 170,000 cases. Obstet Gynecol 76:129, 1990
Hall JG: Arthrogryposis associated with unsuccessful attempts at termination of pregnancy. Am J Med Genet 63:293, 1996
Harris BM, Eklund G, Meirik O, et al: Risk of cancer of the breast after legal abortion during first trimester: a Swedish register study. BMJ 299:1430, 1989
Henshaw S: Abortion incidence and services in the United States, 1995-1996. Fam Plann Perspect 30:263, 1998
Herabutya Y, Prasertsawat PO: Second trimester abortion using intravaginal misoprostol. Intl J Gynecol Obstet 60:161, 1998
Hern WM: Laminaria versus Dilapan osmotic cervical dilators for outpatient dilation and evacuation abortion: randomized cohort comparison of 1001 patients. Am J Obstet Gynecol 171:1324, 1994
Hill AB: The environment and disease: association or causation? Proc R Soc Med 58:295, 1965
Ho PC, Ngai SW, Liu KL, et al: Vaginal misoprostol compared with oral misoprostol in termination of second-trimester pregnancy. Obstet Gynecol 90:7335, 1997
Ho PC, Tsant SS, Ma HK: Reducing the induction to abortion interval in termination of second trimester pregnancies: a comparison of mifepristone with laminaria tent. BJOG 102:648, 1995
Hoffman BL, Corton MM: Surgeries for benign gynecologic conditions. In Hoffman BL, Schorge JI, Bradshaw KD, et al: Williams Gynecology, 3rd ed. New York, McGraw-Hill Education, 2016
Hogg B, Owen J: Laminaria versus extraamniotic saline infusion (EASI) for cervical ripening and mid-trimester labor induction. Am J Obstet Gynecol 184:1145, 2001
Hogue CJR, Cates W Jr, Tietze C: The effects of induced abortion on subsequent reproduction. Epidemiol Rev 4:66, 1982
Holt VL, Daling JR, Voigt LF, et al: Induced abortion and the risk of subsequent ectopic pregnancy. Am J Public Health 79:1234, 1989
Ilic M, Vlajinac H, Marinkovic J, et al: Abortion and breast cancer: case-control study. Tumori 99:452, 2013
Infante-Rivard C, Gauthier R: Induced abortion as a risk factor for subsequent fetal loss. Epidemiology 7:540, 1996
Jackson RA, Teplin VL, Drey EA, et al: Digoxin to facilitate late second-trimester abortion: a randomized, masked, placebo-controlled trial. Obstet Gynecol 97:471, 2001
Jannet D, Aflak N, Abankwa A, et al: Termination of 2nd and 3rd trimester pregnancies with mifepristone and misoprostol. Eur J Obstet Gynecol Reprod Biology 70:159, 1996
Jewett JF: Septic induced abortion. N Engl J Med 289:748, 1973
Jones RK, Jerman J: Abortion incidence and service availability in the United States, 2011. Perspect Sex Reprod Health 46:3, 2014
Jones RK, Kavanaugh ML: Changes in abortion rates between 2000 and 2008 and lifetime incidence of abortion. Obstet Gynecol 117:1358, 2011a
Jones RK, Kooistra K: Abortion incidence and access to services in the United States, 2008. Perspect Sex Reprod Health 43:41, 2011b
Jones RK, Kost K, Singh S, et al: Trends in abortion in the United States. Clin Obstet Gynecol 52:119, 2009
Kaali SG, Szigetvari IA, Bartfai GS: The frequency and management of uterine perforations during first-trimester abortions. Am J Obstet Gynecol 161:406, 1989
Kapp N, Lohr PA, Ngo TD, et al: Cervical preparation for first trimester surgical abortion. Cochrane Database Syst Rev 2:CD007207, 2010
Kassirer JP: Practicing medicine without a license—the new intrusions by Congress. N Engl J Med 336:1747, 1997
Keirse MJ, Thiery M, Parewijck W, et al: Chronic stimulation of uterine prostaglandin synthesis during cervical ripening before the onset of labor. Prostaglandins 25:671, 1983
Kelly T, Suddes J, Howel D, et al: Comparing medical versus surgical termination of pregnancy at 12-20 weeks of gestation: a randomized controlled trial. BJOG 117:1512, 2010
Kerenyi TD, Mandelman N, Sherman DH: Five thousand consecutive saline inductions. Am J Obstet Gynecol 116:593, 1973
Killick SR, Williams CA, Elstein M: A comparison of prostaglandin E_2 pessaries and laminaria tents for ripening the cervix before termination of pregnancy. BJOG 92:518, 1985
Klemetti R, Gissler M, Niinimaki M, et al: Birth outcomes after induced abortion: a nationwide register-based study of first births in Finland. Hum Reprod 27:3315, 2012
Koonin LM, Strauss LT, Chrisman CE, et al: Abortion surveillance—United States, 1996. MMWR 48:1, 1999
Krohn MA, Germain M, Muhlemann K, et al: Prior pregnancy outcome and the risk of intra-amniotic infection in the following pregnancy. Am J Obstet Gynecol 178:381, 1998
Kulier R, Kapp N: Comprehensive analysis of the use of pre-procedure ultrasound for first- and second-trimester abortion. Contraception 83:30, 2011a
Kulier R, Kapp N, Gülmezoglu AM, et al: Medical methods for first trimester abortion. Cochrane Database Syst Rev 11:CD002855, 2011b
Lalitkumar S, Bygdeman M, Gemzell-Danielsson K: Mid-trimester induced abortion: a review. Hum Reprod Update 13:37, 2007
Lao T, Ho LF: Induced abortion is not a cause of subsequent preterm delivery in teenage pregnancies. Hum Reprod 13:7588, 1998
Lauersen NH, Den T, Iliescu C, et al: Cervical priming prior to dilatation and evacuation: a comparison of methods. Am J Obstet Gynecol 144:890, 1982
Lauersen NH, Secher NJ, Wilson KH: Mid-trimester abortion induced by intravaginal administration of prostaglandin E_2 suppositories. Am J Obstet Gynecol 122:947, 1975
Lawrie A, Penney G, Templeton A: A randomized comparison of oral and vaginal misoprostol for cervical priming before suction termination of pregnancy. BJOG 103:1117, 1996
Lawson HW, Atrash JK, Franks AL: Fatal pulmonary embolism during legal induced abortion in the United States from 1972 to 1985. Am J Obstet Gynecol 162:986, 1990
Lefebvre Y, Proulx LO, Elie R, et al: The effects of RU-38486 on cervical ripening. Am J Obstet Gynecol 162:61, 1990
Levallois P, Rioux JE: Prophylactic antibiotics for suction curettage abortion: results of a clinical controlled trial. Am J Obstet Gynecol 158:100, 1988
Linn S, Schoenbaum SC, Monson RR, et al: The relationship between induced abortion and outcome of subsequent pregnancies. Am J Obstet Gynecol 146:136, 1983
Lohr PA, Hayes JL, Gemzell-Danielsson K: Surgical versus medical methods for second trimester induced abortion. Cochrane Database Syst Rev 1:CD006714, 2008
Low N, Mueller M, Van Vliet HA, et al: Perioperative antibiotics to prevent infection after first-trimester abortion. Cochrane Database Syst Rev 3:CD005217, 2012
Lu QB, Wang ZP, Gao LJ, et al: Previous abortion and the risk of neural tube defects: a case-control study. J Reprod Med 56:431, 2011
Lurie S, Appelman Z, Katz Z: Curettage after midtrimester termination of pregnancy: is it necessary? J Reprod Med 36:786, 1991
Manabe Y, Okazaki T, Takahashi A: Prostaglandins E and F in amniotic fluid during stretch-induced cervical softening and labor at term. Gynecol Obstet Invest 15:343, 1983
Meirik O, My Huong NT, Piaggio G, et al: Complications of first-trimester abortion by vacuum aspiration after cervical preparation with and without misoprostol: a multicentre randomised trial. Lancet 379:1817, 2012
Melbye M, Wohlfahrt J, Olsen JH, et al: Induced abortion and the risk of breast cancer. N Engl J Med 336:81, 1997
Michels KB, Willett WC: Does induced or spontaneous abortion affect the risk of breast cancer? Epidemiology 7:521, 1996
Mittal S, Sehgal R, Aggarwal S, et al: Cervical priming with misoprostol before manual vacuum aspiration versus electric vacuum aspiration for first-trimester surgical abortion. Int J Gynaecol Obstet 112:34, 2011
Moller BR, Ahrons S, Laurin J, et al: Pelvic infection after elective abortion associated with *Chlamydia trachomatis*. Obstet Gynecol 59:210, 1982
Muhlemann K, Germain M, Krohn M: Does an abortion increase the risk of intrapartum infection in the following pregnancy? Epidemiology 7:194, 1996
Munk-Olsen T, Laursen TM, Pedersen CB, et al: Induced first-trimester abortion and risk of mental disorder. N Engl J Med 364:332, 2011
Negri E, Franceschi S, La Vecchia C, et al: Incomplete pregnancies and ovarian cancer risk. Gynecol Oncol 47:234, 1992
Negri E, Franceschi S, Tzonou A, et al: Pooled analysis of 3 European case-control studies: I. Reproductive factors and risk of epithelial ovarian cancer. Int J Cancer 49:50, 1991
Newcomb PA, Storer BE, Longnecker MP, et al: Pregnancy termination in relation to risk of breast cancer. JAMA 275:283, 1996
Nurmohamed L, Moretti ME, Schechter T, et al: Outcome following high-dose methotrexate in pregnancies misdiagnosed as ectopic. Am J Obstet Gynecol 205(6):533.e1, 2011

O'Connell K, Jones HE, Simon M, et al: First-trimester surgical abortion practices: a survey of National Abortion Federation members. Contraception 79:385, 2009
Owen J, Hauth JC: Concentrated oxytocin plus low-dose prostaglandin E_2 compared with prostaglandin E_2 vaginal suppositories for second-trimester pregnancy termination. Obstet Gynecol 88:110, 1996
Owen J, Hauth JC: Vaginal misoprostol vs. concentrated oxytocin plus low-dose prostaglandin E_2 for second-trimester pregnancy termination. J Matern-Fetal Med 8:48, 1999
Owen J, Hauth JC, Winkler CL, et al: Midtrimester pregnancy termination: a randomized trial of prostaglandin E_2 versus concentrated oxytocin. Am J Obstet Gynecol 167:1112, 1992
Palmer JR, Rosenberg L, Rao RS, et al: Induced and spontaneous abortion in relation to risk of breast cancer (United States). Cancer Causes Control 8:841, 1997
Parrazzini F, Chatenoud L, Tozzi L, et al: Induced abortion in the first trimester of pregnancy and risk of miscarriage. BJOG 105:418, 1998
Pastuszak AL, Schuler L, Speck-Martins CE, et al: Use of misoprostol during pregnancy and Möbius' syndrome in infants. N Engl J Med 338:1881, 1998
Pazol K, Creanga AA, Burley KD, et al: Abortion surveillance—United States, 2011. MMWR Surveill Summ 63:1, 2014
Perry KG, Roberts WE, Martin RW, et al: Comparison of intra-amniotic 15S-15-methyl PGF_2alpha and intravaginal prostaglandin E_2 for second-trimester uterine evacuation. J Perinatal 18:24, 1998
Peterson WF, Berry FN, Grade MR, et al: Second-trimester abortion by dilatation and evacuation: an analysis of 11,747 cases. Obstet Gynecol 62:185, 1983
Phillips DR, Nathanson HG, Milim SJ, et al: The effect of dilute vasopressin solution on the force needed for cervical dilatation: a randomized controlled trial. Obstet Gynecol 89:507, 1997
Raatikainen K, Heiskanen N, Heinonen S: Induced abortion: not an independent risk factor for pregnancy outcome, but a challenge for health counseling. Ann Epidemiol 16:587, 2006
Raju TN, Mercer BM, Burchfield DJ, et al: Periviable birth: executive summary of a joint workshop by the Eunice Kennedy Shriver National Institute of Child Health and Human Development, Society for Maternal-Fetal Medicine, American Academy of Pediatrics, and American College of Obstetricians and Gynecologists. Obstet Gynecol 123:1083, 2014
Rakhshani R, Grimes DA: Prostaglandin E_2 suppositories as a second-trimester abortifacient. J Reprod Med 33:817, 1988
Ramin KD, Ogburn PL Jr, Danilenko-Dixon D, et al: High-dose misoprostol for mid-gestation pregnancy interruption. Am J Obstet Gynecol 182:S137, 2000
Ramsey PS, Ramin KD: Misoprostol, a prostaglandin E_1 analog, for prelabor ripening of the unfavorable uterine cervix. Fetal Mat Med Rev 8:217, 1996
Ramsey PS, Savage K, Lincoln T, et al: Vaginal misoprostol versus concentrated oxytocin and vaginal PGE_2 for second-trimester labor induction. Obstet Gynecol 104:138, 2004
Raymond EG, Grimes DA: The comparative safety of legal induced abortion and childbirth in the United States. Obstet Gynecol 119:215, 2012
Reeves GK, Kan SW, Key T, et al: Breast cancer risk in relation to abortion: results from the EPIC study. Int J Cancer 119:1741, 2006
Rodger MW, Baird DT: Pretreatment with mifepristone (RU486) reduces interval between prostaglandin administration and expulsion in second trimester abortion. BJOG 1990; 97:41, 1990
Rossi B, Creinin MD, Meyn LA: Ability of the clinician and patient to predict the outcome of mifepristone and misoprostol medical abortion. Contraception 70:313, 2004
Sawaya GF, Grady D, Kerlikowske K, et al: Antibiotics at the time of induced abortion: the case for universal prophylaxis based on a meta-analysis. Obstet Gynecol 87:884, 1996
Scheepers HC, van Erp EJ, van Bergh AS: Use of misoprostol in first and second trimester abortion: a review. Obstet Gynecol Surv 54:592, 1999
Schneider D, Bukovsky I, Caspi E: Safety of midtrimester pregnancy termination by laminaria and evacuation in patients with previous cesarean section. Am J Obstet Gynecol 171:554, 1994
Schüler L, Pastuszak A, Sanseverino TV, et al: Pregnancy outcome after exposure to misoprostol in Brazil: a prospective, controlled study. Reprod Toxicol 13:147, 1999
Schulz KF, Grimes, DA, Christensen DD: Vasopressin reduces blood loss from second-trimester dilatation and evacuation abortion. Lancet 2:353, 1985
Sedgh G, Henshaw SK, Singh S, et al: Legal abortion worldwide: incidence and recent trends. Int Fam Plan Perspect 33:106, 2007
Sherman DJ, Frenkel E, Tovbin J, et al: Ripening of the unfavorable cervix with extraamniotic catheter balloon: clinical experience and review. Obstet Gynecol Surv 51:621, 1996
Singh K, Fong YF, Prasad RN, et al: Randomized trial to determine optimal dose of vaginal misoprostol for preabortion cervical priming. Obstet Gynecol 92:795, 1998
Singh K, Fong YF, Prasad RN, et al: Vaginal misoprostol for pre-abortion cervical priming: is there an optimal evacuation time interval? BJOG 106:266, 1999
Sitruk-Ware R, Davey A, Sakiz E: Fetal malformation and failed medical termination of pregnancy. Lancet 352:323, 1998
Skjeldestad FE, Gargiullo PM, Kendrick JS: Multiple induced abortions as risk factor for ectopic pregnancy. Acta Obstet Gynecol Scand 76:691, 1997
Soderstrom RM: Bowel injury litigation after laparoscopy. J Am Assoc Gynecol Laparosc 1:74, 1993
Spitz IM, Bardin CW, Benton L, et al: Early pregnancy termination with mifepristone and misoprostol in the United States. N Engl J Med 338:1241, 1998
Steinauer JE, Diedrich JT, Wilson MW, et al: Uterine artery embolization in postabortion hemorrhage. Obstet Gynecol 111:881, 2008
Steinberg JR, Finer LB: Examining the association of abortion history and current mental health: a reanalysis of the National Comorbidity Survey using a common-risk-factors model. Soc Sci Med 72:72, 2011
Steinberg JR, McCulloch CE, Adler NE: Abortion and mental health: findings from the National Comorbidity Survey-Replication. Obstet Gynecol 123: 263, 2014
Steinberg JR, Trussell J, Hall KS, et al: Fatal flaws in recent meta-analysis on abortion and mental health. Contraception 86:430, 2012
Stubblefield PG, Altman AM, Goldstein SP: Randomized trial of one versus two days of laminaria treatment prior to late midtrimester abortion by uterine evacuation: a pilot study. Am J Obstet Gynecol 143:481, 1982
Stubblefield PG, Grimes DA: Septic abortion. Curr Concepts 331:5, 1994
Stubblefield PG, Monson R, Schoenbaum SC, et al: Fertility after induced abortion: a prospective follow-up study. Obstet Gynecol 63:186, 1984
Stubblefield PG, Naftolin F, Frigoletto F, et al: Laminaria augmentation of intra-amniotic PGF_2alpha for midtrimester pregnancy termination. Prostaglandins 10:413, 1975
Swahn ML, Bygdeman M: The effect of the antiprogestin RU 486 on uterine contractility and sensitivity to prostaglandin and oxytocin. BJOG 95:126, 1988
Taylor VM, Kramer MD, Vaughan TL, et al: Placenta previa in relation to induced and spontaneous abortion: a population-based study. Obstet Gynecol 82:88, 1993
Tharaux-Deneux C, Bouyer J, Job-Spirai N, et al: Risk of ectopic pregnancy and previous induced abortion. Am J Public Health 88:401, 1998
Thom DH, Nelson LM, Vaughan TL: Spontaneous abortion and subsequent adverse birth outcomes. Am J Obstet Gynecol 166:111, 1992
Thong KJ, Baird DT: A study of gemeprost alone, Dilapan or mifepristone in combination with gemeprost for the termination of second trimester pregnancy. Contraception 46:11, 1992
Torres A, Forrest JD: Why do women have abortions? Fam Plann Perspect 20:169, 1988
UK Multicenter Study Group: Oral mifepristone 600 mg and vaginal gemeprost for mid-trimester induction of abortion. Contraception 56:361, 1997
Vauzelle C, Beghin D, Cournot MP, et al: Birth defects after exposure to misoprostol in the first trimester of pregnancy: prospective follow-up study. Reprod Toxicol 36:98, 2013
Virk J, Zhang J, Olsen J: Medical abortion and the risk of subsequent adverse pregnancy outcomes. N Engl J Med 357:648, 2007
Whalley PJ, Pritchard JA: Oxytocin and water intoxication. JAMA 186:601, 1963
Wheeler RG, Scheider K: Properties and safety of cervical dilators. Am J Obstet Gynecol 146:597, 1983
Wiebe ER: Comparison of the efficacy of different local anesthetics and techniques of local anesthesia in therapeutic abortions. Am J Obstet Gynecol 167:131, 1992
Wiebe ER, Dunn S, Guilbert E, et al: Comparison of abortions induced by methotrexate or mifepristone followed by misoprostol. Obstet Gynecol 99:813, 2002
Wilkinson DJ, Thiele P, Watkins A, et al: Fatally flawed? A review and ethical analysis of lethal congenital malformations. BJOG 119:1302, 2012
Winkler CL, Gray SE, Hauth JC, et al: Mid-second trimester labor induction concentrated oxytocin compared with prostaglandin E_2 vaginal suppositories. Obstet Gynecol 77:297, 1991
World Health Organization (WHO) Task Force on the Use of Prostaglandins for the Regulation of Fertility: Prostaglandins and abortion. Am J Obstet Gynecol 129:601, 1977
Yapar EG, Enoz S, Urkutur M, et al: Second trimester pregnancy termination including fetal death: comparison of five different methods. Gynecol Reprod Biol 69:97, 1996
Ye BL, Yamamoto K, Tyson JE: Functional and biochemical aspects of laminaria use in first-trimester pregnancy termination. Am J Obstet Gynecol 142:36, 1982
Zhou W, Sorensen HT, Olsen J: Induced abortion and subsequent pregnancy duration. Obstet Gynecol 94:948, 1999≤

第十章

妊娠滋养细胞疾病

妊娠滋养细胞疾病（GTD）指来源于胎盘的一系列相互关联但组织学表现不同的肿瘤（表 10-1）。这类疾病具有可靠的肿瘤标志物（β-hCG），且由于局部侵袭及远处转移情况不同，β-hCG 数值差异明显。

妊娠滋养细胞肿瘤（GTN）是 GTD 中具有恶性表象的一系列疾病。这类疾病具有正式分期，并对化疗敏感。大部分 GTN 继发于葡萄胎，但也可继发于正常分娩在内的各类妊娠。除个别病例，大部分病例预后良好，且即使广泛转移，也可能治愈。此外，几乎所有患者都能保持生育能力，GTN 治愈后成功妊娠的概率较大（Vargas，2014；Williams，2014；Wong，2014）。因此，尽管妊娠滋养细胞疾病不常见，但它却与妊娠紧密相关，临床医生应熟悉其表现、诊断和管理。

表 10-1　GTD 分类

葡萄胎
水泡状胎块
完全性
部分性
侵袭性葡萄胎
滋养细胞肿瘤
绒癌
胎盘部位滋养细胞肿瘤
上皮样滋养细胞肿瘤

Modified form Kurman，2014.

流行病学特征和危险因素

北美和欧洲地区的统计数据表明，妊娠滋养细胞疾病的发生率基本波动于 0.1% ～ 0.2%（Drake，2006；Loukovaara，2005；Lybol，2011），南非及土耳其地区的发生率也相似（Cakmak，2014；Moodley，2003）。虽然亚洲部分地区的发病率历史上报道较高，但这可能在很大程度上是由基于人群和基于医院的数据差异导致的（Kim，2004）。同时，社会经济条件的改善和饮食变化也可能是部分原因。据报道，居住在美国的西班牙籍和美洲原住民的 GTD 发生率确实较高，东南亚的某些人群也是如此（Drake，2006；Smith，2003；Tham，2003）。多个研究报道，妊娠滋养细胞疾病对亚洲女性更具有攻击性（Maesta，2015）。

在其他危险因素中，孕妇年龄偏高或偏低发生 GTD 的风险较高（Altman，2008；Loukovaara，2005）。它与完全性葡萄胎的相关性更高，而部分性葡萄胎的风险随年龄变化相对较小。而且，年龄大于 45 岁的孕妇比小于 15 岁者，患病风险更高（17% vs. 1%）（Savage，2010；Sebire，2002a）这可能与高龄妇女的卵母细胞异常受精概率高有关。同样地，父亲高龄的话，GTD 的发生率也会增加（La Vecchia，1984；Parazzini，1986）。

既往不成功妊娠史也可增加 GTD 风险，例如，既往自然流产史使葡萄胎妊娠的风险至少增加一倍（Parazzini，1991）。更重要的是，GTD 的个人病史使在随后的妊娠中再次发生葡萄胎的风险增加至少 10 倍（约 1% 的概率），且很大可能为相同类型（Garrett，2008；Sebire，2003）。此外，在两次葡萄胎妊娠后，下次妊娠有 23% 的可能性仍为葡萄胎（Berkowitz，1998）。因此，既往有 GTD 病史的妇女再次妊娠时，孕早期即应行超声检查除外再发。家族性葡萄胎是罕见的（Fallahian，2003）。

在一些病例对照研究中，口服避孕药的使用与 GTD 风险的增加有微弱关联。尽管避孕药的使用可能会使患病风险增加大约一倍，但这更取决于用药的持续时间，且总体影响很小，可以通过混杂因素而不是因果关系来解释（Palmer，1999；Paraz Zini，2002）。此外，在一些（并非所有）研究中，在怀孕周期使用口服避孕药的妇女罹患 GTD 风险更高（Costa，2006；Palmer，1999）。

完全性葡萄胎和部分性葡萄胎的其他流行病学特征也明显不同。例如，维生素 A 缺乏和低胡萝卜素饮食摄入可增加完全性葡萄胎的风险（Berkowitz，1985，1995；Parazzini，1988）。部分性葡萄胎与较高的教育水平、吸烟、月经周期不规则及孕产史（上次分娩为男婴）有关（Berkowitz，1995；Parazzini，1986）。

水泡状胎块（葡萄胎妊娠）

葡萄胎分为完全性葡萄胎和部分性葡萄胎（表 10-2）。此类异常妊娠的组织学特征是胎盘异常改变，常表现为滋养细胞增生和绒毛间质水肿。这种增生可导致 β-hCG 异常升高。染色体异常在这些肿瘤的发展以及部分性 / 完全性葡萄胎的区分中起着不可或缺的作用（Lage，1992）。

■ 完全性葡萄胎

完全性葡萄胎与部分性葡萄胎在核型、组织学外观和临床表现上存在明显差异。完全性葡萄胎通常为二倍体核型，85% ～ 90% 的病例均为 46，XX（图 10-1），且染色体全部来源于父亲。在孤雄生殖过程中，卵细胞与单倍体精子结合，然后在减数分裂后进行染色体复制（Fan，2002；Kajii，1977）。它是一个

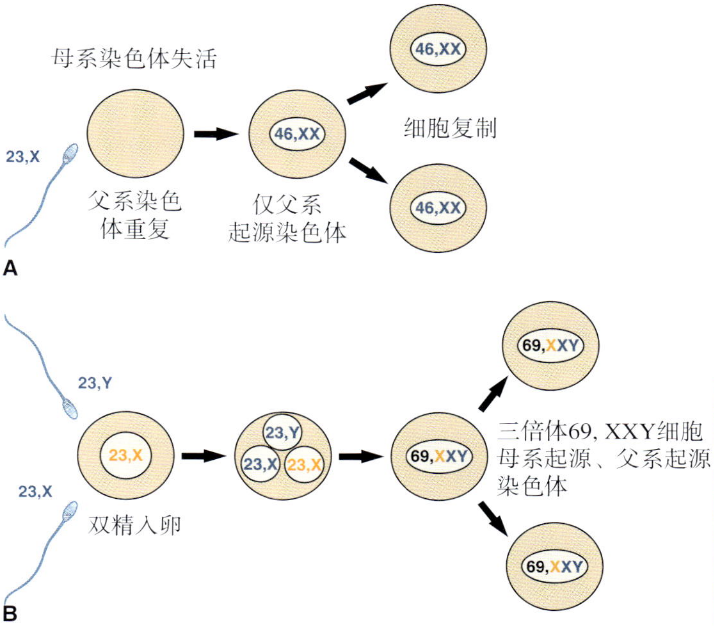

图 10-1 A. 一个 23，X 的单倍体精子进入一个“隐形”的 23，X 单倍体卵子，结合后可能形成 46，XX 的完全性葡萄胎。父系染色体复制，即形成单独父系起源的 46，XX 二倍体。或者，失活的同一卵子与两个精子中的一个（23，X 或 23，Y）结合，产生染色体为 46，XX 或 46，XY 的受精卵，这种类型也是父系起源。B. 两个精子（23，X 或 23，Y）与基因未失活的 23，X 卵子结合，则可能形成部分性葡萄胎，由此产生的受精卵为三倍体。或者，单倍体卵子与未完成减数分裂的二倍体精子（46，XY）结合也可产生三倍体受精卵。（Reproduced with permission from Schorge JO：Gestational trophoblastic disease. In Hoffman BL，Schorge JO，Bradshaw KD，et al：Williams Gynecology，3rd ed. New York，McGraw-Hill Education，2016.）

二倍体。如果两个精子与一个卵子结合也可产生 46，XY 核型，虽然不太常见（Lawler，1987）。

表 10-2 葡萄胎的特征

特征	完全性葡萄胎	部分性葡萄胎
染色体核型	46，XX 或 46，XY	69，XXX 或 69，XXY
病理特征		
胎儿 / 胚胎	缺失	存在
绒毛水肿	弥漫性	局限
滋养细胞增生	可见	局限
P57Kip2 染色	阴性	阳性
临床表现		
典型症状	葡萄胎妊娠	稽留流产
葡萄胎后期恶性后遗症	15%	4% ～ 6%

显微镜下，完全性葡萄胎表现为绒毛水肿和滋养细胞异常增生，并完全累及整个胎盘（图 10-2）。大体上，这些绒毛缓慢地转变为大小不同的水泡簇，并完全充满宫腔（图 10-3），胎儿组织及羊膜不可见。

在过去的几十年里，完全性葡萄胎的典型表现

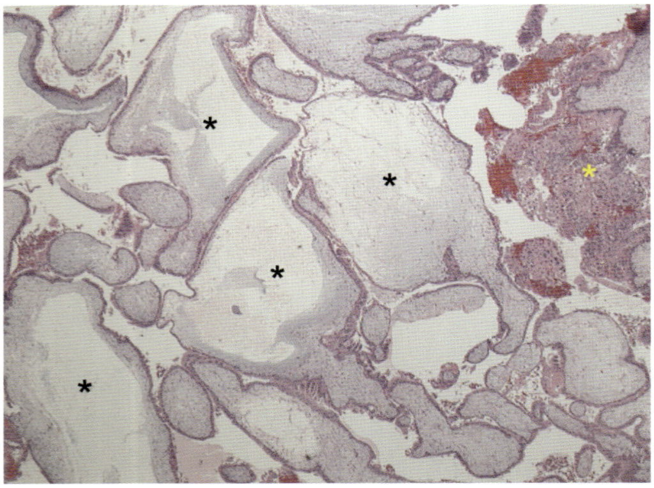

图 10-2 完全性葡萄胎的特征是弥漫性胎盘绒毛水肿，在一些绒毛（黑色星号）中可见绒毛肿大和水泡形成。这种显著的绒毛水肿正是完全性葡萄胎囊泡样绒毛形态的病因（图 10-3）。完全性葡萄胎通常也可见滋养细胞增生（黄色星号），增生可能是局部的，也可能是广泛的，这导致了葡萄胎妊娠中常见的 β- 人绒毛膜促性腺激素（β-hCG）水平过高。（Used with permission from Dr. Erika Fong.）

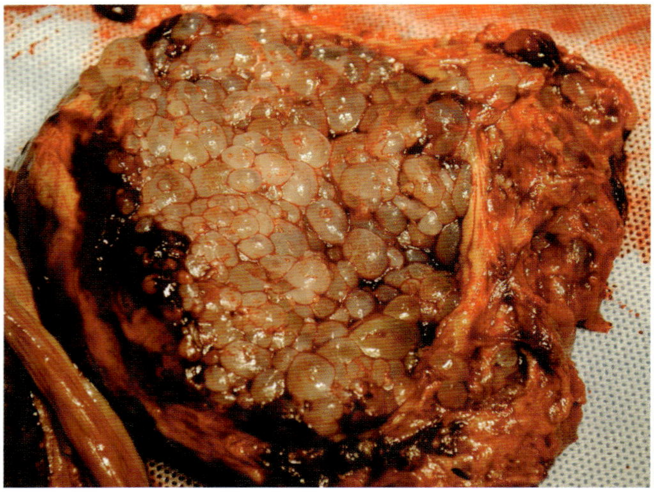

图 10-3 完全性葡萄胎，由水肿的绒毛形成葡萄样颗粒状簇的外观。（Used with permission from Dr. Sasha Andrews. Reproduced with permission from Schorge JO：Gestational trophoblastic disease. In Hoffman BL，Schorge JO，Bradshaw KD，et al：Williams Gynecology，3rd ed. New York，McGraw-Hill Education，2016.）

已经发生了变化。以前，常见症状为大量阴道出血、明显贫血和子宫大于停经孕周。约 1/4 的妇女出现妊娠剧吐和子痫前期（Montz，1988；Soto-Wright，1995）。长期暴露于黄体生成素（LH）或 β-hCG 也可形成黄素化囊肿，其大小一般为 3 ～ 20 cm（图 10-4）。当存在黄素化囊肿时，尤其是双侧均存在时，葡萄胎妊娠后患 GTN 的风险增加。

如今，很多症状和体征中已不再出现（Mangili，2008）。经 β-hCG 检测和超声检查，完全性葡萄胎得以更及时地发现和处理，常为 9 周左右。相比之下，20 世纪 90 年代其时间为 12 周，60 年代和 70 年代为 16 ～ 17 周（Drake，2006；Soto-Wright，1995；Sun，2015）。大部分患者在诊断时无症状（Joneborg，2014）。其余的病例中，阴道出血仍然是最常见的症状，β-hCG 水平通常比预期高很多。1/4 的妇女子宫大小明显大于孕周子宫，但贫血的发生率低于 10%。很少观察到妊娠剧吐、子痫前期和有症状的黄素化囊肿（Lazarus 1999；Mosher，1998；Soto-Wright，1995）。目前，这些症状主要发生于没有进行早期检查的患者中，这些患者的孕周更大，血清 β-hCG 水平明显升高。患有完全性葡萄胎的妇女血浆甲状腺素水平升高，但临床甲状腺功能亢进的情况并不常见。可能是 β-hCG 的促甲状腺激素样作用使游离甲状腺素水平升高（Hershman，2004）。

■ 部分性葡萄胎

部分性葡萄胎与完全性葡萄胎不同，主要表现为三倍体、胎儿共存及不典型的症状。部分性葡萄胎通

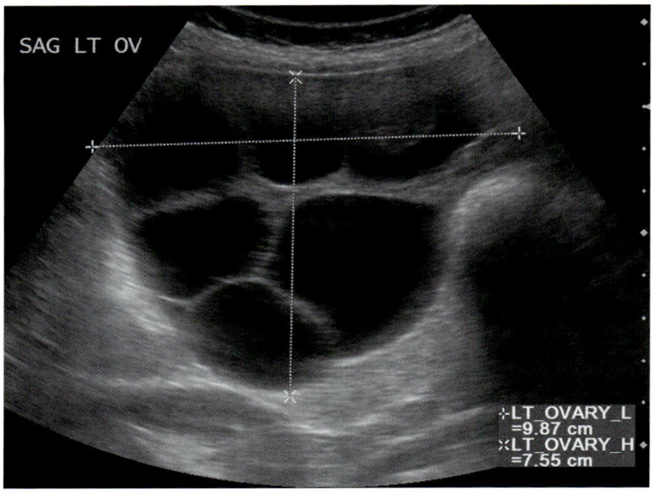

图 10-4 经阴道超声检查可见完全性葡萄胎患者的多发黄素化囊肿，其特征表现为双侧、多个单纯囊肿。

常由一条母系、二条父系起源的单倍体染色体组成三倍体核型（69，XXX；69，XXY 或者不常见的 69，XYY）（图 10-1）（Lawler，1991）。同时存在的部分性葡萄胎的胎儿是不能存活的，通常有多发畸形伴生长异常（Jauniaux，1999）。与完全性葡萄胎相比，滋养细胞增殖和间质水肿的程度有所降低。除胎盘组织外，大多数部分性葡萄胎还含有胎儿组织和羊膜。

在超声观察到胎盘异常前，部分性葡萄胎患者通常有不全流产或先兆流产的体征和症状。常见症状为阴道出血。由于滋养细胞增生轻微且局限，子宫增大超过孕周是不常见的。同样地，子痫前期、黄素化囊肿、甲状腺功能亢进或其他显著的临床特征也是罕见的（Stefos，2002）。患者的 β-hCG 水平通常比完全性葡萄胎低得多，通常不超过 100 000 mIU/ml。因此，在对刮宫标本进行组织学检查之前，有些部分性葡萄胎可能无法发现。

诊断

临床评估

完全性葡萄胎的一个重要特征是 β-hCG 水平高于孕周，部分性葡萄胎没有这么明显（Sasaki，2003）。完全性葡萄胎中滋养细胞过度增殖导致 β-hCG 水平显著升高。超声检查与血清 β-hCG 可明确诊断，大多数完全性葡萄胎在孕 10 周及有临床症状之前就可诊断（Sun，2015）。

除了 β-hCG，完全性葡萄胎患者超声检查也很有特征性，为弥漫性绒毛肿大。完全性葡萄胎患者宫内常可见多个小的无回声囊泡，胎儿组织和羊膜缺失（图 10-5）（Benson，2000）。相对而言，部分性葡萄胎的超声表现不特异，常见表现为胎盘增厚积水，伴胎儿积水（Zhou，2005）。

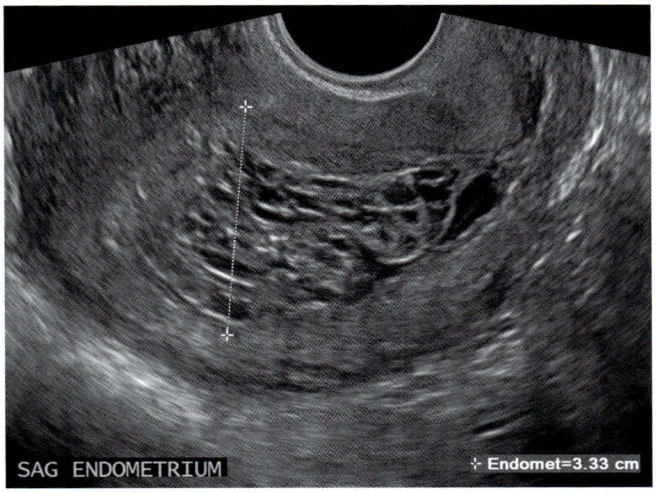

图 10-5　完全性葡萄胎患者子宫横切面超声图像：由多个胎盘囊泡形成的典型“暴风雪征”。葡萄胎组织（卡尺标注）完全填满了宫腔。

尽管这些检查很有效，但还是有诊断限制。1999 年，Lazarus 等报道，孕早期葡萄胎妊娠患者的 β-hCG 水平可能不会升高。这些研究者还发现，如果妊娠极早期或在绒毛达到其特有的囊泡形态之前进行超声检查，可能会产生假阴性诊断（只有 20% ~ 30% 的患者超声提示部分性葡萄胎）。因此，孕早期诊断可能很困难，也可能不完全清楚，可能直到核型分析提示三倍体才能明确诊断和处理。

组织病理学

在孕早期，完全性葡萄胎、部分性葡萄胎和流产伴绒毛水肿在组织学上很难区分（Fukunaga，2005；Mosher，1998）。流产伴绒毛水肿是一个单倍体卵子和一个单倍体精子结合形成受精卵但最终失败，不过因其也存在胎盘水肿，绒毛水肿，所以与葡萄胎的绒毛特征相像。大多数葡萄胎在医学上很容易辨认，当组织学不确定时，可能需要辅助检查。

辅助检查

组织病理学可以通过免疫组织化学染色和分子基因分型提高 p57 表达。*p57KIP2* 基因是一种父系印记、母系表达的核蛋白。这意味着基因产物只在含有母系来源染色体的组织中产生。因为完全性葡萄胎只含有父系基因，无法产生 *p57KIP2*，组织不能吸收这种染色（Merchant，2005）。相反，这种核蛋白在正常胎盘、自然流产伴胎盘水肿和部分性葡萄胎中可强烈表达（Castrillon，2001）。因此，*p57KIP2* 免疫染色是诊断完全性葡萄胎的有效方法。

对于都表达 *p57KIP2* 的部分性葡萄胎和流产伴绒毛水肿，可用分子基因分型区分多态性等位基因的亲本来源。它可以区分二倍体精子基因组（完全性葡萄胎）、三倍体双精子单卵子基因组（部分性葡萄胎）及二倍体双亲基因组（非葡萄胎流产）。

葡萄胎妊娠的治疗

如患者希望保留生育功能，应首选刮宫术，而无需考虑子宫大小或葡萄胎类型（American college of Obstetricians and Gynecologists，2016；Tidy，2000）。术前应充分评估已知的潜在并发症风险，如子痫前期、甲状腺功能亢进、贫血和妊娠剧吐导致的电解质消耗（Lurain，2010）。因为极少数葡萄胎可能转移到肺实质，建议大多数人术前行 X 线胸片检查。术中禁止使用前列腺素宫颈促成熟，因为此类药物可促进子宫收缩，并增加滋养细胞肺栓塞的风险（Seckl，2010）。

因为这些胎盘有粗大的血管，在排出大块组织和建立合适的静脉通路之前，应准备血液制品。在清宫开始时，应充分扩张宫颈，可使用 10 ~ 12 mm 的可塑形吸引刮匙。清宫的具体步骤详见第九章（138 页）。随着葡萄胎组织的清出，静脉注射催产素有助于减少出血。在作者的医院，用法为 20 U 催产素与 1 L 晶体液配伍，以达到子宫收缩的速度注入。在某些情况下，术中超声监测可能有助于降低子宫穿孔的风险，并有助于确认组织物完全排出。吸宫后，应再次彻底、小心地刮宫。在子宫内容物完全排出、缩宫素输注后，如果子宫仍持续出血，可给予其他促进宫缩的药物，可参照第二十九章（478 页）。在极少数情况下，可能需要盆腔动脉栓塞或子宫切除术（Tse，2007）。

在清宫过程中，部分妊娠滋养细胞可能进入盆腔血管（Hankins，1987）。葡萄胎组织比较大时，组织体积可能导致明显的呼吸功能不全、肺水肿甚至肺栓塞。对于这种情况，在我们早期的经验中，这些症状和 X 线胸片检查结果都比较明确，但没有针对性治疗方案，也并不会引起慢性疾病。不过，既往也报道过因此发生的死亡事件（Delmis，2000）。

对于某些病例，也可采用抽吸刮除术以外的其他治疗方法。保留卵巢的子宫切除术可能是已完成生育功能的妇女的首选。在 40 岁及以上的妇女中，约有 1/3 会继发 GTN，子宫切除术明显降低了 GTN 的发生率（Hanna，2010）。如果合并卵巢黄素化囊肿，也不需要干预，因为它们将在葡萄胎组织清除后退化。在极端情况下，也可以穿刺，但除非扭转导致广泛的卵巢梗死，否则不进行卵巢切除术（Mungan，1996）。

刮宫后，由于部分性葡萄胎可能存在胎儿组织，应给予 Rh D- 阴性血型的妇女注射 Rh 免疫球蛋白。然而，如果是完全性葡萄胎，不需要注射 Rh 免疫球蛋白（Fung Kee，2013）。

■ 葡萄胎妊娠后的监测

对于葡萄胎妊娠，没有明确的病理学或临床特征可预测哪些患者最终发展为 GTN。结合滋养细胞快速增殖的特性，监测血清 β-hCG 水平可用于有效监测 GTN 的发展。因此，葡萄胎妊娠后连续监测血清 β-hCG 水平是常规推荐。子宫排空后应至少每 1 ~ 2 周监测一次 β-hCG，直到检测不到为止。

β-hCG 无法检测到后，应每月监测一次达 6 个月（Sebire，2007）。然而，据报告，美国贫困及少数民族妇女明显未遵守长期监测（Allen，2003；Massad 2000）。在子宫排空后如有一次 β-hCG 水平降至检测不到，便有 99% 的概率可排除 GTN 的发生（Braga，2016）。因此，在咨询之后，一旦达到了此值，一些妇女可能会选择退出常规监测（Lavie 2005；Wolfberg，2004）。这一策略的好处之一是缩短监测时间，同时可以使妇女更快地再次备孕。然而，在 β-hCG 正常后，仍有很小的可能性诊断为 GTN。

监测期间受孕会使血清 β-hCG 水平上升，会阻碍对葡萄胎妊娠后 GTN 进展的监测（Allen，2003）。但除了使监测计划变得复杂外，这些妊娠预后很好（Tuncer，1999）。为了防止影响诊治，鼓励妇女使用有效的避孕方式直到 β-hCG 滴度低于 5 mIU/ml 或低于正常阈值。口服避孕药或注射甲羟孕酮优于低效的屏障避孕（Braga，2015；Costa，2006；Massad，2000）。在 β-hCG 水平无法检测到之前，不能使用宫内节育器避孕，因为如果是侵蚀性葡萄胎，将有子宫穿孔的风险。

■ 预防性化疗

在葡萄胎转移前进行化疗的目的主要是防止高危患者（依从性差或无法监测 β-hCG 水平的患者）发生 GTN。然而，在临床实践中，高风险完全性葡萄胎的正确分类是非常困难的，因为没有公认的风险因素组合能够准确预测 GTN 的发生。不管高风险完全性葡萄胎是如何定义的，很少有女性最终会被分到这一类。由于药物耐药性增加、GTN 治疗延迟和副作用引起死亡的风险，目前不推荐预防性化疗（American College of Obstetricians and Gynecologists，2016；Fu，2012）。因此，预防性化疗通常只在资源有限的国家使用，以可靠地监测清宫后患者的预后（Uberti，2009）。

■ 异位葡萄胎妊娠

异位妊娠滋养细胞疾病的真实发生率大约为 1.5/100 万（Gillespie，2004）。超过 90% 的疑似病例实际上是输卵管中绒毛外滋养细胞增生的过度诊断（Burton，2001；Sebire，2005b）。与所有异位妊娠一样，其基本的管理通常包括手术切除和组织病理学诊断。

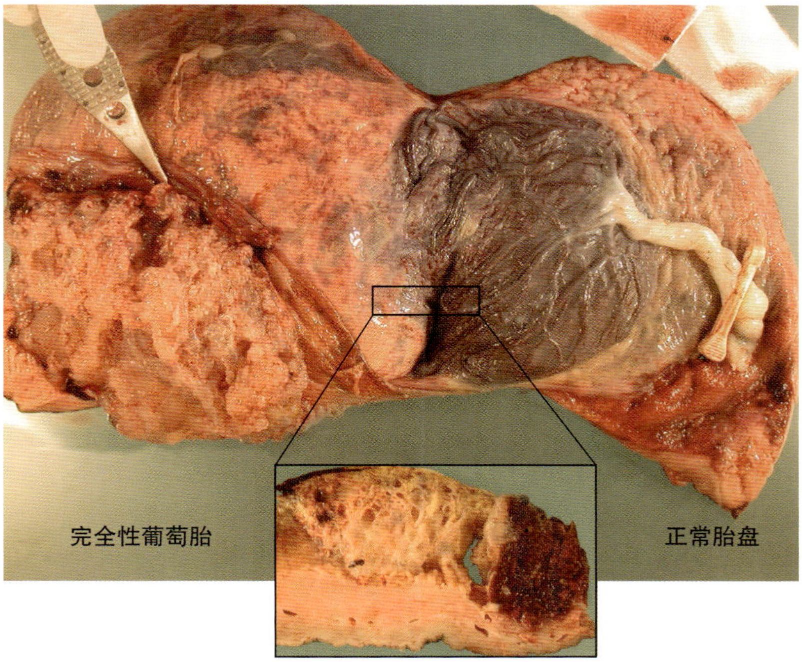

图 10-6　双胎妊娠的胎盘，由一个正常的胎儿和一个完全性葡萄胎组成。完全性葡萄胎（左）显示出特有的囊泡结构。正常双胎（右）的胎盘看起来非常正常。插图为这两者边界的横截面。(Used with permission from Drs. April Bleich and Brian Levenson. Reproduced with permission from Schorge JO：Gestational trophoblastic disease. In Hoffman BL，Schorge JO，Bradshaw KD，et al：Williams Gynecology，3rd ed. New York，McGraw-Hill Education，2016.)

■ 胎儿共存

在罕见情况下，双胎妊娠可由葡萄胎和共存的正常胎儿组成，发生率约为每 20 000 ～ 100 000 例妊娠中有 1 例（图 10-6）。在继续妊娠的患者中，正常胎儿的生存率是不同的，并且通常取决于葡萄胎成分引起的并发症。最令人担忧的是子痫前期或出血，这往往导致早产。

Sebire 等（2002b）描述了 77 例双胎妊娠的结果，每一例均为完全性葡萄胎和健康的胎儿。在这个研究中，有 24 例选择择期终止，53 例继续妊娠，23 例妊娠在不到 24 周时自然流产，2 例因重度子痫前期而终止，28 例维持至孕 24 周后，其中有 20 例活产。研究表明，完全性葡萄胎和健康双胎共存的妊娠，自然流产的风险很高，约有 40% 的活产率。如在孕早期终止妊娠，随后发生 GTN 的风险为 16%，在继续妊娠的患者中此风险没有显著增加（21%）。由于恶性肿瘤的风险随着孕周的增加而保持不变，只要控制严重的母体并发症，使胎儿生长正常，就可以继续妊娠。同时，建议对胎儿进行核型分析，以确认正常的胎儿染色体核型（Marcorelles，2005；Matsui，2000）。

妊娠滋养细胞肿瘤

妊娠滋养细胞肿瘤的病理特征为滋养细胞侵袭子宫内膜和子宫肌层。组织学分类包括常见的肿瘤，如侵袭性葡萄胎和妊娠绒毛膜癌，以及罕见的胎盘部位滋养细胞肿瘤和上皮样滋养细胞肿瘤。尽管这些组织学类型有明确的描述和特征，但是在大多数 GTN 病例中并没有病灶组织可用于病理研究。大多数 GTN 的诊断是基于 β-hCG 水平的升高，诊断后行临床处理。

GTN 通常伴随或继发于某种形式的妊娠，但有时也不能确定先前一定有妊娠。极少数情况下，GTN 在活产、自然流产或终止妊娠后发生，但绝大多数病例都发生在葡萄胎之后。15% ～ 20% 的完全性葡萄胎可继发 GTN（Golfier，2007；Wolfberg，2004）。尽管葡萄胎可以更早诊断，但此发生率没有下降（Sun，2015）。在那些发生 GTN 的妇女中，3/4 为局部侵袭性葡萄胎，其余 1/4 有转移。部分性葡萄胎清宫后继发 GTN 的可能性仅为 4% ～ 6%（Feltmate，2006；Lavie，2005），大部分是局部侵袭，转移性绒毛膜癌罕见（Cheung，2004；Seckl，2000）。

■ 组织学分类

侵袭性葡萄胎

侵袭性葡萄胎的特征是所有绒毛和伴随的滋养细胞过度生长和侵袭。这些组织可侵袭子宫肌层，甚至累及浆膜、宫旁组织或阴道穹窿（图 10-7）。这种葡萄胎具有局部侵袭性，但通常没有发展为绒毛膜癌广泛转移的明显趋势。侵袭性葡萄胎全部起源于完全性或部分性葡萄胎（Sebire，2005a）。

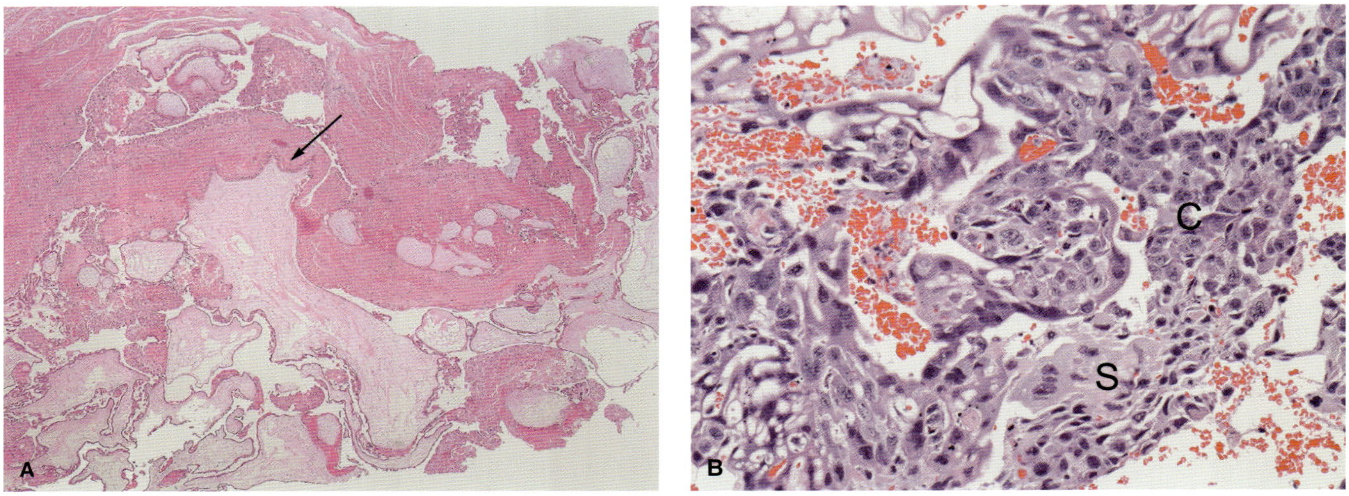

图 10-7 A. 侵袭性葡萄胎绒毛局部侵袭。箭头所示为绒毛侵袭邻近子宫肌层。(Used with permission from Dr. Ona Faye-Peterson. Reproduced with permission from Schorge JO: Gestational trophoblastic disease. In Hoffman BL, Schorge JO, Bradshaw KD, et al: Williams Gynecology, 3rd ed. New York, McGraw-Hill Education, 2016.) B. 绒癌是由细胞滋养细胞(C)与多核的合体滋养细胞(S)组成的肿瘤。绒癌是一种血管侵袭性肿瘤，典型的表现为明显出血，背景可见大量血液。(Used with permission from Dr. Kelley Carrick.)

妊娠绒毛膜癌

这种极度恶性的肿瘤由间变性细胞滋养细胞和合体滋养细胞组成，并伴有明显出血、坏死及血管侵犯(图 10-7)。然而，与葡萄胎不同，病灶组织中没有绒毛结构。妊娠绒毛膜癌(绒癌)最初侵袭子宫内膜和子宫肌层，但早期也易发生血行转移。

尽管大多数病例是在葡萄胎妊娠后清宫时发现的，但 GTN 也可发生在非葡萄胎妊娠后(较少见)。在非葡萄胎妊娠继发的妊娠绒癌病例中，约 2/3 为足月妊娠分娩，另 1/3 为自然流产或终止妊娠。即使分娩时胎盘形态正常，也有可能发生绒癌。然而，由于疾病症状、体征不明显，经常间隔几个月之后才能明确诊断绒癌。大多数患者出现子宫出血，并检测到较高的 β-hCG 水平(Lok, 2006)。因此，任何妊娠终止 6 周后出现异常出血的情况都要监测 β-hCG，以排除再次妊娠或 GTN。少数时候，无症状的女性也可能出现阳性结果，并因此诊断出 GTN(Diver, 2013)。

值得注意的是，原发性“非妊娠”绒癌卵巢细胞肿瘤虽然罕见，但也具有相同的组织学表现。这种卵巢癌的部分特征是既往无妊娠史(Lee, 2009)。

由于经常发生的诊断延迟，足月妊娠继发绒癌比非葡萄胎妊娠流产继发的绒癌死亡率高。死亡率介于 10% ~ 15% 之间(Diver, 2013; Lok, 2006; Rodabaugh, 1998; Tidy, 1995)。超过一半出现脑转移或胎盘部位滋养细胞肿瘤的患者均继发于足月妊娠(Feltmate, 2001; Newlands, 2002)。这些高风险特征也有助于解释继发于足月妊娠的绒癌预后较差的原因。

胎盘部位滋养细胞肿瘤

这种肿瘤主要起源于胎盘种植部位的中间型滋养细胞，是一种罕见的妊娠滋养细胞肿瘤类型，具有独特的特征。胎盘部位滋养细胞肿瘤可在任何类型的妊娠后发生，但在足月妊娠后最常见(Papadopoulos, 2002)。典型的症状为前次怀孕的几个月或几年后出现不规则出血(Feltmate, 2001)。胎盘部位滋养细胞肿瘤通常只侵及子宫，晚期才发生转移，并可产生低水平 β-hCG(van Trommel, 2013)。当肿瘤扩散时，其形态与妊娠绒癌相似，常见转移部位为肺、肝及阴道(Baergen, 2006)。

因为此病对化疗相对不敏感，子宫切除术是治疗非转移性胎盘部位滋养细胞肿瘤的主要方式(Papadopoulos, 2002)。

转移性胎盘部位滋养细胞肿瘤的预后比其他类型的 GTN 预后差。结果表明，积极的联合化疗是必要的。放疗也可能在某些情况下起作用。此病 10 年生存率为 70%，但伴有转移的患者预后较差(Hyman, 2013; Schmid, 2009)。

上皮样滋养细胞肿瘤

这种罕见的滋养细胞肿瘤与妊娠绒癌、胎盘部位滋养细胞肿瘤是不同的。此类疾病既往妊娠史可能间隔甚远，甚至在某些情况下，无法确认既往妊娠情况（Palmer，2008）。上皮样滋养细胞肿瘤由绒毛膜型中间型滋养细胞癌变发展而来。上皮样滋养细胞肿瘤呈结节状生长，而不是胎盘部位滋养细胞肿瘤的浸润模式（Shih 1998）。在内膜活检确诊后，首选子宫切除术，因为该病对化疗不敏感。超过 1/3 的患者会出现转移，但由于对多种化疗药物耐药，预后较差（Davis，2015；Palmer，2008）。

诊断

通过监测 β-hCG，多数 GTN 可明确诊断（表 10-3）。除了可疑胎盘部位滋养细胞肿瘤或非妊娠卵巢肿瘤，通常 GTN 也无需进行病理活检。美国大多数中心诊断 GTN 的依据是 β-hCG 值升高或 β-hCG 值持续稳定至少 3 周。但"持续稳定"的定义中尚缺乏统一标准。此外，由于担心严格的标准将导致一些患者无法严密随访，美国的诊断标准并没有欧洲严格。

当符合血清学标准时，应结合 β-hCG 水平与超声检查结果排除再次妊娠。如果延迟监测 β-hCG 水平和（或）未避孕，更应警惕再次妊娠。

评估

诊断为 GTN 的患者在治疗前要进行彻底的评估，以确定疾病的程度。最基本的评估包括盆腔检查、X 线胸片、盆腔超声或腹部 CT。最常见的转移部位为肺。虽然约有 40% 的患者会有 X 线胸片无法显示的微小转移灶，但由于这些病灶一般不影响预后，因此不需要进行胸部 CT 检查（Darby，2009）。当 X 线胸片提示肺部病灶较大时，应行胸部 CT 和脑磁共振成像。如无神经系统症状或体征，则提示中枢神经系统受累可能性小（Price，2010）。当常规检查模棱两可或无法确定转移性疾病时，正电子发射断层成像（PET）也可用于协助诊断隐匿性绒毛膜癌或 GTN 复发（Dhillon，2006；NumNum，2005）。

分期

GTN 分期基于国际妇产科联盟（FIGO）（表 10-4）的分期系统。世界卫生组织（WHO）预后评分系统又将既往治疗失败作为区分低风险与高风险的一个指标（表 10-5）。根据 WHO 的预后评分系统，大约 95% 的患者评分为 0 ～ 6 分，被认为是患病低风险人群（Sita-Lumsden，2012）。其余患者评分大于 7 分，为高风险 GTN 组。为了最准确地评估这些患者，FIGO 分期用罗马数字表示，其后用冒号与预后评分连接，例如，Stage Ⅱ：4 或 Stage Ⅳ：9（FIGO Committee on Gynecologic Oncology，2009；Petru，2009）。这一评分最能反映疾病分度（Ngan，2004）。具有高风险评分的女性对单剂化疗药物耐药可能性更高。因此，最初应采用联合化疗进行治疗。一般而言，Ⅰ期患者预后评分数值高的可能性不大，Ⅳ期患者预后评分一般都较高。诊断为 FIGO Ⅰ、Ⅱ或Ⅲ期

表 10-3　妊娠滋养细胞肿瘤的 FIGO 诊断标准

β-hCG 测定 4 次呈平台状态，并持续 3 周或更长时间（即 1、7、14、21 日）
β-hCG 测定 3 次上升，并持续 2 周或更长时间（即 1、7、14 日）
β-hCG 持续升高 6 个月或更长时间
绒癌的组织学诊断

β-hCG，β- 人绒毛膜促性腺激素；FIGO，国际妇产科联盟。
Data from FIGO Oncology Committee，2002.

表 10-4　FIGO 解剖学分期

分期	特点
Ⅰ期	病变局限于子宫
Ⅱ期	病变扩散，但仍局限于生殖器官（附件、阴道、阔韧带）
Ⅲ期	病变转移至肺，有或无生殖系统病变
Ⅳ期	所有其他转移

FIGO，国际妇产科联盟；GTN，妊娠滋养细胞肿瘤。
From FIGO Committee on Gynecologic，2009.

第十章

表 10-5 改进的 WHO 预后评分系统（FIGO 创建）

评分	0	1	2	4
年龄（岁）	< 40	≥ 40	—	—
前次妊娠	葡萄胎	流产	足月产	—
距前次妊娠时间（日）	< 4	4 ~ 6	7 ~ 12	> 12
治疗前血清 β-hCG（mIU/ml）	$< 10^3$	$10^3 \sim 10^4$	$10^4 \sim 10^5$	$\geq 10^5$
最大肿瘤大小（包括子宫）	< 3 cm	3 ~ 4 cm	≥ 5 cm	—
转移部位	—	脾、肾	胃肠道	肝、脑
转移病灶数目	—	1 ~ 4	5 ~ 8	> 8
先前失败化疗	—	—	1	≥ 2

低风险，WHO 评分为 0 ~ 6；高风险，WHO 评为≥ 7。
FIGO，国际妇产科联盟。
From FIGO Committee on Gynecologic，2009.

GTN 的妇女生存率接近 100%（Lurain，2010）。

无转移性疾病

完全性葡萄胎引起的侵袭性葡萄胎为最常见的无转移性 GTN，胎盘部位滋养细胞肿瘤和上皮样滋养细胞肿瘤无转移并不常见。局部侵袭性滋养细胞肿瘤可穿透子宫肌层并导致腹腔内出血（Mackenzie，1993）。另外，肿瘤侵蚀进入子宫血管可引起阴道出血，或肿瘤可累及子宫壁，并继发感染。尽管有这些可能的表现，但所有类型的无转移性滋养细胞肿瘤预后都很好。

转移性疾病

来源于完全性葡萄胎的绒毛膜癌为常见的转移性 GTN。在完全性葡萄胎中，3% ~ 4% 的葡萄胎在清宫后可发展为转移性绒毛膜癌，而其他类型的葡萄胎或非葡萄胎妊娠继发绒毛膜癌的可能性很低。绒毛膜癌具有远距离转移的特征，对于育龄期妇女，任何原发病灶不明的转移性疾病都应考虑到绒毛膜癌（Tidy，1995）。一般情况下，此类疾病常见表现为 X 线胸片提示大片肺部阴影。在这种情况下，活检可能较为困难，但应监测 β-hCG 水平，也许就能确诊。一旦诊断为绒毛膜癌，就必须进行化疗。

罹患绒癌的很多患者可能没有症状，但转移性 GTN 易侵袭血管，可有自发性出血或在活检过程中发生严重出血。最常见的转移部位为肺（80%）、阴道（30%）、盆腔（20%）、肝（10%）和脑（10%）（图 10-8）。肺转移患者 X 线胸片常可发现病变，但

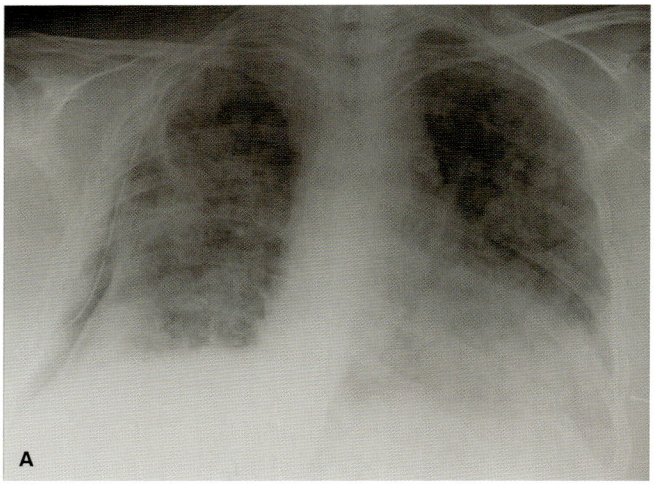

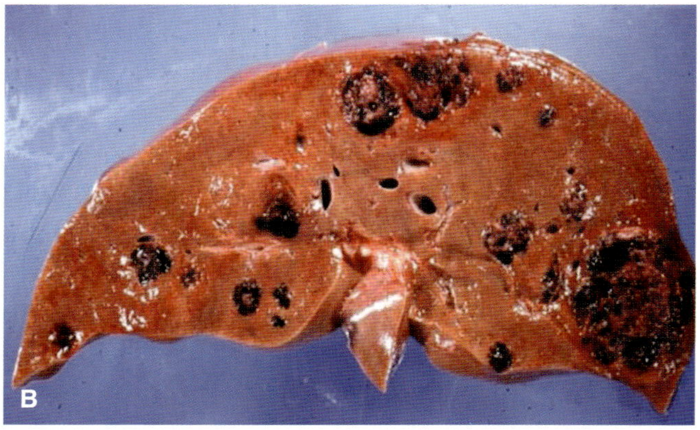

图 10-8 妊娠滋养细胞肿瘤转移的常见部位。A. X 线胸片显示广泛的转移病灶。B. 尸检标本显示伴有出血的多发肝转移。（Used with permission from Dr. Michael G. Connor. Reproduced with permission from Cunningham FG，Leveno KJ，Bloom SL，et al (eds)：Gestational trophoblastic disease. In Williams Obstetrics，24th ed. New York，McGraw-Hill Education，2014.）

很少出现咳嗽、呼吸困难、咯血、胸痛或肺动脉高压症状（Seckl，1991）。肝或脑受累几乎只发生在非葡萄胎妊娠和未早期诊断的患者身上（Newlands，2002；Savage，2015）。这些患者可能出现相关的出血症状。事实上，所有肝或脑转移的患者一般有肺或阴道受累或两者兼有。月经过多是单纯阴道转移的常见症状。由于存在大量失血的风险，在尝试切除患者的任何转移病灶时，要非常小心。如有其他有效治疗方式，应尽可能避免手术切除。

■ 治疗

手术

大多数诊断为 GTN 的患者都有局限于宫腔的持续存在的肿瘤，主要治疗方式为化疗。为了避免子宫穿孔、出血、感染、宫腔粘连和麻醉并发症，通常不重复扩宫和刮宫（American college of Obstetricians and Gynecologists，2016）。在美国，只有患者持续性子宫出血和有大量残留的葡萄胎组织，才会进行二次清宫。在欧洲，二次清宫的指征更为严苛。按照这种做法，需要进一步治疗的患者数量和疗程显著减少（Pezeski，2004；van Trommel，2005）。即使是依从性差的患者，单次化疗的效果都比二次清宫后再监测要好（Allen，2003；Massad，2000）。

子宫切除术在治疗 GTN 中可能起到多种作用。首先，它主要针对胎盘部位滋养细胞肿瘤、上皮样滋养细胞肿瘤或化疗耐药的其他类型 GTN。严重的不可控制的阴道或腹腔内出血也可能需要急诊子宫切除术（Chao，2002；Clark，2010）。由于这些情况都比较危重，大多数接受子宫切除术的妇女预后风险评分更高、病理类型更为特殊、死亡率也更高（Pisal，2002）。最后一点，对于低风险 GTN，辅助性子宫切除术可减少化疗总剂量。对于病灶明显局限于子宫内且不要求保留生育能力的患者，可以使用此方式（Suzuka，2001）。然而，子宫切除术后 GTN 持续存在的风险仍约为 3% ～ 5%，因此，术后应持续监测患者情况（American college of Obstetricians and Gynecologists，2016）。

在化疗结束后达到临床缓解的 GTN 患者中，有 10% ～ 20% 的患者可能仍存在残余肺转移灶。与 X 线胸片或 CT 扫描正常的患者相比，这些患者复发风险似乎没有增加。因此，除非不能缓解，否则通常不需要开胸手术（Powles，2006）。

低风险 GTN 患者的化疗

甲氨蝶呤。大多数发生 GTN 的葡萄胎患者化疗耐药的风险较低（评分 0 ～ 6）（Seckl，2010）。单药甲氨蝶呤是最常见的化疗药物，完全反应率为 67% ～ 81%，其中两种最常见的肌内注射甲氨蝶呤的方案在下一段中描述。尽管同被归类为低风险，但评分最低（0 ～ 1）的患者治愈率最高，而得分为 5 ～ 6 的患者治愈率相对较低（Sita-Lumsden，2012）。WHO 评分为 6 分的患者有效率偏低（30% 以下），因此建议至少应进行基本的联合化疗（Taylor，2013）。总的来说，19% ～ 33% 的人群为甲氨蝶呤耐药，需要改用其他药物（具体随后描述）。

妇科肿瘤学组（GOG）针对甲氨蝶呤进行了一项前瞻性队列研究（方案 79）。每周给药，剂量递增，最终在保证毒性较小的情况下，确定甲氨蝶呤最大剂量为 50 mg/m^2（Homesley，1988，1990）。按照该方案每周给药一次，直到 β-hCG 水平无法检出后再持续给药 2 ～ 3 周（Lybol，2012）。较低剂量，如 40 mg/m^2，甚至 30 mg/m^2，也可能有类似的效果。

Charing Cross 医院和 Sheffield 大学的研究人员的 8 天交替方案为：第 1 天、第 3 天、第 5 天和第 7 天使用 50 mg 甲氨蝶呤，第 2 天、第 4 天、第 6 天和第 8 天口服 7.5 ～ 15 mg 的四氢叶酸，每 2 周重复一次（Taylor，2013）。四氢叶酸具有相当于叶酸的活性，可减轻甲氨蝶呤的毒性。

甲氨蝶呤是一种抑制 DNA 合成的叶酸拮抗剂。最常见的副作用为消化道反应，其他的副作用，如胸膜炎，在使用低剂量甲氨蝶呤的患者中发生率为 1/4。心包炎、腹膜炎和肺炎很少发生（Sharma，1999）。与常规的每周疗法相比，尽管 8 天交替疗法中用了四氢叶酸"解毒"，但毒性作用发生得更频繁。

放线菌素 D。虽然其疗效更好，但由于其毒性问题，放线菌素 D 在低风险人群的初始治疗中并不常用（Alazzam，2012；Yarandi，2008）。同时由于低风险人群的生存率高，大多数临床医生通常首先尝试毒性最小的甲氨蝶呤。

对初始单药化疗无反应的患者，β-hCG 水平未能持续降低时应该使用改进的预后评分系统重新计算评分。大多数妇女仍为低风险，但应改为单药二线治疗方案。甲氨蝶呤耐药的患者通常对放线菌素 D 的反应良好（Chapman Davis，2012；Chen，2004）。在针对 38 例甲氨蝶呤耐药的 GTN 患者的二阶段试验（方案 176）中，GOG 公布动脉注射放线菌素 D 的成功率达 74%（Covens，2006）。依托泊苷在这种情况下不太常用，但也是有效的（Mangili，1996）。最初使用放线菌素 D 治疗的患者，即使发展为耐药性 GTN，仍然可以通过放线菌素 D 的 5 天疗程成功治愈（Kohorn，2002）。单药甲氨蝶呤或依托泊苷在这些情况下也通常有效（Matsui，2005）。

高风险 GTN 患者的化疗

约 5% 的 GTN 患者为高风险人群。这些患者极有可能对单药化疗产生耐药性（Seckl，2010）。依托泊苷、甲氨蝶呤和放线菌素 D，以及替换使用的环磷酰胺和长春新碱（EMA/CO）是治疗高风险 GTN 的一种耐受性好、疗效高的方案，也被认为是首选的治疗方法。1997 年，Charling Cross 医院的 Bower 等报告称，在 272 名女性中，该方案的完全缓解可达 78%。其他人也报告了类似的反应率（Escobar，2003；Lu，2008）。即使患者既往甲氨蝶呤和（或）放线菌素 D 治疗失败，其有效率都是可观的。

高危患者的总生存率为 86% ~ 92%，大约 1/4 的患者为顽固性 GTN 或 EMA/CO 化疗后复发（Bower，1997；Escobar，2003；Lu，2008；Lurain，2010）。二线治疗通常包括铂类化疗及手术治疗（Alazzam，2012）。在 2000 年，Charling Cross 医院的 Newlands 等报道，让 34 名患者化疗时使用依托泊苷和顺铂（EMA/EP）替代环磷酰胺和长春新碱，生存率达 88%。在对 EMA/CO 耐药的患者中，紫杉醇（taxol）和铂类或依托泊苷（TP/TE）的疗效与 EMA/EP 差不多，且其毒性反应更小（Patel，2010；Wang，2008）。博来霉素、依托泊苷和顺铂（BEP）也是一种有效的治疗方案（Lurain，2005；Patel，2010）。

尽管采用了标准的联合治疗，但此类高风险患者肿瘤溶解相关的出血和疾病进展可能性大，仍有早期死亡的风险（Bolze，2015）。使用低剂量的依托泊苷和顺铂作为联合诱导方案，而不是直接使用 EMA/CO，可降低死亡风险至 1/10（Alifranigis，2013）。

脑转移

总体而言，葡萄胎妊娠继发 GTN 脑转移的发生率极低，但非葡萄胎绒毛膜癌患者脑转移风险为 20%（Savage，2015）。脑转移患者可能出现癫痫、头痛或偏瘫（Newlands，2002）。有时患者没有认识到这些症状的意义，最终导致延迟诊断或者死亡。在这种情况下，紧急开颅手术可以减轻病情（Savage，2015）。在经验丰富的医疗机构，几乎所有与 GTN 相关的死亡病例均为风险评分为 12 分或以上的Ⅳ期患者（Neubauer，2015）。幸运的是，如果在诊断后的两周内没有出现神经系统症状恶化，脑转移患者的治愈率很高。有创的治疗手段如化疗、手术和放疗仍存在争议（American college of Obstetricians and Gynecologists，2016）。

治疗后监测

低危 GTN 患者的监测包括每周测量一次 β-hCG，直到连续 3 周检测为阴性为止。随后是每月一次，直到 12 个月。由于晚期复发的风险更大，高风险患者应随访 24 个月。鼓励患者在整个监测期间使用如前所述的有效避孕措施。

后续妊娠结局

虽然患者在 GTN 治愈后可正常生育，但一些证据表明，化疗结束后 6 个月内妊娠的妇女中，不良母体妊娠结局和自然流产发生率更高（Braga，2009）。完全性或部分性葡萄胎患者在随后的妊娠中再次发生葡萄胎的风险约为 1%（Garrett，2008）。大多数葡萄胎与前一次葡萄胎类型相同（Sebire，2003）。接受化疗后 12 个月内妊娠的 GTN 患者也可获得良好妊娠结局，但最安全的选择仍然是推迟 1 年再妊娠（Williams，2014）。接受 EMA/CO 化疗的 GTN 患者的妊娠率及妊娠结局均不错（Lok，2003）。除甲氨蝶呤外，所有细胞毒性化疗药物都会增加早绝经的风险（Savage，2015）。

β-hCG 假阳性

偶尔的情况下，血清 β-hCG 持续轻度升高，医生错误地给予细胞毒性化疗药物或实施子宫切除术甚至两者兼有，但事实上，此时真实的 β-hCG 水平为阴性，而且也没有滋养细胞肿瘤病灶（Cole，1998；Rotmensch，2000）。此种“幽灵般”β-hCG 的假阳性结果是由于血清中存在嗜异性抗体干扰了 β-hCG 免疫测定（American college of Obstetricians and Gynecologists，2016）。

有几种方法可以明确诊断。第一种方法：尿妊娠试验。此类嗜异性抗体无法经肾过滤排泄，因此，尿妊娠试验将显示 β-hCG 的真实阴性结果。但重要的一点是，如采用此种方法排除滋养细胞疾病，血清 β-hCG 水平必须显著高于尿液检测的阈值。第二种方法：对血清样品进行连续稀释。如果是真实的 β-hCG，其水平将出现等比例下降。然而假阴性

β-hCG 的测量值将保持不变。第三种方法：如果怀疑存在 β-hCG 假阳性，可以添加某类特异试剂阻断嗜异性抗体。最后一种方法：如换用另外一种 β-hCG 测定试验得到的 β-hCG 为阴性，也证明此为假阳性（Cole，1998；Rotmensch，2000）。

■ 静止性妊娠滋养细胞疾病

如果查体或影像学检查没有发现肿瘤，而 β-hCG 持续性轻度升高（通常 β-hCG ≤ 50 mIU/ml），那么此类患者可能患有潜伏的癌前病变（Khanlian，2003）。但同样也要排除 β-hCG 为假阳性。低水平 β-hCG 可能持续数月或数年。化疗和手术通常无效。激素类避孕药可能有助于将滴度降低到不可检出的水平，但因为有发展为转移性 GTN 的可能性，仍应密切随访（Khanian，2003；Kohorn，2002；Palmieri，2007）。

（任　珂，译　原鹏波，校）

参考文献

Alazzam M, Tidy J, Hancock BW, et al: First-line chemotherapy in low risk gestational trophoblastic neoplasia. Cochrane Database Syst Rev 7:CD007102, 2012

Alifrangis C, Agarwal R, Short D, et al: EMA/CO for high-risk gestational trophoblastic neoplasia: good outcomes with induction low-dose etoposide-cisplatin and genetic analysis. J Clin Oncol 31(2):280, 2013

Allen JE, King MR, Farrar DF, et al: Postmolar surveillance at a trophoblastic disease center that serves indigent women. Am J Obstet Gynecol 188:1151, 2003

Altman AD, Bentley B, Murray S, et al: Maternal age-related rates of gestational trophoblastic disease. Obstet Gynecol 112:244, 2008

American College of Obstetricians and Gynecologists: Diagnosis and treatment of gestational trophoblastic disease. Practice Bulletin No. 53, June 2004, Reaffirmed 2016

Baergen RN, Rutgers JL, Young RH, et al: Placental site trophoblastic tumor: a study of 55 cases and review of the literature emphasizing factors of prognostic significance. Gynecol Oncol 100:511, 2006

Benson CB, Genest DR, Bernstein MR, et al: Sonographic appearance of first trimester complete hydatidiform moles. Ultrasound Obstet Gynecol 16:188, 2000

Berkowitz RS, Bernstein MR, Harlow BL, et al: Case-control study of risk factors for partial molar pregnancy. Am J Obstet Gynecol 173:788, 1995

Berkowitz RS, Cramer DW, Bernstein MR, et al: Risk factors for complete molar pregnancy from a case-control study. Am J Obstet Gynecol 152:1016, 1985

Berkowitz RS, Im SS, Bernstein MR, et al: Gestational trophoblastic disease: subsequent pregnancy outcome, including repeat molar pregnancy. J Reprod Med 43:81, 1998

Bolze PA, Riedl C, Massardier J, et al: Mortality of gestational trophoblastic neoplasia with a FIGO score of 13 and higher. Am J Obstet Gynecol 214(3):390.e1, 2015

Bower M, Newlands ES, Holden L, et al: EMA/CO for high-risk gestational trophoblastic tumors: results from a cohort of 272 patients. J Clin Oncol 15:2636, 1997

Braga A, Maesta I, Matos M, et al: Gestational trophoblastic neoplasia after spontaneous human chorionic gonadotropin normalization following molar pregnancy evacuation. Gynecol Oncol 139(2):283, 2015

Braga A, Maesta I, Michelin OC, et al: Maternal and perinatal outcomes of first pregnancy after chemotherapy for gestational trophoblastic neoplasia in Brazilian women. Gynecol Oncol 112:568, 2009

Braga A, Maesta I, Short D, et al: Hormonal contraceptive use before hCG remission does not increase the risk of gestational trophoblastic neoplasia following complete hydatidiform mole: a historical database review. BJOG 123(8):1330, 2016

Burton JL, Lidbury EA, Gillespie AM, et al: Overdiagnosis of hydatidiform mole in early tubal ectopic pregnancy. Histopathology 38:409, 2001

Cakmak B, Toprak M, Nacar MC, et al: Incidence of gestational trophoblastic disease in Tokat province, Turkey. J Turk Ger Gynecol Assoc 15(1):22, 2014

Castrillon DH, Sun D, Weremowicz S, et al: Discrimination of complete hydatidiform mole from its mimics by immunohistochemistry of the paternally imprinted gene product p57KIP2. Am J Surg Pathol 25:1225, 2001

Chao A, Lin CT, Chang TC, et al: Choriocarcinoma with diffuse intra-abdominal abscess and disseminated intravascular coagulation: a case report. J Reprod Med 47:689, 2002

Chapman-Davis E, Hoekstra AV, Rademaker AW, et al: Treatment of nonmetastatic and metastatic low-risk gestational trophoblastic neoplasia: factors associated with resistance to single-agent methotrexate chemotherapy. Gynecol Oncol 125(3):572, 2012

Chen LM, Lengyel ER, Bethan PC: Single-agent pulse dactinomycin has only modest activity for methotrexate-resistant gestational trophoblastic neoplasia. Gynecol Oncol 94:204, 2004

Cheung AN, Khoo US, Lai CY, et al: Metastatic trophoblastic disease after an initial diagnosis of partial hydatidiform mole: genotyping and chromosome in situ hybridization analysis. Cancer 100:1411, 2004

Clark RM, Nevadunsky NS, Ghosh S, et al: The evolving role of hysterectomy in gestational trophoblastic neoplasia at the New England Trophoblastic Disease Center. J Reprod Med 5:194, 2010

Cole LA: Phantom hCG and phantom choriocarcinoma. Gynecol Oncol 71:325, 1998

Costa HL, Doyle P: Influence of oral contraceptives in the development of post-molar trophoblastic neoplasia—a systematic review. Gynecol Oncol 100:579, 2006

Covens A, Filiaci VL, Burger RA, et al: Phase II trial of pulse dactinomycin as salvage therapy for failed low-risk gestational trophoblastic neoplasia: a Gynecologic Oncology Group study. Cancer 107(6):1280, 2006

Cunningham FG, Leveno KJ, Bloom SL, et al (eds): Gestational trophoblastic disease. In Williams Obstetrics, 24th ed. New York, McGraw-Hill Education, 2014

Darby S, Jolley I, Pennington S: Does chest CT matter in the staging of GTN? Gynecol Oncol 112:155, 2009

Davis MR, Howitt BE, Quade BJ, et al: Epithelioid trophoblastic tumor: a single institution case series at the New England Trophoblastic Disease Center. Gynecol Oncol 137(3):456, 2015

Delmis J, Pfeifer D, Ivanisecvic M, et al: Sudden death from trophoblastic embolism in pregnancy. Eur J Obstet Gynecol Reprod Biol 92:225, 2000

Dhillon T, Palmieri C, Sebire NJ, et al: Value of whole body ^{18}FDG-PET to identify the active site of gestational trophoblastic neoplasia. J Reprod Med 51:979, 2006

Diver E, May T, Vargas R, et al: Changes in clinical presentation of postterm choriocarcinoma at the New England Trophoblastic Disease Center in recent years. Gynecol Oncol 130(3):483, 2013

Drake RD, Rao GG, McIntire DD, et al: Gestational trophoblastic disease among Hispanic women: a 21-year hospital-based study. Gynecol Oncol 103(1):81, 2006

Escobar PF, Lurain JR, Singh DK, et al: Treatment of high-risk gestational trophoblastic neoplasia with etoposide, methotrexate, actinomycin D, cyclophosphamide, and vincristine chemotherapy. Gynecol Oncol 91:552, 2003

Fallahian M: Familial gestational trophoblastic disease. Placenta 24:797, 2003

Fan JB, Surti U, Taillon-Miller P, et al: Paternal origins of complete hydatidiform moles proven by whole genome single-nucleotide polymorphism haplotyping. Genomics 79:58, 2002

Feltmate CM, Genest DR, Wise L, et al: Placental site trophoblastic tumor: a 17-year experience at the New England Trophoblastic Disease Center. Gynecol Oncol 82:415, 2001

Feltmate CM, Growdon WB, Wolfberg AJ, et al: Clinical characteristics of persistent gestational trophoblastic neoplasia after partial hydatidiform molar pregnancy. J Reprod Med 51:902, 2006

FIGO Committee on Gynecologic Oncology: Current FIGO staging for cancer of the vagina, fallopian tube, ovary, and gestational trophoblastic neoplasia. Int J Gynaecol Obstet 105:3, 2009

FIGO Oncology Committee: FIGO staging for gestational trophoblastic neoplasia 2000. Int J Gynaecol Obstet 77:285, 2002

Fu J, Fang F, Xie L, et al: Prophylactic chemotherapy for hydatidiform mole to prevent gestational trophoblastic neoplasia. Cochrane Database Syst Rev 10:CD007289, 2012

Fukunaga M, Katabuchi H, Nagasaka T, et al: Interobserver and intraobserver variability in the diagnosis of hydatidiform mole. Am J Surg Pathol 29:942,

2005
Fung Kee FK, Eason E, Crane J, et al: Prevention of Rh alloimmunization. J Obstet Gynaecol Can 25:765, 2003
Garrett LA, Garner EI, Feltmate CM, et al: Subsequent pregnancy outcomes in patients with molar pregnancy and persistent gestational trophoblastic neoplasia. J Reprod Med 53(7):481, 2008
Gillespie AM, Lidbury EA, Tidy JA, et al: The clinical presentation, treatment, and outcome of patients diagnosed with possible ectopic molar gestation. Int J Gynecol Cancer 14:366, 2004
Gleeson NC, Finan MA, Fiorica JV, et al: Nonmetastatic gestational trophoblastic disease: weekly methotrexate compared with 8-day methotrexate-folinic acid. Eur J Gynaecol Oncol 14:461, 1993
Golfier F, Raudrant D, Frappart L, et al: First epidemiological data from the French Trophoblastic Disease Reference Center. Am J Obstet Gynecol 196:172.e1, 2007
Hankins GD, Wendel GD, Snyder RR, et al: Trophoblastic embolization during molar evacuation: central hemodynamic observations. Obstet Gynecol 63:368, 1987
Hanna RK, Soper JT: The role of surgery and radiation therapy in the management of gestational trophoblastic disease. Oncologist 15(6):593, 2010
Hershman JM: Physiological and pathological aspects of the effect of human chorionic gonadotropin on the thyroid. Best Pract Res Clin Endocrinol Metab 18:249, 2004
Homesley HD, Blessing JA, Rettenmaier M, et al: Weekly intramuscular methotrexate for nonmetastatic gestational trophoblastic disease. Obstet Gynecol 72:413, 1988
Homesley HD, Blessing JA, Schlaerth J, et al: Rapid escalation of weekly intramuscular methotrexate for nonmetastatic gestational trophoblastic disease: a Gynecologic Oncology Group study. Gynecol Oncol 39:305, 1990
Hyman DM, Bakios L, Gualtiere G, et al: Placental site trophoblastic tumor: analysis of presentation, treatment, and outcome. Gynecol Oncol 129(1):58, 2013
Jauniaux E: Partial moles: from postnatal to prenatal diagnosis. Placenta 20: 379, 1999
Johns J, Greenwold N, Buckley S, et al: A prospective study of ultrasound screening for molar pregnancies in missed miscarriages. Ultrasound Obstet Gynecol 25:493, 2005
Joneborg U, Eloranta S, Johansson AL, et al: Hydatidiform mole and subsequent pregnancy outcome: a population-based cohort study. Am J Obstet Gynecol 211(6):681.e1, 2014
Kajii T, Ohama K: Androgenetic origin of hydatidiform mole. Nature 268: 633, 1977
Kerkmeijer LG, Wielsma S, Massuger LF, et al: Recurrent gestational trophoblastic disease after hCG normalization following hydatidiform mole in The Netherlands. Gynecol Oncol 106:142, 2007
Khanlian SA, Smith HO, Cole LA: Persistent low levels of human chorionic gonadotropin: a premalignant gestational trophoblastic disease. Am J Obstet Gynecol 188:1254, 2003
Kim SJ, Lee C, Kwon SY, et al: Studying changes in the incidence, diagnosis and management of GTD: the South Korean model. J Reprod Med 49:643, 2004
Kohorn EI: Persistent low-level "real" human chorionic gonadotropin: a clinical challenge and a therapeutic dilemma. Gynecol Oncol 85:315, 2002
Kurman RJ, Carcangiu ML, Herrington CS, et al (eds): WHO Classification of Tumours of Female Reproductive Organs, 4th ed. Lyon, International Agency for Research on Cancer, 2014
Lage JM, Mark SD, Roberts DJ, et al: A flow cytometric study of 137 fresh hydropic placentas: correlation between types of hydatidiform moles and nuclear DNA ploidy. Obstet Gynecol 79:403, 1992
La Vecchia C, Parazzini F, Decarli A, et al: Age of parents and risk of gestational trophoblastic disease. J Natl Cancer Inst 73:639, 1984
Lavie I, Rao GG, Castrillon DH, et al: Duration of human chorionic gonadotropin surveillance for partial hydatidiform moles. Am J Obstet Gynecol 192:1362, 2005
Lawler SD, Fisher RA: Genetic studies in hydatidiform mole with clinical correlations. Placenta 8:77, 1987
Lawler SD, Fisher RA, Dent J: A prospective genetic study of complete and partial hydatidiform moles. Am J Obstet Gynecol 164:1270, 1991
Lazarus E, Hulka C, Siewert B, et al: Sonographic appearance of early complete molar pregnancies. J Ultrasound Med 18:589, 1999
Lee KH, Lee IH, Kim BG, et al: Clinicopathologic characteristics of malignant germ cell tumors in the ovaries of Korean women: a Korean Gynecologic Oncology Group Study. Int J Gynecol Cancer 19:84, 2009
Lindholm H, Flam F: The diagnosis of molar pregnancy by sonography and gross morphology. Acta Obstet Gynecol Scand 78:6, 1999
Lok CA, Ansink AC, Grootfaam D, et al: Treatment and prognosis of post term choriocarcinoma in The Netherlands. Gynecol Oncol 103:698, 2006
Lok CA, van der Houwen C, ten Kate-Booji MJ, et al: Pregnancy after EMA/CO for gestational trophoblastic disease: a report from The Netherlands. BJOG 110:560, 2003
Loukovaara M, Pukkala E, Lehtovirta P, et al: Epidemiology of hydatidiform mole in Finland, 1975 to 2001. Eur J Gynaecol Oncol 26:207, 2005
Lu WG, Ye F, Shen YM, et al: EMA-CO chemotherapy for high-risk gestational trophoblastic neoplasia: a clinical analysis of 54 patients. Int J Gynecol Cancer 18:357, 2008
Lurain JR, Nejad B: Secondary chemotherapy for high-risk gestational trophoblastic neoplasia. Gynecol Oncol 97:618, 2005
Lurain JR, Singh DK, Schink JC: Management of metastatic high-risk gestational trophoblastic neoplasia: FIGO stage II-IV: risk factor score > or = 7. J Reprod Med 55:199, 2010
Lybol C, Thomas CM, Bulten J, et al: Increase in the incidence of gestational trophoblastic disease in The Netherlands. Gynecol Oncol 121(2):334, 2011
Mackenzie F, Mathers A, Kennedy J: Invasive hydatidiform mole presenting as an acute primary haemoperitoneum. BJOG 100:953, 1993
Maesta I, Berkowitz RS, Goldstein DP, et al: Relationship between race and clinical characteristics, extent of disease, and response to chemotherapy in patients with low-risk gestational trophoblastic neoplasia. Gynecol Oncol 138(1):50, 2015
Mangili G, Garavaglia E, Cavoretto P, et al: Clinical presentation of hydatidiform mole in northern Italy: has it changed in the last 20 years? Am J Obstet Gynecol 2008 198(3):302.e1, 2008
Mangili G, Garavaglia E, Frigerio L, et al: Management of low-risk gestational trophoblastic tumors with etoposide (VP16) in patients resistant to methotrexate. Gynecol Oncol 61:218, 1996
Marcorelles P, Audrezet MP, Le Bris MJ, et al: Diagnosis and outcome of complete hydatidiform mole coexisting with a live twin fetus. Eur J Obstet Gynecol Reprod Biol 118:21, 2005
Massad LS, Abu-Rustum NR, Lee SS, et al: Poor compliance with postmolar surveillance and treatment protocols by indigent women. Obstet Gynecol 96: 940, 2000
Matsui H, Sekiya S, Hando T, et al: Hydatidiform mole coexistent with a twin live fetus: a national collaborative study in Japan. Hum Reprod 15:608, 2000
Matsui H, Suzuka K, Yamazawa K, et al: Relapse rate of patients with low-risk gestational trophoblastic tumor initially treated with single-agent chemotherapy. Gynecol Oncol 96:616, 2005
Merchant SH, Amin MB, Viswanatha DS, et al: p57KIP2 immunohistochemistry in early molar pregnancies: emphasis on its complementary role in the differential diagnosis of hydropic abortuses. Hum Pathol 36:180, 2005
Montz FJ, Schlaerth JB, Morrow CP: The natural history of theca lutein cysts. Obstet Gynecol 72:247, 1988
Moodley M, Tunkyi K, Moodley J: Gestational trophoblastic syndrome: an audit of 112 patients. A South African experience. Int J Gynecol Cancer 13:234, 2003
Mosher R, Goldstein DP, Berkowitz R, et al: Complete hydatidiform mole: comparison of clinicopathologic features, current and past. J Reprod Med 43:21, 1998
Mungan T, Kuscu E, Dabakoglu T, et al: Hydatidiform mole: clinical analysis of 310 patients. Int J Gynaecol Obstet 52:233, 1996
Neubauer NL, Strohl AE, Schink JC, et al: Fatal gestational trophoblastic neoplasia: an analysis of treatment failures at the Brewer Trophoblastic Disease Center from 1979-2012 compared to 1962-1978. Gynecol Oncol 138:339, 2015
Newlands ES, Holden L, Seckl MJ, et al: Management of brain metastases in patients with high-risk gestational trophoblastic tumors. J Reprod Med 47:465, 2002
Newlands ES, Mulholland PJ, Holden L, et al: Etoposide and cisplatin/etoposide, methotrexate, and actinomycin D (EMA) chemotherapy for patients with high-risk gestational trophoblastic tumors refractory to EMA/cyclophosphamide and vincristine chemotherapy and patients presenting with metastatic placental site trophoblastic tumors. J Clin Oncol 18:854, 2000
Ngan HY: The practicability of FIGO 2000 staging for gestational trophoblastic neoplasia. Int J Gynecol Cancer 14:202, 2004
Numnum TM, Leath CA III, Straughn JM Jr, et al: Occult choriocarcinoma discovered by positron emission tomography/computed tomography imaging following a successful pregnancy. Gynecol Oncol 97:713, 2005
Palmer JE, Macdonald M, Wells M, et al: Epithelioid trophoblastic tumor: a review of the literature. J Reprod Med 53:465, 2008
Palmer JR, Driscoll SG, Rosenberg L, et al: Oral contraceptive use and risk of gestational trophoblastic tumors. J Natl Cancer Inst 91:635, 1999
Palmieri C, Dhillon T, Fisher RA, et al: Management and outcome of healthy women with a persistently elevated beta-hCG. Gynecol Oncol 106:35, 2007
Papadopoulos AJ, Foskett M, Seckl MJ, et al: Twenty-five years' clinical experience with placental site trophoblastic tumors. J Reprod Med 47:460, 2002
Parazzini F, Cipriani S, Mangili G, et al: Oral contraceptives and risk of gestational trophoblastic disease. Contraception 65:425, 2002
Parazzini F, La Vecchia C, Mangili G, et al: Dietary factors and risk of tropho-

blastic disease. Am J Obstet Gynecol 158:93, 1988
Parazzini F, La Vecchia C, Pampallona S: Parental age and risk of complete and partial hydatidiform mole. BJOG 93:582, 1986
Parazzini F, Mangili G, La Vecchia C, et al: Risk factors for gestational trophoblastic disease: a separate analysis of complete and partial hydatidiform moles. Obstet Gynecol 78:1039, 1991
Patel SM, Desai A: Management of drug resistant gestational trophoblastic neoplasia. J Reprod Med 55:296, 2010
Petru E, Luck JH, Stuart G, et al: Gynecologic Cancer Intergroup (GCIG) proposals for changes of the current FIGO staging system. Eur J Obstet Gynecol Reprod Biol 143:69, 2009
Pezeshki M, Hancock BW, Silcocks P, et al: The role of repeat uterine evacuation in the management of persistent gestational trophoblastic disease. Gynecol Oncol 95:423, 2004
Pisal N, North C, Tidy J, et al: Role of hysterectomy in management of gestational trophoblastic disease. Gynecol Oncol 87:190, 2002
Powles T, Savage P, Short D, et al: Residual lung lesions after completion of chemotherapy for gestational trophoblastic neoplasia: should we operate? Br J Cancer 94:51, 2006
Price JM, Hancock BW, Tidy J, et al: Screening for central nervous system disease in metastatic gestational trophoblastic neoplasia. J Reprod Med 55:301, 2010
Rodabaugh KJ, Bernstein MR, Goldstein DP, et al: Natural history of postterm choriocarcinoma. J Reprod Med 43:75, 1998
Rotmensch S, Cole LA: False diagnosis and needless therapy of presumed malignant disease in women with false-positive human chorionic gonadotropin concentrations. Lancet 355:712, 2000
Sasaki S: Clinical presentation and management of molar pregnancy. Best Pract Res Clin Obstet Gynaecol 17:885, 2003
Savage P, Kelpanides I, Tuthill M, et al: Brain metastases in gestational trophoblast neoplasia: an update on incidence, management and outcome. Gynecol Oncol 137(1):73, 2015
Savage P, Williams J, Wong SL, et al: The demographics of molar pregnancies in England and Wales from 2000-2009. J Reprod Med 5:341, 2010
Schmid P, Nagai Y, Agarwal R, et al: Prognostic markers and long-term outcome of placental-site trophoblastic tumors: a retrospective observational study. Lancet 374:48, 2009
Schorge JO: Gestational trophoblastic disease. In Hoffman BL, Schorge JO, Bradshaw KD, et al: Williams Gynecology, 3rd ed. New York, McGraw-Hill Education, 2016
Sebire NJ, Fisher RA, Foskett M, et al: Risk of recurrent hydatidiform mole and subsequent pregnancy outcome following complete or partial hydatidiform molar pregnancy. BJOG 110:22, 2003
Sebire NJ, Foskett M, Fisher RA, et al: Persistent gestational trophoblastic disease is rarely, if ever, derived from nonmolar first-trimester miscarriage. Med Hypoth 64:689, 2005a
Sebire NJ, Foskett M, Fisher RA, et al: Risk of partial and complete hydatidiform molar pregnancy in relation to maternal age. BJOG 109:99, 2002a
Sebire NJ, Foskett M, Paradinas FJ, et al: Outcome of twin pregnancies with complete hydatidiform mole and healthy cotwin. Lancet 359:2165, 2002b
Sebire NJ, Foskett M, Short D, et al: Shortened duration of human chorionic gonadotrophin surveillance following complete or partial hydatidiform mole: evidence for revised protocol of a UK regional trophoblastic disease unit. BJOG 114:760, 2007
Sebire NJ, Lindsay I, Fisher RA, et al: Overdiagnosis of complete and partial hydatidiform mole in tubal ectopic pregnancies. Int J Gynecol Pathol 24:260, 2005b
Sebire NJ, Rees H, Paradinas F, et al: The diagnostic implications of routine ultrasound examination in histologically confirmed early molar pregnancies. Ultrasound Obstet Gynecol 18:662, 2001
Seckl MJ, Fisher RA, Salerno G, et al: Choriocarcinoma and partial hydatidiform moles. Lancet 356:36, 2000
Seckl MJ, Rustin GJS, Newlands ES, et al: Pulmonary embolism, pulmonary hypertension, and choriocarcinoma. Lancet 338:1313, 1991
Seckl MJ, Sebire NJ, Berkowitz RS: Gestational trophoblastic disease. Lancet 376:717, 2010
Sharma S, Jagdev S, Coleman RE, et al: Serosal complications of single-agent low-dose methotrexate used in gestational trophoblastic diseases: first reported case of methotrexate-induced peritonitis. Br J Cancer 81:1037, 1999
Shih IM, Kurman RJ: Epithelioid trophoblastic tumor: a neoplasm distinct from choriocarcinoma and placental site trophoblastic tumor simulating carcinoma. Am J Surg Pathol 22:1393, 1998
Sita-Lumsden A, Short D, Lindsay I, et al: Treatment outcomes for 618 women with gestational trophoblastic tumours following a molar pregnancy at the Charing Cross Hospital, 2000-2009. Br J Cancer 107(11):1810, 2012
Smith HO, Hilgers RD, Bedrick EJ, et al: Ethnic differences at risk for gestational trophoblastic disease in New Mexico: a 25-year population-based study. Am J Obstet Gynecol 188:357, 2003
Soto-Wright V, Bernstein M, Goldstein DP, et al: The changing clinical presentation of complete molar pregnancy. Obstet Gynecol 86:775, 1995
Stefos T, Plachouras N, Mari G, et al: A case of partial mole and atypical type I triploidy associated with severe HELLP syndrome at 18 weeks' gestation. Ultrasound Obstet Gynecol 20:403, 2002
Sun SY, Melamed A, Goldstein DP, et al: Changing presentation of complete hydatidiform mole at the New England Trophoblastic Disease Center over the past three decades: does early diagnosis alter risk for gestational trophoblastic neoplasia? Gynecol Oncol 138:46, 2015
Suzuka K, Matsui H, Iitsuka Y, et al: Adjuvant hysterectomy in low-risk gestational trophoblastic disease. Obstet Gynecol 97:431, 2001
Taylor F, Grew T, Everard J, et al: The outcome of patients with low risk gestational trophoblastic neoplasia treated with single agent intramuscular methotrexate and oral folinic acid. Eur J Cancer 49(15):3184, 2013
Tham BW, Everard JE, Tidy JA, et al: Gestational trophoblastic disease in the Asian population of northern England and North Wales. BJOG 110:555, 2003
Tidy JA, Gillespie AM, Bright N, et al: Gestational trophoblastic disease: a study of mode of evacuation and subsequent need for treatment with chemotherapy. Gynecol Oncol 78:309, 2000
Tidy JA, Rustin GJ, Newlands ES, et al: Presentation and management of choriocarcinoma after nonmolar pregnancy. BJOG 102:715, 1995
Tse KY, Chan KK, Tam KF: 20-year experience of managing profuse bleeding in gestational trophoblastic disease. J Reprod Med (5):397, 2007
Tuncer ZS, Bernstein MR, Goldstein DP, et al: Outcome of pregnancies occurring within 1 year of hydatidiform mole. Obstet Gynecol 94:588, 1999
Uberti EMH, Fajardo MDC, da Cunha AGV, et al: Prevention of postmolar gestational trophoblastic neoplasia using prophylactic single bolus dose of actinomycin D in high-risk hydatidiform mole: a simple, effective, secure and low-cost approach without adverse effects on compliance to general follow-up or subsequent treatment. Gynecol Oncol 114:299, 2009
van Trommel NE, Lok CA, Bulten H, et al: Long-term outcome of placental site trophoblastic tumor in The Netherlands. J Reprod Med 58(5-6):224, 2013
van Trommel NE, Massuger LF, Verheijen RH, et al: The curative effect of a second curettage in persistent trophoblastic disease: a retrospective cohort survey. Gynecol Oncol 99:6, 2005
Vargas R, Barroilhet LM, Esselen K, et al: Subsequent pregnancy outcomes after complete and partial molar pregnancy, recurrent molar pregnancy, and gestational trophoblastic neoplasia: an update from the New England Trophoblastic Disease Center. J Reprod Med 59(5-6):188, 2014
Wang J, Short D, Sebire NJ, et al: Salvage chemotherapy of relapsed or high-risk gestational trophoblastic neoplasia (GTN) with paclitaxel/cisplatin alternating with paclitaxel/etoposide (TP/TE). Ann Oncol 19:1578, 2008
Williams J, Short D, Dayal L, et al: Effect of early pregnancy following chemotherapy on disease relapse and fetal outcome in women treated for gestational trophoblastic neoplasia. J Reprod Med 59(5-6):248, 2014
Wolfberg AJ, Feltmate C, Goldstein DP, et al: Low risk of relapse after achieving undetectable hCG levels in women with complete molar pregnancy. Obstet Gynecol 104:551, 2004
Wong JM, Liu D, Lurain JR: Reproductive outcomes after multiagent chemotherapy for high-risk gestational trophoblastic neoplasia. J Reprod Med 59(5-6):204, 2014
Yarandi F, Eftekhar Z, Shojaei H, et al: Pulse methotrexate versus pulse actinomycin D in the treatment of low-risk gestational trophoblastic neoplasia. Int J Gynaecol Obstet 103:33, 2008
Zhou Q, Lei XY, Xie Q, et al: Sonographic and Doppler imaging in the diagnosis and treatment of gestational trophoblastic disease: a 12-year experience. J Ultrasound Med 24:15, 2005

第十一章

下生殖道手术

在妊娠期，几种情况可能需要对外阴、阴道或宫颈进行手术。在外科手术中，宫颈环扎是较常见的一种。分娩过程中使用了其他手术，包括行杜尔森切口，分开阴道隔以及女性生殖器切割瘢痕的清除。本章简要概述了与宫颈发育不良和宫颈息肉有关的手术。

宫颈功能不全

宫颈在妊娠期的主要功能是保持子宫及其内容物与外界隔离，直到足月时控制宫颈扩张和分娩。此功能的失败可能会导致早产。因此，为了改善宫颈功能的不足，经常进行环扎手术。

当宫颈由于孕中期的内在原因功能不全时，它通常被称为“宫颈内口松弛”。如今，术语“宫颈功能不全”已成为首选，以避免产生负面联想。固有的宫颈缺陷通常导致宫颈无痛扩张，并在孕中期妊娠失败。Easterday 和 Reid（1959）描述了这个过程：“这些患者的宫颈通常在几天甚至几周的时间内扩张而不会感到不适，以至于在窥器检查中可以清晰地看到胎膜。除非早日意识到这一点，否则胎膜会破裂，并且妊娠会提前终止。”但是，过分依赖这种经典历史说法可能会妨碍宫颈功能不全的诊断。实际上，早期症状经常发生，包括尿频和尿急、下腹部压迫感或水样物排出（Toaff，1974）。胎膜破裂后，由于收缩，宫颈进一步扩张和子宫内容物排出，该过程可能会出现明显疼痛。这种破坏性的早期妊娠失败往往会在随后的怀孕中再次出现，这支持了固有的宫颈功能不全的概念。

■ 先天性病因

内在遗传和生化缺陷

关于宫颈缺陷的病因目前仍有争论，可能源于先天性或后天性缺陷。鉴于 25% 有宫颈功能不全病史的女性的一级亲属亦存在该病，因此遗传因素作用似乎非常合理（Warren，2009 年）。作为推定元素，已经在患该病妇女中研究了细胞外基质成分和几种基因。值得注意的是，患有宫颈功能不全的女性在细胞外基质中既不存在内在的胶原蛋白水平较低，也没有表现出胶原蛋白的质量低下或平滑肌细胞过多的现象（Oxlund，2010）。尽管在患有宫颈功能不全的女性中发现了与炎症和胶原蛋白代谢相关的某些基因的多态性，但它们在内在的宫颈缺陷中的作用仍不清楚（Warren，2009）。

在妊娠期间，宫颈的生化和结构发生了重要变化。这些改变包括基质硬度明显降低、水含量更多，硫酸化糖胺聚糖含量增加，胶原蛋白溶解度增加和胶原蛋白组织减少（Myers，2008，2009）。这些变化发生得较早，通常在妊娠的前 4 ～ 6 周内。

在准备分娩时，宫颈会发生进一步的变化，而那些早产的妇女可能会有所不同。无论是足月产还是早产，随着产妇宫颈的成熟，从高分子量糖胺聚糖到低分子量透明质酸的过渡性转变增加。在孕 15 ～ 25 周行以超声为指征的宫颈环扎术时发现，早产的女性宫颈内透明质酸水平较足月分娩的女性更高（Eglinton，

2011)。在早产中，这种向低分子量透明质酸的转变与增加的 *Has2*（透明质酸合酶）基因活性有关。这与以 *Has1* 占主导地位的足月的宫颈形成鲜明对比（Akgul，2012）。

宫内己烯雌酚的暴露

自 1978 年以来，已经报道了许多与宫内己烯雌酚（DES）暴露有关的宫颈功能不全的病例（Goldstein，1978；Mangan，1982；Sandberg，1981；Adam，1981；Singer，1978）。Jefferies 等（1984 年） 对 367 名具有 DES 暴露完整记录的妇女进行了研究。他们指出，异常情况与首次使用 DES 的孕周和总剂量密切相关。除宫颈异常外，子宫畸形在宫内 DES 暴露的女性中也很常见。然而，宫内 DES 暴露的妇女进行宫颈环扎手术并不能改善预后（Kaufman，1984）。美国 FDA 在 1971 年将妊娠作为使用 DES 的禁忌证，并在 1975 年极大地限制了将其作为性交后避孕药的使用。尽管如此，在一些国家仍有许多人继续使用 DES，因此，药物提供者应注意警惕宫内 DES 暴露的患者。

子宫畸形

据报道，在子宫畸形的妇女中，宫颈长度较短。例如，Crane 等（2012）报告，双角（3.46 cm）或单角（2.20 cm）子宫的女性的宫颈长度明显比低风险对照组（4.32 cm）短。子宫畸形的妇女更有可能早产。也就是说，在孕 35 周之前分娩的比例为 14%，在孕 37 周之前分娩的比例为 27%，而对照组为 3.3%。但是，早产率增加的原因尚不清楚。这涉及子宫畸形或与子宫畸形相关的内在宫颈缺陷。

鉴于早产风险增加，少数研究试图确定子宫畸形妇女中环扎的实用性。在一项回顾性研究中，在 88 名既往有孕中期的早期流产的妇女中，有 30 名出现了上生殖道的苗勒管异常（Ayers，1988）。这些包括 12 名弓形子宫、10 名有隔子宫和 8 名双角子宫。在这 30 名妇女中，有 24 名（80%）在超声检查中提示了宫颈进行性缩短，并接受了环扎术。其余 6 名妇女没有接受环扎术。两组患者均获得良好的妊娠结局。此外，在 88 名妇女中，接受了环扎手术的 70 名妇女中有 68 名在孕 35 周后分娩，18 名没有环扎的妇女中有 95% 在孕 35 周后分娩。

在特定的苗勒管畸形中，Yassaee 和 Mostafaee（2011）报告了 40 名患有双角子宫和弓形子宫的妇女的预后。患有双角子宫并行环扎术的妇女的足月分娩率高于双角子宫但未行环扎的妇女，分别为 76% 和 27%。相反，在弓形子宫、有（或没有）环扎的妇女中，这种比例没有显著差异。鉴于子宫畸形的异质性和受影响妇女环扎的数据不足，目前尚不清楚该手术能否改善总体子宫异常妇女的预后。

■ 手术引起的缺陷

宫颈锥形切除术

几十年来，已发表的数据在接受宫颈锥形切除术（锥切术）的妇女的孕中期妊娠失败率和早产率一直存在矛盾。最近的文献表明，这种争论还在继续。例如，Fischer 等（2010 年）比较了 85 名冷刀锥切术或环形电切除术（LEEP）病史的女性和 85 名配对对照组女性。尽管有做过两种手术的女性的平均宫颈长度比对照组的短，分别为 3.3 cm 和 3.9 cm，但两组之间宫颈长度小于 2.5 cm 的女性比例没有显著差异。没有宫颈长度 < 2.5 cm 的妇女在孕 34 周之前分娩，也没有与宫颈功能不全相符的孕中期妊娠失败。相比之下，Armarnik 等（2011）在 104 670 例分娩中分析了 53 例宫颈锥切术病例，大多数采用 LEEP。他们发现接受此手术的妇女早于孕 34 周早产的风险大大增加。

当研究仅限于 LEEP 时，随后的早产风险也存在争议。Heinonen 等（2013）发现，LEEP（尤其是重复手术）会增加早产的风险。手术之间的间隔不影响这种风险。其他研究表明，越短的间隔可能会对结果产生越不利的影响（Ciavattini，2015；Conner，2013）。在 Parkland 医院对 241 701 名单胎妊娠孕妇的研究中，有 511 名孕妇此前曾接受过 LEEP 术，另外 842 名孕妇在妊娠后接受过 LEEP（Werner，2010）。在这组治疗的孕妇中，早产的风险与普通产科人群相比并没有增加。

鉴于在锥切术是否会增加早产风险方面缺乏共识，因此未显示环扎术可以使此类妇女受益也就不足为奇了，而且其可能会造成伤害。Zeisler 等（1997）对 30 名既往行锥切术并行宫颈环扎术的妇女，和 39 名未行环扎术的妇女进行了对比。报告早产率没有显著差异（分别为 23% 和 21%）。但是，进行环扎的妇女因早产而住院的比例是对照组的两倍，分别为 67% 和 33%。这些作者建议，对于有锥切术病史的女性，应更谨慎地使用预防性环扎。我们对此表示同意。

终止妊娠

最近的几项研究表明，终止妊娠（流产 / 引产）

史造成宫颈功能不全和早产的风险很小，但在统计学上具有显著意义。Scholten 等（2013）研究了围产期数据库，该数据库涵盖了单胎妊娠至少达到孕 20 周的妇女。在该数据库中，有终止妊娠史的妇女有 16 000 名（占 1.2%），其中 90% ~ 95% 的妇女采用了手术方法。在这部分女性中，通过环扎治疗的宫颈功能不全的概率明显更高，调整后的 OR 为 1.11。在对 37 项研究的回顾中，Shah 等（2009）发现，单次引产会增加分娩低出生体重儿和早产儿的风险，但不会增加分娩小于胎龄儿的风险。超过一次引产的患者出现低出生体重儿的风险进一步增加。最后，Kilpatrick 等（2006）报告说，在孕 20 周之前引产可导致胎膜破裂和宫颈扩张。尽管有终止妊娠史的妇女早产的风险明显增加，但尚无研究显示环扎术有益处。与既往有锥切术史的妇女类似，对于有终止妊娠史的妇女进行期待治疗是合理的。

宫颈环扎技术

宫颈功能不全的主要手术包括宫颈环扎术。按照手术的时机将该手术分为 3 种：以超声为指征的、预防性的（病史为指征的）或紧急环扎术。在许多情况下，这些是有所重叠的。

其中，超声为指征的环扎术目前优选用于那些既往有妊娠失败并提示宫颈功能不全的妇女，以及在超声检查过程中出现宫颈缩短的妇女。预防性环扎术通常仅限用于有强烈指向宫颈功能不全病史的女性。在我们的机构中，通常为有环扎术的女性以及有至少一次因妊娠期宫颈功能不全而导致孕中期妊娠失败的女性提供预防性环扎术。最后，抢救环扎术或称紧急环扎术的概念，还没有很好的定义。该术语通常在孕中期，宫颈扩张且胎膜可见或有胎膜脱出时使用。重要的是，在这种情况下，在行环扎术之前，必须排除不可避免的流产或早产。如果不是这样，子宫内容物在收缩过程中对环扎线的作用力最终会撕裂宫颈，并导致严重的宫颈外伤和出血。

除了一些预防措施外，大多数环扎术都是经阴道进行的。一般而言，直到孕中期才会行经阴道环扎术。这是因为 15% ~ 20% 的妊娠会自然流产，从而避免不必要的环扎术，并且上述裂伤是存在潜在危险的。进行环扎术之前，大多数医生通过超声检查记录胎儿的心脏活动，并排除那些明显的严重或致命的胎儿异常。特别是许多妇女在孕早期便接受了血清分析物筛查，胎儿颈后透明层厚度检查和（或）游离胎儿 DNA 检测的评估。

■ 禁忌证

考虑到胎膜早破和妊娠失败的风险，大多数专家不建议在孕 24 周后进行环扎。在 Parkland 医院，通常在孕 23 ~ 24 周后，胎儿有潜在生存能力时不再进行环扎手术。怀疑有分娩指征的妇女（例如子痫前期或绒毛膜羊膜炎）不进行环扎术。其他禁忌证是早产、活动性出血或胎膜破裂。有证据支持，最好在单胎妊娠中使用环扎术，并且在 Parkland 医院，我们目前不对多胎妊娠的妇女进行环扎术。ACOG（2014）不建议在双胎妊娠中使用环扎术。

■ 环扎技术

已经有多种关于经阴道宫颈环扎术的描述，包括 Lash 手术（1950），Shirodkar 环扎术（1955），McDonald 环扎术（1957）和 Wurm 手术（Hefner，1951）。1965 年，Benson 和 Durfee 描述了经腹环扎术，现在我们越来越多地使用腹腔镜或机器人手术。如今，最常用的经阴道手术是 Shirodkar 和 McDonald 环扎术的变种。并没有研究证明哪一种是更为有效的（Odibo，2007）。

对于经阴道环扎术，尚无研究指导缝合材料的选择。在评估 McDonald 术式与不进行环扎的随机试验的二次分析中，有 84 名妇女接受了聚酯编织缝线，46 名妇女接受了聚酯编织绑带（Mersilene），8 名妇女接受了单丝缝合（Berghella，2012；Owen，2009）。单丝缝合的妇女由于人数少而被排除在分析之外。不同缝合材料的结局并无不同。

Shirodkar 技术

Vithal Naresh Shirodkar 博士（1955）在其原始手稿中描述了一种使用阔筋膜的技术。随后已被聚酯编织绑带（如 Mersilene）代替。如今，手术技术仍然相似，并且通常按照以下步骤进行操作。

区域阻滞镇痛是合适且推荐的麻醉方式。通常将妇女置于标准的背侧膀胱截石位。进行阴道和会阴的术前准备，铺洞巾，并排空膀胱。一些作者不在暴露的羊膜上使用消毒剂，而是使用温生理盐水以避免刺激羊膜（Pelosi，1990）。没有证据表明这两种方法哪一种的结局更好。

首先，沿着阴道后壁放置 Auvard 窥器，并用 DeLee 卵圆钳自前、后和侧面钳夹宫颈。助手手持直角牵开器以暴露宫颈。借助卵圆钳的牵引力，触及宫颈外侧韧带的交点以找到宫颈内口水平。

然后将宫颈向下牵拉，并在膀胱返折附近做一个横向切口（图 11-1）。之后上推膀胱。这通常是钝性分离至宫颈内口水平，并在膀胱子宫返折腹膜的位置附近完成的（图 11-2 和图 11-3）。将宫颈向上牵拉，穿过宫颈的后部，跨过阴道上皮进行横向切口。然后在宫颈后方进行类似的游离操作至宫颈内口。

将 Allis 钳两侧放置在宫颈的侧面，并在宫颈的解剖范围内（图 11-4）。Allis 钳钳夹的目的是将宫颈两侧的血管钳夹，并横向拉开它们。这样可以使针头和缝线通过钳子尖端下方，同时避免穿过宫颈两侧血管（Rust，1967）。用无菌胶状润滑剂润滑 5 mm 长的 Mersilene 绑带，该绑带两端上有无菌凝胶润滑剂固定的针。然后将一针在一侧从后向前推进（Harger，1980）。重要的是，如果针头过深可能会导致胎膜破裂风险。而该绑带的理想状态是平放在宫颈的后侧，且没有扭曲或弯折。然后另一针以类似的方式在相反的一侧前进（图 11-5）。

绑带在宫颈前方捆扎并且自由端裸露在外，以便日后移除。如最初所述，用铬肠线缝合前切口和后切口，并且患者将通过择期剖宫产来分娩。为了方便以后移除绑带，本书的上一版不主张关闭切口，除非有出血。对于那些主张关闭切口的人，可以将环扎缝线的尾巴伸出切口，以帮助日后的移除（图 11-6）（Curet，1980）。

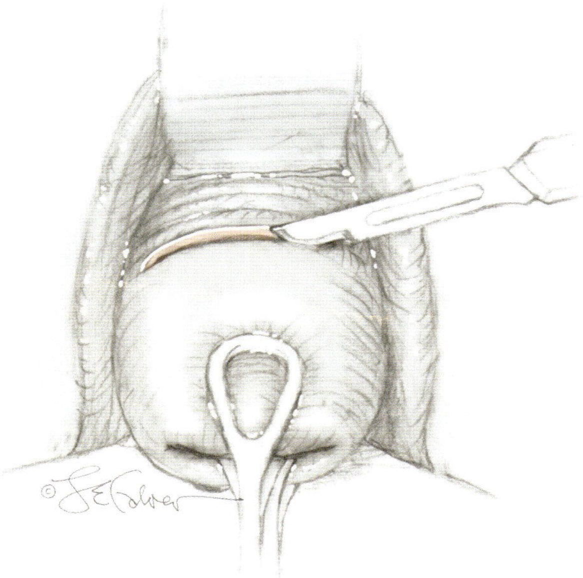

图 11-1　改良的 Shirodkar 环扎。用卵圆钳下拉后，在阴道的光滑上皮和膀胱上的褶皱上皮的交点处做一个横向切口。

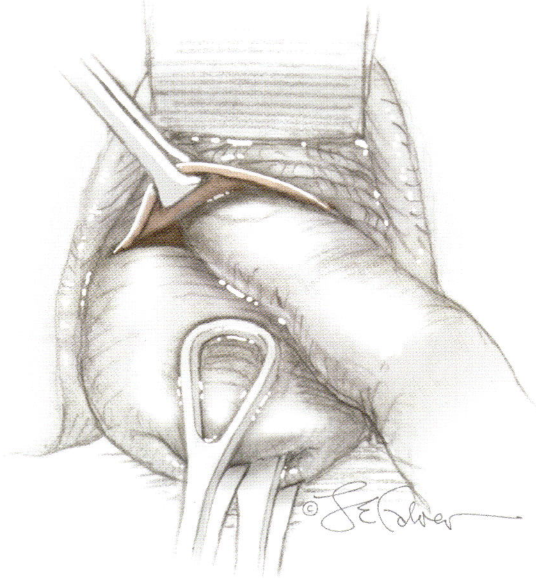

图 11-2　在切开的阴道上皮下，用外科医生的手指将膀胱直接移动至宫颈内口的水平，靠近膀胱子宫返折腹膜的位置。

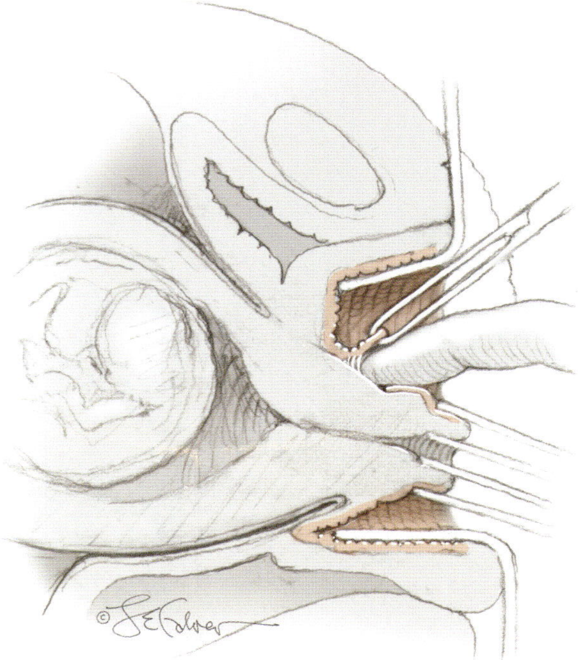

图 11-3　将附在阴道上皮上的 Allis 钳抬高，以提供暴露和牵拉作用，以帮助解剖。有时可能需要进行锐性分离，特别是在进行过手术的情况下。宫颈后方也执行类似的步骤。

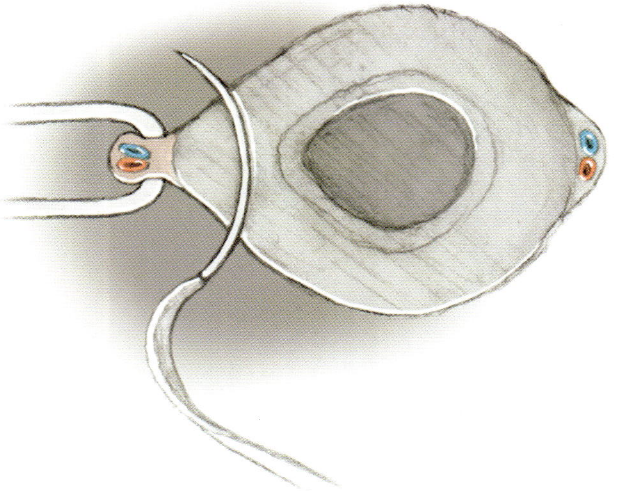

图 11-4　用 Allis 钳在宫颈两侧钳夹，然后将 Mersilene 绑带的针头穿过 Allis 钳尖端下方。特别重要的是，钳夹的目的是“束缚”被钳夹的宫颈两侧血管，并在进针之前将其横向拉出。

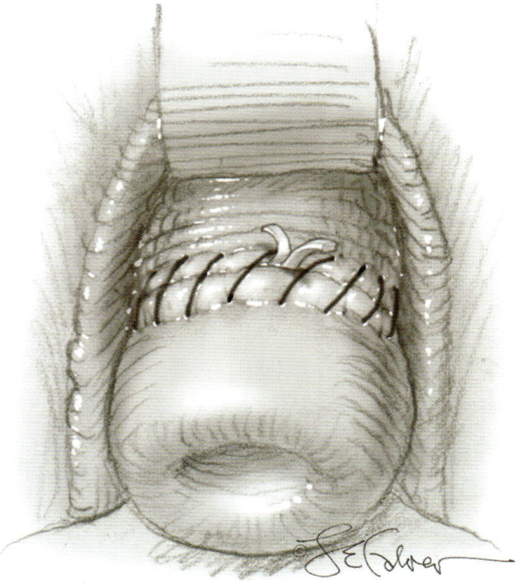

图 11-6　然后将 Mersilene 绑带向前方绑，使切开的自由端暴露在外，以方便之后取下。如图所示，可以使用连续的缝线闭合阴道上皮。

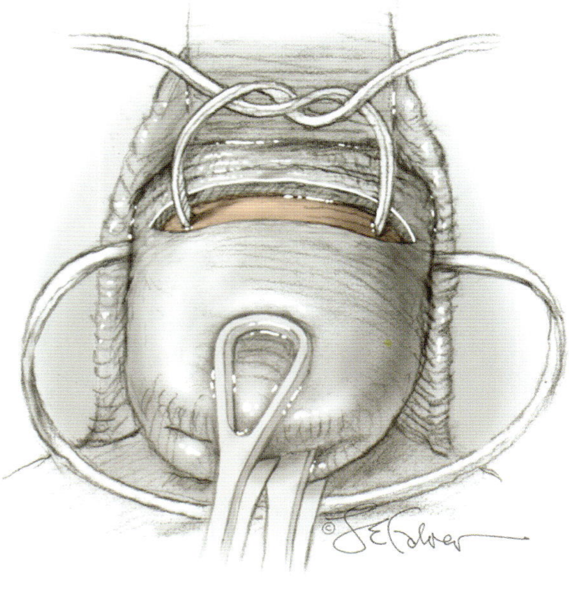

图 11-5　用无菌凝胶润滑剂润滑 5 mm 的 Mersilene 绑带，并在左右两侧从后向前推进。注意不要使针头过深，并确保绑带平放而无扭曲。

McDonald 技术

1957 年，Ian McDonald 博士描述了一种更简单的技术，该技术可在宫颈周围放置一个荷包缝线，并且不需要游离膀胱。在他的病例系列中，70 名妇女中有 33 名妇女分娩了活婴，另外 16 名妇女的妊娠时间至少延长了 4 周。现在使用的外科手术步骤类似于 McDonald 的原始描述，但是通常使用不可吸收缝线。选项包括 1 或 2 条单丝尼龙丝或聚丙烯缝线、聚酯编织缝线或 Mersilene 绑带。

与 Shirodkar 环扎术一样，大多数人都建议使用脊椎麻醉。将该妇女置于标准膀胱截石位，并按照上一节中的说明进行准备。用 DeLee 卵圆钳钳夹宫颈，并确定宫颈膀胱交界处。这种连接的标志是从覆盖膀胱的褶皱上皮过渡到阴道壁的平滑上皮。轻轻地前后移动宫颈有助于识别。

从宫颈膀胱交界处开始，荷包缝合 4 ～ 6 针并放置得尽可能高（图 11-7 和图 11-8）。在宫颈 3 点和 9 点的位置，宫颈血管下进针，以避免出血。McDonald 提醒大家不要缝得太浅，应该足够深，缝合的组织应包括宫颈基质，而不会进入宫颈内管。打结时通常在不完全阻塞宫颈内管的情况下在宫颈前方打结。自由端留有足够长度，以便日后拆除时更好地识别它们。

经腹环扎术

Benson 和 Durfee（1965）描述了不适合经阴道环扎的女性经腹环扎的案例。可能的标准之一是：“①明显的先天性短宫颈或大部分切除的宫颈；②宫颈存在明显瘢痕，如先前未成功的宫颈环扎之

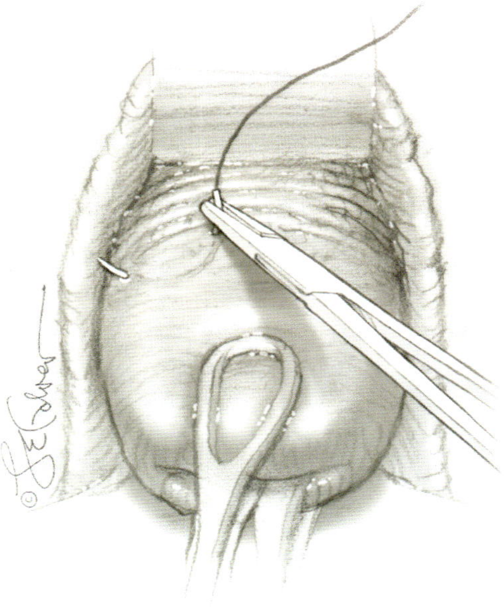

图 11-7　McDonald 环扎。用 DeLee 卵圆钳钳夹宫颈，并在阴道壁的光滑上皮和膀胱上的褶皱上皮的交点处识别出宫颈膀胱交界处。带有针头的不可吸收缝线用于在 12 点钟位置，开始荷包缝合。

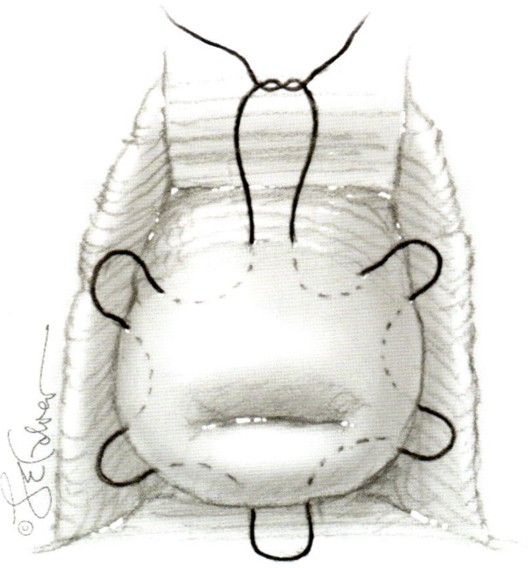

图 11-8　在 9 点钟位置将针头置于宫颈侧方的血管下方，以免出血。宫颈后方缝合 1 ～ 2 针，深度需达宫颈基质，而不会横穿宫颈管。在 3 点钟位置重复此操作。当使用不可吸收缝线时，该结在前面被多次绑扎（通常为 8 次）。自由端留有足够长度，以利于在摘除环扎绑带时进行识别。

后；③深切口、多处宫颈损伤；④未愈合的、穿透性的前庭裂伤；⑤亚急性宫颈炎。”由于经腹腔环扎术引起的出血和并发症的风险大大增加，因此 Rand 和 Norwitz（2003）建议将经腹腔镜治疗留给特定患者。例如，经阴道环扎失败的女性或由于宫颈过短、瘢痕或裂伤而在技术上无法进行经阴道环扎术的患者。Rust 和 Roberts（2005）的建议也是相似的。

最初使用开腹手术描述宫颈环扎术的实施，但一些报道还详细介绍了经腹腔镜或机器人辅助的宫颈环扎术（Foster，2013；Menderes，2015；Moore，2012；Riiskjaer，2012；Tulandi，2014）。尽管已经描述了经阴道实施的宫颈环扎术，但这些本质上是对 Shirodkar 技术的改良，寻求更高的环扎位置（Golfier，2001；Katz，2005）。

随着子宫增大，经腹环扎变得越来越困难。因此，理想情况下，孕妇在妊娠前或孕 11 ～ 14 周时进行环扎，但需完成非整倍体的初步筛查并且确认无明显畸形之后（Rand，2003）。Tulandi 等（2014）评估了 16 项研究，涉及 678 例妊娠。他们发现，无论是在腹腔镜手术还是开腹手术中，妊娠前和妊娠期间的环扎结果都相似。受孕前的环扎更为实用。

全身麻醉诱导后，使患者处于仰卧位，完成腹部和阴道的术前准备，插入 Foley 导管。Pfannenstiel 切口可以提供合适的通道。进入腹部后，切开膀胱子宫返折腹膜，进入膀胱子宫间隙。该空间中的疏松结缔组织很容易被钝器或锐器分离，从而使膀胱尾部活动（图 11-9）。移动膀胱以暴露子宫峡部。

子宫动脉可从两侧进行识别，这是通过缓慢向上牵拉宫底来实现的。Benson 和 Durfee（1965）的评论中描述了在宫颈内口水平，子宫血管以及这些血管与子宫峡部侧面之间的潜在“自由空间”。他们鼓励仔细解剖以界定该空间，同时避免损伤位于后外侧的输尿管（图 11-10）。随后，自子宫两侧阔韧带后叶的无血管区域进针。这使得 Mersilene 绑带可以通过阔韧带和无血管的间隙，穿过宫颈韧带的正上方。绑环扎带时，将绑带自子宫血管内侧穿过，可避免血管阻塞。然后将 Mersilene 绑带绕在峡部周围并绑好。缝线也可以从前到后通过，并且在子宫后面打结（Herron，1988）。另一种方法是，缝线的末端可以是螺纹的，这样就可以在子宫的前方打结。

经过调整，Debbs 等（2007）在宫颈峡部的外侧钳夹子宫血管，并在与子宫骶韧带相距 1 cm 的位置用直角夹创造一个窗口。然后，助手用大号弯血管钳将 5 mm 的 Mersilene 绑带穿过打开的直角夹。

这些无针入路可将血管穿刺和出血的风险降到最

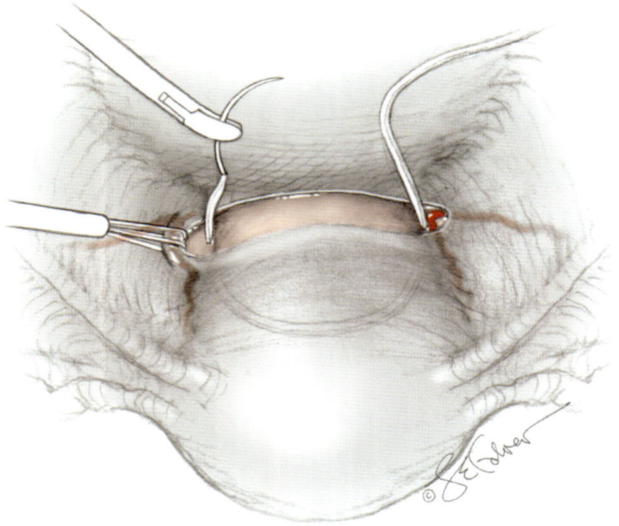

图 11-9　经腹环扎术。切开膀胱子宫返折腹膜后，在膀胱子宫间隙内进行清晰的解剖。这样可将膀胱尾部下推至子宫峡部水平。

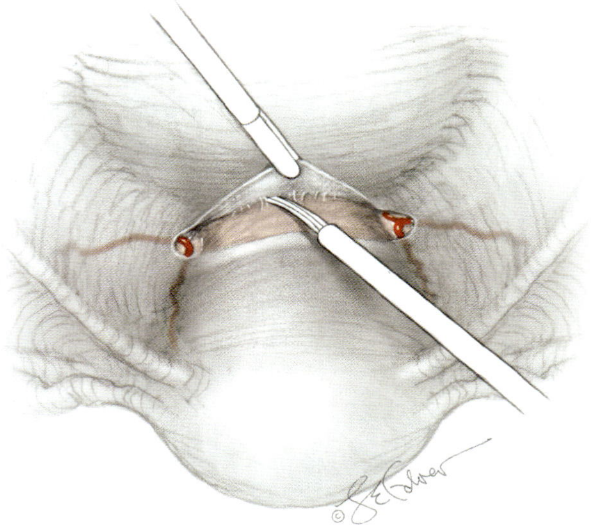

图 11-10　子宫血管将在宫颈内口水平附近突出，通常比子宫骶韧带插入点高约 1 cm。在宫颈内口区域中，在血管内侧的自由空间中形成了一个窗。这避免了拉紧的环扎线对血管的压迫。还应注意避免位于外侧和后侧的输尿管。

低，尤其是在腹腔镜入路过程中（Menderes，2015）。另外，对于腹腔镜手术，可以将 Mersilene 绑带附着在已经拉直的钝针上，以使其能够穿过套管（图 11-10）（Tusheva，2012）。这些作者描述了他们经腹腔镜在宫颈内口水平进行环扎的方法，如下所示："这种放置的标志物包括子宫骶韧带；距离子宫后面骶韧带外侧 1 cm，前方 1.5 cm 的位置进针，是个不错的初始标志。然后将针切掉并取下，通过体内打结将 Mersilene 绑带以 6 个结紧紧地绑在宫颈周围。"开腹和腹腔镜时膀胱返折腹膜通常都会被环扎所用的可吸收缝线所取代（图 11-10）。

紧急环扎术

紧急环扎不同于前面所述，其主要困难在于宫颈已开始扩张和消失，通常胎膜已暴露。通常，胎膜从宫颈开口突出，许多用于减少胎膜暴露的技术如下所述（表 11-1）。其中，使用湿棉签或海绵棒的方法如图 11-12 所示。

环扎效果

■ 经阴道环扎的效果

一些随机试验评估了阴道环扎术的疗效。最早的 3 个研究重点是基于产科病史的预防性环扎术。这些

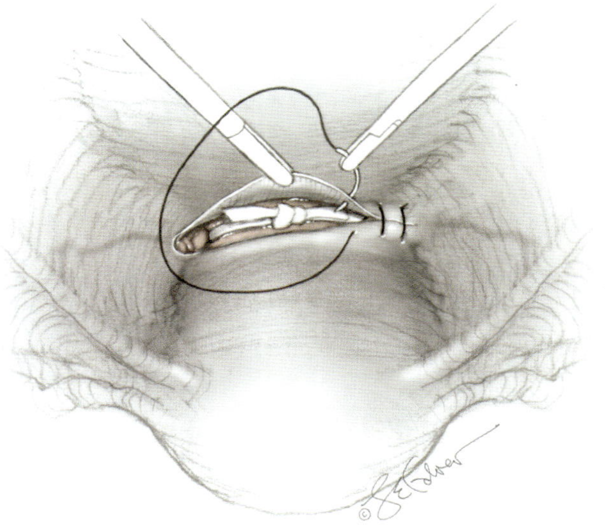

图 11-11　对于将缝线从前穿到后还是从后穿到前，尚无共识。在这种情况下，将结打在前面，并以可吸收缝线将子宫膀胱腹膜封闭。

总结在表 11-2 中。

最近的随机试验研究了超声检查的宫颈长度以指导环扎。如表 11-3 所示，筛查的人群多种多样，包括妊娠并发症风险低的妇女和有早产风险的妇女。在主要调查单胎妊娠的 6 个前瞻性试验中，结果好坏参半。有 4 项试验报告没有益处，而两项则显示了更好的结果。

表 11-1 宫颈环扎术中减少胎膜暴露的方法

方法	研究者
牵引宫颈边缘	Daskalakis，2006；Yip，1998
湿棉签复位	Olatunbosun，1981；Daskalakis，2006
全身麻醉	MacDougall，1991；Olatunbosun，1981；Yip，1998
多处宫颈保留缝线	Olatunbosun，1981
过量填充膀胱	Scheerer，1989
羊水减量	Locatelli，1999；MacDougall，1991
Foley 尿管	MacDougall，1991；Yip，1998
膨胀的球囊	Tsatsaris，2001
大角度 Trendelenburg 位	MacDougall，1991；Olatunbosun，1981；Tsatsaris，2001；Yip，1998
膝胸位	Ogawa，1999

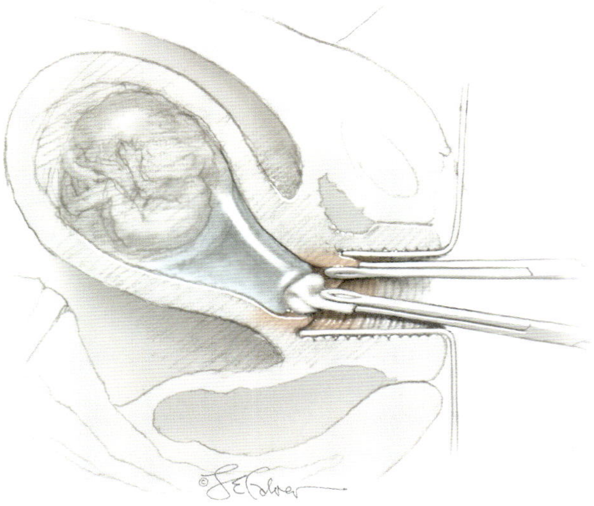

图 11-12 有时，胎膜可能会暴露或脱出，造成干扰并可能导致其意外破裂。用 DeLee 卵圆钳在宫颈上牵引，并轻轻抬高湿润的海绵拭子，可向上推动胎头。表 11-1 列出了其他几种减少胎膜暴露的技术。

Owen 等（2009）的试验专门针对高危女性，即那些既往有在孕 34 周之前发生过早产并接受过宫颈缩短筛查的女性。这是该领域最大的随机试验之一，因此构成了当前有关筛查宫颈功能不全和干预措施建议的基础。这项研究使用了超声筛查宫颈长度来确定结扎候选者，并且根据其报道的次要结局，目前 ACOG（2014）和母胎医学学会（2015）建议高危妇女从孕 16 周开始进行此类筛查。

两次阴道超声评估监测之间的间隔通常从 2 周开始。如果宫颈长度缩短到小于 30 mm 但大于 25 mm，则监测改为每周 1 次。如果在孕 34 周之前发生自发早产的女性中，宫颈在孕 24 周之前缩短至小于 25 mm，则大多数权威人士建议进行环扎。

这些标准扩大了环扎的适应证，从满足宫颈功能不全的严格定义的妇女到具有孕 34 周前早产史的妇女其本次孕期在孕 24 周之前发现宫颈缩短（< 25 mm）。根据 Owen 等（2009）的这些数据，ACOG（2014）认为，筛查此类妇女的宫颈缩短，并对她们进行环扎可能会降低早产率。此外，ACOG 建议采用基于筛查的方法，因为它可以防止一半以上的早产妇女在以后的妊娠中没有宫颈缩短的情况下进行不必要的手术。这种益处并没有扩展到没有自发早产史但宫颈在孕 24 周之前出现缩短的女性。对于这类女性，目前建议使用基于孕酮的疗法（ACOG，2014）。

关于以病史为指征的环扎，ACOG（2014）指出，当出现以下情况时，宫颈环扎是适当的，包括存在至少一次与无痛性宫颈扩张有关，并且无临产或胎盘早剥的孕中期妊娠失败史，或既往曾有过类似提示并进行过环扎的情况。母胎医学学会的建议（2015）与 ACOG 的建议基本一致。它提出了一个警告，仅根据病史进行环扎术，只有 3 次或 3 次以上早产或孕中期妊娠失败者有明显获益。

在 Parkland 医院，我们为至少有一次既往孕中期妊娠失败史且有宫颈功能不全的女性提供环扎术。不定期对妇女进行宫颈缩短的筛查。尽管如此，有早产史且偶然发现宫颈缩短（< 25 mm）的女性建议做宫颈环扎。

表 11-2 基于产科病史的宫颈环扎随机对照试验

研究	n	产科史	结果
Rush，1984	194	2 ~ 4 次孕 37 周前自发终止妊娠的病史，并且至少有 1 次在孕 14 ~ 36 周自发终止	孕 37 周前早产率、分娩低出生体重儿概率、新生儿死亡率或并发症发生率无显著差异。环扎患者的住院时间明显更长。96 例环扎的妇女中有 18 例胎膜破裂，98 例无环扎的妇女中有 12 例（P = NS）
Lazar，1984	506	复杂的多因素评分表：具有中等早产风险（得分≥ 9，但＜ 20）的妇女符合条件	早产或围产期死亡的概率无显著差异。有环扎的妇女住院的可能性为无环扎者的两倍（P ＜ 0.001）
MRC/RCOG，1993	1 292	如果她们的产科医生不确定是否根据病史建议她们进行结扎，则符合研究资格	环扎组的患者在孕 33 周之前的分娩更少（13% *vs.* 17%，P = 0.03），分娩极低出生体重儿更少（10% *vs.* 13%，P = 0.05），但总体早产率无显著差异（26% *vs.* 31%，P = 0.07）。流产、死产和新生儿死亡的发生率没有差异。环扎组患者入院治疗和保胎更为多见，其中产后发热的风险增加了两倍（P = 0.03）

MRC / RCOG = 医学研究委员会 / 皇家妇产科学院宫颈环扎术工作组；n = 研究患者人数；NS = 无显著性。

第二部分

表 11-3 基于筛选的方法而环扎的随机对照试验

研究	n	宫颈特征	结果
Rust，2000	61	在孕 16 ~ 24 周内进行超声检查以检查是否有超过宫颈总长度 25% 的胎膜脱出或宫颈长度＜ 2.5 cm	宫颈内部扩张、胎膜脱出深度或远端宫颈长度方面在进行初始检查时无显著差异。在孕 37、34 或 28 周前早产率没有差异。新生儿并发症发生率或死亡率无差异
Althuisius，2001	35	孕 27 周前宫颈长度＜ 25 mm，随机进行环扎和卧床休息或仅卧床休息	19 个被随机分配到环扎组的患者中 0 人在孕 34 周前分娩，而没有环扎的 16 人中有 7 人（44%）在孕 34 周前分娩（P = 0.002）。新生儿生存率无显著差异，但环扎组的新生儿复合并发症发生率为 5%，无环扎组为 50%（P = 0.005）
Berghella，2004	61	无症状性宫颈长度＜ 25 mm 或呈漏斗形的概率超过 25%。入组女性是由于病史而有早产高风险并进行超声检查的女性，或者是偶然发现宫颈变化的低危女性	小于孕 35 周的早产其主要结局无显著差异（环扎组为 45%，无环扎组为 47%）。小于孕 35 周早产史和宫颈缩短的单胎妊娠的亚组分析也未显示显著差异
To, 2004	253	共筛查了 47 123 名妇女，其中 470 名妇女宫颈长度≤ 15 mm，253 名同意参加	孕 33 周前早产率或围产期母亲并发症发生率无显著差异
Simcox，2009	248	随机分为仅根据病史环扎组或筛查宫颈长度＜ 20 mm 时环扎组	分娩时的平均孕周、孕 34 周前分娩率或孕 24 ~ 34 周分娩的分娩率无显著差异。新生儿结局方面无显著差异。对随机分配的超声检查提示环扎的妇女进行了更多干预
Owen，2009	302	有既往孕 34 周前自发早产史，且本次孕期筛查宫颈较短，长度＜ 25 mm 的 1 014 例妇女。患有急性宫颈功能不全（定义为扩张 2 cm 且可见胎膜）的妇女被除外	主要结果是小于孕 35 周分娩：无显著性差异（环扎组为 32%，无环扎组为 42%，P = 0.09）。次要结果：孕 24 周前的早产（环扎组为 6%，无环扎组为 14%，P = 0.03），小于孕 37 周的早产（环扎组为 45%，无环扎组为 60%，P = 0.01），围产期死亡（环扎组为 9%，无环扎组为 15%，P = 0.046）。在 logistic 回归模型中，宫颈长度＜ 15 mm 的患者环扎后更少发生小于孕 35 周的早产（OR 0.23，P = 0.006）

n = 研究患者人数；OR = 比值比。

经腹子宫颈峡部环扎术的效果

目前没有经腹环扎术的随机试验。Davis 等（2000）回顾性比较了 40 例经腹环扎术与 24 例经阴道预防环扎术的患者。经腹环扎的女性胎膜早破发生较少（8% *vs*. 29%）。此外，接受经腹环扎的妇女相比经阴道环扎的患者，孕 33 周和孕 35 周之前的早产更少，分别为 10% *vs*. 38% 和 18% *vs*. 42%。与此相符，经腹环扎的妇女分娩时的孕周也更大，分别为 36.3 周和 32.8 周。

Lotgering 等（2006）在对 101 名妇女的研究中也报告了经腹环扎术的益处。进行经腹环扎术之前，有 76% 的妇女有过孕 32 周前的分娩史，新生儿生存率为 28%。环扎后，两者的发生率分别为 7% 和 94%。这些作者报告说，3 名妇女经腹环扎时的失血量＞500 ml。发生胎膜破裂的有两例。所有妇女最终都接受了剖宫产。在这项研究中，如果妇女具有“经典的”宫颈功能不全病史，并且在孕中期或孕晚期的早期至少有两次连续的妊娠失败，并且因为宫颈过短、有瘢痕或部分缺失而无法行经阴道环扎术，那么她们就有指征进行经腹环扎术。对于符合这些标准的女性，考虑经腹环扎似乎是合理的。

紧急环扎术的效果

对于什么是紧急环扎术目前没有统一的定义。因此，文献特别关注宫颈扩张的程度，尽管在大多数情况下存在一定程度的胎膜可见或脱出（表 11-4）。因为紧急环扎术的定义标准较为广泛，报道的成功率也不一致。

最近的报道强调了紧急环扎术的风险，特别是当宫颈扩张严重时。紧急环扎后不良预后的预测因素包括胎膜脱出、感染、在孕 22 周后进行环扎、宫颈扩张超过 3 cm，或下腰痛、盆腔压迫症状、轻度痉挛或者血及黏液排出等症状（Namouz，2013）。一个大型病例队列报告了 110 名接受紧急环扎治疗的妇女的结局（Fortner，2012）。队列比较了宫颈扩张＜ 2 cm 的女性和宫颈扩张≥ 2 cm 的女性。两组在进行结扎时的孕周没有差异。但是，宫颈扩张较大的妇女在孕周更小时分娩，即 27 周 vs. 36 周。Nelson 等（2014）发现，近一半接受紧急环扎术的患者合并绒毛膜羊膜炎。值得注意的是，在一项针对脓毒血症的孕产妇并发症发生率和死亡率的研究中，紧急环扎术是一个危险因素（Bauer，2013）。

对于由于宫颈扩张和孕中期胎膜脱出而导致妊娠预后不良的妇女，在适当的咨询下提供紧急环扎术似乎是合理的。但是，尚不清楚此类干预措施是否真正带来了益处，或仅增加了胎膜破裂和感染的风险。

环扎前的羊膜腔穿刺术

在环扎术之前，人们期待进行诊断性羊膜腔穿刺术，以识别隐匿性早期羊膜炎的标志物，以进一步帮助选择环扎术的候选者。Mays 等（2000）回顾性地描述了 18 例行紧急环扎术的妇女的妊娠结局，这些妇女的宫颈扩张了至少 2 cm 并且在宫颈外口可见胎膜。他们报告称环扎术前羊膜腔穿刺术培养阴性的女性结局更好。但是，Airoldi 等（2009）未报告更好的结局。他们在 122 例宫颈扩张 1 ～ 4 cm 的女性中，在孕 15 ～ $25^{6/7}$ 周进行了羊膜腔穿刺术。接受羊膜腔穿刺术的妇女在孕 28 周前早产的发生率高于没有进

第十一章

表 11-4 用于描述扩张宫颈的紧急环扎术研究的不同标准

研究	*n*	环扎时的孕周	宫颈的描述
Olatunbosun，1981	12	平均值 21.4（范围 16 ～ 28）	宫颈消失（退缩）率≥ 50%，宫颈扩张≥ 4 cm，完整胎膜通过宫颈开口突出
Scheerer，1989	4	范围 21 ～ 23	扩张 3 ～ 5 cm，胎膜从宫颈外脱出 3 ～ 7 cm 进入阴道
MacDougall，1991	19	范围 16 ～ 28	扩张 3 ～ 10 cm
Yip，1998	19	范围 16 ～ 30	至少有 1 cm（平均 2.5 cm，范围 1 ～ 6 cm）扩张，伴胎膜脱出
Kurup，1999	35	均值 22.3±0.4	非常紧急情况：骨盆压力，阴道分泌物清洁，宫颈扩张≥ 2 cm，子宫无规律收缩，在外口处或外口外没有（或存在）胎膜
	15	均值 20.8±0.6	紧急情况：通过超声检查发现宫颈内口的“喙”状羊水
Mays，2000	18	NS	宫颈至少扩张 2 cm，50% 的宫颈消失（退缩）；宫颈外口可见胎膜

n = 研究患者人数；NS = 未说明。

行羊膜腔穿刺术的妇女（58% vs. 34%）。但是，经过多因素 logistic 回归分析后，发现羊膜腔穿刺并不是孕 28 周前早产的独立危险因素。

目前已经研究了羊水中许多不同的感染标志物，包括各种细胞因子的浓度、葡萄糖水平、白细胞计数和可进行培养的微生物。大多数研究将这些标志物与培养结果进行了比较，但一些研究将其与胎盘组织学或 24 h 内分娩进行了配对（Edwards，2001；Greig，1994；Odibo，1999），发现所有标志物都不突出。在细胞因子中，没有一种测定方法证明其是羊膜内感染的可靠标志物。

葡萄糖的研究也存在固有的问题，因为对于异常下限的阈值尚无共识。报道的水平为 5 ～ 25 mg/dl（Dildy，1994；Edwards，2001；Greig，1994；Kiltz，1991）。灵敏性、特异性、阳性预测值和阴性预测值差异很大。选择特定阈值的困难来自于正常羊水葡萄糖值的巨大差异，这受葡萄糖不耐受、血糖水平、羊水量和孕周的影响（Dashe，2000；Oliveira，2002；Spellacy（1973；Weiss，1985；Weissman，2003）。

总之，尚无一项随机试验证明进行羊膜腔穿刺术，并使用羊膜腔内感染相关标志物进行治疗决策可改善预后。因此，不建议在宫颈环扎之前进行羊膜腔穿刺术以检测感染。

吲哚美辛或抗生素

吲哚美辛是一种非甾体抗炎药（NSAID），可抑制花生四烯酸转化为前列腺素。一些前列腺素可促进子宫收缩和宫颈成熟。因此，研究人员在进行环扎术的女性中使用吲哚美辛来补充手术效果进行了评估。Berghella 等（2009）调查了吲哚美辛对 222 例孕 14 ～ $25^{6/7}$ 周内宫颈扩张 ≥ 1 cm 的单胎妊娠的孕妇影响。其中 1/3 的孕妇使用了吲哚美辛，但是无论是否进行了环扎，吲哚美辛都不能改善妊娠结局。相比之下，Miller 等（2014）报告了吲哚美辛的可能益处。53 名孕 16 ～ 24 周出现早产、宫颈扩张的妇女被随机分配为不进行干预组和 3 个用药组，各组均每 8 h 口服吲哚美辛 50 mg，并分别不加用或加用抗生素（头孢唑林或克林霉素）。其中 3 名妇女失访。在可评估的妇女中，分配到非干预组的只有 63% 的妇女妊娠期延长了至少 28 天，而干预组中这一比例为 92%。尽管如此，分娩时的孕周和新生儿结局并没有显著差异。目前，在进行环扎时应用吲哚美辛和抗生素的效果仍不确定。

宫颈闭塞

由于招募过于缓慢且分析显示没有益处，一项关于有或没有宫颈闭塞的宫颈环扎术的多中心随机试验被提前终止（Brix，2013）。对于宫颈闭塞，处理方法为拧紧环向缝线，直到宫颈管闭合为止。该研究有两项试验，在预防性试验（197 名妇女）和治疗性试验（87 名妇女）中，都有含宫颈闭塞和无宫颈闭塞的队列。根据两项试验中止前的数据，宫颈闭塞对分娩时的孕周或新生儿重症监护病房的使用时间没有影响。

另外的缝合方法

Funai 等（1999）报道，环扎术增加了可测量的宫颈长度。从那时起，更近的缝合位置或更大的功能性宫颈长度被认为是仅次于缝线的与环扎的成功率密切相关的因素（Althuisius，2002；Scheib，2009）。认识到这一点后，人们已经尝试在第一次缝线更贴近头端的地方进行第二次缝线（Giraldo-Isaza，2013；Park，2012；Pergialiotis，2015；Woensdregt，2008）。但是，大部分研究的结局并未改善。根据 meta 分析，Berghella 等（2013）建议将单个缝线放置的位置尽可能地贴近头端。

环扎并发症

发生并发症的风险取决于环扎类型。其他因素包括初始宫颈扩张的直径和通过宫颈暴露或胎膜突出的表面积。从逻辑上讲，胎膜破裂是一种风险，可以在手术过程中或之后的某个时间发生。绒毛膜羊膜炎可继发于胎膜破裂，但也可在环扎后发生，且无明显破裂迹象。如前所述，紧急环扎术是严重脓毒血症的独立危险因素。

其他潜在的并发症包括缝线移位和宫颈裂伤。可以预见，在结扎之前尝试闭合宫颈时或完成手术后，都可能会由于缝线的移位而导致环扎失败。宫颈的这种缝线的撕裂在宫颈明显变薄或脆弱时，或者在分娩过程中宫颈进一步软化时可能导致宫颈裂伤。根据撕裂的程度，它可能导致严重的宫颈裂伤以及进一步的宫颈扩张。Aarnoudse 和 Huisjes（1979）报告称，52 例中的 7 例（14%）发生了缝线移位。Harger（1980）报告称，有 14% 的进行了 McDonald 环扎术的妇女和 11% 的进行了 Shirodkar 环扎术的妇女在分娩时出现明显的宫颈裂伤。相比之下，没有环扎的 55 088 名妇女中只有 2.2% 发生了宫颈裂伤。最近，大量研究表明，宫颈环扎与分娩时宫颈裂伤具有相关性（Landy，2011；Melamed，2009；Parikh，2007）。

另外，对泌尿生殖系统的损伤可能包括膀胱和输尿管损伤和瘘管。膀胱损伤很少见，包括因缝合位置不当而造成的延迟并发症（Ruan，2011）。比较严重的是，环扎术后有输尿管损伤和尿道瘘的报道。这些包括 McDonald 环扎术后的输尿管阴道瘘，Shirodkar 环扎术后的膀胱宫颈瘘，经阴道环扎术后的宫颈阴道瘘和膀胱阴道瘘（Berchuck，1984；Grotegut，2010；Madueke-Laveaux，2013；2013；，2007）。既往行环扎术是泌尿生殖系统瘘的危险因素之一（Massengill，2012）。

偶尔会出现严重的出血，尤其是经腹环扎。在此过程中，Herron 和 Parer（1988）报告称失血是最常见的并发症。在发生了与手术相关的子宫动脉损伤后，8 名妇女中有 3 名进行了输血治疗。

对于进行环扎术后出现宫颈变化的女性，可尝试进行再次环扎术。在一项研究中，对 26 名行 McDonald 环扎术的妇女进行了超声检查以检查宫颈变化（Fox，1998）。12 名患者的宫颈出现了进一步的变化，并进行了二次环扎手术，分娩平均延迟了 7 周。但是，除这项研究外，几乎没有数据表明二次手术可带来益处。

胎膜破裂后的环扎线拆除

在过去的几十年中，一些回顾性研究表明，在胎膜破裂后保留环扎线是有害的，尤其是会引起感染和脓毒血症（D Laskin，2012；Ludmir，1994）。但是，其他人则认为风险没有显著差异（Kominiarek，2006；McElrath，2000，2002）。在一项随机试验中，Galyean 等（2014）评估了胎膜破裂妇女的环扎线去除与保留的优劣。不幸的是，在对 56 名受试者进行了随机分组后，由于无效性分析的结果，该试验被提前终止。在随机分配至保留环扎线的 24 例患者和拆除环扎线的 32 例患者中，将妊娠延长 1 周的主要研究结果并无显著差异。保留环扎线的患者的绒毛膜羊膜炎发生率较高，分别为 42% 和 25%，尽管这种差异并不明显。此外，新生儿总体的并发症发生率没有显著差异，分别为 56% 和 50%；围产期死亡率为 16% 和 12%；分娩时的孕周分别为 198 天和 200 天。

总而言之，在胎膜早破后环扎线是去除还是保留的问题仍未解决。与患者讨论选择方案，包括潜在的感染风险，而不要求采取特定策略，似乎是合理的。ACOG（2014）指出，在这种情况下，任何一种行动都是合理的。当出现绒毛膜羊膜炎的迹象时应及时分娩。

环扎线拆除和分娩

如果可以经阴道分娩，则应行环扎线拆除以避免宫颈裂伤和子宫破裂（Chibber，2010；Fox，2009；Peters，1979）。对于既往有剖宫产史并考虑进行经腹环扎的女性，Martin 等（2013）估计，随后发生瘢痕破裂的总体风险为 2%。在 51 例妊娠妇女中，唯一的子宫破裂病例与单角子宫有关，并且在孕 31 周时早产。

对于未临产的无合并症的妊娠妇女，通常在约孕 37 周时拆除环扎线。尝试在早产的风险和未拆除环扎线的情况下临产的风险之间找到平衡。与临产后的环扎线拆除相比，临产之前的环扎线拆除通常更容易实现并且更加可控。对于计划进行再次剖宫产的妇女，有时将环扎线拆除推迟到局部镇痛和分娩时再进行。但是，同样，必须考虑分娩前的临产风险。

在拆除过程中，特别是使用 Shirodkar 环扎或使用编织缝线或缝扎带时，可能需要镇痛以确保患者的舒适度和足够的可视性（Caspi，1990）。通常，即使在剖宫产后也要清除经阴道放置的环扎物，以避免持续性异物引起的罕见并发症，例如延迟的阴道糜烂（Hawkins，2014）。相反，在分娩结束前将腹部的环扎线留在原处是合理的。

杜尔森切口

比较少见的，如果在宫颈未完全扩张的情况下，早产儿的突然分娩会导致随后的头部嵌顿（图 11-13）。在这种情况下，宫颈的杜尔森切口可能会挽救胎儿的生命。然而，这些切口长期以来一直被认为对母亲是危险的，并且可能危及生命，特别是在出血时。DeLee（1913）强调说，只有在宫颈完全消失后，切口才是安全的。他进一步列举了出血扩大至阔韧带甚至进入腹腔内，从而引起死亡的几起事件。鉴于当今剖宫产的相对安全性和可用性，使用杜尔森切口的唯一理由是卡住了即将出生的早产儿头部。

对于进行宫颈切开，阴道侧壁牵开器可能有助于观察，但可能无法提供暴露。因此，操作者通常将一根或两根手指放在宫颈内，以保护胎儿的颈部和头部。沿手指插入诸如侧切剪刀之类的钝头剪刀，并在 2 点钟位置切开宫颈。然后，如果分娩需要，可以在 10 点钟和 6 点钟的位置重复此操作。分娩后，检查切口以排除阴道上端的扩张。用可吸收缝线以连续锁

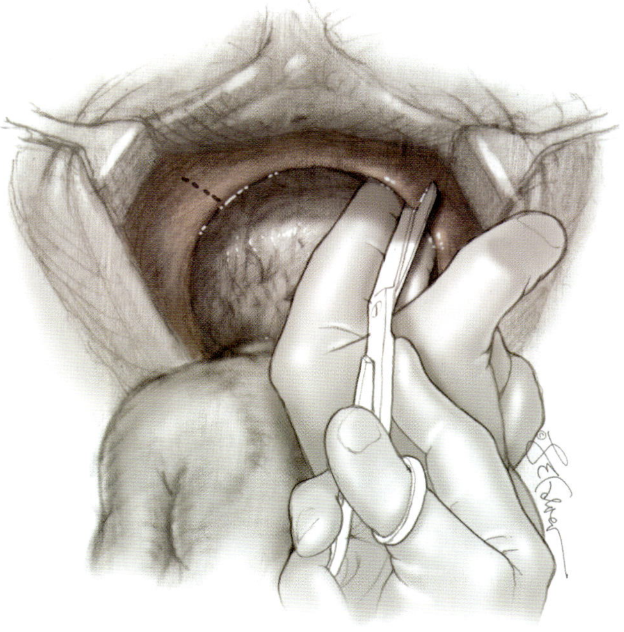

图 11-13 在宫颈 2 点钟方向做杜尔森切口，然后在 10 点钟方向再做第二个切口。通常，在 6 点钟方向还需要额外的切口。进行切开的位置应最大程度地减少子宫动脉的外侧宫颈分支的出血。分娩后，用可吸收缝线通过连续锁边缝合修复切口。

边缝合的方式闭合切口（图 30-2，493 页）。

临产和分娩时女性生殖器切割（割礼）

女性生殖器切割（割礼）主要是出于文化原因而造成的外生殖器的损伤和毁损。尽管越来越多地由医疗提供者而不是传统从业者执行该程序，但该程序从未得到过医学上的指示，只会造成伤害（WHO，2014）。潜在危害包括感染和出血的直接风险，以及尿路反复感染、会阴囊肿形成和不孕的慢性风险。产科方面的风险众多，在布基纳法索、加纳、肯尼亚、尼日利亚、塞内加尔和苏丹的 28 个中心分娩的 28 393 名妇女的大型研究中进行了详细介绍（WHO Study Group，2006）。女性生殖器损伤与剖宫产、产后出血、长期住院、新生儿复苏和围产期死亡的发生率显著相关。Wuest 等（2009）记录了紧急剖宫产和阴道三度裂伤的发生率较高。

困难分娩和创伤性分娩的风险增加与生殖器毁损程度有关，并使用分类系统进行描述。1 型手术是导致部分或全部阴蒂切除的手术——少数为仅切除包皮；2 型是阴蒂和小阴唇的切除手术，有时是大阴唇；3 型是旨在缩小或封闭阴道开口的手术，通常涉及切除部分或全部外阴；4 型是所有其他手术。导致更严重毁损的手术，尤其是 2 型和 3 型，与围产期并发症发生率增加相关（WHO Study Group，2006）。

为了避免创伤性产科撕裂，已经描述了分娩过程中的阴部切开手术（Rouzi，2001）。评估后，使妇女采取背侧膀胱截石位，对会阴部进行手术准备，并排空膀胱。在没有足够的区域镇痛的情况下，在既往瘢痕组织中注射 1% 利多卡因。非惯用手的示指和中指插入既往瘢痕和着冠胎头之间，从而分离既往瘢痕，并用另一只手在其中线切开（图 11-14）。分娩后，仅在需要止血时才进行缝合，并且留置导尿管 24 h。

回顾性研究报道，388 名接受阴部切开手术的妇女的结局与 388 名对照组妇女的结局没有显著差异（Rouzi，2012）。Cochrane 数据库系统评价（Balogun，2013）中针对既往生殖器毁损的孕妇没有随机干预试验。

阴道隔

有时，在分娩中可见到具有阴道隔的女性。等到第二产程，通常可以发现阴道隔因胎头的向下压力而明显减弱（图 11-15）。然后，可以用阻挡在阴道隔和胎头之间的手指将它分离。确保足够的镇痛后，用剪刀分离隔。值得注意的是，在阴道前壁附着点的横切应避免尿道损伤。根据阴道隔的厚度，某些医生可能会选择在横切之前夹住隔。切口末端用可吸收缝线结扎（de França Neto，2014）。蒂较厚的情况下，固定缝线是更为谨慎的选择。

宫颈活检

在妊娠期，以阴道镜为导向的宫颈活检的目的是识别或排除浸润性癌。美国阴道镜和宫颈病理学会（ASCCP）建议阴道镜检查可用于宫颈筛查结果阳性的女性（Saslow，2012）。这些结果的解释取决于女性的年龄、细胞学发现和人乳头瘤病毒（HPV）检测结果。Massad 等（2013）发表了根据 ASCCP 指南进行的阴道镜检查指征。这些建议会定期更新，因此，建议对 ASCCP 最新指南进行学习，以筛查和管理妊娠期宫颈病理。

在阴道镜检查中，通常使用 Tischler 活检钳对出现可疑病变处进行取样。在妊娠期，仅在怀疑浸润性癌时才建议立即进行诊断性切除手术。

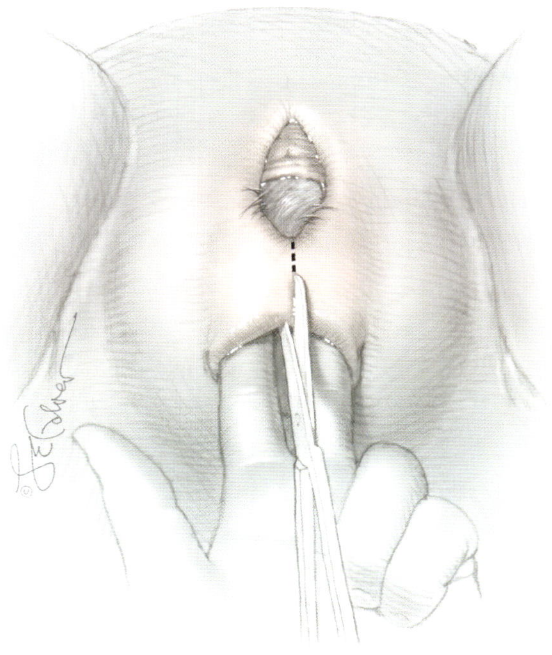

图 11-14　分娩时的阴部切开手术。在通过区域麻醉或通过向前瘢痕注射 1% 利多卡因确保适当的镇痛后，在既往瘢痕和着冠胎头之间插入非优势手的示指和中指。然后在收缩过程中用剪刀将既往瘢痕沿着中线剪开。

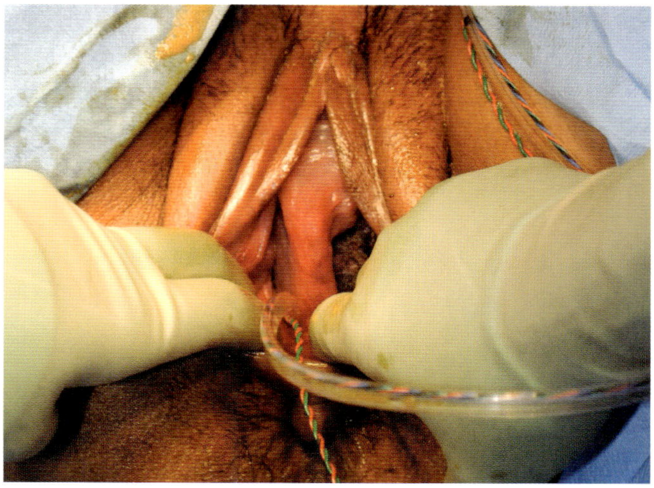

图 11-15　此初产妇在分娩前未接受产前保健。在临床医生的手指之间，可见远端纵向阴道隔。允许分娩正常进行，一旦宫颈完全扩张，就可以用有效的推动来辅助胎儿下降。在这里可以看到，浓密的脐带状隔片穿过阴道开口。胎儿的头部可见于患者的左侧。此外，可以看到胎儿头皮电极（绿色和红色编织物）和宫腔内压力导管（塑料管）。(Reproduced with permission from Ha TK，Hoffman BL：Clinical pearl：longitudinal vaginal septum（update）. In Cunningham FG，Leveno KL，Bloom SL，et al（eds），Williams Obstetrics，24th ed，New York，McGraw-Hill Education，2014. Online. accessmedicine.com.）

■ 宫颈活检

宫颈活检使用锋利的小型活检钳（如 Tischler 钳）进行。宫颈活检的操作与非妊娠的患者相同。但是，考虑到妊娠期间宫颈有出血倾向，应准备大号棉签、亚硫酸铁溶液（Monsel 糊剂）、硝酸银棒和缝线等材料。Kohan 等（1980）报道，妊娠期阴道镜下宫颈活检的并发症发生率“可忽略不计”。在 Parkland 医院，在使用了 Monsel 糊剂，阴道纱布包扎和过夜观察后很少出现宫颈活检后大出血的病例。

■ 诊断性切除手术

这些操作包括冷刀锥切术活检和 LEEP。根据 ASCCP 的规定，当怀疑妊娠期有浸润性病变时，在妊娠的 3 个时期，这两种方法都可以接受，并且可以执行。由于担心引起出血、胎膜早破或早产，通常在妊娠的最后 4 ~ 6 周内避免使用上述操作。

以下是通过冷刀锥切术或 LEEP 进行诊断性切除手术的一般流程。在达到足够的区域麻醉后，患者处于标准的背侧膀胱截石位，并且在孕中期或孕晚期时将患者向左倾斜。会阴和阴道远端进行术前准备。避免进行剧烈的宫颈擦洗，以便对切除的标本进行准确的组织学评估。沿着阴道后壁放置 Auvard 窥器，将络合碘溶液短暂倒入近端穹窿以染色阴道部，然后抽吸多余的染色剂。

对于初次暴露和操作，将单齿牵开器放置在宫颈的前唇上。使用可吸收缝线分别 3 点钟和 9 点钟的位置行“8”字止血缝合，无需拆下针头。这些缝线可结扎在宫颈两侧的子宫动脉的宫颈下降支，也有助于暴露和操作。根据预期的宫颈操作程度，可以去除或保留单齿牵开器。Sabol 等（1971）描述了在 10 ml 生理盐水中稀释 3 单位加压素（Pitressin），并沿宫颈一周向宫颈基质注入，以引起宫颈变白。与仅注射生理盐水相比，这可以减少失血而无并发症。加压素是有效的血管收缩药，注射前抽吸以避免注射入血管。此外，应将注射信息告知麻醉人员。

遵循进行冷刀锥切术或 LEEP 电极的切除程序。如果在宫颈内口进行超声监测以引导冷刀锥切术，则插入深度不宜过深，以避免胎膜破裂。近 50 年来，更倾向于行锥切术时进行浅层活检。Berman 和 Disaia（1989）建议在妊娠期间进行“硬币活检”而不是锥形活检（图 11-16）。目的是避免去除可能导致宫颈完整性丧失的宫颈基质。重要的是，这必须是个性化的，因为当怀疑原位腺癌时，“硬币活检”可能不够。该病变在宫颈管内可能是多灶性的和不连续的。取出标本后，在 12 点钟位置用缝线标记，以供病理学家检查。

采用电凝法来确保止血。为了进一步保证，已使用 3 点钟和 9 点钟的止血缝线前后两次缝合宫颈，尽管几乎没有证据支持这种做法。Sturmdorf 缝线也被用于覆盖裸露的宫颈基质黏膜，并帮助止血，尽管很少有数据可以支持这一点。

诊断性切除手术的有效性和风险

尚无试验比较妊娠期行 LEEP 和冷刀锥切术的优势。大多数研究都是相对较小的回顾性病例分析，仅关注一种方式。

关于妊娠期 LEEP，Schaefer 等（2012 年）回顾性地报道了 27 名接受治疗的妇女的低并发症发生率，但切缘阳性率却很高，为 56%。Kärrberg 等（2013）指出，妊娠期在阴道镜下进行宫颈活检和 LEEP 锥切术的并发症发生率同样较低。在他们的病例中，异型增生病变的持续发生率为 55%，消退率为 33%，进展率为 12%。没有严重的术后出血，宫颈活检和 LEEP 锥切术被认为是安全的。在另一项针对 20 名孕妇进行 LEEP 锥切术的研究中，Robinson 等（1997）报道了更多有关并发症的信息，特别是在孕晚期进行手术时。他们还列举了较高比例的切缘阳性率或无法解释的切缘的状态。Robinson 报告了并发症，包括 3 名早产儿和 2 名妇女需要术后输血。他们得出结论，妊娠期的 LEEP 手术在诊断标本方面不能得到一致的结论，并且残留病灶的概率很高。

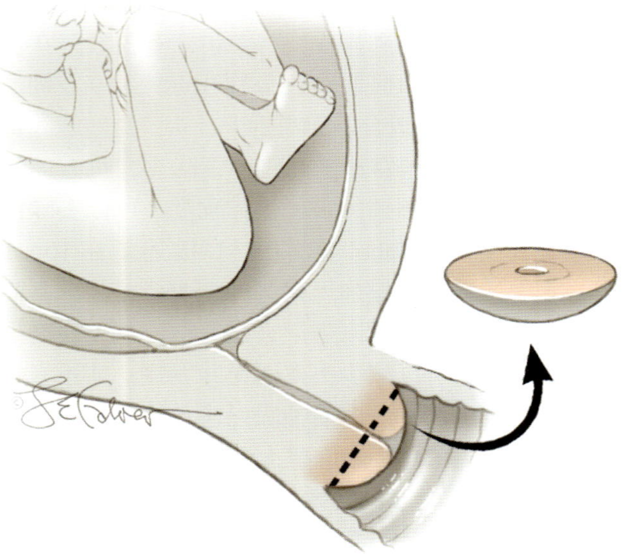

图 11-16 宫颈“硬币活检”。有时会进行改良的锥切术，以免切除宫颈基质。当怀疑是宫颈内膜疾病或原位腺癌时，这种浅层改良手术可能不合适。

妊娠期行冷刀锥切活检的报道一般较早，但仍存在关于出血和切除不完全的类似担忧。Hannigan 等（1982）报告了严重的出血现象，在 82 名女性中有 10 名（12%）至少发生了 500 ml 的出血，2 名女性需要输血，3 名女性因出血再次入院，另外 1 名女性需要进行二次手术。孕晚期估计失血量明显增加。除去 14 名自然流产、择期终止妊娠或失访的妇女，有 68 名妇女进入研究。其中，有 65 名分娩了活产新生儿，其中 12% 为早产。在 82 名妇女中，有 47 名（57%）切缘为阳性。在这 47 名妇女中，有 40 名在产后第 1 年进行了子宫切除术，并且有 68% 的妇女发现存在残留病灶。同样，Boutselis（1972）报告了高出血发生率和持续性疾病，他报告锥切术的总体并发症发生率为 21%，其中最常见的是出血。肿瘤病灶残留的风险随着手术时孕周的增加而增加，在孕晚期高达 75%。

因此，对于怀疑患有浸润性宫颈癌的孕妇，选择冷刀锥切术或 LEEP 是合理的选择。潜在的风险包括大量出血和可能的早产，必须将其与怀疑患有癌症时不进行手术的风险进行权衡。残留病灶的风险要求确保随访。

宫颈息肉切除术

起源于宫颈或子宫下段的息肉、带蒂或脱出的平滑肌瘤可能是产前出血的来源。较大的病变有时可能导致阴道脱出物症状。检查时可能看到息肉的基底部，但通常更常起源于宫颈内。宫颈息肉异常增生很少见，多见于在先前有异常细胞学检查结果或息肉直径大于 20 mm 的女性（Long，2013）。Tokunaka 等（2014）报道了在孕中期和孕晚期进行宫颈息肉切除术的妇女的结局。不幸的是，从组织学上讲，原先认为是宫颈息肉的患者有一半是由子宫内膜引起的蜕膜性息肉。切除蜕膜性息肉或宫颈息肉后，患有蜕膜性息肉的妇女发生自然流产（分别为 12% 和 0%）以及早产（34% 和 5%）的风险更高。

Straub 等（2010）回顾了有关妊娠合并宫颈和黏膜下平滑肌瘤脱垂的文献。报告的并发症包括出血、胎膜破裂、早产和子宫切除术。

很少有公开的信息指导妊娠期息肉或带蒂肌瘤的切除，鉴于出血的风险，大多数患者都希望采用期待治疗（Robertson，2005）。当病变的特征为可疑癌症时，以类似于宫颈活检的方式进行活检（185 页）是合理的。对于有症状的病变，有时考虑去除。然而，重要的是，应谨慎权衡出血的风险（以及阻止此类出血的能力）与去除病变的获益。对于茎较细的带蒂病变，可用卵圆钳钳夹息肉的末端并在其基底部上扭转以止血（Demirci，2007）。或者，可以使用聚二噁烷酮单丝可吸收缝线的尼龙绳多环套扎（Ethicon）将其引导至蒂的基底部（图 11-17）。扣住并拉出塑料管的刻度端，以拉紧套扎环并固定结。在用手术剪取下之前，可以考虑使用第二个多环套扎来进一步确认。应在手术室中使用多环套扎以避免并发症的发生。

总结

至少有一次孕中期妊娠失败并提示患有宫颈功能不全的女性可以使用预防性环扎术。但是，许多有宫颈缩短史的妇女可以进行超声检查，如果宫颈长度小于 25 mm，可以进行超声引导下的环扎术。在胎儿具有生存能力并且大于 24 周后，通常不进行环扎术。紧急环扎术在文献中定义不清，但通常在孕中期宫颈扩张，且胎膜突出或暴露时考虑使用。如果有经阴道环扎失败的历史和（或）几乎没有功能的宫颈，则可以选择经腹环扎术。

杜尔森切口仅用于突然分娩的臀位早产新生儿胎头后出的出头困难时。对于有外阴损伤的妇女，尤其是较严重时，可以考虑分娩时进行阴部切开手术，以助于控制阴道分娩。对于有阴道隔的临产妇女，在第二产程隔薄弱时可以进行横切，结扎切口末端。宫颈锥切术在孕期具有重大风险，通常仅用于可疑的浸润性宫颈疾病。对于有症状或有可疑恶性肿瘤特征的带蒂宫颈病变，可以考虑切除，但孕妇存在一定的风险。

（王 楠，译 原鹏波，校）

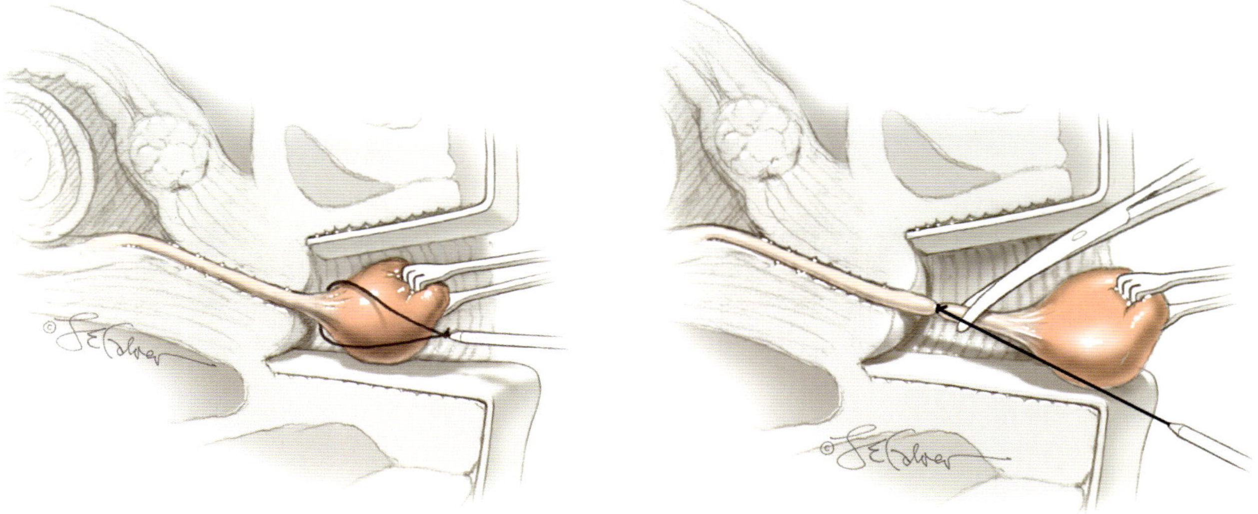

A B

图 11-17 对大而有蒂的肿物进行尼龙绳多环套扎。A. 预先将聚二噁烷酮单丝延迟可吸收缝线预先形成的套扎环引导到蒂的基底部。B. 扣住并拉出塑料管的刻度端，以拉紧环并固定结。在用剪刀去除病变之前，可以考虑放置第二个尼龙绳多环套扎，以进一步确认。

参考文献

Aarnoudse JG, Huisjes HJ: Complications of cerclage. Acta Obstet Gynecol Scand 58(3):255, 1979

Airoldi J, Pereira L, Cotter A, et al: Amniocentesis prior to physical exam-indicated cerclage in women with midtrimester cervical dilation: results from the expectant management compared to Physical Exam-indicated Cerclage international cohort study. Am J Perinatol 26(1):63, 2009

Akgul Y, Holt R, Mummert M, et al: Dynamic changes in cervical glycosaminoglycan composition during normal pregnancy and preterm birth. Endocrinology 153(7):3493, 2012

Althuisius S, Dekker G, Hummel P, et al: Cervical Incompetence Prevention Randomized Cerclage Trial (CIPRACT): effect of therapeutic cerclage with bed rest vs. bed rest only on cervical length. Ultrasound Obstet Gynecol 20(2):163, 2002

Althuisius SM, Dekker GA, Hummel P, et al: Final results of the Cervical Incompetence Prevention Randomized Cerclage Trial (CIPRACT): therapeutic cerclage with bed rest versus bed rest alone. Am J Obstet Gynecol 185(5):1106, 2001

American College of Obstetricians and Gynecologists: Cerclage for the management of cervical insufficiency. Practice Bulletin No. 142, February 2014

Armarnik S, Sheiner E, Piura B, et al: Obstetric outcome following cervical conization. Arch Gynecol Obstet 283(4):765, 2011

Ayers JW, DeGrood RM, Compton AA, et al: Sonographic evaluation of cervical length in pregnancy: diagnosis and management of preterm cervical effacement in patients at risk for premature delivery. Obstet Gynecol 71(6 Pt 1): 939, 1988

Balogun OO, Hirayama F, Wariki WM, et al: Interventions for improving outcomes for pregnant women who have experienced genital cutting. Cochrane Database Syst Rev 2:CD009872, 2013

Bauer ME, Bateman BT, Bauer ST, et al: Maternal sepsis mortality and morbidity during hospitalization for delivery: temporal trends and independent associations for severe sepsis. Anesth Analg 117(4):944, 2013

Benson RC, Durfee RB: Transabdominal cervico uterine cerclage during pregnancy for the treatment of cervical incompetency. Obstet Gynecol 25:145, 1965

Berchuck A, Sokol RJ: Cervicovaginal fistula formation: a new complication of Shirodkar cerclage. Am J Perinatol 1(3):263, 1984

Berghella V, Ludmir J, Simonazzi G, et al: Transvaginal cervical cerclage: evidence for perioperative management strategies. Am J Obstet Gynecol 209(3): 181, 2013

Berghella V, Odibo AO, Tolosa JE: Cerclage for prevention of preterm birth in women with a short cervix found on transvaginal ultrasound examination: a randomized trial. Am J Obstet Gynecol 191(4):1311, 2004

Berghella V, Prasertcharoensuk W, Cotter A, et al: Does indomethacin prevent preterm birth in women with cervical dilatation in the second trimester? Am J Perinatol 26(1):13, 2009

Berghella V, Szychowski JM, Owen J, et al: Suture type and ultrasound-indicated cerclage efficacy. J Matern Fetal Neonatal Med 25(11):2287, 2012

Berman ML, DiSaia PJ: Malignancy and pregnancy. In Creasy RK, Resnick R (eds): Maternal-Fetal Medicine: Principles and Practice, 2nd ed. Philadelphia, Saunders, 1989

Boutselis JG: Intraepithelial carcinoma of the cervix associated with pregnancy. Obstet Gynecol 40(5):657, 1972

Brix N, Secher NJ, McCormack CD, et al: Randomised trial of cervical cerclage, with and without occlusion, for the prevention of preterm birth in women suspected for cervical insufficiency. BJOG 120(5):613, 2013

Caspi E, Schneider DF, Mor Z, et al: Cervical internal os cerclage: description of a new technique and comparison with Shirodkar operation. Am J Perinatol 7(4):347, 1990

Chibber R, El-Saleh E, Al Fadhli R, et al: Uterine rupture and subsequent pregnancy outcome–how safe is it? A 25-year study. J Matern Fetal Neonatal Med 23(5):421, 2010

Ciavattini A, Clemente N, Delli Carpini G, et al: Loop electrosurgical excision procedure and risk of miscarriage. Fertil Steril 103(4):1043, 2015

Conner SN, Cahill AG, Tuuli MG, et al: Interval from loop electrosurgical excision procedure to pregnancy and pregnancy outcomes. Obstet Gynecol 122(6):1154, 2013

Crane J, Scott H, Stewart A, et al: Transvaginal ultrasonography to predict preterm birth in women with bicornuate or didelphus uterus. J Matern Fetal Neonatal Med 25(10):1960, 2012

Curet LB, Koller W, Olson RW: Temporary submucosal cervical cerclage. Obstet Gynecol 55(3):392, 1980

Dashe JS, Nathan L, McIntire DD, et al: Correlation between amniotic fluid glucose concentration and amniotic fluid volume in pregnancy complicated by diabetes. Am J Obstet Gynecol 182(4):901, 2000

Daskalakis G, Papantoniou N, Mesogitis S, et al: Management of cervical insufficiency and bulging fetal membranes. Obstet Gynecol 107(2 Pt 1): 221, 2006

Davis G, Berghella V, Talucci M, et al: Patients with a prior failed transvaginal cerclage: a comparison of obstetric outcomes with either transabdominal or transvaginal cerclage. Am J Obstet Gynecol 183(4):836, 2000

Debbs RH, DeLa Vega GA, Pearson S, et al: Transabdominal cerclage after comprehensive evaluation of women with previous unsuccessful transvaginal cerclage. Am J Obstet Gynecol 197(3):317.e1, 2007

de França Neto AH, Nóbrega BV, Clementino Filho J, et al: Intrapartum diagnosis and treatment of longitudinal vaginal septum. Case Rep Obstet Gynecol 2014:108973, 2014

DeLee JB: The Principles and Practice of Obstetrics. Philadelphia, WB Saunders, 1913

Demirci F, Somunkiran A, Safak AA, et al: Vaginal removal of a prolapsed pedunculated submucosal myoma during pregnancy. Adv Ther 24(4):903, 2007

Dildy GA, Pearlman MD, Smith LG, et al: Amniotic fluid glucose concentration: a marker for infection in preterm labor and preterm premature rupture of membranes. Infect Dis Obstet Gynecol 1(4):166, 1994

D Laskin M, Yinon Y, Whittle WL: Preterm premature rupture of membranes in the presence of cerclage: is the risk for intra-uterine infection and adverse neonatal outcome increased? J Matern Fetal Neonatal Med 25(4):424, 2012

Easterday CL, Reid DE: The incompetent cervix in repetitive abortion and premature labor. N Engl J Med 260(14):687, 1959

Edwards RK, Clark P, Locksmith Gregory J, et al: Performance characteristics of putative tests for subclinical chorioamnionitis. Infect Dis Obstet Gynecol 9(4):209, 2001

Eglinton GS, Herway C, Skupski DW, et al: Endocervical hyaluronan and ultrasound-indicated cerclage. Ultrasound Obstet Gynecol 37(2):214, 2011

Fischer RL, Sveinbjornsson G, Hansen C: Cervical sonography in pregnant women with a prior cone biopsy or loop electrosurgical excision procedure. Ultrasound Obstet Gynecol 36(5):613, 2010

Fortner KB, Fitzpatrick CB, Grotegut CA, et al: Cervical dilation as a predictor of pregnancy outcome following emergency cerclage. J Matern Fetal Neonatal Med 25(10):1884, 2012

Foster TL, Addleman RN, Moore ES, et al: Robotic-assisted prophylactic transabdominal cervical cerclage in singleton pregnancies. J Obstet Gynaecol 33(8):821, 2013

Fox NS, Rebarber A, Bender S, et al: Labor outcomes after Shirodkar cerclage. J Reprod Med 54(6):361, 2009

Fox R, Holmes R, James M, et al: Serial transvaginal ultrasonography following McDonald cerclage and repeat suture insertion. Aust N Z J Obstet Gynaecol 38(1):27, 1998

Funai EF, Paidas MJ, Rebarber A, et al: Change in cervical length after prophylactic cerclage. Obstet Gynecol 94(1):117, 1999

Galyean A, Garite TJ, Maurel K, et al: Removal versus retention of cerclage in preterm premature rupture of membranes: a randomized controlled trial. Am J Obstet Gynecol 211(4):399.e1, 2014

Giraldo-Isaza MA, Fried GP, Hegarty SE, et al: Comparison of 2 stitches vs 1 stitch for transvaginal cervical cerclage for preterm birth prevention. Am J Obstet Gynecol 208(3):209.e1, 2013

Goldstein DP: Incompetent cervix in offspring exposed to diethylstilbestrol in utero. Obstet Gynecol 52(1 Suppl):73S, 1978

Golfier F, Bessai K, Paparel P, et al: Transvaginal cervicoisthmic cerclage as an alternative to the transabdominal technique. Eur J Obstet Gynecol Reprod Biol 100(1):16, 2001

Greig PC, Ernest JM, Teot L: Low amniotic fluid glucose levels are a specific but not a sensitive marker for subclinical intrauterine infections in patients in preterm labor with intact membranes. Am J Obstet Gynecol 171(2):365, 1994

Grotegut CA, Moore NL, Reddick KL, et al: Cervicovaginal fistula presenting during miscarriage. Ultrasound Obstet Gynecol 36(1):112, 2010

Ha TK, Hoffman BL: Clinical pearl: longitudinal vaginal septum. (update). In Cunningham FG, Leveno KL, Bloom SL, et al (eds), Williams Obstetrics, 24th ed. Online. Available at: http://accessmedicine.mhmedical.com/MultimediaPlayer.aspx?MultimediaID=7918799&SearchTerm=longitudinal%20vaginal%20septum. accessmedicine.com. New York, McGraw-Hill Education, 2014

Hannigan EV, Whitehouse HH 3rd, Atkinson WD, et al: Cone biopsy during pregnancy. Obstet Gynecol 60(4):450, 1982

Harger JH: Comparison of success and morbidity in cervical cerclage procedures. Obstet Gynecol 56(5):543, 1980

Hawkins E, Nimaroff M: Vaginal erosion of an abdominal cerclage 7 years after laparoscopic placement. Obstet Gynecol 123(2 Pt 2 Suppl 2)):420, 2014

Hefner JD, Patow WE, Ludwig JM Jr: A new surgical procedure for the correction of the incompetent cervix during pregnancy. The Wurm procedure. Obstet Gynecol 18:616, 1961

Heinonen A, Gissler M, Riska A, et al: Loop electrosurgical excision procedure and the risk for preterm delivery. Obstet Gynecol 121(5):1063, 2013

Herron MA, Parer JT: Transabdominal cerclage for fetal wastage due to cervical incompetence. Obstet Gynecol 71(6 Pt 1):865, 1988

Jefferies JA, Robboy SJ, O'Brien PC, et al: Structural anomalies of the cervix and vagina in women enrolled in the Diethylstilbestrol Adenosis (DESAD) Project. Am J Obstet Gynecol 148(1):59, 1984

Kärrberg C, Brännström M, Strander B, et al: Colposcopically directed cervical biopsy during pregnancy; minor surgical and obstetrical complications and high rates of persistence and regression. Acta Obstet Gynecol Scand 92(6):692, 2013

Katz M, Abrahams C: Transvaginal placement of cervicoisthmic cerclage: report on pregnancy outcome. Am J Obstet Gynecol 192(6):1989, 2005

Kaufman RH, Noller K, Adam E, et al: Upper genital tract abnormalities and pregnancy outcome in diethylstilbestrol-exposed progeny. Am J Obstet Gynecol 148(7):973, 1984

Kilpatrick SJ, Patil R, Connell J, et al: Risk factors for previable premature rupture of membranes or advanced cervical dilatation: a case control study. Am J Obstet Gynecol 194(4):1168, 2006

Kiltz RJ, Burke MS, Porreco RP: Amniotic fluid glucose concentration as a marker for intra-amniotic infection. Obstet Gynecol 78(4):619, 1991

Kohan S, Beckman EM, Bigelow B, et al: The role of colposcopy in the management of cervical intraepithelial neoplasia during pregnancy and postpartum. J Reprod Med 25(5):279, 1980

Kominiarek MA, Kemp A: Perinatal outcome in preterm premature rupture of membranes at < or = 32 weeks with retained cerclage. J Reprod Med 51(7):533, 2006

Kurup M, Goldkrand JW: Cervical incompetence: elective, emergent, or urgent cerclage. Am J Obstet Gynecol 181(2):240, 1999

Landy HJ, Laughon SK, Bailit JL, et al: Characteristics associated with severe perineal and cervical lacerations during vaginal delivery. Obstet Gynecol 117(3):627, 2011

Lash AF, Lash SR: Habitual abortion; the incompetent internal os of the cervix. Am J Obstet Gynecol 59(1):68, 1950

Lazar P, Gueguen S, Dreyfus J, et al: Multicentred controlled trial of cervical cerclage in women at moderate risk of preterm delivery. BJOG 91(8):731, 1984

Locatelli A, Vergani P, Bellini P, et al: Amnioreduction in emergency cerclage with prolapsed membranes: comparison of two methods for reducing the membranes. Am J Perinatol 16(2):73, 1999

Long ME, Dwarica DS, Kastner TM, et al: Comparison of dysplastic and benign endocervical polyps. J Low Genit Tract Dis 17(2):142, 2013

Lotgering FK, Gaugler-Senden IP, Lotgering SF, et al: Outcome after transabdominal cervicoisthmic cerclage. Obstet Gynecol 107(4):779, 2006

Ludmir J, Bader T, Chen L, et al: Poor perinatal outcome associated with retained cerclage in patients with premature rupture of membranes. Obstet Gynecol 84(5):823, 1994

MacDougall J, Siddle N: Emergency cervical cerclage. BJOG 98(12):1234, 1991

Madueke-Laveaux OS, Platte R, Poplawsky D: Unique complication of a Shirodkar cerclage: remote formation of a vesicocervical fistula in a patient with the history of cervical cerclage placement: a case report and literature review. Female Pelvic Med Reconstr Surg 19(5):306, 2013

Mangan CE, Borow L, Burtnett-Rubin MM, et al: Pregnancy outcome in 98 women exposed to diethylstilbestrol in utero, their mothers, and unexposed siblings. Obstet Gynecol 59(3):315, 1982

Martin JM, Moore ES, Foster TL, et al: Transabdominal cerclage placement in patients with prior uterine incisions: risk of scar disruption. J Obstet Gynaecol 33(7):682, 2013

Massad LS, Einstein MH, Huh WK, et al: 2012 updated consensus guidelines for the management of abnormal cervical cancer screening tests and cancer precursors. J Low Genit Tract Dis 17(5 Suppl 1):S1, 2013

Massengill JC, Baker TM, Von Pechmann WS, et al: Commonalities of cerclage-related genitourinary fistulas. Female Pelvic Med Reconstr Surg 18(6):362, 2012

Mays JK, Figueroa R, Shah J, et al: Amniocentesis for selection before rescue cerclage. Obstet Gynecol 95(5):652, 2000

McDonald IA: Suture of the cervix for inevitable miscarriage. J Obstet Gynaecol Br Emp 64(3):346, 1957

McElrath TF, Norwitz ER, Lieberman ES, et al: Management of cervical cerclage and preterm premature rupture of the membranes: should the stitch be removed? Am J Obstet Gynecol 183(4):840, 2000

McElrath TF, Norwitz ER, Lieberman ES, et al: Perinatal outcome after preterm premature rupture of membranes with in situ cervical cerclage. Am J Obstet Gynecol 187(5):1147, 2002

McKay HA, Hanlon K: Vesicovaginal fistula after cervical cerclage: repair by transurethral suture cystorrhaphy. J Urol 169(3):1086, 2003

Melamed N, Ben-Haroush A, Chen R, et al: Intrapartum cervical lacerations: characteristics, risk factors, and effects on subsequent pregnancies. Am J Obstet Gynecol 200(4):388.e1, 2009

Menderes G, Clark LE, Azodi M: Needleless laparoscopic abdominal cerclage placement. J Minim Invasive Gynecol 22(3):321, 2015

Miller ES, Grobman WA, Fonseca L, et al: Indomethacin and antibiotics in examination-indicated cerclage: a randomized controlled trial. Obstet Gynecol 123(6):1311, 2014

Moore ES, Foster TL, McHugh K, et al: Robotic-assisted transabdominal cerclage (RoboTAC) in the non-pregnant patient. J Obstet Gynaecol 32(7):643, 2012

MRC/RCOG Working Party on Cervical Cerclage: Final report of the Medical Research Council/Royal College of Obstetricians and Gynaecologists multicentre randomised trial of cervical cerclage. BJOG 100(6):516, 1993

Myers K, Socrate S, Tzeranis D, et al: Changes in the biochemical constituents and morphologic appearance of the human cervical stroma during pregnancy. Eur J Obstet Gynecol Reprod Biol 144 Suppl 1:S82, 2009

Myers KM, Paskaleva AP, House M, et al: Mechanical and biochemical properties of human cervical tissue. Acta Biomater 4(1):104, 2008

Namouz S, Porat S, Okun N, et al: Emergency cerclage: literature review. Obstet Gynecol Surv 68(5):379, 2013

Nelson L, Dola T, Tran T, et al: Pregnancy outcomes following placement of elective, urgent and emergent cerclage. J Matern Fetal Neonatal Med 22(3):269, 2009

Ng KL, Kale AS, Gosavi AT: Ureterovaginal fistula after insertion of a McDonald suture: case report and review of published reports. J Obstet Gynaecol Res 41(7):1129, 2015

Odibo AO, Berghella V, To MS, et al: Shirodkar versus McDonald cerclage for the prevention of preterm birth in women with short cervical length. Am J Perinatol 24(1):55, 2007

Odibo AO, Rodis JF, Sanders MM, et al: Relationship of amniotic fluid markers of intra-amniotic infection with histopathology in cases of preterm labor with intact membranes. J Perinatol 19(6 Pt 1):407, 1999

Ogawa M, Sanada H, Tsuda A, et al: Modified cervical cerclage in pregnant women with advanced bulging membranes: knee-chest positioning. Acta Obstet Gynecol Scand 78(9):779, 1999

Olatunbosun OA, Dyck F: Cervical cerclage operation for a dilated cervix. Obstet Gynecol 57(2):166, 1981

Oliveira FR, Barros EG, Magalhães JA: Biochemical profile of amniotic fluid for the assessment of fetal and renal development. Braz J Med Biol Res 35(2):215, 2002

Owen J, Hankins G, Iams JD, et al: Multicenter randomized trial of cerclage for preterm birth prevention in high-risk women with shortened midtrimester cervical length. Am J Obstet Gynecol 201(4):375.e1, 2009

Oxlund BS, Ørtoft G, Brüel A, et al: Cervical collagen and biomechanical strength in non-pregnant women with a history of cervical insufficiency. Reprod Biol Endocrinol 8:92, 2010

Parikh R, Brotzman S, Anasti JN: Cervical lacerations: some surprising facts. Am J Obstet Gynecol 196(5):e17, 2007

Park JM, Tuuli MG, Wong M, et al: Cervical cerclage: one stitch or two? Am J Perinatol 29(6):477, 2012

Pelosi MA: A new technique for reduction of prolapsed fetal membranes for emergency cervical cerclage. Obstet Gynecol 75(1):143, 1990

Pergialiotis V, Vlachos DG, Prodromidou A, et al: Double versus single cervical cerclage for the prevention of preterm births. J Matern Fetal Neonatal Med 28(4):379, 2015

Peters WA 3rd, Thiagarajah S, Harbert GM Jr: Cervical cerclage: twenty years' experience. South Med J 72(8):933, 1979

Rand L, Norwitz ER: Current controversies in cervical cerclage. Semin Perinatol 27(1):73, 2003

Riiskjaer M, Petersen OB, Uldbjerg N, et al: Feasibility and clinical effects of laparoscopic abdominal cerclage: an observational study. Acta Obstet Gynecol Scand 91(11):1314, 2012

Robertson M, Scott P, Ellwood DA, et al: Endocervical polyp in pregnancy: gray scale and color Doppler images and essential considerations in pregnancy. Ultrasound Obstet Gynecol 26(5):583, 2005

Robinson WR, Webb S, Tirpack J, et al: Management of cervical intraepithelial neoplasia during pregnancy with LOOP excision. Gynecol Oncol 64(1):153, 1997

Rouzi AA, Aljhadali EA, Amarin ZO, et al: The use of intrapartum defibulation in women with female genital mutilation. BJOG 108(9):949, 2001

Rouzi AA, Al-Sibiani SA, Al-Mansouri NM, et al: Defibulation during vaginal delivery for women with type III female genital mutilation. Obstet Gynecol 120(1):98, 2012

Ruan JM, Adams SR, Carpinito G, et al: Bladder calculus presenting as recurrent urinary tract infections: a late complication of cervical cerclage placement: a case report. J Reprod Med 56(3–4):172, 2011

Rush RW, Isaacs S, McPherson K, et al: A randomized controlled trial of cervical cerclage in women at high risk of spontaneous preterm delivery. BJOG

91(8):724, 1984
Rust JA Jr, Botte JM: Curved Allis (tonsil) forceps technic in Shirodkar operation. Obstet Gynecol 30(3):438, 1967
Rust OA, Atlas RO, Jones KJ, et al: A randomized trial of cerclage versus no cerclage among patients with ultrasonographically detected second-trimester preterm dilatation of the internal os. Am J Obstet Gynecol 183(4):830, 2000
Rust OA, Roberts WE: Does cerclage prevent preterm birth? Obstet Gynecol Clin North Am 32(3):441, 2005
Sabol ED, Gibson JL, Bowes WA: Vasopressin injection in cervical conization. A double-blinded study. Obstet Gynecol 37(4):596, 1971
Sandberg EC, Riffle NL, Higdon JV, et al: Pregnancy outcome in women exposed to diethylstilbestrol in utero. Am J Obstet Gynecol 140(2):194, 1981
Saslow D, Solomon D, Lawson HW, et al: American Cancer Society, American Society for Colposcopy and Cervical Pathology, and American Society for Clinical Pathology screening guidelines for the prevention and early detection of cervical cancer. Am J Clin Pathol 137(4):516, 2012
Schaefer K, Peters D, Aulmann S, et al: Value and feasibility of LLETZ procedures for pregnant women with suspected high-grade squamous intraepithelial lesions and microinvasive cervical cancer. Int J Gynaecol Obstet 118(2):141, 2012
Scheerer LJ, Lam F, Bartolucci L, et al: A new technique for reduction of prolapsed fetal membranes for emergency cervical cerclage. Obstet Gynecol 74(3 Pt 1):408, 1989
Scheib S, Visintine JF, Miroshnichenko G, et al: Is cerclage height associated with the incidence of preterm birth in women with an ultrasound-indicated cerclage? Am J Obstet Gynecol 200(5):e12, 2009
Scholten BL, Page-Christiaens GC, Franx A, et al: The influence of pregnancy termination on the outcome of subsequent pregnancies: a retrospective cohort study. BMJ Open 3(5):e002803, 2013
Shah PS, Zao J: Induced termination of pregnancy and low birthweight and preterm birth: a systematic review and meta-analyses. BJOG 116(11):1425, 2009
Shirodkar VN: A new method of operative treatment of habitual abortions in the first trimester of pregnancy. The Antiseptic 52:299, 1955
Simcox R, Seed PT, Bennett P, et al: A randomized controlled trial of cervical scanning vs history to determine cerclage in women at high risk of preterm birth (CIRCLE trial). Am J Obstet Gynecol 200(6):623.e1, 2009
Singer MS, Hochman M: Incompetent cervix in a hormone-exposed offspring. Obstet Gynecol 51(5):625, 1978
Society of Maternal-Fetal Medicine: Cervical cerclage for the woman with prior adverse pregnancy outcome. Reaffirmed 2015. Available at: https://www.smfm.org/publications/98-cervical-cerclage-for-the-woman-with-prior-adverse-pregnancy-outcome. Accessed July 18, 2015
Spellacy WN, Buhi WC, Bradley B, et al: Maternal, fetal and amniotic fluid levels of glucose, insulin and growth hormone. Obstet Gynecol 41(3):323, 1973
Straub HL, Chohan L, Kilpatrick CC: Cervical and prolapsed submucosal leiomyomas complicating pregnancy. Obstet Gynecol Surv 65(9):583, 2010
To MS, Alfirevic Z, Heath VC, et al: Cervical cerclage for prevention of preterm delivery in women with short cervix: randomised controlled trial. Lancet 363(9424):1849, 2004
Toaff R, Toaff ME: Diagnosis of impending late abortion. Obstet Gynecol 43(5):756, 1974
Tokunaka M, Hasegawa J, Oba T, et al: Decidual polyps are associated with preterm delivery in cases of attempted uterine cervical polypectomy during the first and second trimester. J Matern Fetal Neonatal Med 28(9):1061, 2014
Tsatsaris V, Senat MV, Gervaise A, et al: Balloon replacement of fetal membranes to facilitate emergency cervical cerclage. Obstet Gynecol 98(2):243, 2001
Tulandi T, Alghanaim N, Hakeem G, et al: Pre and post-conceptional abdominal cerclage by laparoscopy or laparotomy. J Minim Invasive Gynecol 21(6):987, 2014
Tusheva OA, Cohen SL, McElrath TF, et al: Laparoscopic placement of cervical cerclage. Rev Obstet Gynecol 5(3–4):e158, 2012
Wall LL, Khan F, Adams S: Vesicovaginal fistula formation after cervical cerclage mimicking premature rupture of membranes. Obstet Gynecol 109(2 Pt2):493, 2007
Warren JE, Silver RM: Genetics of the cervix in relation to preterm birth. Semin Perinatol 33(5):308, 2009
Weiss PA, Hofmann H, Winter R, et al: Amniotic fluid glucose values in normal and abnormal pregnancies. Obstet Gynecol 65(3):333, 1985
Weissman A, Lowenstein L, Drugan A, et al: Effect of the 100-g oral glucose tolerance test on fetal acid-base balance. Prenat Diagn 23(4):281, 2003
Werner CL, Lo JY, Heffernan T, et al: Loop electrosurgical excision procedure and risk of preterm birth. Obstet Gynecol 115(3):605, 2010
WHO study group on female genital mutilation and obstetric outcome, Banks E, Meirik O, et al: Female genital mutilation and obstetric outcome: WHO collaborative prospective study in six African countries. Lancet 367(9525):1835, 2006
World Health Organization: Female genital mutilation. Fact Sheet No. 241. Updated February 2014. Available at: http://www.who.int/mediacentre/factsheets/fs241/en/. Accessed July 18, 2015
Woensdregt K, Norwitz ER, Cackovic M, et al: Effect of 2 stitches vs 1 stitch on the prevention of preterm birth in women with singleton pregnancies who undergo cervical cerclage. Am J Obstet Gynecol 198(4):396.e1, 2008
Wuest S, Raio L, Wyssmueller D, et al: Effects of female genital mutilation on birth outcomes in Switzerland. BJOG 116(9):1204, 2009
Yassaee F, Mostafaee L: The role of cervical cerclage in pregnancy outcome in women with uterine anomaly. J Reprod Infertil 12(4):277, 2011
Yip SK, Fung HY, Fung TY: Emergency cervical cerclage: a study between duration of cerclage in situ with gestation at cerclage, herniation of forewater, and cervical dilatation at presentation. Eur J Obstet Gynecol Reprod Biol 78(1):63, 1998
Zeisler H, Joura EA, Bancher-Todesca D, et al: Prophylactic cerclage in pregnancy. Effect in women with a history of conization. J Reprod Med 42(7):390, 1997

第十二章

下生殖道感染的治疗

在孕期，下生殖道的细菌和病毒感染很常见且大多需要治疗。性传播疾病（STDs）例如淋病、滴虫病和衣原体感染需要依照疾病控制中心（CDC）指南的指导，应用敏感抗生素进行治疗（Workowski，2015）。外阴阴道念珠菌病和细菌性阴道病也能够引起孕期阴道分泌物异常。在本章的特定小节中将对这些疾病的治疗方式进行简要介绍。

相比较而言，在外阴阴道脓肿或并发明显堵塞症状的湿疣出现时，我们通常谨慎于手术治疗。此外，在治疗孕期慢性病毒或细菌感染中，手术也很少发挥作用。

外阴阴道感染的临床症状可能是受妊娠影响最小的。在做出临床决策前，需要全面评估宿主情况，如糖尿病或感染人免疫缺陷病毒（HIV）。重要的是，HIV 的免疫抑制作用以及获得性免疫缺陷综合征会抑制炎症反应，使局部感染及菌血症的临床和实验室表现不够明显（Berger，1994）。

会阴部脓肿

此疾病通常累及大阴唇，且偶尔会使妊娠复杂化。化脓性毛囊炎可能继发急性感染，常见的危险因素包括剃毛、肥胖及糖尿病。慢性或复发性外阴脓肿可能会发生于患有疖、痈、化脓性汗腺炎、耐甲氧西林金黄色葡萄球菌（MRSA）定植，或更少见的患克罗恩病的女性中。

小脓肿也许非常疼痛，但最初通常能够经过热敷和坐浴等保守治疗而缓解。多数浅表组织感染会逐渐出现波动感并扩张，之后自发引流。在自行排空脓液后，持续存在的红斑或疼痛症状可能与蜂窝织炎类似。并且，若脓肿位置较深、脓肿壁较厚，则很难自发引流至皮肤表面。因此，长期的蜂窝织炎与脓肿之间可能难以鉴别。若临床表现不清，可进行感染部位的细针穿刺以区分上述两种疾病。此外，若出现少见且不典型的检查结果，可考虑进一步对肿胀部位进行超声检查（Blaivas，2011）。

导致此病的病原菌通常为常见的皮肤定植菌（葡萄球菌与链球菌种），但也可能为需氧、厌氧菌混合感染。若为复杂感染，在应用抗生素前留取细菌培养，能够帮助之后调整抗生素用药。

■ 切开引流

已成熟的表浅会阴脓肿最佳的治疗方式就是简单的切开引流（I&D）（图 12-1）。需取得患者对手术的知情同意，手术特有的风险包括出血、脓肿复发、感染加重、瘢痕组织形成及切口部位的慢性疼痛。

第一步，计划切开引流处的皮肤需经氯己定或聚维酮碘（碘伏）溶液消毒。此后进行局部麻醉，应用 1% 利多卡因等药物浸润麻醉切口部位。使用 11 号手术刀，垂直于皮面进刀，做垂直切口，使之沿着皮纹线切开。切口长度通常由脓肿的大小和伤口填充需要来决定。需要注意的是，较小的脓腔一般无需纱布或碘仿纱条填充，但局部冲洗可帮助愈合。因此，0.5 ~ 1 cm 的切口已经足够。若脓肿较大，则需要 1 ~ 2 cm 的切口。

在初步切开引流后，即可获得需要的细菌培养。在患者能忍受的情况下轻压脓肿部位能够促进脓液

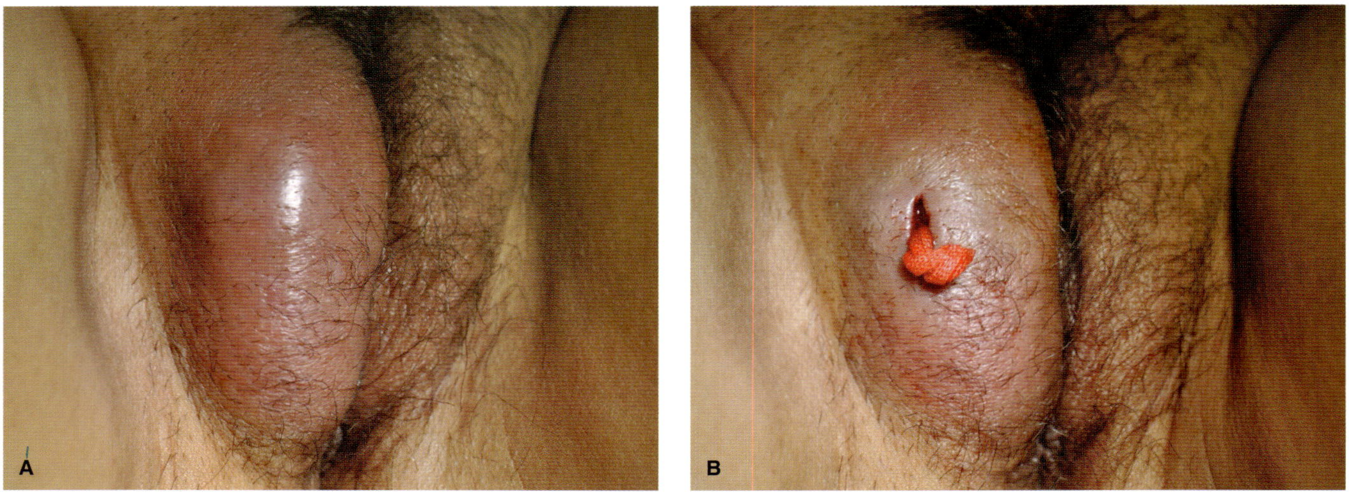

图 12-1 右侧阴唇脓肿。A. 引流前。B. 旋仿纱布填塞物放置后。

排出。对于直径大于 3 cm 的脓肿，可用棉签清理脓腔内部，破坏局限包裹的脓液。需要注意，有些脓肿可能位于血管前庭球上方（图 3-4，33 页），此时，探脓腔的手法需轻柔，以避免穿透脓肿后壁，划破静脉。

临床医生经常会加用口服广谱抗生素治疗。对于感染 MRSA 高危的人群来说，口服克林霉素可能更好。但是，若不存在蜂窝织炎或分离出了特定病原，抗生素通常来讲是非必需的。若有需要，口服抗生素适用于并发轻微蜂窝织炎的小脓肿。但是对于较大的蜂窝织炎或有发热的患者，则有理由应用抗生素。对于复发或难治的脓肿，非常推荐进行细菌培养。尽管大多数感染都由皮肤表面常见的病原体引起，也需培养出的抗生素药敏结果来指导治疗。

手术引流的住院指征是脓肿较大或较深、严重的周围组织蜂窝织炎，或怀疑全身感染。对于较大的脓肿，可在手术室中进行切开引流，能够针对脓腔内小分隔的充分清创及伤口填塞提供合适的麻醉方案。

在切开引流后，将脓腔填塞纱条或放置被动引流条（如 Penrose 式引流条）能够在感染治疗过程中持续引流。填塞物通常需每日更换，且通常需要预防性应用合理的镇痛药物。根据伤口的大小和患者的耐受程度，可选用口服或静脉镇痛剂。大多数女性在 1 ~ 2 日后即可出院，但是合并免疫抑制的患者可能需要延长住院时间以处理并发症。

■ 坏死性感染

坏死性会阴感染可表现为蜂窝织炎、筋膜炎或肌炎，是一种严重的多重细菌感染，其特点是进展迅速。此疾病需急诊手术，且致死率为 12% ~ 60%（Horowitz，2011）。坏死性筋膜炎的危险因素最常见的是糖尿病，但是之前的放射治疗也是风险之一。此类感染通常与梭菌属相关。A 族链球菌是另外一种导致坏死性感染的重要细菌，能够在任何年龄阶段的健康人群中发生（Wong，2003）。

临床上的全身表现包括发热及心动过速，可进展为脓毒血症。在局部，浅表静脉血栓形成，使皮肤出现典型的灰暗色（图 12-2）。组织水肿使皮肤有面团样质感，还会出现恶臭。梭菌属的增殖和产生气体会导致组织捻发音或皮肤大疱形成。

治疗坏死性感染的关键是早期大范围的外科探查手术。若临床表现典型，无需影像学检查结果即可进行手术清创准备。但是，组织坏死的范围通常比表面展现出来的要广泛得多。因此，对于相对不明确的病例，可通过 X 线或 CT 检查（若能够迅速进行）识别病变组织中的气体来帮助诊断。此外，迅速进行手术探查更为合适，因为应用抗生素而不清创与更高的死亡率相关，甚至可上升至 100%（Anaya，2007）。

在清创过程中，由于坏死组织血运差，出血很少甚至无出血，而通常会有稀薄的浑浊渗出液。正如图 12-2 中所示，需要持续切除坏死物，直至切口边缘可见健康的组织。在严重的病例中，清创切除可向头侧延长至下腹壁，横向至近侧大腿内侧，或向后至臀部。这样大范围的切除清创是毁损性的，后续可能需要皮瓣重建。

在坏死组织切除完毕后，伤口表面需敷以湿纱

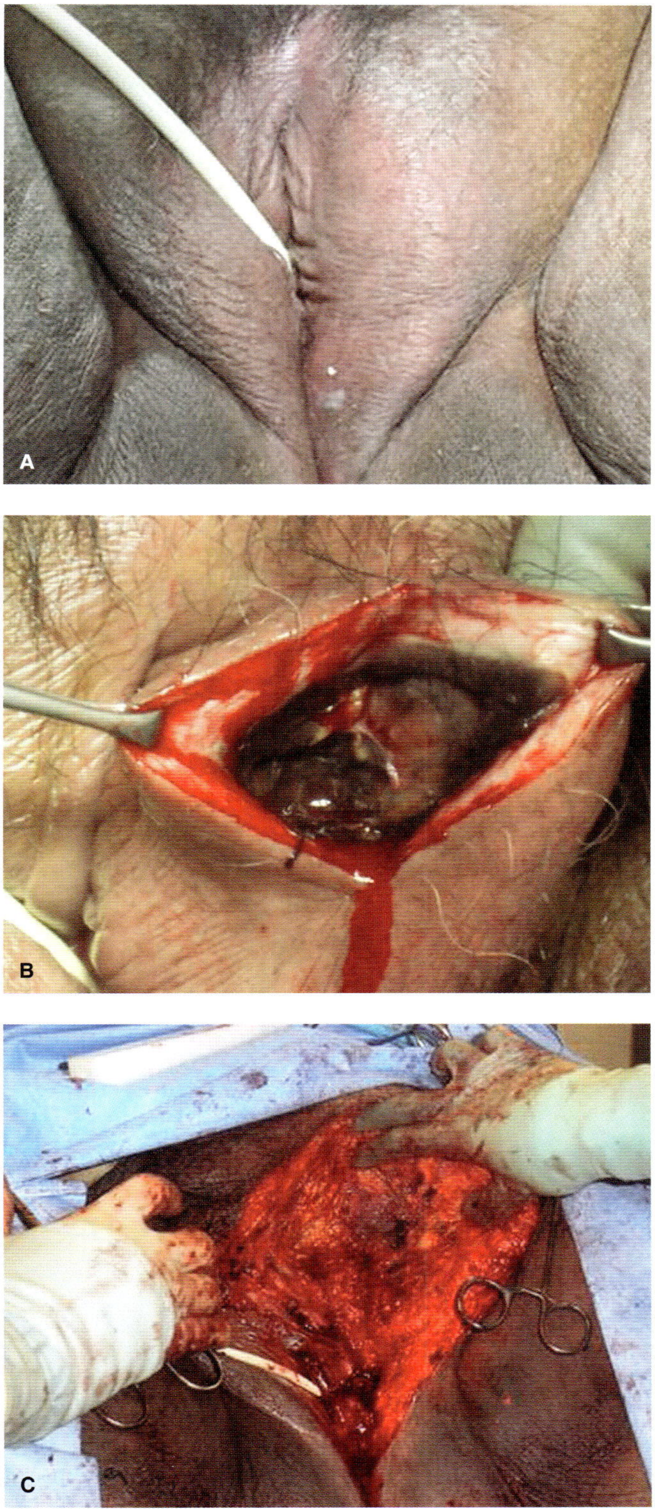

图 12-2　阴唇坏死性筋膜炎。A. 术前照片显示，红肿区域看似很小，且不具有波动感。B. 在切开后，可见坏死组织和稀薄的液体流出。C. 需要进行广泛的清创，直至血运正常的组织。（Used with permission from Dr. David Miller.）

布，并覆盖敷料。由湿到干的换药最好每日进行两次，还经常需要对局部病灶再次进行清创。基于患者的耐受程度和坏死组织的多少，清创可以选在床旁或手术室进行。

经验性的抗生素治疗需包括针对革兰氏阳性菌、革兰氏阴性菌及厌氧菌，尤其是 A 族链球菌和梭菌属的抗菌药物。坏死性皮肤及软组织感染可为单种或多种细菌感染，但初始的经验性抗生素治疗需广谱抗生素，直至进一步培养结果能够指导治疗。在美国感染疾病组织（IDSA）2014 年的指南中，推荐经验性广谱抗生素治疗，可选用的药物包括：①一种针对 MRSA 的药物（万古霉素、达托霉素或利奈唑胺）加上哌拉西林 - 他唑巴坦；②一种抗 MRSA 药物加上碳青霉烯类药物；③一种抗 MRSA 药物加上头孢曲松和甲硝唑（Anaya，2007；Stevens，2014）。若链球菌的耐药菌株被确定为致病来源，IDSA 推荐使用青霉素加克林霉素（Stevens，2014）。待革兰氏染色镜检及培养药敏结果回报后即可综合确定进一步的治疗方案（表 12-1）。需要注意的是，临床医生要明白，特别是在革兰氏阴性菌感染中，碳青霉烯酶和 β- 内酰胺酶的出现可能导致耐药（Vasoo，2015）。

■ 化脓性汗腺炎

这种顶泌汗腺的慢性脓疱性疾病可累及腋窝、肛周及外生殖器区域。其通常表现为反复出现的脓肿与浅表的引流窦道。化脓性汗腺炎的发病机制目前尚不清楚。在既往的研究中，皮脂腺萎缩后，会出现早期的淋巴细胞性炎症和毛囊皮脂腺单位的角化过度。这会继发毛囊的破坏和肉芽肿的形成（Jemec，2012；Yazdanyar，2011）。在愈合过程中会出现瘢痕和窦道。

在孕期，慢性化脓性汗腺炎很少需要外科手术。这即是说，局部的皮损可能会继发感染，常见的病原包括葡萄球菌、非溶血性链球菌、大肠埃希菌，以及变形杆菌属，或者厌氧菌。对于非典型或难治的病例，往往需要进一步的活检和细菌培养检查（Jemec，2012）。

化脓性汗腺炎的治疗难度较大，尤其当皮损为慢性且范围较广时更是如此。这也在某种程度上使其继发的感染通常为多细菌感染，病灶也较深，抗生素难以穿透。总的来说，抗生素是一线治疗。对于轻度表浅的病灶，一日两次局部应用 1% 的克林霉素溶液，被认为能够预防继发性细菌感染，并减轻炎症反应（Clemmensen，1983）。每日两次口服克林霉素 300 mg 能够更好地治疗深部病灶（Alhusayen，2012）。如若必要，革兰氏染色和细菌培养也可指导抗菌药物

表 12-1 坏死性筋膜炎可选抗生素

感染类型	抗生素	覆盖菌群
混合	万古霉素（C）或 达托霉素（B）或 利奈唑胺（C）	MRSA
	加 哌拉西林 - 他唑巴坦（B）或 厄他培南（B）或 亚胺培南（C）或 美罗培南（B）	革兰氏阳性菌 革兰氏阴性菌 厌氧菌 A 族链球菌 梭菌属
链球菌	青霉素（B） 加 克林霉素（B）	
金黄色葡萄球菌	萘夫西林（B）或 苯唑西林（B）或 头孢唑林（B） 加 克林霉素（B）	

括号内为 FDA 孕期药物风险分级；MRSA：耐甲氧西林金黄色葡萄球菌。
Data from Stevens，2014.

治疗。

对于育龄期女性，在可靠避孕措施下，还可选择异维 A 酸和抗雄激素药物，但要谨慎应用。但在孕期，这两种治疗对胎儿有害，是禁用的（Shirazi，2015）。大范围的手术治疗或“去顶术”应当推迟至分娩后进行。

巴氏腺管脓肿

■ 发病机制

巴氏腺管最常见的疾病是形成囊肿或脓肿，可累及 2% ~ 3% 的女性。但是对于孕期女性，巴氏腺管感染发生率的流行病学数据则很少。在一项研究中，共 219 位女性患有巴氏腺管脓肿，其中 5.5% 诊断时处于孕期（Kessous，2013）。患病妇女往往可能曾患 STD 或孕期合并 STD，尤其是淋病或衣原体感染。巴氏腺管脓肿则是因为巴氏腺管的结构被早期的感染所破坏从而形成瘢痕组织。致病病原体是阴道常规的定植菌群，因此，可能的病原菌包括革兰氏阴性和革兰氏阳性厌氧菌、大肠杆菌，以及葡萄球菌和链球菌属（Kessous，2013；Tanaka，2005）。

巴氏腺管感染通常以脓肿为最常见的临床表现。腺管感染（前庭大腺炎）而没有脓肿存在非常少见。脓肿通常为单房，直径数厘米（图 12-3）。与其他会阴部脓肿相似，周围的红斑、硬结、肿胀可能会掩盖脓肿真正的大小。在很少见的情况下，菌血症、脓毒性休克，以及中毒性休克样综合征也可能使巴氏腺管感染复杂化（Honig，1991；Lopez-Zeno，1990；Shearin，1989；Sherer，2009）。此外，尤其是在免疫功能受损的女性中，在做出最终诊断治疗决策之前，

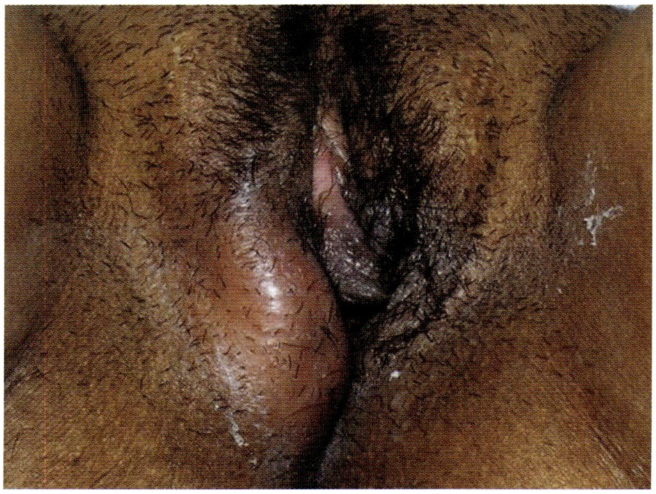

图 12-3 右侧巴氏腺管脓肿。

首先要仔细检查，除外坏死性筋膜炎的可能。治疗方式的决策要取决于患者的免疫功能水平及感染的严重程度。

总的来说，若患病女性免疫功能健全，为早期感染，或脓肿较小，可以选用广谱抗生素口服、镇痛剂及局部热敷或坐浴治疗。期待的结果是局部升温能够打开堵塞的管口，令其自发引流。通过这样的局部治疗，通常在 1 ~ 2 日后脓肿即可排空。在脓肿的治疗中，切除脓肿是不推荐的。因此，若脓肿较大且有波动感，手术引流是恰当的选择。

■ 手术引流

治疗巴氏腺管脓肿的几种手术方式包括切开引流、袋形缝合术，以及导管引流。这些手术方式的预后都没有经过充分的大型临床随机对照试验来证实。巴氏腺管脓肿的手术治疗有以下 4 个主要目标。第一，感染部位的脓肿必须要充分引流干净。第二，蜂窝织炎或较不常见的坏死性筋膜炎和脓毒血症等感染性并发症需要尽快识别或预防。第三，需要保留巴氏腺，以便其继续发挥分泌功能。第四，需要建立一个新的腺管口来取代之前被可能已被堵塞或破坏的导管，预防脓肿复发。新的开口其实是一个需要数周才能够完全形成上皮的皮肤窦道。这一通道的开放使腺体能够继续分泌，避免了囊肿或复发性脓肿的形成。

在取得患者知情同意时，需谈及以下几种潜在的并发症风险。首先，在切开引流后，巴氏腺管有再次堵塞的可能。这并不少见，需要告知患者可能需要再次手术。性交困难也是一种不多见的远期并发症。更少见的是出现前庭球的裂伤出血或脓毒血症。同样少见的是，有研究报道在引流巴氏腺管脓肿后出现绒毛膜羊膜炎以及脓毒性胸锁关节炎（Kelly，2014）。

Word 导管放置

最简单的切开引流术是用 11 号或 15 号手术刀向脓腔做长 1 cm 的垂直切口（图 12-4）。切口位置应临近处女膜外侧，并与其平行，位于 5 点钟或 7 点钟方向（取决于脓肿的部位）。这一位置与正常的腺管解剖学开口相类似。若脓肿已经自发引流，则可扩张出口，促进脓液排空。此时可以取得脓液培养。在笔者机构，我们会常规留取脓液做需氧菌培养，同时做核酸扩增检验（NAAT），筛查淋病奈瑟球菌和沙眼衣原体。

在引流后，应使棉拭子探查脓腔内部，打开可能存在的局部脓腔分隔。探查应当尽量轻柔，防止穿破管壁而损伤邻近的血管较多的前庭球。

之后，需要将自固定式 Word 导管的头端插入脓腔。这一柔软的乳胶管直径为 10 F，5 cm 长，顶端呈球状。当头部置入囊腔后，要向导管内注射 2 ~ 5 ml 的生理盐水，使球囊膨胀（Word，1964）。由于充气可能会导致放气过早，向球囊中充水是更好的选择。

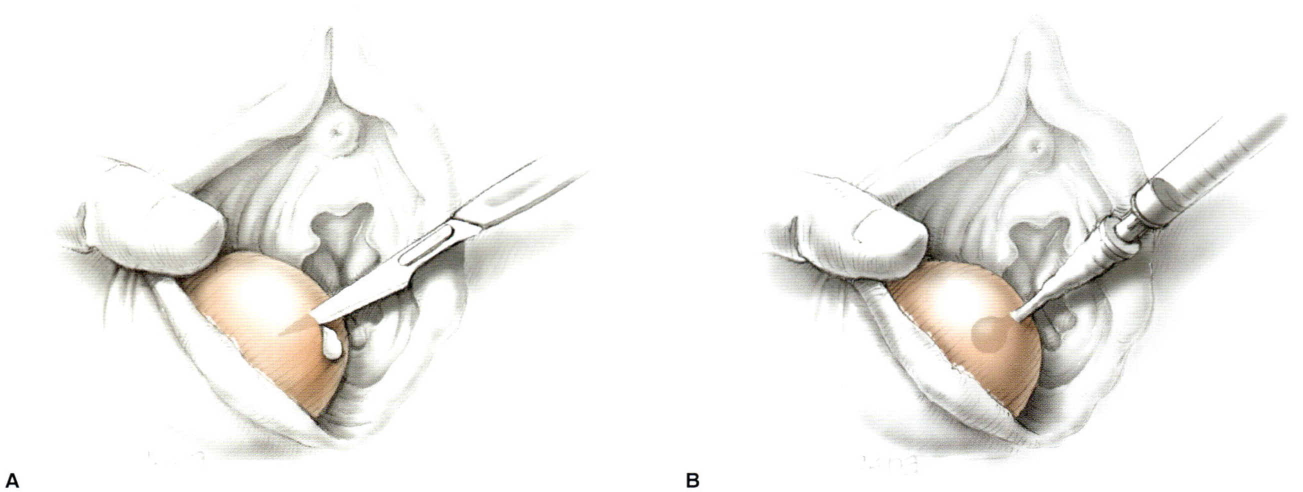

A　　B

图 12-4　巴氏腺管切开引流（A）后，插入 Word 导管并充起球囊（B）。（Reproduced with permission from Hoffman BL，Corton MM：Surgeries for benign gynecologic conditions. In Hoffman BL，Schorge JO，Bradshaw KD，et al：Williams Gynecology，3rd ed. New York，McGraw-Hill Education，2016.）

球囊需充分扩张，以预防导管从切口处滑出。放置得当后，脓液可沿导管的周围流出。同时，Word 导管的主干也可以帮助新的窦道在其四周形成。最后要将导管的尾端放入阴道内，这能够防止导管由于会阴部的正常运动而被牵拉移位，也可以改善置管的舒适度。

在切开引流后，坐浴能够促进愈合并缓解疼痛。Word 导管可以在新的窦道形成并上皮化完成后移除，通常需 2 ～ 4 周。这一技术的术后复发率为 2% ～ 25%（Marzano，2004）。

袋形缝合术

巴氏腺管脓肿也可以通过袋形缝合术进行引流（图 12-5）。这一方法有许多不同的术式，但总的来说，需要打开脓肿，分离切口周围的脓肿壁，并使用较细的可吸收线将脓肿壁与切口周围的会阴部皮肤缝起来。此操作可能需要全身或局部麻醉，但多数可在局部浸润麻醉或阴部神经阻滞后进行。若脓肿较大，通常需要更深层次的麻醉。

第一步，需要使用 15 号刀片做一垂直或弧形切口。需要注意，由于愈合的窦道口径会明显减小，为防止切口狭窄，切口的直径需足够充分。通常来说 1 ～ 2 cm 的切口长度是合适的（Mayeaux，2013）。切口部位应当在囊肿的上方，临近并平行于处女膜，位于 5 点钟或 7 点钟方向（取决于囊肿位置）。这一切口位置与正常的腺管解剖学开口相类似。

在同一位置再次垂直切开，则打开了下方的囊肿壁，脓液会因压力而溢出。此时可留取脓液培养。之后需将切口周围上下左右的囊肿壁用 Allis 钳夹住并牵拉出来。再用小棉拭子探查空腔内部，打开可能存

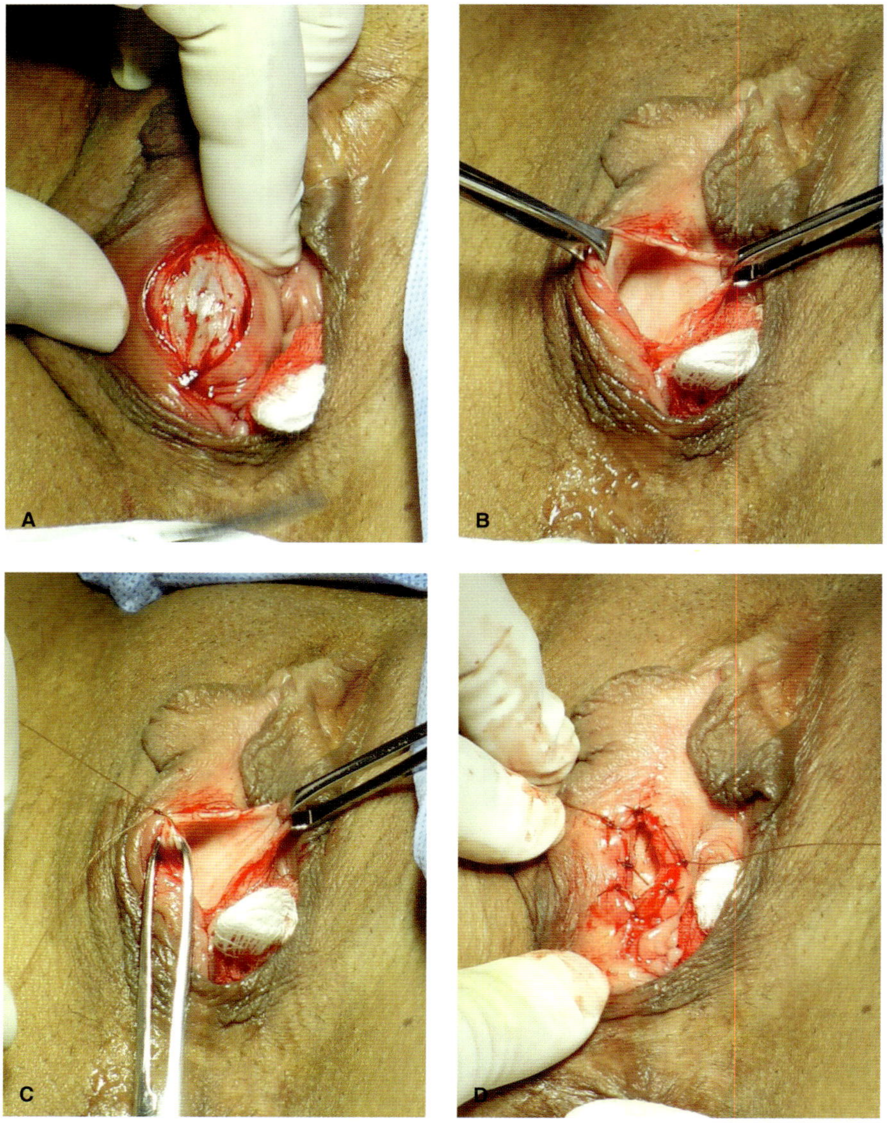

图 12-5 巴氏腺管袋形缝合术。A. 切开皮肤暴露脓肿壁。B. 引流脓液后，以 Allis 钳钳夹囊肿壁。C. 使用较细的可吸收线或延迟可吸收线环绕缝合切口。D. 这种完全打开会使巴氏腺管在愈合时明显缩窄。

在的液体分隔。仍然是需要轻柔探查，防止穿破囊肿壁，撕裂前庭球。再使用 2-0 或 3-0 的可吸收线将囊肿壁的边缘和邻近的皮缘缝合。

脓腔可以用 1/4 英寸（1 英寸 = 2.54 厘米）的纱布松散包扎，并可在 24 h 后移除。但是包扎并非必须进行的步骤。通常在 10 日后伤口即可愈合，复发也很少见。

其他选择

二氧化碳激光也是一种治疗方式，能够为腺体形成一个新的开口。同时，激光也可以被用来切开并破坏囊肿的内壁。两种手段的预后都很好，但价格昂贵。Di Donato 等（2013）报告，应用二氧化碳激光治疗后 3 年无复发率达到 88%。

细针穿刺感染的巴氏腺管而不进行其他任何处理可能是复发率最高的一种治疗方式。在一项包含 98 位患者的研究中，6 个月内的治疗失败率高达 38%（Wechter，2009）。

另一种选择是切开巴氏腺囊肿，排空脓液后用硝酸银处理囊壁，一个前瞻性随机对照临床研究显示，该手段治疗巴氏腺囊肿或脓肿与袋形缝合术的有效性相似，但瘢痕形成更少（Ozdegirmenci，2008）。

肛门生殖器尖锐湿疣

■ 发病机制

人乳头瘤病毒（HPV）感染在孕期可表现为潜伏、亚临床感染，或有症状的肛门生殖器感染，但对妊娠结局的影响很小。有症状的感染通常为 HPV-6 和 HPV-11 引起，这两种是致癌“低风险”的类型，会导致肛门生殖器疣。相反，高危型 HPV 感染通常与宫颈上皮内瘤样病变（CIN）相关。高危型 HPV 包括 HPV-16、HPV-18、HPV-31、HPV-33 和 HPV-35（Castellsagué，2008）。

肛门生殖器疣或称尖锐湿疣，被认为会在孕期增大或增生。然而，很少有研究将孕期和非孕期患者的发生率做对比（Oriel，1971）。在 HPV 感染率较低的人群中，孕期尖锐湿疣的发生率可能比非孕期要低（Yuk，2014）。为了解释孕期女性会阴处病灶的扩大以及宫颈阴道灌洗液中探及 HPV DNA 载量增加的现象，有研究者假设随着孕的进展，病毒的复制也会加速（Fife，1999；Rando，1989）。

■ 药物治疗

所有女性患者的 HPV 的治疗始于对下生殖道详细的视诊，有时还需要阴道镜的辅助。外生殖器疣通常很容易分辩，大多数情况下无需活检或 HPV DNA 分型来确诊。

尖锐湿疣极少令阴道分娩复杂化。在分娩后皮损通常会快速消退或缓解。因此，在孕妇中，尖锐湿疣可选择期待治疗。若开始治疗，治疗方案的原则应是对母胎的毒性最小，并尽量祛除可见的生殖器疣。

在孕期，药物治疗方法很有限，且鬼臼树酯、鬼臼毒素、干扰素和 5-FU 都是禁用的。并且，对于局部应用的咪喹莫德乳膏或茶多酚软膏，孕期的临床数据也非常稀少。因此，这些治疗方案也通常都不推荐应用（Workowski，2015）。对孕妇来说，局部应用二氯乙酸或三氯乙酸的 80% ~ 90% 溶液不会被吸收进入系统，是更好的治疗选择。若想要达到最高的病灶清除率和最低的复发率，TCA 最好在孕期的后半程或孕晚期应用（Garland，2009）。

在应用 TCA 和 BCA 时，需用棉签蘸取少量溶液并仅涂抹于湿疣表面使其干燥。数分钟后，湿疣表面会出现白色的结霜。若需要的话，这一治疗可每周进行一次。若局部使用的酸液过量，需使用滑石粉、小苏打或肥皂水处理，中和多余未反应的酸。在使用酸液前，在周围皮肤上薄涂一层凡士林也可有一定的保护作用。

■ 手术治疗

各种手术治疗的方式在孕期都是安全的，一般在孕中期实施。冷冻治疗使用液氮直接作用于湿疣，用低温诱导细胞溶解来消融病灶。手术治疗通常都不需要麻醉，术后瘢痕形成也很少。治疗的成功率为 60% ~ 100%，但在孕期和非孕期的妇女中，复发率均为 38% ~ 73%（Garland，2009）。

从基底部切下病灶组织也是一种选择，用手术刀即可完成，但这一操作需要局部麻醉。复发率为 19% ~ 29%。

激光消融能够加热或气化组织。此治疗需要特殊的仪器设备和人员培训，因为治疗的深度和范围需要进行仔细控制，以防止同时损伤下方的健康组织。相关的手术风险包括疼痛、出血、腰外侧和皮下皮肤损伤以及术后瘢痕形成。因此，通常需要更大程度的镇痛，对于体积较大的病变可能需要局部或全身麻醉。治愈率为 60% ~ 100%，在 80% 的病例中会复发

（Beutner，1999）。

■ 预防手段

HPV垂直传播至新生儿是很少见的，但可导致青少年呼吸道乳头状瘤病。这通常由HPV-6和HPV-11引起。一个大型临床对照研究发现，在有肛门生殖器疣的女性中垂直传播率在7‰（Silverberg，2003）。也就是说，并没有足够的数据支持在此情况下行剖宫产分娩具有保护作用（Workowski，2015），也不推荐应用剖宫产来预防垂直传播。若外阴或阴道湿疣阻塞产道，或在阴道分娩中有重度撕裂或大出血风险时可考虑剖宫产终止妊娠（图12-6）。

通过接种覆盖HPV-6、HPV-11、HPV-16和HPV-18 4种病毒的四价疫苗（Gardasil），或覆盖HPV-16和HPV-18的二价疫苗（Cervarix），大多数湿疣感染都可以被阻断。在2014年，HPV九价疫苗也通过了FDA审核，批准应用于9～26岁的女性和9～15岁的男性中。这一新疫苗增加了5种HPV病毒类型（HPV-31、HPV-33、HPV-45、HPV-52、HPV-58），同时其针对HPV-6、HPV-11、HPV-16、HPV-18所产生的抗体效价并不弱于四价疫苗（Joura，2015）。

疫苗共包含3剂肌内注射的针剂。在第一针注射完毕1～2个月后需注射第二针，第一针后6个月需完成最后一针的注射。此HPV疫苗目前不推荐在孕期应用。也就是说，目前登记孕期的数据表明，若在注射疫苗后短期内怀孕，不会对胎儿或新生儿造成损伤（Centers for Disease Control and Prevention，2011）。若女性在开始疫苗注射流程后怀孕，未完成的疫苗可在分娩后继续注射。母乳喂养的女性可以注射疫苗。

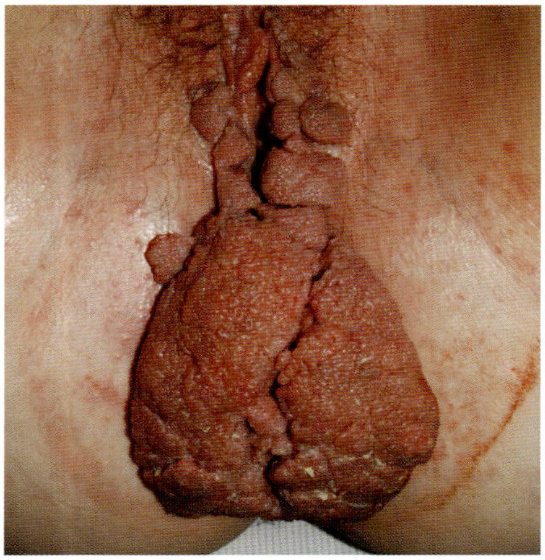

图12-6 巨大尖锐湿疣，环绕肛周生长，并覆盖会阴和阴唇远端。患者由于担心阴道分娩有组织撕裂和出血的风险，选择剖宫产分娩。此照片是在产后8周、尖锐湿疣切除术前拍摄的。

阴道菌群

正常的阴道菌群由许多种不同的细菌组成。尽管其全部的作用尚不清楚，但通过阻碍外源致病原菌的增殖，这一菌群的确是保护阴道环境的第一道防线。在育龄期女性中，通常认为阴道的主要菌群为乳酸杆菌。这是一种革兰氏阳性、兼性厌氧或微需氧的杆菌。在诊断过程中，了解阴道菌群的变化能够帮助分辨正常与异常的阴道分泌物，并且可以更好地解释某种特定的感染类型。

为了对阴道菌群进行分类，研究者对非孕期、无临床症状的育龄期女性的阴道分泌物进行了培养及与培养无关的一系列检验，分辨出了两种5类主要的阴道菌群。人种之间的差异可用人群的生活方式及宿主基因来部分解释。在所有的菌群类型中，73%为一种或多种乳酸菌属占主要地位，在所有聚合酶链反应（PCR）获得的DNA序列中占50%以上。另外没有乳酸杆菌作为主导的两种阴道菌群，菌群多样性更高，Nugent评分也更高。引人注意的是，这两种菌群特点与更高的性传播疾病感染风险（可包含HIV）相关。这同样与异常的妊娠结局，如早产、流产后脓毒血症、早发或晚发流产、复发性流产、组织学绒毛膜羊膜炎以及产后子宫内膜炎相关（Lamont，2011a，b）。

孕期对阴道菌群的影响目前尚不明确。一些临床研究应用细菌培养及相关技术探索了孕期阴道菌群的组成及其稳定性（包括长期研究和时点研究）。菌群的改变可能导致了孕期女性的一些生理学改变，影响了其对性传播疾病或其他外阴阴道炎的易感性。在一项包含了30位女性的小型研究中，孕期和阴道菌群多样性的减少有关（Romero，2014）。Anderson等（2013）对孕期和围产期并发症低风险的女性进行了一项队列研究，目标是探索其阴道菌群和宫颈阴道免疫细胞的组成变化。与非孕期的对照组相比，乳酸菌的数量在孕晚期有所下降（71% *vs.* 100%），在产褥期会再次降低（18%）。在此研究中，和非孕期相比，晚孕期的大肠杆菌定植也相对更少。在孕期很少发现局部和全身的免疫细胞改变，但是促炎症因子白介素-1β和C反应蛋白与非孕期女性相比有明显改变。在这一研究中，在60%的女性中分离出了解脲支原体，因此，这一微生物可能也是正常的共生机制中的一部分。尽管我们进行了一系列非常前沿有趣的研究，但其与临床妊娠结局的关系仍不清楚。

细菌性阴道病

在全世界的育龄期女性中，本病是最常见的引起异常阴道排液的疾病。细菌性阴道病（BV）是一种阴道菌群的病理性改变，表现为多种兼性厌氧微生物或厌氧微生物的异常增生。正常的阴道菌群被多种细菌所取代，多数为厌氧菌，包括阴道加德纳菌、阴道阿托波氏菌、活动弯曲杆菌属及其他菌属。

10% ～ 30% 的孕期女性满足 BV 的诊断标准，其中超过 50% 的患者无任何临床表现。正确诊断 BV 非常重要，因为阴道炎大多为经验性治疗，而这会令正确的治疗有所延迟。可以通过临床标准来确立诊断。Amsel 诊断标准包括：①稀薄浑浊的阴道分泌物；②在分泌物中加入 10% 的氢氧化钾（KOH）制片后出现鱼腥臭味；③生理盐水制片下可见 > 20% 的临床上皮细胞为线索细胞；④阴道 pH > 4.7。另一种诊断系统，即 Nugent 评分，需要将阴道分泌物涂片做革兰氏染色镜检，通过观察细菌的染色情况和形态给出评分。相比之下，Amsel 标准的特异性更强，Nugent 评分的灵敏性更高。Amsel 标准在临床医师中的应用更广泛，而临床研究中 Amsel 标准和 Nugent 评分都有应用。一项针对 BV 的经典诊断标准的包含 310 例患者的研究表明，指向 BV 最可靠的单一标准是阴道分泌物湿片镜检中的线索细胞，这一方式的灵敏度是 98%，特异度是 94%，阳性预测值是 90%，阴性预测值是 99%（Thomason，1990）。

BV 不会垂直传播，但是它是其他传染病易感（包括 HIV）的重要危险因素。它同时也和异常的妊娠结局有关，包括早产、临床和组织学的绒毛膜羊膜炎、产后子宫内膜炎，以及剖宫产后感染（Duff，2014）。CDC 指出，目前尚缺乏证据支持对所有无症状的孕期女性进行 BV 筛查以预防早产（Workowski，2015）。这也说明 BV 有一定的引起孕妇早产的风险。

对于主诉分泌物有腥臭味的女性，推荐用药治疗。在孕期，一种选择是甲硝唑 500 mg 口服，每日两次治疗。甲硝唑在 FDA 孕期药物风险分级中属于 B 级药物。其他的选择是甲硝唑阴道凝胶、口服或阴道用克林霉素（表 12-2）。这些药物要优于替硝唑，在孕期应用的安全性方面，替硝唑的临床证据不足（Briggs，2015）。在计划进行产科手术之前应对已经发现的 BV 进行治疗，以降低术后子宫内膜炎的风险（Watts，1990）。

在治疗终止后，临床症状通常能很快得以缓解。然而，疾病的复发率较高，在 2 ～ 3 月内有 30% ～ 50% 的病例复发（Verstraelen，2009）。临床工作者经常会觉得反复复发的 BV 治疗很棘手，且少有数据支持治疗的选择。复发时可在表 12-2 中选择其他药物进行治疗，在治疗首次复发或持续感染的 BV 时，重复使用初次治疗的药物也是可以的（Workowski，2015）。

在复发性 BV 的女性中，可能会形成阴道生物膜，其中包含多种微生物，构成一片抗生素难以穿透的区域。例如，阴道加德纳菌就可以产生依附于阴道壁的生物膜。一些深入研究证明这些形成生物膜的细菌正是最初存在并促进其他与 BV 相关菌群生长的病原体。生物膜可能包含有阴道加德纳菌、阴道阿托波氏菌、拟杆菌、棒状杆菌、普氏菌、瘤胃球菌和链球菌属（Swidsinski，2005；Verstraelen，2013）。

性传播疾病

这些感染在育龄期女性中是非常常见的，可能会导致一些围产期风险。在所有潜在的并发症中，最显著的是早产和新生儿感染。

■ 淋病

在美国，自从 20 世纪 70 年代开始进行国家淋病控制计划以来，每年报告的淋病新发病例数持续稳定地逐年下降。在 2014 年，已报告的淋病患病率是每 10 万女性中 101 例（CDC，2015）。

淋病奈瑟球菌（淋球菌）是一种革兰氏阴性双球菌，主要感染宫颈内膜、尿路、直肠，或咽部的无纤毛柱状或立方体上皮。淋球菌是专性人类病原体，在人类宿主体外无法生存。淋病的潜伏期是 3 ～ 5 天，且单次暴露下男 - 女之间传播的概率可达 50% ～ 90%（Hooper，1989）。

淋病与许多异常妊娠结局的风险升高相关，包括感染性流产、自发性早产、胎膜早破、绒毛膜羊膜炎、死胎、分娩小于胎龄儿、产后感染，以及母体对 HIV 易感性升高。因此，推荐尽快进行治疗（Alger，1988；Johnson，2011；Liu，2013）。在阴道分娩时如果宫颈存在淋球菌感染，30% ～ 47% 的产妇会将病原菌垂直传播给新生儿。也有罕见的病例报道，在发生胎膜早破后进行剖宫产同样也发生了垂直传播（Diener，1981；Strand，1979）。

表 12-2　妊娠期常见感染及治疗

感染	药物[a]	剂量
外阴阴道念珠菌病	推荐	
	克霉唑　1% 乳膏	阴道内用药一日 1 剂，共 7 日
	2% 乳膏	阴道内用药一日 1 剂，共 3 日
	或	
	氟康唑	一次 150 mg 口服
细菌性阴道病	推荐	
	甲硝唑	500 mg 口服，一日 2 次，共 7 日
	0.75% 甲硝唑凝胶	阴道内用药每日 5 g（1 剂），一日 1 次，共 5 日
	2% 克林霉素乳膏	阴道内用药每日 5 g（1 剂），一日 1 次，共 5 日
	或	
	克林霉素	口服 300 mg，一日 2 次，共 7 日
	克林霉素凝珠	阴道内用药 100 mg，一日 1 次，共 3 日
淋病	推荐	
	头孢曲松	250 mg 肌内注射一次
	加	
	阿奇霉素	一次 1 g 口服
	或	
	头孢克肟	一次 400 mg 口服
	加	
	阿奇霉素	一次 1 g 口服
衣原体感染	推荐	
	阿奇霉素	一次 1 g 口服
	或	
	红霉素	500 mg 口服，1 日四次，共 7 日
滴虫病	推荐	
	甲硝唑	一次 2 g 口服 或
		500 mg 口服，一日 2 次，共 7 日

[a] 除氟康唑（C 级）外，所有药物均为 FDA 孕期药物风险 B 级药物。

超过 80% 的淋球菌感染女性是无症状的。感染的临床表现很多样，包括黏液脓性的阴道分泌物以及宫颈触血，也可能会出现排尿困难。通常情况下，非孕期淋球菌感染女性只会在出现如上尿路感染等症状后才会寻求治疗，但是此种上行感染在孕期相对少见。

目前情况下，用涤纶拭子取宫颈或阴道样本做核酸扩增检验（NAAT）是较好的诊断方法。也可以用初段尿液样本进行检测，但疾病的检出率可能会下降约 10%（Papp，2014）。在大多数实验室中，NAAT 已经取代了病原体培养的地位，其灵敏度 > 90%，特异度 > 99%（Knox，2002；Masek，2009；Papp，2014）。尽管相较于培养或革兰氏染色，这种检验方法比较昂贵，但是其结果回报迅速而准确。NAAT 技术靶定结合淋病奈瑟球菌的序列并进行 PCR 扩增，无论病原体是仍有活力或是已经死亡均能够探测出来。因此，若想要检测是否治愈，需在治疗结束后至少 3 周后再取得样本，避免重复治疗。此外，在疾病患病率较低的人群中可能会出现假阳性。然而，CDC 已经不再推荐 NAAT 检测阳性后常规进行其他附加检测来助诊，除非 NAAT 的的产品说明中有特殊提示（Papp，2014）。

若怀疑细菌有耐药性，则需要留取培养做药敏试验。随着时间推移，淋病奈瑟球菌已经获得了对氟喹诺酮、青霉素、四环素类的耐药性，且细菌耐药性在淋球菌感染中也是非常值得关注的问题。因此，为预防耐药，推荐选用双联疗法。针对孕妇，目前的 CDC 指南推荐头孢曲松 250 mg，肌内注射加阿奇霉素口服 1 或 2 g，单次应用（表 12-2）（Workowski，2015）。若患者存在严重的 IgE 介导的青霉素过敏反应，则需要感染疾病科的专家会诊。

为预防感染，所有感染高风险女性都需在初次产前检查时进行淋病的筛查。小于 25 岁的女性感染率最高。其他危险因素包括新换或有多个性伴侣、既往 STD 病史、性伴侣患 STD，或以性交易获取钱或者毒品（Workowski，2015）。若女性在孕期接受了淋病的治疗，她同时也需要进行其他性传播疾病的检查，包括梅毒、滴虫、HIV、乙肝，以及衣原体感染。在 3 ~ 6 个月内需要进行重复检查，最好在孕晚期进行检查。

■ 衣原体感染

泌尿生殖器沙眼衣原体感染在美国是最常见的性传播疾病。沙眼衣原体感染包括新生儿或性活跃成人的宫颈炎、尿道炎和结膜炎。在 2014 年，衣原体感染的报告率是 456/10 万（CDC，2015）。

沙眼衣原体是一种专一胞内寄生病原体，主要感染的是宫颈、上生殖道、结膜、尿道和直肠的鳞柱状上皮。潜伏期的长短取决于感染的类型，但通常都在 7 ~ 21 天。在单次性行为后沙眼衣原体的传播率尚不清楚，但通常认为较淋病稍低。在阴道性交、肛交或口交，以及阴道分娩过程中都可以传染。

通常认为，合并有未治疗的沙眼衣原体感染的孕期女性发生未足月胎膜早破、早产、分娩低出生体重儿的风险均增高，且相较于无感染的对照组，围产儿的生存率也降低（Ryan，1990）。不推荐对孕期女性进行大范围筛查，但是在感染多发地区年龄小于 25 岁的女性需要在首次产前检查时进行筛查。沙眼衣原体感染的危险因素和临床表现和淋病相似。最好的诊断方式是用临床医生或患者取得的宫颈或阴道拭子，或初段尿做 NAAT（Papp，2014）。

治疗药物是阿奇霉素 1 g，口服，单次用药。其他治疗包括红霉素和阿莫西林。治疗失败很少见。因此，多数治疗后的感染是由于与未完成治疗的性伴侣或与新的性伴侣开始性活动而再感染导致的。所有 STD 都建议与性伴侣同治，且在孕期需要进行复查以明确是否治愈。建议同时对淋球菌、衣原体、梅毒螺旋体、HIV 和乙肝病毒进行筛查。

■ 滴虫病

阴道毛滴虫引起的感染通常是亚临床型的。这一病原体可在女性的泌尿生殖道长期存在，但接近 1/3 的无症状女性会在 6 个月内出现临床表现（Heine，1993）。其临床症状包括阴道分泌物减少伴瘙痒，或有大量黄绿色泡沫样分泌物。排尿困难也是潜在的表现之一。阴道毛滴虫是一种常见的病原体，和母体感染和传播 HIV，以及上生殖道感染的风险升高相关（Miller，2011）。2001—2004 年美国 RCT 研究数据显示，在美国有 3% 的育龄期女性存在感染（Satterwhite，2013）。

有些研究结果认为滴虫病与早产相关，但是治疗并不能降低这一风险（Gulmezoglu，2011；Wendel，2007）。因此，并不推荐在孕期对无症状的女性进行筛查。有极少数由母体感染导致新生儿肺炎、脓毒血症和阴道滴虫病的报告（Szarka，2002；Trintis，2010）。

对于有症状的女性，目前没有检查阴道毛滴虫的官方指南。若通过生理盐水制片镜检直接看到了活动的滴虫，可以确立诊断。然而这一检查方法通常只有 60% ~ 70% 的灵敏度。病原培养被认为是最准确的实验室检查，但需要 5 天才能出结果。或者，也可以使用 FDA 批准的即时检验设备，包括 OSOM 滴虫快速检验（Genzyme 诊断）和 Affirm VP Ⅲ（BD 诊断系统）等，对阴道分泌物取样进行检查。这些检查方法的灵敏度为 64% ~ 98%，特异度达 99% ~ 100%（Andrea，2011；Hobbs，2013；Huppert，2007）。其中，OSOM 滴虫快速检验是一种快速试纸法检验，使用特异性针对滴虫抗原的单克隆抗体，可在 10 min 内得到结果。另外一种阴道毛滴虫检验是 NAAT，灵敏度可高达近 100%（Andrea，2011；Huppert，2007；Nye，2009）。但它需要严格的实验室处理，因此检查结果无法立刻回报。笔者更偏好应用 NAAT，因为其灵敏度和特异度都很高。

推荐的治疗是单次口服甲硝唑 2 g。甲硝唑比替硝唑更好，因为替硝唑在孕期应用的安全性仅有很少数据（Briggs，2015）。在治疗阴道滴虫病时，局部应用甲硝唑是无效的。在 5% 的女性患者中存在甲硝唑抗药的滴虫。孕期耐药性较少见，有一例病例报告表示应用大剂量替硝唑成功地治疗了耐药滴虫（Subramanian，2011）。

盆腔炎性疾病

目前推测这一系列上生殖道感染是由下生殖道感染上行导致。在青霉素发明前，淋病是最常见的病因。目前，有 1/3 的炎症是由衣原体感染导致的。盆腔炎在孕期很少见，通常局限于孕早期，也是住院治疗的指征。最适合孕期应用的胃肠外抗生素是克林霉素 900 mg，8 h 一次加庆大霉素 3 ～ 5 mg/kg，每日一次。在孕期，输卵管卵巢脓肿（TOA）是盆腔炎性疾病的一个少见并发症。在体外授精和胚胎移植后的病例中有所报道（Matsunaga，2003）。同样不常见的是，在剖宫产分娩时可偶然发现慢性无症状的 TOA（Erdem，2002）。

外阴阴道念珠菌病

酵母菌通常来说是正常共生阴道菌群的一部分。然而，某些特定的诱发因素，例如糖尿病、孕、抗生素或糖皮质激素使用，以及免疫抑制可能会导致偶然的感染。白念珠菌是具有压倒性的最常见的病原体，尽管复发性外阴阴道念珠菌病（VVC）也可能是一些非白念珠菌（如光滑念珠菌）感染导致的。酵母菌感染在非孕期女性中也是常见的阴道炎病因。而且，在孕期，此疾病的发生率有所升高，并有更高的复发率，对治疗的反应程度也有降低。至少 15% 的女性孕期患过有症状性 VVC（Sobel，2007）。其刺激因素包括孕期高水平的激素会导致阴道糖原的浓度升高，给酵母菌提供了能量来源。雌激素也促进了酵母菌和阴道上皮细胞的结合。

向生理盐水制片中加入 10%KOH 能够使酵母菌孢子或菌丝更清晰，镜检可见即可诊断。这一 KOH 制片的灵敏度大约在 50%。因此，若诊断无法明确，而瘙痒、烧灼感、异常阴道分泌物均指向酵母菌感染，留取酵母菌培养是合理的选择。阴道的 pH 值通常是正常的（< 4.5），且 Whiff 试验通常是阴性的。迄今为止，FDA 尚未批准应用 PCR 检测念珠菌属，因此酵母菌培养仍为诊断的金标准（Workowski，2015）。

VVC 可以使用口服或局部用药来治疗。在孕期推荐局部用药，因为口服的唑类抗真菌药是 FDA 孕期风险分级中 C 级的药物。CDC 推荐的阴道内用的非处方药包括：1% ～ 2% 的克霉唑乳膏、2% ～ 4% 的咪康唑乳膏、100 mg 或 200 mg 咪康唑阴道栓，或 6.5% 噻康唑软膏，也可处方开具不同作用强度的布康唑或特康唑乳膏 / 阴道栓（Workowski，2015）。

在患有复发性 VVC 的 5% ～ 10% 女性患者中（即在 1 年内出现 4 次酵母菌感染），需要考虑进行维持治疗，每周口服 150 mg 氟康唑，连用 6 个月。这一治疗方法在孕期没有数据研究。

尽管在孕期非常常见，但念珠菌病对孕妇和胎儿的影响很小。有一个临床研究探索了在孕期根除无症状的念珠菌能否降低早产率，在治疗组和对照组的结果中没有观察到显著性差异（Roberts，2011）。先天性念珠菌病很少见，表现为表皮水疱脓肿样皮疹，或肺炎（Wang，2008）。此疾病会在新生儿期很早发病，并被认为是由念珠菌上行感染导致的（Duff，2014；Filippidi，2014）。

（唐天一，译 种轶文，校）

参考文献

Alger LS, Lovchik JC, Hebel JR, et al: The association of *Chlamydia trachomatis*, *Neisseria gonorrhoeae*, and group B streptococci with preterm rupture of the membranes and pregnancy outcome. Am J Obstet Gynecol 159:397, 1988

Alhusayen R, Shear NH: Pharmacologic interventions for hidradenitis suppurativa: what does the evidence say? Am J Clin Dermatol 13(5):283, 2012

Anaya DA, Dellinger EP: Necrotizing soft-tissue infection: diagnosis and management. Clin Infect Dis 44:705, 2007

Anderson BL, Mendez-Figueroa H, Dahlke JD, et al: Pregnancy-induced changes in immune protection of the genital tract: defining normal. Am J Obstet Gynecol 208(4):321.e1, 2013

Andrea SB, Chapin KC: Comparison of Aptima *Trichomonas vaginalis* transcription-mediated amplification assay and BD affirm VPIII for detection of *T vaginalis* in symptomatic women: performance parameters and epidemiological implications. J Clin Microbiol 49:866, 2011

Berger BJ, Hussain F, Roistacher K: Bacterial infections in HIV-infected patients. Infect Dis Clin North Am 8:449, 1994

Beutner KR, Wiley DJ, Douglas JM, et al: Genital warts and their treatment. Clin Infect Dis 28 Suppl 1:S37, 1999

Blaivas M, Adhikari S: Unexpected findings on point-of-care superficial ultrasound imaging before incision and drainage. J Ultrasound Med 30(10):142, 2011

Briggs GG, Freeman RK: Drugs in Pregnancy and Lactation, 10th ed. Philadelphia, Lippincott Williams & Wilkins, 2015

Castellsagué X: Natural history and epidemiology of HPV infection and cervical cancer. Gynecol Oncol 110(3 Suppl 2):S4, 2008

Centers for Disease Control and Prevention: FDA licensure of bivalent human papillomavirus vaccine (HPV2, Cervarix) for use in females and updated HPV vaccination recommendations from the Advisory Committee on Immunization Practices (ACIP). MMWR 59(20):629, 2011

Centers for Disease Control and Prevention: Sexually transmitted disease surveillance 2014. Atlanta, U.S. Department of Health and Human Services, 2015

Clemmensen OJ: Topical treatment of hidradenitis suppurativa with clindamycin. Int J Dermatol 22:325, 1983

Di Donato V, Bellati F, Casorelli A, et al. CO_2 laser treatment for Bartholin gland abscess: ultrasound evaluation of risk recurrence. J Minim Invasive Gynecol 20:346, 2013

Diener B: Cesarean section complicated by gonococcal ophthalmia neonatorum. J Fam Pract 13(5):739, 1981

Duff P: Maternal and fetal infections. In Creasy RK, Resnik R, Iams JD, et al (eds): Creasy and Resnik's Maternal Fetal Medicine: Principles and Practice. 7th ed. Philadelphia, Saunders, 2014

Erdem M, Arslan M, Yazici G, et al: Incidental tubo-ovarian abscess at abdominal delivery: a case report. J Matern Fetal Neonatal Med 12(4):279, 2002

Farquhar C, Mbori-Ngacha D, Overbaugh J, et al: Illness during pregnancy and bacterial vaginosis are associated with in-utero HIV-1 transmission. AIDS 24:153, 2010

Fife KH, Katz BP, Brizendine EJ, et al: Cervical human papillomavirus deoxyribonucleic acid persists throughout pregnancy and decreases in the postpartum period. Am J Obstet Gynecol 180:1110, 1999

Filippidi A, Galanakis E, Maraki S, et al: The effect of maternal flora on *Candida* colonisation in the neonate. Mycoses 57:43, 2014

Food and Drug Administration: FDA approves Gardasil 9 for prevention of certain cancers caused by five additional types of HPV. 2014. Available at: http://www.fda.gov/NewsEvents/Newsroom/PressAnnouncements/ucm426485.htm. Accessed July 9, 2015

Garland SM, Steben M, Sings HL, et al: Natural history of genital warts: analysis of the placebo arm of 2 randomized phase III trials of a quadrivalent human papillomavirus (types 6, 11, 16, and 18) vaccine. J Infect Dis 199: 805, 2009

Gulmezoglu AM, Azhar M: Interventions for trichomoniasis in pregnancy. Cochrane Database Syst Rev 5:CD000220, 2011

Heine P, McGregor JA: *Trichomonas vaginalis*: a reemerging pathogen. Clin Obstet Gynecol 36:137, 1993

Hobbs MM, Seña AC: Modern diagnosis of *Trichomonas vaginalis* infection. Sex Transm Infect 89(6):434, 2013

Honig J: Septic shock complicating drainage of a Bartholin gland abscess. Obstet Gynecol 77(3):490, 1991

Hooper R: Cohort study of venereal disease: the risk of gonorrhea transmission from infected women to men. Am J Epidemiol 108:136, 1989.

Horowitz IR, Buscema J, Majmudar B: Surgical conditions of the vulva. In Rock JA, Jones HW 3rd (eds): Te Linde's Operative Gynecology, 10th ed. Philadelphia, Lippincott Williams, & Wilkins, 2011, p 480

Huppert JS, Mortensen JE, Reed JL, et al: Rapid antigen testing compares favorably with transcription-mediated amplification assay for the detection of *Trichomonas vaginalis* in young women. Clin Infect Dis 45(2):194, 2007

Jemec GB: Hidradenitis suppurativa. N Engl J Med 366:158, 2012

Johnson HL, Ghanem KG, Zenilman JM, et al: Sexually transmitted infections and adverse pregnancy outcomes among women attending inner city public sexually transmitted diseases clinics. Sex Transm Dis 38(3):167, 2011

Joura EA, Guiliano AR, Iverson OE, et al: A 9-valent HPV vaccine against infection and intraepithelial neoplasia in women. N Engl J Med 372:711, 2015

Kelly JC, Jia X, Vindenes T, et al: Chorioamnionitis and sternoclavicular septic arthritis after drainage of Bartholin gland abscess. Obstet Gynecol 124(2 Pt 2 Suppl 1):436, 2014

Kessous R, Aricha-Tamir B, Sheizaf B, et al: Clinical and microbiological characteristics of Bartholin gland abscesses. Obstet Gynecol 122(4):794, 2013

Knox J, Tabrizi SN, Miller P, et al: Evaluation of self-collected samples in contrast to practitioner-collected samples for detection of *Chlamydia trachomatis*, *Neisseria gonorrhoeae*, and *Trichomonas vaginalis* by polymerase chain reaction among women living in remote areas. Sex Transm Dis 29:647, 2002

Lamont RF, Nhan-Chang CL, Sobel JD, et al: Treatment of abnormal vaginal flora in early pregnancy with clindamycin for the prevention of spontaneous preterm birth: a systematic review and metaanalysis. Am J Obstet Gynecol 205:177, 2011a

Lamont RF, Sobel JD, Akins RA, et al: The vaginal microbiome: new information about genital tract flora using molecular based techniques. BJOG 118:533, 2011b

Liu B, Roberts C, Clarke M, et al: Chlamydia and gonorrhea infections and the risk of adverse obstetric outcomes: a retrospective cohort study. Sex Transm Infect 89(8):672, 2013

Lopez-Zeno J, Ross E, O'Grady J: Septic shock complicating drainage of a Bartholin gland abscess. Obstet Gynecol 76(5 Pt 2):915, 1990

Marzano DA, Haefner HK: The Bartholin gland cyst: past, present, and future. J Low Genit Tract Dis 8:195, 2004

Masek BJ, Arora N, Quinn N, et al: Performance of three nucleic acid amplification tests for detection of *Chlamydia trachomatis* and *Neisseria gonorrhoeae* by use of self-collected vaginal swabs obtained via an Internet-based screening program. J Clin Microbiol 47:1663, 2009

Matsunaga Y, Fukushima K, Nozaki M, et al: A case of pregnancy complicated by the development of a tubo-ovarian abscess following in vitro fertilization and embryo transfer. Am J Perinatol 20(6):277, 2003

Mayeaux EJ, Cooper D: Vulvar procedures: biopsy, Bartholin abscess treatment, and condyloma treatment. Obstet Gynecol Clin North Am 40:759, 2013

Miller MR, Nyirjesy P: Refractory trichomoniasis in HIV-positive and HIV-negative subjects. Curr Infect Dis Rep 13(6):595, 2011

Nye MB, Schwebke JR, Body BA: Comparison of APTIMA *Trichomonas vaginalis* transcription-mediated amplification to wet mount microscopy, culture, and polymerase chain reaction for diagnosis of trichomoniasis in men and women. Am J Obstet Gynecol 200(2):188.e1, 2009

Oriel JD: Natural history of genital warts. Br J Vener Dis 76(1):S21, 1971

Ozdegirmenci O, Kayikcioglu F, Haberal A: Prospective randomized study of marsupialization versus silver nitrate application in the management of Bartholin gland cysts and abscesses. J Minim Invasive Gynecol 16:149, 2009

Papp JR, Schachter J, Gaydos CA, et al: Recommendations for the laboratory-based detection of *Chlamydia trachomatis* and *Neisseria gonorrhoeae*—2014. MMWR 63(2):1, 2014

Rando RF, Lindheim S, Hasty L, et al: Increased frequency of detection of human papillomavirus deoxyribonucleic acid in exfoliated cervical cells during pregnancy. Am J Obstet Gynecol 161:50, 1989

Ravel J, Gajer P, Abdo Z, et al: Vaginal microbiome of reproductive-age women. Proc Natl Acad Sci U S A 108(suppl 1):4680, 2011

Roberts CL, Rickard K, Kotsiou G, et al: Treatment of asymptomatic vaginal candidiasis in pregnancy to prevent preterm birth: an open-label pilot randomized controlled trial. BMC Pregnancy Childbirth 11:18, 2011

Romero R, Hassan SS, Gajer P, et al: The composition and stability of the vaginal microbiota of normal pregnant women is different from that of non-pregnant women. Microbiome 2(1):4, 2014

Ryan GM, Abdella TN, McNeeley SG, et al: *Chlamydia trachomatis* infection in pregnancy and effect of treatment on outcome. Am J Obstet Gynecol 162:34, 1990

Satterwhite CL, Torrone E, Meites E, et al: Sexually transmitted infections among US women and men: prevalence and incidence estimates, 2008. Sex Transm Dis 40(3):187, 2013

Shearin R, Boehlke J, Karanth S: Toxic shock-like syndrome associated with Bartholin's gland abscess: case report. Am J Obstet Gynecol 160(5 Pt 1): 1073, 1989

Sherer DM, Dalloul M, Salameh G, et al: Methicillin-resistant *Staphylococcus aureus* bacteremia and chorioamnionitis after recurrent marsupialization of a Bartholin abscess. Obstet Gynecol 114:471, 2009

Shirazi M, Abbariki E, Pirjani R, et al: Congenital microtia in a neonate due to maternal isotretinoin exposure 1 month before pregnancy: case report. J Obstet Gynaecol Res 41(6):975, 2015

Silverberg MJ, Thorsen P, Lindeberg H, et al: Condyloma in pregnancy is strongly predictive of juvenile-onset recurrent respiratory papillomatosis. Obstet Gynecol 101:645, 2003

Sobel JD: Vulvovaginal candidosis. Lancet 369(9577):1961, 2007

Stevens DL, Bisno AL, Chambers HF, et al: Practice guidelines for the diagnosis and management of skin and soft tissue infections: 2014 update by the Infectious Diseases Society of America. Clin Infect Dis 59(2):147, 2014

Strand CL, Arango VA: Gonococcal ophthalmia neonatorum after delivery by cesarean section: report of a case. Sex Transm Dis 6(2):77, 1979

Subramanian C, Sobel JD: A case of high-level metronidazole-resistant trichomoniasis in pregnancy successfully treated. J Low Genit Tract Dis 15(3): 248, 2011

Swidsinski A, Mendling W, Loening-Baucke V, et al: Adherent biofilms in bacterial vaginosis. Obstet Gynecol 106:1013, 2005

Szarka K, Temesvari P, Kerekes A, et al: Neonatal pneumonia caused by *Trichomonas vaginalis*. Acta Microbiol Immunol Hung 49(1):15, 2002

Tanaka K, Mikamo H, Ninomiya M, et al: Microbiology of Bartholin's gland abscess in Japan. J Clin Microbiol 43(8):4258, 2005

Thomason JL, Gelbart SM, Anderson RJ, et al: Statistical evaluation of diagnostic criteria for bacterial vaginosis. Am J Obstet Gynecol 162:155, 1990

Thurman AR, Satterfield TM, Soper DE: Methicillin-resistant *Staphylococcus aureus* as a common cause of vulvar abscesses. Obstet Gynecol 112:538, 2008

Trintis J, Epie N, Boss R, et al: Neonatal *Trichomonas vaginalis* infection: a case report and review of literature. Int J STD AIDS 21:606, 2010

Vasoo S, Barreto JN, Tosh PK: Emerging issues in gram-negative bacterial resistance: an update for the practicing clinician. Mayo Clin Proc 90(3):395, 2015

Verstraelen H, Swidsinski A: The biofilm in bacterial vaginosis: implications for epidemiology, diagnosis and treatment. Curr Opin Infect Dis 26(1):86, 2013

Verstraelen H, Verhelst R: Bacterial vaginosis: an update on diagnosis and treatment. Expert Rev Anti Infect Ther 7:1109, 2009

Wang SM, Hsu CH, Chang JH: Congenital candidiasis. Pediatr Neonatol 49:94, 2008

Watts DH, Krohn MA, Hillier SL, et al: Bacterial vaginosis as a risk factor for post-cesarean endometritis. Obstet Gynecol 75:52, 1990

Wechter ME, Wu JM, Marzano D, et al: Management of Bartholin duct cysts

and abscesses: a systematic review. Obstet Gynecol Surv 64:395, 2009.
Wendel KA, Workowski KA: Trichomoniasis: challenges to appropriate management. Clin Infect Dis 44:S123, 2007
Wong CH, Chang HC, Pasupathy S, et al: Necrotizing fasciitis: clinical presentation, microbiology, and determinants of mortality. J Bone Joint Surg Am 85-A(8):1454, 2003
Word B: New instrument for office treatment of cyst and abscess of Bartholin's gland. JAMA 190:777, 1964
Workowski K, Bolan G: Sexually Transmitted Diseases Treatment Guidelines, 2015. MMWR 64(3):1, 2015
Yazdanyar S, Jemec GB: Hidradenitis suppurativa: a review of cause and treatment. Curr Opin Infect Dis 24:118, 2011
Yuk JS, Hong JH, Yi KW, et al: Comparing the prevalence of condylomata acuminata between pregnant women and nonpregnant controls in South Korea. Sex Transm Dis 41(5):292, 2014.

第十三章

侵入性产前诊断

侵入性产前诊断可以获得胎儿的许多信息，包括遗传、生化和生理信息。这章主要介绍了常用的侵入性产前诊断技术，包括：羊膜腔穿刺、绒毛膜绒毛取样（CVS）、胎儿血取样（FBS）。多数的产前诊断中心都具备这些技术，可以根据临床需求来选择。但是有些少见的情况需要更专业的技术，可能需要转诊到胎儿中心。

为了完善影像学诊断和侵入性产前诊断，医疗机构需要提供非常细致的遗传咨询，包括，需要向患者介绍各种手段的风险。介绍不同预后时，需要非导向性、支持性的语言。

操作前准备步骤

■ 侵入性产前诊断咨询

产前筛查有许多手段，美国妇产科医师协会（ACOG，2016b）建议所有年龄的妊娠女性，均需在孕 20 周前进行非整倍体筛查。当筛查结果是阳性则需要进行诊断测试。在这份声明中，ACOG 同时还支持医务工作者向患者介绍筛查及确诊检查的区别，以及确诊检查的种类。

侵入性产前检查可以帮助确诊，但是有发生相关并发症的风险。因此在进行这些检查前，产科医生、母胎医学专家、遗传顾问或医学遗传学家需要向患者提供详尽的产前咨询。具体内容见表 13-1。

在手术前，最好应指导患者术后活动限制等注意事项，此外，建议详述如何评估可能的并发症。

■ 暂停

在侵入性检查之前，建议采取几个程序步骤。需提前整理贴好标签的标本管，以减少错误。实验室申请单同样需预先标记，以反映标本的程序和类型。

由于这些检查的并发症包括胎儿丢失，因此“暂停”以核对是十分必要的。包括核对患者信息、病历号、计划进行的手术、样本计划做的检测、可能的并发症、正确的标本管信息，以及母体相关的实验室检查。最后一项包括母体 ABO 血型、Rh 血型、乙肝、丙肝、HIV 检测。对于 Rh 阴性患者（抗 D 的同种免疫缺乏者），在羊膜腔穿刺、CVS、FBS 之后需要预防性注射 Rh（D）免疫球蛋白。

羊膜腔穿刺

表 13-2 列举了羊膜腔穿刺的常见适应证。最常见的羊膜腔穿刺目的是为识别基因缺陷。其他原因还包括评估胎儿贫血情况、胎肺成熟度，寻找宫内感染。

表 13-1　侵入性产前检查之前的咨询内容

检查的适应证
风险 / 可能的并发症
如果选择预期的处理需要替代疗法和自然病程信息
安排好的特殊检查
诊断的准确性及检查的限制性
可安全进行侵入性试验的适宜的孕周
等待结果的时间
术后活动限制

表 13-2 羊膜腔穿刺的一些适应证

时间	适应证
孕中期（15-17w）	核型检查 代谢病诊断 测定羊水甲胎蛋白（AFP）水平[a]
孕中期的晚期 / 孕晚期的早期	明确同种异体免疫的严重度 诊断羊膜腔内感染或炎症 羊膜腔注射染色剂明确胎膜是否破裂 胎儿肺成熟度确定 单胎或多胎妊娠患者行羊水减量术
治疗期	治疗羊水过多 环扎前放羊水

表 13-3 母体年龄与估计染色体异常发生率的关系[a]

年龄	活产儿中唐氏综合征发生率	活产儿中染色体异常发生率
20	1/1 667	1/526
25	1/1 250	1/476
30	1/952	1/385
35	1/385	1/202
36	1/295	1/162
37	1/227	1/129
38	1/175	1/102
39	1/137	1/82
40	1/106	1/65
41	1/82	1/51
42	1/64	1/40
43	1/50	1/32
44	1/38	1/25
45	1/30	1/20
46	1/23	1/16
47	1/18	1/13
48	1/14	1/10
49	1/11	1/7

[a] 指分娩时的年龄。

Data from Hook，1981，1983.

■ 胎儿遗传病的评估

在美国，多数医生建议所有在 35 岁或之后生产的女性进行产前遗传分析。这是因为随着年龄增长，非整倍体的形成风险增加。但是把 35 岁作为提供侵入性检查的界限是十分主观的。这个界限是 30 年前综合考虑了几方面因素后制定的，包括实验室资源、关于新兴技术羊膜腔穿刺的安全性相对有限的信息，以及胎儿基因异常风险。如表 13-3 所示，35 岁这个临界值是合理的，这是平衡了 1∶200 的染色体异常风险以及羊膜腔穿刺的已知风险后制定的（Hook，1981,1983）。目前，高龄产妇约占全体产妇的 7.5%，大约 30% 的患唐氏综合征的新生儿为高龄产妇分娩。因大多数唐氏综合征新生儿由 35 岁以下产妇分娩，因此母体年龄不能作为羊膜腔穿刺的筛查标准。综上所述，ACOG 建议为所有年龄的孕妇提供诊断性检查。因此，必须在检查前充分咨询风险 / 获益。

后续的分析物筛查

为了能替代羊膜腔穿刺，一些创伤小的可以检测母体血清分析物的筛查应运而生。对于那些基因异常低风险的患者这些检查更适用。孕早、中期筛查方法可以评估出胎儿患唐氏综合征的风险，对于形成非整倍体高风险的患者，下一步应进行侵入性产前诊断。

孕早期筛查包括胎儿颈后透明层厚度（NT）值及母体血化验。特异性筛查游离 β- 人绒毛膜促性腺激素（β-hCG）和妊娠相关血浆蛋白 A（PAPP-A）。联合筛查对唐氏综合征检测的灵敏性为 85%，假阳性率为 5%。

孕中期四联标志物筛查是最常用的母血清非整倍体检测，分机物包括母体血清甲胎蛋白（MSAFP）、hCG、非结合雌三醇（uE3）、抑制素 -A。它们对唐氏综合征的灵敏性为 81%，假阳性率为 85%（Dugoff，2010）。异常的检查结果定义为结合了年龄和生物化学风险后，仍高于 35 岁女性分娩唐氏综合征新生儿的风险——270 例活产中有 1 例（1∶270）。

后续胎儿结构异常的识别

如前所述，孕早、中期的各种非整倍体筛查日益发展，其目的是提供一种检出率高、但筛查假阳性率低的微创检查。

除此以外，超声技术的发展使得我们能够更早发现胎儿结构异常。通常，在超声发现结构异常后才进行羊膜腔穿刺或 CVS。表 13-4 列举了一些胎儿结构异常与非整倍体异常的对应关系。除此以外，超声软指标可以增强预测能力，如 NT、肠管强回声、肱骨 / 股骨短、心脏内点状强回声、脉络丛囊肿、肾盂扩张，均提示非整倍体的可能性增大（Nyberg，1993，

表 13-4　与选定的主要胎儿异常相关的非整倍体风险

胎儿异常	发生率	非整倍体风险（%）	常见非整倍体[a]
先天性囊状水囊瘤	1/5 000	50 ～ 70	45X, 21, 18, 13, 三倍体
非免疫性水肿	1/5 000 ～ 1/4 000	10 ～ 20	21, 18, 13, 45X, 三倍体
脑室扩张	1/2 000 ～ 1/1 000	5 ～ 25	13, 18, 21, 三倍体
无脑畸形	1/15 000 ～ 1/10 000	30 ～ 40	13, 18, 22, 三倍体
Dandy Walker 畸形	1/12 000	40	18, 13, 21, 三倍体
唇 / 腭裂	1/1 000	5 ～ 15	18, 13
心脏畸形	5/1 000 ～ 8/1 000	10 ～ 30	21, 18, 13, 45X, 22q11.2 染色体微缺失
膈疝	1/4 000 ～ 1/3 000	5 ～ 15	18, 13, 21
食管闭锁	1/4 000	10	18, 21
十二指肠闭锁	1/10 000	30	21
腹裂	1/4 000 ～ 1/2 000	未增加	
脐疝	1/4 000	30 ～ 50	18, 13, 21, 三倍体
马蹄内翻足	1/1 000	5 ～ 30	18, 13

[a] 数字表示有三倍体的常染色体编号，例如 45,X 表示 Turner 综合征。

Reproduced with Cunningham FG, Leveno K, Bloom S, et al (eds): Genetics. In Williams Obstetrics, 24th ed. McGraw-Hill, 2014. Data from Best, 2012; Canfield, 2006; Colvin, 2005; Cragan, 2009; Dolk, 2010; Ecker, 2000; Gallot, 2007; Long, 2006; Orioli, 2010; Pedersen, 2012; Sharma, 2011; Solomon, 2010; Walker, 2001.

2001；Rotmensch，1997；Smith-Bindman 2001）。

遗传学羊膜腔穿刺

对于上述任一适应证，遗传学羊膜腔穿刺实际上是取羊水和羊水细胞后用羊水中的细胞行生化及 DNA 研究。造成许多疾病的分子异常正在迅速被识别出来。然而，表 13-5 列举了一些疾病，需要进行 DNA 水平的产前诊断，其中很多情况较罕见，因此在进行侵入性产前诊断前，需要与遗传病专家进行沟通。

染色体微阵列（CMA）是一项标准核型辅助检查，是一项可检测到传统核型检查无法检测到的染色体异常（微缺失或重复）的新技术。

神经管检测

开放性脊柱裂可通过孕中期 MSAFP 水平进行筛查。过去，主要通过羊膜腔穿刺术来筛查，但随着图像质量的进步，羊膜腔穿刺术已经被超声检测取代。在许多中心，超声通过识别颅骨和脑的相关的异常使脊柱裂的诊断能力大大增强。其中包括脑室扩张、小头畸形、额骨凹陷畸形（柠檬征）、小脑延髓池闭塞。这些都能导致小脑半球前曲线的异常（香蕉征）（Nicolaides，1986a；UK Collaborative Study，1979）。

既往生育过神经管缺陷儿或此次妊娠 MSAFP 水平高的患者，分娩神经管缺陷胎儿的风险增加。这些孕妇应转诊到能够进行高分辨率胎儿超声的中心。若超声检查提示胎儿脊柱、颅脑及小脑正常，则发生开放性神经管缺陷的风险小。如果超声诊断不明确，或超声正常但 MSAFP 水平明显升高，这时可行羊膜腔穿刺术。同时，它适用于无法观察到胎儿的高危患者。重要的是，在那些没有条件行超声检查的患者中，单纯 MSAFP 水平也可一定程度上判断胎儿患开放性神经管缺陷的风险。

■ 评估胎儿情况

感染

除遗传信息外，羊水可以提供有关影响胎儿的几种情况的重要数据。其中，早产是导致围产期不良事件、围产期死亡和远期不良结局的主要原因。研究已经证实了宫内感染 / 炎症与早产、慢性后遗症之间有关联（Yoon，2000）。因此，在一些情况下，可考虑对早产胎儿或在紧急环扎术前进行羊膜腔穿刺术以了解胎儿情况。亚临床感染 / 炎症的监测包括羊水革兰

表 13-5 分子产前诊断提示的常见情况

异常	遗传方式	产前诊断
α1- 胰蛋白酶缺乏	常染色体隐性遗传	决定 PiZZ 等位基因。不是所有纯合子都有肝受累，术前遗传咨询
α- 地中海贫血	常染色体隐性遗传	α- 血红蛋白基因
成人型多囊肾	常染色体显性遗传	*PKD1* 和 *PKD2* 基因突变。大的家族里关联大于 90%，50% 的 *PKD1* 和 75% 的 *PKD2* 存在基因突变
β- 地中海贫血	常染色体隐性遗传	β- 血红蛋白基因突变
先天性肾上腺增生	常染色体隐性遗传	*CYP21A2* 基因突变 / 缺乏。90% ～ 95% 的携带者中有 9 种常见突变 / 缺乏。可行基因测序
囊性纤维化	常染色体隐性遗传	*CFTR* 基因突变
杜氏肌营养不良	X 染色体隐性遗传	肌营养不良基因突变
脆性 X 综合征	X 染色体隐性遗传	CGG 重复
血红蛋白病（SS，SC）	常染色体隐性遗传	β- 链基因突变
血友病 A	X 染色体隐性遗传	凝血因子Ⅷ基因倒位占 45%，其他基因占 45%（不是所有实验室均能发现），家族聚集明显
亨廷顿病	常染色体显性遗传	CAG 重复（PGD 和非指向性 PND 可避免暴露父母出现症状前的疾病状态）
马方综合征	常染色体显性遗传	原纤蛋白（*FBN-1*）基因突变，家族聚集，约 70% 的基因突变
强直性营养不良	常染色体显性遗传	CTG 在 *DMPK* 基因中扩展
Ⅰ型神经纤维瘤病	常染色体显性遗传	*NF1* 基因突变发生在 95% 病例中。有家族聚集性
苯丙酮尿症	常染色体隐性遗传	染色体 4 ～ 15 中常见突变，40% ～ 50% 者基因缺失。进一步突变分析可发现超过 99% 的缺失
视网膜母细胞瘤	常染色体显性遗传	*RB1* 基因突变
脊髓性肌萎缩	常染色体隐性遗传 / 常染色体显性遗传	
泰 - 萨克斯病	常染色体隐性遗传	酶缺乏、基因突变

PGD = 植入前遗传学诊断；PND = 产前诊断。
Modified from Wapner, 2014.

氏染色，葡萄糖水平测定和白细胞计数。对于有明显感染临床表现的患者，羊膜腔穿刺扮演着重要角色，因为羊水培养的结果可以指导抗生素的选择。最近，一些商业化的羊水床旁检测技术的出现，提供了可靠的在床旁确认有无羊膜炎的方法（Chaemsaithong，2016；Nien，2006）。这可能会增加在怀疑早产的孕妇中诊断性羊膜腔穿刺术的使用。

胎肺成熟度

由于孕早期的超声检查可准确核对孕周，因此很少需要用羊水评估胎肺成熟度。然而，在特定情况下，现在可使用荧光偏振和层状体计数来评估胎肺成熟度（Neerhof，2001）。尽管之前它曾作为羊膜腔穿刺的一个指征，目前已很少使用卵磷脂 / 鞘磷脂比例和磷脂酰甘油水平测定来评估胎肺成熟度（Gluck，1974；Hallman，1976）。

贫血和代谢病

使用分光光度法来测定羊水胆红素水平来判断胎儿溶血性疾病严重程度、是否需要胎儿宫内输血或提早终止妊娠（Liley，1961）。但这种评估方法在孕中期不太准确，因此在疑似病例中可采用 FBS 来直接测量胎儿血红蛋白浓度（Nicolaides，1986b，1988）。

然而，目前是通过超声下估计胎儿大脑中动脉收缩期的峰值流速来诊断胎儿贫血程度。这种无创性评估现已被验证，并被广泛使用（Moise，2012）。因此，需要羊膜腔穿刺术（更有利）的病例数量正在迅速下降（Mari，2000）。

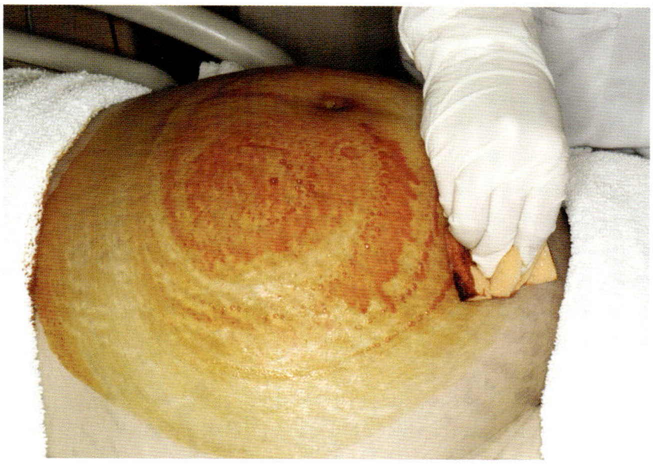

图 13-1　羊膜腔穿刺术前用聚维酮碘溶液进行腹部准备。（Reproduced with permission from Fleischer AC，Toy EC，Lee W，et al（eds）：Amniocentesis. In Sonography in Obstetrics & Gynecology：Principles and Practice，7th ed. New York，McGraw-Hill，2011）

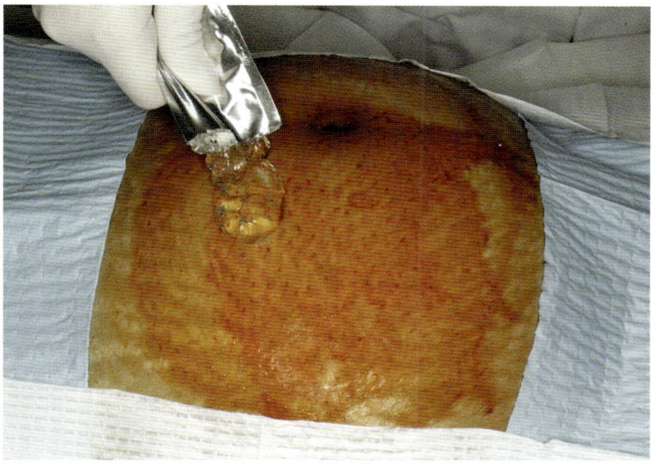

图 13-2　然后放置耦合凝胶以辅助超声引导。（Reproduced with permission from Fleischer AC，Toy EC，Lee W，et al（eds）：Amniocentesis. In Sonography in Obstetrics & Gynecology：Principles and Practice，7th ed. New York，McGraw-Hill，2011.）

产前诊断可通过羊水细胞培养发现脂质、粘多糖、氨基酸和碳水化合物代谢的异常。然而，早期诊断和通过 CVS 可获得更多的组织，使其成为这类疾病诊断的首选方法。

■ 遗传学羊膜腔穿刺技术

术前准备

遗传学羊膜腔穿刺术通常在孕 15 ～ 18 周（孕中期）进行。在此孕周时，羊水量足够（约 150 ml），存活羊水细胞的比例相对最大，并且在大多数情况下，羊膜与绒毛膜融合，使操作者更容易成功进入羊膜腔，从而降低胎膜早破的风险。

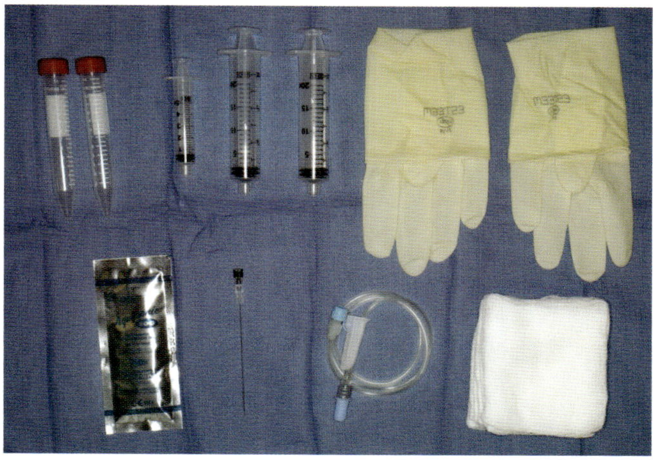

图 13-3　羊膜腔穿刺术的设备托盘。（Reproduced with permission from Fleischer AC，Toy EC，Lee W，et al（eds）：Amniocentesis. In Sonography in Obstetrics & Gynecology：Principles and Practice，7th ed. New York，McGraw-Hill，2011.）

在羊膜腔穿刺之前，需要进行超声检查以确定胎儿数目，核对孕周，确保胎儿活力，记录胎儿解剖结构，并定位胎盘位置和脐带附着点。

用抗菌溶液（聚维酮碘或氯己定）进行母体腹部皮肤消毒。有证据表明，不建议在羊膜腔穿刺术前预防性使用抗生素。一项试验比较了预防性使用抗生素的女性和未预防性使用抗生素的女性在孕 22 周内的妊娠失败概率，发现接受抗生素治疗的女性的妊娠失败概率相对较低，但差异无统计学意义（Gramellini，2007）。

穿刺技术

通常，需要准备不同长度的 20 或 22 号脊髓穿刺针（图 13-3）。穿刺位置的选择需要考虑胎盘位置、母体腹壁厚度，以及穿刺过程中因穿刺暂时增加的子宫肌壁厚度导致的子宫收缩。通常不需要进行局部麻醉，因为局部麻醉不会减少由子宫穿透引起的不适。

在超声引导下，将针快速推入一个没有胎儿及脐带的羊膜腔中（图 13-4）。穿刺成功后，丢弃前 2 ml 吸出的羊水，以防止母体细胞污染。之后，抽取 20 ～ 30 ml 的羊水于无菌注射器中。后将此液体转移到无菌管中并送检。在手术前后应记录胎儿心率。

第十三章

并发症的预防

尽管前些年的标准做法是盲穿，但目前均采用连续超声引导下穿刺。在整个手术过程中应保持可视化以避免胎儿穿刺意外，如果遇到子宫收缩或胎动（Jeanty，1990；Lenke，1985），直接实时超声阴道有利于穿刺针的操作，可以防止针尖缩回到子宫肌层中。

操作者需避免通过母体肠管后穿刺入子宫，以避免污染子宫腔。如果可能，也应避免经胎盘穿刺。但如果不可避免，应该过胎盘最薄的部分。同时，在这些孕妇中，应用彩色多普勒超声来避免穿刺部位的脐带血管。此外，需要远离脐带插入部位，因此处有大血管穿过。

如果第一次穿刺不成功，可以在重新评估胎儿和胎盘位置之后在另一个位置进行第二次尝试。羊膜隆起和穿刺导致的子宫壁收缩是最常见的羊膜腔穿刺失败原因。如果在开始评估时羊膜尚未与绒毛膜融合，则可推迟几天至 1 周进行羊膜腔穿刺，以提高首次羊膜腔穿刺的成功率。尽管研究表明胎儿丢失的概率随穿刺次数的增加而增加，但不会随着单独手术次数的增加而增加。有经验的操作员，很少需要重复操作。

术后活动

羊膜腔穿刺术后不需要卧床休息，但术后 24 h 需避免提重物和剧烈运动。大多数术后并发症并不常见，但仍需警惕以下症状：发热、漏液、出血或规律宫缩。这些并发症的处理见第 213 页。

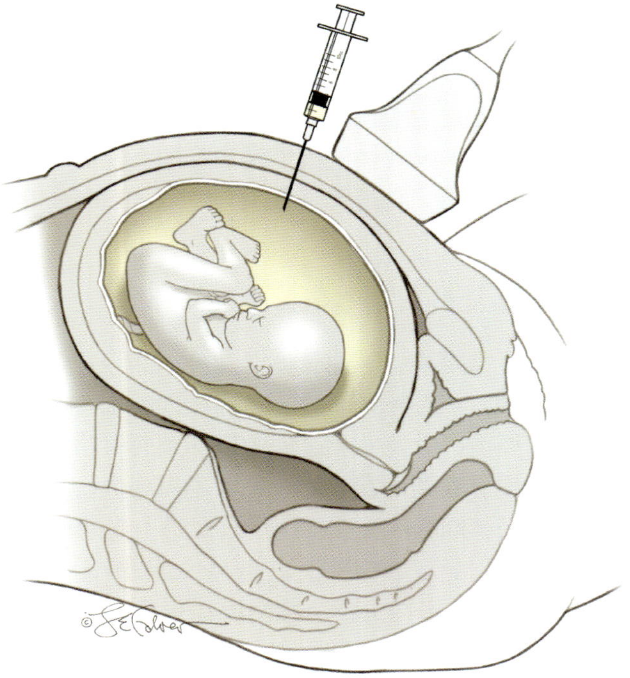

图 13-4 在羊膜腔穿刺过程中，超声检查有助于避免穿刺到胎儿和胎盘。

多胎妊娠的羊膜腔穿刺

在多胎妊娠中，每个羊膜腔的羊水必须单独取样，以便得到每个胎儿的准确数据。可采用多针方法或单针方法穿刺。多针穿刺技术首先穿刺第一个囊，并抽取羊水。在把针从囊中取出之前，向此胎儿羊膜腔内注入稀释的染料，然后使用另一个新的针穿刺第二个囊（Elias，1980；Filkins，1984；Vink，2012），若穿刺后抽出透明液体，则证明未重复采样第一个囊（图 13-6）。若抽出蓝色液体，则移出针头，尝试再次穿刺第二个胎儿的羊膜囊。

因为亚甲蓝存在致皮肤染色、小肠闭锁和高铁血红蛋白血症的风险，因此是禁用的（Nicolini，1990a；Van der Pol，1992）。Cragan（1993）和 Pruggmayer（1992）等对使用靛洋红的系列研究进行回顾，发现靛洋红不增加小肠闭锁或任何其他先天异常的风险（Jeanty，1990；Sebire，1996）。然而，由于羊膜腔注射染料存在理论风险，不注射染料的技术已发展（Jeanty，1990；Sebire，1996），且靛洋红短缺，情况尤其如此。

在无注射技术中，一些操作者更喜欢单针穿刺。通过超声引导，穿刺部位由分隔膜的位置确定，并且首先穿刺近端囊（Jeanty，1990；Vink，2012），在进入第一个囊并抽取羊水之后，针穿过分隔膜进入第二个囊。为了避免第二个囊的样本被来自第一个囊的液

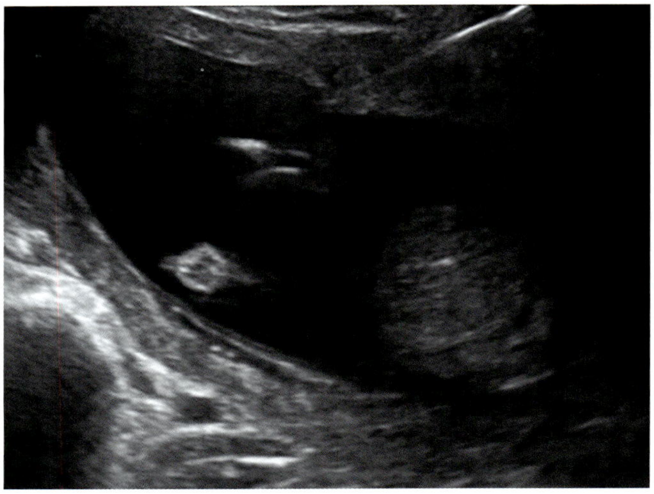

图 13-5 羊膜腔穿刺术中的超声检查在图像的右上部分显示了线性且高反射率的针头。尖端已进入羊膜囊。

体污染，丢弃来自第二个囊的前 2 ml 液体。这种方法可能导致分隔膜的医源性破裂，形成单羊膜腔，并增加脐带缠绕的风险（Megory，1991）。这种并发症几乎只发生在单绒毛膜妊娠中。

Bahado-Singh 等（1992）描述了一种双胎羊膜腔穿刺技术，该技术使用曲线或线性超声传感器来识别分隔膜。先穿入第一针，抽取羊水，并将穿刺针留在原位。使用第二个穿刺针从膜的另一侧进入，并进入第二个囊。分隔膜两侧的两个针尖的可视化保证了羊水分别来自两个囊。

实验室中的注意事项

细胞生长方式

羊水中的细胞来源于胎儿各个系统，包括下泌尿道、皮肤、呼吸道、胃肠道和羊膜。在抽出羊水后，将细胞置于组织培养物（培养瓶或盖玻片）中培养 3 ~ 7 天后，便可分裂产生足够的细胞用于染色和核型分析。细胞在培养瓶中生长，收集并通过专业的技术一起分析，在盖玻片上生长的细胞作为单独菌落进行原位分析。羊水细胞培养成功率高，失败率＜ 1%。

染色体微阵列（CMA）

这项新技术可识别传统核型分析无法检测到的微缺失和重复（图 13-7），在某些情况下可使用。在通过超声检查确定的具有结构异常的胎儿中，与常规核型分析相比，CMA 可以将染色体异常的检出率提高 6%。此外，对于检测适应证为高龄或初筛阳性的孕妇，染色体异常的检出率提高了 1.7%（Wapner，2012）。CMA 不能识别平衡易位和三倍体，因此最好用于染色体核型分析的补充。在我们中心，当发现胎儿结构异常时，我们联合采用核型分析和 CMA。

作为另一种分析，全外显子组测序能够检查出常规核型分析或 CMA 无法识别的染色体异常。然而，目前此项技术因过于昂贵而无法在常规临床实践中实施。

染色体嵌合

在大约 0.1% ~ 0.3% 的病例中发现同一个体具有两个或更多个不同核型的细胞系。这种染色体嵌合现象通常是由于合子形成后的不分离导致（Hsu，1984），也可能是减数分裂异常导致的三体。两种情况详见 220 页。值得注意的是，羊水样本中发现多个细胞系并不一定意味着胎儿是嵌合体，因为只在 70% 的胎儿中证实了这种结果（Bui，1984）。一种常见的解释是它是假嵌合体，其中异常仅存在于某一个培养瓶或局限于单个细胞群（Hsu，1984）。在这种情况下，异常细胞在体外产生，不存在于胎儿中，并且在临床上不重要。当多个盖玻片或细胞培养瓶中均存在相同的异常时，才可能出现真正的嵌合体。

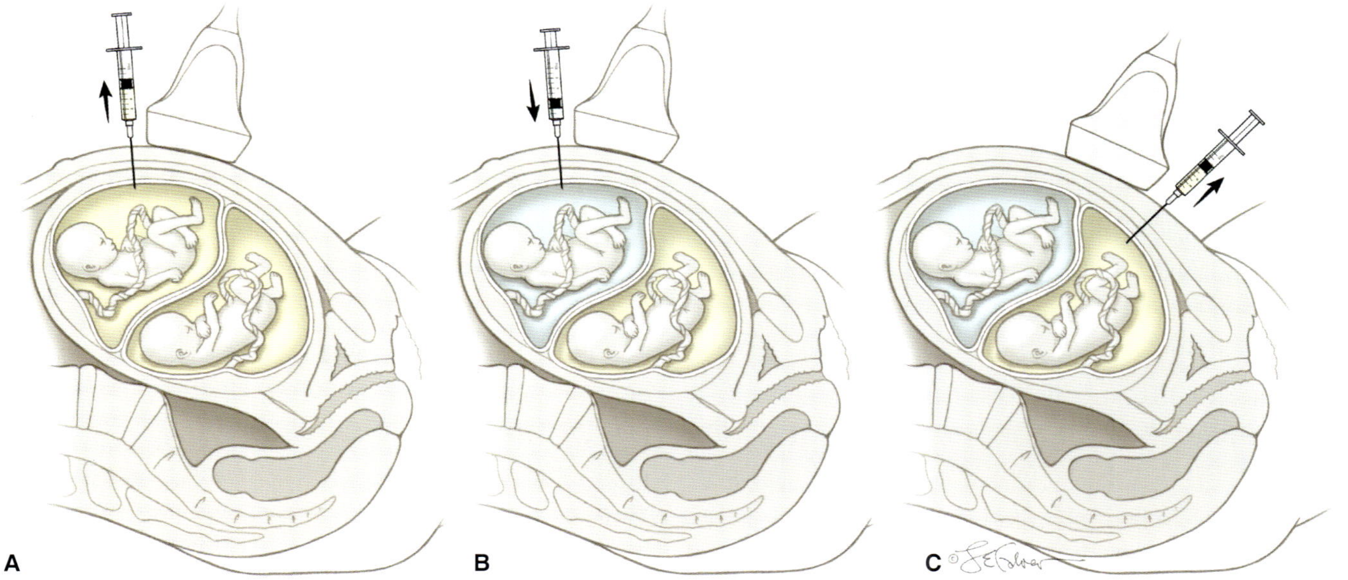

图 13-6　一种在双胎中进行羊膜腔穿刺术的方法。A. 从第一个囊中吸出羊水。B. 将靛洋红注入第一个囊中。C. 从第二个囊中吸出透明液体。

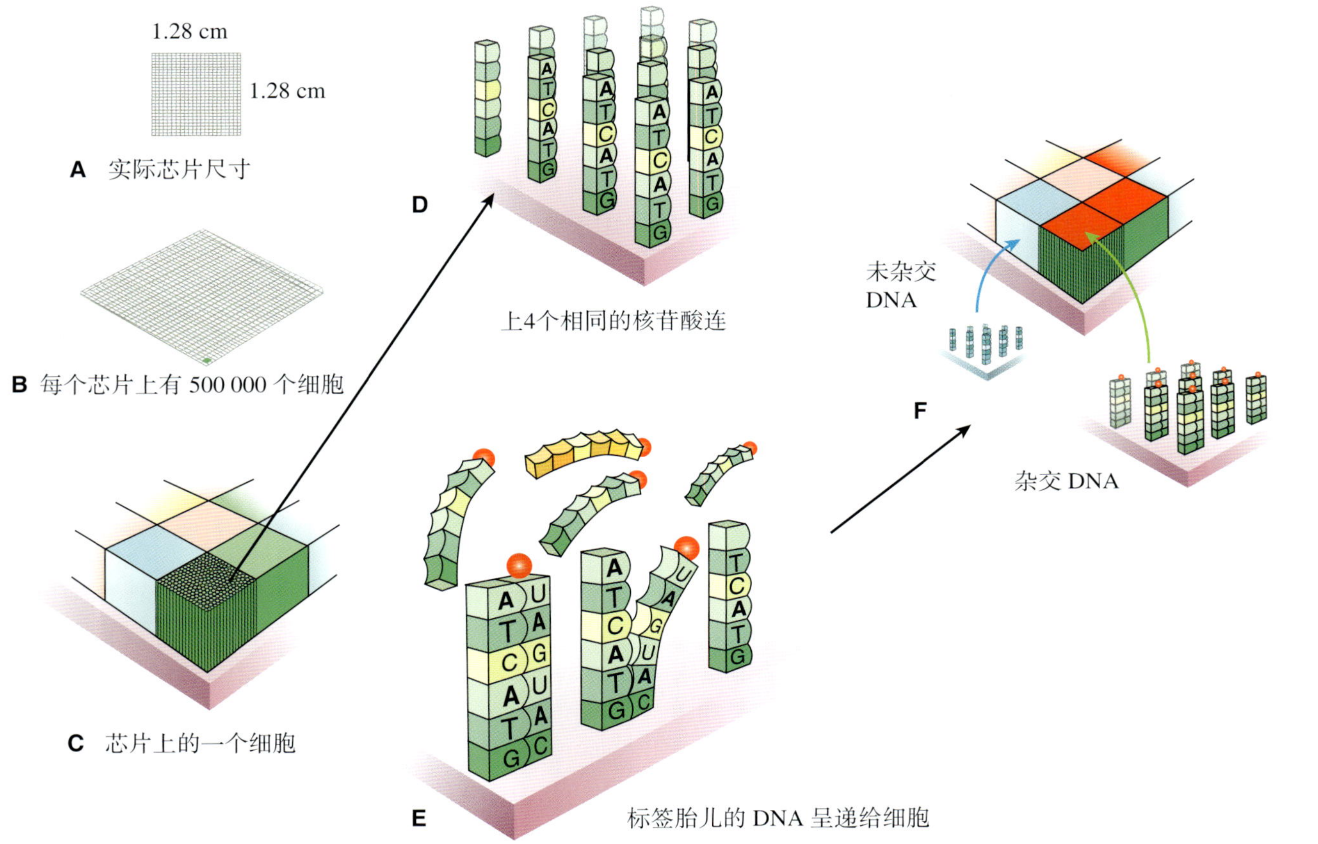

图 13-7 染色体微阵列分析。A. 实际的微阵列芯片尺寸。B. 每个芯片包含数千个细胞（正方形）。C & D：每个细胞在其表面上都包含数千个相同的寡核苷酸，并且每个细胞的核苷酸含量都是独特的。E. 在基因分析过程中，将包含标签胎儿的 DNA 混合物呈递给芯片。互补 DNA 序列结合。F. 如果将激光照射在芯片上，则已结合的 DNA 序列将发光。这标识了匹配序列。（Reproduced with permission from Doody KJ：Treatment of the infertile couple. In Hoffman BL，Schorge JO，Schaffer JI，et al（eds）：Williams Gynecology，2nd ed. New York，McGraw-Hill，2012.）

一旦确认为嵌合体，可以通过 FBS 获得胎儿淋巴细胞进行核型分析，来明确羊水中的嵌合体是否来源于胎儿（Gosden，1988）。但是，这种方法并不能适用于所有情况。例如，嵌合细胞系可能累及胎儿的其他系统，产生临床表现，但未累及胎儿的造血舱，在血样中未能体现（Johnson，1997）。还有一些嵌合体的情况，例如 20 - 三体，常发生在羊水中，但很少在胎儿中得到证实（Johnson，1997）。

对羊水中的嵌合体的进一步评估应包括详细的超声检查，来评估胎儿生长和排除结构异常。如果超声检查和 FBS 结果都是正常的，那么父母可放心，基本排除胎儿存在主要的染色体异常（Gosden，1988）。

遗传咨询有助于向父母解释这些技术细节，但应提醒父母，仍存在胎儿异常的可能。由于解读羊水中的嵌合体的复杂性，建议医生与细胞遗传学专家和临床遗传学家进行讨论后解读。

荧光原位杂交

荧光原位杂交（FISH）可以明确特定 DNA 序列的数量和位置。FISH 探针是荧光标记的短 DNA 序列，其与特定染色体上已知位置的 DNA 杂交。然后通过计数来自每个探针的离散荧光信号的数量来评估间期细胞。用探针探查 18 号染色体着丝粒，正常二倍体细胞有两个信号，而 18- 三体的细胞有 3 个信号。

因为快速报告对于系统产科管理至关重要。因此，FISH 是有优势的。例如，对于较大孕周的胎儿，决定是否进行胎儿干预将受到检测结果的影响。之所以可以快速检测是因为羊水不需要培养，FISH 可以检测出的非整倍体情况包括单体、一些三体、与罗伯逊易位相关的某些三体、三倍体，以及其他染色体异常。通常使用的是 13 号染色体、18 号染色体、21 号染色体、X 染色体和 Y 染色体的相关探针，因为这些是活产新生儿中常见的非整倍体类型。然而，该技术不会常规检测细胞遗传学异常，例如嵌合体、易位或罕见的非整倍体异常（Klinger，1992；Ward，1993）。FISH 还用于评估与疾病相关的基因组的特定区域内的微缺失和重复，如 DiGeorge 综合征（软腭 - 心 - 面综合征）、猫叫综合征和 Angelman 病。

羊膜腔穿刺术的并发症

对母体的影响

羊膜腔穿刺术后因子宫收缩引起的痛性痉挛很常见，通常持续 1 ～ 2 h。下腹部不适可能持续到术后 48 h。术后严重并发症很少见，其中，相关的胎儿丢失将在下一节中讨论。

羊膜炎发生率不到 0.1%，感染性休克罕见。羊膜炎的发病机制是羊水被皮肤菌群污染或无意中刺破了肠道导致的感染（Turnbull，1983）。它也可能源于手术导致的羊膜破裂。羊膜腔穿刺术后的绒毛膜羊膜炎可以隐匿起病，并且经常呈现类似流感的症状，且具有很少的早期定位体征。除非进行早期积极治疗，否则这可能演变为严重的母体全身感染。因此，需要高度重视。

治疗类似于其他严重的产科感染。静脉使用广谱抗生素持续至体温正常后 24 h。此时，抗生素可停止使用。

大约 1% 的 Rh 阴性妇女在羊膜腔穿刺术后可能发生同种异体免疫。如 205 页所述，术后预防性给予抗 D 免疫球蛋白有助于避免这一问题（Golbus，1979；Hill，1980；Tabor，1986）。

羊膜穿刺术后，2% ～ 3% 的女性发生羊水渗漏或阴道出血，但通常是自限性的。与孕中期自发性羊膜破裂不同，羊膜腔穿刺术后的羊水渗漏通常在经过几天的活动减轻或休息后缓解。这种情况发生后，仍有很大可能成功妊娠（Kishida，1994）。有时，羊水的渗漏会在整个妊娠期间持续存在，但如果羊水量足够，也可得到好的结局（NICHD Amniocentesis Registry，1976；Simpson，1981）。

羊膜腔穿刺术后的胎儿并发症

许多研究已经证实孕中期羊膜腔穿刺的安全性和准确性。在现代，羊膜腔穿刺术后的患者，孕 28 周前胎儿丢失概率为 1% ～ 2% [Canadian Early and Mid-Trimester Amniocentesis Trail（CEMAT）Group，1998]。同时，高分辨率超声的引导降低了羊膜腔穿刺风险，并提高了获得样本的概率。也有研究发现，如果使用 19 号或更大的针头，或每次插入针头的次数超过两次，则会有更高的胎儿丢失风险。其他因素还包括穿透胎盘、MSAFP 水平高和羊水污染（Tabor，1986）。Tabor 等（2009）也报告说，医疗机构进行的穿刺数量对流产风险有显著影响。在 11 年期间执行少于 500 个羊膜腔穿刺术的医疗机构，与同期执行超过 1 500 个穿刺术的机构相比，胎儿丢失的比值比为 2.2。总的来说，ACOG 认为羊膜腔穿刺相关胎儿丢失概率为 1/900 ～ 1/370。

一些早期研究发现，羊膜腔穿刺术导致的其他潜在的并发症还包括呼吸窘迫综合征、新生儿肺炎、髋关节脱位和马蹄内翻足（即马蹄足）（Tabor，1986；Working Party on Amniocentesis，1978）。然而，其他研究尚未证实这些关联中的任何一种。

在羊膜腔穿刺术的早期应用时代，报道了 0.1% ～ 3.0% 的胎儿穿刺（Karp，1977；NICHD Amniocentesis Registry，1978）。此外，穿刺还可能造成胎儿出血、肠闭锁、回肠 - 皮肤瘘、肢体坏疽、单眼盲、脑穿通性囊肿，髌腱破裂、皮肤凹陷和周围神经损伤。（Broome，1976；Epley，1979；Karp，1977；Lamb，1975；Merin，1980；Rickwood，1977；Swift，1979；Therkelsen，1981；Young，1977；Youroukos，1980）。持续使用超声引导可以最大限度地降低胎儿穿刺的风险。在经验丰富的中心，这是一种罕见的并发症。

羊膜腔穿刺不会对新生儿产生远期不良反应。Baird 等（1994）对 1 296 名活产儿进行了比较，这些儿童的母亲均曾接受孕中期羊膜腔穿刺术。除了由同种异体免疫引起的溶血性疾病外，这些行羊膜腔穿刺术的女性的后代在儿童期和青春期时出现残疾者较对照组无增加。

对已知感染了乙型肝炎病毒、丙型肝炎病毒或 HIV 的患者，在羊膜腔穿刺术前就需对垂直传播的风险进行额外的咨询。对于慢性乙型肝炎患者，遗传学羊膜腔穿刺术似乎不会增加新生儿乙型肝炎病毒感染的风险。这些新生儿一般在分娩后接受乙型肝炎疫苗和免疫预防（HBIG）。建议未接受高活性抗逆转录病毒治疗（HAART）的 HIV 感染者和丙型肝炎病毒载量高的妇女接受非侵入性筛查方法。这是因为对于这些妇女，垂直传播风险，特别是经胎盘的手术的研究数据有限。

多胎妊娠的并发症

大量研究评估了双胎妊娠在孕中期行羊膜腔穿刺的风险。与单胎妊娠在孕 28 周之前胎儿丢失概率为

1.0% ~ 1.7% 相比，双胎的胎儿丢失概率略高。近期研究报告，双胎羊膜腔穿刺术后胎儿丢失概率为 2% ~ 5%（表 13-6）。

尽管双胎羊膜腔穿刺术后胎儿丢失概率较单胎有所增加，表示其危险性增加，但更有可能仅反映了双胎妊娠本身的固有风险。这也有助于对穿刺后胎儿丢失概率增大有一个预期（Pretorious，1993；Prompelan，1989）Ghidini 等（1993）对 101 名接受羊膜腔穿刺术的双胎进行了分析，并将他们与在孕中期招募的未行羊膜腔穿刺的类似双胎进行了比较。孕 25 周前两组胎儿丢失概率均为 2%，但羊膜腔穿刺组的总体胎儿丢失概率为 3.5%，而非羊膜腔穿刺组为 3.2%。

因此，证据证实在大多数情况下，胎儿丢失似乎与羊膜腔穿刺无关。Agarwal 和 Alfirevic（2012）在对双胎妊娠时 CVS 和羊膜腔穿刺后的胎儿丢失的系统回顾中发现，在没有随机对照的情况下，无法充分评估双胎妊娠时行 CVS 和羊膜腔穿刺后的风险。他们得出结论，目前可获得的数据显示羊膜腔穿刺术和 CVS 的总体胎儿丢失概率相似，比基线风险高约 1%。Vink 等（2012）在回顾双胎的产前诊断时也得到了相似的羊膜腔穿刺术相关损失的结论。目前，在经验丰富的中心进行的孕中期羊膜腔穿刺术后发生的胎儿丢失概率的最乐观估计为接近 1%。

还必须向双胎的父母解释发现核型异常胎儿的风险。因为有两个胎儿，风险大约是单次穿刺术的两倍（Rodis，1990）。双胎羊膜腔穿刺确实提出了一些具有挑战性的问题。家庭需要考虑这种可能，即双胎之一是正常的，另一个是异常的。选择性终止异常的胎儿是一种选择。然而，正常胎儿的术后胎儿丢失概率为 5% ~ 10%（Evans，1999）。此外，选择性终止双胎之一可能增加早产风险，特别是在孕 20 周后实施或出现胎儿停止发育时（Lynch，1996）。

早期羊膜腔穿刺术

在孕早期产前诊断的渴望使孕妇选择孕 15 周之前进行羊膜腔穿刺术。因为在孕 14 周前，羊水较少，且羊膜和绒毛膜往往不完全融合，所以该技术与传统的羊膜腔穿刺术有所不同（CEMAT，1998）。因此，自由漂浮的羊膜的隆起可能会妨碍液体抽吸。通常可以通过尖锐的针头穿刺，但是有大约 2% ~ 3% 的失败概率。

虽然早期羊膜腔穿刺术的初步经验令人放心，但随后的研究引起了人们对其安全性的严重担忧（Assel，1992；Hanson，1992；Henry，1992；Penso，1990）。在孕 13 周前进行羊膜腔穿刺时，细胞培养失败、羊膜破裂和妊娠失败概率都有所增加（CEMAT Group，1998；Nicolaides，1994；Sundberg，1997）。

另一个重要问题是，在 1% ~ 2% 的病例中，会出现严重的胎儿马蹄内翻足。这个概率比每 1 000 例新生儿中有 1 例出生缺陷的概率高 10 倍。这些马蹄足异常很可能继发于手术引起的羊水渗漏，因为在这种渗漏后，马蹄内翻足发生率为 15%。由于这些原因，羊膜腔穿刺术应该至少延迟到孕 15 周

表 13-6 双胎羊膜腔穿刺后的妊娠结局

	年份	持续跟踪	数量	至孕 20 周的胎儿丢失（%）	至孕 28 周的胎儿丢失（%）
Pijpers, 1988	1980—1985	N	83	1.2	4.8
Anderson, 1991	1969—1990	N	330	—	3.6
Antsaklis, 1991	1978—1988	N	53	0.0	1.9
Pruggmayer, 1991	1982—1989	Y	98	6.1	8.1
Pruggmayer, 1992	1981—1990	Y	529	2.3	3.7
Wapner, 1993	1984—1990	Y	73	1.4	2.9
Ghidini, 1993	1987—1992	Y	101	0.0	3.0
Ko, 1998	1986—1997	Y	128	—	4.5
Yukobowich, 2001	1990—1997	Y	476	2.7	—
Cahill, 2009	1990—2006	Y	311	—	3.2[a]

[a] 在孕 24 周前胎儿丢失。

（American College of Obstetricians and Gynecologists，2016a）。

■ 孕晚期羊膜腔穿刺术

用于胎肺成熟度光谱分析或用于测量胆红素浓度的羊膜腔穿刺术在当代产科实践中已经不常见。当必须行羊膜穿刺术时，建议进行超声引导。这些操作可能会因为出血或胎膜破裂即变得更复杂，需个性化处理。

绒毛膜绒毛取样（CVS）

传统的孕中期羊膜腔穿刺的主要缺点是获得核型结果的时间较晚。这对于那些结果异常并选择终止妊娠的患者来说会产生更大的医疗风险和情绪负担。由于存在这些问题，现在大多数转诊中心选择进行CVS。该方法的标本是胎盘绒毛而不是羊水。绒毛可通过经腹或经阴道途径获得，这由医生的经验和患者的临床特点决定，将在后续章节中讨论。

CVS是迄今为止将产前诊断转移到孕早期的最成功的技术。然而，最近通过母体血液的无细胞胎儿DNA测试可能会减少进行CVS的数量。也就是说，目前，胎儿DNA测试被认为是筛查而不是诊断测试。

除了遗传信息之外，来自羊水或羊水细胞培养物的生物化学诊断通常也可以从绒毛膜绒毛获得（Poenaru，1987）。在多数病例中，当使用绒毛时，可以更快速和有效地获得诊断结果。这是因为样品中存在足够的酶，以允许直接分析，而不需要组织培养。然而，对于某些罕见的生化诊断，绒毛不是合适的或可靠的来源（Gray，1995）。为确保可以进行适当的测试，应在取样前咨询实验室。

■ CVS相关的解剖学

在孕9～12周，妊娠组织尚未充满子宫腔（图13-8）。妊娠囊由皮革样绒毛膜包围，其内部是羊膜腔和胚外体腔。羊膜腔被薄的羊膜包围，其内为胚胎，胚外体腔位于羊膜和绒毛膜之间，含有黏液样物质。当羊膜囊向绒毛膜生长，并且两个膜融合时，胚外体腔被压缩并消失。

在孕9周之前，绒毛覆盖妊娠囊的整个外表面。随着生长继续，妊娠囊逐渐充满子宫腔，并且大多数绒毛退化形成绒毛膜。植入部位的剩余绒毛迅速增殖，形成多叶状的绒毛膜，即未来的胎盘。在孕9～12周，这些绒毛在绒毛间隙的血液中自由漂浮，并且松散地连接在下面的基底蜕膜上。蜕膜是在妊娠组织植入后，激素作用后的整个母体子宫内膜。

■ CVS时机

通常，CVS在孕11～14周之间进行。大多数自发性妊娠失败将在孕11周内发生。因此，通过将CVS推迟到孕11周，可能避免不必要的CVS。此外，孕10周前的CVS可导致胎儿肢体缺陷的风险增加，如217页所述。CVS也可在孕14～15周后实施。此时，与早期羊膜腔穿刺术相比，它可能更具有优势。在孕15周之前行羊膜腔穿刺，与CVS和孕中、晚期羊膜腔穿刺术相比，肢体异常和流产的风险增加（Tabor，2010）。

■ 经宫颈CVS及经腹CVS对比

经宫颈及经腹对绒毛膜进行取样安全性相同（Brambati，1991a；Jackson，1992）。在大多数情况下，操作员或患者选择取样途径。然而，在3%～5%的病例中，某种途径可能更合适。因此，操作员应熟练掌握这两种操作方法。例如，当胎盘位于后部时，经宫颈CVS在技术上比经腹CVS更容易。然而，对于宫底处的胎盘，经腹CVS更简单。子宫的严重前屈或后屈者需避免经阴道CVS，即使有其他的阴道操作。若经腹穿刺路径中无法避开肠管，那么应避免经腹CVS；而对于坏死性宫颈息肉或活动性疱疹病变者应采用经腹取样。

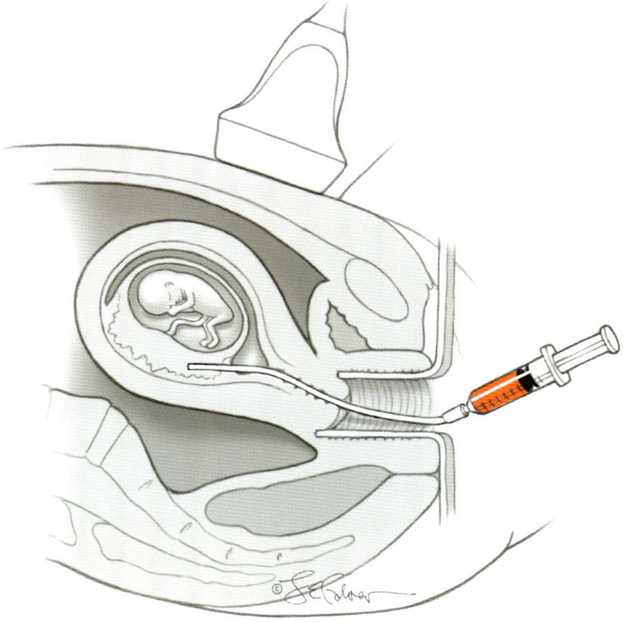

图13-8　经宫颈绒毛膜绒毛取样技术。

对于孕妇，经宫颈 CVS 更舒适，并且更少引起母胎出血（Smidt-Jensen，1994）。经宫颈 CVS 术后阴道出血更常见，而经腹手术则更常发生痛性痉挛。两种途径在新生儿出生体重、分娩孕周或先天畸形方面没有差异。

经宫颈方法可获得更多的绒毛膜组织。然而，两组获取的样本小于 10 mg 的比例相似。经腹 CVS 比经阴道 CVS 的首次取样成功率更高（Smidt-Jensen，1992）。另外，经宫颈 CVS 与经腹途径相比需要更多次穿刺。

在 CVS 之前，需进行超声检查确认胎心活动、胎儿生长胎盘位置和最优路径。子宫平滑肌瘤或宫缩可能增加手术难度。在多胎妊娠中，还需记录胎儿的数目和他们的绒毛膜性。

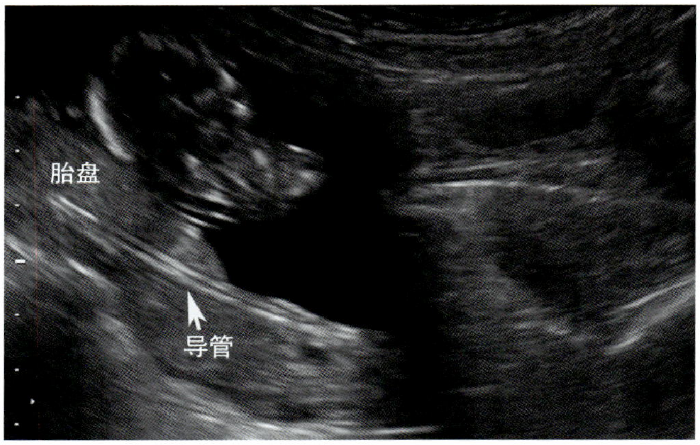

图 13-9 CVS 的超声图显示了导管，很容易将其视为胎盘后部的亮白线。

■ 经宫颈 CVS 技术

首先，用超声观察子宫和子宫颈的位置，并模拟穿刺路径。如果子宫是前倾的，则可以通过充盈膀胱来矫正子宫位置。大多数手术需要适度充盈膀胱。然而，过度充盈的膀胱将使子宫抬离骨盆，这延长了取样路径，并减少了导管操作所需的子宫的活动性。偶尔，子宫收缩可能会干扰穿刺管通过。建议等候至宫缩减弱后再进行操作。

一旦子宫条件和位置合适，将患者置于背侧膀胱截石位，并用聚维酮碘溶液或其他抗菌液消毒外阴和阴道。置入内镜，同样消毒宫颈。取样导管的远端 3 ~ 5 cm 弯成轻微的曲线。然后在超声引导下将导管轻轻地通过宫颈，直到在内口处感觉到阻力变小。操作员在超声下见到导管尖端，然后将导管平行于绒毛膜，通过胎盘前进到其远端边缘（图 13-8 和图 13-9）。移除管心针，并连接含有培养基的 20 ml 注射器。通过注射器施加负压，并缓慢移除导管。应提醒患者开始插入导管时可能出现痛性痉挛。血管迷走神经反应很少见，但可能会发生。

通常经宫颈抽吸能获得 15 ~ 30 mg 绒毛标本。如果首次取样不足则可以进行第二次取样，且二次取样对妊娠失败的影响很小。

应将注射器中的绒毛无菌地转移至显微镜下进行确认检查和分离。必须对适当的组织进行识别，以尽量减少蜕膜污染，因蜕膜含母体遗传物质。现场解剖显微镜可以帮助快速评估样本充分性和样本质量，并可以区分绒毛膜绒毛与蜕膜和凝块。

■ 经腹 CVS 技术

如果是前壁胎盘，则经腹 CVS 是首选方法。用聚维酮碘溶液或其他无菌剂消毒腹部。用小的 25 号针在计划穿刺部位在皮肤处行局麻，并在超声引导下选择最佳母体腹部穿刺角度。然后，在连续超声监测下将 18、19 或 20 号脊髓穿刺针沿胎盘的长轴穿刺（图 13-10 和图 13-11）。在取出管心针后，将绒毛吸入含有组织培养基的 20 ml 注射器中。因为穿刺针比宫颈取样导管略小，所以针尖需要 3 ~ 4 次穿过胎盘体来抽取绒毛。

与经宫颈 CVS 不同，经腹 CVS 可在整个妊娠期进行。因此，如果在妊娠期的后期需要，它可以成为羊膜腔穿刺术或 FBS 的替代方案，以用于核型分析。如果存在羊水过少的情况，经腹 CVS 可能是确定胎儿核型的唯一方法。

■ 多胎绒毛膜绒毛取样

已经有人成功使用 CVS 对双胎和多胎妊娠进行取样（Brambati，1991b；Pergament，1992；Wapner，1993）。必须要明确每个胎盘的位置并分别取样。但是无法通过染料标记的方法来确保从不同的妊娠组织中提取。因此，如果操作者怀疑尚未获得两个单独的样本，那么如果胎儿性别一致，则应实施羊膜腔穿刺术（Brambati，1991b）。然而，在经验丰富的中心，如果是在超声引导下穿刺，则很少需要这样做。

当两个胎盘位于同一处子宫壁上时，另一个潜在的问题是样本可能交叉污染。在这些情况下，下方

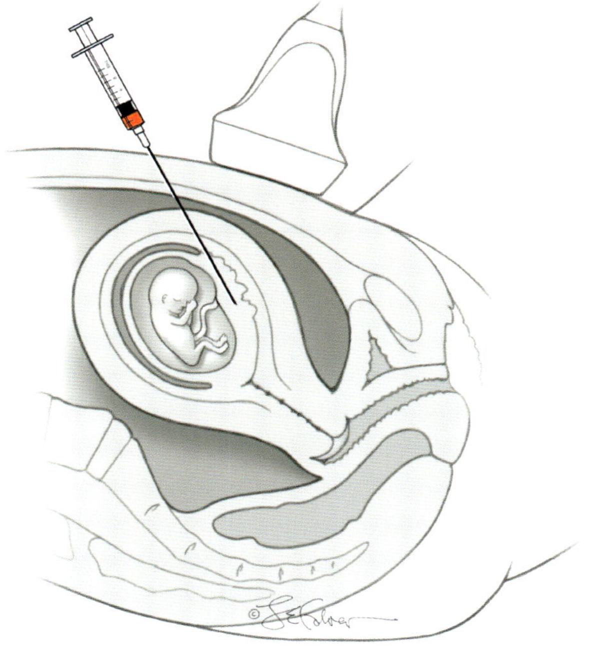

图 13-10　经腹绒毛膜绒毛取样。注意，针平行于绒毛膜板插入。

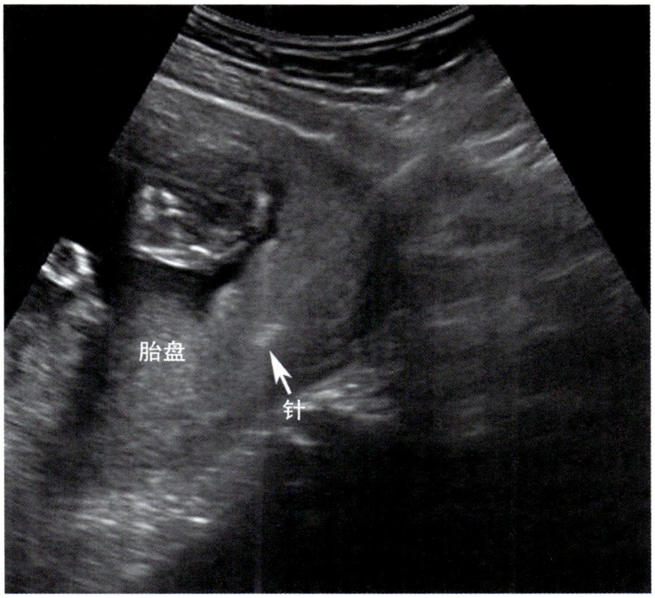

图 13-11　经腹绒毛膜绒毛取样的超声图像中的管心针，很容易被视为胎盘后部的亮白线。

胎盘经宫颈取样，上方胎盘经腹取样可以最大限度地减少污染机会。当需要进行生化诊断时，误差可能更大，因为少量正常组织可能会显著改变测试结果。这些病例只应在经验丰富的中心实施。

在手术时绘制每个胎盘和胎儿位置的详细图纸。每个标本罐都经过仔细标记以反映胎盘位置。在结果异常时，该图将用于识别异常的胎儿。

■ 术后建议

在获得足够的样本后，孕妇可以出院。建议 CVS 后 24 h 避免剧烈活动和性交。如出现大量出血、中度至重度腹痛、发热、异常阴道分泌物应及时就诊。CVS 后阴道少量出血并不罕见，但重度阴道出血需进一步检查。

■ CVS 并发症

妊娠失败

必须将早期诊断的优势与因 CVS 而增加的胎儿丢失风险进行权衡。在有经验的个人和中心，CVS 手术相关的胎儿丢失概率可能与羊膜腔穿刺术相同（American College of Obstetricians and Gynecologists，2016a）。评估 CVS 安全性的早期数据主要来自 3 个比较 CVS 和羊膜腔穿刺的协作报告（表 13-7）。在这些报告中，所有患者均于孕早期入组，以平衡不同取样窗口期的基线胎儿丢失概率差异。在其中两项研究中，胎儿丢失概率接近 7%，并且各组间的统计学差异相似。早产或低出生体重的发生率没有显著差异。两组均很少出现母体并发症。

值得注意的是，反复的导管插入与胎儿丢失相关。需要 3 次或 3 次以上穿刺的病例的自然流产率为 10.8%，而只需要 1 次穿刺的为 2.9%（Rhoads，1989）。

操作员经验也起着重要作用。例如，在表 13-7 的第三项研究中，较高的胎儿丢失概率归因于操作员经验缺乏。这些结果表明，为保障安全性，CVS 的学习曲线相对较长。使操作熟练的病例阈值数量可能接近 400（Saura，1994）。在最近的一项研究中，Tabor 等（2009）检查了 1996—2006 年间接受 CVS 的 31 355 例单胎妊娠孕妇。作者报告在孕 24 周前有 1.9% 的流产率。同样，执行 500 ~ 1 000 例和 1 001 ~ 1 500 例手术的中心，与执行超过 1 500 例手术的中心相比，流产风险高出 40%。作者得出结论，羊膜腔穿刺术和 CVS 术后的妊娠失败概率分别为 1.4% 和 1.9%。这种差异被认为与手术时孕周差异有关。

另一项关于 1 001 例 CVS 手术的研究评估了其他

表 13-7 CVS 和 AC 的总妊娠失败概率，来自 3 个研究

研究	纳入病例数（n）		总失败率（%）		CVS 所增加的失败概率
	CVS	AC	CVS	AC	
加拿大 CVS/AC 队列研究（1989）	1 191	1 200	7.6	7.0	0.6
美国联合研究（Rhoads，1989）	2 235	651	7.2	5.7	0.8[a]
医学研究委员会（1991）	1 609	1 592	13.6	9.0	4.6

[a] 母体年龄和孕周的差别已校正。

与手术相关的因素是否会影响胎儿丢失和手术并发症的发生率（Lim，2014）。操作者因素包括 MFM 培训者参与、每年进行的操作数量，以及操作者使用一种还是两种 CVS 技术。根据操作者的偏好选择 CVS 途径。操作相关并发症包括未足月胎膜早破、术后宫内血肿或 CVS 后持续性阴道出血超过 7 天。操作相关胎儿丢失定义为：孕 28 天内意外胎儿丢失，CVS 结果正常，没有发现胎儿异常，也没有预先存在的妊娠并发症。

研究表明，MFM 培训者的参与与手术相关并发症或胎儿丢失无关。术者能同时掌握经腹和经宫颈 CVS，则总体操作相关胎儿丢失概率为 1.3%，总并发症发生率为 2.6%，低于仅能进行经宫颈 CVS 的操作者（分别为 4.4% 和 7.1%）。如果操作者每年进行 10 例或更少的 CVS 操作，则操作相关胎儿丢失和总并发症发生率分别为 6.9% 和 9.2%。如果每年进行超过 10 例操作，则操作相关胎儿丢失和总并发症发生率可明显降低（分别为 1.5% 和 3.0%）。因此，对于操作病例数量较多以及能够同时掌握两种途径的操作者，CVS 安全性更高。

其他并发症

经腹 CVS 术后，阴道出血或血斑相对不常见，发生率≤ 1%。对于经宫颈取样的妇女，大多数中心报告术后出血发生率约为 7% ～ 10%。经宫颈 CVS 后，有小血斑更常见，发生率可能为 1/3（Rhoads，1989）。少数患者发生绒毛膜下血肿，但通常会在几周内自发消退。这一点很少与不良结局有关（Brambati，1987b）。血肿可能继发于导管过深地进入底下的蜕膜血管。因为进入蜕膜时会有“砂砾”感，所以仔细注意导管的感觉可以最大限度地减少这种并发症。理想情况下，操作者也避免在大胎盘“血窦”附近或内部取样，这也会导致出血（Liu，1991）。在超声检查中，血窦是胎盘内突出的间隙空间，似乎是无回声的。通过简单应用彩色多普勒，这些区域通常会亮起颜色。

经宫颈 CVS 的一个问题是仪器穿过阴道，将阴道菌群引入子宫，并增加感染风险。虽然经宫颈 CVS 后导管尖端能分离出细菌的概率为 30%，但绒毛膜羊膜炎的发生率很低（Brambati，1985，1987a；Garden，1985）。此外，绒毛膜羊膜炎的发生在经宫颈 CVS 或经腹 CVS 后的概率是相等的。经腹 CVS 后的感染可能源于取样针意外穿过肠管（Brambati，1991a）。

在经宫颈 CVS 的早期发展中，报告了两种威胁生命的盆腔感染（Barela，1986；Blake，more，1985）。在美国的一项合作试验中，仅有 0.3% 的妊娠失败的病例考虑原因是感染（Rhoads，1989）。随后普遍采用每次插入新的无菌导管的做法，后没有报告其他严重感染。

在经验丰富的中心，急性胎膜破裂很少见（Rhoads，1989）。导致羊水过少的液体渗漏可在穿刺术后数天至数周发生（Cheng，1991；Hogge，1986）。在大多数情况下，这与穿刺术无关，但有时可能继发于手术引起的血肿。

对 CVS 后 MSAFP 水平急剧上升有一致的报告，它还可预示可检测到的母胎出血程度（Blakemore，1986；Brambati，1986；Shulman，1990b）。MSAFP 水平升高与用于取得绒毛的技术无关，但似乎取决于吸入的组织数量（Shulman，1990b）。孕 16 ～ 18 周后，MSAFP 水平恢复正常范围，从而允许根据通常的产前方案进行 MSAFP 筛查。

所有接受 CVS 的 Rh 阴性血、非致敏的女性应在 CVS 后接受免疫球蛋白治疗。已有 CVS 引起 Rh 同种异体免疫的报告。因此，已发生的 Rh 致敏是该操作的禁忌证（Moise，1990）。

CVS 后胎儿异常

我们还应讨论 CVS 与胎儿肢体缺陷（LRDs）的

关联。Firth 等（1991）观察了在孕 56 ～ 66 天行 CVS 的 289 例妊娠，其中 5 例有严重的胎儿肢体缺陷。5 例胎儿中有 4 例患口 - 下颌 - 四肢发育不全综合征，这种疾病的发生率为 1/175 000。第二组描述了 14 例从轻度到严重缺陷的病例。只有两例病例与 9.5 周后的样本相符（Burton，1993）。

世界卫生组织（WHO）CVS 登记处要求提供关于 CVS 后 LRD 的报告（WHO / PAHO Consnltation on CVS，1999）。来自 216 381 个 CVS 的数据现在于 WHO CVS 登记。为了分析 CVS 和 LRD 之间可能的时间关系，106 383 个病例按操作的孕周每隔 1 周进行分层。在第 8 周、第 9 周、第 10 周、第 11 周和超过 12 周，LRD 的发生率分别为每 10 000 例 CVS 过程中 11.7、4.9、3.8、3.4 和 2.3 例病例。只有第 8 周的发生率超过了 LRD 的基线风险。世界卫生组织的结论是如果在孕 8 周后行 CVS，CVS 与 LRD 无关（Froster，1996）。ACOG（2016a）采用孕 10 周后行此项操作。

目前的数据似乎证实，在孕 10 ～ 13 周进行 CVS 不会增加 LRD 的风险。在我们的中心，我们更喜欢在孕 11 ～ 14 周进行 CVS。建议不要在孕 10 周前进行取样，除非是在非常特殊的情况下，例如当患者的宗教信仰可能妨碍在超过特定的孕周时终止妊娠。然而，必须告知这些患者严重 LRD 的发生率可高达 1% ～ 2%。

CVS 细胞遗传学结果的准确性

在 CVS 技术发展的早期，曾报道过一些不正确的结果（Cheung，1987；Martin，1986a）。在不确定的病例中，需要额外的测试来确定嵌合或其他模棱两可的发现的临床意义，并弥补实验室的失败和母体细胞污染的影响（Ledbetter，1990；Mikkelsen，1987）。

相比之下，在今天，CVS 的遗传评估已有很高的成功率和准确性，尤其是在常见染色体三体的诊断中。持续的经验几乎从根本上消除了由于母体细胞污染带来的临床判断错误。此外，我们现在对局部胎盘嵌合的发病机制有了更好的了解。近年来的发现提示，CVS 样本已不太可能导致错误的诊断。此外，这一发现为临床医生提供了预测妊娠结局的信息，并可以作为单亲二体存在的线索。因此，准确的临床解释需要对绒毛形态和 CVS 实验室技术有所了解。

绒毛膜的绒毛具有 3 个主要成分：①由具有激素活性和侵袭性的合体滋养层构成的外层；②由合体滋养层构成的中间细胞滋养层；③包含毛细血管的中胚层内部核心，用于氧气和营养物质的交换。收集后，将绒毛上黏附的蜕膜清除，然后将其暴露于胰蛋白酶，以将绒毛细胞滋养层与绒毛的潜在中胚层核心分离。细胞滋养层具有高的有丝分裂指数，并且许多自发的有丝分裂可用于立即进行的染色体分析。

经过处理，含有细胞滋养层的液体悬浮液可立即滴在载玻片上进行分析，或者经过短暂的孵育（Gregson，1983；Simoni，1983）。这种直接的准备工作可以在 2 ～ 3 h 内产生初步结果。但是，现在大多数实验室改为使用隔夜卵孕育来提高核型分析的质量。这样，可以在 2 ～ 4 天内报告测试结果。这种直接方法的优点是快速得到结果，并能最大程度地减少蜕膜和母体细胞的污染。缺点是劳动强度大，增加了成本，并且在某些实验室中并非常规可用。

接下来的步骤是将中胚层绒毛核心放入组织培养液中，并在 1 周内提取进行染色体分析（Chang，1982）。这种组织培养方法旨在寻找细胞滋养层和实际胎儿状态之间的核型差异。理想情况下，直接方法和培养方法都可以使用，因为它们各自评估的组织来源略有不同。两者中的异常都可能具有临床意义。

母体细胞污染

绒毛膜绒毛样品通常包含胎盘绒毛和母体蜕膜的混合物。尽管在收集后彻底清洗了标本，并在显微镜下对其进行了检查，但某些母体细胞可能会残留并在培养物中生长。培养结果可以鉴定出两个细胞系，一个是胎儿的，另一个是母体的。在其他情况下，母体细胞系可能在培养时会过度生长。这可能导致诊断错误，包括不正确的性别确定以及潜在的假阴性诊断。但是，没有关于后者的公开报道（Boehm，1993；Ledbetter，1992；Williams，1987）。

在制备技术中，通常认为在上一部分中描述的直接方法可以防止母体细胞污染。相反，组织培养方法的污染率为 1.8% ～ 4%（Gregson，1983；Ledbetter，1992）。有趣的是，由于尚不清楚的原因，经宫颈途径取回的样本中母体细胞污染的发生率更高（Ledbetter，1992）。

由于样本量小，几乎总是有大量母体蜕膜组织污染样本，这使得选择合适的组织变得困难。随着 CVS 经验的积累，确保足够数量的绒毛这一问题得到改善，污染也不再是问题。此外，只选择完整的明显绒毛状的材料并丢弃任何非典型碎片、小碎片或带有黏着的蜕膜的碎片将避免混淆（Elles，1983）。因此，如果最初的 CVS 吸取量很小，则需要进行第二次抽吸取样，而不是去冒检测结果不准确的风险。如果采取了适当的措施，并且取样者与实验室之间存在良好的合作与沟通，那么即使是少量的污染母体组织也可以避免。

局限性胎盘嵌合

第二个与 CVS 相关的潜在诊断错误的主要来源是局限于胎盘的嵌合。尽管胎儿和胎盘有共同的起源，但是来自 CVS 的组织并不能总是反映胎儿的基因型（Karkut，1985；Ledbetter，1990）。胎盘和胎儿的细胞遗传学之间会出现差异，这是因为促成绒毛膜绒毛的细胞与形成早期胚胎的绒毛分离并分化。具体来说，大约在从 32 个细胞到 64 个细胞的阶段，只有 3 ~ 4 个细胞被分隔进入内细胞团以形成胚胎，而其余的细胞则成为胚外组织的前体。

嵌合现象可以通过两种可能的机制发生（Wolstenholme，1996）。通过第一种机制，其中一个配子的初始减数分裂错误会导致包含三体的孕体产生，通常会自发停止发育。但是，如果早期非整倍体前体细胞之一在随后的有丝分裂的分裂过程中丢失了一条导致三体定型的染色体，则可以通过将一部分细胞减少为二倍体来“挽救”胚胎。这将产生嵌合的桑葚胚。其中，正常细胞的百分比取决于细胞分裂过程中的“挽救”时机。当纠正性的挽救被推迟到第二次或随后的细胞分裂时，将会出现更多的异常细胞。由于桑葚胚中的大多数细胞会进入滋养层细胞谱系（通过直接制备方法处理），因此很有可能在取样过程中鉴定出的谱系将继续包含大量的三体细胞。相反，由于很少有细胞整合到内细胞团中，胎儿中的异常谱系程度将取决于非整倍体祖细胞的机会分布。绒毛的间充质核心也从内细胞团演变而来，其参与程度也同样取决于这种随机的细胞分布。如果胎儿细胞谱系得到挽救，则发现局限性胎盘嵌合。这样，滋养层甚至胚外中胚层将具有非整倍体细胞，而胎儿将为整倍体。

第二种机制也可以解释嵌合现象。即有丝分裂产生合子后错误地产生了异常细胞，这些细胞在桑葚胚中的分布和百分比取决于不分离的时间。如果有丝分裂错误发生在桑葚胚早期，它们可能会分离到内细胞团中。在这里，它们与减数分裂错误一样具有影响胎儿的可能。

嵌合现象的一些临床效应。在嵌合过程中，减数分裂可能导致单亲二体（UPD）。这样，原始的三体细胞包含来自一个亲代的两条染色体和来自另一亲代的一条染色体。在“挽救”之后，理论上有 1/3 的机会产生的一对染色体来自同一亲代，即单亲二体。如果涉及的染色体带有印记基因，其中表达是基于原亲代的，那么 UPD 可能会产生临床后果。例如，Prader-Willi 综合征可能是由于 15 号染色体的单亲母体二体所致。因此，CVS 诊断的 15 号染色体的局限性胎盘嵌合可能是发现 UPD 可能存在并可导致儿童患病的最初线索（Cassidy，1992；Purvis-Smith，1992）。因此，对于所有经 CVS 揭示局限于胎盘（完整或嵌合）的 15- 三体的病例，均应通过随后的羊水染色体分析进一步评估。除了 15 号染色体外，学者还认为 7 号、11 号、14 号和 22 号染色体有印记。因此，涉及这些染色体的局限性胎盘嵌合可能需要对 UPD 进行额外评估（Ledbetter，1995）。

越来越多的证据表明，局限性胎盘嵌合（与 UPD 无关的）可改变胎盘功能，并导致胎儿生长停滞或围产期死亡（Goldberg，1990；Johnson，1990；Kalousek，1987，1991；Wapner，1992；Wolstenholme，1996；Worton，1984）。胎盘内异常细胞提示这些结果的确切机制尚不清楚。但是，这种作用可能仅限于某种特定的染色体。例如，16 号染色体的局限性胎盘嵌合会导致严重的宫内生长受限（IUGR），早产或围产期死亡，仅有不到 30% 的孕妇可分娩正常的适于胎龄的足月新生儿（Benn，1998；Breed，1991；Kalousek，1993；Phillips，1996；Post，1992）。

在大多数情况下，如果嵌合仅限于胎盘，胎儿发育将是正常的。然而，如果嵌合细胞系也涉及胎儿，则可能具有明显的表型后果。

嵌合的处理。在所有 CVS 样本中大约有 1% 会发现嵌合现象，但在这些病例中只有 10% ~ 40% 的胎儿证实存在嵌合现象（Breed，1991；Ledbetter，1992；Mikkelsen，1987；Vejerslev，1989）。胎儿受累的可能性似乎与检测到非整倍体细胞的组织来源以及涉及的特定染色体有关（Ledbetter，1995）。与直接制备的方法相比，间充质核心培养的结果更可能反映出真正的胎儿嵌合体。无论哪种情况，都需要使用羊膜腔穿刺或 FBS 来阐明 CVS 嵌合结果，以确定其临床意义。

在这两种方法中，羊膜腔穿刺是比较常用的用于明确胎儿受累程度的检查方法。当仅通过直接制备方法发现嵌合时，羊膜腔穿刺术结果似乎与胎儿核型完美契合（Phillips，1996）。但是，如果在组织培养方法中观察到嵌合体，则羊膜腔穿刺术可能会产生假阳性或假阴性结果。在这些情况下，羊膜腔穿刺术将在大约 94% 的病例中预测出真正的胎儿核型（Phillips，1996）。最重要的是，这些差异可能包含常见的常染色体三体。

以下临床建议可用于协助评估CVS的嵌合体。如果可能，对CVS样品的分析应包括直接制备和组织培养方法。尽管直接制备不太可能代表胎儿，但它使母体细胞污染的可能性降到最低，并且如果培养失败，则可以认为直接制备的正常非嵌合结果是结论性的（Bartels，1989；Martin，1986b）。如果从组织培养或直接制备方法中发现嵌合，则应进行羊膜腔穿刺术。我们的建议是，终止妊娠的决定不应完全基于CVS嵌合结果。对于涉及性染色体异常、多倍体、标记染色体、结构重排和罕见三体的CVS嵌合体，如果羊膜腔穿刺术结果为整倍体且详细的超声检查正常，则可以使患者放心妊娠。但是，也无法做任何保证，并且如前所述，在某些情况下还需要做UPD的检测。

如果涉及常见的21号、18号和13号染色体的三体，建议行羊膜腔穿刺术。但是，必须告知患者假阴性结果的可能性。随后的检查可能包括详细的超声检查、FBS或胎儿皮肤活检。目前，这些附加检测的预测准确性尚不确定。

胎儿血取样

1983年，Daffos等描述了在超声引导下用脊髓穿刺针经母体腹部穿刺胎儿脐带，获取胎儿血液。目前，此项技术的别名还有经皮脐带血取样（PUBS）、胎儿血取样、脐带穿刺术等。

此外，还可以通过将针插入胎儿前腹壁来获得胎儿血液。肝静脉是最容易接近和最安全的取样部位（Nicolini，1990b）。

FBS准备

孕23～34周的孕妇在FBS前至少24 h，需要应用糖皮质激素以加速胎肺成熟。应进行超声检查以确认胎儿活力，并确定胎位和胎盘位置。

在我们机构，当孕周≥23周时，应在手术室进行FBS。重要的是，在手术前需要建立静脉通路，以便在必要时能够快速给予镇痛药物和补液。这在有并发症要紧急剖宫产时，显得更为重要。诊断性FBS可以采用局部麻醉。同时建议进行宫内输注，以帮助缓解长时间的针插入宫腔引起的不适。必要时还可给产妇使用镇静剂。

FBS技术

可以使用“自由手”技术进入脐带血管或胎儿腹部血管，这项技术的优点是可以不使用针引导。如果选择脐带血管，最可靠的穿刺部位是胎盘植入点，此处脐带是连接在胎盘上的（图13-12至图13-14）。其他部位漂浮的脐带穿刺难度会更大。彩色多普勒成像可以明显增加脐带的可视性，尤其适用于羊水过少的情况。同时还可以选用超声可视化的针，进一步增加操作的可视性。

在手术前，用枸橼酸钠溶液或肝素预处理22号针，有助于防止凝块形成。在针刺穿胎儿血管后，抽吸血液样本。为明确是胎儿血液，最有效的方式是比较样本红细胞和母体红细胞的平均血细胞体积（MCV）。虽然胎儿红细胞与孕周相关，但胎儿红细胞大于成人。用Coulter计数仪这样的标准实验室仪器可以很容易地两种血液成分进行比较。还可以注射少量无菌盐水，如果针确实位于脐静脉中，则可以看到注射产生的微泡向胎儿移动。一旦确认了正确的针头放置，就可以完成血标本取样或进行胎儿输血。

成功率和安全性

FBS后的胎儿丢失风险比特定胎儿的基线风险高约2%（Daffos，1985；Shulman，1990a）。由于需要行FBS的胎儿通常患有严重的先天畸形，因此FBS的基线丢失概率高于接受CVS或羊膜腔穿刺术的一般低风险胎儿。

北美FBS登记处收集了美国和加拿大16个中心的数据，记录了6 023名患者的7 462次穿刺（Ludomirsky，1993）。胎儿丢失定义为手术后14天内子宫内胎儿死亡。计算出的胎儿丢失概率为每次操作1.1%，每位患者1.3%。在其中，84例病例的胎儿丢失被认为是FBS的直接后果。胎儿丢失可归因于绒毛膜羊膜炎、胎膜破裂、穿刺部位出血、严重的心动过缓和血栓形成。不同中心的胎儿丢失概率为1%～6.7%不等，这反映了操作员的经验以及患者本身的差异。值得注意的是，这些数字是主观的，依赖于操作者的主观判断，即胎儿丢失与手术本身直接相关，还是与胎儿本身的状况有关——因为许多胎儿在FBS时已经状态不佳，所以操作后胎儿丢失可能与FBS操作本身无关。对于没有结构异常的胎儿，FBS的整体胎儿丢失概率约为1%。

当取脐带血有困难时，肝内静脉是合适的穿刺部位。Nicolini等（1990b）报道了214例经肝静脉行穿刺的病例，其诊断性穿刺和治疗性穿刺的成功率分别为91%和90%。胎儿丢失概率与在脐带植入点进行FBS的胎儿丢失概率相当。

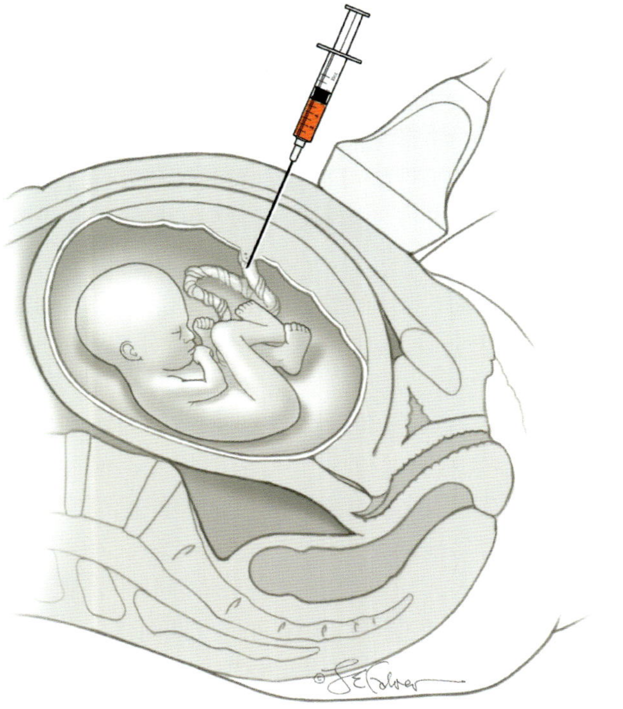

图 13-12 超声引导下的 FBS，将针插入脐静脉。该技术允许从前胎盘获取胎儿血液。

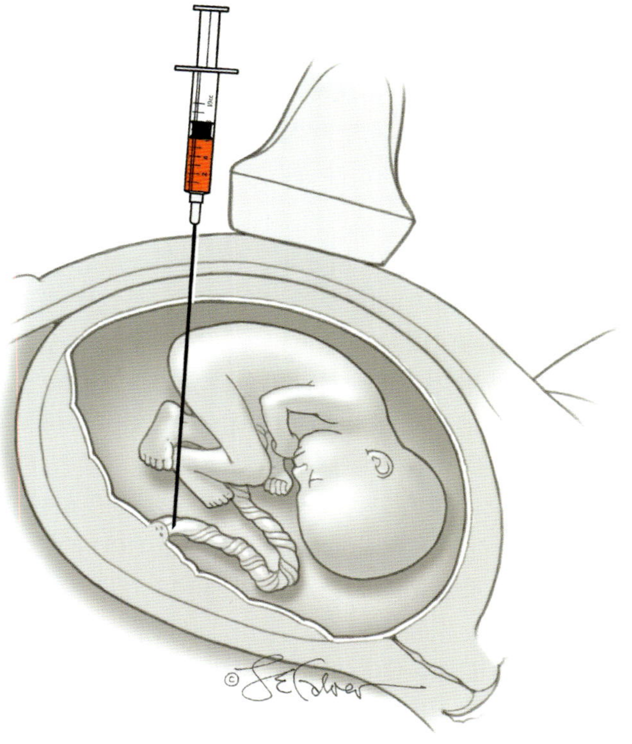

图 13-14 超声引导下的 FBS，将针插入脐静脉。该技术允许从后胎盘获取胎儿血液。

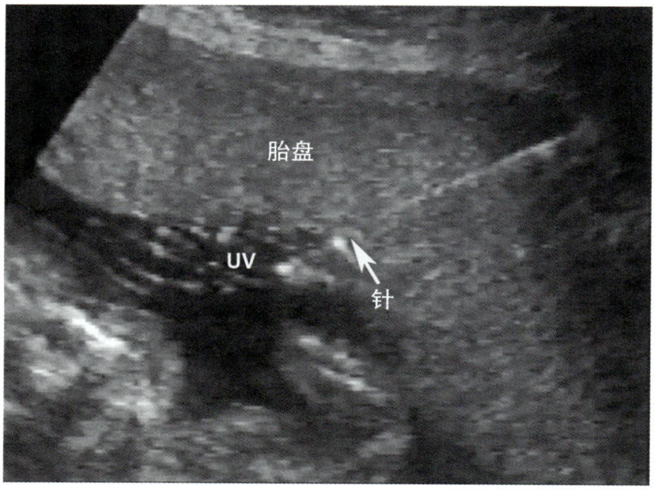

图 13-13 FBS 期间的超声图像表明，胎盘取样针在脐带 - 胎盘界面处进入了脐静脉（UV）。

FBS 适应证

大约 2/3 的向 FBS 登记处登记的诊断性脐穿用于进行快速核型测定或评估具有红细胞同种异体免疫风险的血液学状态（Ludomirsky，1993）。另外 1/3 的 FBS 用于排除胎儿感染或评估非免疫性水肿、胎儿酸碱状态、双胎输血综合征或胎儿血小板计数。由于目前已经有了更安全的快速染色体分析替代方法，例如羊水细胞或 CVS 后标本的 FISH，上述适应证已不再选择 FBS。此外，许多以前需要胎儿血液的血液学诊断和其他诊断现在可以通过对更容易获得的胎儿样本进行分子分析来进行。FBS 主要用于 CVS 或羊膜腔穿刺术发现的嵌合体，以及明确胎儿贫血或感染的情况。

通常，多数 CVS 时发现的大多数嵌合体可以被后续的羊膜腔穿刺有效排除（212 页）。然而，有报道发现，真正的胎儿嵌合体，包括 21- 三体，当绒毛膜绒毛培养提示存在两种细胞系，并且羊水培养结果完全正常时，并不能完全排除胎儿为嵌合体的可能，因为胎儿血液可能会明确其为真正的嵌合体（Ledbetter，1990）。

DNA 分析

现在可以通过研究从羊水细胞或绒毛膜绒毛中获得的胎儿 DNA 来诊断大多数遗传性血液病。因此，大多数先天性凝血病、血红蛋白病、白细胞病和自身免疫病的产前检测通常不需要直接分析胎儿血液样本。但在某些少见的情况下，如果家系中能获得的信息有限，则有必要进行 FBS。然而，这在现阶段只是例外情况，还不是惯例做法。

胎儿贫血

对于 RBC 同种异体免疫胎儿，直接测量胎儿血液，对胎儿贫血评估是最准确的。然而，如 208 页所述，当前对胎儿贫血的评估通常采用胎儿大脑中动脉的多普勒检查（Mari，2005，2015）。只有在怀疑严重胎儿贫血的情况下，推荐使用 FBS 评估，因为它能够更准确地确定胎儿血红蛋白水平，并明确输血的最佳时机。

确定 RBC 同种异体免疫胎儿的贫血情况是 FBS 的第二大常见原因，占在 FBS 登记处登记所有病例的 23%（Ludomirsky，1993）。

胎儿血小板减少症

患有免疫性血小板减少性紫癜（ITP）的女性娩出低血小板计数的新生儿的可能性高达 15%。然而，明显的新生儿出血，特别是颅内出血的风险却很小（Burrows，1993）。尽管如此，一些医生仍主张，如果胎儿血小板计数< 50 000 /μl，则通过剖宫产进行分娩，以避免因分娩引起的创伤。然而，没有数据显示剖宫产与阴道分娩相比具有显著优势（Garmel，1995）。

同种免疫性血小板减少症和 Rh 溶血病的发病机制类似。在这种疾病中，母亲产生针对胎儿血小板抗原的抗体，并且这些抗体经胎盘传递，导致胎儿血小板减少。与 ITP 相比，这种机制会导致更严重的胎儿血小板计数减少。与 ITP 不同，颅内出血可能在分娩前很久就在宫内发生。同种免疫性血小板减少症的胎儿早在孕 20 周时就可能发生严重的血小板减少或颅内出血，因此必须进行足疗程的产前治疗以保护胎儿免于出现自发性出血。血小板的寿命仅为 5 ～ 7 天，因此，如果选择此种治疗方式，则需要重复子宫内输血。大多数具有同种免疫性血小板减少症的胎儿，需要向母亲以 1 g/kg 的剂量静脉注射免疫球蛋白（IVIG），每周一次（Bussel，1988；Lynch，1992）。

FBS 是治疗同种免疫性血小板减少症的有效手段。即，在 IVIG 治疗开始后进行 FBS 以确定其有效性和“抢救性”母体激素治疗的必要性。它也可能有助于决定生产方式。因为同种免疫性血小板减少症可导致胎儿血小板计数严重下降，所以 FBS 应在有熟悉该疾病及其表现的人员、设备和实验室工作人员的中心进行。在拔出取样针之前应该先确定血小板计数。准备好经洗涤的浓缩母体血小板，并且如果发现胎儿血小板计数为 40 000 ～ 50 000/μl，则可以给予胎儿浓缩母体血小板输注。

感染性疾病诊断

胎儿感染评估是 FBS 第三常见指征（占 8%）。聚合酶链反应（PCR）的出现显著降低了这种情况下对 FBS 的需求。现在，PCR 分析在检测羊水中由细菌和原虫生物导致的感染方面十分可靠（Alanen，1998），它对检测胎儿病毒感染也是高度敏感和特异的，并且在几个小时内就能提供诊断结果（Van den Veyver，1998）。在确认胎儿感染方面，与 FBS 相比，羊膜腔穿刺术和 PCR 是更安全的选择。

胎儿生理状况

因为分娩时的脐带 pH 是公认的评估新生儿状态的指标，所以脐带血的血气分析能够准确地预测胎儿状况。从理论上讲，当更常规形式的胎儿评估［无应力测试（NST）、生物物理评分］无法明确诊断或诊断结果相互冲突时，才行 FBS。但有评估这一指标的小型研究发现，在 IUGR 胎儿中进行 FBS 的益处的结果也是矛盾的（Nicolaides，1989；Nicolini，1990c）。

值得注意的是，仅当脐动脉多普勒波形和胎儿心率异常时才会出现明显的胎儿酸中毒和缺氧（Nicolini，1990c；Pardi，1993）。在明确 IUGR 胎儿的生理状况方面，脐动脉的多普勒测速似乎比 FBS 更有意义。此外，当在 IUGR 胎儿中进行 FBS 时，需要紧急剖宫产的胎儿窘迫的发生率更高（Ludomirsky，1993）。因此，当需要评估生长受限的胎儿的核型时，建议采用羊膜腔穿刺术。

胎儿治疗

迄今为止，在子宫内血管内治疗中取得的最大成功是胎儿贫血或血小板减少症的治疗。此外，当通过母亲的治疗失败时，一些胎儿疾病可以通过直接将药物注射到胎儿循环中来治疗。一个例子是用各种抗心律失常药来治疗胎儿心律失常（Dumesic，1982）。在治疗水肿胎儿的室上性心动过速方面，通过母体给予地高辛的效果不佳，这是由于胎儿存在充血性心力衰竭，药物通过胎盘传递的效果不理想（Weiner，1988）。

在其他治疗中，动物实验的数据表明子宫内干细胞移植在胎儿早期是可行的，但随着妊娠的进展，排斥的机会增加（Crombleholme，1991）。嵌合体已在绵羊的子宫内成功创建，并在出生后维持（Flake，1986）。在人类中，仅报道了少数产前干细胞移植的病例。进入胎儿循环可使这种策略在胎儿期发挥其治疗潜力。

其他的侵入性诊断方法

在很少的情况下，可能需要分析其他的胎儿组织。当不能进行分子检测时，需要进行胎儿皮肤活检以诊断遗传性皮肤病。它还有助于评估通过胎儿血液无法明确的染色体嵌合（如 22 号染色体嵌合）（Berghella，1998）。如果 DNA 测试没有提供足够的信息，取胎儿肌肉活检可以帮助诊断胎儿的肌营养不良症（Evans，1995）。

第十六章（268 页）（Johnson，1994）中说明了胎儿尿液的抽吸和分析是评估膀胱 - 羊膜分流术前胎儿肾功能的必要条件。这些操作中的每一步都在超声引导下进行。由于很少需要，它们只在很少的地区转诊中心开展。

总结

孕中期的羊膜腔穿刺开启了侵入性产前诊断领域，并在与其他方法比较后仍成为金标准。早期产前诊断方法对许多患者有着越来越大的吸引力。这些方法中研究最多的是 CVS。经宫颈 CVS 和经腹 CVS 有效性相近。因此，具体采用的穿刺方式主要由医生的经验和胎盘位置决定。随机对照研究认为，不宜在孕早期行羊膜腔穿刺。

由于分子和细胞遗传学技术的进步，可以从羊水和绒毛膜绒毛中取样进行诊断，因此 FBS 的适应证逐渐减少，现在已很少通过 FBS 来确定胎儿核型。然而，FBS 是评估 Rh 致敏严重程度的最直接方法，且建议在严重的病例中优先采用。目前，FBS 更多地用于胎儿治疗，而不是核型分析。根据患者病情，帮助患者个性化地选择最适宜的诊断方法，是产科医生和遗传咨询师的重要责任。

（徐晓楠，译 魏 瑗，校）

参考文献

Agarwal K, Alfirevic Z: Pregnancy loss after chorionic villus sampling and genetic amniocentesis in twin pregnancies: a systematic review. Ultrasound Obstet Gynecol 40(2):128, 2012

Alanen A: Polymerase chain reaction in the detection of microbes in amniotic fluid. Ann Med 30:288, 1998

American College of Obstetricians and Gynecologists: Invasive prenatal diagnostic testing for genetic disorders. Practice Bulletin No. 162, May 2016a

American College of Obstetricians and Gynecologists: Screening for fetal aneuploidy. Practice Bulletin No. 163, May 2016b

Anderson RL, Goldberg JD, Golbus MS: Prenatal diagnosis in multiple gestation: 20 years' experience with amniocentesis. Prenat Diagn 11(4):263, 1991

Antsaklis A, Gougoulakis A, Mesogitis S, et al: Invasive techniques for fetal diagnosis in multiple pregnancy. Int J Gynaecol Obstet 34(4):309, 1991

Assel BG, Lewis SM, Dickerman LH, et al: Single-operator comparison of early and mid-second trimester amniocentesis. Obstet Gynecol 79(6):940, 1992

Bahado-Singh R, Schmitt R, Hobbins JC: New technique for genetic amniocentesis in twins. Obstet Gynecol 79(2):304, 1992

Baird PA, Yee IM, Sadovnick AD: Population-based study of long-term outcomes after amniocentesis. Lancet 344:1134, 1994

Barela AI, Kleinman GE, Golditch IM, et al: Septic shock with renal failure after chorionic villus sampling. Am J Obstet Gynecol 154(5):1100, 1986

Bartels I, Hansmann I, Holland U, et al: Down syndrome at birth not detected by first trimester chorionic villus sampling. Am J Med Genet 34(4):606, 1989

Benn P: Trisomy 16 and trisomy 16 mosaicism: a review. Am J Med Genet 79(2):121, 1998

Berghella V, Wapner RJ, Yang-Feng T, et al: Prenatal confirmation of true fetal trisomy 22 mosaicism by fetal skin biopsy following normal fetal blood sampling. Prenat Diagn 18(4):384, 1998

Best KE, Tennant PW, Addor MC, et al: Epidemiology of small intestinal atresia in Europe: a register-based study. Arch Dis Child Fetal Neonatal Ed 97(5):F353, 2012

Blakemore KJ, Baumgarten A, Schoenfeld-Dimaio M, et al: Rise in maternal serum alpha-fetoprotein concentration after chorionic villus sampling and the possibility of isoimmunization. Am J Obstet Gynecol 155(5):988, 1986

Blakemore KJ, Mahoney MJ, Hobbins JC: Infection and chorionic villus sampling. Lancet 2:339, 1985

Boehm FH, Salyer SL, Dev VG, et al: Chorionic villus sampling: quality control—a continuous improvement model. Am J Obstet Gynecol 168(6 Pt 1):1766, 1993

Brambati B, Guercilena S, Bonacchi I, et al: Feto-maternal transfusion after chorionic villus sampling: clinical implications. Hum Reprod 1(1):37, 1986

Brambati B, Matarrelli M, Varotto F: Septic complications after chorionic villus sampling. Lancet 1(8543):1212, 1987a

Brambati B, Oldrini A, Ferrazzi E, et al: Chorionic villus sampling: an analysis of the obstetric experience of 1000 cases. Prenat Diagn 7(3):157, 1987b

Brambati B, Terzian E, Tognoni G: Randomized clinical trial of transabdominal versus transcervical chorionic villus sampling methods. Prenat Diagn 11(5):285, 1991a

Brambati B, Tului L, Lanzani A, et al: First-trimester genetic diagnosis in multiple pregnancy: principles and potential pitfalls. Prenat Diagn 11(10):767, 1991b

Brambati B, Varotto F: Infection and chorionic villus sampling. Lancet 2(8455):609, 1985

Breed AS, Mantingh A, Vosters R, et al: Follow-up and pregnancy outcome after a diagnosis of mosaicism in CVS. Prenat Diagn 11(8):577, 1991

Broome DL, Wilson MG, Weiss B, et al: Needle puncture of fetus: a complication of second-trimester amniocentesis. Am J Obstet Gynecol 126(2):247, 1976

Bui TH, Iselius L, Lindsten J: European collaborative study on prenatal diagnosis: mosaicism, pseudomosaicism and single abnormal cells in amniotic fluid cell cultures. Prenat Diagn 4:145, 1984

Burrows RF, Kelton JG: Pregnancy in patients with idiopathic thrombocytopenic purpura: assessing the risks for the infant at delivery. Obstet Gynecol Surv 48(12):781, 1993

Burton BK, Schultz CJ, Berried L: Spectrum of limb disruption defects associated with chorionic villus sampling. Pediatrics 91(5):989, 1993

Bussel J, Berkowitz RL, McFarland JG, et al: Antenatal treatment of neonatal alloimmune thrombocytopenia. N Engl J Med 319(21):1374, 1988

Cahill AG, Macones GA, Stamilio DM, et al: Pregnancy loss rate after mid-trimester amniocentesis in twin pregnancies. Am J Obstet Gynecol 200(3):257.e1, 2009

Canadian Collaborative CVS/Amniocentesis Clinical Trial Group: Multicentre randomized clinical trial of chorionic villus sampling and amniocentesis. Lancet 1(8628):1, 1989

Canadian Early and Mid-Trimester Amniocentesis Trial (CEMAT) Group: Randomised trial to assess safety and fetal outcome of early and midtrimester amniocentesis. Lancet 351(9098):242, 1998

Canfield MA, Honein MA, Yuskiv N, et al: National estimates and race/ethnic-specific variation of selected birth defects in the United States, 1999–2001. Birth Defects Res A Clin Mol Teratol 76(11):747, 2006

Cassidy SB, Lai LW, Erickson RP, et al: Trisomy 15 with loss of the paternal

15 as a cause of Prader-Willi syndrome due to maternal disomy. Am J Hum Genet 51(4):701, 1992
Chaemsaithong P, Romero R, Korzeniewski SJ, et al: A point of care test for interleukin-6 in amniotic fluid in preterm prelabor rupture of membranes: a step toward the early treatment of acute intra-amniotic inflammation/infection. J Matern Fetal Neonatal Med 29(3):360, 2016
Chang HC, Jones OW, Masui H: Human amniotic fluid cells grown in a hormone-supplemented medium: suitability for prenatal diagnosis. Proc Natl Acad Sci U S A 79(15):4795, 1982
Cheng EY, Luthy DA, Hickok DE, et al: Transcervical chorionic villus sampling and midtrimester oligohydramnios. Am J Obstet Gynecol 165(4 Pt 1):1063, 1991
Cheung SW, Crane JP, Beaver HA, et al: Chromosome mosaicism and maternal cell contamination in chorionic villi. Prenat Diagn 7(8):535, 1987
Colvin J, Bower C, Dickinson JE, et al: Outcomes of congenital diaphragmatic hernia: a population-based study in Western Australia. Pediatrics 116(3):e356, 2005
Cragan JD, Gilboa SM: Including prenatal diagnoses in birth defects monitoring: experience of the Metropolitan Atlanta Congenital Defects Program. Birth Defects Res (Part A) 85(1):20, 2009
Cragan JD, Martin ML, Khoury MJ, et al: Dye use during amniocentesis and birth defects. Lancet 340(8856):1352, 1993
Crombleholme TM, Langer JC, Harrison MR, et al: Transplantation of fetal cells. Am J Obstet Gynecol 164(1 Pt 1):218, 1991
Cunningham FG, Leveno K, Bloom S, et al (eds): Genetics. In Williams Obstetrics, 24th ed. New York, McGraw-Hill, 2014, p 278
Daffos F, Capella-Pavlovsky M, Forestier F: Fetal blood sampling during pregnancy with use of a needle guided by ultrasound: a study of 606 consecutive cases. Am J Obstet Gynecol 153(6):655, 1985
Dolk H, Loane M, Garne E: The prevalence of congenital anomalies in Europe. Adv Exp Med Biol 686:349, 2010
Doody KJ: Treatment of the infertile couple. In Hoffman BL, Schorge JO, Schaffer JI, et al (eds): Williams Gynecology, 2nd ed. New York, McGraw-Hill, 2012
Dugoff L, Society for Maternal-Fetal Medicine: First- and second-trimester maternal serum markers for aneuploidy and adverse pregnancy outcomes. Obstet Gynecol 115(5):1052, 2010
Dumesic DA, Silverman NH, Tobias S, et al: Transplacental cardioversion of fetal supraventricular tachycardia with procainamide. N Engl J Med 307(18):1128, 1982
Ecker JL, Shipp TD, Bromley B, et al: The sonographic diagnosis of Dandy-Walker and Dandy-Walker variant: associated findings and outcomes. Prenat Diagn 20(3):328, 2000
Elias S, Gerbie AB, Simpson JL, et al: Genetic amniocentesis in twin gestations. Am J Obstet Gynecol 138(2):169, 1980
Elles RG, Williamson R, Niazi D, et al: Absence of maternal contamination of chorionic villi used for fetal gene analysis. N Engl J Med 308(24):1433, 1983
Epley SL, Hanson JW, Cruikshank DP: Fetal injury with midtrimester diagnostic amniocentesis. Obstet Gynecol 53(1):77, 1979
Evans MI, Goldberg JD, Horenstein J, et al: Selective termination for structural, chromosomal, and mendelian anomalies: international experience. Am J Obstet Gynecol 181(4):893, 1999
Evans MI, Krivchenia EL, Johnson MP, et al: In utero fetal muscle biopsy alters diagnosis and carrier risks in Duchenne and Becker muscular dystrophy. Fetal Diagn Ther 10(2):71, 1995
Filkins K, Russo J: Genetic amniocentesis in multiple gestations. Prenat Diagn 4(3):223, 1984
Firth HV, Boyd PA, Chamberlain P, et al: Severe limb abnormalities after chorion villus sampling at 56–66 days gestation. Lancet 337(8744):762, 1991
Flake AW, Harrison MR, Adzick NS, et al: Transplantation of fetal hematopoietic stem cells in utero: the creation of hematopoietic chimeras. Science 233(4765):776, 1986
Fleischer AC, Toy EC, Lee W, et al (eds): Amniocentesis. In Sonography in Obstetrics & Gynecology: Principles and Practice, 7th ed. New York, McGraw-Hill, 2011, p 735
Froster UG, Jackson L: Limb defects and chorionic villus sampling: results from an international registry, 1992–1994. Lancet 347(9000):489, 1996
Gallot D, Boda C, Ughetto S, et al: Prenatal detection and outcome of congenital diaphragmatic hernia: a French registry-based study. Ultrasound Obstet Gynecol 29(3):276, 2007
Garden AS, Reid G, Benzie RJ: Chorionic villus sampling. Lancet 1:1270, 1985
Garmel SH, Craigo SD, Morin LM, et al: The role of percutaneous umbilical blood sampling in the management of immune thrombocytopenic purpura. Prenat Diagn 15(5):439, 1995
Ghidini A, Lynch L, Hicks C, et al: The risk of second-trimester amniocentesis in twin gestations: a case control study. Am J Obstet Gynecol 169:1013, 1993
Gluck L, Kulovich MV, Borer RC, et al: The interpretation and significance of the lecithin/sphingomyelin ratio in amniotic fluid. Am J Obstet Gynecol 120(1):142, 1974
Golbus MS, Loughman WD, Epstein CJ, et al: Prenatal genetic diagnosis in 3000 amniocenteses. N Engl J Med 300(4):157, 1979
Goldberg JD, Porter AE, Golbus MS: Current assessment of fetal losses as a direct consequence of chorionic villus sampling. Am J Med Genet 35(2):174, 1990
Gosden C, Nicolaides KH, Rodeck CH: Fetal blood sampling in investigation of chromosome mosaicism in amniotic fluid cell culture. Lancet 1(8586):613, 1988
Gramellini D, Fieni S, Casilla G, et al: Mid-trimester amniocentesis and antibiotic prophylaxis. Prenat Diagn 27(10):956, 2007
Gray RG, Green A, Cole T, et al: A misdiagnosis of x-linked adrenoleukodystrophy in cultured chorionic villus cells by the measurement of very-long-chain fatty acids. Prenat Diagn 15(5):486, 1995
Gregson NM, Seabright N: Handling of chorionic villi for direct chromosome studies. Lancet 2(8365–66):1491, 1983
Hallman M, Kulovich M, Kirkpatrick E, et al: Phosphatidylinositol and phosphatidylglycerol in amniotic fluid: indices of lung maturity. Am J Obstet Gynecol 125(5):613, 1976
Hanson FW, Tennant FR, Hune S, et al: Early amniocentesis: outcome, risks, and technical problems at 12.8 weeks. Am J Obstet Gynecol 166(6 Pt 1):1707, 1992
Henry GP, Miller WA: Early amniocentesis. J Reprod Med 37(5):396, 1992
Hill LM, Platt LD, Kellogg B: Rh-sensitization after genetic amniocentesis. Obstet Gynecol 56(4):459, 1980
Hogge WA, Schonberg SA, Golbus MS: Chorionic villus sampling: experience of the first 1000 cases. Am J Obstet Gynecol 154(6):1249, 1986
Hook EB: Rates of chromosome abnormalities at different maternal ages. Obstet Gynecol 58(3):282, 1981
Hook EB, Cross PK, Schreinemachers DM: Chromosomal abnormality rates at amniocentesis and in liveborn infants. JAMA 249(15):2034, 1983
Hsu LY, Perlis TE: United States survey on chromosome mosaicism and pseudomosaicism in prenatal diagnosis. Prenat Diagn 4 Spec No:97, 1984
Jackson LG, Zachary JM, Fowler SE, et al: A randomized comparison of transcervical and transabdominal chorionic villus sampling. N Engl J Med 327(9):594, 1992
Jeanty P, Shah D, Roussis P: Single-needle insertion in twin amniocentesis. J Ultrasound Med 9(9):511, 1990
Johnson A, Wapner RJ: Mosaicism: implications for postnatal outcome. Curr Opin Obstet Gynecol 9(2):126, 1997
Johnson A, Wapner RJ, Davis GH, et al: Mosaicism in chorionic villus sampling: an association with poor perinatal outcome. Obstet Gynecol 75(4):573, 1990
Johnson MP, Bukowdki TP, Reitleman C, et al: In utero surgical treatment of fetal obstructive uropathy: a new comprehensive approach to identify appropriate candidates for vesicoamniotic shunt therapy. Am J Obstet Gynecol 170(6):1770, 1994
Kalousek DK, Dill FJ, Pantzar T, et al: Confined chorionic mosaicism in prenatal diagnosis. Hum Genet 77(2):163, 1987
Kalousek DK, Howard-Peebles PN, Olson SB, et al: Confirmation of CVS mosaicism in term placentae and high frequency of intrauterine growth retardation association with confined placental mosaicism. Prenat Diagn 11(10):743, 1991
Kalousek DK, Langlois S, Barrett I, et al: Uniparental disomy for chromosome 16 in humans. Am J Hum Genet 52(1):8, 1993
Karkut I, Zakrzewski S, Sperling K: Mixed karyotypes obtained by chorionic villi analysis: mosaicism and maternal contamination. In: Fraccaro M, Simoni G, Brambati B (eds), First Trimester Fetal Diagnosis. Heidelberg, Springer, 1985, p 144
Karp, LE, Hayden PW: Fetal puncture during midtrimester amniocentesis. Obstet Gynecol 49(1):115, 1977
Kishida T, Yamada H, Sagawa T, et al: Spontaneous reseal of high-leak PROM following genetic amniocentesis. Int J Gynaecol Obstet 47(1):55, 1994
Klinger K, Landes G, Shook D, et al: Rapid detection of chromosome aneuploidies in uncultured amniocytes by using fluorescence in situ hybridization (FISH). Am J Hum Genet 51(1):55, 1992
Ko T, Tseng L, Hwa H: Second-trimester genetic amniocentesis in twin pregnancy. Int J Gynecol Obstet 61:285, 1998
Lamb MP: Gangrene of a fetal limb due to amniocentesis. BJOG 82(10):829, 1975
Ledbetter DH, Engel E: Uniparental disomy in humans: development of an imprinting map and its implications for prenatal diagnosis. Hum Mol Genet Spec No 4:1757, 1995
Ledbetter DH, Martin AO, Verlinsky Y, et al: Cytogenetic results of chorionic villus sampling: high success rate and diagnostic accuracy in the United States collaborative study. Am J Obstet Gynecol 162(2):495, 1990
Ledbetter DH, Zachary JM, Simpson JL, et al: Cytogenetic results from the US

collaborative study on CVS. Prenat Diagn 12(5):317, 1992
Lenke RR, Cyr DR, Mack LA: Midtrimester genetic amniocentesis with simultaneous ultrasound guidance. J Clin Ultrasound 13(5):371, 1985
Liley AW: Liquor amnii analysis in the management of the pregnancy complicated by rhesus isoimmunization. Am J Obstet Gynecol 82:1359, 1961
Lim K, Omidakhsh N, Hutcheon J, et al: CVS loss and complication rates: operator dependent factors. Am J Obstet Gynecol 210(1):S84, 2014
Liu DT, Agbaje R, Preston C, et al: Intraplacental sonolucent spaces: incidences and relevance to chorionic villus sampling. Prenat Diagn 11(10): 805, 1991
Long A, Moran P, Robson S: Outcome of fetal cerebral posterior fossa anomalies. Prenat Diagn 26(8):707, 2006
Ludomirsky A: Intrauterine fetal blood sampling—a multicenter registry; evaluation of 7462 procedures between 1987–1991. Am J Obstet Gynecol 168:318, 1993
Lynch L, Berkowitz RL, Stone J, et al: Preterm delivery after selective termination in twin pregnancies. Obstet Gynecol 87(3): 366, 1996
Lynch L, Bussel JB, McFarland JG, et al: Antenatal treatment of alloimmune thrombocytopenia. Obstet Gynecol 80(1):67, 1992
Mari G: Middle cerebral artery peak systolic velocity: is it the standard of care for the diagnosis of fetal anemia? J Ultrasound Med 24(5):697, 2005
Mari G, Deter RL, Carpenter RL, et al: Noninvasive diagnosis by Doppler ultrasonography of fetal anemia due to maternal red-cell alloimmunization. N Engl J Med 342(1):9, 2000
Mari G, Norton ME, Stone J, et al: Society for Maternal-Fetal Medicine (SMFM) Clinical Guideline #8: The fetus at risk for anemia–diagnosis and management. Am J Obstet Gynecol 212(6):697, 2015
Martin AO, Elias S, Rosinsky B, et al: False-negative findings on chorionic villus sampling. Lancet 2(16):391, 1986a
Martin AO, Simpson JL, Rosinsky BJ, et al: Chorionic villus sampling in continuing pregnancies. II: cytogenetic reliability. Am J Obstet Gynecol 154(6):1653, 1986b
Medical Research Council: Medical Research Council European trial of chorion villus sampling. MRC working party on the evaluation of chorion villus sampling. Lancet 337(8756):1491, 1991
Megory E, Weiner E, Shalev E, et al: Pseudomonoamniotic twins with cord entanglement following genetic funipuncture. Obstet Gynecol 78(5 Pt 2): 915, 1991
Merin M, Beyth Y: Uniocular congenital blindness as a complication of midtrimester amniocentesis. Am J Ophthalmol 89(2):299, 1980
Mikkelsen M, Ayme S: Chromosomal findings in chorionic villi. In: Vogel F, Sperling K (eds): Human Genetics. Heidelberg, Springer, 1987
Moise KJ, Argoti PS: Management and prevention of red cell alloimmunization in pregnancy. A systematic review. Obstet Gynecol 120(5):1132, 2012
Moise KJ, Carpenter RJ: Increased severity of fetal hemolytic disease with known Rhesus alloimmunization after first trimester transcervical chorionic villus biopsy. Fetal Diagn Ther 5(2):76, 1990
Neerhof MG, Haney EI, Silver RK, et al: Lamellar body counts compared with traditional phospholipid analysis as an assay for evaluating fetal lung maturity. Obstet Gynecol 97(2):305, 2001
NICHD Amniocentesis Registry: Midtrimester amniocentesis for prenatal diagnosis: safety and accuracy. JAMA 236(13):1471, 1976
NICHD Amniocentesis Registry: The safety and accuracy of mid-trimester amniocentesis. DHEW Publication No. (NIH) 78–190. Washington, Department of Health, Education and Welfare, 1978
Nicolaides K, Brizot Mde L, Patel F, et al: Comparison of chorionic villus sampling and amniocentesis for fetal karyotyping at 10–13 weeks' gestation. Lancet 344(8920):435, 1994
Nicolaides KH, Campbell S, Gabbe SG, et al: Ultrasound screening for spina bifida: cranial and cerebellar signs. Lancet 2(8498):72, 1986a
Nicolaides KH, Economides DL, Soothill PW: Blood gases, pH, and lactate in appropriate- and small-for-gestational-age fetuses. Am J Obstet Gynecol 161(4):996, 1989
Nicolaides KH, Rodeck CH, Mibashan RS, et al: Have Liley charts outlived their usefulness? Am J Obstet Gynecol 155(1):90, 1986b
Nicolaides KH, Soothill PW, Clewell WH, et al: Fetal haemoglobin measurement in the assessment of red cell isoimmunization. Lancet 1(8594):1073, 1988
Nicolini U, Monni G: Intestinal obstruction in babies exposed in utero to methylene blue. Lancet 336(8725):1258, 1990a
Nicolini U, Nicolaides P, Fisk NM, et al. Fetal blood sampling from the intrahepatic vein: analysis of safety and clinical experience with 214 procedures. Obstet Gynecol 76(1):47, 1990b
Nicolini U, Nicolaides P, Fisk NM, et al: Limited role of fetal blood sampling in prediction of outcome in intrauterine growth retardation. Lancet 336(8718):768, 1990c
Nien JK, Yoon BH, Espinoza J, et al: A rapid MMP-8 bedside test for the detection of intra-amniotic inflammation identifies patients at risk for imminent preterm delivery. Am J Obstet Gynecol 195(4):1025, 2006
Nyberg DA, Resta RG, Luthy DA, et al: Humerus and femur length shortening in the detection of Down syndrome. Am J Obstet Gynecol 168(2):534, 1993
Nyberg DA, Souter VL, El-Bastawissi A, et al: Isolated sonographic markers for detection of fetal Down syndrome in the second trimester of pregnancy. J Ultrasound Med 20(10):1053, 2001
Orioli IM, Catilla EE: Epidemiology of holoprosencephaly: prevalence and risk factors. Am J Med Genet Part C Semin Med Genet 154C:13 2010
Pardi G, Cetin I, Marconi AM, et al: Diagnostic value of blood sampling in fetuses with growth retardation. N Engl J Med 328(10):692, 1993
Pedersen RN, Calzolari E, Husby S, et al: Oesophageal atresia: prevalence, prenatal diagnosis, and associated anomalies in 23 European regions. Arch Dis Child 97(3):227, 2012
Penso CA, Sandstrom MM, Garber MF, et al: Early amniocentesis: report of 407 cases with neonatal follow-up. Obstet Gynecol 76(6):1032, 1990
Pergament E, Schulman JD, Copeland K, et al: The risk and efficacy of chorionic villus sampling in multiple gestations. Prenat Diagn 12(5):377, 1992
Phillips OP, Tharapel AT, Lerner JL, et al: Risk of fetal mosaicism when placental mosaicism is diagnosed by chorionic villus sampling. Am J Obstet Gynecol 174(3):850, 1996
Pijpers L, Jahoda MG, Vosters RP, et al: Genetic amniocentesis in twin pregnancies. BJOG 95(4):323, 1988
Poenaru L: First trimester prenatal diagnosis of metabolic diseases: a survey in countries from the European community. Prenat Diagn 7(5):333, 1987
Post JG, Nijhuis JG: Trisomy 16 confined to the placenta. Prenat Diagn 12(12): 1001, 1992
Pretorious DH, Budorick NE, Scioscia AL, et al: Twin pregnancies in the second trimester in an α-fetoprotein screening program: sonographic evaluation and outcome. AJR Am J Roentgenol 161(5):1001, 1993
Prompelan HJ, Madiam H, Schillinger H: Prognose von sonographisch früh diagnostizierter Zwillingsschwangerschafter. Geburtshilfe Frauenheilkd 49: 715, 1989
Pruggmayer M, Baumann P, Schütte H, et al: Incidence of abortion after genetic amniocentesis in twin pregnancies. Prenat Diagn 11(8):63, 1991
Pruggmayer MR, Jahoda MG, Van der Pol JG: Genetic amniocentesis in twin pregnancies: results of a multicenter study of 529 cases. Ultrasound Obstet Gynecol 2(1):6, 1992
Purvis-Smith SG, Saville T, Manass S, et al: Uniparental disomy 15 resulting from "correction" of an initial trisomy 15. Am J Hum Genet 50(6):1348, 1992
Rhoads GG, Jackson LG, Schlesselman SE, et al: The safety and efficacy of chorionic villus sampling for early prenatal diagnosis of cytogenetic abnormalities. N Engl J Med 320(10):609, 1989
Rickwood AM: A case of ileal atresia and ileocutaneous fistula caused by amniocentesis. J Pediatr 91(2):312, 1977
Rodis JF, Egan JF, Craffey A, et al: Calculated risk of chromosomal abnormalities in twin gestations. Obstet Gynecol 76: 1037, 1990
Rotmensch S, Liberati M, Bronshtein M, et al: Prenatal sonographic findings in 187 fetuses with Down syndrome. Prenat Diagn 17(11):1001, 1997
Saura R, Gauthier B, Taine L, et al: Operator experiences and fetal loss rate in transabdominal CVS. Prenat Diagn 14(1):70, 1994
Sebire MJ, Noble PL, Odibo A, et al: Single uterine entry for genetic amniocentesis in twin pregnancies. Lancet 7(1):26, 1996
Sharma R, Stone S, Alzouebi A, et al: Perinatal outcome of prenatally diagnosed congenital talipes equinovarus. Prenat Diagn 31(2):142, 2011
Shulman LP, Elias S: Percutaneous umbilical blood sampling, fetal skin sampling, and fetal liver biopsy. Semin Perinatol 14(6):456, 1990a
Shulman LP, Meyers CM, Simpson JL, et al: Fetomaternal transfusion depends on amount of chorionic villi aspirated but not on method of chorionic villus sampling. Am J Obstet Gynecol 162(5):1185, 1990b
Simoni G, Brambati B, Danesino C, et al: Efficient direct chromosome analyses and enzyme determinations from chorionic villi samples in the first trimester of pregnancy. Hum Genet 63(4):349, 1983
Simpson JL, Socol ML, Aladjem S, et al: Normal fetal growth despite persistent amniotic fluid leakage after genetic amniocentesis. Prenat Diagn 1(4):277, 1981
Smidt-Jensen S, Permin M, Philip J, et al: Randomised comparison of amniocentesis and transabdominal and transcervical chorionic villus sampling. Lancet 340(8830):1237, 1992
Smidt-Jensen S, Philip J, Zachary JM, et al: Implications of maternal serum alpha-fetoprotein elevation caused by transabdominal and transcervical CVS. Prenat Diagn 14(1):35, 1994
Smith-Bindman R, Hosmer W, Feldstein VA, et al: Second-trimester ultrasound to detect fetuses with Down syndrome: a meta-analysis. JAMA

285(8):1044, 2001
Society for Maternal-Fetal Medicine (SMFM), Berry SM, Stone J, et al: Fetal blood sampling. Am J Obstet Gynecol 209(3):170, 2013
Solomon BD, Rosenbaum KN, Meck JM, et al: Holoprosencephaly due to numeric chromosome abnormalities. Am J Med Genet C Semin Med Genet 154C:146, 2010
Sundberg K, Bang J, Smidt-Jensen S, et al: Randomized study of risk of fetal loss related to early amniocentesis versus chorionic villus sampling. Lancet 350(9079):697, 1997
Swift PG, Driscoll IB, Vowles KD: Neonatal small bowel obstruction associated with amniocentesis. BMJ 1(6165):720, 1979
Tabor A, Alfirevic Z: Update on procedure-related risks for prenatal diagnosis techniques. Fetal Diagn Ther 27(1):1, 2010
Tabor A, Philip J, Madsen M, et al: Randomized controlled trial of genetic amniocentesis in 4606 low-risk women. Lancet 1:1287, 1986
Tabor A, Vestergaard CH, Lidegaard Ø: Fetal loss rate after chorionic villus sampling and amniocentesis: an 11-year national registry study. Ultrasound Obstet Gynecol 34(1):19, 2009
Therkelsen AJ, Rehder H: Intestinal atresia caused by second trimester amniocentesis: case report. BJOG 88:559, 1981
Turnbull AC, MacKenzie IZ: Second-trimester amniocentesis and termination of pregnancy. Br Med Bull 39(4):315, 1983
UK Collaborative Study on Alpha-Fetoprotein in Relation to Neural Tube Defects: Amniotic fluid alpha-fetoprotein measurements in antenatal diagnosis of anencephaly and open spina bifida in early pregnancy. Lancet 2:652, 1979
Van den Veyver IB, Ni J, Bowles N, et al: Detection of intrauterine viral infection using the polymerase chain reaction. Mol Genet Metab 63(2):85, 1998
van der Pol JG, Wolf H, Boer K, et al: Jejunal atresia related to the use of methylene blue in genetic amniocentesis in twins. BJOG 99(2):141, 1992
Vejerslev LO, Mikkelsen M: The European collaborative study on mosaicism in chorionic villus sampling: data from 1986 to 1987. Prenat Diagn 9(8):575,1989
Vink J, Wapner R, D'Alton ME: Prenatal diagnosis in twin gestations. Semin Perinatol 36(3):169, 2012
Walker SJ, Ball RH, Babcook CJ, et al: Prevalence of aneuploidy and additional anatomic abnormalities in fetuses and neonates with cleft lip with or without cleft palate. A population-based study in Utah. J Ultrasound Med 20(11):1175, 2001
Wapner RJ: Prenatal diagnosis of congenital disorders. In Creasy, Resnik, Iams, et al (eds): Creasy and Resnik's Maternal-Fetal Medicine: Principles and Practice, 7th ed. Philadelphia, Saunders, 2014
Wapner RJ, Johnson A, Davis G: Prenatal diagnosis in twin gestations: a comparison between second trimester amniocentesis and first trimester chorionic villus sampling. Obstet Gynecol 82:49, 1993
Wapner RJ, Martin CL, Levy B, et al: Chromosomal microarray versus karyotyping for prenatal diagnosis. N Engl J Med 367(23):2175, 2012
Wapner RJ, Simpson JL, Golbus MS, et al: Chorionic mosaicism: association with fetal loss but not with adverse perinatal outcome. Prenat Diagn 12(5): 347, 1992
Ward BE, Gersen SL, Carelli MP, et al: Rapid prenatal diagnosis of chromosomal aneuploidies by fluorescence in situ hybridization: clinical experience with 4,500 specimens. Am J Hum Genet 52:854, 1993
Weiner CP, Thompson MI: Direct treatment of fetal supraventricular tachycardia after failed transplacental therapy. Am J Obstet Gynecol 158:570, 1988
WHO/PAHO: Evaluation of chorionic villus sampling safety: WHO/PAHO consultation on CVS. Prenat Diagn 19(2):97, 1999
Williams J III, Madearis AL, Chun WH, et al: Maternal cell contamination in cultured chorionic villi: comparison of chromosome Q-polymorphisms derived from villi, fetal skin, and maternal lymphocytes. Prenat Diagn 7(5): 315, 1987
Wolstenholme J: Confined placental mosaicism for trisomies 2, 3, 7, 8, 9, 16, and 22: their incidence, likely origins, and mechanisms for cell lineage compartmentalization. Prenat Diagn 16(6):511, 1996
Working Party on Amniocentesis: An assessment of hazards of amniocentesis. BJOG 85 Suppl 2:1, 1978
Worton RG, Stern R: A Canadian collaborative study of mosaicism in amniotic fluid cell cultures. Prenat Diagn 4 Spec No:131, 1984
Yoon BH, Romero R, Park JS, et al: Fetal exposure to an intraamniotic inflammation and the development of cerebral palsy at the age of three years. Am J Obstet Gynecol 182:675, 2000
Young PE, Matson MR, Jones OW: Fetal exsanguination and other vascular injuries from mid-trimester genetic amniocentesis. Am J Obstet Gynecol 129:21, 1977
Youroukos S, Papadelis F, Matsaniotis N: Porencephalic cysts after amniocentesis. Arch Dis Child 55(10):814, 1980
Yukobowich E, Anteby E, Cohen S, et al: Risk of fetal loss in twin pregnancies undergoing second trimester amniocentesis. Obstet Gynecol 98(2):213, 2001

第十四章

附件区肿物

一直以来，妊娠期附件区肿物都是产科医生诊断和治疗的难题。20 世纪初手术后产妇死亡率非常高。McKerron（1906）回顾了 720 名妊娠期因附件区肿物而手术的孕妇，孕妇死亡率为 21%，胎儿死亡率为 50%。

由于手术治疗死亡率高，在接下来的几十年里，更多人选择期待疗法。然而，期待疗法的死亡率也很高。Patton（1906）报告，期待疗法的孕妇死亡率为 26%。另一个早期研究总结了妊娠期附件区肿物期待疗法的诸多并发症，包括扭转（33%）、囊肿破裂（5%）、化脓（14%）和导致剖宫产的严重难产（16%）（Spencer，1920）。Caverly（1931）报道疗法的患者中有 30% 发生自然流产。

目前的经验是，保守观察到孕中期，如果肿物持续存在再进行手术切除。大家一致接受这种方案，因为如果肿物持续存在，不仅产妇的并发症发生率高，肿物还有 2% ～ 8% 为卵巢恶性肿瘤的风险。随着现代麻醉技术的引入、抗生素的使用和血库的建立，孕产妇和胎儿的并发症发生率和死亡率下降。尽管有这些进步和改善，对妊娠期附件区肿物的处理仍面临很大挑战。

发生率

报道的妊娠期附件区肿物的发生率差异很大。在超声检查引入之前，Grimes 等（1954）报道其私人诊所中妊娠期附件区肿物的发生率为 1.2%。而随着超声的应用，几乎所有孕妇在妊娠期均进行超声检查，孕早期报告的发生率明显升高，为 5% ～ 25% 不等（Condous，2004；Yazbek，2007）。一项纳入 24 000 多名孕妇的研究指出，在孕中期，附件区肿物的发生率为 4.9%（Goh，2013）。据报道妊娠期附件区肿物为恶性肿瘤的比例也有很大区别，在 2% ～ 8% 范围内，其中大部分都是低度恶性潜能肿瘤（Leiserowitz，2006；Ngu，2014）。

鉴别诊断

妊娠期附件区肿物的鉴别诊断取决于妊娠期诊断的时间和肿物的超声表现（表 14-1）。许多孕妇在孕早期常规超声检查时意外发现小的、囊性的、直径＜ 3 cm 的附件区肿物。最常见的是功能性黄体囊肿。大约在 5% 的影像中，粗略测量的囊肿直径超过 3 cm（Glanc，2007；Yazbek，2007）。这些较大的囊肿大多是生理性的，只有 0.7% ～ 1.7% 的患者持续存在至孕中期（Condous，2004；Yazbek，2007）。孕中期持续存在的单纯性囊肿为功能性的可能小，大部分是病理性的，如卵巢囊腺瘤、输卵管积水、卵巢囊或输卵巢冠囊肿（输卵管系膜囊肿）、子宫内膜异位囊肿（卵巢巧克力囊肿）或黄素化囊肿。

妊娠期复杂的附件区肿物最常见的是良性成熟性囊性畸胎瘤，俗称皮样囊肿（Yacobozzi，2012）。其他可能为子宫内膜异位症、良性囊腺瘤（尤指黏液性囊腺瘤）或恶性肿瘤。实性肿物较少见，但可能是异位妊娠、带蒂的平滑肌瘤或卵巢纤维瘤。附件区恶性肿物可以是单房的，但多见混杂或实性包块。

对于附件区肿物还应考虑非肿瘤性质的。例如，复杂的附件区肿物应考虑慢性输卵管卵巢复合物或异位妊娠的可能，即使已经提示有宫内妊娠。虽然宫内妊娠合并异位妊娠很罕见，但临床上应考虑到这种可能，尤其是接受辅助生殖技术（ART）助孕的患者。

表 14-1　妊娠期附件区肿物的鉴别诊断

子宫	**输卵管**
带蒂的平滑肌瘤	异位妊娠
平滑肌肉瘤	输卵管积水
苗勒管残角子宫	卵巢冠囊肿
	原发输卵管肿瘤
卵巢	
功能性囊肿	**泌尿系统起源**
滤泡囊肿	盆腔肾
黄体囊肿	尿性囊肿
黄素化囊肿	**胃肠道起源**
卵巢过度刺激综合征	阑尾脓肿
子宫内膜异位症	憩室脓肿
成熟囊性畸胎瘤	直肠乙状结肠粪便
黏液性囊腺瘤	原发性胃肠道肿瘤
浆液性囊腺瘤	
其他良性卵巢肿瘤	**其他**
卵巢旁囊肿	腹膜包裹性囊肿
异位妊娠	腹腔妊娠
输卵管卵巢复合物	良性炎症性包块
原发性卵巢恶性肿瘤	
转移性肿瘤	

2001—2011 年，国家辅助生殖技术监测系统统计共有 553 577 例妊娠，Prekins 等（2015）发现 ART 助孕患者双胎妊娠异位的发生率为 0.09%。Bello 等（1986）报道 15 000 例妊娠中，宫内妊娠合并异位妊娠的发生率是 1/3 899。

并发症

■ 扭转

发生率和病因

妊娠期附件区肿物的并发症之一是附件（或其部分）的扭转。最常见的是卵巢和输卵管一起扭转（图 14-1 和图 14-2）。卵巢独自绕卵巢系膜扭转不太常见，输卵管绕输卵管系膜扭转更是少见。据报道在自然妊娠中附件扭转的发生率为 1/10 000 ～ 5/10 000。ART 治疗合并卵巢过度刺激的孕妇附件扭转的发生率高达 16%（Mashiach，1990）。这个比例的增加可能由于在接受 ART 治疗期间，更容易出现人工激素刺激导致卵巢的大的、多囊卵巢改变。

通常，扭转的高危因素包括直径 6 ～ 10 cm 的肿块和孕周在 10 ～ 17 周之间。有 37% 的扭转发生

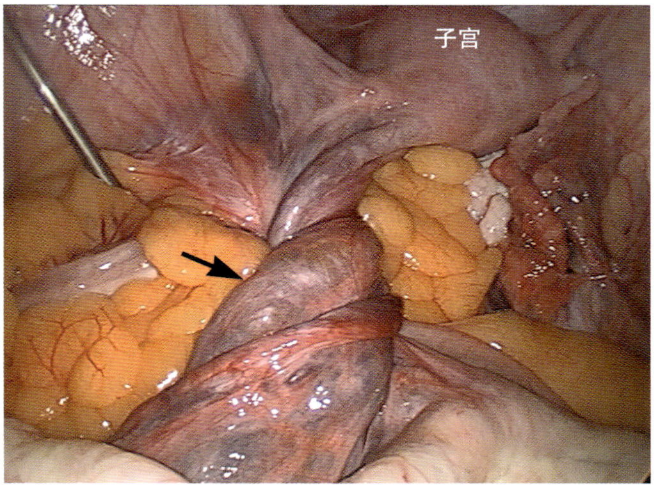

图 14-1　附件扭转。这张腹腔镜下的照片显示了一个 30 cm 的卵巢囊肿的扭转。箭头所示为扭转的输卵管和卵巢固有韧带。

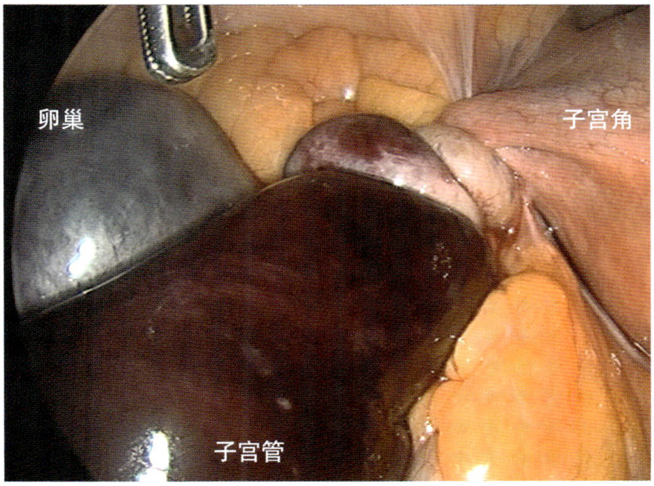

图 14-2　附件扭转。这张腹腔镜下的照片展示了一个直径 12 cm 成熟囊性畸胎瘤的扭转，导致卵巢坏死和邻近输卵管出血性扩张。

在孕 15 ～ 16 周之间。由于子宫的快速生长导致附件移位是该孕周高发的可能原因（Koo，2011；Yen，2009）。有研究报道，33 名发生附件扭转的孕妇中，有 3 名发生在产后 3 周，提示扭转也可能与子宫复旧有关（Yen，2009）。

附件接受来自子宫和卵巢分支血管的血液供应。扭转时通常是子宫的分支与卵巢固有韧带和输卵管近端一起扭转。负责附件血液回流的低张静脉血管受到扭转蒂部的压迫，但高张力的动脉血管最初仍可保持血供，这种血液持续流入但流出受阻的传导导致附件充血水肿，但没有发生坏死。因此，扭转早期可以在手术时保守处理。随着扭转时间延长，动脉血流受

阻，导致梗死和坏死，此时需要行附件切除术。扭转后的附件通常增大，且伴有出血。

诊断

症状可能包括突发的持续或间断性疼痛、恶心、呕吐和腹膜刺激征（Hasson，2010）。这种疼痛通常局限于患侧，并向侧腹部、腹股沟或大腿放射。低热往往提示附件发生坏死。

超声检查非常重要，且有典型的影像学表现。首先，卵巢增大且周围有多个卵泡提示卵巢充血和水肿。扭曲的蒂部可能出现“牛眼状”靶心、漩涡或蜗牛壳征象，即具有多个同心低回声环的圆形高回声结构。在受影响的妇女中，经阴道彩色多普勒超声（TV-CDS）可能显示正常附件的血流中断。然而，当不完全扭转或间歇性扭转时彩色多普勒超声可能能够显示动静脉血流。因此，当存在血流中断时，高度提示扭转。尤其是对于有临床症状和体征的患者，即使超声正常也不能排除扭转。通常不需要 CT 或 MRI 检查。但是对于复杂的病例或者临床表现不典型者，如不完全扭转或慢性扭转，可考虑行 CT 或 MRI 检查。

治疗

治疗的目的是尽量保留附件、剔除相关的囊肿或肿瘤，如果可能的话行卵巢固定术。但是，如果附件已坏死或破裂出血则可能需要切除附件。

可选择腹腔镜检查或开腹手术来治疗扭转。以前，为了防止可能的血栓脱落和继发栓塞，对于扭转的附件不行复位术而行附件切除术。然而，证据并不支持这一点。McGovern 等（1999）回顾了近 1 000 例扭转患者，术后肺栓塞发生率仅为 0.2%。值得注意的是，这些栓塞病例均行附件切除，没有一例行附件复位术。Zweizig 等（1993）对 94 名附件扭转患者进行研究，发现与行附件切除术的患者相比，行复位术的患者并发症发生率并没有增加。

因此，一般情况下建议行复位术。复位后几分钟内，充血减轻，卵巢体积减小，苍白明显减轻。如果没有这种变化，大部分可能需要行附件切除。但是卵巢持续充血、呈蓝黑色、伴有出血灶并不在病理学上代表坏死，仍有可能恢复血供。一项纳入 102 例非妊娠期发生的卵巢扭转的研究显示，不管附件是否有缺血的表现，均进行了卵巢扭转复位，而没有行卵巢切除术。35% 的患者行单纯扭转复位术，33% 行卵巢囊肿抽吸术，30% 行卵巢囊肿切除术，1% 的患者为了避免再次扭转行卵巢固定术。术后没有血栓栓塞并发症的发生。术后 8 ～ 10 周行超声检查，显示超过 90% 的患者卵巢大小正常，卵泡发育正常。其中 14% 的患者因为其他原因后来接受手术治疗，除了一名患者外，其他人附件外观均正常。随后，6 名患者从之前扭转的卵巢取卵，接受了体外受精（IVF），均成功（Oelsner，2003）。尽管这些发现令人鼓舞，但附件表面已呈黑紫表现者选择保守治疗，需警惕发热、白细胞增多，注意腹膜体征，以除外术后发生附件坏死的可能。对于孕妇来说，由于这种潜在的并发症，保守治疗不再那么有优势。

扭转复位后，对恢复灌注的附件的处理尚无共识。卵巢囊肿或肿块最好切除，以防止再次扭转和除外恶性可能。然而，对出血、水肿的卵巢行囊肿切除手术难度较大。囊肿切除和附件切除的手术步骤见第 235 页。重要的是，保留附件后，有再次发生扭转的可能，尤其对于卵巢固有韧带较长者风险较大。为了减少这种风险，妊娠期可以考虑行韧带缩短术，用缝针将较长的韧带折叠缝合以缩短其长度。

■ 恶性肿瘤

发生率和病因

卵巢恶性肿瘤是附件区肿物最严重的并发症之一。妊娠期卵巢恶性肿瘤的发生率为 1/50 000 ～ 1/20 000 不等（Palmer，2009；Smith，2003）。据报道，妊娠期附件区肿物的患者，肿瘤的发生率在 2% ～ 8%（Leiserowitz，2006；Ngu，2014）。肿瘤直径大于 10 ～ 15 cm 者为恶性肿瘤风险较高（Koo，2011；Yen，2009）。一项研究指出，肿瘤生长速度大于 0.35 cm/w 时，与生长缓慢的肿瘤（0.88%）相比，其为恶性肿瘤的概率更高（8.3%）（Yen，2009）。

在加州一项纳入 480 多万名产科患者的研究中，有 9 375 名患者被诊断为附件区肿物。其中，87 名为卵巢癌，另外 115 名为低度恶性潜能肿瘤。超过 80% 的患者为国际妇产科联盟（FIGO）分期Ⅰ期，卵巢癌的总死亡率为 4.7%。作者将与加州癌症登记数据库中非妊娠期妇女相比较低的死亡率归因于生殖细胞肿瘤的发生率更高，为 39%，且患者更年轻，平均为 30 岁，以及肿瘤多为早期（Leiserowitz，2006）。

诊断

通常，盆腔疼痛、便秘、背痛可能是卵巢癌的早期表现。不幸的是，这些通常也是妊娠反应，从而导致诊断的延迟。而且，许多卵巢肿物没有症状，只能通过产前常规超声检查发现。

当怀疑附件区肿物时首选超声进行初步评估。卵巢癌的典型影像学表现差异很大，也很复杂。超声不易发现肿瘤晚期的腹膜种植。对于复杂的病例，可以行 MRI 检查获得更多的信息来协助诊断。怀疑肿瘤时，可行相关的肿瘤标志物检查，见 234 页。

处理

如果高度怀疑恶性肿瘤，术前应咨询妇科肿瘤专家。在对高度怀疑恶性肿瘤者进行手术时，进腹后即进行盆腔清洗，进行细胞学检查。一旦术中冰冻病理提示是恶性的，应仔细探查所有可以触及的腹膜和脏器表面进行肿瘤分期（Giuntoli，2006；Yazigi，1988），尤其是淋巴。行膈及腹膜表面活检、网膜切除术、盆腔和腹主动脉淋巴结活检术。如果子宫过大，其中的一些部分可能无法切除。若为晚期肿瘤，行双侧附件切除及网膜切除可以减轻肿瘤负荷。孕早期，可选择子宫切除和积极地去瘤手术。

■ 囊肿破裂或梗阻产道

附件囊肿的破裂并不常见，据报道其发生率＜1%。症状和扭转相似，包括突发腹痛伴随腹膜刺激征。如果囊肿出血，可能会因腹腔积血而出现低血压。同样，超声可以帮助诊断。腹腔积血可显示为直肠子宫陷凹处无回声或者混合液体。随着出血量增多，液体从结肠旁隙流至肝肾隐窝（图 14-3）。

附件区肿物较大时，位于直肠子宫陷凹前后可能会梗阻产道，类似于子宫下段的平滑肌瘤梗阻产道（Goh，2013）。

诊断工具

■ 超声

我们已经对几种诊断方式进行了评估，它们可帮助区分附件区肿物的良恶性，以及预测妊娠期急诊手术的可能性，包括超声、多普勒检查、CT、MRI 和血清肿瘤标志物水平。

一些学者利用超声观察妊娠期附件肿物的特征以预测其良恶性（Bromley，1997；Chiang，2004；Yacobozzi，2012；Zanetta，2003）。单纯囊肿通常壁薄，无回声。如果出现急性或慢性出血，则囊肿可能有回声或呈网状（图 14-4）。孕中期持续存在的充满液体或多房性的大囊肿更可能是浆液性或黏液性囊腺瘤，而不是生理性囊肿（图 14-5）。这些肿瘤有时有薄的分隔。

妊娠期复杂的附件区肿物在超声上的表现是不同的。最常见的是良性成熟囊性畸胎瘤，约有 10% 的患者为双侧。其特征性超声表现包括壁内高回声结节、伴声影和脂液平（图 14-6）。此外，线状或点状高回声是横向或纵向的头发。3% ~ 10% 的妊娠期患者有子宫内膜异位囊肿（图 14-7）。超声下显示弥漫的均匀的低回声，伴有分隔。有时候，它们与出血性囊肿外观相似。

实性肿物很少见。平滑肌瘤是妊娠期最常见的附件实性肿物。如图 14-8 所示，它们类似于卵巢纤维瘤，超声显示低回声、不均匀、实性伴有声影的图像。

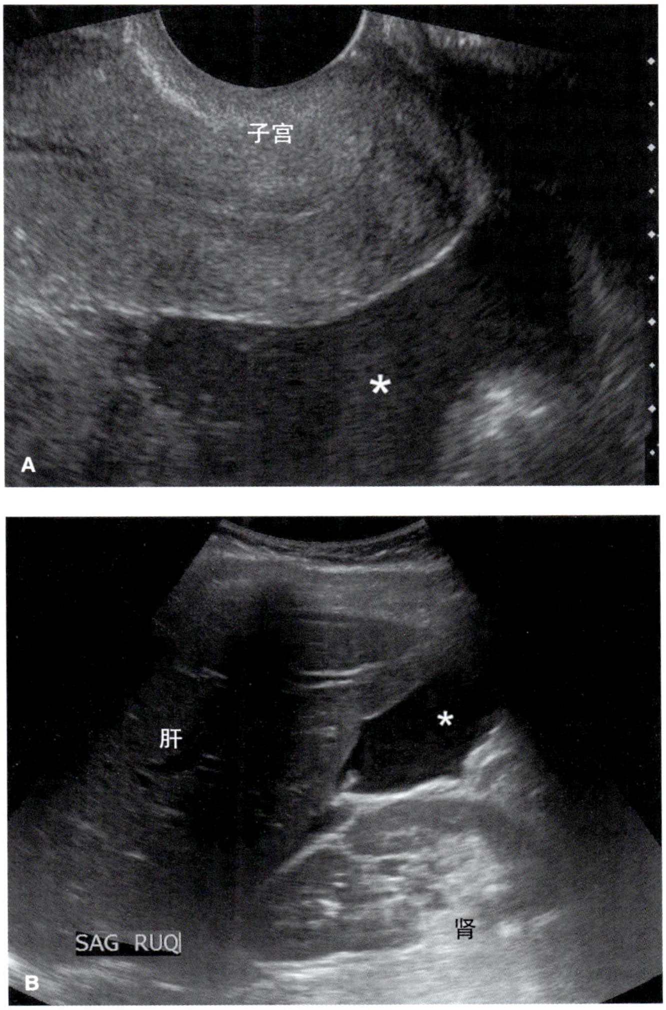

图 14-3　腹腔积血。A. 在显示宫颈和直肠子宫陷凹的经阴道超声矢状位图中，* 标记的是直肠子宫陷凹的低回声，提示腹腔积血。B. 出血严重时，血液可到肝肾隐窝。在右上象限超声图中，* 标记的肝边缘和肾附近的无回声区是囊肿破裂后流过去的血液。

第十四章

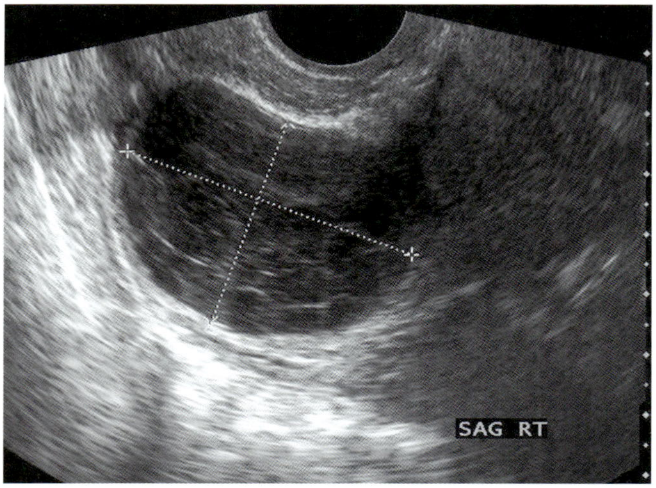

图 14-4 卵巢囊肿伴出血。这些囊肿有不同的超声表现，阴道超声常可见到网状结构。

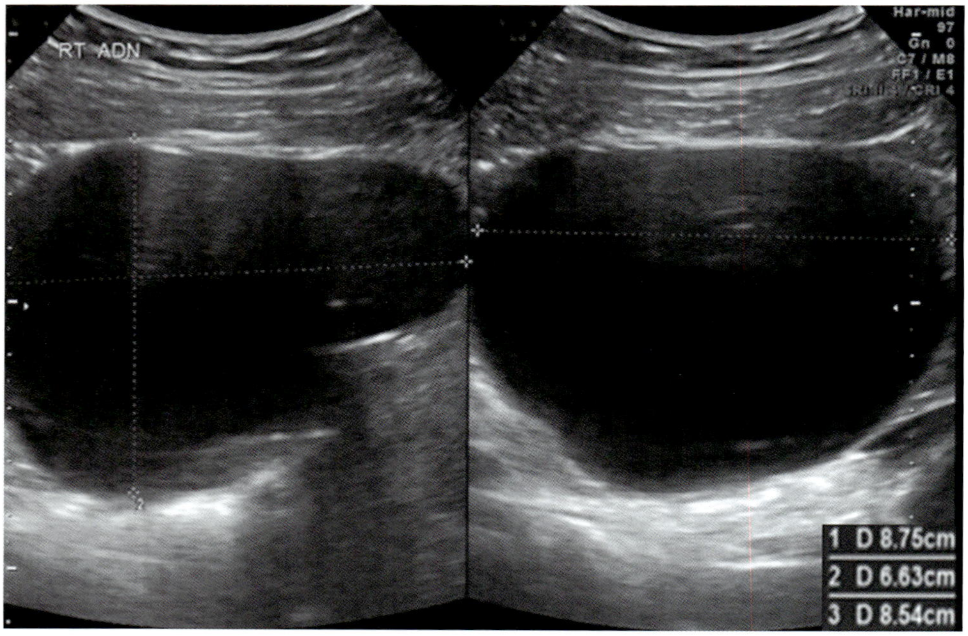

图 14-5 卵巢囊腺瘤。经腹超声其典型特征是壁薄、充满液体的较大囊肿。（Used with permission from Dr. Joan M. Mastrobattista，Baylor College of Medicine.）

黄素化囊肿多是双侧的，且与人绒毛膜促性腺激素（hCG）的产生有关的，常见于多胎妊娠或者妊娠滋养细胞疾病。其特征包括卵巢增大，有多个无回声囊肿（图 14-9）。这些囊肿通常在分娩后 hCG 下降后自行消失。

一些超声特征提示了恶性肿瘤的可能性，包括直径较大、后壁多房、内壁增厚或者不规则、附壁乳头生长、囊实性混合成分。TV-CDS 提示囊内有血流信号会增加恶性可能。腹水也是一个令人担心的特征，妊娠期腹水相对少见。即使没有这些超声表现，也不能除外恶性的可能，只是可能性较小（Whitecar，1999）。

频谱多普勒

如前所述，非妊娠期频谱多普勒检查可以用来补充二维（2-D）灰度成像，可鉴别附件区肿物的良恶性。多普勒评估发现血流信号丰富，提示恶性肿瘤可能。用频谱脉冲多普勒分析，较低的阻力指数（RI ≤ 0.42）和搏动指数（PI ≤ 1.0）提示恶性可能（Abbas，2014；Timmerman，2010）。多普勒的评分模型为恶性肿瘤的检出提供了很高的准确性，灵敏度为 93%，特异度为 92%（Abbas，2014）。但这些并

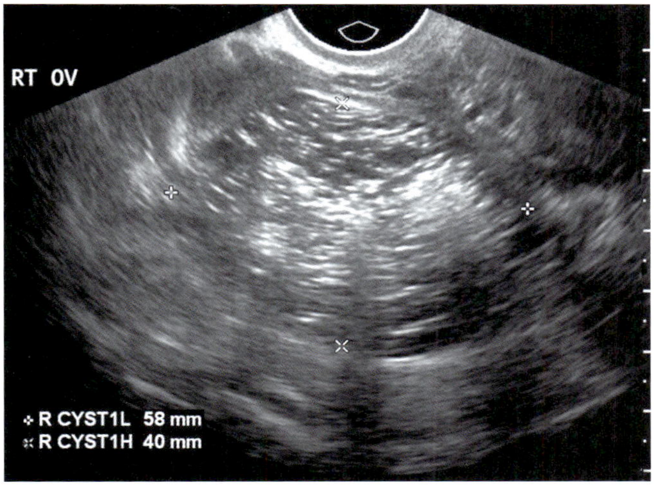

图 14-6 成熟囊性畸胎瘤。阴道超声图中，囊腔内的毛发形成多个薄的回声带。脂液平也很明显。(Used with permission from Dr. Timothy P. Canavan, Magee Women's Hospital, University of Pittsburgh.)

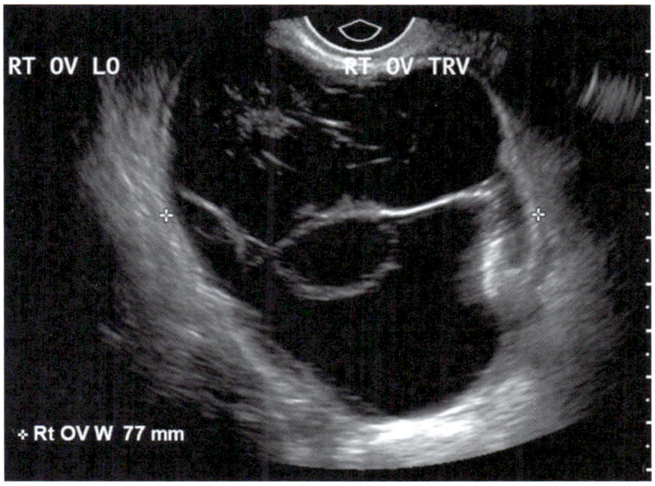

图 14-7 卵巢子宫内膜异位囊肿。经阴道超声表现为典型的弥漫性、均质、低水平内部回声，囊内可见薄的分隔。(Used with permission from Dr. Timothy P. Canavan, Magee Women's Hospital, University of Pittsburgh.)

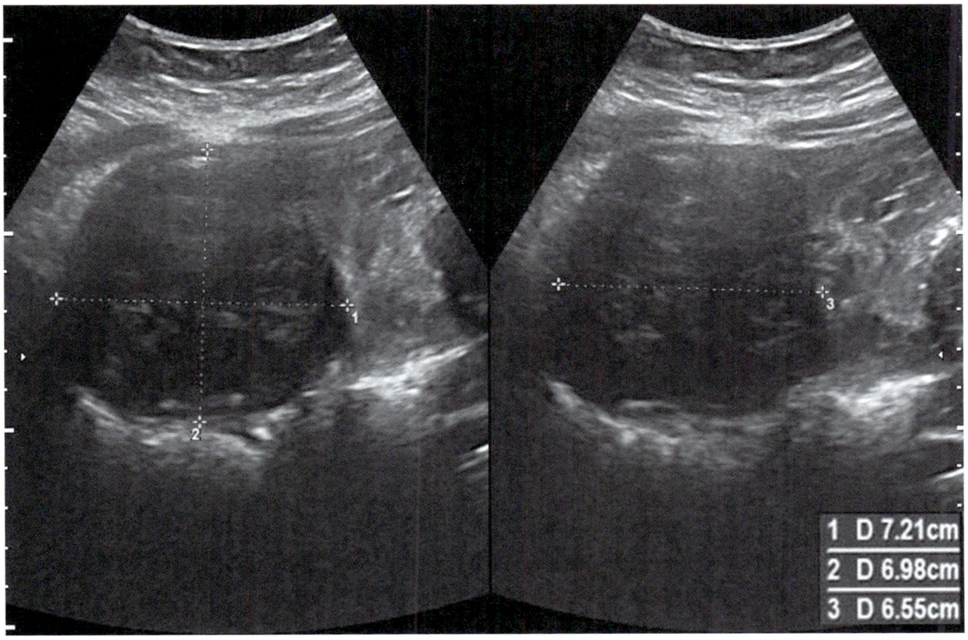

图 14-8 子宫平滑肌瘤。经腹超声显示右侧浆膜下肌瘤。这种明确的低回声结构可能被误认为是附件肿块。(Used with permission from Dr. Joan M. Mastrobattista, Baylor College of Medicine.)

不适用于妊娠期。Wheeler 和 Fleischer（1997）使用超声检查和彩色多普勒评估了 34 名孕中期伴有复杂附件区肿物的孕妇。PI 低（< 1.0）时其阳性预测值仅为 42%。这是由于良恶性肿物在血流模式上有很多相似的地方。

MRI

MRI 对软组织有较高的分辨率，因此可用于早期识别卵巢外起源的肿物（American College of Obstetricians and Gynecologists，2015a）。当超声不能明确诊断时，MRI 可以提供更多组织特征的信息。例如，可以区分带蒂的子宫肌瘤和卵巢纤维瘤。而且，对于较大的肿物，超声无法完全显示时，MRI 因其扫查范围更大而更具优势。

Glanc 等（2008）回顾了 MRI 在妊娠期附件区肿物诊断评估中的价值。如第五章所述（76 页），妊娠

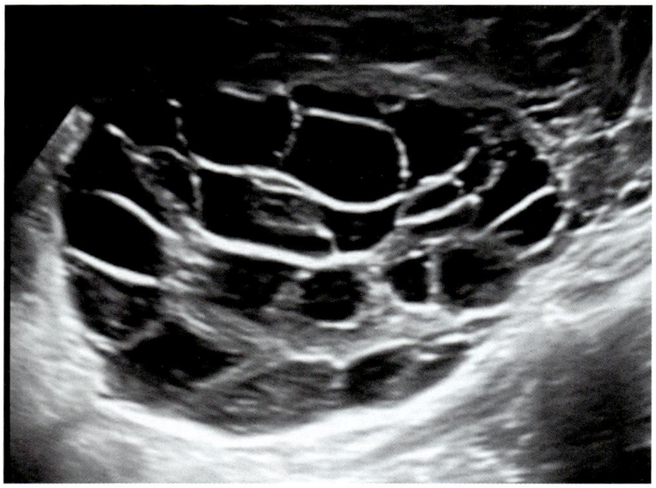

图 14-9 黄体囊肿。阴道超声显示卵巢内有多个小的黄体囊肿。双侧卵巢均有该表现。(Used with permission from Dr. Janice L. B. Byrne，University of Utah School of Medicine.)

期不使用造影剂的 MRI 是安全的。但是使用钆作为造影剂的 MRI 的安全性尚未确定。

CT

虽然 CT 对胎儿有一定的辐射，但可以对临床不稳定的妇女的肿瘤大小进行快速评估。与超声相比，它可能在鉴别非产科原因的腹痛方面有更好的优势(Hoover，2011)。正如上文所述，其缺点是盆腔和腹部的 CT 使胎儿接受 10 ~ 50 mGy 的 X 线辐射（第五章，75 页）。因此，妊娠期较少使用 CT 来评估附件区肿物（Goldberg-Stein，2012)。

肿瘤标志物

肿瘤抗原 125（CA125）是非妊娠期最常用于评估附件区肿物的血清肿瘤标志物。在非妊娠期，血清 CA125 水平超过 65 U/ml，预测卵巢恶性肿瘤的敏感度为 91%（Malkasian，1988；Patsner，1989)。50% 的早期上皮性卵巢癌和 80% 的晚期上皮性卵巢癌患者血清 CA125 水平是升高的（Horowitz，2011)。CA125 升高也可见于子宫内膜异位囊肿、腹膜炎、输卵管炎、平滑肌瘤、结核病、某些转移性妇科及非妇科肿瘤。

但是 CA125 在孕妇中并不特异。无论在孕早期还是孕中期，无合并症的孕妇血清 CA125 均会升高（> 35 U/ml)（Seki，1986；Touitou，1989)。有研究表明，孕早期，血清 CA125 水平显著升高（1 000 ~ 10 000 U/mL)，应高度警惕恶性肿瘤（Goh，2014)。

其他肿瘤标志物如 β-hCG，乳酸脱氢酶（LDH）及母体血清甲胎蛋白（MSAFP）在妊娠期因其生理性升高而诊断价值有限（Sarandokou，2007)。在这方面有一个例外，MSAFP 水平明显升高常见于生殖细胞肿瘤，如卵黄囊瘤、胚胎瘤或混合生殖细胞肿瘤。如果 MSAFP 水平 > 9.0 倍中位数，提示应行超声进一步评估（Horowitz，2011)。OVA1 是一种生物标志物血液测试，能够测量 5 种标志物，CA125 是其中之一。但是，妊娠期无 OVA1 的参考范围，因此不推荐该检测。

治疗

妊娠期附件区肿物的处理取决于发现的孕周、肿物直径、超声是否有提示恶性肿瘤的特征，以及患者是否有症状等多种因素。如果有症状，大多数人都建议行手术治疗。然而，对于没有症状也不考虑恶性的附件区肿物，可以考虑期待疗法或手术切除。妊娠期附件区肿物的外科治疗包括腹腔镜或开腹行囊肿切除术或卵巢切除术。

如果在孕 10 周之前行黄体切除，建议孕激素支持治疗至孕 10 周后，以维持妊娠。治疗方案包括：①微粒化孕酮 200 ~ 300 mg，每日口服；② 8% 孕酮阴道凝胶（Crinone)，每日一次阴道内用药，加用微粒化孕酮 100 或 200 mg 口服；③ 17- 羟孕酮（Delalutin)，150 mg，肌内注射。如果是在 8 ~ 10 周进行手术，术后只需立即注射一针。而如果在 6 ~ 8 周进行手术，应在术后 1 和 2 周给予两倍剂量。

急诊手术治疗

如前所述，附件区肿物的主要并发症包括恶化和急性并发症，如产道梗阻、扭转或肿瘤破裂（Naqvi，2015)。当可疑有急性并发症时，不应因妊娠而延误手术。Lee 等回顾了 36 名因卵巢肿物扭转在妊娠期接受急诊手术治疗的患者，其中 61% 在孕早期，14% 在孕中期，25% 在孕晚期。同时将她们与 53 名因卵巢肿物在孕早、中期行择期手术的患者进行比较，发现急诊手术的患者，孕 37 周前发生早产的概率(22%）明显高于择期手术患者（4%)。

无症状肿物

期待治疗

对于无症状的附件区肿物，可以手术治疗或观察治疗。因此，应平衡手术的母胎风险、恶性肿瘤的风险以及随着妊娠进展可能出现肿物相关并发症的风险。

对于不怀疑为恶性肿瘤且无症状的附件区肿物观察治疗是合理的。Condous 等（2004）对 161 名孕妇进行研究，她们在孕早期被诊断为附件肿瘤，直径范围为 1.2 ～ 11.5 cm，平均 4.8 cm。其中，71% 可自行吸收。在真实的分辨率可能是不准确的情况下，行快速手术切除。对于无症状的较大的囊肿，应考虑扭转或破裂的更大潜在风险。

手术治疗

如果附件区肿物有为恶性肿瘤或发生并发症的风险，或有迹象表明发生扭转、因囊肿破裂出现血流动力学不稳定时，需手术治疗（Naqvi，2015）。美国妇产科医师学会（ACOG，2015b）指出不应该因孕周而推迟手术。如果可能的话，尽量在分娩后行择期手术治疗，非紧急手术选择在孕中期进行。将非紧急手术推迟到孕中期有两个原因，一是胎儿各器官已发育完整，致畸风险低。二是较孕早期，自然流产率低（O'Rourke，2006）。

术前准备。通常，当患者同意行附件手术时，需要讨论卵巢切除术的风险。对于恶性肿瘤或卵巢囊肿破裂或医源性损伤导致的出血，需认真考虑。卵巢囊肿切除或卵巢切除均可能导致卵巢的储备功能不同程度的下降。

许多因卵巢病变做囊肿切除术的患者伴有疼痛。在大多数病例中，囊肿切除术后疼痛缓解，但仍有部分患者疼痛不能缓解。因此，应告知患者有囊肿切除术后仍有慢性盆腔痛的可能。

附件手术通常是清洁手术，术前不常规使用抗生素。孕期手术需预防静脉血栓栓塞，详见第十八章（302 页）。

开腹手术 vs 腹腔镜手术。附件区肿物可以通过开腹手术或者腹腔镜手术治疗。关于妊娠期附件区肿物最大的一项研究回顾了过去 20 年的超过 200 万次分娩（Reedy，1997）。与孕 4 ～ 20 周接受非产科手术治疗的孕妇的妊娠结局进行比较。在这些患者中，2 181 人行腹腔镜手术，1 522 人行开腹手术。观察的围产期结局指标包括出生体重、孕周、胎儿生长受限、先天畸形和围产期死亡率。这 5 个指标在接受腹腔镜手术和开腹手术的两组人群中无明显差异。但是，接受手术治疗的孕妇分娩低出生体重儿（< 2 500 g）、早产（孕 37 周前）或者胎儿生长受限的比例增加。重要的是，不能将该结果归因于麻醉、潜在的疾病过程或者手术本身。

另一项研究得出同样的结论，该研究纳入 5 405 例妊娠期行非产科手术治疗的患者（Mazze，1989）。研究结果指出由于胎儿宫内生长受限和早产（孕 37 周前）导致分娩低出生体重儿（< 2 500 g）比例增加。虽然有 42% 的患者是在胎儿器官形成的孕早期行手术治疗，但先天畸形概率并未增加。

在过去的几十年，腹腔镜手术在妊娠期中的应用明显增加。其优点包括恢复快、术后能较快恢复活动、术后疼痛减轻、麻醉药物使用减少、肠道功能恢复快、住院时间短、伤口感染风险低和能够更早下床活动（Al-Fozan，2002）。

既往认为妊娠是腹腔镜手术的禁忌证，但是越来越多的数据改变了这一观点。腹腔镜手术的潜在风险为早产、流产、胎儿缺氧和因气腹使腹内压增加导致子宫血供减少。但是，研究证明，妊娠失败和早产可能与疾病病理有关，而与手术无关（Al-Fozan，2002）。

关于妊娠期腹腔镜附件手术的大样本研究较少。在文献报道的结果中，总体的母胎结局是良好的。一项对 48 例妊娠期行腹腔镜手术治疗附件区肿物的回顾性研究发现，在孕 6 ～ 33 周对有症状的盆腔肿物、扭转、囊肿破裂，或者持续存在或可疑的卵巢肿物进行了手术治疗（Mathevet，2003）。腹部可通过在上象限插入针，或开放的 Hasson 技术进入，详见第十五章（253 页）。分娩孕周为 36 ～ 41 周，平均为 39 周。有 1 例孕妇孕 17 周行腹腔镜下卵巢囊肿切除术，术后 4 天胎死宫内。

另一个研究结果类似，其纳入 67 例孕 12 ～ 25 周行腹腔镜下附件区肿物手术的患者（Yuen，2004）。选择开放性进腹，囊肿直径为 4 ～ 15 cm，平均为 6 cm。无术中及术后并发症，分娩时中位孕周为 39 周。1 例患者在孕 16 周行腹腔镜下囊肿切除，术后 6 周妊娠失败。该患者因直径 5 cm 的成熟囊性畸胎瘤行手术治疗，术中未见囊肿内容物溢出。她在孕 22 周时胎膜破裂而流产。

虽然美国胃肠内镜外科医生协会（SAGES）的指南指出在妊娠期的任何时候行腹腔镜手术都是安全的，但应考虑到增大的子宫缩小了手术的操作空间，尤其是在孕晚期（Pearl，2011）。目前，大多数关于孕晚期腹腔镜手术的报告均为小病例系列。一项研究报道了 10 例在孕 28 ～ 34 周接受腹腔镜手术的患者，均成功分娩（Upadhyay，2007）。这些病例包括腹腔镜下阑尾切除术、胆囊切除术和附件手术。其中 9 例足月分娩。另 1 例因阑尾穿孔致化脓性腹膜炎，行腹腔镜下阑尾切除术后早产分娩。10 例患者均使用了 Veress 针穿刺入腹。另一个研究回顾了 92 例接受阑尾切除术或胆囊切除术的患者，包括 61 例腹腔镜手术和 31 例开腹手术（Affleck，1999）。其中有 15 例孕妇在孕晚期进行了腹腔镜手术。该研究中，腹腔镜组患者无胎儿丢失、子宫损伤或自然流产。腹腔镜组和开腹组的结果无差异。与未接受手术的孕妇相比，开腹手术和腹腔镜手术的患者的早产概率（孕 37 周前）稍升高。

临床因素决定手术路径。即，囊肿较大时可能会阻碍腹腔镜器械的移动，并且不适合在腹腔镜下将囊肿切除。对于中等大小的囊肿，开腹手术切口通常可以最小化。与腹腔镜手术相比，小切口开腹手术时间更短、囊肿破裂率更低、成本更低。但它有可能限制粘连松解和进行腹膜检查以除外卵巢恶性肿瘤的可能。

对于囊肿较大或有盆腔粘连性疾病的孕妇，通常根据孕周进行开腹手术。具有更高恶性潜能时，选择下腹正中垂直切口，为卵巢切除或囊肿切除提供足够大的手术视野，避免肿瘤破裂；如果确定为恶性肿瘤，有利于在上腹部进行手术分期。对于恶性肿瘤风险小和中等大小的囊肿，可采用下腹横切口行开腹术，该切口具有一定的优点（第四章，51 页）。

囊肿切除术 vs 附件切除术。这里讨论的是卵巢囊肿为良性或恶性程度较低的情况，否则将整个卵巢切除。在这两种情况中，囊肿切除术可以保留卵巢，但有囊肿破裂和囊内容物溢出的风险。如果是卵巢癌，囊内容物的溢出和恶性播散会影响预后。因此，决定哪种手术技术，可能受病变大小和术中所见影响。如病灶较小时可行囊肿切除，保留生殖功能。对于较大的病灶，由于摘除过程中囊肿破裂风险高，且切除大囊肿后重建卵巢解剖结构较困难，因此，通常行卵巢切除术（Okugawa，2001）。而且，较大的囊肿恶性的风险也更高。对于手术时意外发现的恶性肿瘤，可按照 231 页所述处理。

开腹囊肿切除术。如第四章（51 页）所述选择下腹横切口或者中线垂直切口进入腹腔。如前所述，如果高度怀疑恶性肿瘤，在处理卵巢前应留取腹腔冲洗液。在切口内放置自我保持式牵开器，探查盆腔，将肠管和大网膜遮挡远离手术区。将卵巢置于视野中，湿润的海绵垫于直肠子宫陷凹卵巢下方。这有助于减少手术过程中囊肿破裂内容物溢出造成的盆腔污染。

首先，外科医生将卵巢夹在拇指和相对的手指之间。用手术刀或电刀切开覆盖在囊肿表面的卵巢包膜。该切口的理想位置是卵巢系膜对侧，以减少卵巢门处血管的剥离。切口深入至囊肿壁表面，而又不进入囊肿壁使囊肿破裂（图 14-10）。

术者用 Allis 钳夹紧卵巢包膜的切口边缘，轻轻地将其拉离囊壁（图 14-11）。同时，将手指放在囊肿上，靠近被抓住的卵巢包膜，将囊肿向与 Allis 钳相反的方向牵拉。这种通过囊肿壁的牵引和反牵引有助于分离。由于囊肿壁的表面通常是光滑的，因此术者通过在手指和囊肿壁之间放置一块打开的纱布，以提供更大的抓力（图 14-12）。然后进行钝性剥离，在囊肿壁和剩余的卵巢间质之间形成切割面。因此，可以使用指尖、刀柄、开或闭的剪刀刀片进行剥离。锐性剥离时可以使用精细组织剪的剪刀尖。通常钝性和锐性分离交替使用。如果卵巢与囊肿壁粘连，则宜进行锐性分离。

剥离接近完成时，到达血管丰富的卵巢门。如果可能的话，止血钳或 Kelly 钳放置在靠近卵巢囊肿和正常卵巢剩余的细小组织之间。钳子放置于靠近卵巢的位置，以允许剪刀有空间切割组织蒂，使囊肿游离而不破裂。用可吸收线结扎断端。然后检查卵巢创面，寻找出血点，电凝或缝合结扎。

使用 3-0 或 4-0 延迟可吸收缝线逐层缝合卵巢创面，使之前包裹囊肿的卵巢组织缝合在一起（图 14-13）。使用 4-0 或 5-0 延迟可吸收缝线，行卵巢皮质下连续缝合关闭卵巢切口（类似于皮下缝合）。

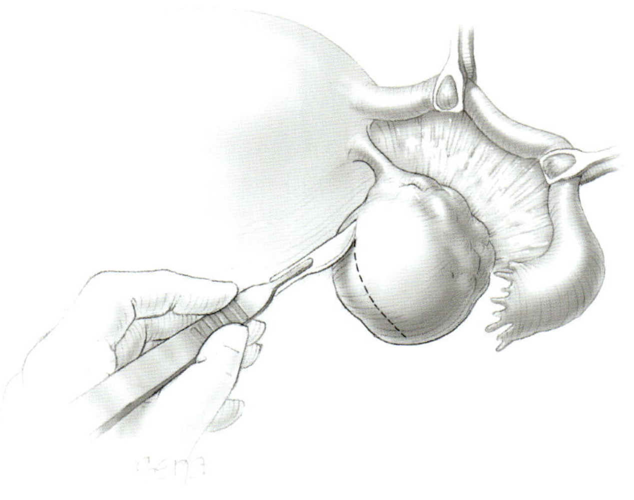

图 14-10　开腹卵巢囊肿切除术。首先，将卵巢包膜上切开。Reproduced with permission from Hoffman BL，Corton MM：Surgeries for benign gynecologic conditions. In Hoffman BL，Schorge JO，Bradshaw KD，et al（eds）：Williams Gynecology，3rd ed. New York，McGraw-Hill Education，2016.）

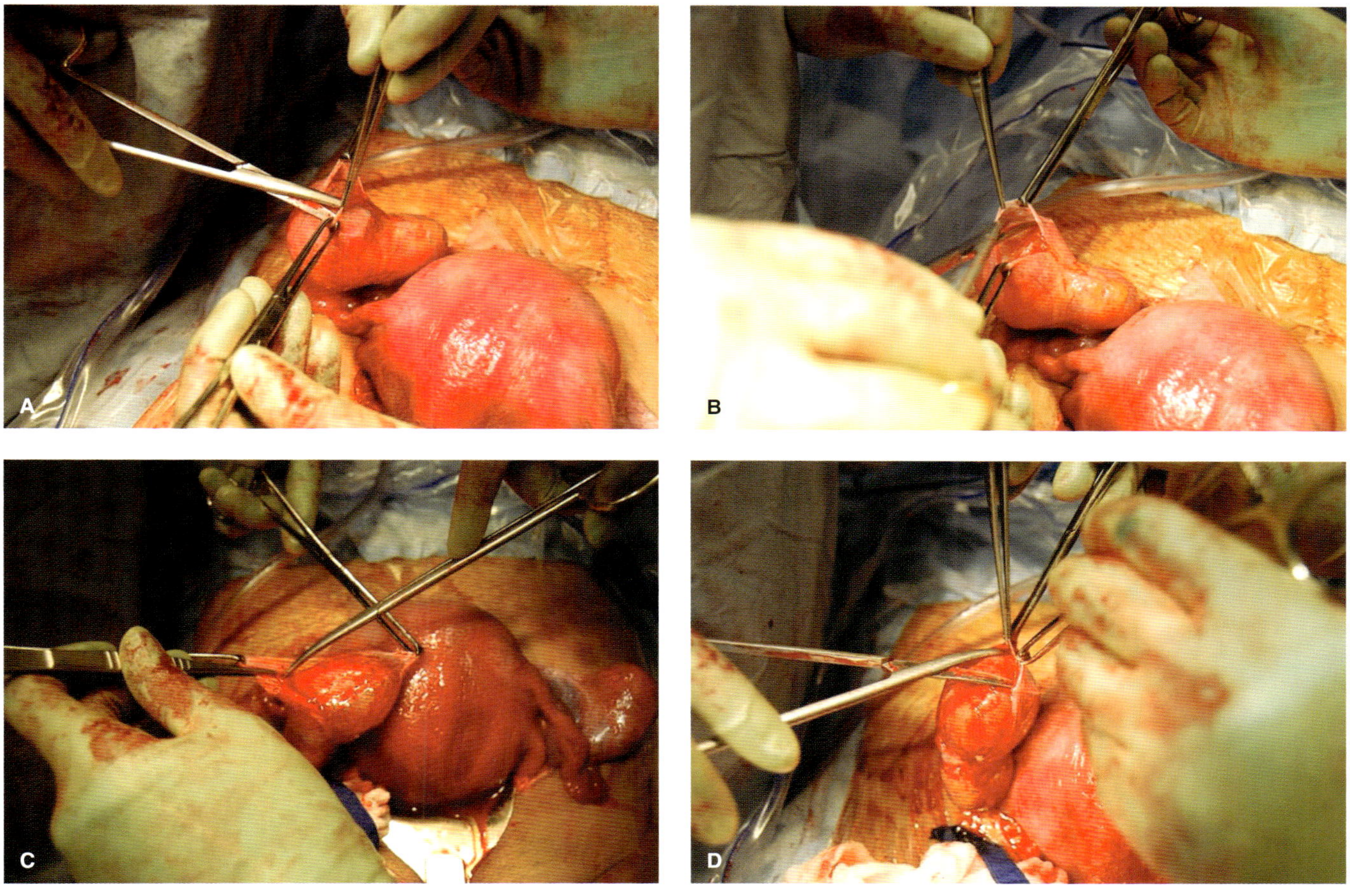

图 14-11 在上覆卵巢包膜和下面的囊肿壁之间形成切割面（A-D）。在分离过程中，对要分离的组织的牵拉应轻柔，这可以使过程更迅速。遵循组织的自发解剖学间隙，将剪刀叶片闭合后进入组织间隙，通过见到的微激打开和闭合，逐渐分离卵巢组织和囊肿壁。分离过程应在同一个平面进行，以避免进入囊肿，使其破裂。

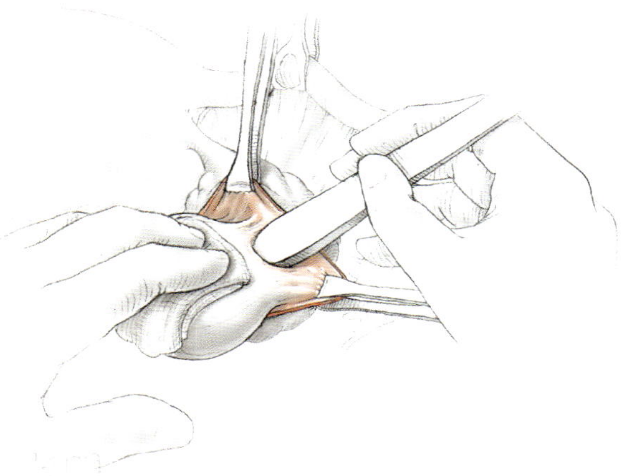

图 14-12 钝性剥离也可以，理想情况下，可将囊肿完整剥离。（Reproduced with permission from Hoffman BL，Corton MM：Surgeries for benign gynecologic conditions. In Hoffman BL，Schorge JO，Bradshaw KD，et al (eds)：Williams Gynecology，3rd ed. New York，McGraw-Hill Education，2016.）

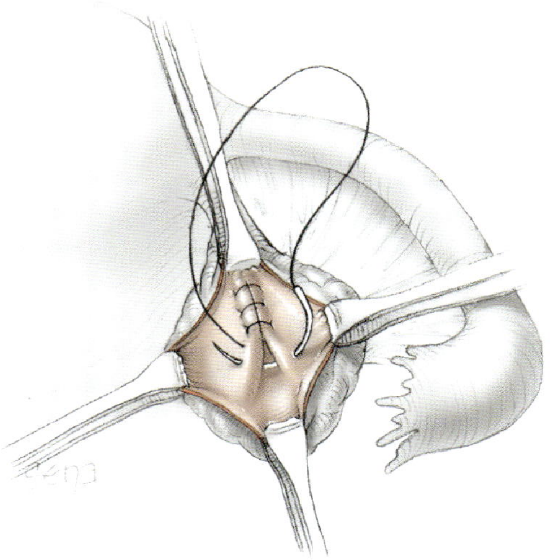

图 14-13 缝合剩余的卵巢包膜以闭合。（Reproduced with permission from Hoffman BL，Corton MM：Surgeries for benign gynecologic conditions. In Hoffman BL，Schorge JO，Bradshaw KD，et al（eds）：Williams Gynecology，3rd ed. New York，McGraw-Hill Education，2016.）

取出放在直肠子宫陷凹的纱布，并彻底冲洗盆腔。冲洗在卵巢囊肿破裂时显得更为重要。如成熟囊性畸胎瘤（皮样囊肿）破裂，内容物溢出，可能引起化学性腹膜炎。根据术者的喜好和患者的解剖结构，在开腹手术关闭之前，卵巢周围可以放置防粘连材料，以降低粘连的形成。然而，并没有证据证明使用这种材料可以提高生育能力、减少疼痛或防止肠梗阻（American Society for Reproductive Medicine，2013）。

腹腔镜下囊肿切除术。第十五章介绍了腹腔镜手术的初始步骤（252 页）。腹腔镜一旦进入，探查工作便已经完成，并根据需要留取灌洗液。腹腔镜下囊肿切除过程虽然也完成了切开和剥离的基本步骤，但存在明显差异。

首先，在卵巢固有韧带和卵巢后表面下放置钝头的吸引器，以抬高卵巢。用无创抓钳握住卵巢，使其稳定。可以在卵巢下方放置标本袋，以捕捉囊肿溢出的内容物。用设定为切割电压的单极电针或超声刀切开囊肿表面的卵巢包膜（图 14-14）。

然后使用钝性钳子或解剖剪刀分离卵巢和囊肿壁之间的间隙（图 14-15）。用非创伤性抓握钳钳夹切口的一侧边缘，钝头钳子或吸引器头伸入卵巢包膜和囊肿壁之间的组织平面（图 14-16）。在囊肿的一侧行钝性分离和水分离术，同法处理另一侧。根据囊肿与周

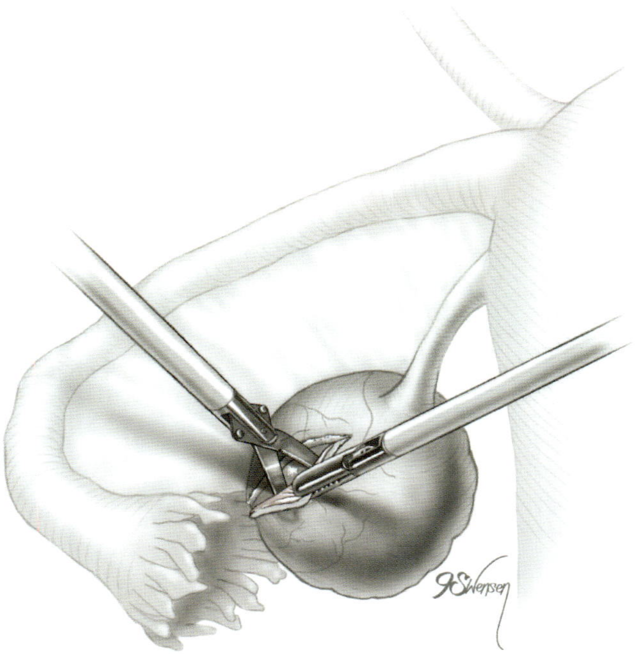

图 14-15 用钳子钳夹卵巢包膜，用剪刀锐性分离下面的囊肿。Reproduced with permission from Thompson M，Kho K：Minimally invasive surgery. In Hoffman BL，Schorge JO，Bradshaw KD，et al（eds）：Williams Gynecology，3rd ed. New York，McGraw-Hill Education，2016.）

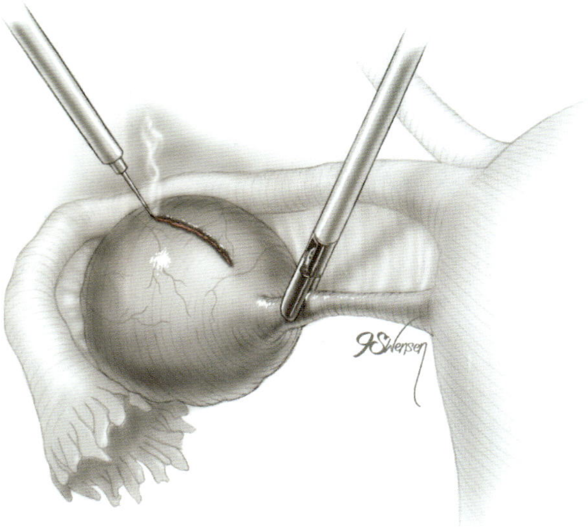

图 14-14 腹腔镜下囊肿切除术。首先切开卵巢包膜。（Reproduced with permission from Thompson M，Kho K：Minimally invasive surgery. In Hoffman BL，Schorge JO，Bradshaw KD，et al（eds）：Williams Gynecology，3rd ed. New York，McGraw-Hill Education，2016.）

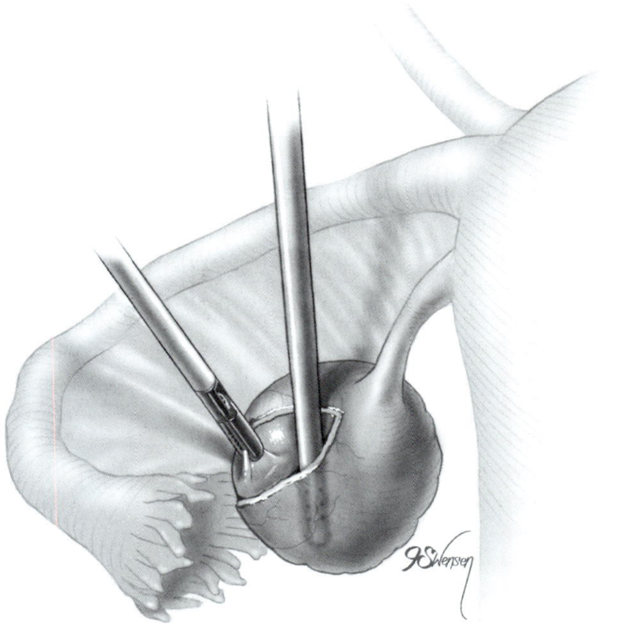

图 14-16 钝性分离卵巢包膜和囊肿壁之间的间隙，理想情况下，可完整分离囊肿。（Reproduced with permission from Thompson M，Kho K：Minimally invasive surgery. In Hoffman BL，Schorge JO，Bradshaw KD，et al（eds）：Williams Gynecology，3rd ed. New York，McGraw-Hill Education，2016.）

围卵巢组织的粘连情况，囊肿切除有时需要用剪刀进行锐性分离。

在剥离囊肿的过程中，囊肿可能破裂，这不常见。然后用“剥离法”移除囊肿壁（图 14-17）。在分离界面附近用无创抓钳夹持囊肿壁和囊肿包膜。牵拉和反牵拉使两者之间的丝状结缔组织分离，不断剥离囊肿。最终，用抓握钳将囊肿从卵巢基质剥离。当囊肿切除后，电凝出血点或钳夹和电凝血管进行止血（图 14-18）。

在从卵巢上摘除囊肿后，放置标本袋中（图 14-19）。封闭袋口，并将囊肿带到前腹壁。根据囊肿的大小，将囊肿和标本袋自辅助套管完整取出。

如果囊肿较大，可将套管取出，直接将整个鼓起的标本袋开口移至套管切口处，将标本袋口沿着皮肤表面展开。提起标本袋开口边缘向上拉起，将囊肿提起，压入切口中。然后使用针尖穿入切口，穿透标本袋中的囊肿、用辅助吸引器抽吸内容物。或者，使用有齿的 Kocher 钳通过切口，进入标本袋钳破囊肿壁（图 14-20）。囊内容物流入标本袋中。然后通过标本袋开口将囊肿及内容物取出。在取标本的过程中，小心不要弄破标本袋，避免囊内容物流入腹腔或者切口部位。

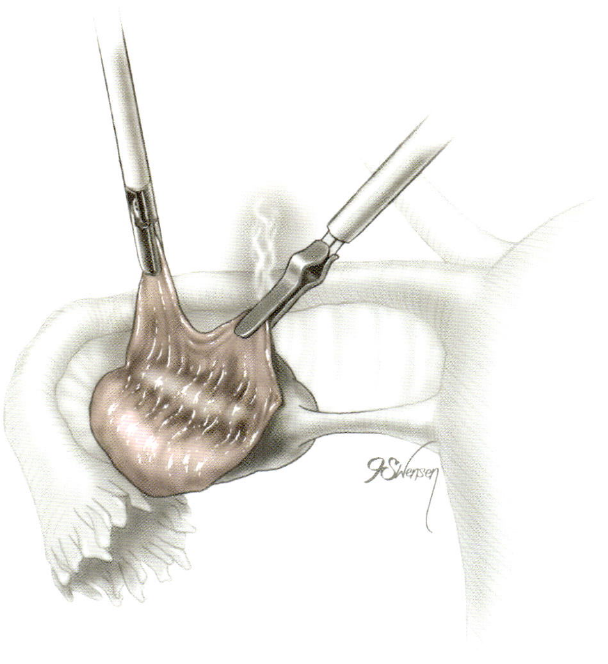

图 14-18　电凝止血剩余卵巢创面。（Reproduced with permission from Thompson M，Kho K：Minimally invasive surgery. In Hoffman BL，Schorge JO，Bradshaw KD，et al（eds）：Williams Gynecology，3rd ed. New York，McGraw-Hill Education，2016.）

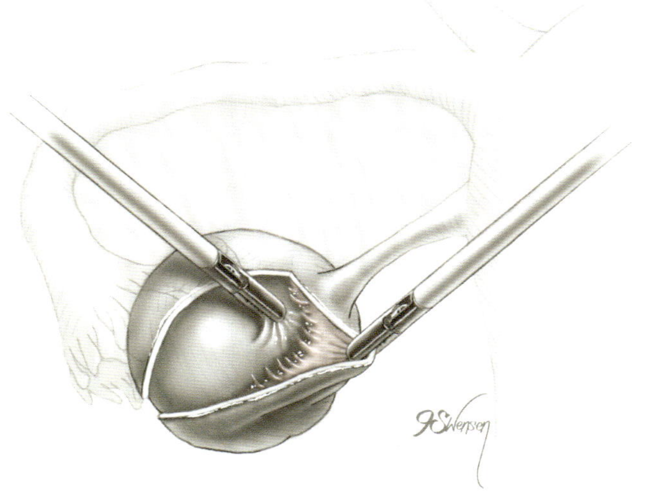

图 14-17　当囊肿破裂时，可用牵引和反牵引将囊肿壁从卵巢间质上剥离。（Reproduced with permission from Thompson M，Kho K：Minimally invasive surgery. In Hoffman BL，Schorge JO，Bradshaw KD，et al（eds）：Williams Gynecology，3rd ed. New York，McGraw-Hill Education，2016.）

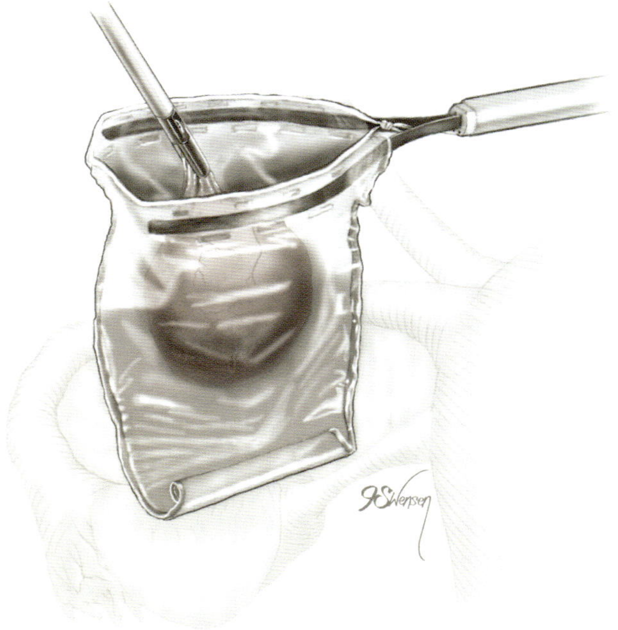

图 14-19　囊肿放置在标本袋中以移出。（Reproduced with permission from Thompson M，Kho K：Minimally invasive surgery. In Hoffman BL，Schorge JO，Bradshaw KD，et al（eds）：Williams Gynecology，3rd ed. New York，McGraw-Hill Education，2016.）

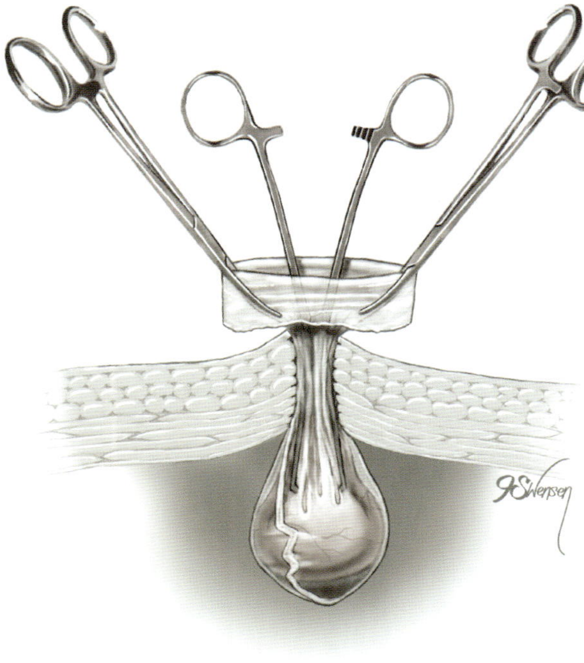

图 14-20 对于较大的囊肿，可以用齿钳刺破囊吸引内容物，然后将标本袋移出。（Reproduced with permission from Thompson M，Kho K：Minimally invasive surgery．In Hoffman BL，Schorge JO，Bradshaw KD，et al（eds）：Williams Gynecology，3rd ed．New York，McGraw-Hill Education，2016．）

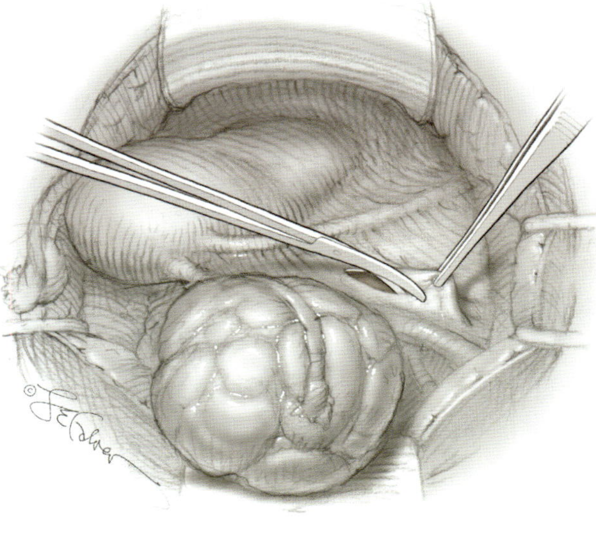

图 14-21 开腹附件切除术。打开腹膜后空间，找到输尿管。（Reproduced with permission from Hoffman BL，Corton MM：Surgeries for benign gynecologic conditions．In Hoffman BL，Schorge JO，Bradshaw KD，et al（eds）：Williams Gynecology，3rd ed．New York，McGraw-Hill Education，2016．）

由于粘连形成的风险增加，手术操作更为困难，腹腔镜缝合需要一定的时间。通常，囊肿切除后，不缝合卵巢包膜。针对妇科患者的几项研究表明，剔除囊肿后卵巢包膜开放并不会增加粘连的形成（Marana，1991；Wiskind，1990）。同样，可以考虑放置防粘连屏障。

开腹附件切除术。附件切除的基本步骤包括辨清同侧输尿管的走行、结扎卵巢悬韧带（IP）、一并结扎输卵管近端和卵巢固有韧带、切断中间的卵巢和输卵管系膜。进腹后，常规留取腹腔冲洗液，探查盆腔，提起附件并探查。

钳夹卵巢悬韧带之前，先辨清输尿管，输尿管通常位于盆腔后侧壁腹膜下方。它在这里穿过髂总血管分叉处，沿卵巢动脉内侧进入盆腔（图 3-10，40 页）。有时，妊娠子宫会遮挡视野，需要打开后腹膜分离输尿管。因此，用组织钳分离腹膜与圆韧带、卵巢悬韧带和髂外血管之间的组织。第一个腹膜切口靠近骨盆边缘向头侧延伸（图 14-21）。一旦打开腹膜，向深部、头侧和稍内侧钝性分离疏松结缔组织。输尿管通常附着于打开的腹膜内侧。

为了分离卵巢悬韧带，在阔韧带后叶、卵巢悬韧带下方、输尿管上方用精细组织剪或电刀在腹膜上切开第二个小口，它内侧向子宫方向延伸。它与卵巢悬韧带平行，向骨盆外侧和头侧延伸。理想情况下，可以在整个切口中看到输尿管。

由于上面两个腹膜切口，卵巢悬韧带也就被分离出来了。然后用 Heaney 或其他夹钳弧形向上夹住该血管韧带，钳子的曲面朝上（图 14-22）。在距 Heaney 钳内侧一段距离处，在卵巢悬韧带上放置一个 Kelly 钳。在附件切除过程中，可以防止出血，并与标本一起取出。在 Heaney 和 Kelly 钳之间横切卵巢悬韧带，然后结扎卵巢悬韧带蒂部。

提起附件，在卵巢固有韧带和输卵管上放置 Heaney 钳或类似的钳子，包含部分输卵管系膜和卵巢系膜，钳子的曲面朝向卵巢。另一把弯钳横向钳夹中间剩余的输卵管系膜和卵巢系膜。两把弯钳钳尖在附件下方对合（图 14-23）。用弧形的 Mayo 剪刀在钳夹的组织上方剪断，切除附件。

从手术部位取除切除的附件组织。其余两个钳子钳夹的组织分别用 0 号可吸收缝线缝合。附件标本送病理检查。如果高度可疑恶性肿瘤，可行术中冰冻病理切片分析。

腹腔镜下附件切除术。进腹后，探查和留取盆腔冲洗液，将附件提起并检查。同开腹附件切除术，辨

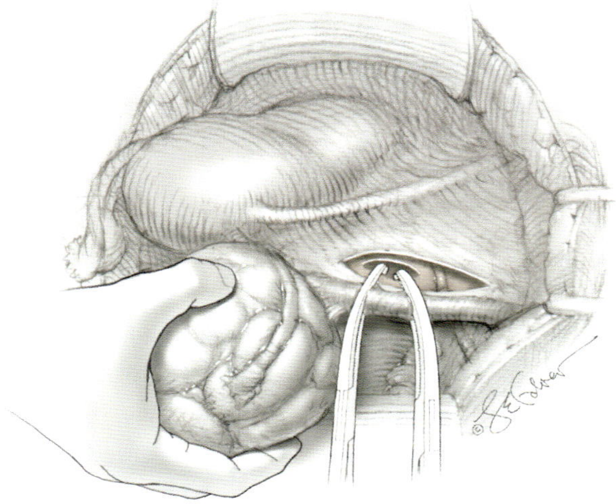

图 14-22　钳夹、切断并缝合结扎卵巢悬韧带。(Reproduced with permission from Hoffman BL，Corton MM：Surgeries for benign gynecologic conditions．In Hoffman BL，Schorge JO，Bradshaw KD，et al（eds）：Williams Gynecology，3rd ed．New York，McGraw-Hill Education，2016．)

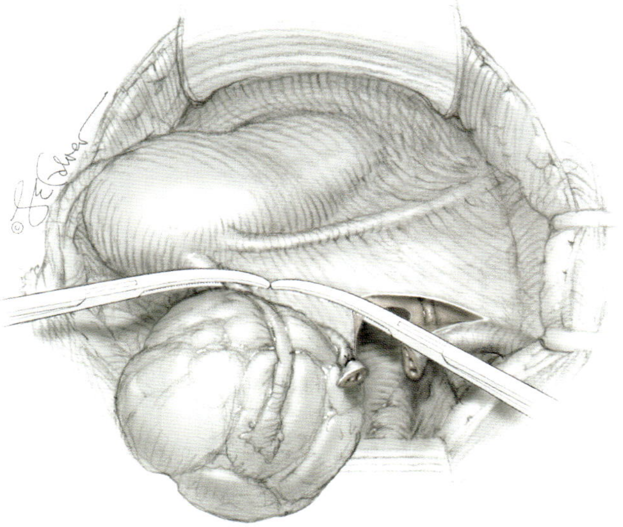

图 14-23　钳夹、切断和缝合、结扎卵巢固有韧带和输卵管，用另一把钳子钳夹其余的输卵管系膜和卵巢系膜。(Reproduced with permission from Hoffman BL，Corton MM：Surgeries for benign gynecologic conditions．In Hoffman BL，Schorge JO，Bradshaw KD，et al（eds）：Williams Gynecology，3rd ed．New York，McGraw-Hill Education，2016．)

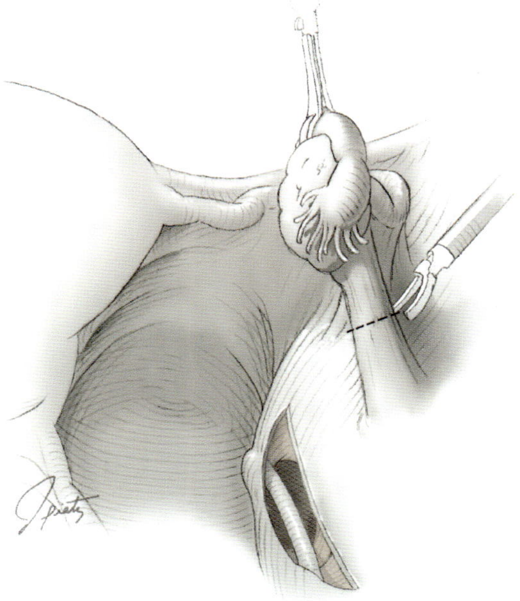

图 14-24　腹腔镜下附件切除术。在卵巢血管外侧打开腹膜，进入腹膜后空间，钝性分离以识别阔韧带内侧叶上方的输尿管。(Reproduced with permission from Thompson M，Kho K：Minimally invasive surgery．In Hoffman BL，Schorge JO，Bradshaw KD，et al（eds）：Williams Gynecology，3rd ed．New York，McGraw-Hill Education，2016．)

清输尿管走行。如必要，打开输尿管外侧腹膜，在腹膜后游离输尿管。

根据术者的喜好，可以使用电凝装置、超声刀或内镜吻合器来完成卵巢悬韧带内卵巢血管的结扎（图 14-24）。闭塞血管后，在近端切断卵巢悬韧带。

横断卵巢悬韧带后，用无创抓钳提起输卵管和卵巢。切开阔韧带，使其向内侧伸展（图 14-25）。

同卵巢悬韧带，可以用电凝或吻合器钉住圆韧带后方的卵巢固有韧带和输卵管近端，它们在圆韧带后方（图 14-26）。在闭塞远端，切断卵巢固有韧带和输卵管，摘除附件。与囊肿切除术一样，使用标本袋取出切下的附件。

■ 剖宫产术中偶然发现

Baser 等对超过 4.6 万例剖宫产进行了回顾性研究发现，其中 151 例孕妇接受了附件手术。其中一半以上是在妊娠期偶然发现的附件区肿物。所有肿物都被切除。5 例行卵巢切除术，146 例行囊肿切除术。最终病理提示有 3 例恶性肿瘤，平均直径为 10.6 cm。该 3 例患者中有 2 例是偶然发现的。因此作者建议一旦

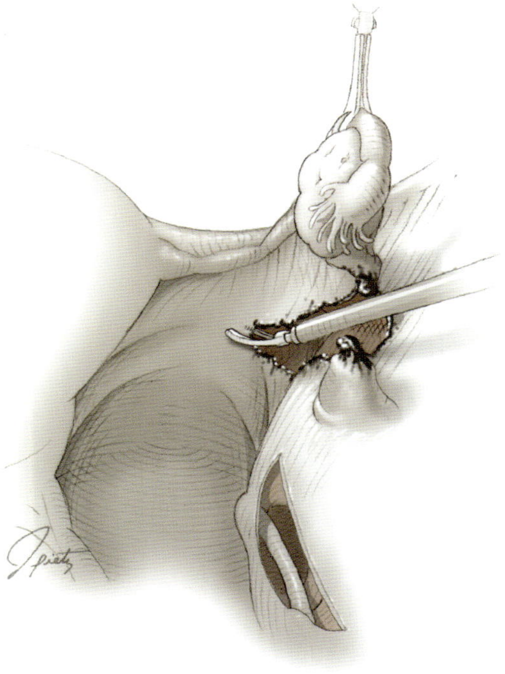

图 14-25 采用血管闭合器或电凝术切断卵巢悬韧带，然后进行锐性分离。(Reproduced with permission from Thompson M, Kho K: Minimally invasive surgery. In Hoffman BL, Schorge JO, Bradshaw KD, et al (eds): Williams Gynecology, 3rd ed. New York, McGraw-Hill Education, 2016.)

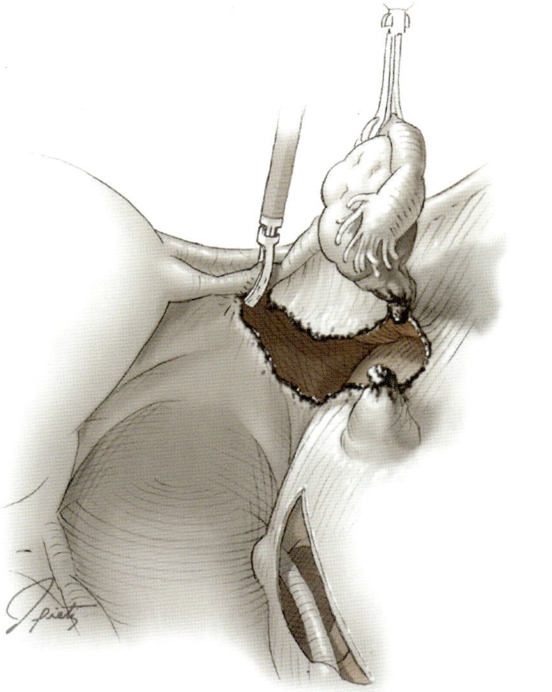

图 14-26 一并切断卵巢固有韧带和输卵管后，将附件放置于标本袋中，自腹部穿刺器切口取出，在标本袋里进行粉碎（Reproduced with permission from Thompson M, Kho K: Minimally invasive surgery. In Hoffman BL, Schorge JO, Bradshaw KD, et al (eds): Williams Gynecology, 3rd ed. New York, McGraw-Hill Education, 2016.)

发现附件区肿物应行手术治疗，尤其是直径＞ 5 cm 的肿物。虽然研究有限，但是其他类似的研究也建议剖宫产术中切除偶然发现的附件区肿物（Dede，2007；Ulker，2010）。

总结

妊娠期附件区肿物较常见。许多是在常规超声检查时偶然发现的，尤其是在孕早期。选择期待治疗或手术治疗取决于几个因素。其中最重要的是发现时的孕周、肿物大小及其超声特征是囊性、实性还是复杂性。许多在孕早期发现的附件区肿物会随着妊娠的进展而消失。对于有症状的或可疑恶性肿瘤的肿物，必须手术切除。通常，腹腔镜囊肿切除术是首选的手术方法。

（曲·启明，译 郭晓玥，校）

参考文献

Abbas AM, Zahran KM, Nasr A, et al: A new scoring model for characterization of adnexal masses based on two-dimensional gray-scale and colour Doppler sonographic features. Facts Views Vis Obgyn 6(2):68, 2014

Affleck DG, Handrahan DL, Egger MJ, et al: The laparoscopic management of appendicitis and cholelithiasis during pregnancy. Am J Surg 178(6):523, 1999

Al-Fozan H, Tulandi T: Safety and risks of laparoscopy in pregnancy. Curr Opin Obstet Gynecol 14(4):375, 2002

American College of Obstetricians and Gynecologists: Management of adnexal masses. Practice Bulletin No. 83, July 2007, Reaffirmed 2015a

American College of Obstetricians and Gynecologists: Nonobstetric surgery during pregnancy. Committee Opinion No. 474, February 2011, Reaffirmed 2015b

American Society for Reproductive Medicine: Pathogenesis, consequences, and control of peritoneal adhesions in gynecologic surgery: a committee opinion. Fertil Steril 99(6):1550, 2013

Baser E, Erkilinc S, Esin S, et al: Adnexal masses encountered during cesarean delivery. Int J Gynaecol Obstet 123(2):124, 2013

Bello G, Schonholz D, Mosipur J, et al: Combined pregnancy: the Mount Sinai experience. Obstet Gynecol Surv 41:603, 1986

Bromley B, Benacerraf B: Adnexal masses during pregnancy: accuracy of sonographic diagnosis and outcome. J Ultrasound Med 16:447, 1997

Caverly CE: Ovarian cysts complicating pregnancy. Am J Obstet Gynecol 21:566, 1931

Chiang G, Levine D: Imaging of adnexal masses in pregnancy. J Ultrasound

Med 23:805, 2004
Condous G, Khalid A, Okaro E, et al: Should we be examining the ovaries in pregnancy? Prevalence and natural history of adnexal pathology detected at first trimester sonography. Ultrasound Obstet Gynecol 24:62, 2004
Dede M, Yenen MC, Yilmaz A, et al: Treatment of incidental adnexal masses at cesarean section: a retrospective study. Int J Gynecol Cancer 17(2): 339, 2007
Giuntoli RL II, Vang RS, Bristow RE: Evaluation and management of adnexal masses during pregnancy. Clin Obstet Gynecol 49(3):492, 2006
Glanc P, Brofman N, Salem S, et al: The prevalence of incidental simple ovarian cysts > or = 3 cm detected by transvaginal sonography in early pregnancy. J Obstet Gynaecol Can 6:502, 2007
Glanc P, Salem S, Farine D: Adnexal masses in the pregnant patient. A diagnostic and management challenge. Ultrasound Q 24:225, 2008
Goh W, Bohrer J, Zalud I: Management of the adnexal mass in pregnancy. Curr Opin Obstet Gynecol 26:49, 2014
Goh WA, Rincon M, Bohrer J, et al: Persistent ovarian masses and pregnancy outcomes. J Matern Fetal Neonatal Med 26:11, 2013
Goldberg-Stein SA, Liu B, Hahn PF, et al: Radiation dose management: Part 2, estimating fetal radiation risk from CT during pregnancy. AJR Am J Roentgenol 198(4):W352, 2012
Grimes WH, Bartholomew RA, Calvin ED, et al: Ovarian cysts complicating pregnancy. Am J Obstet Gynecol 68:594, 1954
Hasson J, Tsafir Z, Azem F, et al: Comparison of adnexal torsion between pregnant and nonpregnant women. Am J Obstet Gynecol 202:536e1, 2010
Hoffman BL, Corton MM: Surgeries for benign gynecologic conditions. In Hoffman BL, Schorge JO, Bradshaw KD, et al (eds): Williams Gynecology, 3rd ed. New York, McGraw-Hill Education, 2016.
Hoover K, Jenkins TR: Evaluation and management of adnexal mass in pregnancy. Am J Obstet Gynecol 205:97, 2011
Horowitz NS: Management of adnexal mass in pregnancy. Clin Obstet Gynecol 54:519, 2011
Koo YJ, Kim TJ, Lee JE, et al: Risk of torsion and malignancy by adnexal mass size in pregnant women. Acta Obstet Gynecol Scand 90:358, 2011
Lee G, Hur S, Shin J, et al: Elective vs. conservative management of ovarian tumors in pregnancy. Int J Gynaecol Obstet 85:250, 2004
Leiserowitz GS, Xing G, Cress R, et al: Adnexal masses in pregnancy: how often are they malignant? Gynecol Oncol 101:315, 2006
Malkasian GD, Knapp RC, Lavin PT, et al: Preoperative evaluation of serum CA125 levels in premenopausal and postmenopausal patients with pelvic masses. Am J Obstet Gynecol 159:341, 1988
Marana R, Luciano AA, Muzii L, et al: Reproductive outcome after ovarian surgery: suturing versus nonsuturing of the ovarian cortex. J Gynecol Surg 7:155, 1991
Mashiach S, Bider D, Moran O, et al: Adnexal torsion of hyperstimulated ovaries in pregnancies after gonadotropin therapy. Fertil Steril 53(1):76, 1990
Mathevet P, Nessah K, Dargent D, et al: Laparoscopic management of adnexal masses in pregnancy: a case series. Eur J Obstet Gynecol Reprod Biol 108(2):217, 2003
Mazze R, Kallen B: Reproductive outcome after anesthesia and operation during pregnancy: a Registry study of 5405 cases. Am J Obstet Gynecol 161: 1178, 1989
McGovern PG, Noah R, Koenigsberg R, et al: Adnexal torsion and pulmonary embolism: case report and review of the literature. Obstet Gynecol Surv 54(9): 601, 1999
McKerron RG: Pregnancy, Labor, and Childbirth with Ovarian Tumors. New York, Redman, 1906
Naqvi M, Kaimal A: Adnexal masses in pregnancy. Clin Obstet Gynecol 58:93, 2015
Ngu SF, Cheung VY, Pun TC: Surgical management of adnexal masses in pregnancy. JSLS 18:71, 2014
Oelsner G, Cohen SB, Soriano D, et al: Minimal surgery for the twisted ischaemic adnexa can preserve ovarian function. Hum Reprod 18(12):2599, 2003
Okugawa K, Hirakawa T, Fukushima K, et al: Relationship between age, histological type, and size of ovarian tumors. Int J Gynaecol Obstet 74(1):45, 2001
O'Rourke N, Kodali BS: Laparoscopic surgery during pregnancy. Curr Opin Anaesthesiol 19(3):254, 2006
Palmer J, Vatish M, Tidy J: Epithelial ovarian cancer in pregnancy: a review of the literature. BJOG 116:480, 2009
Patsner B: Promise and pitfalls of CA-125 in gynecology. Am J Gynecol Health 3:13, 1989
Patton CL: Adnexal tumors in pregnancy. Surg Gynecol Obstet 3:413, 1906
Pearl J, Price R, Richardson W, et al: Guidelines for diagnosis, treatment, and use of laparoscopy for surgical problems during pregnancy. Surg Endosc 25(11):3479, 2011
Perkins KM, Boulet SL, Kissin DM, et al: Risk of ectopic pregnancy associated with assisted reproductive technology in the United States, 2001–2011. Obstet Gynecol 125(1):70, 2015
Reedy MB, Kallen B, Kuehl TJ: Laparoscopy during pregnancy: a study of five fetal outcome parameters with use of the Swedish Health Registry. Am J Obstet Gynecol 177(3):673, 1997
Sarandokou A, Protonatariou E, Rizos D: Tumor markers in biological fluids associated with pregnancy. Crit Rev Clin Lab Sci 109:221, 2007
Seki K, Kikuchi Y, Uesato T, et al: Increased serum CA 125 levels during the first trimester of pregnancy. Acta Obstet Gynecol Scand 65:583, 1986
Smith LH, Danielsen B, Allen ME, et al: Cancer associated with obstetric delivery: results of linkage with the California cancer registry. Am J Obstet Gynecol 189:1128, 2003
Spencer HR: The Lettsomian Lectures on tumours complicating pregnancy, labour, and the puerperium: delivered before the Medical Society of London. BMJ 1(3086):246, 1920
Thompson M, Kho K: Minimally invasive surgery. In Hoffman BL, Schorge JO, Bradshaw KD, et al (eds): Williams Gynecology, 3rd ed. New York, McGraw-Hill Education, 2016.
Timmerman D, Ameye L, Fischerova D, et al: Simple ultrasound rules to distinguish between benign and malignant adnexal masses before surgery: prospective validation by IOTA group. BMJ 341:c6839, 2010
Touitou Y, Bogdan A, Darbois Y: CA 125 (ovarian cancer associated antigen) in cancer and pregnancy. Anticancer Res 9:1805, 1989
Ulker V, Gedikbasi A, Numanoglu C, et al: Incidental adnexal masses at cesarean section and review of the literature. J Obstet Gynaecol Res 36(3):502, 2010
Upadhyay A, Stanten S, Kazantsev G, et al: Laparoscopic management of a nonobstetric emergency in the third trimester of pregnancy. Surg Endosc 21(8):1344, 2007
Wheeler TC, Fleischer AC: Complex adnexal mass in pregnancy: predictive value of color Doppler sonography. J Ultrasound Med 16:425, 1997
Whitecar P, Turner S, Higby K: Adnexal masses in pregnancy: a review of 130 cases undergoing surgical management. Am J Obstet Gynecol 181:19, 1999
Wiskind AK, Toledo AA, Dudley AG, et al: Adhesion formation after ovarian wound repair in New Zealand White rabbits: a comparison of ovarian microsurgical closure with ovarian non-closure. Am J Obstet Gynecol 163: 1674, 1990
Yacobozzi M, Nguyen D, Rakita D: Adnexal masses in pregnancy. Semin Ultrasound CT MRI 33:55, 2012
Yazbek J, Salim R, Woelfer B, et al: The value of ultrasound visualization of the ovaries during the routine 11–14 weeks nuchal translucency scan. Eur J Obstet Gynecol 132:154, 2007
Yazigi R, Sandstad J, Munoz AK: Primary staging in ovarian tumors of low malignant potential. Gynecol Oncol 31:402, 1988
Yen CF, Lin SL, Murk W, et al: Risk analysis of torsion and malignancy for adnexal masses during pregnancy. Fertil Steril 91:1895, 2009
Yuen PM, Ng PS, Leung PL, et al: Outcome in laparoscopic management of persistent adnexal mass during the second trimester of pregnancy. Surg Endosc 18(9):1354, 2004
Zanetta G, Mariani E, Lissoni A, et al: A prospective study of the role of ultrasound in the management of adnexal masses in pregnancy. BJOG 110:578, 2003
Zweizig S, Perron J, Grubb D, et al: Conservative management of adnexal torsion. Am J Obstet Gynecol 168(6 Pt 1):1791, 1993

第十五章

诊断性和治疗性腹腔镜

妊娠期第一例腹腔镜手术是在20世纪90年代初期进行的。自从那时起，腹腔镜已经广泛地取代了开腹手术在妊娠期腹部疾病诊断和治疗的地位。相应地，外科医生也应当熟悉妊娠期的一些独特生理变化，手术技术也应相应做出调整。通过这些调整，妊娠期妇女也能够同非妊娠期患者一样从腹腔镜手术的独特优势中获益。

注意事项

最初妊娠被认为是腹腔镜手术的禁忌证，因为学者担忧其可能会对母亲的心肺功能产生损伤，或者有伤害妊娠子宫和胎儿的风险。但是，若外科医生对此方面的不良后果有着充分的认识，则通常可以避免或使这些影响最小化。

■ 心肺功能影响

腹腔镜手术能够产生特殊的心血管和肺部变化，这在孕妇中尤其重要。这些变化包括：①CO_2经腹膜吸收并进入循环，②气腹导致的腹内压升高，③Trendelenburg体位（表15-1）。这些变化在孕妇中可因为妊娠期的生理变化和妊娠子宫而加重。

首先，腹腔镜手术需要抬高腹壁，而这通常是通过向腹腔内注入气体来完成的。在大多数情况下，气腹的气体源是CO_2，因为此气体可燃性很低，吸收也很快。但是，腹膜将CO_2吸收入血可导致循环中CO_2的堆积和高碳酸血症。继而，高碳酸血症能够刺激交感神经，增加体循环和肺循环血管的阻力，升高血压。更进一步，若高碳酸血症没有能够被过度通气所代偿，则会产生酸中毒。而这会直接导致心肌收缩功能受抑制，继而心输出量降低（Ho，1995；Reynolds，2003；Sharma，1996）。高碳酸血症也会导致心动过速和心律不齐。好在通常来讲，经过麻醉师对患者进行控制性通气，CO_2的副作用能够被代偿。

其次，向腹腔中吹入任何气体都会导致负压的升高，据研究，无论患者的姿势如何，只要气腹的压力超过10 mmHg，就会令心输出量持续降低25%～35%（Johannsen，1989；Torrielli，1990）。这一降低会导致下肢血流的淤积、回心血量的持续减少，以及代偿性的体循环血管阻力增加。回心血量的减少和心输出量的降低会导致子宫胎盘灌注量的降低，可能会影响胎儿。在妊娠期，可以通过使用低气腹压力、母体左侧倾斜体位（252页）等来部分进行代偿。此外，20 mmHg的气腹压力会令直肠血流减少，肾小球滤过率降低，肠系膜动脉、小肠黏膜血流减少（Diebel，1992；Richards，1983）。在心功能受损、贫血或低血容量的患者中，这些血流动力学的改变可能会更严重。这在急诊手术合并大出血时尤其重要。

最后，腹内压的升高会导致膈肌上抬。同时由于妊娠子宫的挤压和Trendelenburg体位，腹腔器官也向头部位移。此外，气腹压力会使膈肌和胸壁变硬。

表 15-1 二氧化碳气腹对生理的影响

系统	影响[a]	机制	可能的母胎影响
呼吸系统	CO_2 分压上升，pH 下降	CO_2 吸收	高碳酸血症，酸中毒
心血管系统	心率，外周血管阻力，肺动脉、中心静脉及平均动脉压力升高	高碳酸血症及腹内压增加	子宫胎盘血流减少——胎儿低氧、酸中毒和低灌注的风险
	心输出量降低	回心血量减少	
血流动力学	内脏血流减少，肝、肾及消化系统低灌注	腹内压增加	子宫胎盘血流减少——胎儿低氧、酸中毒和低灌注的风险
	下肢静脉血液回流减少	腹内压增加	子宫胎盘血流减少——胎儿低氧、酸中毒和低灌注的风险
	脑血流增加	内脏受压迫后的分流可能导致高碳酸血症	脑脊液压力增加[b]

[a] 若气腹压力＞20 mmHg，该现象可加剧

[b] 动物实验的初步结果

Reproduced with permission from Cunningham FG，Leveno KL，Bloom SL，et al（eds）：General considerations and maternal evaluation．In Williams Obstetrics，24th ed．New York，McGraw-Hill Education，2014．Data from O'Rourke，2006; Reynolds，2003.

在这些因素的共同作用下，为使机械通气有效，可能需要更高的气道压力。并且，在膈肌上抬的同时，肺总量和功能残气量也通常会降低，这反而又降低了氧合的储备容量。肺总量的降低令肺部更容易塌陷，发生肺不张。这会导致通气-灌注失调，肺泡-动脉氧含量阶差上升。总之，所有这些因素都令组织氧合下降。

尽管有这些生理变化的存在，气腹的绝对禁忌证非常罕见，包括颅内压升高、急性闭角型青光眼，以及视网膜脱落。

无气腹腔镜

应用无需气腹的腹腔镜手术，常规腹腔镜的一些生理局限可以得到部分缓解，这就是无气腹腔镜。这种技术应用一种扇叶形的翼状工具将腹壁机械性地抬高。放入腹腔后，这些扇叶即可展开，贴住腹内前腹膜的内侧，通过机械力使其抬高。尽管应用不广泛，但无气腹腔镜对孕妇可能是有好处的。它减少了 CO_2 暴露所引起的一系列副作用，以及负压增加相关的血流动力学改变，还能够使盆腔手术在局部麻醉下进行（Pelosi，1997a）。此外，由于无需在手术中维持腹腔内气体的压力，手术器械无需通过套管即可插入腹腔，使腹壁切口也相对更小。

这一手术的缺点是在病态肥胖的女性中，无气腹腔镜提供的视野会很有限。此外，没有气腹的压力，手术部位的静脉渗血可能会增多。最后，由于这一技术并未被广泛应用，所需的手术器械经常难以取得。总之，在妊娠期应用无气腹腔镜的报道还是较少的。

腹腔镜创伤

在妊娠期可能会出现医源性的子宫损伤，因此，在此时某些腔镜手术入路和子宫操作的技术是禁用的。在插入腹腔镜时子宫可能会被无意间穿破或撕裂，尤其是通道没有正确地指向头侧的时候。妊娠期子宫穿孔可能会导致流产或胎膜早破，不过也有报道健康活产的病例（Joumblat，2012；Kho，2009）。为了能够安全地进入腹腔，在 252 页详述了正确的技术。

在孕晚期，增大的子宫可能会阻碍视线，使盆腔侧壁不可见，盆腔和下腹部的视野暴露也受限制。增大的子宫也会妨碍器械的机动性。在未妊娠女性中，可用传统的举宫器来帮助解决这些问题。但是，此器械需要进入宫腔，在妊娠期禁用。替代的方法在 259 页详述。

优势

在外科手术进行时，腹腔镜能够给外科医生提供盆腔和上腹部的全景视野，方便评估腹腔内病变的性质。其技术上的优越性包括光学放大功能、加强的照明功能，以及对深部结构的视野提升。此外，腹腔镜器械更小巧，视野更清晰，可以进行更精准的手术。

因为腹壁切口很小，腹腔镜手术在术后有很多优势。和开腹手术相比，这些优势包括住院时间减少、

术后肠梗阻发生率降低，切口并发症减少，以及恢复活动的时间更快（Nieboer，2009；Pearl，2011）。术后疼痛也有明显减轻，减少了镇痛麻醉药物的用量。镇静药用量少、切口小进一步提高了术后肺功能。肥胖的患者术后出现切口并发症的概率更高，而腹腔镜避免了开腹的大切口，对患者有益。除了这些即时的优点，随机对照的动物研究和临床研究都表明腹腔镜手术后的粘连也更轻（Luciano，1989；Lundorff，1991）。

手术指征

阑尾炎

在有经验的医师手中，腹腔镜可以同时用来诊断并治疗许多急腹症。在两个很大的机构回顾研究中，妊娠期进行非产科指征的腹腔手术的概率大约为0.2%。在这些病例中，最常见的手术指征就是阑尾炎、附件区肿物，及胆囊炎。

在这之中，急性阑尾炎在孕妇中的发生率为1/2 000 ~ 1/500，是孕妇使用腹腔镜手术最常见的指征（Andersen，1999；Burke，2015；Mourad，2000）。许多非妊娠期女性的临床对照研究表明，与微创手术和开腹手术相比，她们伤口感染、术后疼痛的发生率更低，住院时间也有缩短。尽管有上述优势，腹腔镜阑尾切除术和腹腔脓肿发生率高、手术时间长及住院费用高相关（Sauerland，2010）。然而，若某病例的诊断不够明确，但可疑为阑尾炎时，腹腔镜手术能够令医师有机会对整个腹腔的情况进行检视，以排除其他的疾病。但如果使用小切口开腹手术，视野会极其有限。若阑尾的外观基本正常，这一优势就显得尤其明显。

需要注意的是，在腹腔镜手术中流产的概率可能会升高。在一项对 11 个妊娠期腹腔镜阑尾切除术临床对照研究的 meta 分析中显示，与开腹手术切除阑尾相比，腹腔镜术后的流产率（1.91）相对升高（Wilasrusmee，2012）。手术时间、伤口感染率、早产率、最终出生体重，以及 Apgar 评分在两种术式中没有区别。尽管手术时的孕周范围很广，但大多数手术都在孕中期进行。需要注意的是，此研究没有对患者年龄、胎儿孕周及阑尾炎的并发症等混杂因素进行变量控制。一篇最近的系统性回顾研究的作者认为，目前的证据强度不足以对阑尾切除术的术式做出推荐。他们承认腹腔镜可能和更高的流产率相关（Walker，2014）。

胆囊炎

由于在妊娠期胆汁浓缩增加，胆囊活动减少导致了胆汁淤积，因此胆结石的发生率会升高。胆结石继发的急性胆囊炎也比较常见，是在妊娠期非产科手术中第二多见的。

目前，妊娠期急性胆囊炎的手术治疗指征和非妊娠期的女性是相同的。在过去，医生更偏好药物保守治疗。但是，在同一妊娠期中复发率很高，且由于临床症状持续存在，患病女性最终都需要进行胆囊切除术。另外，若胆囊炎在妊娠较晚期复发，则更有可能出现早产，胆囊切除术也更难以进行。Date 等（2008）回顾了既往的文献，发现和保守治疗相比，手术治疗后早产及胎儿死亡的风险没有增加。然而，若保守治疗的孕妇出现了胆结石继发的胰腺炎，胎儿的死亡率会有明显的升高。故此，由于保守治疗的复发率很高且手术总体相对安全，许多外科医生都倡议对初诊的急性胆囊炎进行胆囊切除术治疗。

对孕妇使用腹腔镜手术进行胆囊切除术不需要犹豫。这一决定有大量的临床数据支持，在任意妊娠期进行胆囊切除术的安全性和有效性都是很高的（Eichenberg，1996；Geburz，1997；Tarraza，1997）。在一个对大量手术数据进行的研究中，与开腹手术相比，腹腔镜胆囊切除术的手术时间、住院时间都更短，并发症更少、更轻（Cox，2016）。并且，另外一个大型临床数据分析表明，相比于手术经验少的医生，由手术量更大的外科医生治疗的患者，母胎术后的并发症发生率都有显著降低（Kuy，2009）。总之，美国胃肠外和内镜医生组织（SAGES）赞同在妊娠患者中优先选择腔镜来进行胆囊切除术（Pearl，2011）。

附件扭转

妊娠期急性腹痛的另一个诱因可能是输卵管或卵巢的扭转。在孕妇中，附件扭转的发生率可能会更高。推测的原因包括输卵管卵巢的支持韧带松弛度增加，卵巢由于黄体的存在而体积增加，以及子宫增大将附件区从盆腔抬高。

正如在十四章（230 页）中所述的那样，腹腔镜在附件扭转的诊断和治疗中都很有效。在腹腔镜或开腹手术中，需要进行一系列扭转恢复的安全有效性的评估，并在术中对再灌注情况进行观察。继而进行囊肿切除术、附件切除术，或不做任何进一步治疗。需要通过评估附件的缺血梗死，以及受累卵巢的病理结果来决定是保留还是切除患侧附件（Bider，1991；Mage，1989；Morice，1997）。需要注意的是，若在孕 10 周内切除了黄体囊肿，需要进行外源孕激素的补充，用药方式见第十八章（308 页）（Csapo，1973）。

附件区肿物

附件区肿物在妊娠期的发现率约为 1% ～ 2%。多数肿物都是在孕早期的常规超声检查时发现的。大多数为良性的单纯性囊肿，在孕中期即可自行缓解。妊娠期手术的指征包括影像学有恶性表现，或出现急性症状。急性症状包括因囊肿破裂导致的腹腔内出血，或因囊肿扭转或肿物刺激出现疼痛。在十四章（235 页）有详细的对附件区囊肿的治疗讲解。在需要手术的病例中，大量的病案报道和系列研究都证明了妊娠期卵巢肿物腹腔镜治疗的可行性和有效性。

异位妊娠

根据 Duberney 在 20 世纪 70 年代初的研究，在宫内妊娠的同时自发出现合并的输卵管妊娠的发生率约为 1/30 000。随着辅助生殖技术（APT）的出现，经治患者出现异位妊娠的风险则为 0.09%（Perkins，2015）。若能够尽早干预，高达 70% 的患者的宫内妊娠可以保存。

患者可表现出腹痛，且超声下可见宫内妊娠（IUP）合并附件区混合型肿物，或盆腔游离液体。在就诊时这种破裂的表现并不少见，因此，此病误诊率很高。在这些病例中，为避免失血性休克，急诊手术治疗非常重要。

在理想状态下，输卵管妊娠最好在破裂之前进行早期诊断，但是这些患者是不可以选择保守治疗的。这是因为甲氨蝶呤对宫内胎儿有致畸性。

输卵管异位妊娠手术治疗的目标包括对患者提供血流动力学支持，切除所有的异位滋养细胞、修复或切除患侧输卵管，以及尽力保留生育功能和宫内胎儿。对多数女性来说，推荐应用腹腔镜下输卵管切除术，因为其治疗效果确切，能够完全切除病灶，无需再次手术干预。并且由于宫内妊娠的持续存在，人绒毛膜促性腺激素（hCG）的水平会受影响，无法监测滋养细胞组织存在与否。腹腔镜下输卵管切除术的详细步骤见第八章（120 页）。需要注意的是，若异位妊娠的患者出现妊娠组织破裂且血流动力学不稳定，或有腹腔镜手术的禁忌证，开腹手术能够迅速进腹止血。

经腹子宫颈环扎术

正如在第十一章所述（176 页），在不适合进行经阴道环扎术的女性中可进行经腹永久性子宫颈环扎术。这样的患者可能是宫颈有截断或瘢痕组织，或之前已经进行了经阴道宫颈环扎术但没有成功维持妊娠。经腹环扎术可以通过腹腔镜完成，且最好在怀孕前完成。在妊娠期，随着子宫增大，环扎术也会变得更加困难。因此，环扎最好在怀孕前或孕 11 ～ 14 周进行。此孕周避免了孕早期手术流产率更高的情况。它还允许对非整倍体和明显的畸形的初步筛查。

胎儿手术

正如在十六章（265 页）所述，越来越多的研究证明，针对某些特殊的胎儿情况，应用宫内镜（胎儿镜）技术来治疗有很好的效果。对于一些较严重的胎儿疾病，使用胎儿镜进行治疗的手术指征已经越来越多了（Peiro，2009）。最常见的治疗包括在伴前置血管的双胎输血综合征，或双胎反向动脉灌注（TRAP）时用宫内镜消融异常的血管。另外一个指征是用宫内镜治疗羊膜带综合征中缠绞的脐带。而在重建手术方面，有些中心已经完成了腹腔镜下产前脊柱裂修复术。不过，尽管胎儿镜手术对胎儿有着直接的好处，早产和胎膜早破的风险仍旧持续存在（Danzer，2003；Sala，2014）。

禁忌证

概述

腹腔镜手术的局限性可包括所患疾病的特点、医师的手术技能或设备局限，或是母体的合并症。以疾病本身的限制来说，为了尽量缩短母胎暴露于麻醉和气腹的时间，因此不能进行时间太长的手术。尤其是，大肿物或致密粘连可能会局限视野、阻碍入路、增加临近器官损伤的风险，并使手术时间延长。此外，若不对最初的腹腔镜切口进行明显延长，较大的实性肿物或可疑恶变的囊肿可能难以完整地从腹腔全部取出。诊断性的腹腔镜手术也可能探查到最适合开腹手术的病情。例如未预期到的恶性肿瘤，需要手术分期。

至于设备局限，合适的腹腔镜器械可能难以获得。此外，预期外的设备故障或手术并发症可能也会使手术必须中转开腹。在某些特定情况下，为了让母胎的预后达到最优，由麻醉师、产科医生、儿科医生以及护理团队组成的多学科团队可能是必要的。若这些必需医疗资源无法获得，则腹腔镜手术的获益就相对于开腹手术来说大大减少了。

母体合并症

子宫大小

母体的一些特点经常会使腹腔镜手术受到局限或复杂化。在这些特点之中，子宫的大小是一个主要的障碍，会限制视野、入路，也使术者难以对器官进行操作。此外，增大的子宫也会令心肺功能的恶化更严重，见 244 页。

肥胖

在过去，肥胖被认为是腹腔镜手术的相对禁忌证。然而，现在更多的研究表明，和开腹手术相比，健康的肥胖女性经过腹腔镜手术后痛感更少，康复更快，术后并发症，如伤口感染或术后肠梗阻的发生率也更低（Eltabbakh，1999；Scribner，2002）。也就是说，和正常体重的患者相比，腹腔镜手术对肥胖女性的术后影响可能是不利的。其中包括更高的转开腹手术率、更长的手术时间，以及更长的住院时间（Chopin，2009；Heinberg，2004；Thomas，2006）。然而，不是所有的研究者都发现了这些影响，且总体的预后比开腹手术更好（Camanni，2010；O'Hanlan，2003；Shah，2015）。

在肥胖女性中，进行腹腔镜手术的一些手术参数需要进行调整。首先，合适的通气可能就比较困难。通常来说，肥胖患者表现出了肺顺应性与其体重指数成比例的下降。此外，腹壁脂肪的堆积降低了腹壁的顺应性，导致需要更高的气腹压力来获得足够的手术空间。并且，网膜和肠系膜脂肪的增多在 Trendelenburg 体位的时候也会对膈肌产生更大的压力。结果是会出现吸气困难和肺顺应性降低。

为了评估患者对这些生理变化的耐受程度，可在进行手术之前进行“倾斜试验”。在全身麻醉之后，将患者慢慢改变为大角度 Trendelenburg 体位，并短暂观察心肺参数的变化。评估患者对此体位的耐受性可能帮助医生在腹腔充气之前对监控处理心肺功能和气道的困难程度有所预期。

在病理性肥胖中，另一增加手术困难程度的是腹壁的解剖学畸形。在肥胖患者中，肚脐仍旧是前腹壁最薄的部位，作为手术入路最为充分。但在这些患者中，腹壁的解剖学标志会向下移位，并遮盖正常腹腔镜入路。因此，需要评估肚脐的位置及其与皮下结构的关系，并需要调节进入的角度以保证安全进腹（Hurd，1991；Pelosi，1998）。此外，在孕周较大的病例中，可以考虑应用一种开放的腹腔镜技术。也可以选择剑突下或左右上腹作为入路。

肥胖患者发生术后切口疝的风险更高。若切口处进行牵引的话发生率会更高。为了预防此情况发生，若切口长度大于 1 cm，强烈建议对入口进行筋膜缝合。

既往盆腹腔手术史

既往的盆腹腔手术史是非常广为人知的腹腔内粘连的危险因素。在腹腔镜进腹时，粘连性疾病增加了损伤血管和内脏的风险。并且，粘连也和更高的开腹手术转化率相关。因为对于某些外科医生来说，在粘连很严重的情况下，开放手术进行松解更安全迅速。因此，在计划手术前，详细询问患者既往手术有没有围术期感染、血肿，或广泛的粘连松解术非常重要，能提供许多有效信息。相似地，子宫内膜异位症、盆腔炎或放射性治疗的病史也可能预示着粘连。

在术前的体格检查中，外科医生需注意既往手术的瘢痕位置。此外，需要提前识别腹壁疝、疝修补、修补片的位置，在插入套管时要避开这些位置。若有腹腔粘连性疾病的担忧，可能需要计划非脐部的入路来避免器官损伤。

手术时机

无论胎儿孕周是多少，急诊手术都需要立刻进行（表 15-2）。纯粹的择期手术应该推迟到妊娠后进行。若妊娠期内的手术时间可以选择，腹腔内手术大多数是在孕中期的最初阶段完成。将手术推迟至孕中期进行，能够避免在胎儿器官形成期暴露于潜在的致畸因素中，早产宫缩的发生也少；而且在孕早期自发性流产的风险也更高。此外，许多女性在孕早期都进行了血清学检查、胎儿颈后透明层厚度（NT），和（或）无创 DNA 检测来识别胎儿异常。孕中期前段进行手术也降低了早产的风险，而在孕中、晚期手术中则早产更加常见。最后，妊娠期的子宫还没有增大到中上腹部，术野的暴露相对没有受到太多影响（图 15-1）。

胎儿因素

麻醉风险

需要进行腹腔内手术的情况通常代表了对母亲及其胎儿健康的明显风险。在早期的研究中，手术所需

表 15-2　妊娠期腹腔镜手术的一些指导原则

术前评估	
手术指征	急腹症的腹腔镜手术指征无论妊娠与否都是一致的
妊娠时期	在妊娠的任何时期均可安全地进行腹腔镜手术，但若能够选择，则孕中期最佳
术中注意	
患者体位	孕妇需取左倾位，以尽量减少对下腔静脉和主动脉的压迫
首个套管置入	若能够根据宫底高度、既往切口以及医生经验进行调整，则采用开放式（Hasson）技术、气腹针，或可视套管技术均可成功置入首个套管
气腹压力	妊娠期腹腔镜手术中 CO_2 气腹的压力在 10 ～ 15 mmHg 是安全的。在保证合适术野暴露的情况下维持腹内压至最低
CO_2 监测	在孕期腹腔镜手术中可采用二氧化碳描记波形监测其水平
深静脉血栓预防	推荐在术中及术后使用气压式血液循环泵，并鼓励术后尽早离床活动以预防妊娠期深静脉血栓栓塞症
术后观察	
胎心监护	若在妊娠期进行急腹症手术，需在术前及术后对胎儿心率进行监测
产科会诊	根据患者疾病的严重程度、孕周及会诊可得性，在术前和（或）术后均可进行产科会诊。若为有效妊娠，产科的会诊需包括讨论胎儿出现何种异常需术中同时进行剖宫产术
宫缩监测	在术前可无需进行预防性的宫缩监测，但可能需在术后应用。若出现了早产迹象，需与产科医生进行合作

CO_2 = 二氧化碳。

Data from：Pearl，2011.

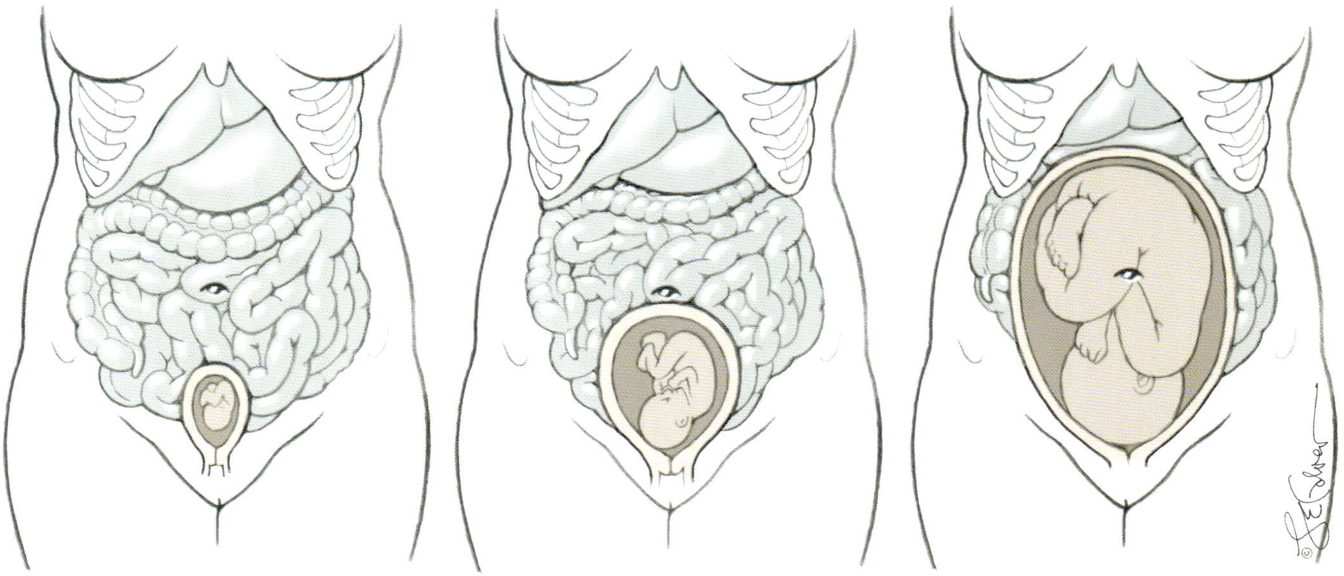

图 15-1　随着孕周的增加和子宫的增大，腹腔内器官向头侧移动。重要的是，在放置腹腔镜套管时需考虑到增大的子宫。解剖学的变化也会令许多疾病的临床表现出现改变，例如阑尾炎。

的全身麻醉在孕早期可能导致继发的自发性流产。需要注意的是，这些研究没有控制腹腔内操作或疾病严重程度这些混杂因素（Knill-Jones，1975）。而且，没有强有力的证据支持女性暴露于麻醉后有更高的流产风险（Cohen-Kerem，2015）。更进一步，ACOG在其2015年的文献回顾中表明，若按标准剂量应用目前使用的麻醉药物，在妊娠期的任意阶段都不会产生致畸性。

胎儿生理或畸形风险

CO_2 气腹对胎儿的即时和远期影响是一个由来已久的顾虑。特别是，由于盆腔血管受压，子宫的血流会减少，母体的血流动力学会受影响，另外包括 CO_2 会经腹膜吸收。然而，在怀孕的狒狒中，在气腹压力是20 mmHg时，狒狒胎儿的多普勒动脉血流没有改变（Reedy，1995）。在一项对怀孕母羊的研究中，20 mmHg的腹内压使母体-胎盘的血流量减少，但胎羊的胎盘灌注、器官血流、血pH，或血气值没有改变。在另一研究中，怀孕母羊的气腹压力是15 mmHg，胎羊有短暂的低血压和心率过快。而在过度通气诱导母体出现呼吸性碱中毒后可将上述改变最小化（Hunter，1995）。当然，所有这些数据都需要具体问题具体分析。例如，尤其是在较小的动物中，20 mmHg的气腹压力所得的数据结果无法反应在人体中进行腹腔镜后产生的一系列变化。

在人类中，充气压力通常维持在12～15 mmHg，或为获得足够视野和器械操作空间所需的最小压力。这方面缺少前瞻性的临床对照研究，因此我们对妊娠期腹腔镜的相对风险和益处的了解都局限于病例回顾性的研究以及少量meta分析。对妊娠期 CO_2 气腹的研究逐渐增多，但并未反映出 CO_2 对人类新生儿的致畸作用或有害影响。并且，研究者对一个小型队列的儿童随访至8岁，没有发现生长或发育延迟的证据（Rizzo，2003）。作为气腹的替代选择，无气腹腔镜能够避免这些问题，详见245页

新生儿并发症发生率或死亡率

目前对腹腔镜安全性最佳的证据是通过对妊娠结局的大型回顾性分析得出的。在一个这样的研究中，学者调查了2 181例腔镜手术和1 522例开腹手术的孕妇，她们都在孕20周前进行了手术。鼓舞人心的是，先天畸形、死胎或新生儿死亡的发生率，以及新生儿出生体重和分娩时孕周在两种手术组间没有显著差异（Reedy，1997b）。但是，和所有的产妇人群数据相比，两组患者都有新生儿出生体重＜2 500 g，孕37周前分娩，以及胎儿生长受限的风险升高。在和患者针对围术期胎儿并发症发生率和死亡率的知情谈话时，最好基于所在医疗中心自己的预后数据（若能获得的话）。胎儿的生存率和新生儿的预后结局需要精确掌握孕周和胎儿体重信息（Phelan，1990）。

抑制宫缩

在需要进行腹腔镜手术的孕妇中，目前没有随机对照研究的证据支持常规预防性应用宫缩抑制剂来防止早产。并且，不推荐常规应用预防剂量的糖皮质激素来促进胎肺成熟。然而，当腹腔镜手术并发早产时，则需要开始应用。在这种情况下，使用的禁忌证很少见，包括脓毒血症或活动性的全身感染。

胎儿监测

胎心率应当在术前和术后进行探测和记录。若尚没有达到可记录胎心的孕周，可用手持多普勒来听胎心。若妊娠处于更早期，可使用床旁超声来记录心率。对于已经达到可听到胎心的孕周的胎儿来说，胎心率和宫缩情况在术前和术后都需要进行监测。至于术中胎儿的监测，美国妇产科医师协会（ACOG，2015）认为应当个体化。这可能有助于“母体体位的摆放和循环呼吸系统的管理，并可能影响如何分娩胎儿的决定”。

总的来说，若胎儿的孕周允许，且孕妇同意进行紧急剖宫产术，则可以考虑选择术中胎儿监测。此外，必须有产科医生待命，并在胎儿出现情况时及时干预，且术中情况许可进行安全的紧急分娩。若在手术时进行胎儿监测，可以直接将多普勒仪或超声探头放置在患者的前腹壁上。作为替代，也可用经阴道超声探头。这一技术避免了放置探头对腹壁术野的干扰。

由于对全身麻醉剂的反应，胎心率通常会表现出变异减少的现象。胎心率的基线也可降低，但仍应保持在正常范围内。若心率变化提示了胎儿情况异常，可进一步增加子宫胎盘灌注。步骤包括排空气腹来降低腹内压对灌注血管的压力，并将母体进一步向左侧倾斜来减轻子宫对下腔静脉的压迫。也可对通气进行调整，改善母体的血 CO_2 分压。

■ 新生儿的考虑因素

有多学科合作的团队对将进行手术的产科患者进行护理非常重要，这包括产科、外科、麻醉科和新生儿团队的会诊，以期使母婴结局最优化。若病例中胎

儿孕周已达到可存活的情况，手术应当在有新生儿和儿科部门的医院进行，并需要产科团队参与。

患者准备

初步评估

应对患者进行全面的病史采集和体格检查，掌握既往手术经过及产妇的临床合并症的信息，如心脏病、肺部病变、肥胖及糖尿病等。也要完成相关的实验室检查，结果要和妊娠期的正常水平进行对比。术前的超声检查要谨慎评估胎儿的发育、孕周及致死性的畸形。若孕周足够大，以防需要分娩，超声检查还能够提供胎位和胎盘位置的信息。这在术后出现宫缩的时候显得尤其重要。若出现了阴道出血，则要求进行一系列的评估，寻找出血的来源，包括胎盘位置，以除外前置胎盘或胎盘早剥的情况。

知情同意

在进行腹腔镜手术前的知情同意谈话时，手术医生需向患者总结陈述此手术的目标和风险。腹腔镜本身的并发症通常来说较少，在这之中，最常见、最主要的并发症是进入腹腔或使用电外科工具时对器官的损伤，详见 261 页。也要向患者交代，有可能需要转为开腹手术来完成手术。转开腹手术的原因包括入腹失败、入腹时器官损伤，或广泛粘连。

血栓预防

应当在下肢常规应用外用气动压力袜来减少静脉淤血，增加静脉回流。但是，没有临床对照研究对比应用普通肝素、低分子肝素，或间断气压式血液循环泵在妊娠期预防静脉血栓的效果。SAGES 建议在下肢周围放置气压式血液循环泵（Pearl，2011）。总之，美国胸科医师协会建议，若腹腔镜手术时间超过 45 min 则应用药物预防血栓，若时间较短则应用机械的血栓预防装置（Guyatt，2012）。

手术器械

腹腔镜

硬质的、棒状镜片的腹腔镜传统上在进行腹腔内诊断和治疗时被用来照亮腹腔。基于有无手术操作通道，这些腹腔镜被分为两类：诊断性腹腔镜和治疗性腹腔镜。诊断性腹腔镜的直径在 2 ~ 12 mm 之间，并有一个 0° 或成角镜头。大多数外科医生使用的是 5 或 10 mm 的诊断性腹腔镜，并在腹壁的其他部位做入口来插入所需的器械。

手术性腹腔镜则是一种较为少见的选择，这种腔镜通常口径在 10 ~ 12 mm，并有一个 3 ~ 5 mm 的操作管，从这个管道中可以插入器械进入腹腔。

腹腔镜的视野角度有很多种，最常见的是 0°、30° 和 45° 的腹腔镜，每种提供的腹腔内视野都不相同。0° 的内镜视野最直接，也是外科医生最爱选择的一种。与之相反，成角的镜头提供的视野横向且更广。若病变比较复杂，阻挡了直接视野的话，这种镜头会很有用。

最近，有关节连接、头部可弯曲的软头腹腔镜已经开始被使用，在单孔手术中经常会选择这种器械。这些腹腔镜在其远端放置了一个相机芯片，这令腹腔镜可以围绕着结构弯曲，并可提供 0° ~ 120° 的视角。这些软性腹腔镜或硬质广角腹腔镜尤其能够在妊娠女性的腔镜手术中帮助提供更好的视野。例如，若妊娠期子宫已经占据了大部分盆腔，且移动受限，这些改变视野角度的腹腔镜就能让医生更好地探查子宫周围的情况。

腹腔镜的照明是由光源提供的，光线经过光纤的传输，最终传递至腹腔镜头部。目前应用的是冷光，光线的亮度更高。“冷光”这个词描述了沿着光纤耗散的热量。冷光的光源是卤素、氙气或卤化物。尽管有热量的耗散，光源仍旧会使腹腔镜远端的头部发热。因此，要避免头部长期接触手术巾、患者皮肤或者体内器官。这种接触会导致热损伤。连接腹腔镜的光纤负责传输光线。其远端能够散发出大量的热量，足以点燃手术巾致其着火。因此，若光纤头没有连接到腹腔镜上，需要将其设置为“关闭”或“待机”模式。

穿刺器

穿刺器为进入腹腔提供了通道。它由以下几个部分组成：①一个外套管，是一个管状物，是进入腹腔的通道；②一个密封装置，在套管内部，防止气腹内的气体溢出；③一个内芯，帮助穿透腹壁进入腹腔。一次性或可重复利用的穿刺器有许多可用的长度，为 60 ~ 150 mm 不等，直径也为 2 ~ 20 mm 不等。此外，可重复利用的穿刺器是一种特殊设计，可以再次利用其中的某些部分，通常包括一个可重复使用的套管及一次性的内芯。内芯的头端样式包括刀刃状的、圆钝的，以及放射状展开的。另外一种穿刺器——光学穿刺器，在进腹的时候可以提供视野。有些套管的管壁外侧还有充气球囊，可以充气胀大，防止套管从腹壁滑出。有这种固定装置的套管可能在妊娠期更合适。例如，若能够控制并确定外套管的深度，则更有利于避免疏忽造成的子宫损伤。

■ 气腹机

气腹的产生和保持是通过气腹机向腹腔内持续输送气体来完成的。若系统的设计优良，则可以调整气体流量，气腹压力也有明显的仪表显示和警报系统。为了能够有效维持腹壁的抬高、补充气体的漏出和吸收，气体的流量至少要维持在 10 L/min。气腹压力要维持在腹腔内视野足够、安全进行操作所需的最小压力，通常小于 15 mmHg。

■ 手术器械

腹腔镜手术剪和手术钳有许多种不同的设计。通过口径（通常为 3、5、10 mm）和长度（33 cm 是标准长度，45 cm 是肥胖患者的长度）将其分类。常见的仪器包括有执行单极或双极电手术能力的装置，且仪器主干可以旋转。吸引器能够将液体加压喷出，可以分离出血管、冲开凝固的血液，以便之后吸引清除。

术中步骤

■ 膀胱和胃的减压

患者腹腔镜手术的术前准备和开腹手术的术前准备相比差别很小。鼻胃管或口胃管减压降低了损伤胃部及胃内容物被吸入肺的风险。这在妊娠期尤为重要，因为在这一时期胃食管括约肌相对更松弛，吸入胃内容物的风险也就升高了。膀胱通常通过尿道来排空，并放置留置尿管。

■ 患者体位

与剖宫产术中相似，由于妊娠期子宫对主动脉腔静脉的压迫作用，最好选择向左倾斜的体位。这一体位适用于孕 16 周及以上的患者，能够使血流动力学的参数最优（Kinsella，1994）。在术中体位的变化，包括改变为 Trendelenburg 体位，都应当缓慢进行，使其副作用降至最低。

在麻醉诱导之后，患者需要被摆为膀胱截石位，腿部由支架支撑。此体位可使超声探头进入阴道以评估胎儿，或可用手移动子宫。若需要操作子宫，则需要患者臀部稍稍越过手术台的边缘。

为了将患者双腿摆放在正确的位置，需要将腿架连接至手术台，与患者臀部相靠近。为了防止股神经的损伤，臀部不能摆成尖锐的成角，或有明显的扭转、臀部外旋。膝部的角度活动不能超过 90°。

腓总神经从腘动脉的上方发出，越过腓骨外侧头并向下走行至小腿外侧。在腓骨外侧头处，此神经可能会被腿架所压迫。因此，在摆放患者体位时需要避免压迫此处，或放置缓冲垫。

为了防止在角度较大的 Trendelenburg 体位下打滑，并为了使下背部的压力降至最低，患者可直接被放置在防滑材料上，例如蛋箱垫或胶垫上。患者的皮肤直接与垫板相接触（Klauschie，2010；Lamvu，2004）。

患者的胳膊要紧贴身体两侧。这一体位能使手术医生更靠近患者，并可预防上肢血压升高导致的臂丛神经损伤。手臂可用手术巾裹住并将边角塞在胶垫下方。此种包裹方法能够防止手臂滑下并压迫臂丛。即便是在肥胖的患者中，使用防滑垫并裹住手臂也非常有效地防止了大角度 Trendelenburg 体位下的滑动情况（Klauschie，2010）。手臂也需加垫，以防止桡神经和正中神经的压迫。患者的指尖需朝向大腿并垫好，也要远离手术床的可移动足，以防止意外划到。在摆放手臂时，注意不要碰掉手指上的血氧监测及手臂上的静脉通路。

肩垫和肩架应放置在手术床的头侧，并弯曲环绕患者的肩峰。其主要目的是固定住肩膀，防止在 Trendelenburg 体位的时候头部滑下手术床。若使用了肩架，我们建议同时使用可将手臂也固定住的带垫架子。但是，由于损伤神经的风险，应当限制常规应用肩架。尤其是，在妇产科腹腔镜手术中，臂丛神经的损伤概率大概为 0.16%。当使用肩架时，对肩峰的压迫可能也同时产生了牵拉臂丛的压力。更重要的是，肩架所产生的侧向压力可能会将肱部压向臂丛。这两种压力都可能导致臂丛神经的损伤（Romanowski，1993）。

■ 腹腔镜插入

插入腹腔镜的步骤在所有腹腔镜手术中均是最具危险性的一步。接近一半的术中损伤由这一步骤引起（Bhoyrul，2001；Chandler，2001）。并且，由于此步骤可能会损伤妊娠期子宫，所以更需要进行谨慎计划。已经有报告称在经脐部穿刺气腹针或套管的时候无意间刺破子宫和胎膜（Kho，2009；Reedy，1997a）。

由于无需向下穿刺，许多人提倡使用开放式的Hasson技术。但是其他进腹方式也可以在妊娠期应用。这包括先用气腹针建立气腹，再放置套管建立入口。总之，建议使用对手术医生来说最舒适、最成功的方法。无论方法如何，进腹的关键点是：①应从解剖学角度详细规划入口位置，以使其和妊娠期子宫有足够的距离；②控制进入的手法，避免损伤子宫或其他重要器官结构。

若子宫较大，则剑突下或左上腹的入口更为合适。若患者处在孕晚期，可以选用超声来帮助确定一个较为安全的穿刺点，以放入初始的穿刺器。并且，也可以向外轻推子宫，使其远离入口部位，还可以选择侧向倾斜手术床，或用手轻柔引导。

Hasson 开放式入路技术

随着孕周不同，腹腔镜的最佳入路也随之改变。总的来说，计划的腹腔镜入口应当在宫底上方6～8 cm，这样能够对盆腔的视野最大化。因此，在孕早期的初期，脐部的入口有明显的优势，如穿刺点是前腹壁通常最薄的部分。

为了降低闭合式进腹的穿刺损伤概率，Hasson发明了一种开放式进腹的方法（1971，1974）。详细来说，就是将皮缘进行侧向力牵拉的同时做1～2 cm的切口（图15-2）。有些手术医生喜欢在脐部下缘行此切口。在两种方法中，都要向侧面牵拉皮缘，并需分离其下的组织，暴露腹白线（图15-3）。之后要将这样“一卷”筋膜用两个Allis钳夹住并向上拉起（图15-4）。

钳子只能夹筋膜，但也要夹持得足够充分，确保夹起全层腹白线。这一步骤能够帮助尽量减少穿透筋膜导致的肠破裂（图15-5）。再用手术刀或手术剪做一个0.5～1 cm的切口，穿透筋膜（图15-6）。此筋膜切口可进一步钝性分离至合适的大小，以适应Hasson穿刺器的直径（图15-7）。并移动Allis钳的位置，夹住筋膜两侧的游离缘。用两把止血钳夹起壁腹膜并锐性分离（图15-8）。在其他情况下，壁腹膜也可能在切开筋膜的同时被无意中切开。

在进入腹膜后，需将一个“S”形牵开器的末端放入腹腔，第二个牵开器也如前放置。用0号延迟可吸收线缝一针，将筋膜切口两边的筋膜缘和腹膜连

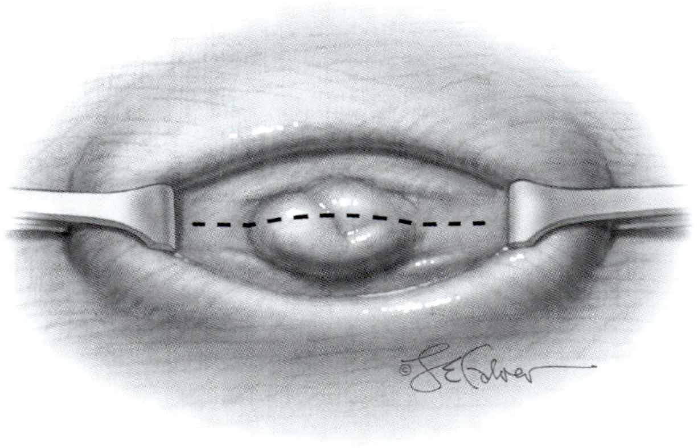

图15-2 如图所示，脐部皮肤的切口可为纵切口也可为横切口。某些外科医生偏好采取脐下横切口。

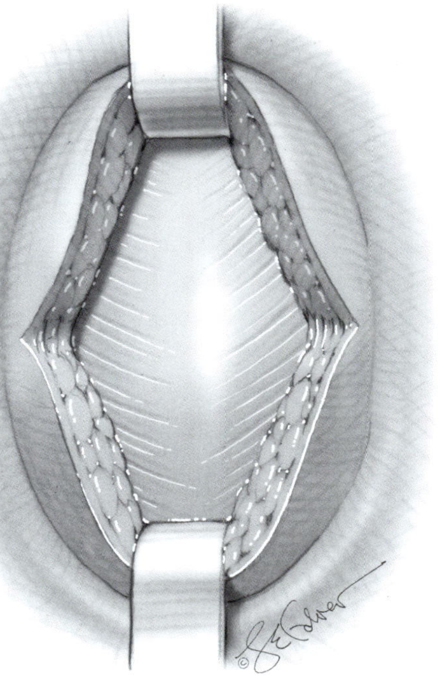

图15-3 可见薄弱的筋膜。

起，此时放入的“S”形牵开器既抬高了腹壁，又保护了下方的器官（图15-9）。这一针先无需打结，至手术结束需要关闭筋膜时再打结。

Hasson穿刺器的远端及其钝性的管芯此时插入切口，并将筋膜上的标记缝线向上用力拉起，紧绑在套管头端两侧的缝线架上（图15-10）。最后把钝头的管

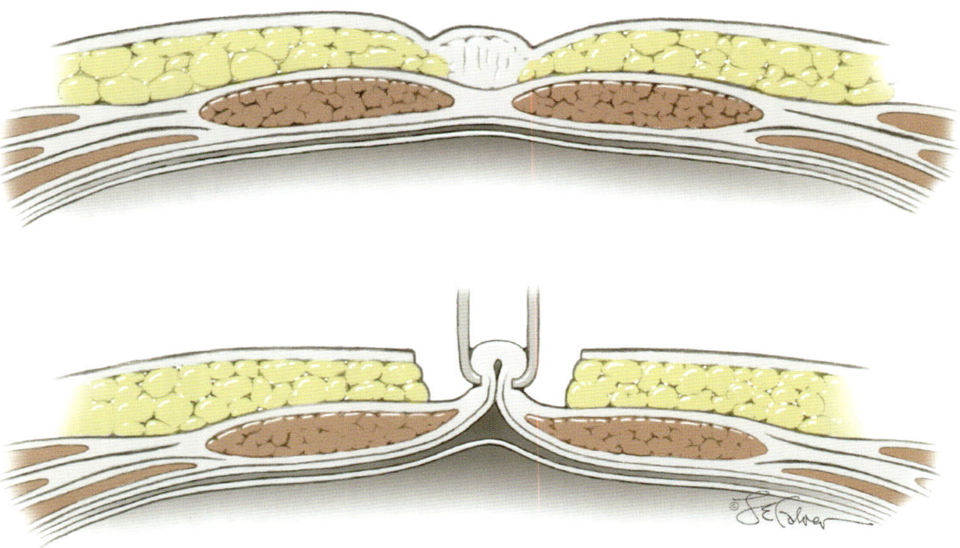

图 15-4 这张前腹壁的横切面图显示，几层筋膜形成了一“卷”组织。这种情况下，提起筋膜有助于在进入腹部时减少肠道损伤的风险。

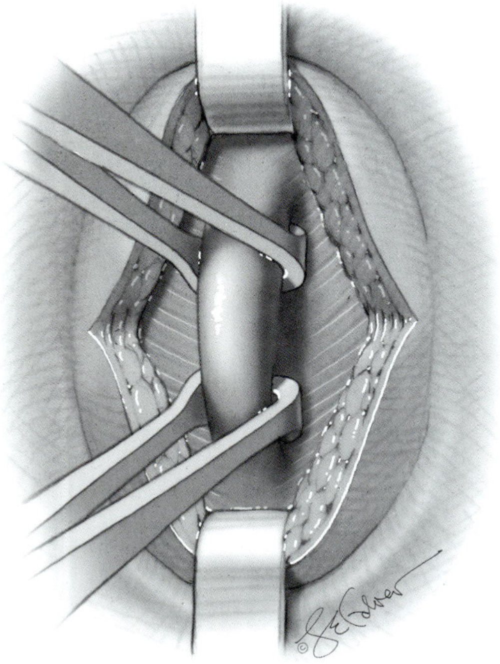

图 15-5 使用两把 Allis 钳钳夹并提起筋膜，使其远离下面的内脏。

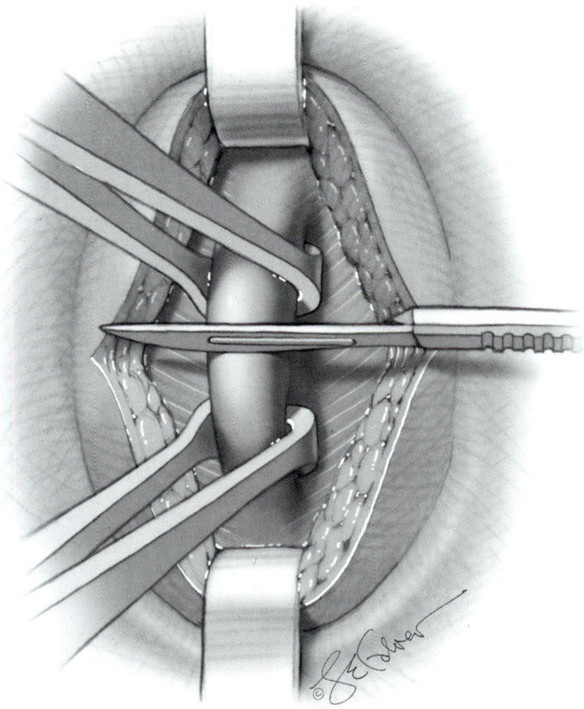

图 15-6 随着锐性分离筋膜，向上提起 Allis 钳。

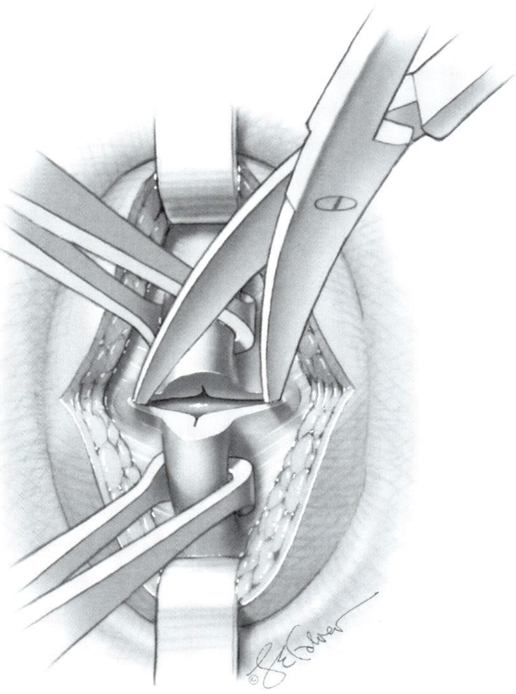

图 15-7 如图所示，筋膜切口可钝性拉开，也可横向锐性切开以容纳 Hasson 穿刺器。一旦套管就位并开始建立气腹，即避免过度拉伸切口，以免漏气。

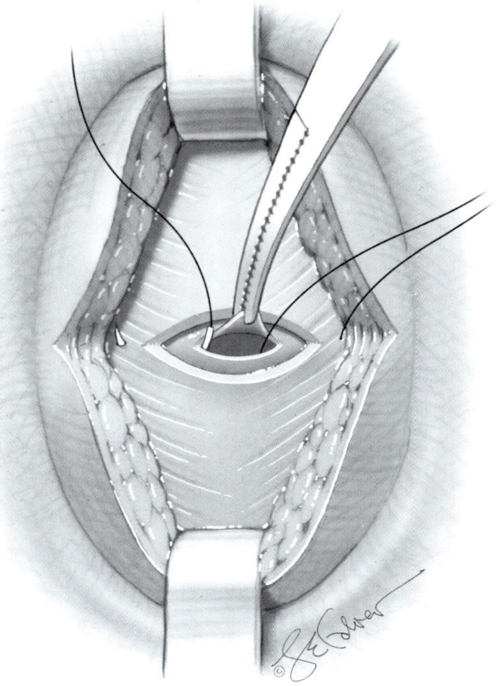

图 15-9 将两侧的腹膜与筋膜各缝合 1 针，其缝线不相互打结，但需缠绕于 Hasson 穿刺器两侧的缝线架上。

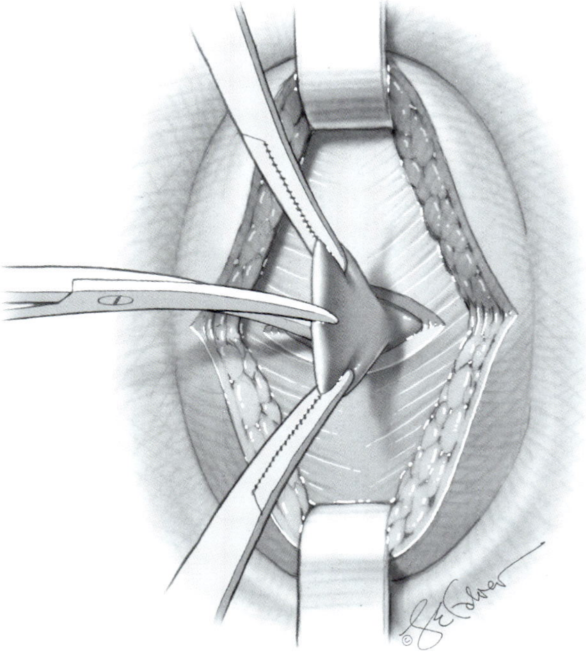

图 15-8 有时，筋膜与腹膜会被同时切开。若没有，则用 2 把血管钳钳夹腹膜并锐性切开。

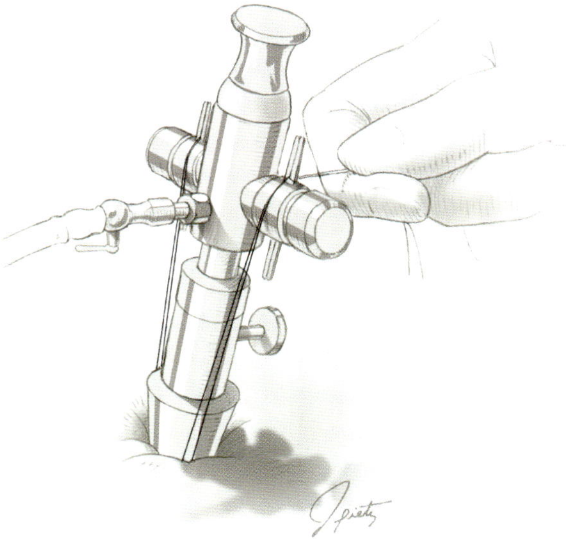

图 15-10 放置 Hasson 穿刺器后，将筋膜的缝线缠绕于穿刺器的缝线架上。

芯抽出。此时腹腔镜即可穿过套管。

尽管有诸多优势，此技术仍不是绝对安全的，器官损伤（主要是肠道损伤）仍有报道（Magrina，2002）。通常来说，这种进腹方法比闭合式进腹所需时间更长，且在某些病例中由于导管周围漏气较难维持气腹。为了尽可能抵消此情况，应小心避免切口过长、大于套管的直径能够最大程度减少气腹的逸失。并且，带有固定装置的 Hasson 穿刺器也可能有一定作用。

气腹针插入

此闭合式技术的目的是首先用 14 号的气腹针建立气腹。待气腹建立后再用穿刺器穿透筋膜和腹膜。气腹能够增加腹膜的张力，在穿刺器穿透腹壁时使内脏及腹膜后组织尽量与之远离。这些步骤能够有效地帮助减少套管插入时的损伤风险。

应用上述闭合性穿刺法，可以建立出一个和穿刺器直径相适应的切口。若宫底和脐部的距离合适（通常为 8 ～ 9 cm），则切口通常都位于脐部。纵切口或横切口均可，位于脐部的中心，可用 11 或 15 号刀片来操作。可以用皮钩或 Allis 钳帮助外翻脐部的皮肤。

第一步，要用气腹针穿透筋膜和腹膜，进入腹腔，令腹腔内充满 CO_2 气体。在插入气腹针和穿刺器时，许多手术医生推荐同时手动或用巾钳等器械抬高腹壁（图 15-11）。有实验用 CT 检查证明，使用巾钳可以在切口和后腹膜间增加约 8cm 的空间。在气腹针及后续的穿刺器穿透腹壁时，抬高腹壁的力也能够抵抗其向下的冲力。

气腹针有一个弹簧支撑的内芯。这样，当针头接触筋膜时，内芯被推向后方，针尖即可刺破筋膜和腹膜。一旦针尖部进入腹腔，内芯的弹簧就向前弹出，防止针尖损伤腹腔脏器。

在插入之前，要用生理盐水冲洗气腹针管内，然后放走这些液体，以检查其通透性。弹簧结构也需要进行检查，以保证其功能正常。患者和手术床都为水平位，然后将前腹壁提起。气腹针插入时的角度在 45° ～ 90° 之间，这取决于患者的体质及腹壁的厚度。若患者的 BMI 在正常范围，将气腹针倾斜 45° 角能够在保证穿透腹壁的同时尽可能地减少大血管损伤的风险。气腹针的穿刺点要位于腹壁正中，与腹壁成角，朝向盆腔，在穿刺时会感觉到两下“噗”的穿透感，这是针头先后穿透筋膜和腹膜的感觉。正如图 15-12 所示，在超重和肥胖的患者中，需要选择更小的穿刺角度以成功进入腹腔。

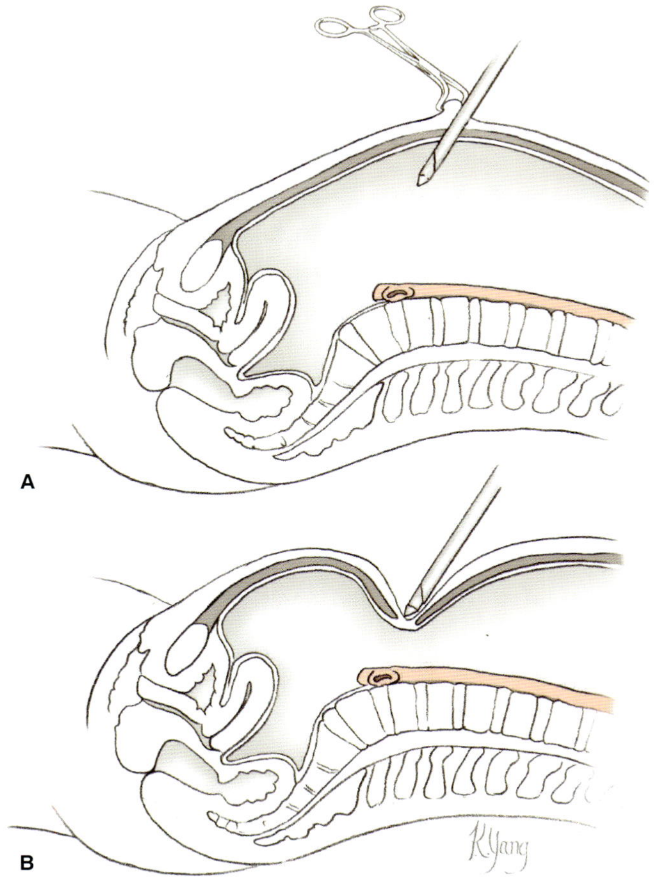

图 15-11 A. 用手或巾钳上提腹壁可在置入穿刺器时在腹腔内创造出一缓冲空间，避免大血管的损伤。B. 前腹壁未上提。

使用此方法进腹失败通常是由于气腹针进入了腹膜前间隙（图 15-13）。气体通过气腹针进入腹膜前间隙，气体的力量将腹膜从前腹壁分离开，使穿刺器无法穿透腹膜。反之，穿刺器会进一步牵扯腹膜，将其向内推去。好在，这种情况出现后，通常可以改变入口位置再次用气腹针进行尝试，或改变进腹方法，即可解决（图 15-14）。

气腹针进入腹膜前间隙并不少见，并可导致腹腔镜操作停止。因此，确定气腹针正确地进入了腹腔非常重要。为了确定进腹成功，需将一个内有 5 ml 生理盐水的 10 ml 注射器连接到已插入的气腹针外口，随着抽吸，可在注射器中见到气泡。若抽出了血或肠内容物，则损伤血管或脏器的风险应很高。若出现这种情况，则气腹针需留在原地，帮助确定穿透损伤的位置，还可以帮助阻塞血管破损处。

在抽吸并确定有气泡后，生理盐水注入的过程应非常轻易，没有阻力。且由于生理盐水已经在腹腔中扩散，手术医生应当是无法将其回抽的。类似地，也可使用悬滴试验进行验证。此方法需将几滴生理盐水

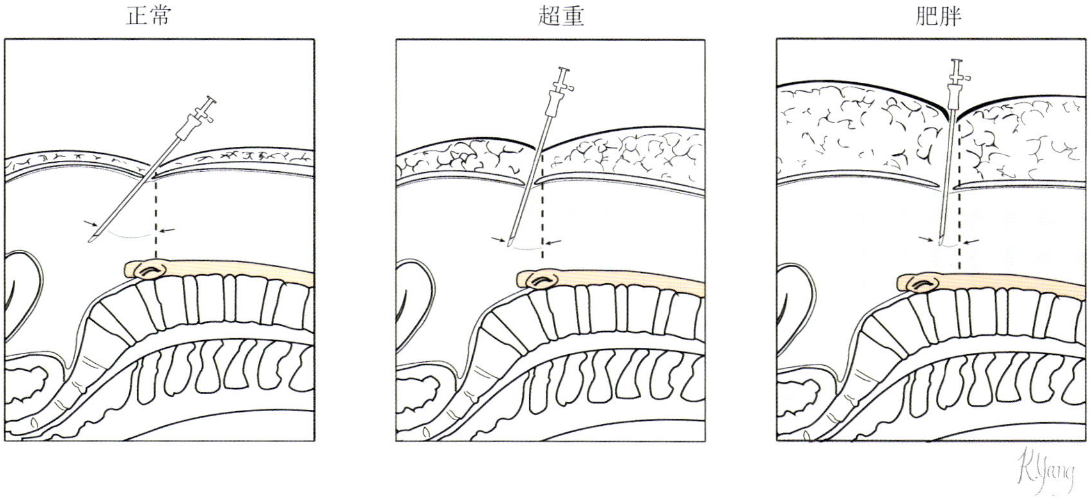

图 15-12　为避免损伤主动脉，气腹针穿刺进腹的适宜角度需随腹壁脂肪量的多少改变。（Reproduced with permission from Kho KA，Thompson MJ：Fundamentals of minimally invasive surgery．In Hoffman BL，Schorge JO，Bradshaw KD，et al：Williams Gynecology，3rd ed．New York，McGraw-Hill Education，2016．）

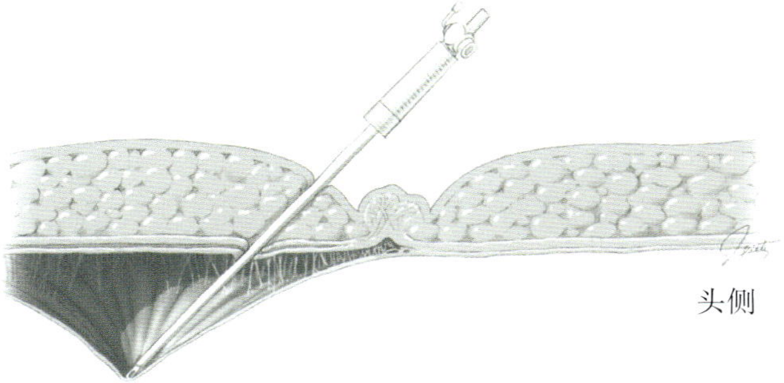

图 15-13　在这个前腹壁的矢状位视角下，可看到气腹针支起腹 膜。（Reproduced with permission from Kho KA，Thompson MJ：Fundamentals of minimally invasive surgery．In Hoffman BL，Schorge JO，Bradshaw KD，et al：Williams Gynecology，3rd ed．New York，McGraw-Hill Education，2016.）

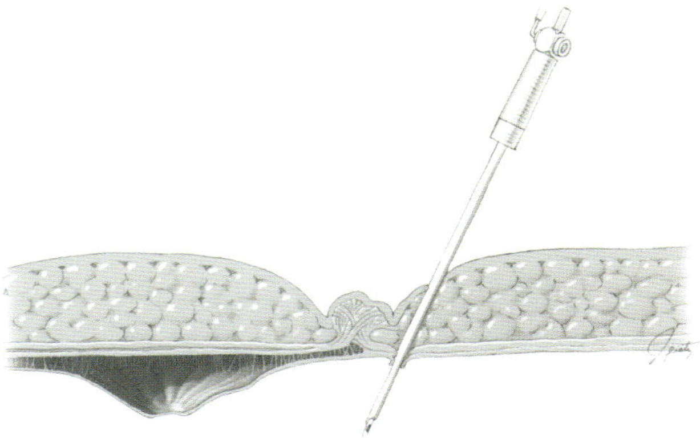

图 15-14　改变气腹针位置至脐上。（Reproduced with permission from Kho KA，Thompson MJ：Fun- damentals of minimally invasive surgery．In Hoffman BL，Schorge JO，Bradshaw KD，et al：Williams Gynecology，3rd ed．New York，McGraw-Hill Education，2016.）

滴入进气腹针外口，若针尖已经正确进入，则由于腹腔内压力较低，盐水会顺流而下。若液体没有下流，则怀疑是否进腹有误，需要回撤气腹针并检查通畅度。此时要避免向两侧移动气腹针，这一操作可能会撕裂网膜或损伤肠管。

在用如上方法确定成功进腹后，即可将 CO_2 进气管与气腹针相连。选择合适的 CO_2 流量，当腹壁逐渐抬升时，初始的腹内压测量值应小于 8 mmHg。若压力高于此阈值，需要立刻拔除气腹针。初始压力是最敏感的探测气腹针是否成功进入腹腔内的标志（Vilos，2007）。若气腹针正确插入，压力和气体流量可能会逐渐上升。与此同时，也需要严密监测电动气腹机的参数，保证压力平稳上升，气体流入没有受阻。若腹内压在注入 1.5 ～ 2 L 气体之前就开始迅速升高，也需要怀疑是否将气体注入了腹膜前间隙。

随着气体的注入，视诊应可见腹壁全面抬高，叩诊为鼓音。恰当的腹腔充气所需的气体量很多样化，取决于患者自身情况及孕周大小。也是因此，腹内压，而不是总气体量，是用来评估决定腹腔内气体量是否合适的指标。重要的是，在正常的充气过程中，腹内压不应高于 20 mmHg。若压力高于此界限可导致血流动力学和肺功能的损害。当腹腔内压力已经达到 20 mmHg 后，可撤出气腹针，此时气腹的存在可帮助套管安全插入腹腔。这一短暂升高的腹内压会提供一个容量增大所致的牵引力，以对抗套管刺入产生的压力。但是，一旦套管成功插入后，妊娠期患者的腹腔内压需要降至 12 mmHg 以下，或降至充分视野、安全操作所需的最低压力。尤其是在妊娠期，密切关注进入腹腔时的安全并随后降低气腹压力的步骤需要迅速进行，以减少较高的腹内压导致的生理变化。

在合适量的气体已经注入完毕后，就要放置首个穿刺器。首个穿刺器进入的操作是全盲的，要在患者仰卧并水平位的情况下进行。首先拔除气腹针，并将穿刺器的头部放在脐部的切口处。套管的把手要用优势手的掌心包住，同侧手的示指伸出并抵在穿刺器主干，以固定穿刺器，防止其向下穿刺过深。插入穿刺器的角度应当与插入气腹针的角度一致。前腹壁此时已经抬高。在套管刺破筋膜及其下的腹膜时，需要控制力度使其尽量最小。插入腹膜后，穿刺器的内芯即可移除，并可将套管再进一步少向下推，以确保其充分进入腹腔。在此时即可将腹腔镜从穿刺器中插入，用镜中视野确定已经安全无损伤地插入腹腔。

左上腹入路

Palmer 点通常是常选的上腹入路位点，它位于左锁骨中线肋缘下方 3 cm。距离此点较近的气管包括胃、肝左叶、脾及腹膜后组织，最近可达 1.5 cm（Giannios，2009；Tulikangas，2000）。

在选用 Palmer 点作为进腹点的时候，需要首先确认已经通过口胃管或鼻胃管排空了胃部。局部叩诊能够帮助确认胃排空充分，并除外偶发性脾大。首先在 Palmer 点处做一合适套管插入的切口。在抬升前腹壁后，将气腹针插入皮肤切口，插入角度要稍小于 90°，朝向足端，以避免损伤肝。初始的腹内压＜10 mmHg 提示气腹针的位置正确，处于腹腔内。在充分充气后，即可移走气腹针，插入套管。

又或者，可以在 Palmer 点直接做套管插入。我们更偏好使用带有光镜的套管，可以在其穿透腹壁时看见每一层前腹壁（Vellinga，2009）。为了完成这一操作，需首先抬起前腹壁，并把套管和腹腔镜放在皮肤切口处。套管的插入角度是 90°。在插入套管时，医生需按以下步骤进行观察：皮下脂肪、外层筋膜、肌肉层、内层筋膜、腹膜，以及最后的腹腔脏器。要记住，在弓状线的上方有后直肌鞘筋膜，即内层筋膜。

剑突下入路

作为除 Palmer 点外的另一种入路选择，剑突下（脐上）切口插入首个穿刺器也可令插入位置距离子宫的位置足够安全。并且，剑突下入路使观察口处于中线位置，能使对腹腔内结构如妊娠子宫的视野更优秀。

在理想情况下，若作为观察口，入口需距离宫底 8 ～ 9 cm。医生需要熟悉入口下方及邻近部分的重要器官结构，因此熟悉局部解剖学非常重要。对于距离脐部上方 3 ～ 5 cm 的剑突下切口来说，主动脉仍是最靠前的血管。但是，相比于脐部入口，剑突下入路的皮肤与后腹膜之间的距离更大。这主要是由于从脐部向上前腹壁的厚度逐渐增加的缘故（Stanhiser，2015）。直接的、可视的开放式 Hasson 法都可用于剑突下部位。进入角度保持在与垂线成 45° 角能使其与腹膜后腔的距离更远。

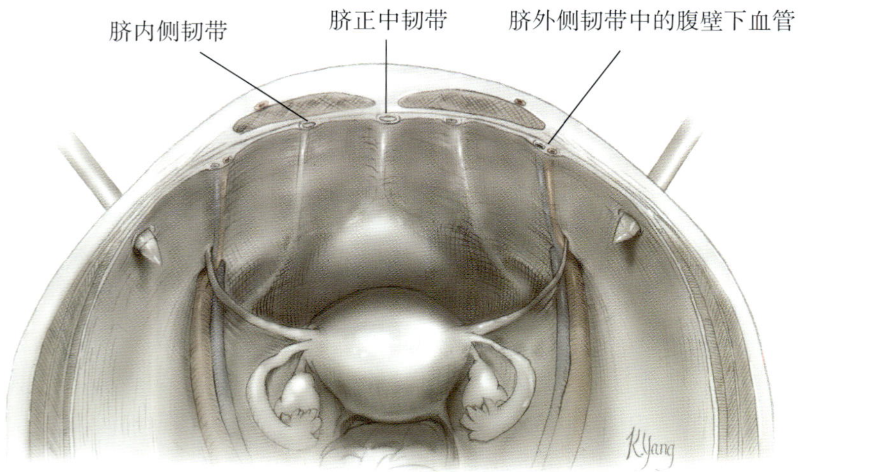

图 15-15　穿刺器与脐韧带的相对位置。(Reproduced with permission from Kho KA，Thompson MJ：Fundamentals of minimally invasive surgery．In Hoffman BL，Schorge JO，Bradshaw KD，et al：Williams Gynecology，3rd ed．New York，McGraw-Hill Education，2016.)

■ 辅助口位置

在腹腔镜第一个入口建立之后，就需要做另外的手术入口供手术器械插入。这些套管的数量、位置和大小会根据所需工具和腹腔镜手术步骤的不同而变化。辅助穿刺器总是在腹腔镜的直接视线下进行放置，以最小化损伤前腹壁血管或腹腔脏器的风险，其中包括妊娠子宫。在放置辅助入口时，需要小心操作，以确保套管垂直插入皮肤，避免斜向穿过前腹壁。这能够帮助减少在腹壁外操作器械时的阻力。

正确的切口选择非常重要。选择的切口位置若不满意，则会令器械插入的角度不佳，导致操作效率降低、手术医生疲劳，以及医源性并发症。在切辅助口时，为了避免刺破浅表腹壁血管，前腹壁透照法很有用处。在这一步骤中，在腹腔内的腹腔镜应直接放在前腹壁内侧的腹膜面上，其光源在外部可见，为一红色的圆形光晕，而腹壁浅表的动脉则是穿过光晕的较暗的血管。腹壁下动脉在腹直肌的深部，在透照法中很难看清，然而，这些动脉大多数情况下能够在腹腔镜下直接看到（Hurd，2003）。此外，应用解剖学标志也可以减少刺破血管的风险。例如，Epstein 等发现，若穿刺器插入的位置在中线到髂前上棘的外 1/3，则可以远离腹壁下动脉。Rahn 等发现，腹壁下动脉在髂前上棘的水平与中线的距离为 3.7 cm，它在耻骨联合上 2 cm 的部分则总在腹直肌的外侧。然而，若孕周较大，腹壁拉伸，这些测量结果的准确度就有所降低了。

在理想状态下，在做辅助口时，也要将髂腹股沟神经和髂腹下神经损伤的风险降至最低。选择髂前上棘上方且距离中线大于 6 cm 的部位，在大多数情况下就能在避免损伤腹壁下动脉的同时避免损伤这些神经（Rahn，2010）。好在，为了远离妊娠期的子宫，多数辅助口的位置都较这些神经的位置更偏向头侧。手术团队应当清楚套管留在腹腔内的深度。尤其是若皮肤的切口过宽，套管可能就会向腹腔深处滑动，损伤子宫。若可行的话，选用带有固定装置的套管是有好处的。重要的是，一旦所有的穿刺器都已放置完成，则应恢复孕妇向左倾斜的体位。

■ 举宫

在妊娠期的腹腔镜手术中，应尽量减少子宫操作，以避免子宫损伤。经宫颈及举宫来控制子宫在腹腔镜中很常用，但是在妊娠期是绝对禁忌的。在必需的时候，可将一海绵棒置于阴道后穹窿处，轻柔地抬起子宫，但即便这样的操作也应当尽可能避免。作为替代，患者的左倾体位可以令子宫移位，或者改变手术台的水平面—“空中飞行”也能够使器官改变位置。

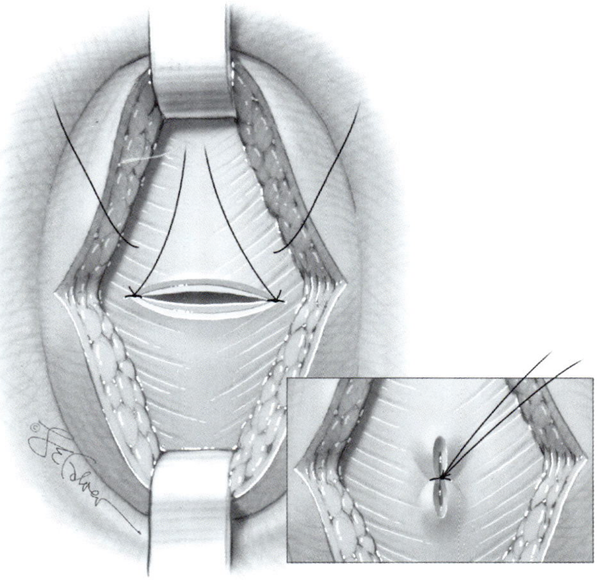

图 15-16 Hasson 开放式入路手术后关闭筋膜的方法。之前两侧筋膜的缝线各剪去其中一根，剩余两根在中线处打结。

■ 标本取出

在许多微创手术（MIS）操作的最后，都需要安全地将切下的组织取出。在取出感染的、良性或恶性的组织标本或将切下标本切分成碎片再取出时都有局部种植或播散的风险。因此，囊肿或感染组织的破碎溢液可能会使预后不良，或需要进一步处理干预，应尽量避免。

标本最好装入腹腔镜标本袋中，从套管口拉出袋口，再将其取出。若标本较小，则可以轻拉标本袋，从套管腔中将其扯出。若标本稍大，则可能需要先将套管从腹壁拔出。标本袋和袋中的标本则挤过筋膜和皮肤的切口取出。

若标本较大，则需首先拔出套管，将袋口拉至皮肤表面后打开（见图 14-20）。若标本为囊性，可将囊液吸出，应能够有效地减小标本的体积，使其能够被顺利取出。若标本固体更多，使则可用 Allis 钳夹住并用力拉扯，即可使标本组织受压缩小，方便取出。

若标本更大，或质地较硬，可能需要延长切口，使其能够与标本袋一同取出。若无需取出完整的标本供病理检查，则可以将标本拉至前腹壁处，并在袋内将组织弄碎取出。若怀疑有残留，则需充分检查并冲洗切口部位。

■ 腹壁切口缝合

气腹所致的血管受压可以压塞住下游静脉的出血，因此，在手术操作结束，气腹解除之后，需要详细检查术野。其余穿刺器入口也需要用腹腔镜进行探查，以防拔出穿刺器后局部有出血。最后，需要检查腹腔镜入口穿过前腹壁的部分。为了完成这一操作，需首先将套管沿着腔镜向上拔出，然后随着腹腔镜缓慢地拔出，直接观察入口处有无出血。

在移除 Hasson 穿刺器前，最开始在筋膜上缝的一针要从套管上解开，在套管移除之后，分别剪短两边缝针的一根线头，再将剩余的两根线头拉紧至切口的中线处，打成方结，使筋膜的切口闭合（图 15-16）。

对于其他直径≥ 10 mm 的穿刺器所留下的切口，都需要缝合筋膜，以避免切口疝的发生。若切口较小，但受到了长时间或较大力量的牵拉，则可能会有延长，也需要缝合。若女性患者较瘦，则能够从皮肤切口直接看到筋膜的边缘并闭合。选用圆针和 0 号延迟可吸收线做缝合。

若患者的皮下组织较厚，则可能难以识别筋膜，此时腹腔镜在腹腔内的视野能够帮助确定下针的位置正确。在这些病例中，可以用传统的缝针来缝合，也有许多腹腔镜下的闭合器可以选择。

皮肤组织也需要作为单独的层次来闭合，可选择 4-0 的延迟可吸收线缝合皮下组织，可选择用氰基丙烯酸酯组织黏合剂黏合皮肤表层，或安息香酊加皮肤胶带来闭合。

详细操作

常见的腹腔镜手术，例如阑尾切除术和胆囊切除术，通常都由其他外科医生进行手术，在此处进行简述是为了让读者熟悉其中与妊娠相关的一些问题。与所述相比，手术的具体技术则有许多不同的变化。附件区的疾病也是常见的手术指征，在本章中会详细描述附件区肿物及异位妊娠手术的技术步骤。

■ 阑尾切除术

为进行此手术，腹腔镜的入口通常位于中线，可选择脐部入口或剑突下入路，用 Hasson 法放置 10 ~ 12 mm 的穿刺器。最好完整探查腹腔及盆腔的情况，评估是否存在其他潜在疾病。为了易于操纵肠管，需在左右上腹各做一辅助入口，其高度取决于宫底的高度。再将患者置于 Trendelenburg 体位，并略向左侧倾斜，以帮助暴露盲肠。

随后将阑尾抓起，并评估其病变程度、并发的与周围组织的粘连程度及阑尾周围的炎症程度。若存在有坏疽、蜂窝织炎或脓肿，则为转开腹手术的强烈指征。

术者可以选用许多方式分离阑尾系膜，这包括腹腔镜吻合器、先进的双极技术（LigaSure，EnSeal）或超声刀。首先轻轻牵拉阑尾使其延长，阻断阑尾系膜内血管的血运并将其切断。如此连续分离阑尾系膜，直至盲肠处阑尾的末端。在保持牵拉住阑尾头端的同时，用双极电凝、腹腔镜吻合器，或腔镜环（Endoloops）放置在阑尾的根部。若使用的是吻合器，则应在最终使用前合上吻合器并维持 15 s。这能够使组织在吻合器施加的持续压力下均匀压缩。若使用的是腔镜环，则在阑尾根部放置 3 个结扎环。在上方两个结扎环之间切断阑尾，在阑尾残端留有两个结扎环。

在这些步骤之后，可用标本袋（与图 14-19 类似）将游离的阑尾取出。最后评估阑尾的残端和系膜，除外局部出血。

■ 胆囊切除术

对于胆囊切除术来说，若孕晚期增大的子宫向上压迫右上腹，则需要改变穿刺器插入的位置。患者通常被置于反 Trendelenburg 位（头部向上），左侧卧位。初始入口可在剑突下，其他辅助入口应在直视妊娠子宫下置入。

在置入穿刺器后，手术的步骤与非妊娠期患者相似。在少部分病例中，若有产科指征或处于产褥期，腹腔镜下胆囊切除术可以与择期剖宫产同时进行（Diettrich，1998；Pelosi，1997b）。

术后管理

正如在 249 页所述，若胎儿孕周允许，在术后应持续进行胎儿心率和宫缩的电子监测，并应计划进行产科干预。若需要给予宫缩抑制剂，则应遵循产科指征。

总的来说，与开腹手术相比，腹腔镜手术减少了术后所需的麻醉镇痛药物的剂量。在切开皮肤前或手术最后用布比卡因局部浸润切口处，能够进一步地降低术后疼痛评分。对乙酰氨基酚通常能够缓解术后的轻微疼痛。麻醉镇痛药物能够十分有效地缓解严重疼痛，可以选择对乙酰氨基酚联合可待因治疗。非甾体类抗药（NSAIDs）在妊娠期不推荐使用。这些药物可能会减少羊水量，或过早令胎儿动脉导管关闭（(Rathmell，1997）。

相比于开腹手术，术后的恶心、呕吐在腹腔镜手术后更加常见，不过通常都在术后 24 h 内缓解（Bailey，1990）。妊娠期的呕吐可以用止吐药来治疗，可用的药物包括异丙嗪（非那根）和昂丹司琼（枢复宁）。若呕吐剧烈，需要立即开始静脉补液，以避免继发低血压或子宫收缩。热毯子，以及避免咽部吸引也可有帮助。

并发症

内脏损伤

最常见的肠管、膀胱及胃的穿孔与放置腹腔镜套管相关。较少见的情况是电刀所致的热损伤，或其他尖锐或钝性的器械造成的损伤。不幸的是，超过一半的此类损伤在术中都没有被发现（Chandler，2001）。

肠管的锐性损伤通常通过双层缝合来修复，见第二十八章（469 页）。此步骤可由具有一定经验的产科医生来完成，或最好由普外科医生会诊操作。基于外科医生的经验、损伤的程度及肠内容物的溢出量，修复可选择通过开腹手术或腹腔镜手术来完成。

若为肠管的热损伤，则其最终的范围相较于术中所见要更为广泛。因此，若在术中发现了肠道的热损伤，则需要节段性切除损伤，周围至少残留 2 cm 的组织（Kadar，1995；Loffer，1975）。

膀胱穿孔则应用延迟可吸收线做双层缝合（见图 28-1）。通常来说，这些手术步骤需要开腹来完成，以保证充分修复。然而，若手术医生受过足够训练且经验丰富，则缝合过程可通过腹腔镜来完成。在术后需要保留尿管 7 ~ 10 天，来降低膀胱压力（Utrie，1998）。

血管损伤

与腹腔镜手术相关的大血管损伤很少见，通常与初始穿刺器插入相关。损伤的发生率为每 1 000 例中 0.09 ~ 5 例，最常见的损伤血管为主动脉、下腔静脉及髂血管，尤其是右髂总动脉（Bergqvist，1987；Catarci，2001；Nordestgaard，1995）。尽管非常少见，但是损伤可以是灾难性的，许多病例的死亡是由大血管损伤造成的（Baadsgaard，1989；Munro，2002）。预防的手段可包括使用 Hasson 开放式进入技术，或注意穿刺器插入的角度和力度。尽管有这些步骤，如果真穿透了大血管，则不能移动造成创伤的器械，因为它还可充当血管的塞子。此外，此器械需要被稳稳握住，以防撕裂口扩大。在多数情况下，需要迅速转为开腹手术、直视下手动压迫血管，开始逐步恢复血流动力学，并通知血管外科医生。

反之，若损伤的是腹壁下动脉，则有多种简单的方法来控制出血。首先，多数情况下用双极电凝处理血管即可止血。若未能成功止血，可以用 14F 的尿管穿过损伤动脉的套管，或穿过此穿刺器造成的损伤处，再将尿管前端的球囊吹起，向上拉进，对前腹壁的后侧面损伤处产生直接的压迫。在皮肤表面，用一 Kelly 钳垂直于导管，平行于皮面钳夹，将球囊牢牢固定在原位。球囊和导管可在大约 12 h 后移除。作为替代，也可穿过腹壁及腹膜，跨过出血血管做一缝针，并最后穿出腹壁，直接结扎血管。与之相似，Carter-Thomason 工具也可用来结扎穿孔的腹壁下动脉两端。

气腹相关问题

高碳酸血症，即血中的 CO_2 分压上升超过正常生理界限，是 CO_2 气腹常见的并发症。尽管年轻、健康的患者通常能够耐受这种情况，但是患者能够承受的高碳酸血症严重程度的上限目前还没有完全确定。简要来说，高碳酸血症能够通过增加每分通气量来逆转，并可经密切直接或间接监测 $Paco_2$ 来预防。

气体栓塞很少见，通常是因为气体因疏忽进入血管腔导致（Daikun，1991）。此并发症致死率很高，早期的预警信号包括心动过速、心律不齐、低血压、心脏“水车样”杂音，以及发绀。麻醉医师可注意到呼气末的 CO_2 量及氧饱和度升高。主干血管中见到泡沫样血液或气体为确诊的标志。

早期发现此情况是救命性的。因此，与快速充气相比，初始 CO_2 的流量应较低（1 L/min），因为在低流量情况下，异常的生理变化能够被早期发现并处理。腹内压 > 10 mmHg 通常表示充气不充分，可能代表气腹针进入了内脏、血管或腹膜前。CO_2 栓塞的治疗首先要立即释放气腹。之后将患者改变为头大角度向下、左倾卧位，并诱导过度通气。这能够促进右心系统内的气体移动至右心室心尖处。在此处，可以通过置入一个颈静脉导管进入右心室将气体吸出（American College of Obstetricians and Gynecologists，2015）。必需的时候还需要进行心肺复苏。

当气腹中的 CO_2 气体进入了穿刺器插入位置周围

腹壁的疏松组织中时，会出现皮下气肿。此症状通常不会导致不良后果，会在数小时后自行缓解。可以通过按摩挤压皮下气体至最近的穿刺针插入位置来促进其好转。

■ 体位并发症

在盆腔的腹腔镜手术中，经常将患者摆为 Trendelenburg 体位，但这种体位会导致眼内静脉压力升高，有导致急性青光眼恶化的可能。由于 Trendelenburg 位会降低功能残气量、肺总量和肺顺应性，故也可能会引起肺不张（Joris，1994）。肺不张的严重程度是和所摆体位的角度成正比的。健康的患者通常能够耐受这些改变，但是在肥胖或虚弱的患者中情况会恶化（Wilcox，1988）。应用压力为 5 cmH_2O 的呼气末正压通气（PEEP），可以最大程度减轻肺不张。

反 Trendelenburg 体位，通常被用于腹腔镜下胆囊切除术时，可增加下肢血液的淤积，在气腹影响的同时进一步降低心输出量，并增加腿部静脉的淤血，可能会增加血栓形成的风险。此外，对腿部较紧的束缚，或腘动脉的过度受压都会加重腿部静脉的淤血，需要尽量避免。

在术后康复时上下肢的神经损伤均有可能出现。在腹腔镜手术进行中，上肢易于出现臂丛神经的损伤。此创伤可能是由放置不当的肩架压迫，或过度伸展手臂导致。下肢则容易因过度屈曲而出现股神经的损伤。腓总神经则有可能因体位不当的压迫或缺乏腿部支撑而损伤（Gombar，1992）。故此，在 252 页详述的正确患者体位非常重要。

■ 伤口并发症

若套管插入部位的筋膜没有缝合，则可能会出现切口疝（Kadar，1993）。多数此类并发症在局部或区域麻醉下可用传统方法解决，且大多数能够通过闭合筋膜来预防（260 页）。

腹腔镜后穿刺器插入部位的伤口感染是很少见的。其治疗与其他切口感染的治疗并无不同，包括引流、冲洗，必要时清创，在三十二章详述（519 页）。

总结

诊断性或治疗性腹腔镜是评估并治疗妊娠期外科疾病的有效手段。尽管目前比较腹腔镜和开腹手术的临床对照研究相对较少，但其死亡率较低、恢复速度快是毋庸置疑的。在非妊娠期患者中，外科医生对 MIS 的充足经验和技术精通是手术效果更佳的前提。

（唐天一，译　种轶文，校）

参考文献

Allen JR, Helling TS, Langerfeld M: Intra-abdominal surgery during pregnancy. Am J Surg 158(6):567, 1989

American College of Obstetricians and Gynecologists: Nonobstetric surgery during pregnancy. Committee Opinion No. 474. February 2011, Reaffirmed 2015

Andersen B, Nielsen TF: Appendicitis in pregnancy: diagnosis, management and complications. Acta Obstet Gynecol Scand 78(9):758, 1999

Baadsgaard SE, Bille S, Egeblad K: Major vascular injury during gynecologic laparoscopy: report of a case and review of published cases. Acta Obstet Gynaecol Scand 68(3):283, 1989

Bailey PL, Streisand JB, Pace NL, et al: Transdermal scopolamine reduces nausea and vomiting after outpatient laparoscopy. Anesthesiology 72(6):977, 1990

Barnard JM, Chaffin D, Droste S, et al: Fetal response to carbon dioxide pneumoperitoneum in the pregnant ewe. Obstet Gynecol 85(5 Pt 1):669, 1995

Bergqvist D, Bergqvist A: Vascular injuries during gynecologic surgery. Acta Obstet Gynecol Scand 66(1):19, 1987.

Bhoyrul S, Vierra MA, Nezhat CR, et al: Trocar injuries in laparoscopic surgery. J Am Coll Surg 192(6):677, 2001

Bider F, Maschiach S, Dulitzky, et al: Clinical, surgical, and pathologic findings of adnexal torsion in pregnant and nonpregnant women. Surg Gynecol Obstet 173:363, 1991

Burke LM, Bashir MR, Miller FH, et al. Magnetic resonance imaging of acute appendicitis in pregnancy: a 5-year multiinstitutional study. Am J Obstet Gynecol 213(5):693, 2015

Camanni M, Bonino L, Delpiano EM, et al: Laparoscopy and body mass index: feasibility and outcome in obese patients treated for gynecologic diseases. J Minim Invasive Gynecol 17(5):576, 2010

Catarci M, Carlini M, Gentileschi P, et al: Major and minor injuries during the creation of pneumoperitoneum: a multicenter study on 12,919 cases. Surg Endosc 15:566, 2001

Chandler JG, Corson SL, Way LW, et al: Three spectra of laparoscopic entry access injuries. J Am Coll Surg 192(4):478, 2001

Chopin N, Malaret JM, Lafay-Pillet MC, et al: Total laparoscopic hysterectomy for benign uterine pathologies: obesity does not increase the risk of complications. Hum Reprod 24(12):3057, 2009

Cohen-Kerem R, Railton C, Oren D, et al: Pregnancy outcome following non-obstetric surgical intervention. Am J Surg 190(3):467, 2005

Cox TC, Huntington CR, Blair LJ, et al. Laparoscopic appendectomy and cholecystectomy versus open: a study in 1999 pregnant patients. Surg Endosc 30(2):593, 2016

Csapo AI, Pulkkinen MO, Wiest WG, et al: Effect of luteectomy and progesterone replacement therapy in early pregnant patients. Am J Obstet Gynecol 115:759, 1973

Cunningham FG, Leveno KL, Bloom SL, et al (eds): General considerations and maternal evaluation. In Williams Obstetrics, 24th ed. New York, McGraw-Hill Education, 2014

Daikun TA: Carbon dioxide embolism: successful resuscitation with cardiopulmonary bypass. Anesthesiology 74(6):1151, 1991

Danzer E, Sydorak RM, Harrison MR, Albanese CT. Minimal access fetal surgery. Eur J Obstet Gynecol Reprod Biol 108(1):3, 2003

Date RS, Kaushal M, Ramesh A: A review of the management of gallstone disease and its complications in pregnancy. Am J Surg 196(4):599, 2008

Diebel LN, Dulchavsky SA, Wilson RF: Effect of increased intra-abdominal pressure on mesenteric arterial and intestinal mucosal blood flow. J Trauma 33(1):45, 1992

Diettrich NA, Kaplan G: Surgical considerations in the contemporary management of biliary tract disease in the postpartum period. Am J Surg 176(3):251, 1998

Eichenberg BJ, Vanderlinden J, Miguel C, et al: Laparoscopic cholecystectomy in the third trimester of pregnancy. Am Surg 62(10):874, 1996

Eltabbakh GH, Piver MS, Hempling RE, et al: Laparoscopic surgery in obese women. Obstet Gynecol 94(5 Pt 1):704, 1999

Epstein J, Arora A, Ellis H: Surface anatomy of the inferior epigastric artery in relation to laparoscopic injury. Clin Anat 17:400, 2004

Geburz AT, Peetz ME: The acute abdomen in the pregnant patient. Is there a role for laparoscopy? Surg Endosc 11(2):98, 1997

Giannios NM, Gulani V, Rohlck K, et al: Left upper quadrant laparoscopic

placement: effects of insertion angle and body mass index on distance to posterior peritoneum by magnetic resonance imaging. Am J Obstet Gynecol 201(5):522.e1, 2009
Gombar KK, Gombar S, Singh B, et al: Femoral neuropathy: a complication of the lithotomy position. Reg Anesth 17(5):306, 1992
Guyatt GH, Akl EA, Crowther M, et al: Executive summary: antithrombotic therapy and prevention of thrombosis, 9th ed: American College of Chest Physicians Evidence-Based Clinical Practice Guidelines. Chest 141(2 Suppl): 7s, 2012
Hasson HM: A modified instrument and method for laparoscopy. Am J Obstet Gynecol 110(6):886, 1971
Hasson HM: Open laparoscopy: a report of 150 cases. J Reprod Med 12(6):234, 1974
Heinberg EM, Crawford BL III, Weitzen SH, et al: Total laparoscopic hysterectomy in obese versus nonobese patients. Obstet Gynecol 103(4):674, 2004
Ho HS, Saunders CJ, Gunther RA, et al: Effector of hemodynamics during laparoscopy: CO_2 absorption or intra-abdominal pressure? J Surg Res 59(4):497, 1995
Hunter JG, Swanstrom L, Thornburg K: Carbon dioxide pneumoperitoneum induces fetal acidosis in the pregnant ewe. Surg Endosc 9:272, 1995
Hurd WW, Amesse LS, Gruber JS, et al: Visualization of the epigastric vessels and bladder before laparoscopic trocar placement. Fertil Steril 80:209, 2003
Hurd WW, Bude RO, Delancey JOL, et al: Abdominal wall characterization with magnetic resonance imaging and computed tomography. The effect of obesity on the laparoscopic approach. J Reprod Med 36:473, 1991
Johannsen G, Andersen M, Juhl B: The effects of general anesthesia on the haemodynamic events during laparoscopy with CO_2 insufflation. Acta Anaesthesiol Scand 33:132, 1989
Joris JL: Anesthetic management of laparoscopy. In: Miller RD (ed), Anesthesia, 4th ed. New York, Churchill Livingstone, 1994.
Joumblat N, Grubbs B, Chmait RH. Incidental fetoscopy during laparoscopy in pregnancy: management of perforation of the gravid uterus. Surg Laparosc Endosc Percutan Tech 22(2):e76, 2012
Kadar N. Atlas of Laparoscopic Pelvic Surgery. Oxford, Blackwell Science, 1995.
Kadar N, Reich H, Liu CY, et al: Incisional hernias after major laparoscopic gynecologic procedures. Am J Obstet Gynecol 168:1493, 1993
Kho KA, Nezhat C: Management of unintentional fetoscopy. J Minim Invasive Gynecol 16(6 Suppl):S6, 2009
Kho KA, Thompson MJ: Fundamentals of minimally invasive surgery. In Hoffman BL, Schorge JO, Bradshaw KD, et al: Williams Gynecology, 3rd ed. New York, McGraw-Hill Education, 2016
Kinsella SM, Lohmann G: Supine hypotensive syndrome. Obstet Gynecol 83(5 Pt 1):774, 1994
Klauschie J, Wechter ME, Jacob K, et al: Use of anti-skid material and patient-positioning to prevent patient shifting during robotic-assisted gynecologic procedures. J Minim Invasive Gynecol 17(4):504, 2010
Knill-Jones RP, Newman BJ, Spence AA: Anesthetic practice and pregnancy. Lancet 2:807, 1975
Koo YJ, Kim HJ, Lim KT, et al. Laparotomy versus laparoscopy for the treatment of adnexal masses during pregnancy. Aust N Z J Obstet Gynaecol 52(1):34–38, 2012
Kort B, Katz VL, Watson WJ: Effect of non-obstetrical operation during pregnancy. Surg Gynecol Obstet 177:371, 1993
Kuy S, Roman SA, Desai R, et al: Outcomes following cholecystectomy in pregnant and nonpregnant women. Surgery 146(2):35, 2009
Lamvu G, Zolnoun D, Boggess J, et al: Obesity: physiologic changes and challenges during laparoscopy. Am J Obstet Gynecol 191(2):669, 2004
Leiserowitz GS: Managing ovarian masses during pregnancy. Obstet Gynecol Surv 61(7):463–470, 2006
Loffer FD, Pent D: Indications, contraindications and complications of laparoscopy. Obstet Gynecol Surv 30(7):407, 1975
Luciano AA, Maier DB, Koch EI, et al: Comparative study of postoperative adhesions following laser surgery by laparoscopy versus laparotomy in the rabbit model. Obstet Gynecol 74:220, 1989
Lundorff P, Hahlin M, Bjorn K, et al: Adhesion formation after laparoscopic surgery in tubal pregnancy: a randomized trial versus laparotomy. Fertil Steril 55:911, 1991
Mage G, Canis M, Mahnes H, et al: Laparoscopic management of adnexal torsion: a review of 35 cases. J Reprod Med 34:520, 1989
Magrina JF: Complications of laparoscopic surgery. Clin Obstet Gynecol 45:469, 2002
Morice P, Louis-Sylvestre C, Chapron C, et al: Laparoscopy for adnexal torsion in pregnant women. J Reprod Med 42(7):435, 1997
Mourad J, Elliott JP, Erickson L, et al: Appendicitis in pregnancy: new information that contradicts long-held clinical beliefs. Am J Obstet Gynecol 182(5):1027, 2000
Munro MG: Laparoscopic access: complications, technologies, and techniques. Curr Opin Obstet Gynecol 14:365, 2002
Nieboer TE, Johnson N, Lethaby A, et al: Surgical approach to hysterectomy for benign gynaecological disease. Cochrane Database Syst Rev 3:CD003677, 2009
Nordestgaard AG, Bodily KC, Osborne RW Jr, et al: Major vascular injuries during laparoscopic procedures. Am J Surg 169:543, 1995
O'Hanlan KA, Lopez L, Dibble SL, et al: Total laparoscopic hysterectomy: body mass index and outcomes. Obstet Gynecol 102(6):1384, 2003
O'Rourke N, Kodali BS: Laparoscopic surgery during pregnancy. Curr Opin Anaesthesiol 19:254, 2006
Parker WH, Childers JM, Canis M, et al: Laparoscopic management of benign cystic teratomas during pregnancy. Am J Obstet Gynecol 174:1499, 1996
Pearl J, Price R, Richardson W, et al: Guidelines for diagnosis, treatment, and use of laparoscopy for surgical problems during pregnancy. Surg Endosc 25(11):3479, 2011
Peiro JL, Carreras E, Guillen G, et al. Therapeutic indications of fetoscopy: a 5-year institutional experience. J Laparoendosc Adv Surg Tech A 19(2):229, 2009
Pelosi MA III, Pelosi MA: Alignment of the umbilical axis: An effective maneuver for laparoscopic entry in obese patients. Obstet Gynecol 92:869, 1998
Pelosi MA III, Pelosi MA, Giblin S, et al: Gasless laparoscopy under epidural anesthesia for adnexal surgery in pregnancy. Gynaecol Endosc 6:17, 1997a
Pelosi MA III, Pelosi MA, Villalona E: Laparoscopic cholecystectomy at cesarean section: a new surgical option. Surg Laparosc Endosc 7(5):369, 1997b
Perkins KM, Boulet SL, Kissin DM, et al: Risk of ectopic pregnancy associated with assisted reproductive technology in the United States, 2001–2011. Obstet Gynecol 125(1):7, 2015
Phelan JP. Fetal considerations in the critically ill obstetric patient. In: Clark SL, Cotton DB, Hankins GDV, Phelan JP (eds), Critical Care Obstetrics, 2nd ed. Boston, Blackwell Scientific, 1990
Rahn DD, Phelan JN, Roshanravan SM, et al: Anterior abdominal wall nerve and vessel anatomy: clinical implications for gynecologic surgery. Am J Obstet Gynecol 202(3):234.e1, 2010
Rand L, Norwitz ER: Current controversies in cervical cerclage. Semin Perinatol 27(1):73, 2003
Rathmell JP, Viscomi CM, Ashburn MA: Management of nonobstetric pain during pregnancy and lactation. Anesth Analg 85:1074, 1997
Reedy MB, Galan HL, Bean-Lijewski JD, et al: Maternal and fetal effects of laparoscopic insufflation in the gravid baboon. J Am Assoc Gynecol Laparosc 2(4):39, 1995
Reedy MB, Galan HL, Richards WE, et al: Laparoscopy during pregnancy. A survey of laparoendoscopic surgeons. J Reprod Med 42(1):33, 1997a
Reedy MB, Kallen B, Kuehl TJ: Laparoscopy during pregnancy: a study of five fetal outcome parameters with use of the Swedish Health Registry. Am J Obstet Gynecol 177:673, 1997b
Reynolds JD, Booth JV, de la Fuente S, et al: A review of laparoscopy for non-obstetric-related surgery during pregnancy. Curr Surg 60(2):164, 2003
Richards WO, Scovill W, Shin B, et al: Acute renal failure associated with increased intra-abdominal pressure. Ann Surg 197:183, 1983
Rizzo AG: Laparoscopic surgery in pregnancy: long-term follow-up. J Laparoendosc Adv Surg Tech A 13(1):11, 2003
Rojansky N, Schenker JG: Heterotopic pregnancy and assisted reproduction: an update. J Assist Reprod Genet 13:594, 1996
Romanowski L, Reich H, McGlynn F, et al: Brachial plexus neuropathies after advanced laparoscopic surgery. Fertil Steril 60:729, 1993
Sala P, Prefumo F, Pastorino D, et al. Fetal surgery: an overview. Obstet Gynecol Surv 69(4):218, 2014
Sauerland S, Jaschinski T, Neugebauer EA: Laparoscopic versus open surgery for suspected appendicitis. Cochrane Database Syst Rev 10:CD001546, 2010
Scribner DR Jr, Walker JL, Johnson GA, et al: Laparoscopic pelvic and para-aortic lymph node dissection in the obese. Gynecol Oncol 84(3):426, 2002
Sesti F, Pietropolli A, Sesti FF, et al: Gasless laparoscopic surgery during pregnancy: evaluation of its role and usefulness. Eur J Obstet Gynecol Reprod Biol 170(1):8, 2013
Shah DK, Vitonis AF, Missmer SA: Association of body mass index and morbidity after abdominal, vaginal, and laparoscopic hysterectomy. Obstet Gynecol 125(3):589, 2015
Shamiyeh A, Glaser K, Kratochwill H, et al: Lifting of the umbilicus for the installation of pneumoperitoneum with the Veress needle increases the distance to the retroperitoneal and intraperitoneal structures. Surg Endosc 23(2):313, 2009
Sharma KC, Brandstetter RD, Brensilver JM, et al: Cardiopulmonary physiol-

ogy and pathophysiology as a consequence of laparoscopic surgery. Chest 110(3):810, 1996

Soriano D, Yelfet Y, Seidman D, et al: Laparoscopy versus laparotomy in the management of adnexal masses during pregnancy. Fertil Steril 71:955, 1999

Stanhiser J, Goodman L, Soto E, et al: Supraumbilical primary trocar insertion for laparoscopic access: the relationship between points of entry and retroperitoneal vital vasculature by imaging. Am J Obstet Gynecol 213(4):506.e1, 2015

Tarraza HM, Moore RD: Gynecologic causes of the acute abdomen and the acute abdomen in pregnancy. Surg Clin North Am 77:1371, 1997

Thomas D, Ikeda M, Deepika K, et al: Laparoscopic management of benign adnexal mass in obese women. J Minim Invasive Gynecol 13:311, 2006

Torrielli R, Cesarini M, Winnock S, et al: Hemodynamic changes during celioscopy: a study carried out using thoracic electric bioimpedance. Can J Anaesth 37:46, 1990

Tulikangas PK, Nicklas A, Falcone T, et al: Anatomy of the left upper quadrant for cannula insertion. J Am Assoc Gynecol Laparosc 7(2):211, 2000

Utrie JW, Jr: Bladder and ureteral injury: prevention and management. Clinical Obstet Gynaecol 41(3):755, 1998

Vellinga TT, De Alwis S, Suzuki Y, et al: Laparoscopic entry: the modified Alwis method and more. Rev Obstet Gynecol 2(3):193, 2009

Vilos GA, Ternamian A, Dempster J, et al: Laparoscopic entry: a review of techniques, technologies, and complications. J Obstet Gynaecol Can 29(5): 433, 2007

Walker HG, Al Samaraee A, Mills SJ, et al: Laparoscopic appendicectomy in pregnancy: a systematic review of the published evidence. Int J Surg 12(11): 1235, 2014

Wilasrusmee C, Sukrat B, McEvoy M, et al: Systematic review and meta-analysis of safety of laparoscopic versus open appendectomy for suspected appendicitis in pregnancy. Br J Surg 99(11):1470, 2012

Wilcox S, Vandam LD: Alas, poor Trendelenburg and his position! Anesth Analg 67:574, 1988

第十六章

胎儿治疗

胎儿手术简史

William Liley 医生在 1963 年成功完成了世界上第一例胎儿手术——胎儿腹腔内红细胞输注。这种手术是为了治疗胎儿成红细胞增多症，此病在当时如果不进行干预，是一种致死性疾病。胎儿宫内治疗领域的迅速发展，在很大程度上得益于胎儿外科先驱 Michael Harrison 医生的工作。1982 年，举办了首届关于胎儿宫内治疗的会议，该会议也促进了国际胎儿医学与外科学会（IFMSS）（Harrison，1982）的诞生，Harrison 医生对这次会议进行了总结，会议一项重要声明指出，"所有病例材料，无论结局如何，都需要向胎儿治疗登记处报告，以便尽快确定胎儿宫内治疗的益处与风险。"这种理念即使在今天也如同其在 30 年前一样重要。

在过去的 30 年中，胎儿手术从一个创新的概念逐渐发展到一个规范、先进的医学领域。这种演变得益于开放性手术技术的改进、新技术的出现、影像引导下经皮微创介入技术的发展及胎儿镜下施行手术操作技术的进步。此外，对于宫缩的管理、早产的预防及术后早产儿护理等流程也已标准化。胎儿麻醉药物的特殊用法和术中特殊管理策略也有助于改善胎儿结局。

胎儿畸形会给孕妇及其家人带来特殊而复杂的问题。多学科小组参与产前评估、手术治疗和产后护理至关重要。这个团队通常包括一名母胎医学专家、一名儿科医生、一名擅长母婴麻醉的麻醉医师、一名儿科神经外科医生、一名儿科泌尿外科医生、一名儿科肾内科医生、一名儿科心脏科医生、一名新生儿科医生和一名生物伦理专家。此外，接受手术的家庭还应该获得心理社会支持（Bliton，2003）。

封闭式胎儿治疗

封闭式胎儿治疗是经母体腹部及子宫壁置入穿刺针或内镜套管完成手术，这种治疗无需切开子宫。绝大多数封闭式胎儿治疗是在超声引导下完成的，并且只需要进行一次穿刺，通常用 2.4 mm 的穿刺器，可以经穿刺器置入分流管、球囊及半刚性内镜。仅在少数情况下，微创性胎儿治疗是在超声及胎儿镜联合引导下完成的。

一般而言，应制定一项管理胎儿镇痛药物的政策，这是由于在侵入性手术过程中胎儿可能会经历痛苦，特别是孕 18 ～ 20 周或更大孕周的胎儿。可以在超声或内镜引导下经一个 22 G 针来肌内注射或静脉给药。我们通常根据估计胎儿重量给予维库溴铵（0.2 mg/kg）、阿托品（20 μg/ kg）和芬太尼（15 μg/ kg）以抑制胎动及胎儿心动过缓等应激反应。对于孕妇而言，我们沿着穿刺器（套管）预计轨道进行局部麻醉，并向下延伸到子宫肌层，在局部麻醉下置入手术器械。瑞芬太尼也可通常用作补充的静脉镇静药物。

■ 双胎输血综合征

生理机制及其后遗症

单绒毛膜双羊膜囊（MCDA）双胎胎盘拥有大量吻合血管，如动脉 - 静脉、静脉 - 动脉、动脉 - 动脉或静脉 - 静脉吻合，而且一个胎盘可以同时拥有多种不同类型的吻合血管。动脉 - 动脉（A-A）和静脉 - 静脉（V-V）吻合通常出现在胎盘表面，可以进行单向或双向血流交换。动脉 - 静脉（A-V）和静脉 - 动脉（V-A）吻合呈现单向血流，是两胎儿胎盘表面血管进入胎盘后在胎盘小叶内连接形成的。这种在共享的小叶内血流不均衡是发生双胎输血综合征（TTTS）的病理生理基础（图 16-1）。对于 MCDA 双胎而言，TTTS 并不罕见，其发生率为 9% ～ 15%（Allaf，2014b；Kagan，2007；Lewi，2007；Simpson，1998）。

由这些吻合血管导致的循环血容量失衡使得血液从供血胎儿流向受血胎儿。这导致供血胎儿相对血容量不足和受血胎儿血容量过多。这种血容量过多和血容量不足产生的影响之一是两胎儿尿量明显不同，表现为一胎儿羊水过多，另一胎儿羊水过少。此外，代偿性心血管反应最终会出现失代偿。供血胎儿通常能维持正常的心功能，而受血胎儿血容量过多增加心脏前负荷，导致右心室肥大并最终出现高血压及心肌病。全身压力增大也可能增加右心室后负荷并减少右心输出，出现获得性肺动脉狭窄并最终导致胎儿死亡（Simpson，1998）。受血胎儿约有 10% 会出现右心室流出道梗阻。心功能受损的受血胎儿与他的供血胎儿相比生存率更低。心功能受损的受血胎儿与心功能正常的受血胎儿相比，生存率也降低。

这些胎盘吻合血管也可能导致严重的神经系统并发症，如大脑性瘫痪（脑瘫）、小头畸形、脑穿通畸形和多囊性脑软化。一种理论认为，缺血性坏死会导致空洞性脑损伤。在供血胎儿中，缺血可能由低血压、贫血或由两者叠加引起。在受血胎儿中，血压不稳定和严重的低血压也可能引起缺血（Lopriore，2011）。

未经治疗的进展型 TTTS 死亡率接近 90%（Society for Maternal-Fetal Medicine，2013）。因此干预的主要目标是恢复双胎间的血流平衡以及阻断 / 逆转胎儿心功能失代偿。次要目标为缓解 TTTS 双胎间的容量失衡。

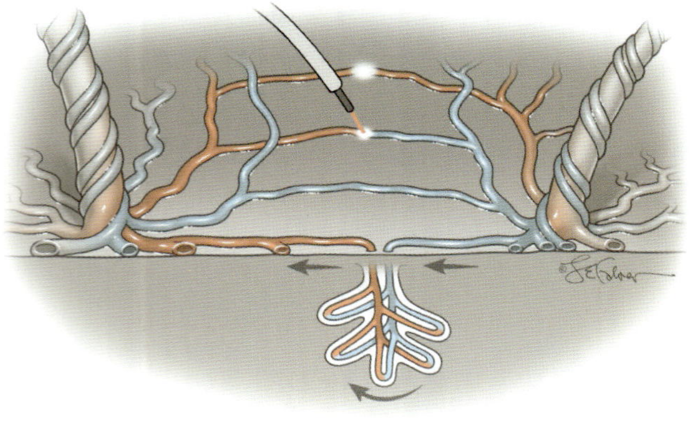

图 16-1 双胎输血综合征。此图详细展示了双胎间血管吻合的赤道线并在横截面上描绘了动静脉吻合。在胎儿治疗中，沿赤道线进行激光凝固。

治疗

对 TTTS 的早期识别，有助于改善胎儿预后。在孕早期，利用两胎儿颈后透明层厚度（NT）或顶臀长差异预测不良妊娠结局（例如 TTTS）的证据仍有争议。Kagan 等发现这些测量值与后期出现 TTTS 存在正相关。但一项多中心的研究表明孕早期 NT 或顶臀长差异无法预测不良妊娠结局或新生儿预后（Allaf，2014b）。然而该团队发现孕中期前期超声检查中两胎儿腹围及估计体重的差异与不良妊娠结局风险增加有关（Allaf，2014b）。

建议对所有 MCDA 双胎在孕 20 ～ 24 周进行胎儿超声心动图检查。这是由于与普通单胎相比，这种双胎中，心脏异常的风险增加了 9 倍。据报道，在无并发症的 MCDA 双胎中，先天性心脏异常的发生率约为 2%。在 TTTS 双胎中，发生率约为 5%，且受血胎儿发生风险更高（Bahtiyar，2007）。功能性胎儿超声心动图可用于发现微小心脏病变，有助于指导干预时机及 TTTS 整体管理策略。

TTTS 的治疗方式包括选择性减胎、羊水减量、羊膜造口术以及胎盘吻合血管激光电凝术（Moise，2005；Saade，1998；Senat，2004）。其中羊水减量术利用羊膜腔穿刺引流去除过多的羊水。此操作的相关风险包括未足月胎膜早破（PPROM）、感染、胎盘早剥、早产及存活新生儿神经系统并发症。

羊膜造口术是经子宫置入胎儿镜及相关的激光装置，激光可在 MCDA 双胎间的羊膜上形成一个窗口，使得两羊膜囊内液体均衡。术后两胎儿均存活的概率可达 18% ～ 83%，至少一胎儿存活的概率为 80%（Moise，2005）。

激光电凝术是在超声引导下通过 9 ～ 12F 的血管导管置入胎儿镜，一旦发现血管吻合就利用一根直径为 400 或 600 μm 的光纤（通常为 Nd : YAG 激光或半导体激光）消融胎盘表面的吻合血管（图 16-2）。该手术通常在局部麻醉下进行。

一些随机对照试验和综述研究了不同治疗方式后的新生儿结局。一项比较羊膜造口术与连续羊水减量术的研究发现两组胎儿结局相似（Moise，2005）。另一项比较羊水减量与激光电凝术的研究发现两者并发症相似，但激光电凝术后存活率显著增高，存活新

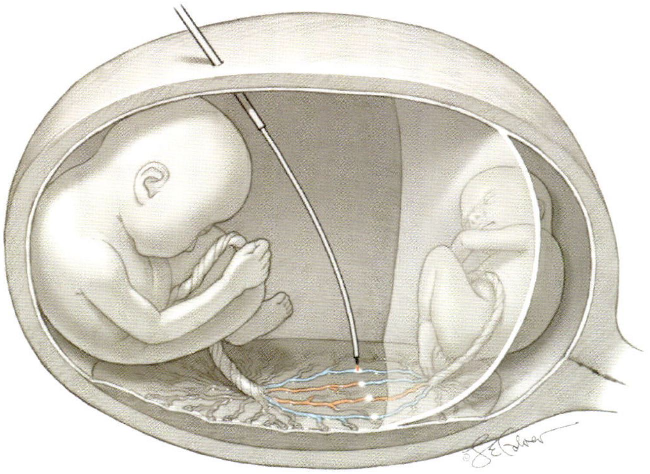

图 16-2 此图中，受血胎儿（左）位于因羊水过多而过度扩张的羊膜囊内，供血胎儿（右）紧贴子宫壁。胎儿镜经宫壁进入宫内，置于两胎儿脐带之间的胎盘血管吻合赤道线的上方。

表 16-1 双胎输血综合征 Quintero 分类系统

分期	
Ⅰ	羊水量差异：一胎儿羊水过少（MVP ≤ 2 cm）而另一胎儿羊水过多（MVP ≥ 8 cm[a]）。供血胎儿膀胱可见，多普勒血流正常
Ⅱ	羊水量差异。供血胎儿膀胱不显影（超声检查期间，通常在 1 h 左右），但多普勒血流无明显异常
Ⅲ	上述标准外加任一胎儿多普勒血流异常，如脐动脉舒张末期血流异常或反向、静脉导管血流反向或脐静脉血流搏动
Ⅳ	胎儿腹水、心包或胸腔积液、头皮水肿或全身水肿
Ⅴ	至少一胎胎死宫内

[a] 大多数欧洲的医学中心认为孕 20 周后羊水最大深度以 10 cm 作为临界值，孕 18 周前如何界定目前尚无统一意见。
Data from Quintero，1999.

儿神经系统异常的发生率较低（Senat，2004）。随后的 Cochrane 综述中比较了激光电凝术与羊膜造口术，发现两者总体死亡率或至少一个胎儿死亡率之间并无差异（Roberts，2014）。此外，在特定病例中，不同治疗组的双胎死亡率也没有差异。然而，与羊水减量组相比，激光电凝组存活儿在 6 岁时出现神经系统异常的比例更少。但不同治疗组存活儿在 6 岁时出现明显神经系统异常的比例相似。值得注意的是，这篇 2014 年的综述与 2008 年的 Cochrane 综述相比，两者报道的胎儿死亡结局不同。早期的综述显示，激光电凝术后两胎儿死亡率及围产期死亡率都有所改善（Roberts，2008）。近期的综述中作者虽未发现激光电凝术后胎死宫内的概率有所改善，但他们提出由于胎儿镜下激光电凝术吻合胎盘血管，能明显改善存活新生儿神经发育结局，因此提倡其用于治疗各期 TTTS（Roberts，2014）。

为使该病的术语和命名标准化，Quintero 等根据胎儿异常程度将 TTTS 进展划分为 5 个阶段（表 16-1）。很少有研究对Ⅰ期 TTTS 进行干预。大多数学者认为激光凝固术仅适用于 Quintero Ⅱ期及更高分期，或当Ⅰ期合并羊水迅速增加或即将出现心功能恶化等情况。不同研究在实施激光凝固术的孕周方面也存在差异。一些研究中心在孕 24 周后不再提供这种治疗，但有些机构可截至孕 25 或 26 周。近期，有学者提出可在孕 17 ~ 26 周间进行激光凝固术，这是基于证据提示在这期间进行手术后患者的妊娠结局相似（Baud，2013）。然而，这种观点并未被普遍接受，仍需进一步研究加以证实。

激光消融技术

目前有多种手术技术被用于胎儿镜下激光消融。最初应用的是非选择性胎盘血管激光电凝术，这种手术方式对所有穿过两胎儿胎盘膜性分隔的血管都进行凝固（De Lia，1990）。随后，选择性胎盘血管激光电凝术（SLCPV）只凝固两胎儿间沿着血管赤道线分布的吻合血管（Ville，1995）。一项改良的 SLCPV 将胎盘表面凝固，对所有消融的吻合位点进行线性连接，从而在供血胎儿与受血胎儿胎盘间造成物理分隔（Chalouhi，2011）。这种技术又被称为 solomonization 或 Solomon 技术。在一项对照试验中，274 名合并 TTTS 的孕妇被随机分入传统激光电凝术组或 Solomon 技术组。结果显示，在血管赤道线附近的激光电凝术能显著降低双胎贫血红细胞增多症序列（TAPS）的发生率及 TTTS 的复发率，但两者在围产期死亡率及严重的新生儿并发症发生率间并无差异（Slaghekke，2014）。此外，也有其他研究报道 Solomon 技术的优势（Ruano，2013，2014）。

胎盘完全位于前壁时，激光凝固术操作较困难，其限制胎儿镜的插入位置而影响对胎盘血管的直视。此外，半刚性胎儿镜视角范围也受到限制。对胎盘吻合血管直视不充分会影响消融效果。胎儿镜与胎盘表面入射角增大，激光的效能也降低。为解决这些问题，可以沿中线进行开腹手术，将子宫取出后经后壁插入胎儿镜（Deprest，1998）。也有学者提出可以联合应用带有 70° 镜片的内镜与导管内激光发射装置（Quintero，2010）。我们的团队在腹腔镜直视引导下将胎儿镜自孕妇背侧插入子宫后壁。插入后，可以更直观地在胎儿镜下观察胎盘吻合血管（Shamshirsaz，2015）。

与 TTTS 相似，双绒毛膜及单绒毛膜三胎妊娠中也存在胎儿 - 胎儿输血综合征（FFTS）。FFTS 在双绒毛膜三胎妊娠中的发生率约为 5%，在单绒毛膜三胎妊娠中的发生率约为 8%（Blumenfeld，2015）。在单绒毛膜三羊膜囊或双绒毛膜三羊膜囊三胎妊娠中早发型 FFTS 的围产期死亡率较高。对血管交通支行激光凝固术虽然在技术上具有挑战性，成功率也较低，但其可能有助于改善新生儿生存率。

表 16-2 根据尿液指标判断预后以选择性对胎儿进行产前干预

	预后良好	预后不良
钠	< 90 mmol/L	> 100 mmol/L
氯	< 80 mmol/L	> 90 mmol/L
渗透压	< 180 mOsm/L	> 200 mOsm/L
钙	< 7 mmol/L	> 8 mmol/L
总蛋白	< 20 mg/dL	> 40 mg/dL
$β_2$- 微球蛋白	< 6 mg/L	> 10 mg/L

[a] 基于孕 18 ～ 22 周，24 ～ 48 小时内连续膀胱引流获得的最后尿液标本

Data from Muller, 1996.

■ 下尿路梗阻

下尿路梗阻（LUTO）是指一组不同类型的膀胱颈解剖学异常。最常见的两种下尿路梗阻是后尿道瓣膜和尿道闭锁，前者是男性胎儿尿道近端的阻塞性瓣膜，而后者男性或女性胎儿均可能发生（Gunn，1995）。大多数尿路梗阻较轻微，并不会引起严重的并发症（Wu，2009）。然而，当完全梗阻时会导致膀胱扩张与输尿管积水性肾病。如果在肾小球完全形成之前发生完全性尿路梗阻，会导致肾发育异常（Kitagawa，1999），从而继发羊水过少，又会引起肺发育不全及骨骼畸形等。大约 45% 的未接受治疗的严重梗阻病例出现新生儿死亡（Makayama，1986）。应在出生后进一步检查以准确诊断 LUTO。

LUTO 通常在孕 18 ～ 20 周通过胎儿超声检查发现。典型表现有后尿道扩张（锁孔征）、膀胱肿大（巨膀胱）以及单侧或双侧肾积水，并可能伴有肾实质性改变（囊性肾病）。LUTO 最早可在孕 12 周进行诊断，但是相关数据较少，关于其孕早期的诊断仍需进一步研究（Byon，2013）。

应进行详细的超声检查排除其他畸形。某些情况下，行羊膜腔灌注可出现一个声窗，使胎儿解剖结构更易观察。因女性胎儿出现尿道闭锁、持续性泄殖腔存留、巨膀胱 - 小结肠 - 肠蠕动不良综合征等复杂畸形的可能性更高，在检查时应确认胎儿性别。同时应进行胎儿染色体核型分析以排除非整倍体。在我们的医疗中心，为确保获取足够样本进行核型分析，我们通常行胎盘活检或 FBS 而不是羊膜腔穿刺术，如果无羊水，可行胎儿膀胱穿刺。此外，对膀胱穿刺获取的胎儿尿液样本进行检测可以获得关于胎儿肾损伤程度的信息。目前已有胎儿尿液指标正常值参考范围和孕 18 ～ 22 周间胎儿尿液样本的预后指标（表 16-2）（Muller，1996）。然而利用胎儿尿液中钠、钙和 $β_2$- 微球蛋白等指标预测其出生后肾功能的可能性，在 2007 年一项对 23 项研究的系统性综述中遭到质疑（Morris，2007）。

最近一项纳入 72 例 LUTO 病例的综述将孕 23 周前胎儿尿液分析结果分为 3 组：①尿液生化结果正常，可进一步行胎儿治疗；②尿液生化结果异常，胎儿肾预后差，胎儿治疗的效果可能受到影响；③胎儿患有尿路消化道瘘（Abdennadher，2014）。在我们医疗中心，我们通过尿液生化检测，结合胎儿染色体核型、超声心动图和胎儿解剖学超声检查等对胎儿进行初步评估。如果初次生化检查指标良好，可直接行膀胱 - 羊膜腔分流术；如结果异常，可在 48 h 后再次取样检查，如结果仍不理想，不建议进行分流手术。未来对胎儿尿液和（或）血液的蛋白质组学及代谢组学的评估可能可以提供更好的胎儿预后相关信息，但目前这些检查尚未普及（Klein，2013）。

最常见的产前干预方式是经皮连续胎儿膀胱引流或放置双猪尾膀胱 - 羊膜腔分流管以缓解阻塞。在静脉注射镇静剂并进行局部麻醉后放置分流管，在超声引导下将温热的生理盐水或乳酸林格液灌注到羊膜腔内，这有助于获得更加清晰的超声胎儿影像，并在胎儿周围为正确放置分流管的外部猪尾环提供足够的空间。在超声引导下，将针或套管经母体腹部、胎儿腹部刺入胎儿膀胱，然后将双猪尾导管通过针或套管穿入（图 16-3）。导管近端卷曲置入胎儿膀胱内，远端在羊膜腔内展开（图 16-4）。膀胱 - 羊膜腔分流术的并发症包括导管移位、血栓导致导管堵塞、手术相关的胎盘早剥、PPROM 以及早产。但这些并发症的发

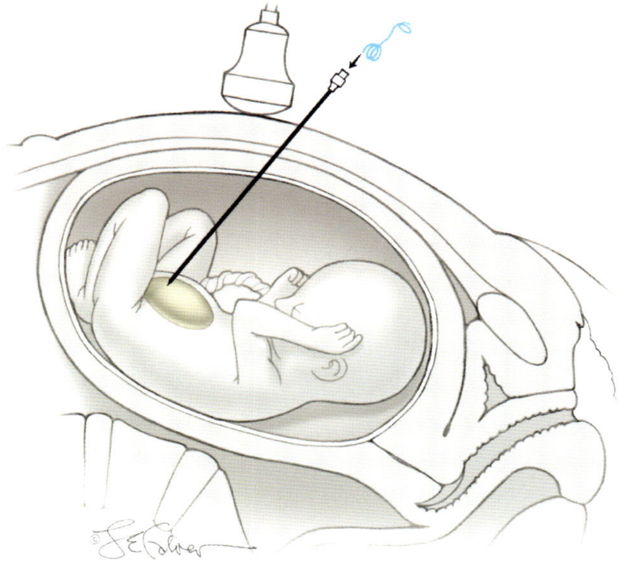

图 16-3　插入膀胱分流管。此图中，在超声引导下将穿刺器插入扩张的胎儿膀胱。双猪尾导管随后在穿刺器下放置。

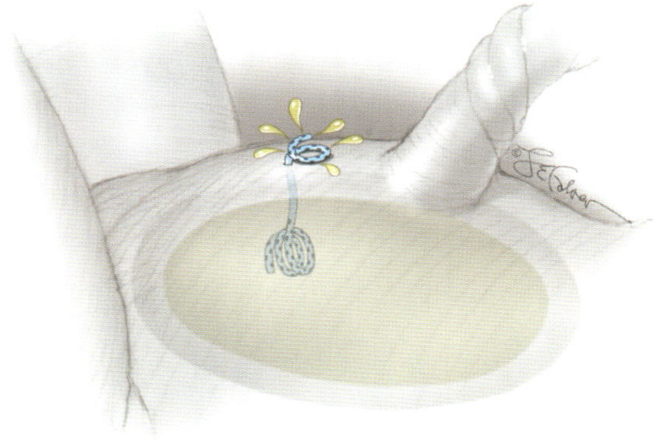

图 16-4　此图中，双猪尾导管已安放就位，一端在胎儿膀胱内卷曲，另一端将胎儿尿液引流入羊膜腔内。

生率比开放性胎儿手术或行胎儿镜检查时要低。

通过经皮膀胱 - 羊膜腔分流术与保守治疗下尿路梗阻（PLUTO）的对照试验评估了膀胱 - 羊膜腔分流术的有效性。不幸的是，由于难以招募病例，该试验在仅招募了 31 名患者后停止。尽管样本量很小，但结果显示进行了分流的胎儿生存率高于未进行分流的胎儿。膀胱 - 羊膜腔分流术对肾功能的长期影响尚无定论（Morris，2013）。

作为一种替代手术，一些研究者报道了在胎儿膀胱镜引导下机械破坏或激光消融后尿道瓣膜的方法（Ruano，2015）。由于设备的限制和激光消融后存在瘘管形成的风险，目前这种方法只是实验性的（Sananes，2015）。

■ 胸腔 - 羊膜腔分流术

有胸腔积液或充满液体的胸部占位性病变的胎儿可行胸腔 - 羊膜腔分流术。在生理上，这两种胸部病变会使胎儿胸腔内的静水压力增加，根据严重程度不同可能会导致肺发育不全或压迫心脏而使心功能失代偿和非免疫性水肿。

胎儿胸腔积液

胸腔积液的发生率为 1/10 000 至 1/15 000，其可能是孤立性的，也可能是胎儿畸形或染色体核型异常的并发症。大多数孤立性胸腔积液是淋巴液异常流入胸腔引起的乳糜胸。据报道有 25% ～ 75% 的继发性胸腔积液存在胎儿非整倍体、心脏异常、先天性感染、淋巴异常、贫血、先天性囊性腺瘤样畸形、支气管肺隔离症或先天性膈疝等合并症（Rustico，2007）。最常见的与胸腔积液有关的两种畸形是先天性膈疝和 21- 三体综合征。其他需要考虑的胸部病变包括气管食管瘘，叶外型肺隔离症和先天性肺淋巴管扩张。

因此，仔细的诊断评估和患者选择至关重要。详细的胎儿解剖学超声检查和超声心动图是必要的，同时也建议进行胎儿染色体核型分析（Achiron，1995）。另外还建议检测母体血型进行抗体情况，进行 Kleihauer-Betke 实验，筛查弓形虫，进行风疹、巨细胞病毒、单纯疱疹病毒和细小病毒 B19 感染的病毒学检测，以排除其他可能导致胎儿水肿的原因。英国国家健康与护理卓越研究院（NICE）指南（2006）指出，对胸腔积液的胎儿的侵入性治疗应仅应用于导致水肿的孤立性积液。一些有经验的临床医生提出，对可能因胸腔积液导致胎儿水肿，或未水肿但胸腔积液占位 50% 以上而导致纵隔移位，体积迅速增大，或导致羊水过多的病例应考虑进行干预性治疗（Yinon，2010）。也就是说，我们认为对于单侧胸腔积液而未水肿的胎儿进行干预性治疗并无帮助。

超声引导下胸腔穿刺术通常是治疗胸腔积液的首选方法，它可以尽可能地去除胸腔积液。将积液送检，若淋巴细胞占比 > 80% 通常可以诊断乳糜胸。引流后通过超声检查胎儿肺部膨胀程度，同时排查肺部结构性异常。胸腔液体快速重新积聚的胎儿可能适用胸腔 - 羊膜腔分流术。

区分胸腔积液与大量心包积液非常重要，在某些情况下两者看起来很相似。通过观察肺部大小和形状可以对两者进行区分，大量的心包积液会将肺压迫在后胸壁上，使其显得非常小，然而，胸腔积液时通常会在心脏旁边看到肺部。大量心包积液最常见的原因是右心室动脉瘤（Hara，2007）。试图引流其中任何一种积液都可能会适得其反。在大多数情况下，除非心功能受损，由动脉瘤产生的大量心包积液可行期待治疗，这些积液通常会被吸收。

胸腔积液分流管放置技术与胸腔囊肿分流管放置技术相同，下文将对此进行描述。对于无胎儿水肿的孤立性胸腔积液，宫内干预后生存率约为 60% ～ 85%；而当胎儿水肿时，其生存率约为 50% ～ 60%（Deurloo，2007；Knox，2006；Yinon，2010）。目前也可对无胎儿水肿的孤立性双侧胸腔积液放置引流管，但只能小幅提升生存率（Knox，2006）。

先天性囊性腺瘤样畸形

先天性囊性腺瘤样畸形（CCAM）也称为先天性肺囊性腺瘤样畸形（CPAM），是另一种可能受益于胸腔 - 羊膜腔分流术的先天性畸形。CCAM 是一种支气管 - 肺畸形，超声下通常为局限于一个肺叶内的肿块。鉴别诊断包括纵隔畸胎瘤、先天性膈疝和支气管肺隔离症。CCAM 在新生儿中的发生率约为 1/35 000 ～ 1/25 000（Laberge，2001）。这些畸形患儿缺乏正常的肺泡结构，而代以终末呼吸性细支气管的过度增生和囊性扩张。CCAM 根据超声下囊性结构的大小进行分类（Stocker，1977）。大囊肿型（Stocker Ⅰ型）病变至少含有一个 > 5 mm 的囊肿，微囊肿型（Stocker Ⅲ型）病变存在回声但无明显的囊性结构，Ⅱ型为混合型。

胎儿评估。在评估胎儿肺部病变时应使用彩色多普勒鉴别 CCAM 与支气管肺隔离症。后者与来自异常主动脉的体循环供血有关。磁共振（MR）可以对胎儿胸部肿块进行成像。通过将病灶定位到特定的肺叶并看到被压迫的正常肺组织有助于区分 CCAM 与其他胸部病变（Hubbard，1999）。胎儿超声心动图有助于排除心脏畸形及评估合并暴发性胎儿水肿时的心脏功能。若无其他畸形存在时一般不对 CCAM 胎儿进行染色体核型分析。大多数产前发现 CCAM 的胎儿妊娠结局良好。在孕 26 ～ 28 周的生长高峰期过后，微囊肿型 CCAM 倾向于自发消退（MacGillivray，1993）。囊肿在 1 cm 以下的 CCAM 一直保持较小的状态，若在孕 32 ～ 33 周的超声检查中胸部无明显占位效应，则出生后引起呼吸道症状的可能性较小，以上两种情况可行期待治疗。但是大囊肿型病变由于液体积聚，通常不会自行消退。水肿是 CCAM 胎儿死亡的唯一最佳预测因素。因此，对于大囊肿型病变，建议每周进行 1 ～ 2 次超声检查，以及时发现水肿并监测 CCAM 的体积变化。

CCAM 体积比（CVR）是一项根据超声检查推算的比值，有助于发现因有水肿风险而需更加频繁监测的胎儿。CCAM 的体积通过公式计算（长 × 高 × 宽 ×0.52）。CVR 通过 CCAM 体积（ml）除以头围（cm）以校正孕周差异。当 CVR ≤ 1.6 时，生存率为 94%，且发生胎儿水肿风险小于 3%（Crombleholme，2002）。心血管功能评估（如计算联合心输出量）是否有助于识别胎儿水肿风险目前还在研究中（Mahle，2000）。

如何选择合适的大囊肿型 CCAM 患儿行胸腔分流管放置仍具有挑战性。若合并一个大的主要的囊肿，行胸腔分流管放置术效果良好。对合并大囊肿型 CCAM 的水肿胎儿行分流管放置可促进水肿消退（Adzick，1998；Grethel，2007；Smith，2005）。 因此，对于因大囊肿型肺部病变引起水肿的胎儿应考虑进行分流，当胎儿肺部病变非常大并且增长迅速或合并胎儿心功能受损或羊水过多时尤其需要考虑分流术（Schrey，2012）。目前胸腔 - 羊膜腔分流术在合并大囊肿型病变但无水肿的胎儿中的有效性和安全性尚不明确。我们注意到在胸部有肿块和水肿的胎儿中，除非其水肿与心功能受损有关，否则可能不需要干预（Cass，2012）。我们对胎儿合并高风险且较大的 CCAM 的孕妇给予倍他米松治疗，有数据表明在这些高风险病例中，2 ～ 4 疗程的倍他米松治疗可能有助于提高胎儿生存率。虽然机制尚不明确，但类固醇可能诱导 CCAM 消退或增强胎儿对水肿的耐受性（Derderian，2015）。

胸腔 – 羊膜腔分流术。作为分流前的步骤，可先利用穿刺针对大囊肿进行引流，以测量肿块体积下降的百分比，它与长期引流时的肺容量有关。在针插入之前，借助彩色血流多普勒定位胎儿胸壁和主要的大囊肿之间的无血管区域。首先定位在胸壁，然后将 22G 穿刺针在超声引导下置入主要的大囊肿。观察囊肿减压情况有助于确定囊肿再次形成时进行分流的最佳位置。在此操作 2 ～ 3 天后通过超声检查观察囊液是否再次积聚（Adzick，1998）。

大囊肿再次形成，需在超声引导下插入分流管，步骤类似于 LUTO 分流管的放置（268 页）。通过仔细分析前期引流过程中囊肿的消退模式以优化分流管放置位置。若分流管需要放置在胎儿左侧胸部，理想的进针位置是大囊肿的左上侧，以使囊肿向上侧部消退。此外，不推荐将分流管插入胎儿锁骨中线，因为分流管的移位可能会干扰纵隔结构的正常恢复。

分流管放置术的并发症包括分流管移位、分流管被血栓堵塞、手术相关胎盘早剥、PPROM、早产以及致死性的胎儿出血（Smith，2005）。两种罕见的出生后并发症包括分流管放置部位的肋骨畸形和因导管缠绕导致的胎儿手臂束紧（Belfort，2016；Merchant，2007）。

胸腔 - 羊膜腔分流术后胎儿结局。大囊肿型 CCAM 行分流管放置术后新生儿总体生存率为 65% ～ 79%（Cavoretto，2008；Peranteau，2007）。一项关于大囊肿型 CCAM 的系统性综述显示，对水肿胎儿进行治疗后，其生存率提升至 62%（15/24），而未进行治疗的胎儿生存率为 3%（1/33）（Cavoretto，2008）。分流管放置术后的胎儿生存率与水肿消退情况密切相关。新生儿可能需要长时间使用呼吸机，延长在新生儿重症监护室（NICU）的住院时间，出生后第一天紧急行病变部位切除、胸腔插管以缓解呼吸困难，以及体外膜氧合（ECMO）支持治疗等。似乎在存活的新生儿中，胸腔 - 羊膜腔分流管放置术与先天性肺损伤的产后切除术同时实施可以使发育过程中胸内囊肿导致的肺发育不全的有害影响最小化。切除术还消除了复发性感染、气胸和恶性肿瘤的相关风险（MacGillivray，1993）。关于 CCAM 的其他干预措施，目前无法支持使用间质激光治疗微囊肿型 CCAM 病变（Peranteau，2007；Ruano，2012a）。对于存在肺部肿块和水肿且孕周不足以分娩的胎儿，有报道描述了开放性胎儿手术，生存率为 50% ～ 60%（Adzick，2010；Cass，2011）。鉴于这种实验性手术的复杂性高，只应在有条件的医疗中心进行。

先天性膈疝

先天性膈疝（CDH）的发生率为 1.7/10 000 ～ 5.7/10 000（Torfs，1992）。在支气管和肺动脉发育的关键时期，胸腔内腹部内容物导致支气管分支减少，总动脉横截面积减小，以及外周肺动脉肌壁异常增厚（Miniati，2007）。这种肺发育异常会导致肺发育不全和肺动脉高压。CDH 有 3 种类型，最常见的一类中膈肌缺损位于后外侧（博赫达勒克孔疝，Bochdalek 孔疝），发生率约 70%；第二类缺损位于前部，发生率约为 25% ～ 30%（Morgagni 孔疝）；而中央区域缺损的发生率约为 2% ～ 5%（Torfs，1992）。

CDH 的产前诊断基于几个经典的超声检查结果，包括在胸腔内看到腹部器官（胃、肠、肝）、心脏移位至缺损对侧的胸部、心脏轴线移位以及羊水过多。当超声检查结果不明确时，可借助 MR 确诊 CDH。

CDH 患儿中有 26% ～ 58% 存在其他无关畸形，这些畸形可能与遗传综合征相关，也可能无关。因此会对其提供遗传咨询并行羊膜腔穿刺术。相关畸形包括心脏、肾、中枢神经系统（CNS）和胃肠道畸形（Holder，2007）。由于这些病例本身的生存率较低，一般不对其进行胎儿治疗。

过去 30 年中，孤立性 CDH 新生儿的总体生存率从 50% 增至 80%（Skari，2000）。这主要归因于产后呼吸支持技术的显著进步（Downward，2003）。根据超声及 MRI 检查中的肺部测量结果及器官位置推断胎儿预后较差时，可考虑对这些严重的病例进行产前干预。

20 世纪 80 年代末，首次采用了解剖学矫治术（Estes，1992；Harrison，1990）。但对于没有肝疝出的胎儿，与期待治疗相比，手术治疗并未提高其生存率（Harrison，1997）。而对于肝疝入胸腔的胎儿，产前将肝还原到原位会导致脐静脉回流急剧扭曲，进而引起胎儿死亡（Harrison，1993）。这使得开放性胎儿手术暂时终止。

目前的微创介入技术有助于使被腹部内脏压缩的肺重新扩张。肺的重新扩张有助于将脏器移回腹腔并促进肺发育。通过这样一种可逆性阻塞气管的方法，使正常的肺液聚积（图 16-5）（Deprest，2004）。胎儿肺扩张及肺组织伸展有助于改善肺的生长发育。

在首个关于经皮胎儿镜下气管阻塞术（FETO）的随机对照试验中，患有严重左侧 CDH 的胎儿被随机分至 FETO 组和期待治疗组。由于期待治疗组的生存率高于预期，因此此项研究并未发现 FETO 的优势（Harrison，2003）。在欧洲，FETO 工作组随后报道 201 例进行 FETO 的胎儿中 3 周内 PPROM 的发生率仅为 17%（Jani，2009）。根据产前 CDH 登记的分层数据，通过施行 FETO 治疗，严重的左侧 CDH 患儿生存率从 24% 提高至 49%，而右侧 CDH 患儿生存率从 0% 提高至 35%（Jani，2006）。最近的一项试验中，41 名患有严重 CDH 的胎儿被随机分配至 FETO 组或标准产后治疗组。FETO 组胎儿 6 个月生存率为 50%，而产后治疗组仅为 4.8%（Ruano，2012b）。应当注意此试验中两组均未使用 ECMO。FETO 的有效性尚无定论，因此它仍被认为是实验性的，并且仅应在受监督的研究方案下进行。

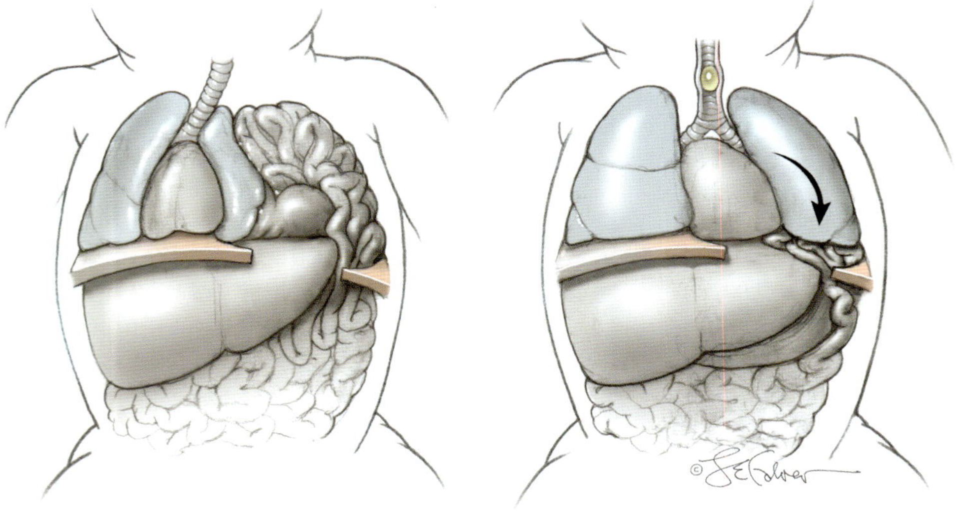

图 16-5 胎儿镜下气管阻塞术（FETO）。左图示左侧先天性膈疝。右图中，气管内球囊已扩张。气管阻塞后使正常的肺液聚积并扩张肺部。

FETO 通常在孕 29 周前进行，且更多是在孕 24 ~ 28 周之间进行（Deprest，2011）。该手术可在常规腰硬联合麻醉或局麻下完成。超声检查确定胎儿和胎盘位置以确定套管插入位置。必要时可通过轻柔的外部操作改变胎儿位置，以便更易进入气管，以及将套管插入子宫的上半部分。

将套管经皮穿入宫腔，接近胎儿口腔以便进入气管。通过套管将一个 1.3 mm 的胎儿镜置入胎儿口腔，沿喉部向下移动，通过声带，直到看到隆突。通过胎儿镜中的孔道置入可分离的闭塞球囊，在胎儿隆突上方将球囊充气，与胎儿镜分离后持续阻塞气管（图 16-6）。

孕 34 周时，在超声引导下通过胎儿镜取出球囊以去除阻塞。首先刺破球囊，随后胸腔高压会将其冲入羊膜腔，在羊膜腔中抓住球囊并取出。被球囊阻塞的这段时间内有助于胎儿Ⅱ型肺上皮细胞数量增加（Flageole，1988）。随后的分娩过程可根据产科标准正常进行。如果孕妇在取出球囊前分娩，则需进行产时宫外治疗（EXIT），第 277 页描述了这种治疗方法，在去除气管阻塞的同时保持胎儿的胎盘循环。极少数情况下，在生后直接通过喉镜取出球囊或经皮穿刺紧急刺破球囊。

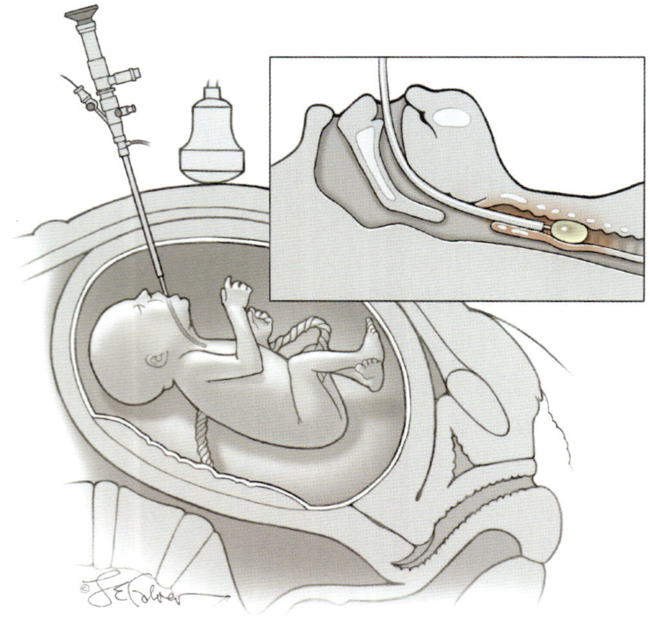

图 16-6 此图中，胎儿镜进入胎儿喉部，并沿气管向下移动。插图：球囊充气后与胎儿镜分离，并持续阻塞气管。

开放性胎儿手术

■ 技术概述

开放性胎儿手术是指通过切开子宫直接对胎儿进行手术，并在治疗完成后闭合子宫切口以继续妊娠。根据需要实施的胎儿手术类型和胎儿位置，可在子宫上段或下段行子宫切开术，这与 EXIT 不同，EXIT 是剖开子宫后在新生儿部分娩出的情况下进行手术，紧接着完成分娩过程。

在开放性胎儿手术中，术前给予口服吲哚美辛（50 mg）抑制宫缩。与剖宫产前相似，静脉滴注抗生素以预防感染（表 18-4，300 页）。用七氟醚对母胎进行麻醉并使子宫松弛以防止术中宫缩。大多数情况下，在孕妇下腹部做一横切口，将无菌超声探头直接置于子宫浆膜上，可同时看到胎儿及胎盘位置。必要时术者用手在腹部内子宫外调整胎儿位置。在切开子宫前，将胎儿调整到合适的胎位以便进行下一步操作。

子宫切开可用两根可吸收单丝缝线辅助进行，缝线位于计划切口的外侧，但与切口平行。在超声引导下经子宫壁进行全层缝合，使胎膜固定至子宫肌层以限制绒毛膜羊膜分离。在缝线之间切开子宫肌层。将子宫吻合器的下颚借助其自带的穿刺附件直接穿入羊膜腔。放置好后，吻合器的上颚紧贴子宫浆膜，下颚紧贴计划切口处的羊膜。开启吻合器，钉两排可吸收钉，此时其间的子宫肌层及绒毛膜羊膜被分开。可吸收钉将胎膜固定在子宫肌壁，可以在子宫切开时起到止血作用。胎膜和子宫壁之间出血是一种严重的并发症，可导致绒毛膜下血肿，从而使胎膜从子宫壁剥离。早期发现时可以缝合、压塞出血的血管。

子宫切开后，理想情况下只需进行极少的操作，胎儿就可直接显露于切口部位。通过导管向子宫持续注入温盐水以维持胎儿体温和羊水压力，并防止脐带受压。此外，母胎全身麻醉可能对胎儿心肌起到抑制作用，因此建议进行胎儿手术时通过连续胎儿超声心动监测其心肌功能。胎儿心动过缓时可通过调整胎儿位置、增加羊膜腔灌注或对孕妇采取措施提高其心输出量及氧合指数等进行处理。

手术完成后，将胎儿放回子宫。用含有抗生素的温热乳酸林格液灌入羊膜腔，分层缝合子宫及腹部切口。当孕妇从麻醉中清醒后，给予静脉注射硫酸镁以抑制宫缩。值得注意的是，所有进行过子宫上段切口的开放性胎儿手术的孕妇随后都需要行剖宫产分娩。

■ 开放性脊柱裂

开放性脊柱裂或脊髓脊膜膨出（MMC）是一种由于神经管闭合不全引起的先天性中枢神经系统缺陷，其特征是脊膜和脊髓从开放的椎弓中突出（图16-7）。MMC 通常会导致患者神经发育迟缓、肠及膀胱功能障碍、骨性残疾和终身瘫痪（Meuli，1997）。神经管缺陷（NTDs），包括无脑畸形、脑膨出和MMC，是世界范围内最常见的先天性结构缺陷。

MMC 的神经损伤主要是由于脊髓发育不良所致，次要原因是暴露在外的脊髓受损。根据二次打击学说，解剖学上的原发性先天畸形使得相对正常的脊髓因羊水暴露、直接创伤、液体压力或上述综合因素而受到继发性损伤（Meuli，1997）。可通过早期手术修复减轻这种继发性损伤。这一理论得到以下观察结果的支持：仅有一半受影响的胎儿在孕 24 周前合并脑室扩张，但超过 90% 的胎儿在孕晚期出现脑室扩张（Babcook，2011）。该假说还提供了在孕中期尝试修复缺陷的理由。胎儿在出生后可能出现进一步的神经系统损伤，因为需要进行额外的手术以更换功能不良或感染的脑室 - 腹腔分流管。因此，任何可以减少脑室 - 腹腔分流的治疗方案均可能改善胎儿预后。

总的来说，针对 MMC 的开放性胎儿手术需要触及胎儿腰骶部神经缺损。在缺损周围做一个椭圆形的皮肤切口至筋膜水平（图 16-8）。将硬脊膜拉至中线以覆盖外露的神经组织并进行连续缝合（图 16-9），最后缝合皮肤。

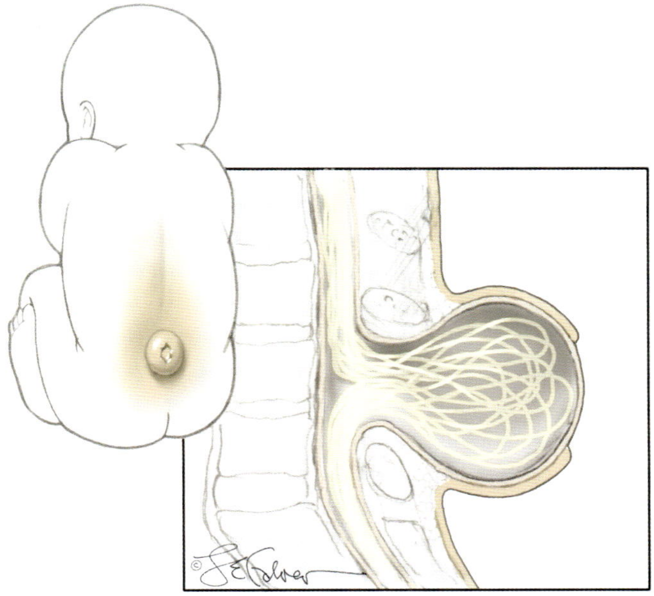

图 16-7　此图详细描绘了胎儿脊髓脊膜膨出的解剖结构。

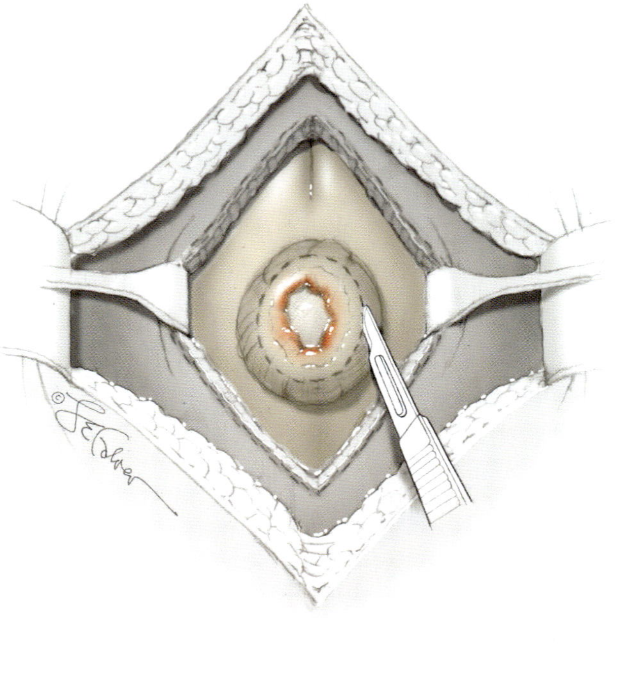

图 16-8　开放性胎儿手术修复脊髓脊膜膨出。此图中，使用牵开器对腹部及子宫切口进行显露。在神经管缺陷周围做一切口，显露出蛛网膜下的神经基板。

第十六章

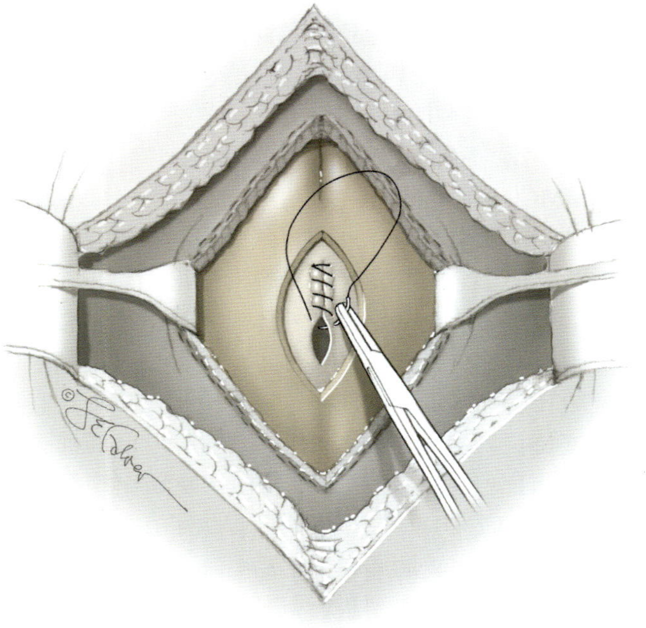

图 16-9 此图显示对硬脑膜进行缝合。为完成修复，需将胎儿皮肤重新对合。继而缝合孕妇子宫及腹部切口完成修复过程，此处未显示。

脊髓脊膜膨出管理研究（MOMS）试验比较了孕 19 ～ 25^{+6} 周孕妇产前及产后行 MMC 修复的有效性。所有胎儿整倍体核型均无异常，MMC 位于 T1 至 S1 之间且合并后脑疝（Adzick，2011）。产前手术组中约有 40% 放置分流管，而产后手术组约有 82%。产前手术能改善出生后 30 个月时智力发育及运动功能的综合评分。它同样能改善几种次要结局，包括出生后 12 个月时的后脑疝及 30 个月时的步行情况。具体来说，在产后 12 个月时，产前手术组中无后脑疝的比例（36%）高于产后手术组（4%）。产前手术组儿童的运动功能往往比根据神经损伤预测的运动功能高出一至两个或更高的等级。并且 Bayley 心理运动发育指数和 Peabody 运动发育量表评分显著提高。产前手术组能独立行走的儿童为产后手术组的两倍，且出生后完全无法行走的儿童数量更少。产前干预同样降低了脑干扭曲、第四脑室位置异常及脊髓空洞症的发生率。

然而在本研究中，产前手术组早产及分娩时子宫破裂的风险较高。产前手术组的孕妇大多数会出现早产，33% 的孕妇在孕 30 周前分娩，33% 的孕妇在孕 30 ～ 34 周分娩，33% 的孕妇在孕 35 ～ 36 周分娩。其他不良结局包括母亲肺水肿、胎盘早剥、羊水过少、PPROM、自然流产及母亲需输血。在剖宫产时，产前手术组中约 25% 的孕妇子宫切口处较薄，9% 有切口憩室，1% 切口完全裂开。此外，产前手术组中更多的儿童需进行脊髓栓系手术（8% vs 1%）（Adzick，2011）。基于此，可向已了解这种手术益处及风险的孕妇推荐进行 MMC 修复术。

■ 肺部病变切除

仅有少数合并肺部肿块的胎儿可能获益于开放性胎儿手术，其中之一可能为因巨大肺部肿块出现进行性非免疫性水肿合并心衰的胎儿。这与有巨大肺部肿块合并孤立性乳糜胸或巨大肺部肿块伴无心衰征象水肿的胎儿不同（Cass，2011）。当胎儿因巨大肺部肿块造成纵隔移位，并压迫发育中的肺组织时也可行手术切除。如第 269 页所述，对于大囊肿型 CCAM（先天性囊性腺瘤样畸形），可能更倾向进行胸腔 - 羊膜腔分流术。开放性胎儿手术的目的是减压或者切除纵隔的囊性病变，它适用于巨大的多囊肿型偏实性 CCAM，或用于小于孕 32 周水肿胎儿的支气管肺隔离症。对于孕 32 周后的胎儿水肿，应考虑提前分娩，并通过 EXIT 切除病变部位（277 页）。

需行 EXIT 的原因是非常大的 CCAM 与支气管树间有气道相连，而当新生儿开始自主呼吸时，CCAM 充满空气且无法减压。这会导致胸腔内肿块扩张压迫心脏，其临床表现与张力性气胸类似。为预防上述情况，进行 EXIT 时仍维持胎儿胎盘循环。与此同时，可以打开胎儿胸腔使肺部减压，且能建立胎儿气道使新生儿可以自主呼吸。随后将胎儿娩出并送至其他手术室行 CCAM 切除术。

虽然病例数很少，但结果表明通过产前胸腔切开术切除肺部肿块是有益的。大多数存活新生儿的后续发育测试随访结果是正常的（Adzick，2009）。通过打开胎儿胸腔使病变的肺外露并最终切除囊肿，会使心脏压迫突然缓解，这可能导致胎儿血流动力学改变，类似于心包填塞的突然缓解，即胎儿血流动力学异常及反应性心动过缓。因此，在切开胎儿胸腔前，我们首先采集胎儿静脉血，测量血气值和血细胞比容，并通过静脉注射阿托品和液体预防上述情况。

其他可能有益的胎儿干预措施

■ 严重的主动脉瓣狭窄

严重的主动脉瓣狭窄通常发生在孕中期，并伴随左心室（LV）扩大及严重的左心室功能不全。若不进行治疗，LV 功能异常会进展为左心发育不良综合征（HLHS）。然而，适时的胎儿主动脉瓣膜成形术或许能成功地保留 LV 功能，防止形成生理性单心室，并降低短期及长期的并发症发生率和死亡率（Donofrio，2014）。波士顿儿童医院的研究小组报告了较好的结果，43% 的活产新生儿（*n*=100）实现了双心室循环（McElhinney，2009）。对于右心室流出道梗阻胎儿及限制性卵圆孔导致 HLHS 的胎儿也进行了产前干预（Tulzer，2002）。

待胎儿安静下来之后，在超声引导下将 17 ~ 19 G 针穿入子宫，经胎儿肋骨间进入胸腔。在球囊瓣膜成形术中，针尖置于左心室或右心室中，并且直接位于狭窄的主动脉瓣或肺动脉瓣前。经穿刺针送入导丝并通过瓣膜（图 16-10）。将未充气的球囊导管沿导丝向前通过狭窄的瓣膜并定位。随后将球囊充气，膨胀 3 ~ 5 倍，以达到瓣膜孔的直径（图 16-11）。

在由限制性卵圆孔导致房间隔完整的病例中，将针置于右心房，进而穿过房间隔进入左心房。将导丝置于心房，然后选择进行以下两种操作之一：第一种是将球囊导管沿导丝穿过狭窄的卵圆孔，然后将球囊充气以扩张卵圆孔。第二种是使用冠状动脉支架经导丝穿过房间隔并且展开，以形成穿过房间隔的留置通道。

任何一种手术成功完成后，将针和球囊导管从胎儿心脏和孕妇腹中取出。大多数情况下会出现胎儿心包积液，如果其迅速增长或导致胎儿心动过缓，可通过一根 22 或 20 G 针进行穿刺引流。胎儿心动过缓是这类手术的常见并发症，因此应准备好并根据需要进行肾上腺素、阿托品、钙和碳酸氢盐等复苏药物的胎儿心内注射。

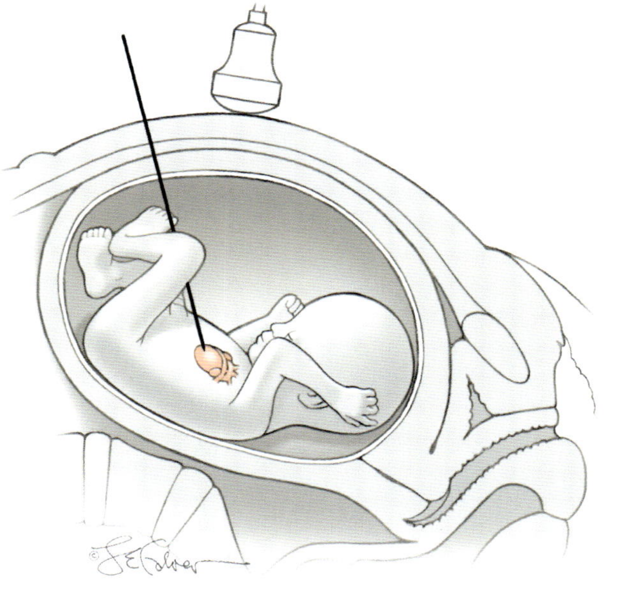

图 16-10　经皮瓣膜成形术。此图中，在超声引导下将针刺入胎儿心脏。

■ 羊膜带综合征

这种罕见的产前并发症的发生率约为 1/15 000 ~ 1/3 000。羊膜带综合征（ABS）可能造成脐带绞窄而导致胎死宫内，同样可由于羊膜带缠绕影响血管灌注而造成缺血，从而导致先天性肢体畸形或缺损（图 16-12）（Garza，1988）。ABS 的潜在致病因素和病理生理学尚不明确。无论是自发还是医源性的羊膜破裂，似乎大多数都与其先天异常有关（Sentilhes，2004）。

通过微创手术，可以在胎儿镜下松解羊膜带，挽救 ABS 患者的生命和（或）肢体功能。当条件允许时，也可用激光或剪刀松解羊膜带（图 16-13）。

50% 的病例术后结局良好，此结果令人安心，但需要更多的经验和进一步的研究来确定选择标准，以明确侵入性宫内治疗 ABS 的风险（Javadian，2013）。

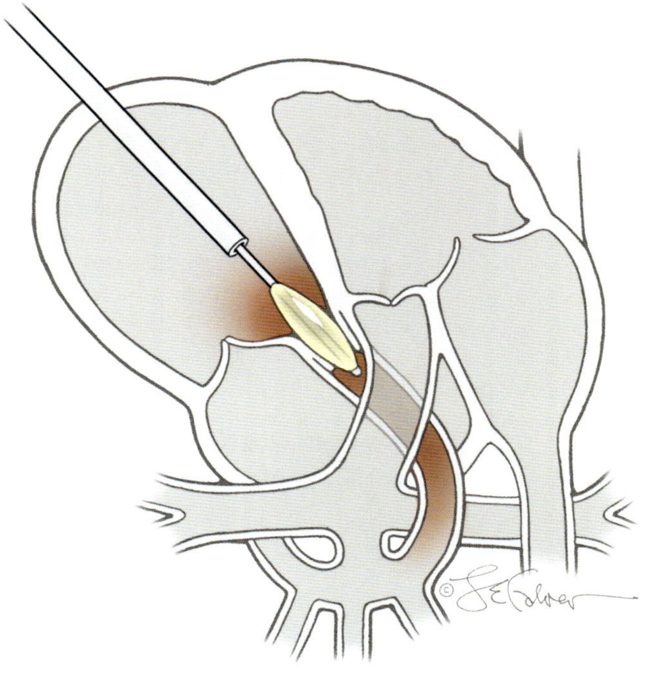

图 16-11　此图中，针位于胎儿左心室内并朝向主动脉瓣。导丝及紧随其后的球囊导管通过狭窄的瓣膜并定位于瓣环处。随后将球囊充气进行瓣膜成形。值得注意的是，左心室扩张是主动脉瓣严重狭窄早期的常见表现，且常继发左心室发育不全综合征。

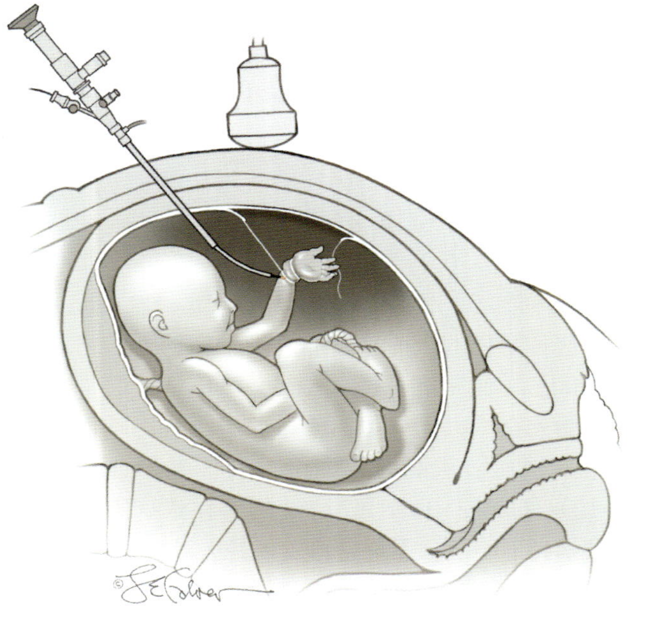

图 16-12 羊膜带。此图中，羊膜带缠绕并限制胎儿腕部的血液循环。在超声引导下，将胎儿镜经母体腹壁置入宫腔内目标位置。注意羊膜带远端明显的手部水肿。

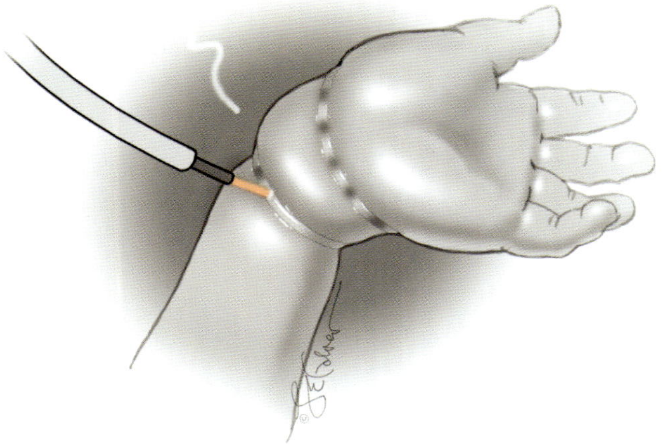

图 16-13 此图中，利用激光切断羊膜带以恢复血液循环。某些情况下，可利用显微解剖剪剪断羊膜带。

■ 前置血管

这种罕见的妊娠期并发症可分为两种类型：1 型前置血管是指由于脐带帆状附着，胎儿血管仅依附于胎膜，并横越宫颈内口。2 型是指穿过双叶胎盘中位于两叶间的胎膜并横在宫颈内口的血管（图 16-14）（Catanzarite，2001）。前置血管与胎膜破裂、血管撕裂后胎儿失血导致的高围产期死亡率有关。准确的产前诊断和适时的剖宫产可改善新生儿预后（Lee，2000）。

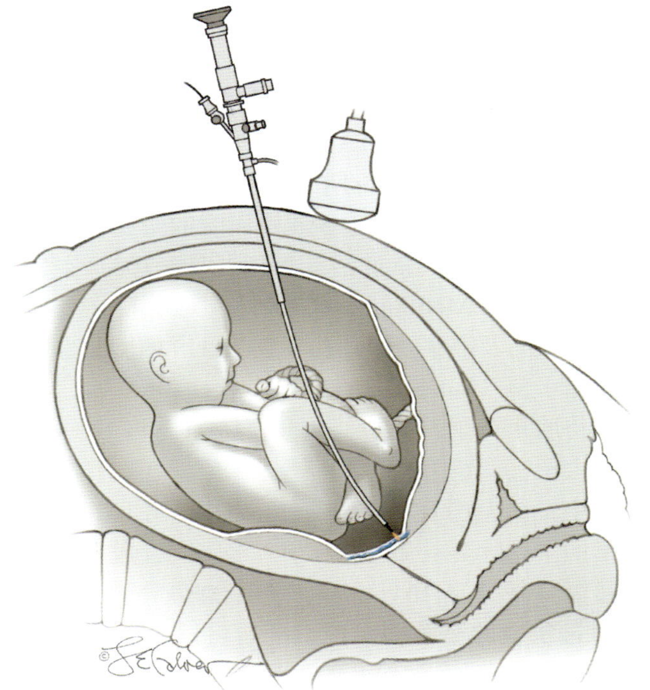

图 16-14 胎儿镜激光消融前置血管。此图显示了前壁胎盘、副胎盘及前置血管。在超声引导下，将胎儿镜经母体腹壁及子宫壁置入宫腔内前置血管的上方。

Quintero 等报道了一些利用宫内激光凝固术成功治疗 2 型前置血管的病例（Chmait，2010；Johnston，2014；Quintero，2005）。笔者团队在孕 29^{+4} 周时对一例 2 型前置血管病例进行宫内激光凝固术治疗（图 16-15），新生儿结局良好（Hosseinzadeh，2015a）。同时，我们也认识到这种手术方式的干预范围有限，必须通过产前诊断仔细评估前置血管的类型和受影响的胎盘比例。

■ 绒毛膜血管瘤

该胎盘肿瘤由血管异常增生引起，大多数无症状，特别是直径＜ 4 cm 的肿瘤，通常不易通过临床或超声检查发现。相比之下，直径＞ 4 cm 的虽然较为罕见，但可能与不良围产期并发症有关。大的绒毛膜血管瘤会使胎儿外周动静脉分流，导致高输出性心力衰竭、弥散性血管内凝血、贫血和血小板减少症、心脏肥大，最终导致非免疫性水肿。其他并发症包括羊水过多、早产和胎儿生长受限。较大的绒毛膜血管瘤相关的总体围产期死亡率为 30% ～ 40%（Amer，2010；Guschmann，2003）。

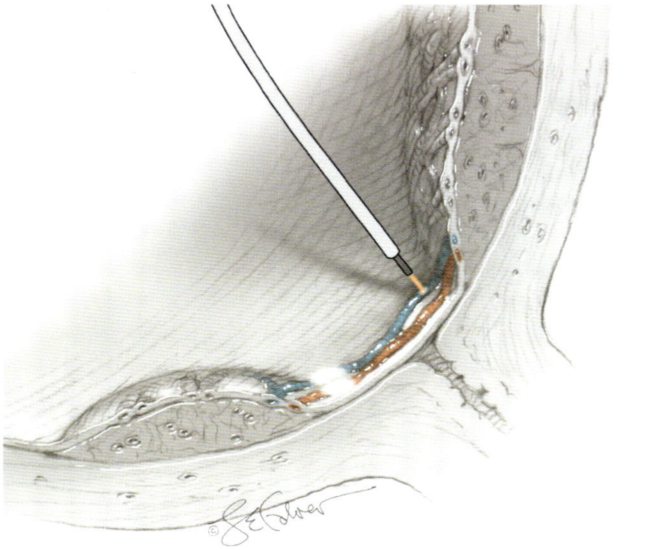

图 16-15 此图中，激光消融前置血管的近端及远端。这能确保副胎盘及主胎盘血流动力学分离。

目前已有胎儿治疗方法干扰肿瘤血供并逆转胎儿心衰，胎儿镜下激光消融肿瘤血管似乎是最常用的方式，且可获得最有利的胎儿结局（Hosseinzadeh，2015b）。

■ 骶尾部畸胎瘤

这种畸形发生率为 1/20 000 ~ 2/20 000，出生后诊断的骶尾部畸胎瘤（SCT），远期预后较好（Swamy，2008）。相反，产前诊断 SCT 的患儿，围产期死亡率为 25% ~ 37%（Makin，2006）。合并生长迅速、实性及高度血管化畸胎瘤的胎儿死亡率较高，因其会导致高输出量性心力衰竭。后者是由于大的动静脉畸形类似于肿瘤“盗血”现象所致。高输出量性心力衰竭可导致羊水过多、水肿、胎死宫内和早产（Benachi，2006）。评估肿瘤大小、生长速率和胎儿心脏功能可以鉴别哪些是有特殊的失代偿风险的胎儿（Langer，1989；Rodriguez，2011；Westerburg，2000）。

当胎儿有大型 SCT 合并高输出量性心力衰竭或胎儿水肿时，妊娠结局均不理想（Benachi，2006；Wilson，2009）。这为对水肿胎儿进行微创或开放性手术治疗提供了理论依据，且它们都已应用于临床。微创手术可阻塞肿瘤血供，方式包括激光消融、射频消融、间质激光和血管弹簧圈（Van Mieghem，2014）。开放性干预措施也已进行了描述（Hedrick，2004）。

两种方式都是为了降低肿块对胎儿心血管系统的影响，使胎儿在宫内恢复。与 10 例未经胎儿治疗且胎儿全部死亡的病例相比，接受治疗后的胎儿生存率为 30% ~ 50%（Van Mieghem，2014）。

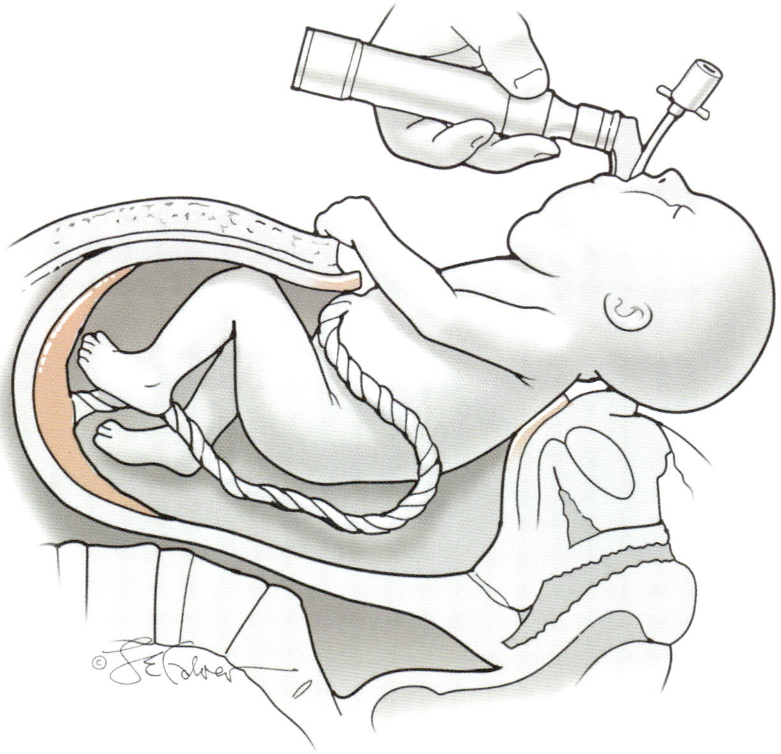

图 16-16 产时宫外治疗。此胎儿有一个压迫气道的颈部肿块，其头部及躯干已通过剖宫产娩出。在利用气管内插管进行胎儿插管时胎儿仍接受胎盘灌注。当插管完成、气道通畅后，断脐并娩出胎儿。

产时宫外治疗

产时宫外治疗（EXIT）是在保持胎儿胎盘循环的情况下完成其他胎儿手术。行 EXIT 时，母胎均进行神经肌肉阻滞的全身麻醉。可使用先前描述的用于开放性胎儿手术的吻合装置和技术对孕妇行腹部和子宫切开术（272 页）。接着通过切口娩出胎儿头部和肩部以进行下一步操作，此时胎盘仍附着于子宫壁并进行气体交换（图 16-16）。常见的胎儿手术包括喉镜插管或硬质支气管镜检查、气管造口，甚至是肿瘤切除以建立气道。

并发子宫出血时可利用子宫切开时

的吻合线止血，并与麻醉师商议何时减少麻醉剂吸入量及给予催产素。为防止宫腔缩小和可能出现的胎盘剥离或脐带受压，可向宫腔内注入温盐水。

EXIT 的手术指征不断增多，目前包括巨大的胎儿颈部肿块、肺或纵隔肿瘤、先天性高位气道阻塞综合征（CHAOS）及需行 ECMO 的病例（Cass，2013；Laje，2012；Lazar，2011）。一篇包含 52 例病例的综述报告，平均手术时间为 45 min，平均失血量为 970 ml（Hirose，2004）。该综述还指出，即使 EXIT 在保持胎盘循环 150 min 的情况下完成，也不会对胎儿或母体造成损伤。

胎儿治疗的未来

最近的实验进展可能有助于彻底改变胎儿治疗领域。其中，可于孕 22 周及以后将二氧化碳（CO_2）气体注入子宫，为实施胎儿手术提供额外的空间。可能适用于胎儿神经管修复术和分流管取出（Belfort，2016）。我们目前掌握的方法是先通过剖开孕妇腹部暴露子宫，然后调整胎儿位置使病变部位位于器械入口下方。我们通常去除绝大部分羊水，然后充入 CO_2 代替。将 2 ～ 3 个穿刺针经宫壁插入，使各种内镜及内镜器械可以进入宫腔。

尽管理论上存在胎儿因 CO_2 注入导致酸中毒的风险，但胎羊实验表明母体过度通气可降低此风险。此外，我们目前尚未发现 CO_2 引起胎儿严重酸中毒的临床证据（Peiro，2013）。

有学者曾尝试在气体中行经皮胎儿镜下胎儿神经管缺损修补术，但目前这种方法因 PPROM 及早产率过高而停滞（Degenhardt，2014；Kohl，2014）。这可能是由于经皮技术对胎膜的保护较差所致。显然，经皮操作技术要求更加微创的。因此，长远看来，一方是对母体风险较大，但胎儿孕 37 周后生产、未足月胎膜早破（PPROM）风险较低的开放性手术；另一方是母体损伤更小，但 PPROM 风险较高且易造成孕 34 周早产的经皮微创操作，两方需要结合自身优势共同发展。

随着更多专用仪器的研发和先进技术的引入，我们相信胎儿镜手术会取代开放性胎儿手术，这可以避免因开腹手术和上段子宫切开导致的许多长期且危及母体生命的并发症。因此，争取使用创伤较少的方法是有价值的。

（孟新璐，译　赵扬玉，校）

参考文献

Abdennadher W, Chalouhi G, Dreux S, et al: Fetal urine biochemistry at 13-23 weeks of gestation in lower urinary tract obstruction: criteria for in-utero treatment. Ultrasound Obstet Gynecol 46(3):306, 2015

Achiron R, Weissman A, Lipitz S A, et al: Fetal pleural effusion: the risk of fetal trisomy. Gynecol Obstet Invest 39:153, 1995

Adzick NS: Management of fetal lung lesions. Clin Perinatol 36(2):363, 2009

Adzick NS: Open fetal surgery for life-threatening fetal anomalies. Semin Fetal Neonatal Med 15:1, 2010

Adzick NS, Harrison MR, Crombleholme TM, et al: Fetal lung lesions: management and outcome. Am J Obstet Gynecol 179:884, 1998

Adzick NS, Thom EA, Spong CY, et al: A randomized trial of prenatal versus postnatal repair of myelomeningocele. N Engl J Med 364: 993, 2011

Allaf MB, Campbell WA, Vintzileos AM, et al: Does early second-trimester sonography predict adverse perinatal outcomes in monochorionic diamniotic twin pregnancies? J Ultrasound Med 33(9):1573, 2014a

Allaf MB, Vintzileos AM, Chavez MR, et al: First-trimester sonographic prediction of obstetric and neonatal outcomes in monochorionic diamniotic twin pregnancies. J Ultrasound Med 33:135, 2014b

Amer HZ, Heller DS: Chorangioma and related vascular lesions of the placenta—a review. Fetal Pediatr Pathol 29(4):199, 2010

Babcook CJ, Goldstein RB, Barth RA, et al: Prevalence of ventriculomegaly in association with myelomeningocele: correlation with gestational age and severity of posterior fossa deformity. Radiology 190:703, 1994

Bahtiyar MO, Dulay AT, Weeks BP, et al: Prevalence of congenital heart defects in monochorionic/diamniotic twin gestations: a systematic literature review. J Ultrasound Med 26:1491, 2007

Baud D, Windrim R, Keunen J, et al: Fetoscopic laser therapy for twin-twin transfusion syndrome before 17 and after 26 weeks' gestation. Am J Obstet Gynecol 208(3):197.e1, 2013

Belfort MA, Shamshirsaz AA, Whitehead WE, et al: Unusual pleuro-amniotic shunt complication managed using a 2-port in-CO_2 fetoscopic technique: technical and ethical considerations. Ultrasound Obstet Gynecol 47(1):123, 2016

Benachi A, Durin L, Maurer SV, et al: Prenatally diagnosed sacrococcygeal teratoma: a prognostic classification. J Pediatr Surg 41: 1517, 2006

Bliton MJ: Ethics: "life before birth" and moral complexity in maternal-fetal surgery for spina bifida. Clin Perinatol 30:449, 2003

Blumenfeld YJ, Shamshirsaz AA, Belfort MA, et al: Fetofetal transfusion syndrome in monochorionic-triamniotic triplets treated with fetoscopic laser ablation: report of two cases and a systematic review. Am J Perinatol 5(2):153, 2015

Byon MI, Kim GJ: Prune-belly syndrome detected by ultrasound in the first trimester and the usefulness of vesicocentesis as a modality of treatment. Obstet Gynecol Sci 56(4):265, 2013

Cass DL, Olutoye OO, Ayres NA, et al: Defining hydrops and indications for open fetal surgery for fetuses with lung masses and vascular tumors. J Pediatr Surg 47(1):40, 2012

Cass DL, Olutoye OO, Cassady CI, et al: EXIT-to-resection for fetuses with large lung masses and persistent mediastinal compression near birth. J Pediatr Surg 48:138, 2013

Cass DL, Olutoye OO, Cassady CI, et al: Prenatal diagnosis and outcome of fetal lung masses. J Pediatr Surg 46: 292, 2011

Catanzarite V, Maida C, Thomas W, et al: Prenatal sonographic diagnosis of vasa previa: ultrasound findings and obstetric outcome in ten cases. Ultrasound Obstet Gynecol 18(2):109, 2001

Cavoretto P, Molina F, Poggi S, et al: Prenatal diagnosis and outcome of echogenic fetal lung lesions. Ultrasound Obstet Gynecol 32(6):769, 2008

Chalouhi GE, Essaoui M, Stirnemann J, et al: Laser therapy for twin-to-twin transfusion syndrome (TTTS). Prenat Diagn 31:637, 2011

Chmait RH, Chavira E, Kontopoulos EV, et al: Third trimester fetoscopic laser ablation of type II vasa previa. J Matern Fetal Neonatal Med 23(5):459, 2010

Crombleholme TM, Coleman B, Hedrick H, et al: Cystic adenomatoid malformation volume ratio predicts outcome in prenatally diagnosed cystic adenomatoid malformation of the lung. J Pediatr Surg 37:331, 2002

Degenhardt J, Schürg R, Winarno A, et al: Percutaneous minimal-access fetoscopic surgery for spina bifida. Part II: maternal management and outcome. Ultrasound Obstet Gynecol 44(5):525, 2014

De Lia JE, Cruikshank DP, Keye WR Jr: Fetoscopic neodymium: YAG laser occlusion of placental vessels in severe twin–twin transfusion syndrome. Obstet Gynecol 75: 1046, 1990

Deprest J, Gratacos E, Nicolaides KH, et al: Fetoscopic tracheal occlusion (FETO) for severe congenital diaphragmatic hernia: evolution of a technique and preliminary results. Ultrasound Obstet Gynecol 24:121, 2004

Deprest J, Nicolaides K, Done E, et al: Technical aspects of fetal endoscopic tracheal occlusion for congenital diaphragmatic hernia. J Pediatr Surg 46: 22, 2011
Deprest JA, Van Schoubroeck D, Van Ballaer PP, et al: Alternative technique for Nd:YAG laser coagulation in twin-to-twin transfusion syndrome with anterior placenta. Ultrasound Obstet Gynecol 11:347, 1998
Derderian SC, Coleman AM, Jeanty C, et al: Favorable outcomes in high-risk congenital pulmonary airway malformations treated with multiple courses of maternal betamethasone. J Pediatr Surg 50(4):515, 2015
Deurloo KL, Devlieger R, Lopriore E, et al: Isolated fetal hydrothorax with hydrops: a systematic review of prenatal treatment options. Prenat Diagn 27:893, 2007
Donofrio MT, Moon-Grady AJ, Hornberger LK, et al: Diagnosis and treatment of fetal cardiac disease: a scientific statement from the American Heart Association. Circulation 129:2183, 2014
Downward CD, Jaksic T, Garza JJ, et al: Analysis of an improved survival rate for congenital diaphragmatic hernia. J Pediatr Surg 38:729, 2003
Estes JM, MacGillivray TE, Hedrick MH, et al: Fetoscopic surgery for the treatment of congenital anomalies. J Pediatr Surg 27:95, 1992
Flageole H, Evrard AV, Piedboeuf B, et al: The plug–unplug sequence: an important step to achieve type II pneumocyte maturation in the fetal lamb model. J Pediatr Surg 33: 299, 1998
Garza A, Cordero JF, Mulinare J, et al: Epidemiology of the early amnion rupture spectrum of defects. Am J Dis Child 142:541, 1988
Grethel EJ, Wagner AJ, Clifton MS, et al: Fetal intervention for mass lesions and hydrops improves outcome: a 15-year experience. J Pediatr Surg 42:117, 2007
Gunn TR, Mora JD, Pease P: Antenatal diagnosis of urinary tract abnormalities by ultrasonography after 28 weeks gestation: incidence and outcome. Am J Obstet Gynecol 172:479, 1995
Guschmann M, Henrich W, Dudenhausen JW, et al: Chorioangiomas—new insights into a well-known problem. II. An immuno-histochemical investigation of 136 cases. J Perinat Med 31(2):170, 2003
Hara K, Kikuchi A, Takagi K, et al: Massive pericardial effusion in an early gestational fetus having intrapericardial diaphragmatic hernia. J Obstet Gynaecol Res 33(4):561, 2007
Harrison MR, Adzick NS, Bullard KM, et al: Correction of congenital diaphragmatic hernia in utero VII: a prospective trial. J Pediatr Surg 32:1637, 1997
Harrison MR, Adzick NS, Flake AW, et al: Correction of congenital diaphragmatic hernia in utero: VI. Hard-earned lessons. J Pediatr Surg 28:1411, 1993
Harrison MR, Adzick NS, Longaker MT, et al: Successful repair in utero of a fetal diaphragmatic hernia after removal of herniated viscera from the left thorax. N Engl J Med 322:1582, 1990
Harrison MR, Filly RA, Golbus MS, et al: Fetal treatment. N Engl J Med 307:1651, 1982
Harrison MR, Keller RL, Hawgood SB, et al: A randomized trial of endoscopic tracheal occlusion for severe fetal congenital diaphragmatic hernia. N Engl J Med 349:1916, 2003
Hedrick HL, Flake AW, Crombleholme TM, et al: Sacrococcygeal teratoma: prenatal assessment, fetal intervention, and outcome. J Pediatr Surg 39(3):430, 2004
Hirose S, Farmer DL, Lee H, et al: The ex utero intrapartum treatment procedure: looking back at the EXIT. J Pediatr Surg 39:375, 2004
Holder AM, Klaassens M, Tibboel D, et al: Genetic factors in congenital diaphragmatic hernia. Am J Hum Genet 80:825, 2007
Hosseinzadeh P, Shamshirsaz AA, Cass DL, et al: Fetoscopic laser ablation of vasa previa for a fetus with a giant cervical lymphatic malformation. Ultrasound Obstet Gynecol 46(4):507, 2015a
Hosseinzadeh P, Shamshirsaz AA, Javadian P, et al: Prenatal therapy of large placental chorioangiomas: case report and review of the literature. Am J Perinatol 5(2):196, 2015b
Hubbard AM, Adzick NS, Crombleholme TM, et al: Congenital chest lesions: diagnosis and characterization with prenatal MR imaging. Radiology 212:43, 1999
Jani J, Keller RL, Benachi A, et al: Prenatal prediction of survival in isolated left-sided diaphragmatic hernia. Ultrasound Obstet Gynecol 27:18, 2006
Jani JC, Nicolaides KH, Gratacos E, et al: Severe diaphragmatic hernia treated by fetal endoscopic tracheal occlusion. Ultrasound Obstet Gynecol 34:304, 2009
Javadian P, Shamshirsaz AA, Haeri S, et al: Perinatal outcome after fetoscopic release of amniotic bands: a single-center experience and review of the literature. Ultrasound Obstet Gynecol 42(4):449, 2013
Johnston R, Shrivastava VK, Chmait RH: Term vaginal delivery following fetoscopic laser photocoagulation of type II vasa previa. Fetal Diagn Ther 35(1):62, 2014
Kagan KO, Gazzoni A, Sepulveda-Gonzalez G, et al: Discordance in nuchal translucency thickness in the prediction of severe twin-to-twin transfusion syndrome. Ultrasound Obstet Gynecol 29:527, 2007
Kitagawa H, Pringle KC, Zuccolo J, et al: The pathogenesis of dysplastic kidneys in urinary tract obstruction in the female lamb model. J Pediatr Surg 34: 1678, 1999
Klein J, Lacroix C, Caubet C, et al: Fetal urinary peptides to predict postnatal outcome of renal disease in fetuses with posterior urethral valves (PUV). Sci Transl Med 5(198):198ra106, 2013
Knox EM, Kilby MD, Martin WL, et al: In-utero pulmonary drainage in the management of primary hydrothorax and congenital cystic lung lesion: a systematic review. Ultrasound Obstet Gynecol 28: 726, 2006
Kohl T: Percutaneous minimally invasive fetoscopic surgery for spina bifida. Part I: surgical technique and perioperative outcome. Ultrasound Obstet Gynecol 44(5):515, 2014
Laberge JM, Flageole H, Pugash D, et al: Outcome of the prenatally diagnosed congenital cystic adenomatoid lung malformation: a Canadian experience. Fetal Diagn Ther 16:178, 2001
Laje P, Johnson MP, Howell LJ, et al: Ex utero intrapartum treatment in the management of giant cervical teratomas. J Pediatr Surg 47:1208, 2012
Langer JC, Harrison MR, Schmidt KG, et al: Fetal hydrops and death from sacrococcygeal teratoma: rationale for fetal surgery. Am J Obstet Gynecol 160:1145, 1989
Lazar DA, Olutoye OO, Moise KJ Jr, et al: Ex-utero intrapartum treatment procedure for giant neck masses—fetal and maternal outcomes. J Pediatr Surg 46:817, 2011
Lee W, Kirk JS, Comstock CH, et al: Vasa previa: prenatal detection by three-dimensional ultrasonography. Ultrasound Obstet Gynecol 16(4):384, 2000
Lewi L, Jani J, Boes AS, et al: The natural history of monochorionic twins and the role of prenatal ultrasound scan. Ultrasound Obstet Gynecol 30:401, 2007
Liley AW: Intrauterine transfusion of foetus in haemolytic disease. BMJ 2:1107, 1963
Lopriore E, Oepkes D: Neonatal morbidity in twin-twin transfusion syndrome. Early Hum Dev 87:595, 2011
MacGillivray TE, Harrison MR, Goldstein RB, et al: Disappearing fetal lung lesions. J Pediatr Surg 28:1321, 1993
Mahle WT, Rychik J, Tian ZY, et al: Echocardiographic evaluation of the fetus with congenital cystic adenomatoid malformation. Ultrasound Obstet Gynecol 16:620, 2000
Makayama DK, Harrison MR, deLorimer AA: Prognosis of posterior urethral valves presenting at birth. J Pediatr Surg 21:43, 1986
Makin EC, Hyett J, Ade-Ajayi N, et al: Outcome of antenatally diagnosed sacrococcygeal teratomas: single-center experience (1993–2004). J Pediatr Surg 41:388, 2006
McElhinney DB, Marshall AC, Wilkins-Haug LE, et al: Predictors of technical success and postnatal biventricular outcome after in utero aortic valvuloplasty for aortic stenosis with evolving hypoplastic left heart syndrome. Circulation 120:1482, 2009
Merchant AM, Peranteau W, Wilson RD, et al: Postnatal chest wall deformities after fetal thoracoamniotic shunting for congenital cystic adenomatoid malformation. Fetal Diagn Ther 22(6):435, 2007
Meuli M, Meuli-Simmen C, Hutchins GM, et al: The spinal cord lesion in human fetuses with myelomeningocele: implications for fetal surgery. J Pediatr Surg 32:448, 1997
Miniati D: Pulmonary vascular remodeling. Semin Pediatr Surg 16:80, 2007
Moise KJ Jr, Dorman K, Lamvu G, et al: A randomized trial of amnioreduction versus septostomy in the treatment of twin-twin transfusion syndrome. Am J Obstet Gynecol 193(3 Pt 1):701, 2005
Morris RK, Malin GL, Quinlan-Jones E, et al: Percutaneous vesicoamniotic shunting versus conservative management for lower urinary tract obstruction (PLUTO): a randomised trial. Lancet 382:1496, 2013
Morris RK, Quinlan-Jones E, Kilby M, et al: Systematic review of accuracy of fetal urine analysis to predict poor postnatal renal function in case of congenital urinary tract obstruction. Prenat Diagn 27:900, 2007
Muller FI, Dommergues M, Bussières L, et al: Development of human renal function: reference intervals for 10 biochemical markers in fetal urine. Clin Chem 42(11):1855, 1996
National Institute for Health and Clinical Excellence: Insertion of pleuro-amniotic shunt for fetal pleural effusion. Guideline IPG 190, September 2006
Peiro JL, Fontecha CG, Ruano R, et al: Single-Access Fetal Endoscopy (SAFE) for myelomeningocele in sheep model I: amniotic carbon dioxide gas approach. Surg Endosc 27(10):3835, 2013
Peranteau WH, Wilson RD, Liechty KW, et al: Effect of maternal betamethasone administration on prenatal congenital cystic adenomatoid malformation growth and fetal survival. Fetal Diagn Ther 22:365, 2007
Quintero RA, Chmait RH, Bornick PW, et al: Trocar-assisted selective laser photocoagulation of communicating vessels: a technique for the laser treatment of patients with twin-twin transfusion syndrome with inaccessible

anterior placentas. J Matern Fetal Neonatal Med 23(4):330, 2010
Quintero RA, Martínez JM, López J, et al: Individual placental territories after selective laser photocoagulation of communicating vessels in twin-twin transfusion syndrome. Am J Obstet Gynecol 192(4):1112, 2005
Quintero RA, Morales WJ, Allen MH, et al: Staging of twin-twin transfusion syndrome. J Perinatol 19:550, 1999
Roberts D, Neilson JP, Kilby MD, et al: Interventions for the treatment of twin-twin transfusion syndrome. Cochrane Database System Rev 1:CD002073, 2008
Roberts D, Neilson JP, Kilby MD, et al: Interventions for the treatment of twin-twin transfusion syndrome. Cochrane Database System Rev 1:CD002073, 2014
Rodriguez MA, Cass DL, Lazar DA, et al: Tumor volume to fetal weight ratio as an early prognostic classification for fetal sacrococcygeal teratoma. J Pediatr Surg 46: 1182, 2011
Ruano R, da Silva MM, Salustiano EM, et al: Percutaneous laser ablation under ultrasound guidance for fetal hyperechogenic microcystic lung lesions with hydrops: a single center cohort and a literature review. Prenat Diagn 32(12):1127, 2012a
Ruano R, Rodo C, Peiro JL, et al: Fetoscopic laser ablation of placental anastomoses in twin–twin transfusion syndrome using “Solomon technique.” Ultrasound Obstet Gynecol 42:434, 2013
Ruano R, Rodo C, Peiro JL, et al: Reply: to PMID 23616360. Ultrasound Obstet Gynecol 43(2):239, 2014
Ruano R, Sananes N, Sangi-Haghpeykar H, et al: Fetal intervention for severe lower urinary tract obstruction: a multicenter case-control study comparing fetal cystoscopy with vesicoamniotic shunting. Ultrasound Obstet Gynecol 45(4):452, 2015
Ruano R, Yoshizaki CT, Da Silva MM, et al: A randomized controlled trial of fetal endoscopic occlusion versus postnatal management of severe isolated congenital diaphragmatic hernia. Ultrasound Obstet Gynecol 39:20, 2012b
Rustico MA, Lanna M, Coviello D, et al: Fetal pleural effusion. Prenat Diagn 27:793, 2007
Saade GR, Belfort MA, Berry DL, et al: Amniotic septostomy for the treatment of twin oligohydramnios-polyhydramnios sequence. Fetal Diagn Ther 13(2):86, 1998
Sananes N, Favre R, Koh CJ, et al: Urological fistulas after fetal cystoscopic laser ablation of posterior urethral valves: surgical technical aspects. Ultrasound Obstet Gynecol 45(2):183, 2015
Schrey S, Kelly EN, Langer JC, et al: Fetal thoracoamniotic shunting for large macrocystic congenital cystic adenomatoid malformations of the lung. Ultrasound Obstet Gynecol 39(5):515, 2012
Senat MV, Deprest J, Boulvain M, et al: Endoscopic laser surgery versus serial amnioreduction for severe twin-twin transfusion syndrome. N Engl J Med 351:136, 2004
Sentilhes L, Verspyck E, Eurin D, et al: Favorable outcome of a tight constriction band secondary to amniotic band syndrome. Prenat Diagn 24:198, 2004
Shamshirsaz AA, Javadian P, Ruano R, et al: Comparison between laparoscopically assisted and standard fetoscopic laser ablation in patients with anterior and posterior placentation in twin-twin transfusion syndrome: a single center study. Prenat Diagn 35(4):376, 2015
Simpson LL, Marx GR, Elkadry EA, et al: Cardiac dysfunction in twin-twin transfusion syndrome: a prospective longitudinal study. Obstet Gynecol 92:557, 1998
Skari H, Bjornland K, Haugen G, et al: Congenital diaphragmatic hernia: a meta-analysis of mortality factors. J Pediatr Surg 35:1187, 2000
Slaghekke F, Lopriore E, Lewi L, et al: Fetoscopic laser coagulation of the vascular equator versus selective coagulation for twin-to-twin transfusion syndrome: an open-label randomized trial. Lancet 383: 2144, 2014
Smith RP, Illanes S, Denbow ML, et al: Outcome of fetal pleural effusions treated by thoracoamniotic shunting. Ultrasound Obstet Gynecol 26:63, 2005
Society for Maternal-Fetal Medicine, Simpson LL: Twin-twin transfusion syndrome. Am J Obstet Gynecol 208:3, 2013
Stocker JT, Madewell JE, Drake RM: Congenital cystic adenomatoid malformation of the lung. Classification and morphologic spectrum. Hum Pathol 8(2):155, 1977
Swamy R, Embleton N, Hale J, et al: Sacrococcygeal teratoma over two decades: birth prevalence, prenatal diagnosis and clinical outcomes. Prenat Diagn 28:1048, 2008
Torfs CP, Curry CJ, Bateson TF: A population based study of congenital diaphragmatic hernia. Teratology 46:555, 1992
Tulzer G, Arzt W, Franklin RC, et al: Fetal pulmonary valvuloplasty for critical pulmonary stenosis or atresia with intact septum. Lancet 360:1567, 2002
Van Mieghem T, Al-Ibrahim A, Deprest J, et al: Minimally invasive therapy for fetal sacrococcygeal teratoma: case series and systematic review of the literature. Ultrasound Obstet Gynecol 43: 611, 2014
Ville Y, Hyett J, Hecher K, et al: Preliminary experience with endoscopic laser surgery for severe twin–twin transfusion syndrome. N Engl J Med 332:224, 1995
Westerburg B, Feldstein VA, Sandberg PL, et al: Sonographic prognostic factors in fetuses with sacrococcygeal teratoma. J Pediatr Surg 35:322, 2000
Wilson RD, Hedrick H, Flake AW, et al: Sacrococcygeal teratomas: prenatal surveillance, growth and pregnancy outcome. Fetal Diagn Ther 25:15, 2009
Wu S, Johnson MP: Fetal lower urinary tract obstruction. Clin Perinatol 36:377, 2009
Yinon Y, Grisaru-Granovsky S, Chaddha V, et al: Perinatal outcome following fetal chest shunt insertion for pleural effusion. Ultrasound Obstet Gynecol 36:58, 2010

第十七章

孕期外伤

发生率

外伤是孕妇急诊就诊最重要的原因之一。尽管确切的发生率尚不清楚，但估计外伤使 1/12 的妊娠复杂化（Hill，2008），也是导致孕产妇死亡的主要非产科原因。在一些报道中，外伤是孕产妇死亡中高达 20% 的致死原因（Fildes，1992，Kuhlmann，1994）。客观来说，这比几个众所周知的产科原因导致的综合死亡所占的比例要大。在具体情况中，图 17-1 显示了与非孕妇相比，孕妇遭受的几种类型的外伤的发生率。

孕妇受伤和不良妊娠结局之间的联系是公认的（Weiss，2002）。大多数妊娠并发症与外伤的严重程度直接相关，就算是再小的外伤也有可能引起严重的产科并发症。在后遗症中，外伤与自然流产、胎盘早剥、早产、子宫破裂、剖宫产和死产的发生率增加有关（Pak，1998；Pearlman，1990；Schiff，2002b，2005）。具体来说，与未受伤的对照组相比，因外伤入院但未分娩的孕妇早产风险增加 2.7 倍，胎盘早剥风险增加 1.5 倍，孕产妇死亡风险增加 4 倍（EI Kady，2004）。

在孕期，胎儿的并发症发生率和死亡率也可能随着外伤而增加。在美国，每年大约有 4 000 名胎儿死于车祸（EI Kady，2004）。在这些死亡中，胎盘早剥是一个主要因素（Shah，1998）。只有大约 0.4% 的女性在怀孕期间因外伤需要住院。但在这些需要住院的女性中，接近 1/3 的人会在住院期间分娩（John，2011；Kuo，2007）。因此，这些胎儿的妊娠结局大部分是早产。

妊娠本身并不增加外伤引起的并发症发生率或者死亡率，甚至可能有助于降低校正死亡率（Ikossi，2005；John，2011）。然而，妊娠子宫的特性可能会改变损伤的模式和严重程度（Shah，1998）。

孕妇和胎儿的管理是复杂的。因此，往往需要多学科协作的方法来处理孕期外伤带来的挑战。理想情况下，新生儿科、麻醉科、放射科、助产士和重症护理、外科和产科的专家都可以提供咨询。

母体生理变化

■ 器官系统

妊娠会让母体发生一些解剖和生理的改变，这些在评估外伤的孕妇时应当考虑。在孕期，母体的基础心率每分钟上升 10 ~ 15 次。据估计，心输出量也将增加 30% ~ 40% 以供应子宫和发育中的胎儿的需求（Tsuei，2006）。具体来说，足月的子宫可能需要多达 20% 的整个母体的心输出量。此外，红细胞体积增加 20% ~ 30%，血浆体积增加 50%。在孕期的前半段内，血压往往会下降，但是在随后的几个月里会上升。由于这些原因，母体的出血可能不易被识别，因为生命体征的改变可能要到母体血容量减少 30% ~ 35% 才会发生（Marx，1965）。值得注意的是，反映子宫血流量减少的不容乐观的胎心率趋势可能在母体的异常体征明显之前就已经显示出来。胎心的趋势变化可能包括胎心率变异消失、晚期减速或心动过缓。

在其他母体血液变化中，凝血因子浓度升高会导致孕期出现可预见的高凝状态。因此，孕期外伤后

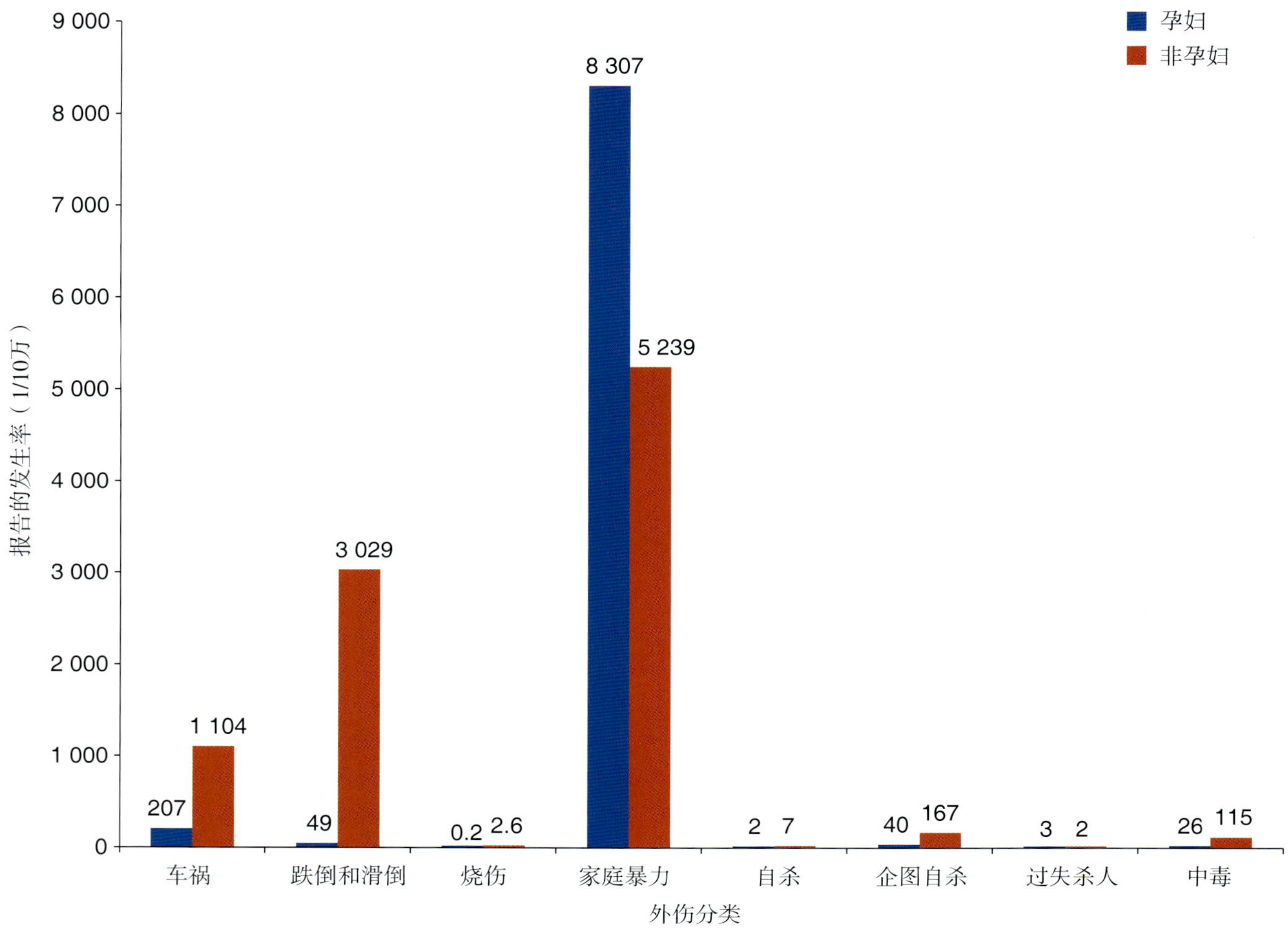

图 17-1 孕期外伤按类型分类后的发生率。报告的发生率以每 10 万名活产的孕妇和每 10 万名非孕妇为基数。非孕妇的外伤发生率是根据 2013 年美国疾病预防与控制中心基于网络的伤害统计查询与报告系统（WISQARS，2015）的数据计算得出的。

的卧床可能会加剧静脉血栓栓塞（VTE）的风险。此外，通常骨外伤更容易出现 VTE。

孕妇的肺部当然也会发生变化。在孕晚期，由于子宫增大，静息时膈肌升高约 4 cm。这种情况改变了几个肺容积的测量指标。其中最显著的是功能残气量、补呼气量、残气量的降低。在孕期，每分通气量会增加。这是由于潮气量的增加而不是呼吸频率的增加，呼吸频率在孕期并没有明显的改变。此外，氧的吸收和基础代谢提高。增强的每分通气量可导致较低的 Pco_2 值和代谢性碱中毒的代偿状态（表 17-1）。

母体的其他系统对怀孕的适应能力也有所变化。由于受到压力和激素的影响，胃肠道运动能力下降。食管括约肌张力降低，胃排空时间延长。这些变化提升了误吸的风险，必要时需给予置入胃管的预防措施。第十九章（312 页）讨论了如何预防的问题。

子宫和胎盘

孕期子宫的独特变化会影响外伤的处理。首先，子宫的大小是很重要的因素。也就是说，大约在孕 12 周以前，子宫在盆腔内。到孕 20 周时宫底已到达脐平，并在孕 36 周时接近肋缘（图 15-1，249 页）。在考虑不同孕周胎儿受累的可能性时，这些临床标志非常重要。

其次，子宫大小和体积的增长也会对腹壁的静脉，尤其是下腔静脉产生明显的压力。在孕妇中，仰卧位可能会在孕晚期补偿 30% 的静脉回流。因此，在孕 20 周后，在评估外伤情况时，应当尽一切努力侧移子宫。再定位时可以通过手动提升和旋转女性的右侧躯干来实现。然后用泡沫楔或者毯子卷支撑这个位置。对于那些为了防止脊柱损伤而放置背板的患者，右侧背板可以起到举起支撑作用（Kortbeek，2008）。

表 17-1　孕妇与非孕妇参考值的对比

内容	孕妇	非孕妇
血清碳酸氢盐	16 ～ 22 mEq/L	22 ～ 26 mEq/L
血肌酐	0.4 ～ 0.8 mg/dl	0.5 ～ 1.0 mg/dl
血尿素氮	3 ～ 11 mg/dl	7 ～ 20 mg/dl
Pco_2	25 ～ 33 mmHg	38 ～ 42 mmHg
Pao_2	100 ～ 110 mmHg	90 ～ 100 mmHg
pH	7.39 ～ 7.45	7.38 ～ 7.42

再次，这些子宫大小的变化也可能改变预期的外伤模式。例如，Elliot（1966）报道，严重的腹膜后损伤在孕妇中比非孕妇更常见。其他作者报道，肠损伤在外伤孕妇中可能不那么常见。这可能是由于妊娠子宫将肠上升到更具有保护作用的胸腔或移到侧肋下（Elliot，1966）。

最后，子宫和胎盘的张力变化对外伤的力的反应不同。子宫壁有一定的弹性，不像无弹性的胎盘。因此，钝性损伤可能只会缩窄子宫壁，并使羊水流动。然而，胎盘不容易变形，这使得它很容易随着外伤而破裂。

危险因素

在本章中，外伤的原因分为意外伤害和故意伤害。意外伤害包括车祸、滑倒和跌倒、烧伤、电击和意外中毒。故意伤害包括家庭成员 / 亲密伙伴暴力、穿透性创伤、自杀和他杀。

在大多数意外伤害和故意伤害病例中，伤害在孕早期、孕中期、孕晚期 3 个阶段的分布似乎是相似的（Tinker，2010）。然而，滑倒和跌倒可能是例外。根据基于人群的大规模队列研究，滑倒和跌倒在孕晚期似乎更为常见（Schiff，2008）。在危险因素中，饮酒、吸烟和吸毒的妇女在孕期遭受创伤的似乎更多，受伤的女性也有可能外出工作。在其他相关风险中，母亲癫痫发作障碍使得创伤风险增加了 3 倍（Tinker，2010）。

故意伤害在怀上不确定胎儿父亲是谁的胎儿或不想要该胎儿的妇女中更为常见（Tinker，2010）。非裔美国人和西班牙裔妇女不仅更有可能在孕期经历外伤，这些群体更有可能在这段期间内死于谋杀（Dannenberg，1995；Ikossi，2005）。

意外创伤

外伤类型中，意外创伤占孕期损伤的很大一部分（Schiff，2002b）。据一项调查显示，高达 90% 的产妇受伤都是意外（Tinker，2010）。据报道，在意外创伤中，车祸是最常见的形式。另一些调查则认为滑倒和跌倒在孕期的发生率更高（Tinker，2010；Weiss，2008）。

■ 机动车事故

孕妇在机动车事故（MVC）中不仅会身体受伤，精神也会受到打击。MVC 是孕妇腹部钝性损伤很常见的原因。孕期的总发生率不相同。一项研究显示，每 10 万名孕妇中就有 7 名在车祸伤期间经历过危及生命的伤害（Weiss，2002）。Kvanstrand 等的一项研究（2008）显示，每 10 万例孕妇中有 207 例发生 MVC，且有 1.4 例的孕产妇死亡。产前死产的风险增加了近 4 倍，因此 MVC 伤成为了孕产妇和胎儿死亡的主要原因之一。在所有发生 MVC 的孕妇中，高达 87% 的孕妇接受了某种医疗护理（Whitehead，2013）。每 1 000 名入院产妇中，有 3.5 名由妇幼保健中心负责，且绝大多数是在孕 20 周后入院的（Vivian-Taylor，2012）。

在孕妇发生 MVC 的危险因素中，毒品占很大一部分。在一份研究中，43% 的孕妇在大型创伤中接受 MVC 评估时，毒品测试呈阳性。

安全带的使用与 MVC 后更高的生存率相关。孕妇在使用安全带时可能会犹豫不决，尤其是在孕晚期。有观点认为在事故中使用安全带可能会损伤子宫或胎儿。然而，从车辆中弹出使得胎儿死亡的风险增加 32 倍，胎盘早剥的风险增加 6 倍，还会导致更严重的母体创伤（图 17-2）。对产妇的影响包括严重的头部受伤和产妇死亡（Aboutanos，2008；Crosby，2003；Curet，2000）。MVC 中未使用安全带使得产妇出血的发生风险翻倍（Hyde，2002）。早产是另外一个并发症。车祸伤中未使用安全带的孕妇在 48 h 内分娩的可能性是使用安全带孕妇的两倍多。早产可能会因分娩低体重儿和死产新生儿而变得情况复杂（Wolf，1993）。

在前、后碰撞中，正确使用安全带可以避免母亲撞向方向盘（Motozawa，2010）。安全带的肩带应该位于女性乳房之间的锁骨上，而腰带应该位于孕妇腹部下方（图 17-3）（Brown，2009）。在近期进行的非人类灵长类动物实验中，与单独使用腰带相比，同

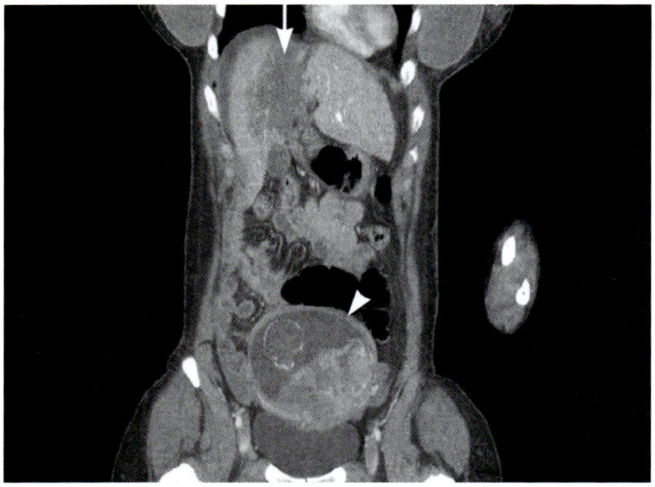

图 17-2　高速 MVC 后Ⅳ级肝撕裂伤（箭头）。箭头指向子宫。

时使用单肩带和腰带可以将胎儿死亡率从 50% 降低到 12.5%（Crosby，1972）。相反，如果将安全带置于妊娠子宫之上，MVC 期间的损伤风险可能会升高（Brown，2009）。

在产前护理期间，安全带的正确使用可能没有受到足够的重视。在一项研究中，只有一半的患者表示他们接受了产前护理提供者关于安全带使用的咨询（Sirin，2007）。也许，也正因此，孕期使用安全带的比例据报道曾低至 21%（Chibber，2015）。

许多研究表明，在高速 MVC 中，安全气囊是救命的。然而，展开安全气囊的力量和速度是巨大的。计算出的展开速度接近 200 英里 / 小时（1 英里 =1.61 千米），这也被认为是早产的潜在原因（Bard，2009）。也就是说，没有一致的证据表明在孕期使用安全气囊会增加不良后果的风险。在一项调查中，MVC 的安全气囊的展开与胎盘早剥的风险增加无关（Metz，2006）。此外，尽管一些登记机构列出了使用安全气囊时高达 57% 的胎盘早剥发生率，但这更可能与撞击的严重程度有关，而不是使用安全气囊（Luley，2013）。美国国家公路交通安全管理局（2015）的指导方针目前规定，孕妇应该坐得离安全气囊越远越好。这是一个动态的过程，建议依腹围的增加来调整座椅。如果方向盘倾斜度可以调节，则方向盘更偏向于胸骨而不是腹部。

一些不良妊娠结果与车祸有关。胎盘早剥可能是多种因素共同作用的结果。方向盘导致的直接损伤显然会导致胎盘剥离。然而，缺乏直接外伤并不能消除胎盘早剥的风险。当速度超过 30 英里 / 小时时，撞

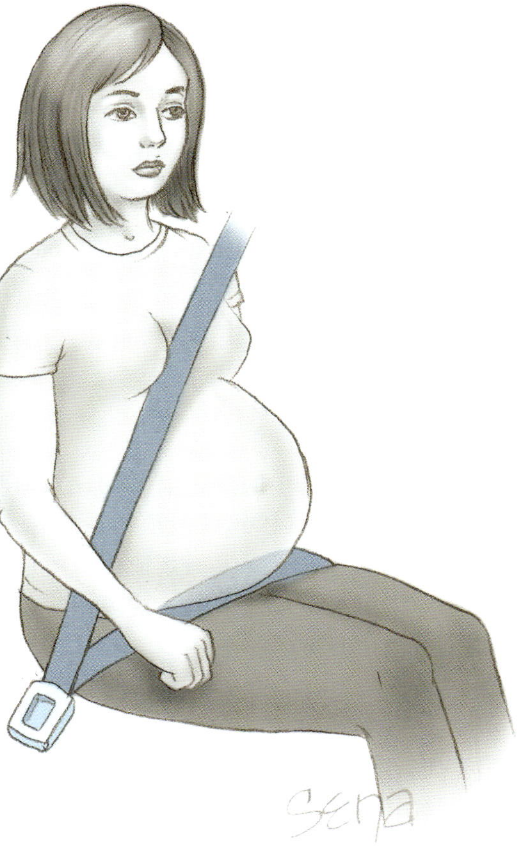

图 17-3　适当的安全带位置。肩带在孕妇乳房之间的锁骨上，腰带的腹部下面。

击和突然停止运动会使子宫向前倾，产生 550 mmHg 的压力（图 17-4）。这种运动既会产生负压，也会产生对冲效应。这两种机制结合孕妇的腹部折叠，足以产生近 600 mmHg 的腹内压（El Kady，2007）。这些产生的力量足以引起胎盘剪切力和随后的早剥（Reis，2000）。

大型研究表明，严重的 MVC 的妇女有很高的并发症风险。在严重受伤的妇女中，胎盘早剥的发生率高达 40%（Ali，1997）。MVC 的孕妇剖宫产的风险也更高（Schiff，2005）。意识丧失和骨盆骨折代表更严重的外伤，是不良胎儿结局的危险因素，包括 MVC 后的胎儿死亡（Aboutanos，2008）。虽然孕妇经历车祸后外伤往往较轻，但与非孕妇相比，她们需要泌尿生殖系统手术的可能性要高出 50%（Azar，2015；Ikossi，2005）。

在胎儿结局方面，只有在撞击后立即分娩，早产和围产期死亡的风险才会增加（Vivian-Taylor，2012）。MVC 后立即分娩是不常见的，据估计，在孕

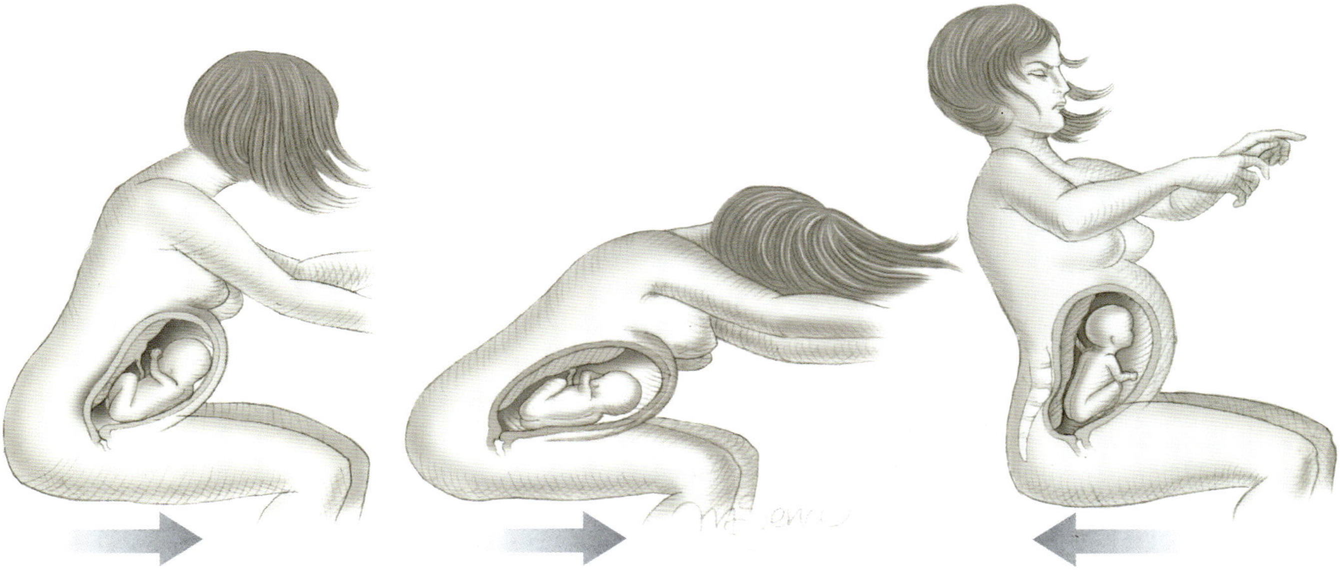

图 17-4　汽车碰撞导致胎盘早剥的原理。在碰撞的早期母亲有一个前进动力，并迫使她卷曲、包裹子宫。这之后是一种对冲，在这种对冲中，力被反向引导。在这两个阶段，巨大的腹内压力产生，可导致胎盘早剥。

20 周以下的孕妇中，这一比例为 0.4%，而在孕 20 周后这一比例为 3.5%（Reis，2000）。在一项评估了 60 多万名女性的研究中，Vivian-Taylor 等（2012）发现，发生过车祸的孕妇以及在车祸后仍未分娩的孕妇其自身和胎儿结局与没有发生过车祸的孕妇相似。

滑倒和跌倒

孕期急诊大概有 17% ~ 39% 是外伤相关的（Dunning，2010）。关节松弛和体重增加会改变孕妇的重心和步态。动态姿势稳定性随着怀孕而下降，尤其是在孕晚期（McCrory，2010）。无论是单独的还是综合的因素，这些变化都可能使孕妇更易发生滑倒和跌倒。

据估计，多达 1/4 的孕妇在孕期至少跌倒一次。在那些跌倒的孕妇中，35% 跌倒了两次或两次以上。近 60% 的女性在跌倒时会受到相关伤害，其中 1/5 的女性在跌倒后需要限制活动（Dunning，2010）。Schiff（2008）发现每 10 万例分娩中，有 49 例的住院患者与跌倒有关。在这些孕妇中，79% 处于孕晚期。下肢骨折是最常见的相关伤害。

大多数跌倒都发生在室内，高达 39% 的跌倒与从楼梯上摔下来有关（Dunning，2010）。Vladutiu 等（2010）进行的一项前瞻性试验中，孕妇受伤的发生率为每 1 000 个运动小时 4.1 例，每 1 000 个体育活动小时 3.2 例。这些伤害大多是由于跌倒造成的。Dunning 等（2003）发现，6.3% 的在职孕妇在工作时摔倒。主要危险因素包括携带重物、匆忙或在湿滑的地板上行走。

孕妇跌倒后入院治疗会增加不良妊娠结局的风险。与随机选择的对照组相比，跌倒的孕妇早产的风险增加 4.4 倍，胎盘早剥风险增加 8 倍，胎儿窘迫的风险增加 2 倍，剖宫产概率增加 1.3 倍，引产风险增加 2 倍，胎儿缺氧风险增加 3 倍（图 17-5）（Schiff，2008）。

烧伤

孕期烧伤的真实发生率很难确定，因为文献主要由病例报告和病例系列构成。在育龄妇女中，估计发生率在 1.3% ~ 7% 之间（Akhtar，1994；Karimi，2009）。Maghsoudi 等（2006）发现，在伊朗的育龄妇女中，孕妇烧伤的发生率为 0.17%，而其他人每 10 万人年只有 2.6。从这些数据来看，怀孕本身似乎并不是烧伤的危险因素。此外，怀孕似乎不会独立地改变严重烧伤后的产妇生存率（Akhtar，1994）。

然而，孕妇遭受烧伤可能会导致一些不利的妊娠结局。在临床特征中，烧伤深度和全身表面积（TBSA）对母胎结局的影响最大。具体地说，在一个病例系列中，烧伤覆盖母亲体表面积的 60% 或以上，则母亲和胎儿死亡率均接近 100%（Akhtar，1994）。脓毒血症是导致这一结果的主要因素（Chama，2002）。烟雾吸入是导致母亲和胎儿死亡的另一个重要危险因素（Karimi，2009）。母亲的年龄或发生烧伤的时间似乎不影响母亲或胎儿的结局。孕早期严重烧伤与自然流产有关，自然流产可能继发于随后的感染（Jain，1993）。这些结局大多发生在烧伤后 10 天内（Chama，2002）。在另一个病例系列中，74% 的病例在 24 h 内发生了与严重烧伤有关的胎儿宫内死亡（Akhtar，1994）。热损伤似乎也会增加早产的风险（Rode，1990）。这可能取决于烧伤的严重程度及其对产妇健康的影响。

■ 电击伤

孕期触电的情况并不常见。病例报告已将电击与自然流产、胎盘早剥、胎儿烧伤、产妇心律失常和死产联系起来（Goldman，2003；Yoong，1990）。在孕期，威胁胎儿健康的主要因素是电流通过母亲身体的路径。垂直电流，如在手到脚或头到脚的路径，可能通过子宫来伤害胎儿（Sparic，2016）。

休克的严重程度也会按比例影响胎儿结局。在 15 例孕期发生严重电击伤的病例中，胎儿死亡率为 73%（Fatovich，1993）。在一个评估 13 例遭雷击的孕妇的病例系列中，死产率为 50%。一名新生儿在分娩几小时后死亡（Garcia Gutierrez，2005）。相比之下，在 28 名孕 4 ~ 36 周遭受轻微电击的女性中，大多数新生儿（94%）的预后良好。在分娩方式、出生体重、分娩时的孕周等方面，与对照组无差异（Einarson，1997）。

■ 意外中毒

意外中毒的发生率在孕期是不确定的，但可能

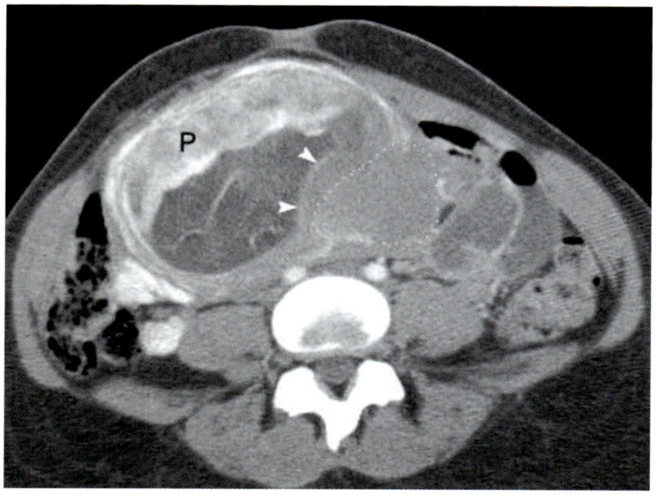

图 17-5 轴位电脑断层摄影显示腹部钝伤后胎盘早剥。与未受影响的胎盘（P）相连，可见失活的胎盘舌状小分叶（箭头），后面有一个大的胎盘后血凝块（淡虚线）。

性很低。在对 400 多例孕产妇死亡的回顾中，只有 1 例是继发性意外中毒（Gissler，2007）。值得注意的是，病例报告描述了 1 例因硬膜外和镁泵错误输注而意外过量服用药物的住院孕妇（McDonnell，2010；Patel，2011）。

故意伤害

■ 亲密伴侣的暴力

有故意伤害经历的孕妇患母胎并发症发生率和死亡率的风险很大。孕妇最常见的故意伤害形式是家庭暴力（DV），也称为亲密伙伴暴力（IPV）。

孕期 IPV 是一个严重的问题。它的真实发病率难以评估，并随所调查的人口和所使用的定义而变化。报告的概率为 3% ~ 57% 不等（Arslantas，2012；Beydoun，2011；Koenig，2006；席尔瓦，2011；Stockl，2012）。在一项对 10 万多名妇女的产后调查中，Cheng 等（2015）发现，孕期的 IPV 率为 6.4%。IPV 率在孕期可能会上升，特别是在高危人群中。Helton 等（1987）指出，多达 1/12 的怀孕妇女是 IPV 的受害者。在澳大利亚的一项前瞻性研究中，40% 的产后 3 ~ 12 个月出现抑郁症状的妇女也表示曾经历 IPV（Woolhouse，2012）。

在孕期很难察觉到 IPV。在急诊室或常规产前检查时，受害者往往会有非特异性的抱怨。第一个迹象可能是抑郁或药物滥用。通常，施暴的一方会坚持要参与医疗行为的每一个步骤。

IPV 的产妇危险因素很多。这些因素包括较低的社会经济地位、较低的教育水平、母亲或亲密伙伴滥用药物、意外怀孕、怀孕前经历 IPV、儿童时期目睹暴力以及未婚状况（Castro，2003；Martin，1996；Meuleners，2011；Quinlivan 2001；Umeora，2008）。

IPV 与自然流产率的增加、新生儿重症监护病房（NICU）的入院和低出生体重有关（Fanslow，2008；Jagoe，2000；Yang，2006；Yost，2005）。此外，早产的风险估计增加了 3 倍（Rodrigues，2008）。在怀孕前一年报告 IPV 的妇女发生类似不良后果的风险也在增加（Silverman，2006）。一些研究已经报道 IPV 和产后抑郁之间有很强的联系（Ludermir，2010；Urquia，2011；Woolhouse，2012）。这包括一项纳入了 13 000 多名妇女和婴儿的前瞻性研究（Flach，2011）。

为起到预防作用，ACOG（2012）建议在第一次

产前检查时进行 IPV 筛查。筛查至少每 3 个月重复一次，并在产后随访时重复一次。这种检查应该私下进行，避开家人和朋友。医生会询问患者是否受到了他人的身体伤害，或者他们是否受到了伴侣的威胁，或者被迫进行了不必要的性行为。一旦确定了 IPV，就可以将患者援助与社会服务协调起来。国家家庭暴力热线是一个非营利性的电话咨询服务机构，提供有关特定城市妇女庇护所位置、咨询资源和法律支持的个性化信息。

穿透性外伤

孕期穿透性外伤的报告多集中于腹部枪伤或刺伤，主要由病例报告和小病例系列构成。受这种伤害最多的妇女源自武装冲突或内战。因此，孕期穿透性损伤的发生率尚不明确。在一项研究中，穿透性外伤占所有孕期外伤入院原因的 9%。其中，73% 来自手枪，23% 来自刀，4% 来自猎枪（Petrone，2011）。腹部穿透性外伤可能不成比例地影响胎儿。在遭受穿透子宫的枪伤的孕妇中，只有 19% 的孕妇会伴随内脏损伤（Franger，1989）。与腹部钝性外伤相比，穿透性外伤使胎儿死亡，而且孕产妇死亡的风险增加 34 倍（95%）（Petrone，2011）。Awwad 等（1994）总结了黎巴嫩内战期间 14 例孕期穿透性外伤的病例。在他们的队列中，胎儿死亡率为 50%，产妇死亡率为 14%。

自杀和他杀

自杀和他杀是育龄女性死亡的主要原因之一。根据国家暴力死亡报告系统的数据，Palladino 等（2011）估计，每 10 万例活产婴儿中，自杀和他杀导致的死亡分别为 2 例和 3 例。自杀可能导致 20% 的产后产妇死亡（Lindahl，2005）。Dannenberg 等（1995）指出，63% 的与伤害相关的孕产妇死亡是继发于他杀，13% 是自杀。超过 50% 的杀人案是由于枪伤造成的。然而，一项对北卡罗来纳州生命统计记录的回顾性分析发现，与非孕妇相比，孕妇的自杀率低 27%，产后人群的自杀率低 54%。孕妇和产后人群的他杀率也分别降低了 73% 和 50%（Samandari，2011）。

一些针对高危孕妇的危险因素可能需要加强监测。孕期滥用药物会导致妇女自杀（Gandhi，2006）。胎儿或新生儿死亡是妇女企图自杀的另一个主要危险因素，尤其是在产褥期。在这种情况下，尝试自杀的风险增加了 3 倍（Schiff，2006）。此外，多达 54% 的孕妇自杀可能与 IPV 有关（Lin，2011；Palladino，2011）。在他杀风险方面，Cheng 等（2010）估计 54% 与怀孕有关的凶杀案是由现任或前任伴侣犯下的。在整个文献中，这一比例从 45% 到 74% 不等（Lin，2011）。

不良的产科结局也可能与不成功的自杀企图有关。每 10 万名孕妇中就有 40 名试图自杀（Samandari，2011）。这与产褥期的概率基本上相同（Gandhi，2006）。在对加州 2 000 多名有自杀企图孕妇的综述中，Gandhi 等（2006）发现，试图自杀但没有成功的妇女早产、剖宫产和输血的风险增加。他们的后代患呼吸窘迫综合征的几率增加，出生时体重较轻的可能性更大。

故意自己服毒可能会伤害胎儿和母亲（Czeizel，2008；Petik，2008；Timmermann，2008）。McClure 等（2011）发现，每 10 万人中有 26 人在孕期出现急性药物过量。在怀孕的前几周内，这种风险可能是最大的。也就是说，38% ~ 45% 的故意药物过量发生在这段时间内（Czeizel，1999）。Flint 等在 2002 年进行的一项长达 20 多年的研究表明，药物过量导致的自杀将流产的风险增加了 24 倍。有趣的是，故意药物过量后出生的新生儿并没有显示出更高的胎儿畸形概率（Czeizel，2008）。在一项对近 660 例孕期服用药物企图自杀的妇女的分析中，有两名妇女（0.4%）死亡（Czeizel，1999）。孕期最常见的过量药物是止痛药和解热镇痛剂（McClure，2011）。自杀未遂后，患者应接受有治疗孕妇经验的精神卫生服务人员共同管理。

管理

初步评估

孕期外伤患者的护理应是系统的，且在很多情况下是需要多学科协作的。最基本的目标是稳定孕妇的心肺状态。如果提供早期和积极的母体复苏，胎儿结局和生存率会得到改善（Brown，2009）。第一接诊者应该评估外伤的严重程度。一些外伤治疗方案包括使用军队抗休克裤（MAST）。然而，在孕中期和孕晚期，它们可能因为减少子宫血流量而对胎儿有损害。因此，有些人建议不要使用它们（Pearse，1984）。

一旦进入急诊科，受伤的孕妇最好接受外伤和产科小组的联合评估。图 17-6 给出了一个建议的策略，尽可能快速、准确地测定孕周和胎儿生存率。这将帮助决定和修改一些干预措施（El Kady，2004）。

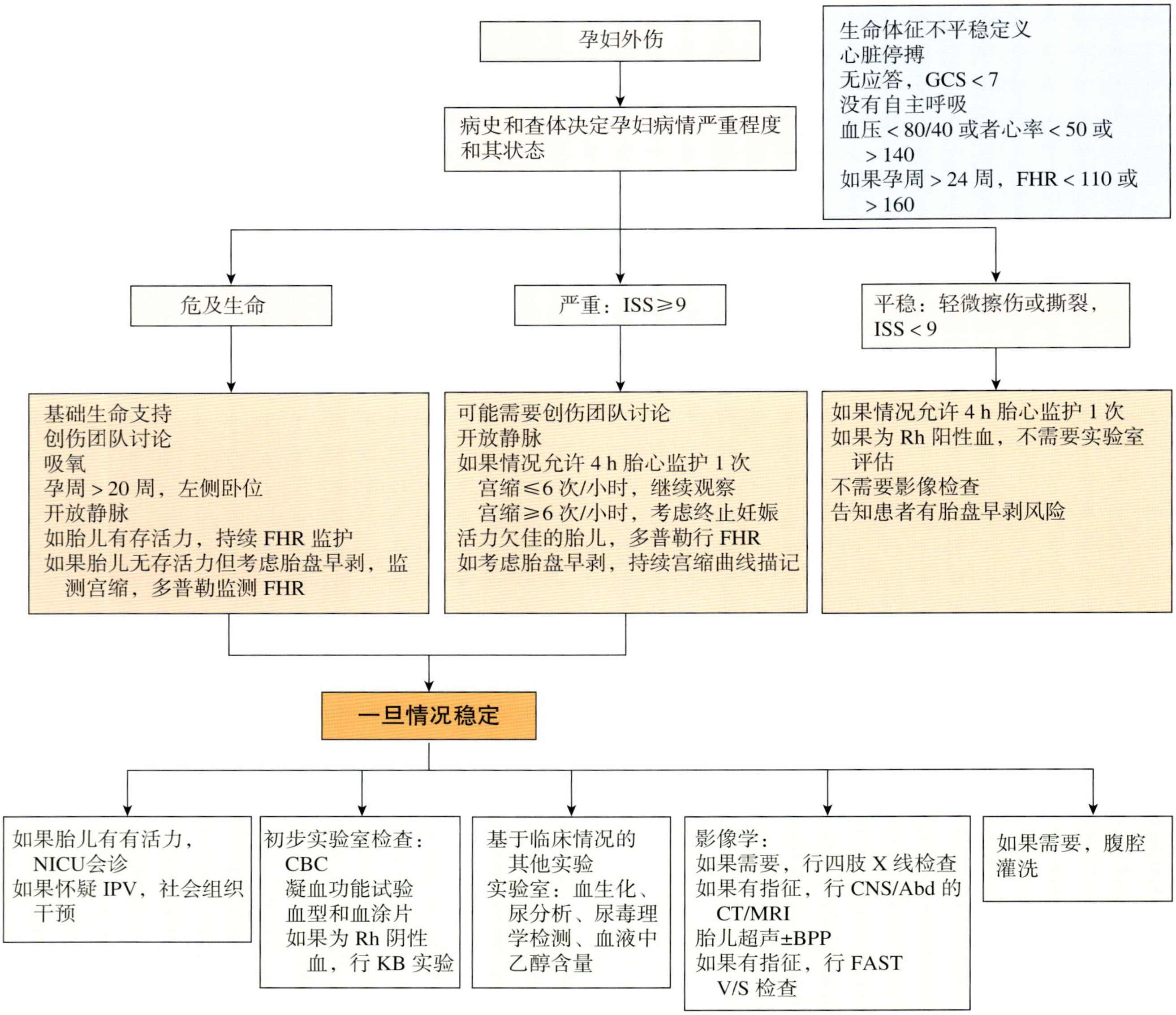

图 17-6 孕期外伤管理流程。

[a] 危及生命情况的定义在右上方的框中。Abd= 腹部；BPP= 生物物理学评分；CBC= 全血细胞计数；CNS= 中枢神经系统；CT= 计算机断层扫描；FAST= 创伤超声聚焦评估；FHR= 胎儿心率；GCS= 格拉斯哥昏迷评分；KB=Kleihauer-Betke 试验（胎儿血红蛋白酸洗脱试验）；IPV= 亲密伴侣暴力；ISS= 损伤严重度评分；NICU= 新生儿重症监护室；U/S= 超声。

虽然没有一种方法是专门为孕妇评估而设计的，但已经提出了几种方法来量化外伤的严重性。最常用的方法是基于解剖学的评分系统，该系统为多发伤的患者提供一个整体评分。如表 17-2 所示，每个区域都被分配了一个简明损伤量表（AIS）值。将 3 个最高值中的每一个都平方，然后将这三个平方值相加得到总分，称为损伤严重度评分（injury severity score，ISS）。指定的 ISS 范围为 0 ～ 75（Baker，1974）。通常，ISS ＞ 16 定义为严重的外伤。在孕期，大多数专家认为 ISS ＞ 9 是一个相当严重的阈值。这个阈值确定预测相关胎儿死亡的灵敏度为 86%，特异度为 71%（Schiff，2002a）。

在进行体格检查的同时，需收集一份简短而重点突出的病史。问题集中于外伤的具体细节，如导致外伤的器具、损伤机制和受影响的身体部位。对于 MVCs，还需要额外询问碰撞速度、是否使用安全带和是否有安全气囊。

最初危险的身体症状包括心搏骤停、气道缺失、血压＜ 80/40 mmHg、脉搏＜ 50 bpm 或＞ 140 bpm、每分钟呼吸频率＜ 10 或＞ 24、胎儿心率＜ 110 或

> 160 bpm。这些警告医生可能有需要心肺复苏的危及生命的外伤，这通常需要高级心脏生命支持（ACLS）和高级创伤生命支持（ATLS）。充足的静脉通路可能需要两个大口径的静脉导管。此时，需要做好所有的实验室检查，具体的测试项目列在图 17-6 中。由于孕期的生理变化易导致缺氧，孕妇应经常考虑面罩或鼻导管补充氧气（282 页）。

在某些情况下可能需要对颈椎进行评估。颈椎直接损伤使气道固定更加困难。让有经验的麻醉师在孕期管理气道是更理想的，插管可能需要额外的设备，如纤维支气管镜（Crosby，2006）。

如果患者已怀孕 24 周，则应在可能的情况下尽早开始持续的胎儿监测。最理想的情况是子宫向一侧移位，以便有足够的静脉回流到心脏。电子监测可能提示胎盘早剥，详见 292 页。

外伤性开放性伤口患者发生破伤风的风险较高。因此，接受过不到 3 剂破伤风毒素疫苗或疫苗剂量未知的孕妇也应接受破伤风免疫。值得注意的是，这是正常生活的一部分。作为常规产前保健的一部分，免疫实践咨询委员会建议，对于孕 27 ~ 36 周的孕妇，给予破伤风白喉百日咳混合疫苗（破伤风类毒素，减毒白喉类毒素和无细胞百日咳，Tdap）可以最大程度将抗体转移到胎儿（ACOG，2015；Centers for Diseases Control and Prevention，2013）。因此，对于孕晚期的孕妇，Tdap（三联疫苗）可能比 Td（破伤风、白喉）疫苗更受欢迎。

轻微外伤

如果在孕期只发现轻微外伤，进一步的治疗可能是有限的。在孕期，轻微外伤构成的损伤的 ISS 为 0，通常只包括轻微的瘀伤、裂伤或挫伤。这些患者往往有良好的预后，类似于那些没有受伤的孕妇（Garmi，2014）。然而，Cahill 等（2008）对 300 多例伴有轻微外伤的孕妇进行了前瞻性评估。这些作者的结论是在轻微外伤病例中测试的变量都不能充分预测胎盘早剥。因此，他们建议经历过轻微外伤的孕妇可以从有限的胎儿评估中获益，但无需进行放射学或实验室评估。Tikkanen 等（2006）还描述了超声在胎盘早剥病例中检测胎盘后凝块的灵敏性较差。

机动车事故管理

MVC 的具体外伤机制需要特别考虑。MVC 后死亡似乎与头部外伤、腹腔内出血和不系安全带有关。因此，这些应当是评价期间审查的特定领域。

穿透伤管理

在穿透性外伤中，伤口的入路位置和胎儿的孕周将直接影响对孕妇的管理。位于子宫底腹侧和下方的进入部位，对母体内脏损伤的可能性较小（Awwad，1994）。在腹部钝性外伤且腹部有严重压痛的患者中，有一些发现将指导治疗。也就是说，如果计算机断层扫描（CT）显示异常的发现，如腹腔内空气或中到大量的自由液体，则需要手术探查腹部。其他探查指征包括腹部枪伤、穿透腹膜的外伤或腹膜灌洗阳性。在这些情况下，通常需要请外科医生会诊（图 17-7）。

诊断性腹腔灌洗在孕期是安全的。如果需要，一些作者提出了一种直接可视化技术。首先，放置 Foley 导管和鼻胃管分别对膀胱和胃进行减压。在脐

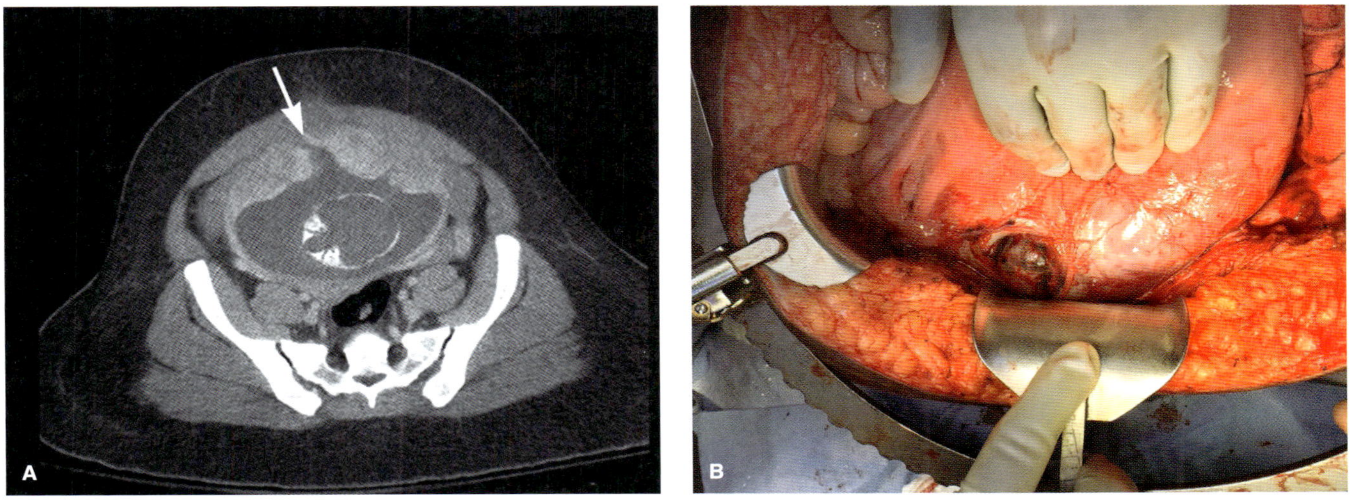

图 17-7 腹部钝性外伤导致的子宫破裂的 CT 扫描（A）和腹腔内直视（B）。

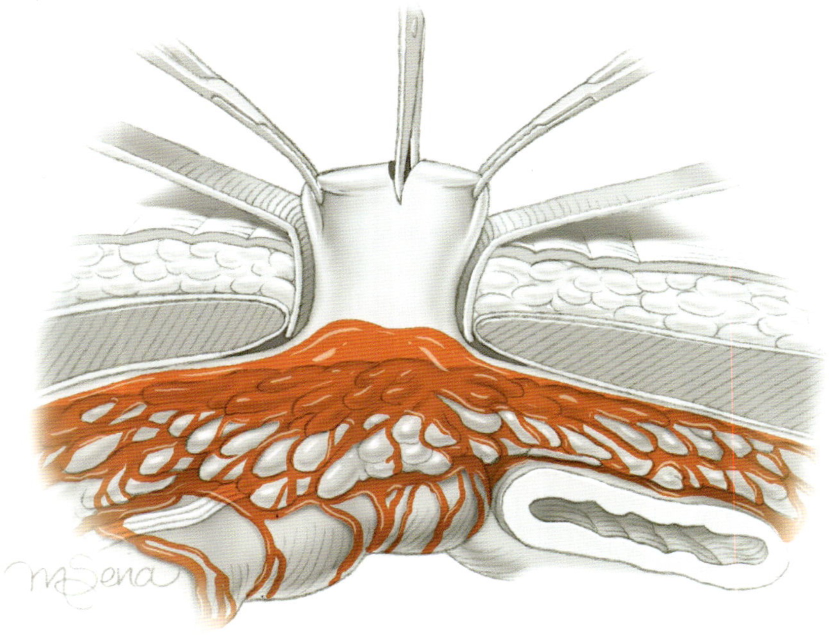

图 17-8 使用直接可视化技术进行诊断性腹膜灌洗。循着皮肤和白线切口，通过止血钳提拉腹膜后进行灌洗。

头约 2 cm 处，经过所有的前腹壁层，包括皮肤、白线筋膜和腹膜，在直视下打开腹腔（图 17-8）。然后插入诊断性腹腔灌洗导管，并尝试直接吸液。如果吸入的血或肠内容物含量＞ 10 ml，则认为灌洗为阳性。如果没有血或肠内容物被吸入，注入腹部 1 L 温生理盐水，并被动地排出。在这 1 L 盐水中，流体分析将需要至少回收 300 ml。同样的诊断标准适用于非孕妇，也适用于孕妇（Rothenberger, 1977）。也就是说，如果红细胞计数（RBC）＞ 100 000/mm^3，白细胞计数（WBC）＞ 500/mm^3，淀粉酶浓度＞ 20 U/L，碱性磷酸酶水平≥ 10 U/L，或发现肠内容物或细菌，则认为灌洗为阳性（Saunders，1998）。

如果需要手术探查，最好采用纵切口，以便最大限度地暴露，并对所有腹腔内器官进行完整评估。剖宫产或子宫切除术应只在有指征的情况下进行。如果损伤的类型有可能引起胃损伤，需要注意探查从幽门到胃食管交界处的胃腹表面。此外，检查有可能病变被大网膜掩盖的胃大弯和胃小弯。对小肠和肠系膜的系统探查应始于 Trietz 韧带的近端，并向远端进展至回盲瓣。如果发现肠道损伤，应立即采取控制措施，包括用海绵或纱布隔离破裂口，以限制肠内容物溢出。对于可疑的肠损伤，术前单剂静脉注射能同时覆盖需氧和厌氧微生物的抗生素。如果确认破损，则继续使用抗生素 24 h（Goldberg，2012）。

在孕期的穿透性损伤中，胎儿颅内损伤与 50% 的胎儿死亡率有关。因此，对于穿透伤之后是否分娩胎儿的决定，取决于损伤的严重程度、胎儿心率类型以及基于孕周的胎儿存活可能性。

如果在孕期需要胸廓造口术，穿刺针则应在通常的体表标志（第五肋间隙）上方至少 1 ～ 2 个肋间隙放置。这样可以避免意外插入腹部（Brown，2009）。

■ 骨盆骨折

在评估过程中，血尿会对骨盆骨折的注意，而这可能危及母亲的生命，并与 35% 的胎儿死亡率相关（Shah，1998）。后来，从产科的角度来看，盆腔骨折并不一定是剖宫产的指征。大多数妇女可以安全地尝试阴道分娩，即使骨折发生在孕晚期。

■ 烧伤管理

孕期烧伤患者应接受积极的液体复苏。在最初 24 h 使用乳酸林格液。烧伤后给药的 Parkland 公式是：液体体积（ml）= 4 × 重量（kg）× TBSA 烧伤百分比。因此，一个 50 kg 的孕妇，如果有 20% 的 TBSA 烧伤，则需要 4 × 50 × 20 = 4000 ml 液体。一半的液体在最初的 8 h 内输注（Baxter，1968）。呼吸支持和伤口基础护理也需开始进行。在患者护理过程中，临床医生应认识到，如果母亲的烧伤程度超过 TBSA 的 50%，那么胎儿在孕中期和晚期的死亡率会很高（Guo，2001）。最终，严重烧伤的患者最好转移到烧伤病房。

吸入性损伤使严重烧伤更加复杂化。吸入性损伤的显著问题包括上气道的热烧伤和一氧化碳中毒。首先，直接吸入性损伤可导致严重的气道损害和随后的缺氧。对于上气道烧伤，应给予液化氧和肺清洁，若有指征，预防性的气管内插管是治疗的主要内容。CO_2 中毒也需要排除。对于这一点，标准的脉搏血氧测定是不够的。相反，需要从动脉血气标本中测量碳氧血红蛋白水平，如果升高 10% ～ 15%，则诊断为一氧化碳中毒。

■ 影像

母体的体格检查通常在诊断性影像学检查之前完成。一般来说，非电离辐射的方式，如超声和磁共振成像（MR）是孕期首选（图 17-9）。然而，对于后者，采集时间较长，且难以对患者进行充分的监测，可能会限制 MRI 对严重受伤患者的作用（Puri，2012）。

在选择影像学方法时，需仔细评估胎儿预期的总辐射暴露量（American College of Obstetricians and Gynecologists，2016）。如第五章（71 页）所述，大多数专家认为胎儿宫内暴露量低于 50 mGy（5 rads）与胎儿不良反应无关。在进行腹部或骨盆的 CT 扫描时，胎儿暴露在 35 mGy（3.5 rads）的总辐射量下，这是所有成像方式中暴露量最多的。因此，许多人支持超声作为首选的初始影像学工具来评估孕妇腹部和骨盆（Hui，2009）。

孕周也是一个需要考虑的重要因素。在孕 5 ~ 17 周期间，50 ~ 100 mGy（5 ~ 10 rads）的辐射剂量下，胎儿的风险可能很小。而在这个孕周窗口之外，此剂量对胎儿可能没有危险。在孕 11 ~ 17 周期间，如果暴露剂量超过 150 ~ 200 mGy（15 ~ 20 rads），则会出现不良的发育影响，但在此期间后则不会出现（Puri，2012）。

胸部外伤通常提示需要影像学检查以确定骨折或排除心脏或肺挫伤或积血。如有临床表现，头部或颈部外伤可考虑 CT 扫描。与子宫保持距离和腹部屏蔽遮挡有助于降低预计的胎儿辐射暴露。

腹部钝性或穿透性损伤可导致腹腔内出血，在孕中期和孕晚期最易损伤肝和脾。超声已经成为一个宝贵的评估工具。具体来说，创伤超声聚焦评估（FAST）是一种安全有效的检测腹腔内游离液和腹腔内损伤的方法（图 17-10）。这种检查可以在急诊科进行，通过评估 4 个区域的游离液体证据来完成：剑下区、右上象限、左上象限和耻骨上区域。FAST 的准确性适中，其检测腹部损伤的灵敏度为 61% ~ 83%，特异度为 94% ~ 100%（Puri，2012）。此外，超声可以提供胎儿的关键信息，包括孕周、胎盘位置、胎先露和存活力。

腹部 CT 是一种替代的成像工具，可以用一种成像方式评估多个器官系统。对于稳定的非妊娠患者，CT 扫描是首选的方式（Rhea，2004）。然而，由于辐射方面的考虑，CT 作为孕期腹部钝性外伤的筛查工具的应用尚未建立（Puri，2012）。

■ 实验室评估

对于重要的孕产妇损伤，通常应检查全血细胞计数（CBC）、血型筛查，以及凝血检测，包括凝血酶原时间（PT）、部分促凝血酶原激酶时间（PTT）和纤维蛋白原水平。这些测试有助于评估母亲的状态，但不能预测胎儿的结局（Cahill，2008；Pak，1998）。

胎儿 - 孕妇出血可发生在多达 30% 的遭受严重外伤的孕妇中（Pearlman，1990）。克氏 - 贝特克（Kleihauer-Betke，K-B）酸洗脱试验可以检测这种出血。然而，该试验对不良围产期结局、早产、胎盘

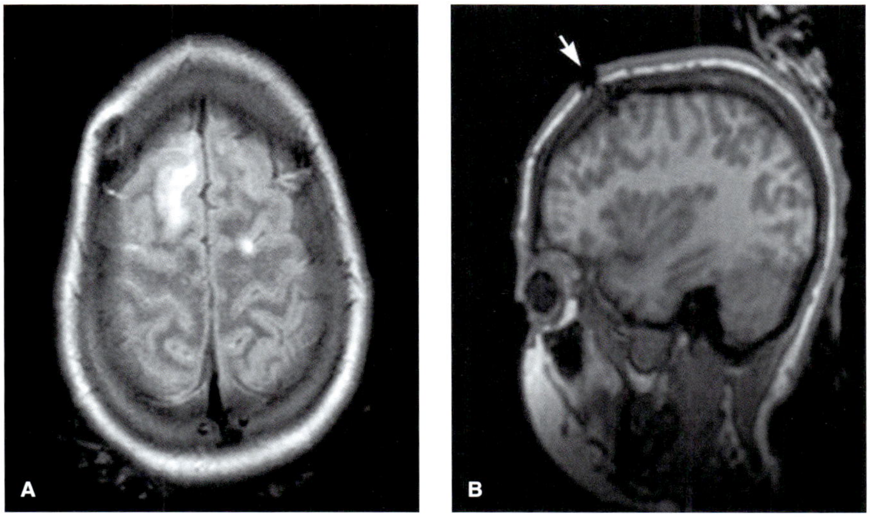

图 17-9　一名在高速汽车碰撞事故中受伤的孕 22 周孕妇的头部磁共振成像。A. 这种液体衰减反转恢复（FLAIR）序列显示额叶的脑水肿，左侧可见亮度增加的区域。B. 这张 T1 加权图像显示出软组织裂伤和邻近的颅骨骨折（箭头）。

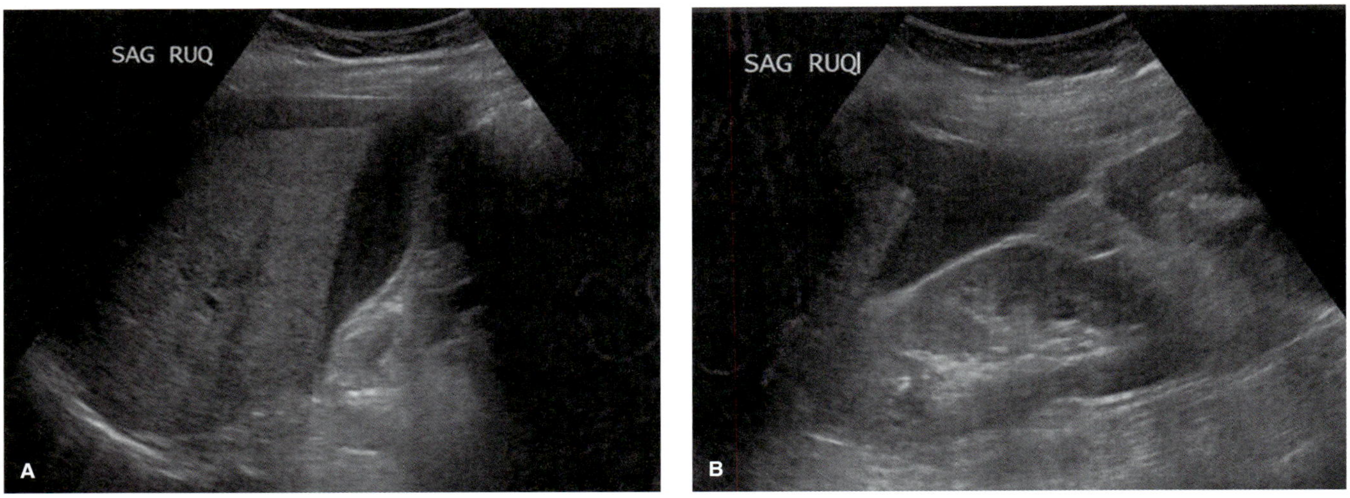

图 17-10 右上象限超声图像显示无回声液体。A. 肝边缘被液体包围，B. 肝边缘和肾之间可见液体。

早剥或胎儿窘迫不敏感，且预测能力较差（Dhanraj，2004；Pak，1998；Trivedi，2012）。因此，作为孕期急性创伤评估的一部分，常规 KB 试验既不划算也不实用（Towery，1993）。在轻微外伤的情况下，这是不必要的（Cahill，2008）。

然而，KB 试验确实可用来计算 Rh 阴性血母亲所需的 Rh 免疫球蛋白的总剂量。具体地说，1 瓶 300 μg Rh 免疫球蛋白可防止 30 ml 的胎儿出血（15 ml 的胎儿红细胞）（Cunningham，2014 b）。因此，遭受腹部外伤的 Rh 阴性血母亲应进行 KB 试验，并在 72 h 内接受适当剂量的 Rh 免疫球蛋白。胎儿出血量可用 Kleihauer-Betke 公式进行测算且

$$\text{胎儿出血量} = \frac{\text{母体 Hct} \times \text{MBV} \times \text{胎儿 KB 染色的细胞的百分比}}{\text{新生儿 Hct}}$$

其中，对于体格中等、血压正常的女性，估计母体血容量（MBV）为 5 000 ml。因此，在 KB 染色的细胞比例为 1.7%，母亲平均红细胞比容（Hct）为 35%，胎儿体重 3 000 g，且其红细胞比容为 50% 时，胎儿出血量计算结果为：

$$\frac{5\,000 \times 0.35 \times 0.017}{0.5} = 60\ \text{ml}$$

足月时，胎儿 - 胎盘血容量可接近 125 ml/kg，对于这个 3 000 g 的胎儿来说，相当于 375 ml。因此，这个胎儿已经失去了胎儿 - 胎盘血容量的大约 15%（60 ml ÷ 375 ml）。因为一个胎儿的红细胞比容是 50%，这 60 ml 的全血代表随着时间进入母体循环而丢失的 30 ml 红细胞。这个血容量的损失对于血流动力学稳定的孕妇应该可以耐受，但需要注射两次 300 μg 剂量的抗 D 免疫球蛋白以预防异源免疫（Cunningham，2014 b）。

■ 胎儿监测

在母体条件稳定之后需进行胎儿监测。母体外伤后胎儿监护的最佳时间尚未确定，建议范围为 4 ~ 48 h（Mirza，2010）。胎盘早剥最早可在创伤性损伤后 24 h 就有报道（Brown，2009）。然而，这更多的是一种例外而不是常态。

几项研究为指导实践提供了证据。首先，在 205 例非灾难性的外伤中，88 例有宫缩、出血或子宫压痛的妇女中有 17 例发生并发症，而 117 例没有这些症状的妇女中只有 1 例发生并发症（Goodwin，1990）。在一项评估 85 名外伤妇女的前瞻性研究中，在 4 h 的连续监测中，收缩频率小于 15 分钟 / 次的患者没有出现不良后果（Pearlman，1990）。在另一项研究中，在 4 h 内，间隔 10 min 内出现少于一次收缩时，未见胎盘早剥（Dahmus，1993）。在一项对近 500 例孕期外伤病例的回顾中，在监测跟踪正常的妇女中并没有不良结果的报告（Connolly，1997）。基于这些研究，如果子宫收缩的间隔大于 10 min，4 h 后停止对胎儿的监护似乎是合理的。胎心监测总体上是令人放心的，也没有出现产妇腹痛、子宫压痛和阴道出血的情况。孕 35 周或更晚时腹部钝性外伤是宫缩和早产的重要危险因素，因此可能需要更长时间的监测。一些

专家提倡住院观察 24 ~ 48 h（Curet，2000）。重要的是，如果应用宫缩抑制剂可能会混淆检查结果，我们不建议使用。

■ 围死亡期剖宫产

在产妇心搏骤停后，剖宫产可以挽救母亲和胎儿的生命。两者的存活取决于多种因素，包括产妇心搏骤停与分娩之间的间隔时间、骤停的根本原因、骤停的地点以及紧急医疗队的专业水平（Thomas，2000）。Marx（1982）在包括麻醉诱导后的 5 例心搏骤停的病例系列中指出，3 例立即剖宫产的患者具有良好的母胎结局。另外两名患者在骤停后 6 min 和 9 min 进行了剖宫产，两名母亲都遭受了不可逆转的脑损伤（Marx，1982）。在对 269 例围死亡期剖宫产术的回顾性综述中，Katz 等（1986）注意到，如果分娩发生在产妇死亡后 10 min 以上，胎儿存活是罕见的。在另一项研究中，在母亲生命体征消失后超过 15 ~ 20 min，胎儿存活的可能性极低。紧急剖宫产或濒死期剖宫产可能适用于经过 4 min 充分心肺复苏后即将死亡的产妇。值得注意的是，无效的 CPR 措施可能在分娩后变得有效，这是胎儿 - 胎盘取出后母体回心血量增加的结果。如果在母亲心搏骤停后 4 min 内开始剖宫产，并在 CPR 开始后 5 min 内分娩，新生儿和产妇的生存率都将提高（Morris，1996）。

总结

孕期外伤是比较常见的。临床医生应了解妊娠的危险因素、生理和解剖变化、有效的诊断评估和管理选择。决定结果的主要因素似乎是外伤的严重程度。最初的管理目标是稳定和改善产妇状况，特别是心肺功能。不能因为担心对胎儿的潜在影响而拒绝必要的影像学检查。需要一个多学科的团队来提供外伤后护理以期获得可能的最佳结果。

（张舒沁，译 原鹏波，校）

参考文献

Abbassi-Ghanavati M, Greer LG, Cunningham FG: Pregnancy and laboratory studies: a reference table for clinicians. Obstet Gynecol 114:1326, 2009

Aboutanos MB, Aboutanos SZ, Dompkowski D, et al: Significance of motor vehicle crashes and pelvic injury on fetal mortality: a five-year institutional review. J Trauma 65:616, 2008

Akhtar MA, Mulawkar PM, Kulkarni HR: Burns in pregnancy: effect on maternal and fetal outcomes. Burns 20:351, 1994

Ali J, Yeo A, Gana TJ, et al: Predictors of fetal mortality in pregnant trauma patients. J Trauma 42:782, 1997

American College of Obstetricians and Gynecologists: Guidelines for diagnostic imaging during pregnancy. Committee Opinion No. 656, February 2016

American College of Obstetricians and Gynecologists: Intimate partner violence. Committee Opinion No. 518, February 2012

American College of Obstetricians and Gynecologists: Update on immunization and pregnancy: tetanus, diphtheria, and pertussis vaccination. Committee Opinion No. 566, June 2013, Reaffirmed 2015

Arslantas H, Adana F, Ergin F, et al: Domestic violence during pregnancy in an eastern city of Turkey: a field study. J Interpers Violence 27:1293, 2012

Awwad JT, Azar GB, Seoud MA, et al: High-velocity penetrating wounds of the gravid uterus: review of 16 years of civil war. Obstet Gynecol 83:259, 1994

Azar T, Longo C, Oddy L, et al: Motor vehicle collision-related accidents in pregnancy. J Obstet Gynaecol Res 41(9):1370, 2015

Baker SP, O'Neill B, Haddon W Jr, et al: The injury severity score: a method for describing patients with multiple injuries and evaluating emergency care. J Trauma 14:187, 1974

Baxter CR, Shires T: Physiological response to crystalloid resuscitation of severe burns. Ann N Y Acad Sci 150:874, 1968

Beydoun HA, Tamim H, Lincoln AM, et al: Association of physical violence by an intimate partner around the time of pregnancy with inadequate gestational weight gain. Soc Sci Med 72:867, 2011

Brown HL: Trauma in pregnancy. Obstet Gynecol 114:147, 2009

Cahill AG, Bastek JA, Stamilio DM, et al: Minor trauma in pregnancy—is the evaluation unwarranted? Am J Obstet Gynecol 198:208 e1, 2008

Castro R, Peek-Asa C, Ruiz A: Violence against women in Mexico: a study of abuse before and during pregnancy. Am J Public Health 93:1110, 2003

Centers for Disease Control and Prevention: Injury prevention & control: data & statistics (WISQARS). 2015. http://www.cdc.gov/injury/wisqars./ Accessed November 30, 2015

Centers for Disease Control and Prevention: Updated recommendations for use of tetanus toxoid, reduced diphtheria toxoid, and acellular pertussis vaccine (Tdap) in pregnant women—Advisory Committee on Immunization Practices (ACIP), 2012. MMWR 62(7):131, 2013

Chama CM, Na'Aya HU: Severe burn injury in pregnancy in Northern Nigeria. J Obstet Gynaecol 22:20, 2002

Cheng D, Horon IL: Intimate-partner homicide among pregnant and postpartum women. Obstet Gynecol 115:1181, 2010

Cheng D, Salimi S, Terplan M, et al: Intimate partner violence and maternal cigarette smoking before and during pregnancy. Obstet Gynecol 125:356, 2015

Chibber R, Al-Harmi J, Fouda M, et al: Motor-vehicle injury in pregnancy and subsequent feto-maternal outcomes: of grave concern. J Matern Fetal Neonatal Med 28:399, 2015

Connolly AM, Katz VL, Bash KL, et al: Trauma and pregnancy. Am J Perinatol 14:331, 1997

Crosby ET: Airway management in adults after cervical spine trauma. Anesthesiology 104:1293, 2006

Crosby WM, Costiloe JP: Safety of lap-belt restraint for pregnant victims of automobile collisions. N Engl J Med 284:632, 1971

Crosby WM, King AI, Stout LC: Fetal survival following impact: improvement with shoulder harness restraint. Am J Obstet Gynecol 112:1101, 1972

Cunningham FG, Leveno KJ, Bloom SL, et al (eds): Critical care and trauma. In Williams Obstetrics, 24th ed. New York, McGraw-Hill Education, 2014a

Cunningham FG, Leveno KJ, Bloom SL, et al (eds): Fetal disorders. In Williams Obstetrics, 24th ed. New York, McGraw-Hill Education, 2014b

Curet MJ, Schermer CR, Demarest GB, et al: Predictors of outcome in trauma during pregnancy: identification of patients who can be monitored for less than 6 hours. J Trauma 49:18, 2000

Czeizel AE, Gidai J, Petik D, et al: Self-poisoning during pregnancy as a model for teratogenic risk estimation of drugs. Toxicol Ind Health 24:11, 2008

Czeizel AE, Timar L, Susanszky E: Timing of suicide attempts by self-poisoning during pregnancy and pregnancy outcomes. Int J Gynaecol Obstet 65:39, 1999

Dahmus MA, Sibai BM: Blunt abdominal trauma: are there any predictive factors for abruptio placentae or maternal-fetal distress? Am J Obstet Gynecol 169:1054, 1993

Dannenberg AL, Carter DM, Lawson HW, et al: Homicide and other injuries as causes of maternal death in New York City, 1987 through 1991. Am J Obstet Gynecol 172:1557, 1995

Dhanraj D, Lambers D: The incidences of positive Kleihauer-Betke test in low-risk pregnancies and maternal trauma patients. Am J Obstet Gynecol 190:1461, 2004

Dunning K, LeMasters G, Bhattacharya A: A major public health issue: the high incidence of falls during pregnancy. Matern Child Health J 14(5):720, 2010

Dunning K, LeMasters G, Levin L, et al: Falls in workers during pregnancy: risk factors, job hazards, and high risk occupations. Am J Ind Med 44:664, 2003

Einarson A, Bailey B, Inocencion G, et al: Accidental electric shock in pregnancy: a prospective cohort study. Am J Obstet Gynecol 176:678, 1997

El Kady D: Perinatal outcomes of traumatic injuries during pregnancy. Clin Obstet Gynecol 50:582, 2007

El Kady D, Gilbert WM, Anderson J, et al: Trauma during pregnancy: an analysis of maternal and fetal outcomes in a large population. Am J Obstet Gynecol 190:1661, 2004

Elliott M: Vehicular accidents and pregnancy. Aust N Z J Obstet Gynaecol 6:279, 1966

Fanslow J, Silva M, Whitehead A, et al: Pregnancy outcomes and intimate partner violence in New Zealand. Aust N Z J Obstet Gynaecol 48:391, 2008

Fatovich DM: Electric shock in pregnancy. J Emerg Med 11:175, 1993

Fildes J, Reed L, Jones N, et al: Trauma: the leading cause of maternal death. J Trauma 32:643, 1992

Flach C, Leese M, Heron J, et al: Antenatal domestic violence, maternal mental health and subsequent child behaviour: a cohort study. BJOG 118:1383, 2011

Flint C, Larsen H, Nielsen GL, et al: Pregnancy outcome after suicide attempt by drug use: a Danish population-based study. Acta Obstet Gynecol Scand 81:516, 2002

Franger AL, Buchsbaum HJ, Peaceman AM: Abdominal gunshot wounds in pregnancy. Am J Obstet Gynecol 160:1124, 1989

Gandhi SG, Gilbert WM, McElvy SS, et al: Maternal and neonatal outcomes after attempted suicide. Obstet Gynecol 107:984, 2006

Garcia Gutierrez JJ, Melendez J, Torrero JV, et al: Lightning injuries in a pregnant woman: a case report and review of the literature. Burns 31:1045, 2005

Garmi G, Marjieh M, Salim R: Does minor trauma in pregnancy affect perinatal outcome? Arch Gynecol Obstet 290:635, 2014

Gissler M, Deneux-Tharaux C, Alexander S, et al: Pregnancy-related deaths in four regions of Europe and the United States in 1999–2000: characterisation of unreported deaths. Eur J Obstet Gynecol Reprod Biol 133:179, 2007

Goldberg SR, Anand RJ, Como JJ, et al: Prophylactic antibiotic use in penetrating abdominal trauma: an Eastern Association for the Surgery of Trauma practice management guideline. J Trauma Acute Care Surg 73:S321, 2012

Goldman RD, Einarson A, Koren G: Electric shock during pregnancy. Can Fam Physician 49:297, 2003

Goodwin TM, Breen MT: Pregnancy outcome and fetomaternal hemorrhage after noncatastrophic trauma. Am J Obstet Gynecol 162:665, 1990

Guo SS, Greenspoon JS, Kahn AM: Management of burn injuries during pregnancy. Burns 27:394, 2001

Helton AS, McFarlane J, Anderson ET: Battered and pregnant: a prevalence study. Am J Public Health 77:1337, 1987

Hill CC, Pickinpaugh J: Trauma and surgical emergencies in the obstetric patient. Surg Clin North Am 88:421, 2008

Hui CM, MacGregor JH, Tien HC, et al: Radiation dose from initial trauma assessment and resuscitation: review of the literature. Can J Surg 52:147, 2009

Hyde LK, Cook LJ, Olson LM, et al: Effect of motor vehicle crashes on adverse fetal outcomes. Obstet Gynecol 102:279, 2003

Ikossi DG, Lazar AA, Morabito D, et al: Profile of mothers at risk: an analysis of injury and pregnancy loss in 1,195 trauma patients. J Am Coll Surg 200:49, 2005

Jagoe J, Magann EF, Chauhan SP, et al: The effects of physical abuse on pregnancy outcomes in a low-risk obstetric population. Am J Obstet Gynecol 182:1067, 2000

Jain ML, Garg AK: Burns with pregnancy—a review of 25 cases. Burns 19:166, 1993

John PR, Shiozawa A, Haut ER, et al: An assessment of the impact of pregnancy on trauma mortality. Surgery 149:94, 2011

Karimi H, Momeni M, Rahbar H: Burn injuries during pregnancy in Iran. Int J Gynaecol Obstet 104:132, 2009

Katz VL, Dotters DJ, Droegemueller W: Perimortem cesarean delivery. Obstet Gynecol 68:571, 1986

Koenig LJ, Whitaker DJ, Royce RA, et al: Physical and sexual violence during pregnancy and after delivery: a prospective multistate study of women with or at risk for HIV infection. Am J Public Health 96:1052, 2006

Kortbeek JB, Al Turki SA, Ali J, et al: Advanced trauma life support, 8th edition, the evidence for change. J Trauma 64:1638, 2008

Kuhlmann RS, Cruikshank DP: Maternal trauma during pregnancy. Clin Obstet Gynecol 37:274, 1994

Kuo C, Jamieson DJ, McPheeters ML et al: Injury hospitalizations of pregnant women in the United States, 2002. Am J Obstet Gynecol 196:161 e1, 2007

Kvarnstrand L, Milsom I, Lekander T, et al: Maternal fatalities, fetal and neonatal deaths related to motor vehicle crashes during pregnancy: a national population-based study. Acta Obstet Gynecol Scand 87:946, 2008

Lin P, Gill JR: Homicides of pregnant women. Am J Forensic Med Pathol 32:161, 2011

Lindahl V, Pearson JL, Colpe L: Prevalence of suicidality during pregnancy and the postpartum. Arch Womens Ment Health 8:77, 2005

Ludermir AB, Lewis G, Valongueiro SA, et al: Violence against women by their intimate partner during pregnancy and postnatal depression: a prospective cohort study. Lancet 376:903, 2010

Luley T, Fitzpatrick CB, Grotegut CA, et al: Perinatal implications of motor vehicle accident trauma during pregnancy: identifying populations at risk. Am J Obstet Gynecol 208:466 e1, 2013

Maghsoudi H, Samnia R, Garadaghi A, et al: Burns in pregnancy. Burns 32:246, 2006

Martin SL, English KT, Clark KA, et al: Violence and substance use among North Carolina pregnant women. Am J Public Health 86:991, 1996

Marx GF: Cardiopulmonary resuscitation of late-pregnant women. Anesthesiology 56:156, 1982

Marx GF: Shock in the obstetric patient. Anesthesiology 26:423, 1965.

McClure CK, Patrick TE, Katz KD, et al: Birth outcomes following self-inflicted poisoning during pregnancy, California, 2000 to 2004. J Obstet Gynecol Neonatal Nurs 40:292, 2011

McDonnell NJ, Muchatuta NA, Paech MJ: Acute magnesium toxicity in an obstetric patient undergoing general anaesthesia for caesarean delivery. Int J Obstet Anesth 19:226, 2010

McCrory JL, Chambers AJ, Daftary A, et al: Dynamic postural stability during advancing pregnancy. J Biomech 43:2434, 2010

Metz TD, Abbott JT: Uterine trauma in pregnancy after motor vehicle crashes with airbag deployment: a 30-case series. J Trauma 61:658, 2006

Meuleners LB, Lee AH, Janssen PA, et al: Maternal and foetal outcomes among pregnant women hospitalised due to interpersonal violence: a population based study in Western Australia, 2002–2008. BMC Pregnancy Childbirth 11:70, 2011

Mirza FG, Devine PC, Gaddipati S: Trauma in pregnancy: a systematic approach. Am J Perinatol 27(7):579, 2010

Morris JA Jr, Rosenbower TJ, Jurkovich GJ, et al: Infant survival after cesarean section for trauma. Ann Surg 223:481, 1996

Motozawa Y, Hitosugi M, Abe T, et al: Effects of seat belts worn by pregnant drivers during low-impact collisions. Am J Obstet Gynecol 203:62 e1, 2010

National Highway Traffic Safety Administration: Occupant protection. Available at: http://www.nhtsa.gov/Driving±Safety/Occupant±Protection. Accessed November 27, 2015

Pak LL, Reece EA, Chan L: Is adverse pregnancy outcome predictable after blunt abdominal trauma? Am J Obstet Gynecol 179:1140, 1998

Palladino CL, Singh V, Campbell J, et al: Homicide and suicide during the perinatal period: findings from the national violent death reporting system. Obstet Gynecol 119:1275, 2011

Patel SH, Zakowski MI, Ramanathan S: Accidental local anesthetic overdose due to epidural pump malfunction. Int J Obstet Anesth 20:93, 2011

Patteson SK, Snider CC, Meyer DS, et al: The consequences of high-risk behaviors: trauma during pregnancy. J Trauma 62:1015, 2007

Pearlman MD, Tintinallli JE, Lorenz RP: A prospective controlled study of outcome after trauma during pregnancy. Am J Obstet Gynecol 162:1502, 1990

Pearse CS, Magrina JF, Finley BE: Use of MAST suit in obstetrics and gynecology. Obstet Gynecol Surv 39:416, 1984

Petik D, Timmermann G, Czeizel AE, et al: A study of the teratogenic and fetotoxic effects of large doses of amobarbital used for a suicide attempt by 14 pregnant women. Toxicol Ind Health 24:79, 2008

Petrone P, Talving P, Browder T, et al: Abdominal injuries in pregnancy: a 155-month study at two level 1 trauma centers. Injury 42:47, 2011

Puri A, Khadem P, Ahmed S, et al: Imaging of trauma in a pregnant patient. Semin Ultrasound CT MR 33:37, 2012

Quinlivan JA, Evans SF: A prospective cohort study of the impact of domestic violence on young teenage pregnancy outcomes. J Pediatr Adolesc Gynecol 14:17, 2001

Reis PM, Sander CM, Pearlman MD: Abruptio placentae after auto accidents. A case-control study. J Reprod Med 45:6, 2000

Rhea JT, Garza DH, Novelline RA: Controversies in emergency radiology. CT versus ultrasound in the evaluation of blunt abdominal trauma. Emerg Radiol 10:289, 2004

Rode H, Millar AJ, Cywes S, et al: Thermal injury in pregnancy—the neglected tragedy. S Afr Med J 77:346, 1990

Rodrigues T, Rocha L, Barros H: Physical abuse during pregnancy and preterm delivery. Am J Obstet Gynecol 198:171 e1, 2008

Rothenberger DA, Quattlebaum FW, Zabel J, et al: Diagnostic peritoneal lavage for blunt trauma in pregnant women. Am J Obstet Gynecol 129:479, 1977

Samandari G, Martin SL, Kupper LL, et al: Are pregnant and postpartum

women: at increased risk for violent death? Suicide and homicide findings from North Carolina. Matern Child Health J 15:660, 2011
Saunders CJ, Battistella FD, Whetzel TP, et al: Percutaneous diagnostic peritoneal lavage using a Veress needle versus an open technique: a prospective randomized trial. J Trauma 44:883, 1998
Schiff MA: Pregnancy outcomes following hospitalisation for a fall in Washington State from 1987 to 2004. BJOG 115:1648, 2008
Schiff MA, Grossman DC: Adverse perinatal outcomes and risk for postpartum suicide attempt in Washington state, 1987–2001. Pediatrics 118:e669, 2006
Schiff MA, Holt VL: Pregnancy outcomes following hospitalization for motor vehicle crashes in Washington State from 1989 to 2001. Am J Epidemiol 161:503, 2005
Schiff MA, Holt VL: The injury severity score in pregnant trauma patients: predicting placental abruption and fetal death. J Trauma 53:946, 2002a
Schiff MA, Holt VL, Daling JR: Maternal and infant outcomes after injury during pregnancy in Washington State from 1989 to 1997. J Trauma 53: 939, 2002b
Shah KH, Simons RK, Holbrook T, et al:. Trauma in pregnancy: maternal and fetal outcomes. J Trauma 45:83, 1998
Silva EP, Ludermir AB, de Araujo TV, et al: Frequency and pattern of intimate partner violence before, during and after pregnancy. Rev Saude Publica 45:1044, 2011
Silverman JG, Decker MR, Reed E, et al: Intimate partner violence victimization prior to and during pregnancy among women residing in 26 U.S. states: associations with maternal and neonatal health. Am J Obstet Gynecol 195:140, 2006
Sirin H, Weiss HB, Sauber-Schatz EK, et al: Seat belt use, counseling and motor-vehicle injury during pregnancy: results from a multi-state population-based survey. Matern Child Health J 11:505, 2007
Sparic R, Malvasi A, Nejkovic L, et al: Electric shock in pregnancy: a review. J Matern Fetal Neonatal Med 29(2):317, 2016
Stockl H, Hertlein L, Himsl I, et al: Intimate partner violence and its association with pregnancy loss and pregnancy planning. Acta Obstet Gynecol Scand 91:128, 2012
Thomas R, Sotheran W: Postmortem and perimortem caesarean section. J R Soc Med 93:215, 2000
Tikkanen M, Nuutila M, Hiilesmaa V, et al: Clinical presentation and risk factors of placental abruption. Acta Obstet Gynecol Scand 85:700, 2006
Timmermann G, Czeizel AE, Banhidy F, et al: A study of the teratogenic and fetotoxic effects of large doses of barbital, hexobarbital and butobarbital used for suicide attempts by pregnant women. Toxicol Ind Health 24:109, 2008
Tinker SC, Reefhuis J, Dellinger AM, et al: Epidemiology of maternal injuries during pregnancy in a population-based study, 1997–2005. J Womens Health 19:2211, 2010
Towery R, English TP, Wisner D: Evaluation of pregnant women after blunt injury. J Trauma 35:731, 1993
Trivedi N, Ylagan M, Moore TR, et al: Predicting adverse outcomes following trauma in pregnancy. J Reprod Med 57:3, 2012
Tsuei BJ: Assessment of the pregnant trauma patient. Injury 37:367, 2006
Umeora OU, Dimejesi BI, Ejikeme BN, et al: Pattern and determinants of domestic violence among prenatal clinic attendees in a referral centre, South-east Nigeria. J Obstet Gynaecol 28:769, 2008
Urquia ML, O'Campo PJ, Heaman MI, et al: Experiences of violence before and during pregnancy and adverse pregnancy outcomes: an analysis of the Canadian Maternity Experiences Survey. BMC Pregnancy Childbirth 11:42, 2011
Vivian-Taylor J, Roberts CL, Chen JS, et al: Motor vehicle accidents during pregnancy: a population-based study. BJOG 119:499, 2012
Vladutiu CJ, Evenson KR, Marshall SW: Physical activity and injuries during pregnancy. J Phys Act Health 7:761, 2010
Weiss HB, Lawrence B, Miller T: Prevalence and risk of hospitalized pregnant occupants in car crashes. Annu Proc Assoc Adv Automot Med 46:355, 2002
Weiss HB, Sauber-Schatz EK, Cook LJ: The epidemiology of pregnancy-associated emergency department injury visits and their impact on birth outcomes. Accid Anal Prev 40:1088, 2008
Whitehead NS: Prenatal counseling on seat belt use and crash-related medical care. Matern Child Health J 17(9):1527, 2013
Wolf ME, Alexander BH, Rivara FP, et al: A retrospective cohort study of seatbelt use and pregnancy outcome after a motor vehicle crash. J Trauma 34:116, 1993
Woolhouse H, Gartland D, Hegarty K, et al: Depressive symptoms and intimate partner violence in the 12 months after childbirth: a prospective pregnancy cohort study. BJOG 119:315, 2012
Yang MS, Ho SY, Chou FH, et al: Physical abuse during pregnancy and risk of low-birthweight infants among aborigines in Taiwan. Public Health 120: 557, 2006
Yoong AF: Electrical shock sustained in pregnancy followed by placental abruption. Postgrad Med J 66:563, 1990
Yost NP, Bloom SL, McIntire DD, et al: A prospective observational study of domestic violence during pregnancy. Obstet Gynecol 106:61, 2005

第十八章

术前评估

孕妇需要接受有创诊断或外科手术等治疗的情况并不少见。此时，孕妇面临双重挑战，手术治疗既要考虑母体的风险与获益，同时也要平衡手术带来的潜在的胎儿风险与获益。

术前评估

从详细的孕妇病史和临床检查开始评估，包括实验室检查和胎儿状况评估。可能的话，术前评估可识别可能与围术期孕产妇或胎儿并发症发生率和死亡率相关的产科和内科风险。术者对风险和获益的认识能够为孕妇提供充分的咨询，并提供临床决策和知情同意。这通常需要麻醉医生、产科医生、儿科医生、新生儿医生和相关外科医生的共同努力。尽管产科、外科和医疗条件都有所提高，但所有手术仍都存在风险。

母体评估

首先，列出所有相关的内科合并症，其中有一些可能比外科手术更重要。如在孕期心肺功能发生生理性改变，手术期间可能更易受损，需严密关注。在第十九章（311 页）中总结了孕期各系统的生理性变化。此外，孕前或孕期贫血的患者输血概率增加。糖尿病和吸烟会增加伤口感染的风险。有静脉血栓栓塞症病史的孕妇在围术期易复发，尤其是长时间的盆腔或骨科手术。由于手术增加了身体的应激反应，服用大剂量皮质类固醇激素的孕妇在术前增加剂量可能有益于应对围术期的应激反应。最后，还要考虑患者的宗教信仰，例如信仰基督教的患者，可能会拒绝输血治疗。

在体格检查过程中，评估的基本组成部分已完成。再次强调，心肺状况是主要关注点。气道评估如 298 页所述，脊柱检查应注意脊柱是否侧弯。这些区域的异常可能需要特殊的麻醉咨询。患者的身体情况也会影响手术风险。例如，肥胖患者的肺功能下降，他们的血管翳可能影响切口的选择。体重过轻的患者如果在背侧膀胱截石位时姿势不正确，长时间的麻醉可能使神经损伤风险增加。在宫颈环扎术或胎儿手术之前进行阴道指诊评估宫颈情况，可以了解宫颈扩张和宫颈消退情况，从而避免早产的风险。这两种手术分别在第十一章和第十六章讨论。

实验室检查

对于大多数健康孕妇来说，手术前的实验室检查较少，包括全血细胞计数，电解质水平、肾功能和葡萄糖水平等生化组合，以及评估术中失血风险的相关化验。对于预期出血可能较多的患者，如前置胎盘或胎盘植入综合征，应进行交叉配血。对于未进行产前保健的孕妇，必须进行 Rh 血型的检查。

手术途径的选择

妇科手术可以经阴道或者经腹完成，而产科手术通常只有一种途径。对于需要进腹手术的患者，许多非产科手术可以通过微创手术（minimally invasive surgical，MIS）完成，如附件手术、阑尾切除术和胆囊切除术。微创手术也适用于许多胎儿手术。因此术前应初步决定手术途径。

一般情况下，MIS 具有恢复快、住院时间短、术后肠梗阻发生率低、术后疼痛少、切口并发症少等优点（Nieboer，2009；Pearl，2011）。但是对于某些手术，MIS 可能不能提供足够的术野，剖宫产手术就是一个典型的例子。盆腹腔致密粘连、外科医生技能不足或设备障碍时也不适合使用 MIS。此外，体积较大的肿物难以取出，可能需要更大的手术空间。如第十五章（244 页）所述，腹腔镜所造成独特的生理变化可能使孕妇发生心肺并发症。另外，MIS 可能需要更长的手术时间，这会使孕妇或胎儿暴露于麻醉或气腹的不良影响中。因此，孕期有很多情况需要进行开腹手术。

开腹手术切口的选择

开腹手术的切口有两种，下腹横切口和下腹中线纵切口。第四章（p.51）详细介绍了这两种切口及其特征。通常，首选下腹横切口。此种切口美观、术后疼痛少，且切口位于下腹部，术后对呼吸运动的影响小，有助于术后恢复。但是，与下腹中线纵切口相比，其缺点是：①手术操作空间小；②扩大切口的能力有限；③筋膜和肌肉分离产生的死腔可能使血液或脓液易聚集；④手术出血相对较多；⑤进入腹腔的时间通常较长。

麻醉的选择

大部分产科手术可以使用局部麻醉，如阴道或会阴神经阻滞麻醉；椎管内麻醉，包括蛛网膜下腔麻醉、硬膜外麻醉或腰硬联合麻醉；或者全身麻醉。本书第九章和第十九章（139 和 313 页）对其适应证进行了详细介绍。

局部神经阻滞适合于小的局部手术，如会阴裂伤的修复。扩宫和刮宫可选择联合静脉（IV）麻醉。阴道分娩或剖宫产时，首选区域镇痛。急诊手术、腹腔镜手术、上腹部手术或需要较多腹腔内操作时通常需要全身麻醉。

胎儿评估

胎儿方面需要考虑的重要因素包括孕周、胎先露和胎盘位置，其中孕周对手术决策更有决定价值。例如，非急诊手术通常会推迟到孕中期。流产方式和风险在孕早、中期有很大差异。在胎儿方面，通常不为未进入围产期的胎儿行剖宫产。相反，在孕 24 周后很少进行宫颈环扎术。因此，需使用末次月经的日期和超声胎儿测量对孕周进行准确核对。

第二，胎先露对外倒转术、双胎分娩、臀位阴道分娩和剖宫产分娩十分重要，通常通过超声检查来明确。

第三，胎盘位置对剖宫产术前评估是有价值的。对于前置胎盘，子宫横切口可能同时切到胎盘组织，母体出血会突然降低胎儿灌注。因此，在许多病例中已设计好合理的分娩方式。胎盘位置也会影响许多胎儿宫内治疗，如在子宫前壁进入穿刺针或套管针。

如果是非计划分娩，但可能需要对子宫进行相关操作，术前超声检查也是必要的，以确定胎位及胎盘位置，并选择适当的子宫切口。

术前会诊

对于既定的手术，必要时需要进行多学科会诊，包括麻醉科、泌尿科、妇科肿瘤科、普外科、血库和重症监护室以及新生儿重症监护室的医生。

术前麻醉咨询应包括病史回顾、临床检查和术前实验室检查。患者的病史为麻醉方式的选择和对手术前身体状况的评估提供了相关的信息。美国麻醉医师协会（ASA）引入了一个简单的分级系统来描述患者的总体健康状况。值得注意的是，ASA 身体状况分类系统并不能用来预测手术风险。表 18-1 总结了众议院通过的 ASA 分类。

麻醉开始前进行的体格检查用于评估患者气道情况，目的是筛查是否存在困难气道的临床特征。术前气道检查的内容见表 18-2，还要进行 Mallampati 气道分级（图 18-1）。

如第二十七章（452 页）所述，疑似病理性胎盘附着的患者应由经验丰富的多学科团队在三级医院进行产检及手术。三级医院确保有能力提供大量的血液制品，并在需要时实施适当的术中、术后管理（Silver，2015）。在术前应通知血库可能需要大量输血。此外，泌尿科医生或妇科肿瘤医生可能需要进行术中膀胱镜检查，放置输尿管支架，或切除被胎盘附着侵及的一部分膀胱组织。术前咨询介入科医生是否放置髂内动脉球囊，以预防术中盆腔大量出血。

在这种需要多学科参与的病例中，建议术前检查确认所有科室均已通知到位，并留存参与医生的名字及联系信息（American College of Obstetricians and Gynecologists，2016b；Society for Maternal-Fetal Medicine，2010）。

非产科手术时机

孕期非产科手术的时机取决于孕周和手术的适应证。急诊手术例如急性阑尾炎，不应考虑孕周而延误手术。如果孕期需要手术治疗，但为非急诊手术，大多数建议在孕中期进行手术。选择这一时机的原因是尽量减少胚胎早期暴露于可能的致畸物中，且孕中期自然流产发生的风险较孕早期下降。若是择期手术应推迟至产后（American College of Obstetricians and Gynecologists，2015）。

表 18-1 美国麻醉医师学会（ASA）身体状况分类系统

分类	患者状态	举例
ASA Ⅰ	各器官功能正常	健康、不吸烟、不饮酒或极少量饮酒
ASA Ⅱ	轻度全身性疾病，无实质器官功能障碍	吸烟、饮酒、妊娠、肥胖（BMI 30 ～ 40）、控制良好的糖尿病 / 高血压（DM/HTN），轻度肺部疾病
ASA Ⅲ	具有实质器官功能障碍的严重系统性疾病	控制欠佳的糖尿病 / 高血压、病态肥胖（BMI ≥ 40）、慢性阻塞性肺疾病、活动性肝炎、酒精依赖或酗酒、植入心脏起搏器、轻度左心室射血分数（EF）降低、弥散性血管内凝血（DIC）、进行透析的终末期肾病（ESRD）、既往（超过 3 个月前）的心肌梗死、短暂性脑缺血发作（TIA）、冠心病支架植入术后（CAD/ 支架）
ASA Ⅳ	威胁生命的全身性疾病	近期（短于 3 个月前）心肌梗死、脑血管疾病、TIA 或 CAD/ 支架、持续心肌缺血或严重的瓣膜功能障碍、射血分数严重降低、脓毒血症、DIC、多性肾损伤（AKI）或 ESRD 未进行定期透析
ASA Ⅴ	不做手术就难以维持生命的濒死患者	腹 / 胸动脉瘤破裂、严重创伤，颅内出血伴占位效应，心脏严重病变或多器官 / 系统功能障碍时出现缺血性肠病
ASA Ⅵ	确证为脑死亡，其器官拟用于器官移植手术	

标明“E”表示如果治疗延迟将显著增加生命危险或器官功能障碍，应进行紧急手术。
Adapted from American Society of Anesthesiologists, 2014.

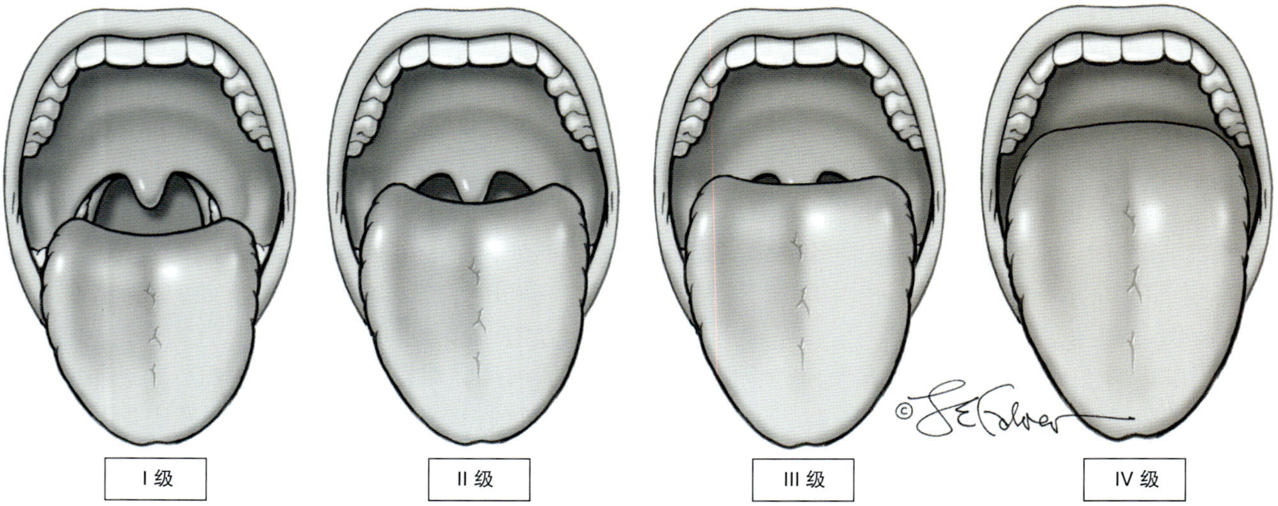

图 18-1 修订后 Mallampati 气道分级。(Adapted with permission from Mallampati SR，Gatt SP，Gugino LD，et al：A clinical sign to predict difficult tracheal intubation：a prospective study，Can Anaesth Soc J 1985 Jul；32（4）：429--434.)

术前准备

■ 知情同意

知情同意是一个沟通的过程，在这个过程中，医生将向孕妇交代的内容包括诊断、建议的治疗、拟行手术的风险和获益、备选方案以及未行手术所产生的风险。沟通的语言应该是通俗易懂，并鼓励患者提出问题。对于不讲母语的患者，应由熟练的医学翻译人员提供翻译。重要的是，正式的知情同意翻译不应该由家庭成员提供。知情同意可能还包括同意参与医学研究或在适当时可能接受医学带教训练。此外，许多知情同意书包括患者是否接受医学拍摄。

尽管有临床医生的建议，交代病情后患者还是可能会拒绝相关的建议。患者决策的自主权必须得到尊重，并由临床医生在病历中记载其知情拒绝。记录内

表 18-2　术前气道评估

气道检查	需提高警惕的情况
上切牙长度	相对较长
正常闭合下颌时的上、下切牙位置关系	突出的覆咬合——上颌门牙在下颌门牙前面
下颌突出时的上、下切牙的位置关系	下颌切牙无法在上颌切牙前方
上下切牙间距	降低：小于 3 cm
悬雍垂可视度	患者坐位，当舌头伸出时，无法看到（Mallampati 分级Ⅲ～Ⅳ级）
上颚形状	高度拱起或变窄
下颌空间顺应性	僵硬、有硬结或被肿物占位
甲颏间距	减少：小于 3 横指的宽度
颈部长度	短
颈部粗细	粗
头颈部活动度	活动度下降：下巴无法触及胸骨或不能伸颈

Modified from American Society of Anesthesiologists, 2013.

容包括：①患者拒绝医生建议的干预方案；②已向患者解释清楚干预治疗的价值；③患者拒绝的理由；④向患者解释拒绝治疗的后果。

手术部位感染预防

手术部位感染（SSIs）是与手术相关的最常见并发症之一。感染可导致住院时间延长，并发症发生率和死亡率显著增加。研究证明，预防性使用抗生素可将术后感染发生率降低 60% ～ 70%。

围术期预防性使用抗生素的临床标准包括：①涉及污染区域的外科手术；②术后感染发生率高的手术；③与潜在严重的 SSIs 相关的并发症，例如盆腔或腹腔脓肿（Duff，1987）。这些标准反映在公认的外科切口分类中，该分类根据污染程度和随后感染的可能性对伤口进行划分（表 18-3）。

这个分类中清洁伤口被定义为没有感染的伤口，没有进入呼吸道、消化道、生殖器或未感染的泌尿道，如附件切除或产后绝育手术。

清洁 - 污染伤口是在没有异常污染的情况下进入呼吸道、消化道、生殖器或泌尿道的手术伤口。清洁 - 污染伤口没有感染或破口的证据（Mangram，1999）预防性使用抗生素适用于某些清洁 - 污染产科手术，如剖宫产等，也适用于污染伤口，如阴道分娩并伴有严重会阴撕裂。而大多数阴道分娩不需要抗生素预防感染。

污染伤口反映了无菌技术的重大中断，或严重的胃肠道内容物溢出，或存在急性非化脓性炎症（Mangram，1999），后续的感染率很高。因此，建

表 18-3　手术伤口分类

分类	定义
Ⅰ级 / 清洁伤口	清洁（即无感染或炎症）的手术伤口或呼吸道、消化道、生殖道、未感染的泌尿道均未进入
Ⅱ级 / 清洁 - 污染伤口	在可控条件下进入呼吸道、消化道或泌尿生殖道，并且无感染或污染证据； 没有感染的证据或者无菌操作没有破口的手术，包括胆道、阑尾、阴道和口咽部的手术
Ⅲ级 / 污染伤口	切口是开放、新鲜或意外伤口，或无菌操作被中断，或胃肠道发生明显内容物溢出，或存在急性、非化脓性炎症
Ⅳ级 / 污秽 - 感染伤口	有临床感染或内脏穿孔的伤口以及有残留失活组织的陈旧伤口，这一定意味着导致术后感染的病原体在术前就存在于术野中

Modified from Mangram, 1999.

议在围术期至少使用 24 h 抗生素。

污秽 - 感染伤口是指进行手术时已存在细菌，如合并绒毛膜羊膜炎的剖宫产手术。此时不是预防性使用抗生素，而是对绒毛膜羊膜炎进行治疗。

值得注意的是，在感染后果可能很严重的情况下进行某些清洁手术如假体植入或免疫功能低下的患者接受手术，预防性使用抗生素可能使其获益（Bratzler，2013）。

预防性使用抗生素的原则

在美国卫生系统药剂师学会（ASHP）、美国传染病学会（ISA）、外科手术感染学会（SIS）和美国医疗卫生流行病学会（SHEA）的共同努力下，已制定出预防性使用抗生素的原则。

抗生素制剂的选择。预防性抗生素的选择基于患者和手术的情况、药物的安全性以及胎儿暴露于抗生素的风险。所选抗生素应具有最窄的活性谱并具有预防感染的效果。作为一种预防使用、安全有效的低成本药物，第一代头孢菌素因具有对抗导致 SSI 的最常见病原体的活性谱，是大多数产科手术操作（如剖宫产）的首选药物，需要静脉给药。但是，对于诊断性刮宫等操作建议口服多西环素或甲硝唑预防感染（151 页）。

有青霉素过敏史而无 I 型或免疫球蛋白 E（IgE）介导反应的患者可以安全地使用头孢类或碳青霉烯类药物。I 型反应包括过敏反应、荨麻疹、支气管痉挛或剥脱性皮炎。具有青霉素、头孢类或碳青霉烯引起的 I 型（IgE 介导）过敏反应史的患者应改用 β- 内酰胺类抗生素。对于剖宫产，另一种选择是使用克林霉素联合氨基糖苷类药物。

已知耐甲氧西林金黄色葡萄球菌（MRSA）定植的患者除了使用标准的抗生素预防外，还应接受单剂量的万古霉素。重要的是，对耐甲氧西林金黄色葡萄球菌预防性使用万古霉素并不会取代手术前标准的预

表 18-4 外科手术预防性使用抗生素的推荐剂量和使用间隔

抗生素	成人剂量	半衰期（小时）[a]	使用间隔（小时）[b]
氨苄西林 - 舒巴坦	3 g	0.8 ~ 1.3	2
氨曲南	2 g	1.3 ~ 2.4	4
头孢唑林	1 g；如果体重 > 80 kg，给予 2 g；如果体重 > 120 kg，给予 3 g	1.2 ~ 2.2	4
头孢呋辛	1.5 g	1 ~ 2	4
头孢噻肟	1 g	0.9 ~ 1.7	3
头孢西丁	2 g	0.7 ~ 1.1	2
头孢替坦	2 g	2.8 ~ 4.6	6
头孢曲松	2 g	5.4 ~ 10.9	NA
环丙沙星	400 mg	3 ~ 7	NA
克林霉素	900 mg	2 ~ 4	6
厄他培南	1 g	3 ~ 5	NA
庆大霉素	5 mg/kg[c]	2 ~ 3	NA
左氧氟沙星	500 mg	6 ~ 8	NA
甲硝唑	500 mg	6 ~ 8	NA
哌拉西林 - 他唑巴坦	3.375 g	0.7 ~ 1.2	2
万古霉素	15 mg/kg	4 ~ 8	NA

[a] 对于肾功能正常的患者。
[b] 遵循术前初始剂量。
[c] 庆大霉素的剂量基于实际体重（ABW）。
如果 ABW 比理想体重（IBW）高出 20% 以上，则剂量重量（DW）= IBW + 0.4（ABW − IBW）。
Adapted from Bratzler, 2013.

防性使用抗生素（Bratzler，2013）。

预防性使用抗生素应在手术切皮前 60 min 之内。需要较长时间给药的药物，例如万古霉素和氟喹诺酮类药物，应在手术前 120 min 开始。

预防性使用抗生素的剂量。预防性使用抗生素需要在手术切皮前提供足够的血药浓度，并维持整个手术过程。剂量考虑因素包括患者的体重、手术时间、术中失血和肾功能等情况。

肥胖妇女在预防性使用抗生素方面存在一些问题。至 2012 年，美国的肥胖患病率一直保持稳定，35% 的成年人体重指数（BMI）≥ 30，而 6.4% 的成年人≥ 40（Ogden，2012）。由于药物分布体积增加，因此需根据体重调整抗生素剂量。同样，清除药物的药代动力学也会改变，这可能会增加 SSI 风险。但是，只有有限的数据可用于确定这些女性的基于体重的最佳给药方法。例如，当使用亲水性药物（例如氨基糖苷类）时，使用实际体重可能会导致血清和组织中药物浓度过高。相反，使用理想体重可能会导致亲脂性药物（如万古霉素）无法达到治疗浓度（Bratzler，2013）。

对于肥胖患者，根据体重决定抗生素的剂量能够降低 SSI 发生率尚未得到证实（Pai，2007；Wurtz，1999）。但最新指南建议将体重超过 80 kg 的女性的头孢唑啉标准剂量增加到 2 g，体重超过 120 kg 的患者增加到 3 g（Bratzler，2013）。

当庆大霉素与其他抗生素联合预防时，推荐剂量为单剂，4.5 ~ 5 mg/kg。但是，这是使用哪种与体重相关的公式计算而来的不得而知。对于体重超过理想体重（IBW）20% 的肥胖患者，ASHP 和其他研究人员建议术前给予庆大霉素的单次剂量应按剂量重量（DW）计算。剂量重量（DW）为患者 IBW + [实际体重（ABW）– IBW] ×40%。

$$DW = IBW + 0.4\ (ABW - IBW)$$

对于肥胖患者，部分研究者建议使用庆大霉素时根据 IBW 5 ~ 7 mg/kg 计算剂量，最大剂量为 480 ~ 640 mg（Janson，2012）。

在某些情况下，可能需要追加抗生素剂量以确保整个手术过程中有足够的血清和组织药物浓度。例如，手术时间超过抗生素的两个半衰期或手术过程中出血过多。因肾功能不全或肾衰竭而导致抗生素半衰期延长的患者可能不需要额外追加剂量。手术时预防性使用抗生素的推荐剂量和再次给药间隔见表 18-4。

对于标准的抗生素使用的场景，大多数研究人员已经观察到使用单剂抗生素可以起到与多剂量相

表 18-5 预防手术部位感染（SSI）的危险因素和建议

危险因素	建议
肥胖	增加预防性抗生素的剂量
烟草	鼓励患者在手术后 30 天内戒烟
血糖控制	控制所有外科手术患者的血糖，包括没有糖尿病的患者。对于糖尿病患者，将糖化血红蛋白降低至＜ 7%
脱毛	除非毛发妨碍手术，否则不要进行脱毛。如果需要脱毛，尽量使用剪刀代替剃刀，在手术室外进行
术前感染	择期手术前识别并治疗手术部位附近的感染
外科擦洗	擦洗手和前臂 2 ~ 5 min
备皮	使用含乙醇（酒精）的制剂
预防性使用抗生素	手术开始前 1 小时内给予抗生素预防感染。万古霉素和氟喹诺酮类药物在切皮前 2 小时使用
抗生素的选择	根据外科手术和特定病原体（最常见的导致 SSIs 特定问题的病原体）选择，并发表推荐
抗生素持续时间	单剂量；如果需要继续治疗，在手术后 24 h 内停止使用抗生素
手术技术	仔细处理组织，严密止血，避免死腔
外科刷手	擦洗手和前臂 2 ~ 5 min
手套防护	当发现手套破损时，所有成员均应更换手套并使用双层手套
手术室人流量	减小
温度调节	维持手术室温度＞ 35.5 ℃

Adapted from Anderson，2014；Reichman，2009.

当的预防作用（ACOG，2016；Faro，1990；Gonik，1985）。如果临床确实需要给予多剂，覆盖范围不应超过 24 h。

其他措施

虽然预防性使用抗生素可降低 SSI 发生率，但其他干预措施在预防中也起着重要作用。其中最重要的是精湛的外科技术（以获得严密的止血）、尽量去除失活组织，并避免死腔的产生。此外避免在切口处脱毛，除非其干扰手术操作。如有必要，可用剪刀而不是剃刀刮掉毛发。为避免患者体温过低，手术室内温度应在 35.5℃以上。外科医生应完成术前手、前臂的消毒。手术部位用含酒精（乙醇）的消毒剂与碘或氯己定混合消毒。此外，理想情况下应减少手术室的人流量。与患者自身相关的风险因素包括营养不良、糖尿病、肥胖和吸烟。表 18-5 列出了 SSI 的危险因素和降低或预防 SSI 的建议。

预防血栓栓塞

血栓栓塞的发生率和风险

正常妊娠的生理和解剖变化导致深静脉血栓形成和栓塞的可能性增加。具体而言，凝血因子水平升高导致高凝状态，下腔静脉受压导致静脉淤滞而流动性下降。因此，妊娠使血栓栓塞的风险增加 4 ~ 5 倍，患病率达 0.5/1 000 ~ 2.0/1 000。妊娠相关静脉血栓栓塞病例中，75% ~ 80% 为深静脉血栓形成（DVT），20% ~ 25% 为肺栓塞。由于增大的子宫压迫左髂总静脉，孕期 DVT 多累及左腿，尤其是近端（Chan，2010）。

有一半的妊娠相关血栓栓塞发生在产前，尤其是孕晚期发生血栓栓塞的风险会增加。DVT 和肺栓塞最常发生在产褥期（American College of Obstetricians and Gynecologists，2014b；Heit，2005；Pomp，2008）。最近一项来自英国的基于人群的大规模队列研究报告显示，孕晚期血栓栓塞的风险比非孕期高 6 倍，而这种风险在产后 6 周内增加了 22 倍（Sultan，2012）。

2006—2010 年孕产妇死亡监测系统数据显示，妊娠相关血栓栓塞是导致孕产妇死亡的主要原因之一。血栓栓塞导致 39.3% 的妊娠相关死亡，被认为是 3 种最常见的可避免死亡原因和导致严重并发症的原因之一（American College of Obstetricians and Gynecologists，2014b；Berg，2010；Creanga，2015；D' Alton，2014）。

血栓栓塞的预防

预防妊娠相关血栓栓塞需要对孕产妇的产科和外科因素进行全面的风险评估。表 18-6 列出的各种风险中最重要的是既往血栓栓塞史、血栓形成因素、肥胖和剖宫产（Bates，2012；Guimicheva，2013）。ACOG（2014b）建议无其他高危因素的孕妇应在剖宫产分娩前使用气压式血液循环泵以方便术后早期活动。对有其他高危因素的患者，建议使用气压式血液循环泵联合普通或低分子肝素抗凝治疗。表 18-7 列出了 ACOG 和美国胸科医师学会（ACCP）推荐的孕期和产后血栓预防指南。常见的抗凝药物见表 18-8。

分娩时抗凝治疗。产前使用低分子肝素（LMWH）的孕妇应在分娩前的 4 ~ 6 周内更换为普通肝素（UFH）。这可最大程度地减少分娩和分娩时局部麻醉相关的风险，并且使孕妇能从这种麻醉方式中获益。

美国区域镇痛和疼痛医学会的指南建预防性使用 LMWH 者，停药 10 ~ 12 h 后可进行区域麻醉；而治疗性使用 LMWH 者，应停药 24 h 后使用区域镇痛（Horlocker，2010）。这些指南指出，对于 5 000 单位每日两次，皮下注射 UFH 预防血栓的患者，不存在区域镇痛的禁忌证。每日两次以上注射 10 000 单位的安全性尚不明确，需个性化分析。如孕妇分娩时使用高剂量 UFH，可通过活化部分促凝血酶原激酶时间（aPTT）来验证肝素的清除率，很少需要用鱼精蛋白对抗肝素。对于暂时停止抗凝治疗的妇女，建议使用气压式血液循环泵（American College of Obstetricians and Gynecologists，2014b）。

产后预防血栓形成。妊娠相关血栓栓塞最常发生于产褥期，因此建议无其他高危因素产妇在阴道分娩后尽早下床活动以预防血栓形成。对于没有其他危险因素的剖宫产患者，多建议在患者下床活动前使用气压式血液循环泵。

如有指征，在阴道分娩后 4 ~ 6 h 后或剖宫产术 6 ~ 12 h 后可给予 UFH 或 LMWH。拔除硬膜外导管后至少 2 h 后才可给予 LMWH（Horlocker，2010）。产后预防性抗凝应根据高危因素继续使用 UFH 或 LMWH 4 ~ 6 周。如产后需要 6 周以上的抗凝治疗可以使用华法林。肝素和华法林均不影响母乳喂养（American College of Obstetricians and Gynecologists，2014b）。

围术期预防性使用抗生素的具体建议

感染性心内膜炎

预防感染性心内膜炎的抗生素仅适用于最易发生

表 18-6 产后静脉血栓栓塞（VTE）的主要和次要危险因素

主要因素（1 项使产后 VTE 风险＞ 3%）	次要因素（2 项或 1 项 + 急诊剖宫产导致产后 VTE 风险＞ 3%）
行动不便（产前严格卧床休息≥ 1 周）	BMI ＞ 30 kg/m^2
术后出血≥ 1 000 ml	产后出血 1 000 ml
既往静脉血栓栓塞性血栓形成	吸烟＞ 10 支烟 / 天
血栓形成倾向	血栓形成倾向
抗凝血酶缺乏症	蛋白 C 缺乏
凝血因子 *V Leiden* 基因突变（杂合子或纯合子）	蛋白 S 缺乏
凝血酶原 *G20210A* 基因突变（杂合子或纯合子）	妊娠期合并症
临床疾病	子痫前期
系统性红斑狼疮	胎儿生长受限
镰状细胞病	多胎妊娠
心脏病	
输血	
产后感染	

如无危险因素，建议及早活动。
如果有一个主要或两个次要的危险因素，建议在医院期间对有抗凝禁忌的患者使用预防性低分子肝素或机械性预防。
如果风险较高，建议低分子肝素联合机械性预防。
如果分娩后仍存在明显的危险因素，应将预防措施延长至产后 6 周。
Adapted from Bates，2012；Cunningham，2014b.

表 18-7 孕期和产后关于血栓栓塞预防的建议

临床场景	孕期		产后	
	ACOG[a]	ACCP[b]	ACOG[a]	ACCP[b]
既往无 ATE				
剖宫产术后，危险因素情况不同[d]	如果没有额外的危险因素，PCD 适用于所有女性	见表 18-6	如果没有额外的危险因素，PCD 适用于所有女性	见表 18-6
	如果有额外危险因素，PCD 和 LMWH	无建议	如果有额外危险因素，预防性使用 PCD 或 LMWH 6 周	无建议
高血栓形成风险[d]	只监测或使用预防剂量 / 中等剂量的 LMWH 或 UFH	使用预防剂量 / 中等剂量的 LMWH	产后抗凝[c]	中等剂量的 LMWH 或华法林 6 周，目标 INR 2.0 ～ 3.0
有 VTE 家族史和凝血因子 *V Leiden* 基因或凝血酶原 *G20210A* 基因突变	未特殊描述	使用预防剂量 / 中等剂量的 LMWH	未特殊描述	预防 / 中等剂量的 LMWH 或华法林 6 周，目标 INR 2.0 ～ 3.0
无 VTE 家族史和凝血因子 *V Leiden* 基因或凝血酶原 *G20210A* 基因突变	只监测或使用预防剂量的 LMWH 或 UFH	仅监测	产后抗凝[c]	预防 / 中等剂量的 LMWH 或华法林 6 周，目标 INR 2.0 ～ 3.0

（续）

表 18-7 妊娠期和产后关于血栓预防的建议（续表）

临床场景	孕期		产后	
	ACOG[a]	ACCP[b]	ACOG[a]	ACCP[b]
有 VTE 家族史或其他血栓形成倾向[e]	仅监测	仅监测	产后抗凝[c]或中等剂量的 LMWH 或 UFH	预防 / 中等剂量的 LMWH 或对无蛋白 S、蛋白 C 缺乏的女性可使用华法林，目标 INR 2.0 ～ 3.0
低血栓形成风险[e]	仅监测	如无家族史可仅监测	仅监测，如有其他风险因素则产后抗凝[f]	如无家族史可仅监测
既往有一个 VTE				
高危因素不再存在	仅监测	仅监测	产后抗凝[c] “部分专家支持仅监测”	预防 / 中等剂量的 LMWH 或华法林 6 周，目标 INR 2.0 ～ 3.0
妊娠或雌激素相关或未知（特发性）因素导致，且未接受长期治疗	预防剂量的 UFH 或 LMWH 或“部分专家支持仅监测”	预防 / 中等剂量的 LMWH	产后抗凝[c]	预防 / 中等剂量的 LMWH 或华法林 6 周，目标 INR 2.0 ～ 3.0
长期接受华法林治疗	未特殊描述	适量或 75% 治疗剂量的 LMWH	未特殊描述	恢复长期抗凝
合并高危血友病[d]且未接受长期抗凝治疗，或一级亲属患病	中等 / 预防 / 适量剂量的 LMWH 或 UFH	未特殊描述	产后抗凝[c] 中等 / 适量剂量 LMWH 或 UFH 6 周	预防 / 中等剂量的 LMWH 或华法林 6 周，目标 INR 2.0 ～ 3.0
合并低危血友病，且未接受治疗	预防 / 中等剂量的 LMWH 或 UFH 或仅监测	未特殊描述	产后抗凝[c] 适量剂量的 LMWH 或 UFH 6 周	预防 / 中等剂量的 LMWH 或华法林 6 周，目标 INR 2.0 ～ 3.0
有或没有血栓形成倾向的两个或多个既往 VTE				
未接受长期治疗	预防 / 治疗剂量的 UFH 或 LMWH	未特殊描述	产后抗凝[c] 适量剂量的 LMWH 或 UFH 6 周	预防 / 中等剂量的 LMWH 或华法林 6 周，目标 INR 2.0 ～ 3.0
正在接受长期抗凝治疗	治疗剂量的 UFH 或 LMWH	适量或 75% 治疗剂量的 LMWH	恢复长期抗凝	恢复长期抗凝
抗磷脂抗体				
VTE 病史	预防剂量的 UFH 或 LMWH	未特殊描述	预防性抗凝，转诊至专科医生[g]	未特殊描述
既往无 VTE	仅监测 或预防剂量的 LMWH/UFH 或预防剂量的 LMWH/UFH，如既往有反复妊娠失败或死产，再加小剂量阿司匹林	预防或中等剂量的 UFH 或预防剂量的 LMWH，同时给予阿司匹林 75 ～给 100 mg /d[h]	如之前有反复妊娠失败或死婴，预防性使用肝素联合小剂量阿司匹林 ×6 周	未特殊描述

[a]：美国妇产科医师协会，2014b，2015a。
[b]：美国胸科医师协会（Bates，2012）。
[c]：产后治疗水平应大于产前治疗。
[d]：抗凝血酶缺乏，凝血酶原 *20210A* 和凝血因子 *Leiden V* 基因的双杂合子或纯合子。
[e]：凝血因子 *Leiden V* 或凝血酶原 *20210A* 杂合子，蛋白 S 或蛋白 C 缺乏症。
[f]：＜ 50 岁的 VTE 患者的一级亲属；其他主要的血栓形成危险因素，例如肥胖、长期行动不便。
[g]：具有抗磷脂综合征的妇女不应使用含雌激素的避孕药。
如果抗磷脂综合征的诊断是基于 3 个或 3 个以上的妊娠失败，则建议进行治疗。
INR = 国际标准化比率，LMWH = 低分子肝素，PCD = 气压式血液循环泵，UFH = 普通肝素，VTE = 静脉血栓栓塞。
预防 / 中等 / 适量剂量方案列于表 18-8。
Adapted from Cunningham，2014b.

表 18-8　抗凝方案

建议[a]	剂量
LMWH 预防剂量	依诺肝素 40 mg /d，一日一次，皮下注射 达肝素 5 000 U/d，一日一次，皮下注射 亭扎肝素 4 500 U/d，一日一次，皮下注射
LMWH 治疗剂量[b]	依诺肝素 1 mg/kg 12 小时一次 达肝素 200 U/（kg・d），一日一次 亭扎肝素 175 U/（kg・d），一日一次 达肝素 175 U/kg，12 小时一次
UFH 中等预防剂量	5 000 U，12 小时一次，皮下注射
UFH 预防剂量	5 000 ～ 10 000 U，12 小时一次，皮下注射 孕早期：5 000 ～ 7 500 U，12 小时一次，皮下注射 孕中期：7 500 ～ 10 000 U，12 小时一次，皮下注射 孕晚期：10 000 U，12 小时一次，皮下注射，除非 aPTT 升高
UFH 治疗剂量[c]	10 000 U 或更大剂量，12 小时一次，皮下注射
产后抗凝	使用 4 ～ 6 周预防剂量的 LMWH 或 UFH 或在 LMWH 及 UFH 治疗初始联合应用维生素 K 拮抗剂直至 INR ≥ 2.0 持续 2 天，随后单独使用维生素 K 拮抗剂 4 ～ 6 周[d]

[a]：不建议在孕妇或母乳喂养期间口服凝血酶抑制剂（达比加群）和口服抗Xa 因子抑制剂（利伐沙班、阿哌沙班）。
[b]：治疗性抗Xa 因子水平目标：每天两次疗法为 0.6 ～ 1.0 U/ ml，每天一次疗法可能需要稍高的剂量。
[c]：治疗目标是 aPTT 在注射后 6 小时达到正常平均值（秒）的 1.5 ～ 2.5 倍。
[d]：华法林治疗目标是 INR 2.0 ～ 3.0。
aPTT = 活化部分促凝血酶原激酶时间；INR = 国际标准化比率；LMWH = 低分子肝素；UFH = 普通肝素。
Adapted from American College of Obstetricians and Gynecologists，2014d；Bates，2012；Cunningham，2014b.

严重感染的部分患者。美国心脏协会（2007，2014）指南指出，如果无明确的肠球菌感染，即无证据支持使用它来预防感染性心内膜炎。他们还反对对泌尿生殖道或胃肠道手术的患者常规使用抗生素预防心内膜炎。在西方国家，二尖瓣脱垂是最常见的感染性心内膜炎的诱因，但因感染性心内膜炎的发生率极低，因此不再建议进行预防性抗感染治疗。自从对感染性心内膜炎采取更严格的预防措施以来，感染性心内膜炎的临床病例及死亡率没有上升（American Heart Association 2007，2014）。

该指南同时建议对于有心内膜炎不良结局高危因素的孕妇，在阴道分娩发生胎膜破裂时针对感染性心内膜炎进行抗生素预防是合理的。高危因素包括患者体内有心脏瓣膜假体或用于瓣膜修复的假体材料，以及未手术修复的发绀型先天性心脏病患者，包括仅采取手术姑息性分流或置入导管的患者（American College of Cardiology，2008）。患有需要抗生素治疗的泌尿生殖系统或胃肠道感染和已知心脏疾病的患者发生心内膜炎的风险最大，应及时治疗，其中包括接受心脏移植者，以及有人工心脏瓣膜、先天性心脏病或感染性心内膜炎病史的患者。应选择对肠球菌有效的抗生素，如青霉素、哌拉西林、氨苄西林或万古霉素（American Heart Association，2007）。

B 族链球菌

多国指南均建议进行产前筛查和产前使用抗生素以预防新生儿 B 族链球菌（GBS）疾病，该措施使 GBS 导致的新生儿早期脓毒血症减少了 80%。以下情况应在产前使用抗生素预防 GBS 感染：孕妇阴道或直肠分泌物 GBS 阳性、分娩过患侵袭性 GBS 疾病的婴儿或之前有 GBS 菌尿。发生分娩期发热、早产和胎膜早破时间长且分娩前培养状态未知的妇女应接受 GBS 预防性用药。不建议对 GBS 阳性而无胎膜早破的择期剖宫产孕妇进行产前 GBS 预防治疗（American College of Obstetricians and Gynecologists，2015c）。

推荐的 GBS 预防方案是青霉素 G，可使用氨苄西林替代。有青霉素过敏史而无其他过敏史的患者可以安全地使用头孢唑林预防GBS。在对青霉素有Ⅰ型（IgE介导）过敏反应史的患者中，产前GBS培养分离株时应对克林霉素和红霉素进行药敏试验。如果分离株对克林霉素和红霉素均敏感，则患者可以使用克林霉素。对红霉素的耐药表明可能对克林霉素有诱导耐药。因此，如果分离株对克林霉素或红霉素有耐药性，患者应接受万古霉素的预防治疗。由于耐药菌株的增加，医学界不再推荐使用红霉素预防GBS。如果未进行药敏试验或无法获得结果，则万古霉素是对青霉素过敏且有过敏史孕妇的首选药物（American College of Obstetricians and Gynecologists，2015c；Verani，2010）。

剖宫产

如299页所述，所有接受剖宫产的孕妇均应使用抗生素预防感染，除非已经针对其他适应证（例如绒毛膜羊膜炎）进行了治疗。

会阴裂伤

Cochrane数据库的一篇综述描述了一项单一的安慰剂对照试验，评估在三度或四度裂伤后预防性使用抗生素（头孢西丁）的情况（Buppasiri，2014）。Duggal等的这项研究报告称，在产后两周随访中发现治疗组会阴伤口并发症发生率为8%，安慰剂组为24%。ACOG（2014）得出结论，对于三度或四度会阴裂伤预防性使用抗生素并未达成共识。目前建议有青霉素过敏史的产妇使用单剂量的第二代头孢菌素或克林霉素。

宫颈环扎

ACOG指出在进行预防、急诊或腹部宫颈环扎手术时预防性使用抗生素证据不足，这将在第十一章（182页）中进一步讨论。

流产

如第九章（151页）所述，人工流产时预防性使用抗生素已得到了很好的研究（Levallois，1988；Sawaya，1996）。因许多药物有效，目前无特定的最佳预防方案。ACOG（2016）建议采用多西环素治疗方案，手术前口服100 mg，流产后口服200 mg。另一种方案是口服甲硝唑，每次500 mg，每日两次，持续5日。完全自然流产后无需使用抗生素，若需要刮宫的不全流产者应接受抗生素预防。

肾上腺功能不全

对围术期皮质激素补充剂量的系统综述发现，没有证据支持额外的超治疗性“应激剂量”。相反，患者应继续使用常规剂量（Kelly，2013；Marik，2008）。进行严密的血流动力学监测以发现与容量有关的难治性低血压，此时开始接受应激剂量的皮质类固醇治疗假设的继发性肾上腺功能不全。值得注意的是，Marik和Varon（2008）确实提出由于原发性下丘脑-垂体-肾上腺轴疾病（Addison病）而接受皮质激素治疗的患者，围术期需要增加激素剂量至应激剂量。一种治疗方案是每8小时静脉注射100 mg氢化可的松，随着患者的病情改善逐渐降低剂量。

术中护理

■ 手术前“暂停”

团队中所有成员之间的沟通对于成功完成手术和避免患者的损伤是至关重要的。为此，联合委员会制定了*Universal Protocol for Preventing Wrong Site, Wrong Procedure, and Wrong Person Surgery*（《防止错误部位、错误程序和错误人员手术的通用议定书》）（Joint Commission，2009）。本议定书包括3个部分，包括手术前对所有相关文件的核查、标记操作部位以及在手术开始前完成“暂停”。“暂停”需要整个团队的关注来评估患者、手术部位和手术程序是否正确。其他重要作用还包括介绍护理团队成员、预防性抗生素的核查、手术时长的预期，以及沟通预期手术并发症（如大量失血）的可能性。此外，术前应完善特殊仪器的准备工作。

■ 孕产妇体位

妊娠超过20周时，术中可因子宫压迫主动脉及下腔静脉降低孕妇的心输出量，并可能减少子宫胎盘灌注。如果手术允许，可使用左侧倾斜位以最大程度地减少由此产生的血流动力学异常（Lee，2012）。可以通过放置楔形板或毛毯使孕妇右侧躯干抬高，并向左侧倾斜≥15°。

对怀疑有胎盘植入综合征的孕妇，可以使用支撑蹬保持低背侧膀胱截石位，以便在术中评估阴道出血量，并为两腿之间的手术助手提供空间（Society for Maternal-Fetal Medicine，2010）。腓神经现在称为腓总神经，起源于腘窝上方，穿过腓骨外侧头，然后向下延伸至小腿外侧，在腓骨头的外侧，腓总神经有可能因腿架压迫而受损，所以应在腓骨头外侧放置缓冲垫以避免损伤。

孕期监测

ACOG（2015b）关于接受非产科手术的孕妇进行胎儿监测的原则如下：如胎儿为无生机儿，只需记录胎儿在手术前后的心率即可。

如胎儿为有生机儿，至少应在术前评估胎心监护和子宫收缩情况，以评估胎儿的健康状况并除外宫缩。术中是否使用持续胎儿监护需个体化分析，影响因素包括孕周、手术类型、孕妇身体素质、产科保健服务人员是否具有干预胎儿的能力，以及可用于胎儿护理的设施。在术后即刻同时进行胎儿心率和宫缩监测，以确保胎儿健康并除外宫缩。对孕 20 ～ 24 周或以上的孕妇，应保持侧倾斜卧位减少对下腔静脉压迫，直到孕妇清醒并能够自主活动。术后第 1 周的分娩风险最高。

Foley 导管

多数情况下，充盈的膀胱可抬高子宫体并增加膀胱损伤的风险。对于较短的手术，使用橡胶导管足以引流排空膀胱。对于手术时间较长的患者最好留置导管，并可以监测出血患者的尿量。

外科手术中的带电操作

外科手术中的带电操作常用于手术切割或凝固。第二章（23 页）中介绍了此工具的效果和物理原理。如果计划进行单极外科手术，则在患者身上放置负极板作为电流的出口部位。负极板应牢固地黏附在靠近手术区域的相对平坦的身体表面上。因此，在大多数产科手术中负极板放置在大腿外侧。

术后护理

生命体征

术后转移到病房后，至少每小时对产妇进行一次评估，持续 4 h，此后每隔 4 h 进行一次评估，评估内容包括生命体征、尿量、宫缩和阴道出血情况。对于产后大量出血或有术后出血风险的病例，术后转天早上应常规监测血细胞比容。如果出血多或出现低血压、心动过速、少尿或其他提示低血容量的证据，则应尽早检查血细胞比容。如果血细胞比容较术前明显下降，则应复查并查找原因。

静脉输液和止痛

术后静脉输液通常使用乳酸林格液或 0.9% 生理盐水等渗晶体溶液。剖宫产、阴道分娩和流产后输液加有催产素。

止痛的方法取决于分娩过程和是否保留胎儿。对于产后疼痛，阿片类和非甾体抗炎药（NSAIDs）是主要选择。可以通过口服、静脉注射、肌内注射（IM）、鞘内或硬膜外途径使用阿片类药物。值得注意的是，患有子痫前期或慢性高血压的产妇在产后 1 天应避免服用 NSAIDs，因为该药可能加重高血压（American College of Obstetricians and Gynecologists，2013）。

对于接受非产科手术的孕妇，应最大程度地减少胎儿对阿片类药物的累积暴露量。对乙酰氨基酚可能足以缓解轻度疼痛，但每日总剂量不应超过 4 g（Food and Drug Administration，2011）。妊娠期应避免长时间使用非甾体抗炎药。吲哚美辛可挤压胎儿动脉导管，引起肺动脉高压。如果在孕晚期用药时间超过 72 h，胎儿肺动脉高压发生的风险更大（Rasanen，1995；Vermillion，1997）。其他非甾体抗炎药也具有类似的风险。这些药物也可能使胎儿的尿量减少，从而羊水量减少（van der Heijden，1994；Walker，1994）。

术后恶心和呕吐

产褥期或孕期妇女手术后进食能力反映了她们与非怀孕妇女的手术过程相同或相似。术后恶心呕吐（PONV）常发生在产褥期，药物治疗包括 5- 羟色胺受体拮抗剂昂丹司琼（Zofran），肌内注射或口服 8 mg；组胺 H1 受体阻断剂异丙嗪（Phenergan）可通过肌注、静脉、口服或直肠给药，剂量为 12.5 ～ 25 mg/6 h。还有建议剖宫产后 PONV 患者口服甲氧氯普胺（Reglan）10 mg（Mishriky，2012）。

Rh 状态和孕酮支持

如果由于手术而终止妊娠，则应确认患者 Rh 血型。情况包括孕早期异位妊娠、宫内妊娠和葡萄胎患者。如果该患者为 Rh（D）阴性，且其伴侣的血型为 Rh（D）阳性或未知，则应给予 300 μg 抗 D 免疫球蛋白，以防止抗 D 同种免疫。

另外在遭受严重创伤的孕妇中，高达 30% 的患者发生胎儿 - 母体出血。Kleihauer-Betke（KB）酸洗脱技术可以检测是否出血。对于 Rh（D）阴性的女性，KB 试验可以计算她所需的 Rh 免疫球蛋白总剂量。具体在第十七章（p287）中介绍。

如果在孕10周之前行黄体囊肿切除，建议孕激素支持治疗至孕10周后以维持妊娠。治疗方案包括：①微粒化孕酮200或300 mg每日口服；② 8%孕酮阴道凝胶（Crinone）每日一次，阴道内用药，加用微粒化孕酮100或200 mg口服；③ 17-己酸羟孕酮（Delalutin），150 mg，肌内注射。如果是在孕8～10周进行手术，术后只需立即注射一针。而如果在孕6～8周进行手术，应在术后1周和2周给予两倍剂量。

糖尿病的围术期管理

有糖尿病的孕妇围术期/围产期管理的总体目标应包括：①维持体液和电解质平衡，避免渗透性利尿引起体液缺乏；②充足的葡萄糖支持，以防止分解代谢和饥饿性酮症和低血糖的发生；③使用胰岛素预防血糖过高。

饮食控制的妊娠糖尿病

饮食控制的妊娠糖尿病孕妇在围术期通常不需要特殊干预。在手术前后监测血糖水平，如果血糖超标，可以使用小剂量短效胰岛素来控制血糖水平（表18-9）。妊娠期高血糖状态在产后可迅速消除，大多数产妇能恢复到孕前的血糖状态。第五届妊娠糖尿病国际研讨会建议有妊娠糖尿病的孕产妇应进行24～72 h的血糖监测。由于这些孕产妇罹患糖尿病的风险很高，需在产后6～12周接受口服75 g葡萄糖耐量试验（Blumer，2013；Metzger，2007）。

孕前糖尿病或需要胰岛素治疗的妊娠糖尿病

对于患有1型糖尿病或需要胰岛素治疗的2型糖尿病的患者，应尽量安排在上午手术，以最大程度地减少糖尿病的影响。对于接受引产的孕妇，通常不早上给予胰岛素。在产程中，孕妇的葡萄糖利用率和代谢清除率升高，对葡萄糖的需求增加，而对胰岛素的需求下降，应加强对孕妇毛细血管和血浆的血糖水平的监测。如果葡萄糖水平低于70 mg/dl，可使用5%葡萄糖静脉滴注；如果血糖水平超过100 mg/dl，则静脉输注常规（短效）胰岛素，速率为1.25 U/h，如表18-10所示。胎盘分娩后，母体胰岛素敏感性增加，导致胰岛素需求降低，并有发生低血糖的风险（Achong，2014；Maheux，1996）。在产褥期，产妇胰岛素需求迅速下降，多数在产后24 h内不需要胰岛素。产妇一旦开始正常饮食，可以恢复胰岛素剂量至分娩前的1/2（American College of Obstetricians and Gynecologists，2014a）。

表18-9 常用胰岛素的作用概况

胰岛素类型	起效时间	作用峰值（h）	持续时间（h）
短效			
赖脯人胰岛素、门冬胰岛素、赖谷胰岛素	＜15 min	1～2	3～5
普通胰岛素	30～60 min	2～4	4～8
中长效胰岛素			
NPH（低精蛋白胰岛素）	1～3 h	5～7	13～18
缓慢作用的（锌悬浊液）	1～3 h	4～8	13～20
超慢作用的（混合锌）	2～4 h	8～14	18～30
甘精胰岛素，地特胰岛素	1～4 h	最小峰值活性	长达24 h

Modified from American College of Obstetricians and Gynecologists，2014c；Gabbe，2003；Powers，2012.

表 18-10 产时胰岛素管理

夜间给予常规剂量中效胰岛素
停晨起胰岛素
开始静脉滴注生理盐水
一旦进入产程活跃期或血糖水平下降到 70 mg/dl 以下，将注射生理盐水改为注射 5% 葡萄糖，并以 100 ～ 150 ml/h［2.5 mg/（kg・min）］的速度静脉滴注，以达到约 100 mg/dl 的血糖水平
使用血糖仪每小时监测血糖水平，以便调整胰岛素或葡萄糖输注速度
如果血糖水平超过 100mg/dl，则以 1.25 U/h 的速度静脉注射常规（短效）胰岛素

Adapted from Cunningham，2014a.

（王媛媛 译，郭晓玥 校）

参考文献

Achong N, Duncan EL, McIntyre HD, et al: Peripartum management of glycemia in women with type 1 diabetes. Diabetes Care 37:364, 2014

American College of Cardiology/American Heart Association: 2008 guidelines for the management of adults with congenital heart disease. A report of the American College of Cardiology/American Heart Association Task Force on Practice Guidelines. Circulation 118(23):e714, 2008

American College of Obstetricians and Gynecologists: Antibiotic prophylaxis for gynecologic procedures. Practice Bulletin No. 104, May 2009, Reaffirmed 2016a

American College of Obstetricians and Gynecologists: Antiphospholipid syndrome. Practice Bulletin No. 132, December 2012, Reaffirmed 2015a

American College of Obstetricians and Gynecologists: Hypertension in pregnancy. Report of the American College of Obstetricians and Gynecologists' Task Force on Hypertension in Pregnancy. Executive summary. Obstet Gynecol 122(5):1122, 2013

American College of Obstetricians and Gynecologists: Nonobstetric surgery during pregnancy. Committee Opinion No. 474, February 2011, Reaffirmed 2015b

American College of Obstetricians and Gynecologists: Placenta accreta. Committee Opinion No. 529, July 2012, Reaffirmed 2016b

American College of Obstetricians and Gynecologists: Pregestational diabetes mellitus. Practice Bulletin No. 60, March 2005, Reaffirmed 2014c

American College of Obstetricians and Gynecologists: Prevention of early-onset group B streptococcal disease in newborns. Committee Opinion No.485, April 2011, Reaffirmed 2015c

American College of Obstetricians and Gynecologists: Thromboembolism in pregnancy. Practice Bulletin No. 123, September 2011, Reaffirmed 2014d

American College of Obstetricians and Gynecologists: Use of prophylactic antibiotics in labor and delivery. Practice Bulletin No. 120, June 2011, Reaffirmed 2016c

American Heart Association/American College of Cardiology: 2014 AHA/ACC Guideline for the management of patients with valvular heart disease: executive summary. Circulation 129(23):e521, 2014

American Heart Association: AHA Guideline. Prevention of infective endocarditis. Guidelines From the American Heart Association. A Guideline From the American Heart Association Rheumatic Fever, Endocarditis, and Kawasaki Disease Committee, Council on Cardiovascular Disease in the Young, and the Council on Clinical Cardiology, Council on Cardiovascular Surgery and Anesthesia, and the Quality of Care and Outcomes Research Interdisciplinary Working Group. Circulation 116(15):1736, 2007

American Society of Anesthesiologists: An updated report by the American Society of Anesthesiologists Task Force on Management of the Difficult Airway. Practice guidelines for management of the difficult airway. Anesthesiology: 118(2):251, 2013

American Society of Anesthesiologists: ASA Physical Status Classification System. 2014. Available at: https://www.asahq.org/resources/clinical-information/asa-physical-status-classification-system. Accessed September 14, 2015

Anderson DJ, Podgorny K, Berrios-Torres SI, et al: Strategies to prevent surgical site infections in acute care hospitals: 2014 update. Infect Control Hosp Epidemiol 35(6):605, 2014

Bates SM, Greer IA, Middledorp S, et al: VTE, thrombophilia, antithrombotic therapy and pregnancy. Antithrombotic therapy and prevention of thrombosis, 9th ed: American College of Chest Physicians evidence-based clinical practice guidelines. Chest 141(2 Suppl):e691S, 2012

Bauer LA, Edwards WA, Dellinger EP, et al: Influence of weight on aminoglycoside pharmacokinetics in normal weight and morbidly obese patients. Eur J Clin Pharmacol 24:643, 1983

Berg CJ, Callaghan WM, Syverson C, et al: Pregnancy-related mortality in the United States, 1998–2005. Obstet Gynecol 116(6):1302, 2010

Buppasiri P, Lumbiganon P, Thinkhamrop J, et al: Antibiotic prophylaxis for third- and fourth-degree perineal tear during vaginal birth. Cochrane Database Syst Rev 10:CD005125, 2014

Blumer I, Haar E, Hadden DR, et al: Diabetes and pregnancy: An Endocrine Society clinical practice guideline. J Clin Endocrinol Metab 98(11):4227, 2013

Bratzler DW, Dellinger EP, Olsen KM, et al: Clinical practice guidelines for antimicrobial prophylaxis in surgery. Am J Health-Syst Pharm 70:195, 2013

Chan WS, Spencer FA, Ginsberg JS: Anatomic distribution of deep vein thrombosis in pregnancy. CMAJ 192(7):657, 2010

Creanga AA, Berg CJ, Syverson C, et al: Pregnancy-related mortality in the United States, 2006–2010. Obstet Gynecol 125:5, 2015

Cunningham FG, Leveno KJ, Bloom SL, et al: Diabetes. Williams Obstetrics, 24th ed. McGraw-Hill, 2014a

Cunningham FG, Leveno KJ, Bloom SL, et al: Thromboembolic disorders. Williams Obstetrics, 24th ed. McGraw-Hill, 2014b

D'Alton ME, Main EK, Menard K, et al: The national partnership for maternal safety. Obstet Gynecol 123:973, 2014

Duff P: Prophylactic antibiotics for cesarean delivery: a simple cost-effective strategy for prevention of postoperative morbidity. Am J Obstet Gynecol 157:794, 1987

Duggal N, Mercado C, Daniels K, et al: Antibiotic prophylaxis for prevention of postpartum perineal wound complications: a randomized controlled trial. Obstet Gynecol 111(6):1268, 2008

Faro S, Martens MG, Hammill HA, et al: Antibiotic prophylaxis: is there a difference? Am J Obstet Gynecol 162:900, 1990

Food and Drug Administration: FDA drug safety communication: prescription acetaminophen products to be limited to 325 mg per dosage unit; boxed warning will highlight potential for severe liver failure. 2011. Available at: http://www.fda.gov/Drugs/DrugSafety/ucm239821.htm. December 10, 2015

Gabbe SG, Graves CR: Management of diabetes mellitus complicating pregnancy. Obstet Gynecol 102(4):857, 2003

Gonik B: Single-versus three-dose cefotaxime prophylaxis for cesarean section. Obstet Gynecol 65:189, 1985

Guimicheva B, Czuprynska J, Arya R: The prevention of pregnancy-related venous thromboembolism. Br J Haematol 168;163, 2015

Heit JA, Kobbervig CE, James AH, et al: Trends in the incidence of venous thromboembolism during pregnancy or postpartum: a 30-year population-based study Ann Intern Med 143(10):697, 2005

Horlocker TT, Wedel DJ, Rowlingson JC, et al: Executive summary: regional anesthesia in the patient receiving antithrombotic or thrombolytic therapy:

American Society of Regional Anesthesia and Pain Medicine Evidence-Based Guidelines (Third Edition). Reg Anesth Pain Med 35(1):102, 2010
Janson B, Thursky K: Dosing of antibiotics in obesity. Curr Opin Infect Dis 25(6):634, 2012
Joint Commission: Universal protocol for preventing wrong site, wrong procedure, and wrong person surgery. Oakbrook Terrace, Joint Commission, 2009
Kelly KN, Domajnko B: Perioperative stress-dose steroids. Clin Colon Rectal Surg 26(3):163, 2013
Lee SWY, Khaw KS, Ngan Kee WD, et al: Haemodynamic effects from aortocaval compression at different angles of lateral tilt in non-labouring term pregnant women. Br J Anaesth 109(6):950, 2012
Levallois P, Rioux JE: Prophylactic antibiotics for suction curettage abortion: results of a clinical controlled trial. Am J Obstet Gynecol 158:100, 1988
Maheux PC, Bonin B, Dizazp A, et al: Glucose homeostasis during spontaneous labor in normal human pregnancy. J Clin Endocrinol Metab 81:209, 1996
Mallampati SR, Gatt SP, Gugino LD, et al: A clinical sign to predict difficult tracheal intubation: a prospective study. Can Anaesth Soc J 32(4):429, 1985
Mangram AJ, Horan TC, Pearson ML, et al: Guideline for prevention of surgical site infection, 1999. Infect Cont Hosp Epidemiol 20(4):247, 1999
Marik PE, Varon J: Requirement of perioperative stress doses of corticosteroids: a systematic review of the literature. Arch Surg 143(12):1222, 2008
Metzger BE, Buchanan TA, Coustan DR, et al: Summary and recommendation of the fifth international workshop-conference of gestational diabetes mellitus. Diab Care 30(2):S251, 2007
Mishriky BM, Habib AS: Metoclopramide for nausea and vomiting prophylaxis during and after Caesarean delivery: a systematic review and meta-analysis. Br J Anaesth 108(3):374, 2012
Nieboer TE, Johnson N, Lethaby A, et al: Surgical approach to hysterectomy for benign gynaecological disease. Cochrane Database Syst Rev 3: CD003677, 2009
Ogden CL, Carroll MD, Kit BK, et al: Prevalence of childhood and adult obesity in the United States, 2011–2012. JAMA 311(8):806, 2012
Pai MP, Bearden DT: Antimicrobial dosing considerations in obese adult patients. Pharmacotherapy 27(8):1081, 2007
Pearl J, Price R, Richardson W, et al: Guidelines for diagnosis, treatment, and use of laparoscopy for surgical problems during pregnancy. Surg Endosc 25(11):3479, 2011
Pearlman MD, Tintinalli JE, Lorenz RP: A prospective controlled study of outcome after trauma during pregnancy. Am J Obstet Gynecol 162:1502, 1990
Pomp ER, Lenselink AM, Rosendall FR, et al: Pregnancy, the postpartum period and prothrombotic defects: risk of venous thrombosis in the MEGA study. J Thromb Haemost 6(4):632, 2008
Powers AC: Diabetes mellitus. In: Longo DL, Fauci AS, Kaspar DL, et al (eds): Harrison's Principles of Internal Medicine, 18th ed. McGraw-Hill, New York, 2012, p 2968
Rasanen J, Jouppila P: Fetal cardiac function and ductus arteriosus during indomethacin and sulindac therapy for threatened preterm labor: a randomized study. Am J Obstet Gynecol 173:20, 1995
Reichman DE, Greenberg JA: Reducing surgical site infections: a review. Rev Obstet Gynecol 2(4):212, 2009
Samsoon GL, Young JR: Difficult tracheal intubation: a retrospective study. Anaesthesia 42(5):487, 1987
Sawaya GF, Grady D, Kerlikowske K, et al: Antibiotics at the time of induced abortion: the case for universal prophylaxis based on a meta-analysis. Obstet Gynecol 87:884, 1996
Silver RM, Fox KA, Barton JR, et al: Center of excellence for placenta accreta. Am J Obstet Gynecol 212(5):561, 2015
Smaill FM, Grivell RM: Antibiotic prophylaxis versus no prophylaxis for preventing infection after cesarean section. Cochrane Database Syst Rev 10:CD007482, 2014
Society for Maternal-Fetal Medicine: Placenta accreta. Am J Obstet Gynecol 203(5):430, 2010
Sultan AA, West J, Tat LJ, et al: Risk of first venous thromboembolism in and around pregnancy: a population-based cohort study. Br J Haematol 156(3):366, 2012
van der Heijden BJ, Carlus C, Narcy F, et al: Persistent anuria, neonatal death, and renal microcystic lesions after prenatal exposure to indomethacin. Am J Obstet Gynecol 171:617, 1994
Verani JR, McGee L, Schraq SJ, et al: Prevention of perinatal group B streptococcal disease—revised guidelines from CDC, 2010. MMWR 59(10):1, 2010
Vermillion ST, Scardo JA, Lashus AG, et al: The effect of indomethacin tocolysis on fetal ductus arteriosus constriction with advancing gestational age. Am J Obstet Gynecol 177:256, 1997
Walker MPR, Moore TR, Brace RA: Indomethacin and arginine vasopressin interaction in the fetal kidney: a mechanism of oliguria. Am J Obstet Gynecol 171:1234, 1994
Witt A, Doner M, Petricevic L, et al: Antibiotic prophylaxis before surgery vs after cord clamping in elective cesarean delivery: a double-blind, prospective, randomized, placebo-controlled trial. Arch Surg 146(12):1404, 2011
Wurtz R, Itokazu G, Rodvoid K: Antimicrobial dosing in obese patients. Clin Infect Dis 25:112, 1997

第二部分

第十九章

孕期麻醉

记录显示现代麻醉实践对孕产妇是安全的。美国统计数据显示：与麻醉相关的孕产妇死亡率大概为1/100万（Hawkins，2011）。Creanga等在美国CDC的最新报告中指出，2006—2010年，麻醉相关的孕产妇死亡仅占孕产妇死亡的0.7%。另外，来自英国和爱尔兰的2010—2012年的报告，指出直接麻醉因素导致的孕产妇死亡比例为1.7/100万（Knight，2014）。产科麻醉和围产医学学会（SOAP）从严重并发症数据库（SCORE）提取了2009—2014年间接受麻醉的257 000名产妇的数据（D'Angelo，2014）。该数据记录中无死亡病例，而麻醉相关的严重并发症发生率为1/3 000。最常见的是高位神经阻滞。

为了麻醉的安全实施，产科麻醉医师应该了解孕妇的独特特征，包括孕妇生理学变化、子宫灌注的维持和胎儿对麻醉干预的反应。同样，产科医师也必须熟悉麻醉对手术过程中这些参数的影响。

特殊的注意事项

母体生理学的变化影响着麻醉的管理（Gaiser，2014）。心血管系统的变化包括孕早期心输出量和血容量增加。孕28周时，心输出量和血容量较前增加30%～40%（表19-1）。妊娠期血容量增加低于血浆的增加，导致稀释性贫血，从而使血细胞比容降低。

尽管血容量和心输出量增加，但孕妇在仰卧位时容易因下腔静脉受压出现低血压。在区域阻滞、交感神经功能减弱后这种情况更为显著。仰卧位时子宫压迫下腔静脉，心脏回流受阻（Lee，2012b）。仅有10%的足月孕妇在仰卧位时会出现休克症状。然而，即使在无症状的孕妇中，由于子宫血流灌注下降，胎儿也会受到影响。因此，建议孕中期后采取侧卧位减少子宫对下腔静脉的压迫。

妊娠期呼吸系统最重要的变化是功能残气量（FRC）的降低（表19-2）。孕中期时，FRC下降20%，导致氧供减少。随着母体代谢率的增加，需氧量增加

表19-1　正常妊娠生理变化对心血管系统的影响

参数	变化	临床意义
血容量	↑ 40%	血容量增加，可以耐受1 000 ml的失血
血浆量	↑ 50%	血浆比红细胞增加更多，导致稀释性贫血
心率	↑ 15 bpm	轻度心动过速
心输出量	↑ 40%	心功能增加以适应增加的血容量
全身血管阻力	↓ 20%	心输出量和血容量增加，血压维持正常
下腔静脉受压	不定	仰卧位时降低心脏前负荷

bpm＝每分钟心率。

表 19-2 正常妊娠生理变化对呼吸系统的影响

参数	变化	临床意义
肺泡通气	↑ 70%	动脉 Po_2 升高
每分通风量（TV × RR）	整体 ↑ 50%，RR ↑ 15%	Pco_2 下降 10 mmHg，存在轻微的呼吸急促
功能残气量	↓ 20%	呼吸暂停或气道阻塞时快速下降
代谢速率	↑ 20%	呼吸暂停时快速下降
黏膜水肿	不定，活动期间恶化	与非妊娠患者相比，插管困难风险上升 10 倍

Pco_2=CO_2 分压；Po_2 = O_2 分压；RR = 呼吸频率；TV = 潮气量。

20%。在正常通气过程中，仰卧位时有 1/3 的孕妇出现气道闭合。在吸烟者和老年女性中这种情况发生的概率更高。其结果是在呼吸暂停或气道梗阻时有快速的血氧饱和度下降。

妊娠期间每分通气量也在变化。由于潮气量的增加，该参数在足月时增加了 50%。结果是 Pco_2 下降约 10 mmHg，碳酸氢盐代偿性下降。妊娠期行动脉血气分析时应考虑动脉 Po_2 的新标准（表 19-3）。

整个呼吸道毛细血管充血，增加了气管插管和留置胃管过程中损伤的风险。因此，推荐使用较小的气管导管（6.0 或 7.0 mm）。避免经鼻气管插管和留置胃管。

产妇误吸的风险增加。妊娠期间胃容量、pH 值和排空能力较非妊娠期无明显变化，但胃食管括约肌张力较前降低。例如，孕妇常有胃食管反流（GERD）的症状。胃灼热表明胃食管连接处的压力梯度减小。同时，接受阿片类药物治疗的患者胃排空会延迟。因此，在麻醉给药之前，所有孕妇应预防性应用非颗粒抗酸剂中和胃内容物，防止误吸。肥胖和困难气道的患者此风险大大增加。这些患者可使用 H_2 受体拮抗剂减少乳酸产生，甲氧氯普胺可以提高胃食管括约肌的张力（American Society of Anesthesiologists Task Force on Obstetric Anesthesia，2016）。

妊娠期间，吸入性麻醉药物的需要量下降 25% ~ 40%，即使是镇静用药量也可能导致意识丧失（Lee，2014）。孕早期，硬膜外和蛛网膜下腔的局部麻醉需要的药物剂量下降 30%。由于孕激素水平升高，药物剂量也相应地改变。

孕妇气管插管失败的原因很多，包括子痫前期加重机体液体潴留。因此，插管困难较常见，孕妇中发生率为 1/533，非孕妇手术患者中发生率仅为 1/2 200（D' Angelo，2014）。

这对胎儿会有影响，胎儿的氧合取决于母亲的氧合和子宫血流。不管是自发的还是机械通气导致母体过度通气，都会出现碱中毒导致氧合血红蛋白解离曲线左移。这增加母体对氧的亲合力从而减少了胎儿的氧供。另外，正压通气的机械效应可能通过减少静脉回心血流使子宫血流量下降 25%。孕妇低血压也会导致胎儿缺氧。

总之，与麻醉医师关系最为密切的妊娠生理变化包括：肺功能残气量下降、仰卧位下腔静脉受压、食管括约肌张力下降、麻醉药物需求量减少。最后，孕妇插管困难更为常见。

表 19-3 非孕妇、正常体重孕妇和肥胖孕妇的正常动脉血气值

参数	非孕妇	正常体重孕妇	肥胖孕妇
pH 值	7.40	7.44	7.44
Po_2	95	104	85
Pco_2	40	32	30
碱剩余	+1	– 3	– 4

Pco_2 = CO_2 分压；Po_2 = O_2 分压。

手术助产阴道分娩的相关麻醉

产钳和负压辅助分娩

产钳或负压辅助分娩（胎头吸引助产）需要镇痛、肌肉松弛（肌松）和患者的配合。适合阴道分娩和会阴修补手术的麻醉方式包括局部浸润或阴部阻滞、静脉或吸入性镇痛、脊椎（蛛网膜下腔）阻滞或腰段硬膜外阻滞。除外普通的阴道分娩，阴部阻滞麻醉效果对于多数手术助产阴道分娩（OVD）是不够的。由于缺少麻醉设施，全身麻醉很少用于分娩恢复室（labor-delivery-recovery，LDR）内进行的分娩，因为它既不实用，也不安全。

当有神经阻滞麻醉禁忌或急性胎儿窘迫等紧急情况来不及进行脊椎阻滞麻醉时，可以使用静脉镇痛。由于存在新生儿窒息的风险，不建议在胎儿娩出前进行麻醉镇痛。相比之下，氯胺酮是一种可以支持心血管和呼吸功能，并同时可以减少气道反射的行之有效的镇痛药（Joselyn，2010）。按照 0.5 mg/kg 的剂量，在静脉注射后 1 min 即可产生明显的镇痛作用，药物作用维持 15 min。该药物可以通过胎盘，但是对新生儿几乎无影响，而且也不会引起子宫松弛。

氯胺酮的一个缺点是其强大的遗忘效应，使得孕妇对于分娩几乎没有记忆。另外一个缺点就是谵妄。因为它是一种苯环利定的衍生物，会有做梦的感觉，但也会产生令人不愉快或者可怕的幻觉。可以通过以下措施来减弱这些感觉：告知患者她们可能在做梦；或者给予一些愉快的心理暗示；以及分娩后给予苯二氮䓬类药物，如咪达唑仑，虽然这可能会延长遗忘的效果。值得注意的是，氯胺酮具有类交感神经作用，可以使血压升高、心率增快。因此，对于患有严重高血压或子痫前期的患者应谨慎使用。

在美国，吸入性镇痛在过去很少应用于分娩期镇痛。它需要麻醉机进行给药，并且需要微量麻醉气体净化（National Institute for Occupational Safety and Health，1994）。2014 年，美国 FDA 批准一种能够通过面罩给予 50% 一氧化二氮的移动设备可用于 LDR 室，从而使这种情况发生了改变（Barbieri，2014）。该装置允许女性根据需要自己调整一氧化二氮的使用并及时清除它以保护暴露在 LDR 房间的人员和家人。在手术室，一氧化二氮更加容易获得。

一氧化二氮镇痛的缺点是遗忘效应，以及由镇静进展为无意识状态，从而增加误吸的潜在风险（Likis，2014）。患者面罩与面部保持密闭状态时，才能触发移动的一氧化二氮给药装置上的单向阀。在手术室，很多麻醉医师会让患者自己固定面罩，如果患者镇静状态较深，面罩就有可能掉下来。使用一氧化二氮需要监测患者的意识状态，并通过脉搏血氧饱和度和脉搏血氧测定法监测氧合情况。会阴侧切或者会阴裂伤修补手术，局部镇痛或阴部阻滞麻醉作用可能不够，辅以静脉和吸入性镇痛效果会更好。

阴部神经阻滞是区域阻滞麻醉，安全有效。在坐骨神经下方注射 5 ～ 10 ml 局部麻醉剂（图 19-1）。可以使用 1% 利多卡因或 2% 氯普鲁卡因。阴部神经阻滞一般适用于自发阴道分娩、会阴切开术，以及骨盆出口或低位 OVD。但是，可能不适用于其他复杂的手术操作。由于注射部位靠近血管，阴部神经阻滞麻醉和会阴浸润麻醉相比，可能有更大的麻醉毒性作用。因此，注射前和注射期间的间歇回抽以判断是否进入血管非常重要。除了阴部神经阻滞麻醉外，当需要会阴和阴唇浸润麻醉时，需控制局部麻醉药物的总剂量。建议在注射前计算每位患者的最大安全剂量（Dorian，2015）。利多卡因的毒性剂量大概为 4.5 mg/kg。对于体重为 50 kg 的女性，大概为 225 mg。值得注意的是，对于任何药物溶液，1% = 10 mg/ml。

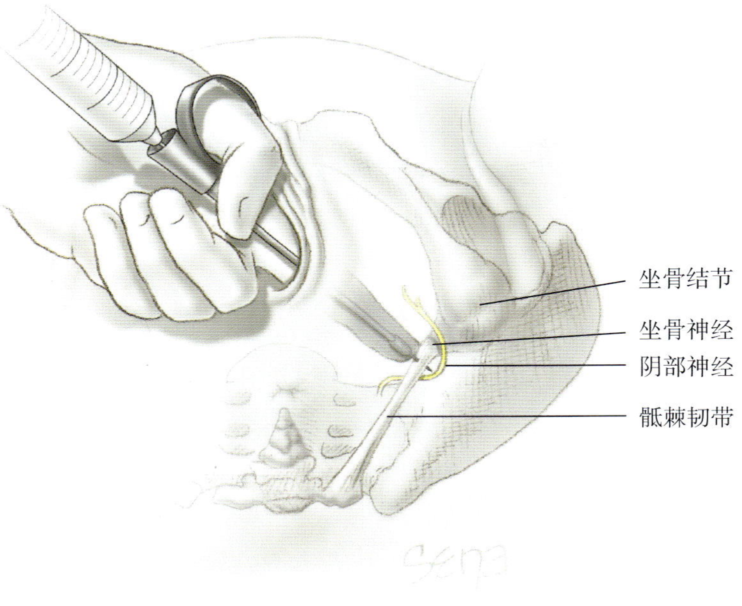

图 19-1　阴部神经阻滞。

因此，如果使用 1% 的利多卡因，计算出来的剂量为：225 mg ÷ 10 mg/ml = 22.5 ml。

脊椎阻滞也称椎管内或蛛网膜下腔阻滞麻醉，麻醉效果及肌松效果确切。这种麻醉方式快速且操作简单，在做好体位准备的前提下，高比重麻醉可以提供精准聚焦于会阴区的麻醉效果—“鞍区阻滞”。分娩时的脊椎麻醉平面达到 T_{10} 即可，因此与剖宫产相比，低血压的发生概率较低。运动强度降低和严重感觉障碍可能会对产力造成影响。另一个缺点是单次给药的持续时间短。长效局部麻醉剂，如布比卡因，麻醉效果可以达 2 h。如果手术范围广，可以在局部麻醉剂中加入不含防腐剂的吗啡，以延长术后镇痛时间。

如果为计划经阴道分娩，可以在腰段硬膜外置管进行分娩镇痛，通过追加药量维持至分娩。值得注意的是，硬膜外麻醉是节段性阻滞，即区域镇痛。因此，偶尔存在骶神经未被阻断，会阴麻醉效果不完全。硬膜外阻滞麻醉可能出现上、下感觉的不同。如果低位骶神经没有完全阻断，产科医生可能需要补充局部镇痛或阴部阻滞麻醉以增加镇痛效果。

■ 臀位阴道分娩

美国麻醉医师学会产科麻醉工作小组（2016）发布的指南推荐对于有产科适应证（如子痫前期或臀位阴道分娩）或麻醉适应证（如困难气道或肥胖）的患者早期进行脊椎或硬膜外置管。这种实践考虑的是在紧急手术情况时减少全身麻醉的需要。在上述情况下，临产或者患者要求分娩镇痛时会给予脊椎或硬膜外置管。

在为臀位阴道分娩提供镇痛的过程中，麻醉医师需要做到以下几点：

1. 提供骶骨镇痛，防止在第一产程用力。胎儿臀先露的产妇比头先露的产妇可能更早出现直肠压迫症状。过早用力可能导致脐带脱垂或胎儿肢体脱出于未充分扩张的宫颈。虽然腰硬联合麻醉或连续腰段硬膜外麻醉效果确切，但在分娩过程中需要经常对麻醉效果进行评估（Benhamou，2002）。
2. 麻醉医师必须确保产妇在第二产程中能够充分用力。这意味着需要有效的镇痛而又不能对运动的阻滞过度。
3. 臀位后出头或者可能需要 Piper 产钳助产胎头时需要充分的会阴麻醉。在第一产程，稀释的局麻药通常作为区域镇痛使用。因此，通常在分娩时需要使用浓度更大的麻醉剂，如 3% 氯普鲁卡因或 2% 利多卡因。虽然在分娩时硬膜外麻醉不能松弛宫颈，但它可以有效止痛和充分肌松。盆底肌和会阴松弛有助于产钳助产和后出胎头。臀位阴道分娩最危险的就是后出胎头困难，硬膜外麻醉使盆底肌松弛，患者放松，均有助于手术操作。
4. 在臀位分娩的管理过程中，必须具备为紧急剖宫产提供麻醉的能力。如果脊椎麻醉不能满足手术需要，则需要全身麻醉。因此分娩应在手术室进行，并在转移到手术室时给予非颗粒抗酸剂。
5. 为达到这些目标，在分娩时，应立即给予子宫松弛药。静脉注射硝酸甘油的优点是起效快、持续时间短、副作用小（Caponas，2001）。服用硝酸甘油有助于松弛平滑肌。虽然缺乏设计良好的临床试验，但硝酸甘油对孕妇和胎儿 / 新生儿都是安全的。既往报告描述静脉注射剂量范围为 50 ～ 1 500 μg。舌下含服和静脉注射都能使子宫平滑肌快速松弛，作用持续短，一般为几分钟。应注意产妇头痛的急性发作，低血压时可以使用去氧肾上腺素等升压药物治疗。
6. 其他药物中，特布他林子宫松弛作用明显，但副作用大，而且其作用时间长，可能导致产后宫缩乏力（Kulier，2000）。全麻时使用高浓度吸入剂能够充分松弛子宫，但需要气管插管的紧急气道管理，而且可能与产后出血有关。
7. 臀先露的新生儿比头先露的新生儿更容易出现窒息。因此，需要有一个熟练的新生儿复苏人员在场。

■ 外倒转术

第二十一章介绍了外倒转术，即手动将胎位异常的胎儿转为头先露的方法（351 页）。臀先露的外倒转术可以使用椎管内麻醉，即脊椎麻醉（腰麻），或硬膜外麻醉，可以减少操作过程中的疼痛（American College of Obstetricians and Gynecologists，2016；Lavoie，2010）。采用腰硬联合麻醉或硬膜外麻醉的优点还包括留置硬膜外导管可以后期给药。如果外倒转术失败，可以直接行剖宫产手术；如果外倒转术成功，可以用于之后的分娩镇痛。

双胎阴道分娩

在分娩过程中，双胎妊娠会引起妊娠生理发生巨大变化以及情况迅速发展。宫缩乏力和产后出血的风险增加，需要开放静脉通路。如果第一个胎儿不是头先露，通常需要计划剖宫产。如果第一个胎儿是头先露，可以阴道试产。但是即使第一个胎儿成功阴道分娩，第二个胎儿可能仍需要宫内操作、臀位牵引或紧急剖宫产分娩（Barrett，2013）。因此，麻醉计划必须是灵活的，以适应这些可能的需求。

分娩镇痛或麻醉、倒转术或臀位牵引、剖宫产均可采用腰硬联合麻醉或持续硬膜外麻醉。局麻药物的选择和浓度因情况而异。例如，分娩镇痛可能只需要0.125% 的布比卡因，而宫内操作或 OVD 需要 0.5% 的布比卡因或 1.5% 的利多卡因。而剖宫产可能需要2% 的利多卡因或 3% 的氯普鲁卡因。

为了对这些情况做出快速反应，分娩时麻醉医师必须在场。检查硬膜外导管是否正常工作。所有监护仪已准备就绪，以备紧急剖宫产时使用。正常情况下，在进手术室之前应常规给予氧气吸入。立即服用硝酸甘油等子宫松弛药（Caponas，2001）。分娩过程中，产科医师和麻醉科医师应不断沟通。最后需要有一名熟悉新生儿窒息复苏技术的人员在场。

剖宫产相关麻醉

剖宫产手术有 4 种麻醉方式：气管插管全身麻醉、硬膜外麻醉、脊椎麻醉（腰麻）和腰硬联合麻醉。正如 2016 年美国麻醉医师学会的产科实践指南提出的："剖宫产采用哪种麻醉方式应个体化，一般取决于几个因素。这些因素包括麻醉、产科或胎儿危险因素，例如择期手术与急诊手术、患者的要求以及麻醉医师的判断。对于大多数剖宫产手术来说，腰麻优于全身麻醉。在紧急剖宫产时，与腰麻相比，硬膜外置管可以提供相同的麻醉起始时间。在某些情况下，全身麻醉可能是最佳选择，如严重的胎儿心动过缓、子宫破裂、大出血或胎盘早剥。

在美国，剖宫产手术采用区域镇痛比全身麻醉更受欢迎（Traynor，2016）。大约 5% 的计划剖宫产和15% 的紧急剖宫产选择全身麻醉。90% 的剖宫产采用腰麻、硬膜外麻醉或腰硬联合麻醉。剖宫产可以使用局部麻醉，但在现实中很少使用。

有证据表明，无论使用腰麻还是全身麻醉，产妇死亡的相对风险可能是相同的（Hawkins，2011）。尽管包括吸入在内的气道问题值得关注，但高位神经阻滞是主要麻醉并发症的主要原因（D' Angelo，2014）。尽管腰麻可能对孕妇有益，但根据 Apgar 评分和血气分析结果可以确定腰麻或全身麻醉对胎儿的影响是相似的。

由于存在新生儿窒息的风险，术前通常不使用镇静剂或阿片类药物。为了降低非计划剖宫产手术的误吸风险，产程中应仅限于口服适量的透明液体或冰水。对于所有准备手术的产妇来说，手术前要常规使用透明的非颗粒抗酸剂。对于有高危因素的孕妇，如病态肥胖、糖尿病、困难气道或以前曾接受过阿片类药物治疗者，可以加用 H_2 受体阻断药和甲氧氯普胺。避免使用粉白色颗粒抗酸剂，因为它们会造成肺部损伤（Eyler，1982）。

与自然分娩一样，在剖宫产过程中子宫可能压迫下腔静脉和主动脉，导致回心血量减少，心脏输出量减少，子宫胎盘灌注减少。麻醉过程导致的子宫移位对新生儿的酸碱状态影响不大。但是当孕妇保持仰卧位时，Apgar 评分会随着仰卧时间的延长而下降。

紧急剖宫产时采用全身麻醉

剖宫产采用全身麻醉有几个优点。紧急分娩时可以迅速麻醉，患者疼痛完全缓解。此外，患者可以在手术期间睡着，手术条件是最佳的。如果需要，可以提供 100% 的纯氧吸入。不利的是，虽然患者在分娩过程中不会醒来，但存在较小的术中保留意识的风险。英国最近对全身麻醉期间患者觉醒的监测发现，在所有外科专科手术中，产科麻醉是发生此情况最多的（Pandit，2014）。其他缺点还有，因为许多麻醉药物通过胎盘，新生儿出生后会立即出现短暂的新生儿窒息的风险。对于孕妇来说，插管可能会导致高血压和心动过速，而且有时插管困难或失败，可能导致胃内容物的吸入。

为了提供全身麻醉，麻醉医师使用一种短效的诱导药物使孕妇失去意识。诱导药物包括异丙酚、依托咪酯和氯胺酮。所有这些药物都在孕妇和胎儿体内迅速重新分布。虽然产科医生经常关注全身麻醉诱导到分娩的间隔时间，但切开子宫到胎儿娩出的间隔时间更能预测新生儿的状况。随着诱导到分娩间隔时间的延长，胎儿吸入麻醉剂增加，Apgar 评分降低。然而，胎儿的酸碱状态通常是正常的，有效的通气足以复苏。

给予诱导药物后，立即给予肌松剂，以帮助插管。通常首选琥珀酰胆碱，它是一种快速起效的短效肌松剂。当患者失去意识时，环状软骨的压力会压迫食管，以防止反流和吸入。为了做到这一点，需要助手对甲状软骨下方的环状软骨施加压力，进行气管内插管，直到套管气囊充气膨胀、通过测量潮气末二氧化碳压和双侧呼吸音听诊确认插管位置无误后，才可解除对环状软骨的压力。

在大多数情况下，气管插管进行顺利。然而，大约每 500 例产科患者中有 1 例会出现困难气道、插管延迟，甚至失败（D' Angelo，2014）。关键因素是向已无知觉和肌松的患者输送氧气。麻醉医师使用一套流程来管理困难气道，该流程应该在分娩室进行训练，以便其他团队成员知道如何协助（Mhyre，2011）。通过训练，在手术前可以确定那些插管困难或无法插管的高危患者。气道检查是麻醉前评估的关键部分。麻醉医师将评估：①口咽结构可视化的可能性，用 Mallampati 分级；②颈部活动的范围；③是否存在下颌后缩（小下颌）；④上颌门牙是否突出。Mallampati 分级如图 18-1（298 页）所示。重要的是，孕妇的气道状态在分娩期可能会变得更差。一项研究发现，比较分娩前和分娩后的气道检查结果，Mallampati 分级和困难气道的发生率均显著增加（Kodali，2008）。

当发现或怀疑气道异常时，最好让患者在术前接受麻醉医师的早期评估。例如肥胖，严重水肿，面部、颈部或脊柱的解剖异常，外伤史或手术史，齿列异常、张口困难、身材矮小、颈短、颈部关节炎或甲状腺肿。

插管后，加入一氧化二氮和低浓度的挥发性卤代烷，可以使孕妇失忆，同时有镇痛效果。挥发性药物包括异氟烷、七氟烷或地氟烷。这些药物使用浓度低，不会引起子宫松弛，因此并不增加产后出血。值得注意的是，在没有强效吸入药物的情况下，产妇的术中知晓的概率大到无法接受。即使使用其中一种制剂，偶尔也会发生术中知晓。因此，在手术室所有人交谈时都应谨慎。

在手术室胎儿娩出后，会给予阿片类药物，如芬太尼或吗啡；也可以使用其他静脉药物，如苯二氮䓬类药物，以确保孕妇的遗忘。静脉内输注稀释的催产素，以增加子宫收缩。然而，应避免大剂量使用催产素，因为会导致全身血管阻力下降，导致低血压和心动过速（Stephens，2012）。为了防止误吸，手术结束后患者在拔管前必须保持清醒。直到患者对指令能够做出适当的反应，才能拔除气管插管。

■ 椎管内麻醉

只要胎儿状态允许，且无孕妇禁忌证，剖宫产时最好使用区域镇痛（Traynor，2016）。如果孕妇不想在这种手术过程中保持清醒状态，也可以选择全麻。选择区域镇痛的孕妇，可以参与婴儿的出生，也有可能允许婴儿的父亲进入手术室。意识清醒和镇痛完善，有利于与胎儿接触和母乳喂养。重要的是，可以避免插管困难，孕妇呼吸抑制和新生儿窒息的风险最小。分娩镇痛时的硬膜外导管可以为剖宫产提供良好的麻醉，而不用再进行其他麻醉。术后使用作用于轴索的阿片类药物镇痛效果优于静脉给药。

椎管内麻醉的缺点包括：麻醉效果不完善，25% ~ 85% 的患者都会出现低血压，因高位神经阻滞需要给予气道管理，可能会局麻药中毒。虽然罕见，但可能导致永久的神经系统后遗症。神经损伤是产科麻醉责任索赔最常见的原因（Davies，2009）。

由于上述原因，大多数孕妇更喜欢某种类型的椎管内麻醉。椎管内麻醉的禁忌包括患者拒绝、因出血或脓毒血症而导致的血流动力学不稳定、临床凝血功能障碍或注射部位感染。脊柱侧弯修复过程中放置的脊柱内固定器械可能会导致操作困难。

在紧急剖宫产时，必须立即决定是选择椎管内麻醉还是全身麻醉。产科医生和麻醉医师必须互相沟通。例如。产科医生可能会感觉产科情况来不及腰麻或硬膜外麻醉，而麻醉医师更多顾虑全麻可能存在困难气道的问题。在这种情况下，孕妇安全总是第一位的。

通常由麻醉医师决定是给予单次腰麻、腰硬联合麻醉还是硬膜外麻醉。除非已经放置了硬膜外导管且能继续给药，否则腰麻可能会更快、更容易开始（图 19-2）。虽然有时间限制，但使用布比卡因的腰麻至少能提供 2 h 的手术麻醉效果。如果预计手术持续时间更长，则可采用腰硬联合麻醉来实现这两种技术优点的结合。自从穿刺针变细以后，腰麻与硬膜外麻醉后头痛的风险没有差别。大多数人认为腰麻容易且起效快，认为由此产生的麻醉效果更可靠。腰麻最大的优点可能是它需要的局麻药更少。因此，潜在的局麻药中毒的风险会降低。腰硬联合麻醉能保持椎管内麻醉的优点，快速达到麻醉效果。如果有需要，还可以通过硬膜外置管追加药物来延长麻醉时间。这些麻醉方式都能提供良好的麻醉效果，不管是何种方式，对母胎来说都应该是安全有效的。

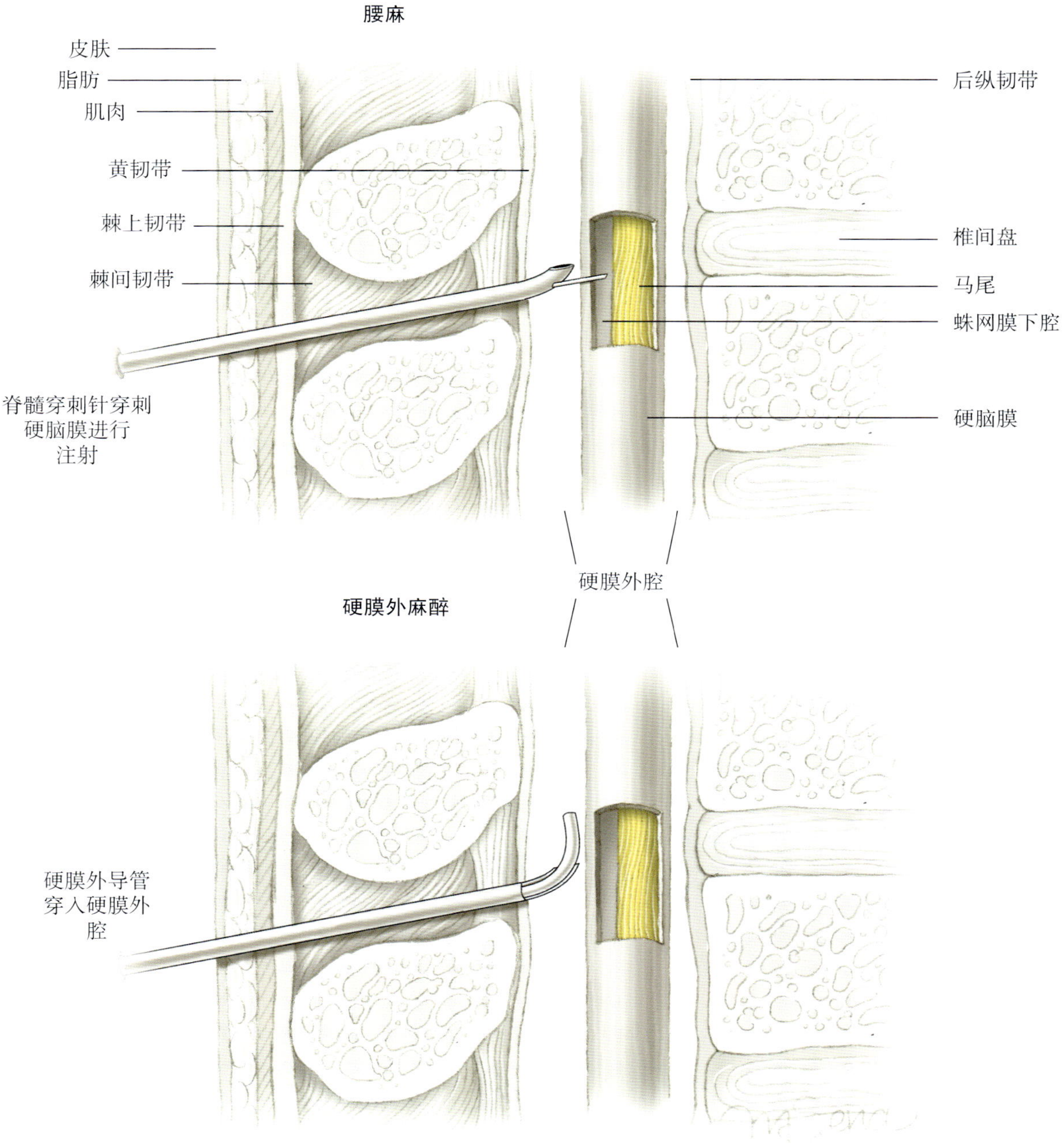

图 19-2 腰硬联合麻醉的轴索解剖。

■ 术后管理

疼痛管理是麻醉管理的重要组成部分。除了舒适性增加外，产妇的活动水平也提高了，可以降低血栓栓塞的风险和加快胃肠功能的恢复。如果在剖宫产时使用腰麻或硬膜外麻醉，可通过在局麻药中添加不含防腐剂的吗啡来获得良好的术后镇痛效果。

吗啡的作用可长达 24 h，但其水溶性使其起效时间较长，副作用发生率较高。腰麻和硬膜外阿片类药物给药最常见的副作用是瘙痒和恶心。呼吸抑制是一种罕见但严重的并发症（Crowgey，2013）。几项研究表明，与肠外阿片类药物相比（无论是肌内注射还是静脉给药），腰麻或硬膜外给予阿片类药物具有更好的镇痛效果。此外，腰麻或硬膜外给予阿片类药物住院时间短，花费低。

如果使用全身麻醉或椎管内给予阿片类药物不能有效控制疼痛，可进行腹横肌平面（TAP）筋膜阻滞麻醉（图 19-3）。可术中由产科医师或术后由麻醉科医师进行该区域阻滞麻醉，效果良好（Sharkey，2013）。尽管该阻滞提供的镇痛效果不如椎管内给予吗啡类药物，但瘙痒和恶心的症状减少（Kanazi，2010）。不幸的是，由于双侧阻滞需要大量局麻药，尽管在超声引导下进行放置，局麻药中毒引起的癫痫发作已有报道（D' Angelo，2014）。

当椎管内给予吗啡，同时加用非甾体抗炎药可显著改善疼痛评分，并减少阿片类药物的使用（White，2012）。静脉注射酮咯酸、直肠给予吲哚美辛、口服布洛芬、静脉注射或口服对乙酰氨基酚均可以作为多种给药方式的一部分。使用非甾体抗炎药的禁忌包括肾功能不全或少尿、使用庆大霉素或其他具有肾毒性的药物、血小板减少症，或其他凝血功能障碍，以及宫缩乏力。尽管酮咯酸的说明指出其禁用于哺乳期女性，但是美国儿科学会批准产妇在母乳喂养时使用。

剖宫产的产妇术后可能会出现恶心和呕吐。危险因素包括年轻、不吸烟和服用阿片类药物。术后恶心和呕吐的预防和治疗可能包括甲氧氯普胺、昂丹司琼、地塞米松和东莨菪碱贴片（Allen，2012；Harnett，2007；Mishriky，2012）。多药联合使用效果更好。

由于通气不足或气道阻塞，术后可能是麻醉相关母体并发症的高发时期，尤其是肥胖患者（Mhyre，2007）。这种情况也同时提出两个重要问题：剖宫产全身麻醉后适当的麻醉后监护病房（PACU）管理，以及有阻塞性睡眠呼吸暂停风险的肥胖患者需要额外监护。一项对产科麻醉学主任的调查报告称，45% 的机构没有对其分娩部门的护理人员进行专门的麻醉后恢复培训（Wilkins，2009）。此外，43% 的受访者认为，与普通外科手术患者相比，剖宫产患者的康复护理质量较低。产科麻醉实践指南强调，分娩部门的设备、设施和辅助人员应与一般外科的设备、设施和辅助人员相当。这种护理应包括让患者从椎管内麻醉或全身麻醉中恢复（American Society of Anesthesiologists Task Force on Obstetric Anesthesia，2016）。

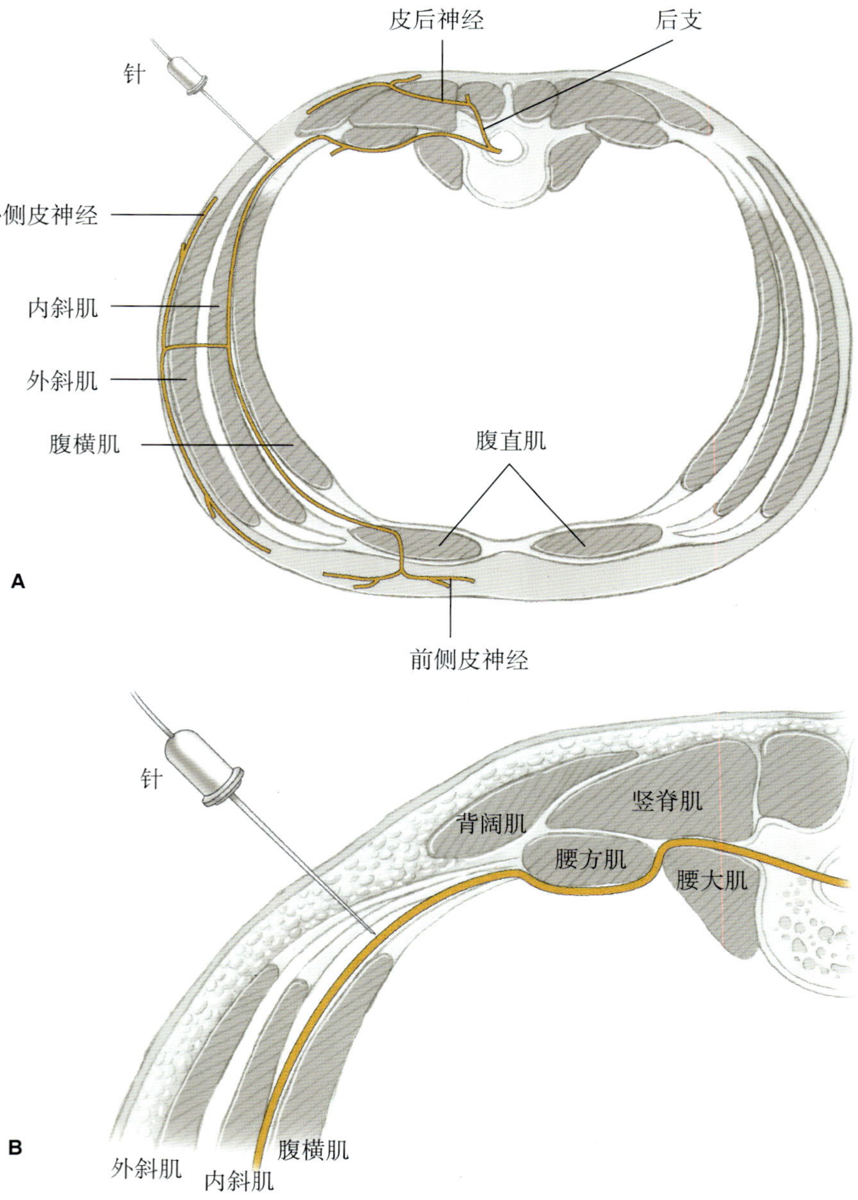

图 19-3　腹横肌平面（TAP）阻滞。A. 腹壁解剖学；B. TAP 阻滞的穿刺针放置。

剖宫产子宫切除术

无论进行剖宫产子宫切除术是预期内的还是紧急需求，麻醉医师都应调整麻醉方案。需要开放粗的静脉通路，加温输液，提供血源，放置中央监测和动脉管路的设备应在房间内，能提供帮助的人应在附近。El-Messidi 等总结了一份清单，其中包括分娩护理的所有方面，包括地点、资源、人员和手术方法。

对于预计行剖宫产子宫切除者，如血库供血不足或是在医疗资源不足的小医院，应考虑在产前转移到三级医疗机构。

虽然区域镇痛并非禁忌，但子宫切除术和大量输血通常需要全身气管内麻醉（Parekh，2000）。如果孕妇有很强的意愿要保持清醒看到自己的孩子，可以先椎管内麻醉开始手术，胎儿娩出后给予全身麻醉（Clark，2013）。

随着严重出血和大量输血方案的实施，可能需要进行围术期自体血回输和介入放射学干预。第七章详细讨论了大量输血方案（101 页）。围产期复苏应始终包括维持正常的酸碱平衡、避免低体温，以及应类似于创伤或其他手术出血的复苏措施（Main，2015）。

由于担心羊水栓塞和胎儿红细胞污染导致的同种异体免疫，剖宫产术中自体血回输的应用受到限制。尽管如此，已有 400 多例产妇围术期自体血回输的报告。在这些病例中，没有因围术期自体血回输而发生栓塞的报告。如果库存血由于不典型抗体而无法充分交叉配型，或患者拒绝输血，围术期自体血回输可以挽救患者生命，且费用低，和库存血液制品相比并发症更少（Goucher，2015）。

也可以考虑在术前或发生危及生命的出血时，由介入放射科医生在髂内血管放置球囊导管。当发生凝血功能障碍或急性大出血时，该措施可能效果较差。放置球囊过程中，不应中断正在进行的复苏和输血治疗，也不应该延迟子宫切除。该操作可能会导致严重的并发症，包括下肢缺血、组织坏死、假性动脉瘤甚至截瘫（Lee，2012a）。

尽管产科患者缺乏随机对照试验，但许多分娩机构采用了类似于军事创伤和其他创伤性损伤的大量输血方案。这些方案侧重于早期使用新鲜冰冻血浆（FFP）和血小板与红细胞，以实现 1 : 1 : 1 的比例，而无需等待实验室检测的凝血结果。一项针对 142 名产后出血孕妇的观察研究报告指出，输注新鲜冰冻血浆 : 红细胞的比例越高，需要介入手术如血管栓塞、B-lynch 缝合或子宫切除术等的比例越低（Pasquier，2013）。

实验室检测是复苏的一个组成部分。血浆纤维蛋白原水平可能有助于评估产科出血。纤维蛋白原水平低于 200 mg/dl 是在产科出血的早期预测严重产后出血的重要指标（Butwick，2013）。由于产科并发症可能与纤维蛋白溶解活性增加有关，有人建议采用血栓弹性测定法［也称血栓弹力图（TEG）或旋转血栓弹力测定（ROTEM）］，第七章（101 页）对此进行了描述和说明。这些测试提供了实时凝血活动的全过程，可用于指导成分输血治疗。但是有关产科出血的相关研究有限（Cunningham，2015）。产科出血的药物治疗包括重组凝血因子Ⅶa 和抗纤溶药物（如氨甲环酸）。由于有血栓栓塞的风险，产后患者应谨慎使用这些药物。

产后输卵管结扎手术的麻醉

产后输卵管结扎手术的时机一直存在争议。美国麻醉医师学会和 ACOG 认为这个手术是选择性的。因此，该手术应在不影响分娩患者护理的时候进行。如第三十三章（533 页）所述，这项政策可能会减少许多产妇获得这种有价值的避孕方法的机会。例如，在一项研究中，要求行产后输卵管结扎术的产妇中，47% 因未能接受该手术而在第二年时再次妊娠。相比之下，仅有 22% 的产妇没有要求输卵管绝育，她们选择了另外一种节育方式（Thurman，2010）。在接受产后绝育的人群中，没有妇女怀孕。基于这些原因，ACOG 在 2014 年之后鼓励进行产后绝育术，认为这是一个“紧急”程序。

产后输卵管结扎术可以在分娩时或第二天完成。当日进行输卵管结扎手术的优点是可以减少 1 天的住院费用。这个时间进行手术，患者在产后 / 手术后不久就可以进食，而不必担心第二天要做手术。产后立即手术的两个主要的麻醉问题是误吸风险和分娩期间和分娩后未被识别的或持续的大量出血（Hawkins，2014）。如果计划产后立即进行输卵管结扎术，建议至少手术前 1 小时使用 H_2 受体拮抗剂和甲氧氯普胺，适当的时候使用区域镇痛，在转移到手术室之前应检查患者的生命体征。

产后输卵管结扎术麻醉的选择主要取决于患者的偏好。如果分娩后超过 8 h，用于分娩镇痛的硬膜外麻醉可能效果不佳（Goodman，1998）。尽管如此，如果分娩时硬膜外麻醉提供了良好的镇痛效果，并且分娩间隔少于 8 h，可通过硬膜外导管给予适合手术麻醉的短效局麻药，如 3% 的氯普鲁卡因。如有需要，可给予镇静药物。

腰麻操作简单，起效快，感觉神经和运动神经阻滞的效果好。实施腰麻较再次硬膜外导管给药起效更快，费用也更低（Viscomi，1995）。因为输卵管结扎手术时间短，如果硬膜外导管位置不佳，没有必要行硬膜外麻醉。腰麻或硬膜外麻醉需要阻断 T_4 水平，以达到对输卵管进行操作时无知觉的效果。妊娠期腰麻和硬膜外麻醉的局麻药需要量减少，但研究显示产后 36 h 局麻药的药量恢复至非妊娠期的水平。对局麻药敏感性迅速下降的原因尚不清楚，但可能与胎盘娩出后孕酮水平迅速下降有关。

如果选择全麻进行产后绝育，所有患者都应采用环状压力快速诱导序贯气管插管。异丙酚作为诱导剂具有一定的优势。它能快速觉醒同时减少呕吐，从而适用于手术时间短的绝育手术。在随后的母乳喂养中，异丙酚对新生儿的影响可以忽略不计。高浓度的挥发性麻醉剂会导致子宫松弛，并可能增加产后出血的风险。幸运的是，孕妇对挥发性麻醉剂的需要量减少且持续到产后 12 ~ 36 h。这样也可以在术中使用较低的浓度。

胎儿手术

只有少数几个中心和有限的适应证需要胎儿外科手术治疗（Lin，2013），详见第十六章（第 260 页）。对双胎输血综合征进行微创胎儿镜治疗，包括超声引导下经皮肤放置套管或穿刺针穿过子宫进入羊膜腔。这些操作可通过局部麻醉浸润或椎管内麻醉联合镇静来完成。

孕中期开放性胎儿手术适用于脊髓脊膜膨出和胸腔内病变的胎儿（Adzick，2011）。早产是围术期最严重的问题，需要多次给予宫缩抑制剂。在手术中，需要高浓度的吸入麻醉药物用于孕产妇和胎儿麻醉，以及子宫松弛（Ferschl，2013）。

剖宫产产时宫外治疗（EXIT），是在剖宫产同时进行胎儿气道开放，主要用于口咽部、颈部或胸部肿块较大的胎儿。EXIT 的目的是实现长时间的子宫松弛，从而保持子宫胎盘循环直到分娩。这些胎儿手术通常是在母体全麻下进行的，使用高浓度的挥发性麻醉剂，如地氟烷来维持子宫的松弛（Garcia，2011）。在 EXIT 中，胎头娩出，胎儿的一只手臂也娩出于子宫切口，以便进行脉搏血氧饱和度监测。此时，需要进行必要的操作，如内镜检查或气管切开，以实现新生儿气管插管。气道固定后，吸入剂减少，使子宫张力恢复正常。然后进行正常的剖宫产。可能需要使用缩宫素来促进子宫收缩。

总结

应根据妊娠生理的变化进行妊娠期的麻醉管理。成功实施手术的另一个关键因素是麻醉医师和外科医生之间的积极有效沟通。对于女性来说，妊娠和分娩都是激动人心的时刻。因此，麻醉医师必须认识到他们的患者所关心的问题，并应因为其服务感到荣幸。

（王媛媛，译 郭晓玥，校）

参考文献

Adzick NS, Thom EA, Spong CY, et al: A randomized trial of prenatal versus postnatal repair of myelomeningocele. N Engl J Med 364:993, 2011

Allen TK, Jones CA, Habib AS: Dexamethasone for the prophylaxis of postoperative nausea and vomiting associated with neuraxial morphine administration: a systematic review and meta-analysis. Anesth Analg 114:813, 2012

American College of Obstetricians and Gynecologists: Access to postpartum sterilization. Committee Opinion No. 530, Obstet Gynecol 120:212, July 2012, Reaffirmed 2014

American College of Obstetricians and Gynecologists: External cephalic version. Practice Bulletin No. 161, February 2016

American Society of Anesthesiologists Task Force on Obstetric Anesthesia. Practice Guidelines for Obstetric Anesthesia: An updated report by the American Society of Anesthesiologists Task Force on Obstetric Anesthesia and the Society for Obstetric Anesthesia and Perinatology. Anesthesiology 124(2):270, 2016

Barbieri RL, Camann W, McGovern C: Nitrous oxide for labor pain (Editorial). OBG Manag 26:10, 2014

Barrett JFR, Hannah ME, Hutton EK: A randomized trial of planned cesarean or vaginal delivery for twin pregnancy. N Engl J Med 369:1295, 2013

Benhamou D, Mercier FJ, Ben Ayed M, et al: Continuous epidural analgesia with bupivacaine 0.125% or bupivacaine 0.0625% plus sufentanil 0.25 microg/mL: a study in singleton breech presentation. Int J Obstet Anesth 11:13, 2002

Butwick AJ: Postpartum hemorrhage and low fibrinogen levels: the past, present and future. Int J Obstet Anesth 22:87, 2013

Caponas G: Glyceryl trinitrate and acute uterine relaxation: a literature review. Anaesth Intensive Care 29:163, 2001

Clark A, Farber MK, Sviggum H, et al: Cesarean delivery in the hybrid operating suite: a promising new location for high-risk obstetric procedures. Anesth Analg 117:1187, 2013

Creanga AA, Berg CJ, Syverson C, et al: Pregnancy-related mortality in the United States, 2006—2010. Obstet Gynecol 125:5, 2015

Crowgey TR, Dominguez JE, Peterson-Layne C, et al: A retrospective assessment of the incidence of respiratory depression after neuraxial morphine administration for postcesarean delivery analgesia. Anesth Analg 117:1368, 2013

Cunningham FG, Nelson DB: Disseminated intravascular coagulation syndromes in obstetrics. Obstet Gynecol 126(5):99, 2015

D'Angelo R, Smiley RM, Riley ET, et al: Serious complications related to obstetric anesthesia. Anesthesiology 120:1505, 2014

Davies JM, Posner KL, Lee LA: Liability associated with obstetric anesthesia; a closed claims analysis. Anesthesiology 110:131, 2009

deLange NM, van Rheenen-Flach LE, Lance MD, et al: Peri-partum reference ranges for ROTEM thromboelastometry. Br J Anaesth 112:852, 2014

Dorian R: Anesthesia of the surgical patient. Brunicardi F, Andersen D, Billiar T, et al (eds): Schwartz's Principles of Surgery, 10th ed. New York, McGraw-Hill, 2015

El-Messidi A, Mallozzi A, Oppenheimer L: A multidisciplinary checklist for management of suspected placenta accreta. J Obstet Gynaecol Can 34:320, 2012

Eyler SW, Cullen BF, Murphy ME, et al: Antacid aspiration in rabbits: a comparison of Mylanta and bicitra. Anesth Analg 61:288, 1982

Ferschl M, Ball R, Lee H, et al: Anesthesia for in utero repair of myelomeningocele. Anesthesiology 118:1211, 2013

Gaiser R: Physiologic changes of pregnancy. In Chestnut DH, Wong CA, Tsen LC, et al (eds): Chestnut's Obstetric Anesthesia Principles and Practice, 5th ed. Philadelphia, Elsevier, 2014, p 15

Garcia PJ, Olutoye OO, Ivey RT, et al: Case scenario: anesthesia for maternal-fetal surgery. The ex-utero intrapartum therapy (EXIT) procedure. Anesthesiology 114:1446, 2011

Goodman EJ, Dumas SD: The rate of successful reactivation of labor epidural catheters for postpartum tubal ligation surgery. Reg Anesth Pain Med 23:258, 1998

Goucher H, Wong CA, Patel SK, Toledo P: Cell salvage in obstetrics. Anesth

Analg 121:465, 2015
Harnett MJP, O'Rourke N, Walsh M, et al: Transdermal scopolamine for prevention of intrathecal morphine-induced nausea and vomiting after cesarean delivery. Anesth Analg 105:764, 2007
Hawkins JL: Postpartum tubal sterilization. In Chestnut DH, Wong CA, Tsen LC, et al (eds): Chestnut's Obstetric Anesthesia Principles and Practice, 5th ed. Philadelphia, Elsevier, 2014, p 530
Hawkins JL, Chang J, Palmer SK, et al: Anesthesia-related maternal mortality in the United States: 1979–2002. Obstet Gynecol 117:69, 2011
Joselyn AS, Cherian VT, Joel S: Ketamine for labour analgesia. Int J Obstet Anesth 19:122, 2010
Kanazi GE, Aouad MT, Abdallah FW, et al: The analgesic efficacy of subarachnoid morphine in comparison with ultrasound-guided transversus abdominis plane block after cesarean delivery: a randomized controlled trial. Anesth Analg 111:475, 2010
Knight M, Kenyon S, Brocklehurst P, et al (eds): Saving Lives, Improving Mothers' Care—Lessons Learned to Inform Future Maternity Care from the UK and Ireland Confidential Enquiries into Maternal Deaths and Morbidity 2009–12. Oxford, National Perinatal Epidemiology Unit, University of Oxford, 2014
Kodali BS, Chandrasekhar S, Bulich LN: Airway changes during labor and delivery. Anesthesiology 108:357, 2008
Kulier R, Hofmeyr GJ: Tocolytics for suspected intrapartum fetal distress. Cochrane Database System Rev 2:000035, 2000
Lavoie A, Guay J: Anesthetic dose neuraxial blockade increases the success rate of external fetal version: a meta-analysis. Can J Anaesth 57:408, 2010
Lee HY, Shin JH, Kim J, et al: Primary postpartum hemorrhage: outcome of pelvic arterial embolization in 251 patients at a single institution. Radiology 264:903, 2012a
Lee J, Lee J, Ko S: The relationship between serum progesterone concentration and anesthetic and analgesic requirements: a prospective observational study of parturients undergoing cesarean delivery. Anesth Analg 119:901, 2014
Lee SW, Khaw KS, Ngan Kee WD, et al: Haemodynamic effects from aortocaval compression at different angles of lateral tilt in non-labouring term pregnant women. Br J Anaesth 109:950, 2012b
Likis FE, Andrews JC, Collins MR: Nitrous oxide for the management of labor pain: a systematic review. Anesth Analg 118:153, 2014
Lin EE, Tran KM: Anesthesia for fetal surgery. Semin Pediatr Surg 22:50, 2013
Main EK, Goffman D, Scavone BM, et al: National partnership for maternal safety: consensus bundle on maternal hemorrhage. Anesth Analg 121:142, 2015
Mhyre JM, Healy D: The unanticipated difficult intubation in obstetrics. Anesth Analg 112:648, 2011
Mhyre JM, Riesner MN, Polley LS, et al: A series of anesthesia-related maternal deaths in Michigan, 1985–2003. Anesthesiology 106:1096, 2007
Mishriky BM, Habib AS: Metoclopramide for nausea and vomiting prophylaxis during and after cesarean delivery: a systematic review and meta-analysis. Br J Anaesth 108:374, 2012
National Institute for Occupational Safety and Health: Controlling exposures to nitrous oxide during anesthetic administration. Publication Number 94–100. 1994. Available at: http://www.cdc.gov/niosh/docs/94–100. Accessed December 5, 2015
Pandit JJ, Andrade J, Bogod DG, et al: 5th National Audit Project (NAP5) on accidental awareness during general anaesthesia: summary of main findings and risk factors. Br J Anaesth 113:549, 2014
Parekh N, Husaini WU, Russell IF: Caesarean section for placenta praevia: a retrospective study of anaesthetic management. Br J Anaesth 84:725, 2000
Pasquier P, Gayat E, Rackelboom T, et al: An observational study of the fresh frozen plasma:red blood cell ratio in postpartum hemorrhage. Anesth Analg 116:155, 2013
Pavord S, Maybury H: How I treat postpartum hemorrhage. Blood 125:2759, 2015
Sharkey A, Finnerty O, McDonnell AG: Role of the transversus abdominis plane block after caesarean delivery. Curr Opin Anesthesiol 26:268, 2013
Stephens LC, Bruessel T: Systematic review of oxytocin dosing at delivery. Anaesth Intensive Care 40:247, 2012
Thurman AR, Janecek T: One-year follow-up of women with unfulfilled postpartum sterilization requests. Obstet Gynecol 116:1071, 2010
Traynor AJ, Aragon M, Ghosh D, et al: Obstetric Anesthesia Workforce Survey: a 30-Year update. Anesth Analg 122:1939, 2016
Viscomi CM, Rathmell JP: Labor epidural catheter reactivation or spinal anesthesia for delayed postpartum tubal ligation: a cost comparison. J Clin Anesth 7:380, 1995
White PF, Raeder J, Kehlet H: Ketorolac: its role as part of a multi-modal analgesic regimen. Anesth Analg 114:250, 2012
Wilkins KK, Greenfield ML, Polley LS, et al: A survey of obstetric postanesthesia care unit standards. Anesth Analg 108:1869, 2009

第三部分
产　时

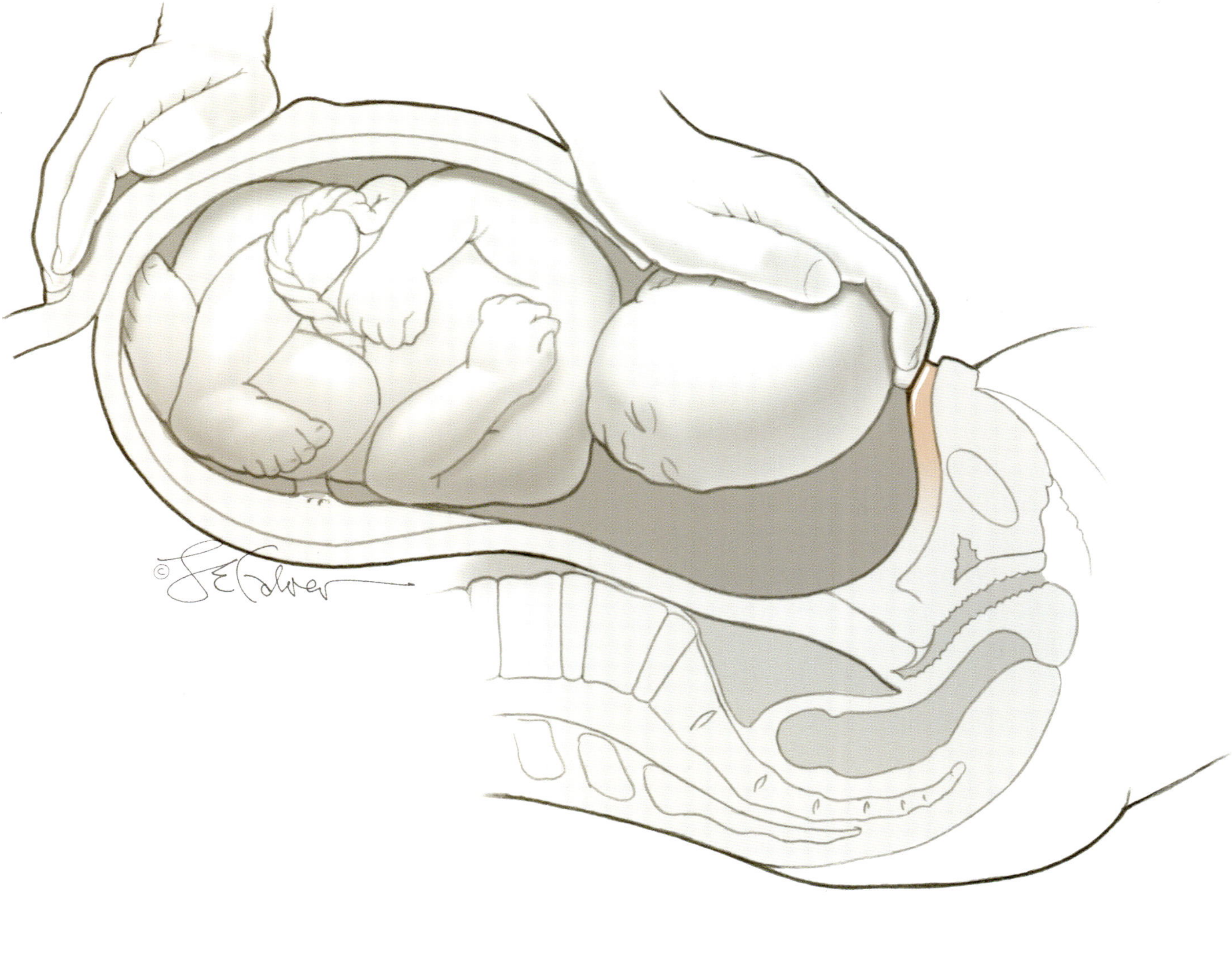

第二十章

会阴切开术和产科肛门括约肌裂伤

引言

阴道分娩中的会阴损伤对数百万妇女有着影响。1/2 ~ 3/4 的产妇在阴道分娩时会出现一定程度的会阴撕裂。然而，其发生率在不同地区和统计者之间差异很大（Low，2000；Webb，2002）。一部分裂伤在分娩中自发发生，产科医生助产时亦可能行会阴切开以增加阴道出口大小。两者都可能导致短期和长期的症状和并发症。最初，大多数女性在会阴裂伤后暂时感到不适或疼痛，1/5 的女性会出现长期问题，如性交困难（Glazener，1995）。其他并发症包括身体、心理和社会问题，这些都可能影响妇女照顾新生儿和家庭的能力（Sleep，1991）。最严重的会阴裂伤累及肛门括约肌，称为产科肛门括约肌损伤（OASIs）。这些裂伤及其后果将在本章中详细描述。

医务人员和患者可获取越来越多的数据，预防性地为分娩选择最佳的会阴保护措施。没有一个措施适合所有患者，因此临床医生应在产前详尽问询和讨论。理想情况下，内容应包括会阴切开术的风险和益处、减少自发 OASIs 的措施，以及分娩后对盆底功能的预期 3 方面。

在本章中，我们回顾了产前、产时和产后会阴管理的最新文献和实践。具体来说，包括有关会阴切开术的风险和可能的获益、会阴裂伤修复，以及这两者的短期和长期后遗症。

会阴裂伤的分类

研究表明，产科医生可能会将肛门括约肌损伤错误分类。同时，人们越来越意识到 OASIs 和肛门失禁之间的联系（Fernando，2006；Sultan，1995）。基于这些原因，我们对会阴裂伤的经典分类系统进行了修订，增加了关于肛门括约肌复合体更详细的信息。此更新分类包含了国际公认的命名，总结如表 20-1 和 图 20-1（Koelbl，2009；Royal College of Obstetricians and Gynaecologists，2007）。

根据定义，仅有三度和四度会阴裂伤会产生 OASIs。相较于一度和二度裂伤，它们的发生率显著更高。此外，近年来与 OASIs 的长期并发症相关的诉讼有所增加（Eddy，1999）。在国家卫生服务诉讼管理局（2012）题为 *The Years of Maternity Claims*（《10 年间产科索赔》）的报告中，会阴损伤在英国被列为第四常见的产科索赔指证（Jha，2015）。

会阴切开术

■ 历史沿革

会阴切开术通常在产科施行，是最有争议的操作

表 20-1　产科裂伤的分类

撕裂类型	裂伤特征
一度	仅限于会阴皮肤裂伤
二度	裂伤累及会阴肌，而未达肛门括约肌
三度	裂伤累及肛门括约肌复合体
3a	EAS 裂伤少于总体的 50%
3b	EAS 裂伤多于总体的 50%
3c	EAS 和 IAS 均裂伤，但肛门直肠上皮完整
四度	EAS 和 IAS、肛门直肠上皮均裂伤

EAS= 肛门外括约肌；IAS= 肛门内括约肌。

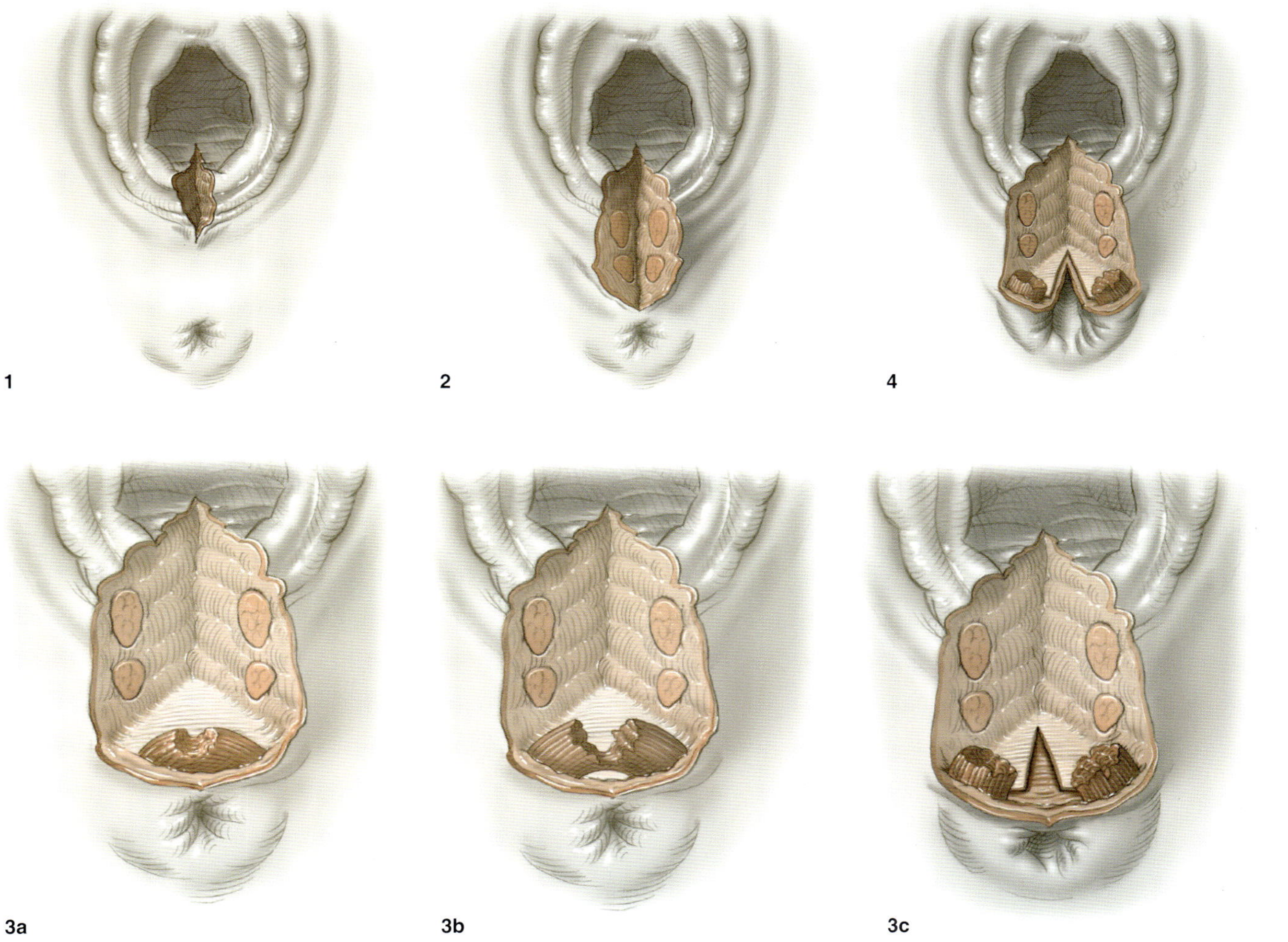

图 20-1　1. 一度会阴裂伤：裂伤仅累及会阴皮肤。2. 二度会阴裂伤：裂伤累及会阴肌而未达肛门括约肌复合体。3a. 三度会阴裂伤：肛门外括约肌裂伤少于总体的 50%。3b. 三度会阴裂伤：肛门外括约肌裂伤多于总体的 50%，但肛门内括约肌完整。3c. 三度会阴裂伤：裂伤累及肛门内外括约肌。4. 四度会阴裂伤：裂伤累及肛门括约肌复合体及肛门直肠上皮。

之一。会阴切开术是指为增加骨盆出口直径而切开会阴，通常发生在第二产程中。会阴切开被认为可以防止会阴裂伤，帮助分娩，并缩短分娩时间。

都柏林的一名助产士 Fielding Ould 在 1742 年建议，在产程延长且外阴过于狭窄时，可行会阴切开术以加速产程。会阴切开术在美国的首例报道大约是在 110 年后。Taliaferr 在 1852 年于左侧会阴切开 1 英寸（1 inch = 2.54 cm）的切口，以帮助一名 16 岁的子痫患者分娩，避免发生直肠撕裂。

在 20 世纪，更多的妇女选择在医院分娩，会阴切开术的应用也随之增加（Thacker，1983）。Delee（1920）建议对所有初产妇使用产钳助产，并行会阴中外侧切开术，并表示会阴切开术可以保护母婴安全。他认为会阴切开术可以保护盆底和阴道，防止子宫脱垂和膀胱阴道隔破裂，让阴道恢复至分娩前状态。一些人还认为 OASIs 和会阴切开术的增加与采取膀胱截石位分娩相关。无论是否会阴切开，背侧膀胱截石位都会给会阴体施加额外的压力并导致撕裂（Bromberg，1986；Thompson，1987）。

在 20 世纪 60 年代，由于反对者质疑常规会阴切开术的科学获益，常规外阴切开术的使用有所下降。研究者认为，常规会阴切开在科学上经不起推敲，其风险在很大程度上被忽视；而且在充分告知风险和获益后，妇女可能会拒绝会阴切开（Kitzinger，1981；Thacker，1983）。

■ 近期流行病学

基于人口的美国的研究报告称，会阴切开率已下降，1979 年约为 60%，1997 年约为 31%，2004 年约为 25%（Frankman，2009；Weber，2002）。最近一项对 500 多家医院阴道分娩的研究发现，会阴切开率从 2006 年的 17% 下降到 2012 年的 12%。但医院间差异仍然很高（Friedman，2015），例如在会阴切开术使用最频繁的 10% 的医院中，这一比例为 34%；而在会阴切开术使用最少的 10% 的医院中，比例为 2.5%。

表 20-2 列出了与高会阴切开率相关的患者、接生者和分娩因素。在 Friedman 等（2015）的一项研究中，白人女性的会阴切开率为 15.7%，而黑人女性为 8%。值得注意的是，这些因素并没有按社会阶层划分。有商业保险的产妇会阴切开率为 17%，而领取医疗补助者为 11%。此外，农村和教学医院的会阴切开率低于城市和非教学机构。带教者和私人诊所进行会阴切开的概率分别是助产士的 2 倍和 4 倍（Gerrits，1994；Howden，2004；Robinson，2000）。同样，初产妇和接受硬膜外麻醉的患者会阴切开率更高（Huston，1996；Newman，2001；Robinson，2000）。相比之下，产妇采取直立或侧卧位时会阴切开率更低（Gupta，2012）。最后，手术助产阴道分娩的会阴切开率也高于自然阴道分娩（71% vs. 33%）（Weber，2002）。

母胎适应证

会阴切开术的适应证差异很大，其包括产妇或胎儿的适应证。在产妇的适应证方面，一些人认为应考虑会阴切开以减少自发性会阴撕裂及其后遗症。为解答这一问题，Carroli 和 Mignini（2009）的 Cochrane 数据库回顾了 8 个随机对照试验中共 5 541 名妇女的情况，以评估常规使用与限制使用会阴切开术的效果。常规组会阴切开率为 75%，而限制组为 28%。限制会阴切开的使用可降低严重会阴创伤、缝合和愈合并发症的发生率。在严重的会阴或阴道创伤，或性交困难，或采用几种方法测得的会阴疼痛程度方面，没有发现组间差异。限制会阴切开组妇女发生会阴损伤的概率增加，然而该组并无更高的尿失禁或疼痛的发生率。会阴正中切开或中外侧切开的结果一致，该分析并未纳入对比会阴侧切与正中切开的研究。作者得出的结论是会阴切开不应常规施行，而应限制其使用。

表 20-2 与高会阴切开率相关的患者、接生者和分娩因素
初产妇
白人产妇
城镇医院
背侧膀胱截石位
有医务人员
硬膜外麻醉
商业保险
非教学医院
手术助产

在长期影响方面，一项前瞻性队列研究探索了会阴切开对 5 ~ 10 年前初次分娩的妇女有何影响。其发现与盆底症状相关的是产钳助学者和会阴裂伤，而非会阴切开（Handa，2012）。

在胎儿适应证方面，有些学者建议对于Ⅲ类胎心监护者采用会阴切开缩短第二产程，减少新生儿的不良预后。第二个指证是会阴切开可能有助于肩难产胎儿的助产，从而降低相关的胎儿酸中毒或产伤风险。此外，会阴切开的支持者认为其可以减少早产儿经阴道分娩时的颅内出血。涉及这些胎儿适应证的已发表研究较少。

目前建议

基于上述证据，是否行会阴切开应针对每位妇女的不同情况，考虑其既定的风险和潜在的益处进行个体化决策。文献不支持常规会阴切开，且其大多数情况下增加了产妇的并发症发生率。高会阴切开率的医院应考虑开展教学和对医疗团队进行教育。一篇发表的文献综述发现，教学培训、审查、评选杰出员工以及反馈切开率给操作者可以帮助降低切开率（Faruel Fosse，2006）。

现在大多数专家主张限制使用会阴切开术。ACOG（2015）的结论是限制使用优于常规使用。国家质量论坛报告称，限制常规使用会阴切开术是一项重要的保证质量和患者安全的措施，而手术增加了疼痛和肛门失禁的发生率（Main，2009）。

会阴切开术类型

关于如何定义会阴切开术的类型，国际上没有共识，产科教科书和组织指南也有很大的不同。Kalis 等（2012）对这些术语进行了分类，我们同意术语标准化的必要性。

会阴正中切开和中外侧切开是两种主要类型，并随会阴切口的角度而变化。具体手术步骤详见 328

页。简而言之，正中切开是从阴唇系带开始，自中线切开会阴体，达肛门外括约肌前。会阴中外侧切开术从阴唇系带中线开始，但朝向以左或右坐骨结节。会阴侧切术从距阴唇系带中线外侧 1 ~ 2 cm 处开始，并也朝向左或右坐骨结节。值得注意的是，在较早的文献中，会阴侧切术曾被描述为自会阴 9 点钟开始并横向延伸的切口。由于无法使会阴充分松弛，且与前庭球动脉和阴部动脉分支的出血风险有关，该种切开方式不再被推荐（Zuspan，1988）。

对于正中切开术和中外侧切开术，很少有数据支持其中的一种。迄今为止，只有一项随机试验比较了两者（Coats，1980）。会阴正中切开术有较高的 OASIs 可能性，但瘢痕较小，恢复性生活更快。两组患者的疼痛自评分数和性交困难程度相似。

其他比较了这两种会阴切开的研究大多为病例对照和队列研究。这些研究表明，与会阴中外侧切开术相比，会阴正中切开术后 OASIs 的风险增加。一项 meta 分析也发现，在接受负压辅助分娩的初产妇和经产妇中，会阴正中切开术后 OASIs 的发生率高于会阴中外侧切开术（Sagi Dain，2015）。

相比之下，二者术后的疼痛相似。具体来说，一项对 300 名产妇进行的前瞻性队列研究发现，接受会阴正中切开、中外侧切开或侧切的产妇在产后 3 个月的疼痛评分或性交困难程度没有差异（Fodstad，2014）。

比较会阴侧切术与会阴中外侧切开术或正中切开术的研究更少。一项随机试验比较了初产妇的会阴侧切术和中外侧切开术，各组在疼痛评分、阴道或会阴损伤（包括 OASIs）方面没有差异（Karbanova，2014a，b）。作者还报告，会阴中外侧切开术需要较短时间和较少缝线来修复，但距肛门较近。

总之，对于符合会阴切开术适应证并充分沟通的患者，会阴中外侧切开术可能是理想的切开类型，因为疼痛和性交困难发生率与其他相仿，且 OASIs 发生率下降。ACOG（2015）提出，对于一部分患者，会阴中外侧切开术可能比会阴正中切开术更可取。

手术助产阴道分娩

负压辅助分娩

手术助产阴道分娩（OVD）的适应证同时增加了会阴裂伤的概率。据报道，高达 2/3 的负压辅助分娩（胎头吸引助产）需行会阴切开，即使概率差异很大。Sagi-Dain 和 Sagi（2015）的一篇系统回顾发现，在 350 764 例负压辅助分娩病例中，初产妇的 OASIs 发生率（59%）与经产妇（34%）相比几乎翻了一倍。在会阴切开类型中，会阴侧切术降低了初产妇患 OASIs 的风险。会阴中外侧切开术后，经产妇 OASIs 发生率较高，初产妇 OASIs 发生率无显著性差异，但略有降低的趋势。最后，无论产次如何，会阴正中切开术增加了负压辅助分娩时的 OASIs 发生率。尽管综述证据较少，但这些数据表明，负压辅助分娩过程中 OASIs 的风险因产次和会阴切开类型而异。该综述并没有发现不同会阴切开类型的胎儿获益差异。评价指标包括 Apgar 评分、脐带血 pH 和 BE 值、是否转入新生儿重症监护病房（NICU）和需要新生儿复苏。

在其他证据中，一项基于人群的研究发现，会阴侧切术可减少 46% 的负压辅助分娩初产妇的 OASIs 发生（Raisanen，2012）。同样，来自丹麦医学出生登记处的数据发现，在负压辅助分娩中，会阴中外侧切开术与非会阴切开术相比，有保护作用（Jango，2014）。

产钳助产

产钳助产可将 OASIs 风险从 10% 增加到 35%（Bofill，1996；De Vogel，2012；Johnson，2004）。同样，在一项针对持续性 OASIs 妇女的大型前瞻性队列研究中，2/3 的三度、四度裂伤与产钳助产相关（Lewicky Gaupp，2015）。一项回顾性研究评估了产钳助产前的 OASIs 发生率和胎头位置。Bradley 等（2013）发现，如果胎儿从枕后（OP）位旋转到枕前（OA）位，与 OP 位分娩相比，OASIs 发生率较低。因此，临床医生可以考虑需要时将胎头旋转至枕前位，以降低 OASIs 发生率。

回顾性研究表明，会阴中外侧切开术可能在 OVD（包括产钳助产）过程中保护肛门括约肌（De Vogel，2012；De Leeuw，2008）。最近的两项研究发现，OVD（产钳和胎头吸引）期间的会阴中外侧切开术降低了 OASIs 的概率，其中一项研究显示 OASIs 减少了 1/6（Bharucha，2014；Jango，2014）。然而，常规行会阴中外侧切开并不能降低 OASIs 的风险。

总之，产钳助产是 OASIs 的一个确定的危险因素。此外，与所有阴道分娩一样，其应当严格在有临床适应证的情况下限制性使用，并且充分告知风险。如果需行会阴切开，大多数情况下最好采用中外侧切口（De Leeuw，2008；De Vogel，2012；Hirsch，2008）。

■ 手术技术

会阴中外侧切开术

在进行会阴切开术之前，临床医生应首先保证患者被硬膜外、脊椎或会阴神经阻滞充分麻醉。为了补充麻醉，可以根据需要将 1% 的利多卡因或其他合适的麻醉剂注射到会阴和周围组织中。通常在第二产程后期，胎头着冠和会阴体充分拉伸时切开。在切开前，临床医生将两个手指插入胎儿头部和会阴体之间。手指向会阴施加额外的向外的压力，使会阴展平，同时保护胎先露部分。在大多数情况下，Mayo 直剪可用于切开会阴。

在会阴中外侧切开术中，切口从中线的阴唇系带开始，朝向同侧坐骨结节，并与中线呈至少 60°（图 20-2）。因此，分娩后，由于会阴不再被胎头拉伸，这一角度变得更加锐利，约为 45°。研究表明，角度越大，OASIs 风险越低。为了更好地体会会阴中外侧切口的角度，研究者比较了会阴瘢痕的三角特征。最终瘢痕的理想角度为 30° ~ 60°（Eogan，2006 年；Stedenfeldt，2012）。具体来说，Gonzalez-Diaz 等（2015）报道，与矢状中线成 20° 的愈合瘢痕与 OASIs 风险降低 87% 相关。

切口应足够深，以减小胎儿分娩时的会阴阻力，并应向会阴体延伸至少 3 ~ 4 cm。如果会阴切开的位置过偏，它将不能像正中切口一样使肛提肌平面的松弛。会阴中外侧切开术中涉及的解剖结构包括阴道上皮，会阴浅横肌、球海绵体肌和会阴皮肤。范围较大的会阴切开术也可能暴露直肠脂肪。

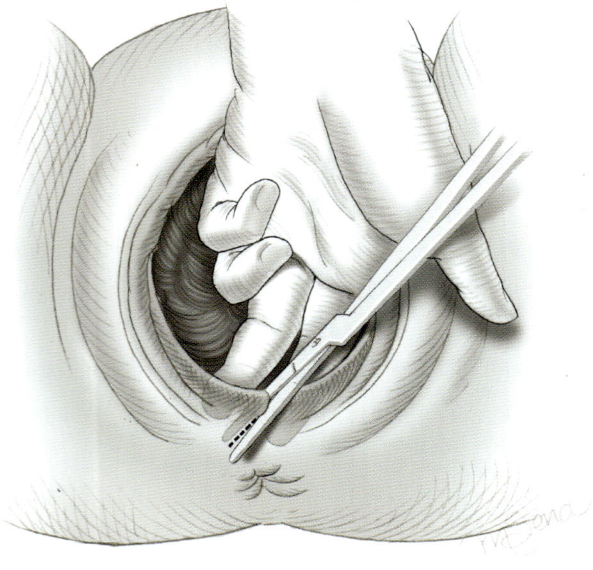

图 20-2 胎头着冠时行会阴中外侧切开术。切口从中线开始，指向同侧坐骨结节。切口方向对避免肛门括约肌损伤有重要意义。

会阴正中切开术

在会阴正中切开术中，会阴从阴唇后系带朝向肛门切开。然而，切口距肛门外括约肌很短。括约肌的位置可经视诊和触诊确定。

在美国历史上，会阴正中切开术被认为更易修复，疼痛更轻。然而，如前所述，有限的数据表明，与会阴中外侧切开术相比，会阴正中切开的 OASIs 风险更高，但产后疼痛相似。尽管数据不足以确定这两种方法的优越性，但如果需要会阴切开，可以选择中外侧切开术。

会阴侧切术

在会阴侧切术中，切口从阴道口、中线外 1 ~ 2 cm 处开始。它与会阴中外侧切开术都指向同侧坐骨结节（Kalis，2012）。

■ 外科修复

缝线选择

为了修复会阴切开术，要选择合适的缝线，临床医师应熟悉伤口愈合的原则和常用缝线的特性。这些在第一章（4 页）中有详细说明。理想情况下，闭合力求对合受损组织，通过初步加压、控制出血、尽量减少感染来促进愈合。大部分会阴伤口在缝合后 2 周内愈合。如果缝线留存较长时间，它们可以作为异物引发炎症反应，而这种反应可能反过来导致伤口愈合不良或愈合延迟或疼痛。因此，理想的缝合材料应带来最小的组织反应，并且在组织愈合后迅速被吸收。不同的组织需要不同的时间来愈合，因此这些组织需要缝线有随时间变化的拉伸强度。

有两大类可吸收缝合材料，其一是可吸收的肠线，其二是延迟可吸收的合成材料。它们的主要区别在于吸收方式。肠线被吞噬作用吸收，可引发更大的炎症反应。普通肠线比铬肠线更容易引起炎症反应。

合成的延迟可吸收缝线被水解吸收。羟基乳酸聚合物 910（Vicryl）常用于会阴切开术和会阴修复术。它能保持 30 天的拉伸强度，并于 90 天内完全吸收。修复的特定层，如会阴体，缝合后需维持比阴道上皮更久的拉伸强度。用于会阴切开术修复的其他重要合成缝线包括 Monocryl（聚卡普隆 25）和 Vicryl Rapide。后者在成分上与羟基乳酸聚合物 910 相同，但吸收更快。因此，Vicryl Rapide 可维持拉伸强度并支撑组织约 14 天，并在 40 天内完全吸收。Monocryl 具有较低的组织反应性，保持较高的拉伸强度，半衰期为 7 ～ 14 天，在约 90 天内水解。

一篇 Cochrane 综述统计了用于会阴切开术和二度会阴裂伤修复的可吸收和延迟可吸收缝线（Kettle，2012）。这些综述发现，标准合成缝线如羟基乳酸聚合物 910，与肠线相比，缝合后的产后疼痛更轻，镇痛剂使用更少。然而，毫不意外的是，由于缝线的特性，有更多使用合成缝线的妇女需要拆除未吸收的缝线。当将标准合成缝线与快速吸收合成缝线进行比较时，产生的疼痛是相似的，而更多使用标准缝线的妇女需拆线。

当更广泛的裂伤累及肛门内、外括约肌时，一种单丝延迟可吸收缝线，如聚二噁烷酮（PDS Ⅱ）或聚葡萄糖酸酯（Maxon）是另一种选择。延迟可吸收缝线兼具可吸收缝线和延长伤口支持（最多 6 周）的优点。聚二噁烷酮在 4 周时还保留 65% ～ 90% 的强度，在 180 ～ 240 天间被吸收。

修复技术

靠近会阴切口处的需要缝合的阴道和（或）宫颈裂伤需要首先修复。同样地，在会阴切口缝合前，如有必要，亦应先解决宫缩乏力，以及手探子宫。这样可以将上生殖道出血最小化，避免掩盖会阴切开术术野。其次，先解决这些问题避免了随后需要手或牵开器伸入阴道，避免撕裂缝合好的会阴切口。

修复的基本步骤包括母体充分镇痛，理想的照明，以及纱布或吸引器及时清理出血。需要充分检查会阴、阴道后壁和直肠，以确保会阴切开或会阴裂伤未延伸到肛门括约肌和（或）直肠。强烈建议在所有严重会阴损伤的病例中进行直肠检查，以确保没有遗漏肛门内括约肌和直肠上皮的缺损。

一项 meta 分析表明，会阴全层连续缝合与间断缝合相比，产后短期疼痛较小（Kettle，2012）。此外，与间断缝合相比，连续皮下缝合可减少产后镇痛需求。连续缝合者的缝线需要去除的概率较低。两者在后续伤口再缝合或长期疼痛方面没有差异。最后，连续缝合速度更快。因此，一般推荐采用连续缝合技术，如下文所述。

对于会阴中外侧切开术的修复，可以使用 2-0 或 3-0 缝线。首先，在阴道切口的顶端上方固定缝一针，然后用缝线连续缝合阴道上皮和深部组织。出血多时可以使用锁边缝合止血（图 20-3A）。缝线在达处女膜时打结。

接下来，用类似规格的缝线和连续非锁边缝合法来重建会阴深层结构（图 20-3B）。缝线自靠近阴道口处向远端行进并打结。在这层的浅表处，缝线的目的为对合会阴浅横肌和球海绵体肌（图 20-3C）。同样，这条连续的缝线从靠近阴道口开始向远端延伸。同一条缝线通常长至足够皮肤对合。会阴皮肤采用皮内连续缝合（图 20-3D），这种方法被认为可以减少会阴组织的张力，从而减少组织缺血和疼痛。

对于会阴正中切开术的修复，阴道部分的闭合与会阴中外侧切开术的修复相似（图 20-4）。不同之处在于，正中切开术的修复通常只需单层缝合即可完成。因此达到处女膜后，如图 20-4B 所示，之后的过渡缝线从阴道调转向会阴。随后的缝合旨在对合会阴浅横肌和球海绵体肌。如图 20-4D 所示，连续皮内缝合以关闭皮肤。

产科肛门括约肌损伤

三 / 四度裂伤与产科肛门括约肌损伤（OASIs）相关。其相较于一 / 二度裂伤，与更高的并发症发生率相关。例如，OASIs 是肛门失禁病因中最重要和可干预的危险因素，肛门失禁被定义为非自主的气体、液体或固体粪便排出。肛门失禁最多可影响 25% ～ 35% 的阴道分娩 6 个月后并发 OASIs 的女性（Evers，2012；Richter，2015）。它与巨大的临床、心理和社会负担有关（Mellgren，1999）。OASIs 术后常见的短期并发症包括会阴疼痛、性交困难、排便急迫和排便困难。较少发生直肠阴道瘘。

报告的 OASIs 发生率各不相同，但在会阴中外侧切开术后可能高达 7%，在会阴正中切开术后可能高达 17%（Fenner，2003；Nordenstam，2008；Sultan，1994；Tetzschner，1996；Uustal-Fornell，1996）。表 20-3 列出了 OASIs 的独立危险因素。

■ OASIs 的识别

产时识别 OASIs 十分重要，因为及时和适当地修复裂伤会影响产妇的远期预后。镇痛不充分时识别 OASIs 可能很困难。由于光线不良、血液阻挡、产妇长时间用力可引起组织水肿和裂伤边缘不平整，解剖结构也可能辨识不清。为了计算产时 OASIs 的误判比例，研究者让在一家医疗机构分娩的产妇由医务

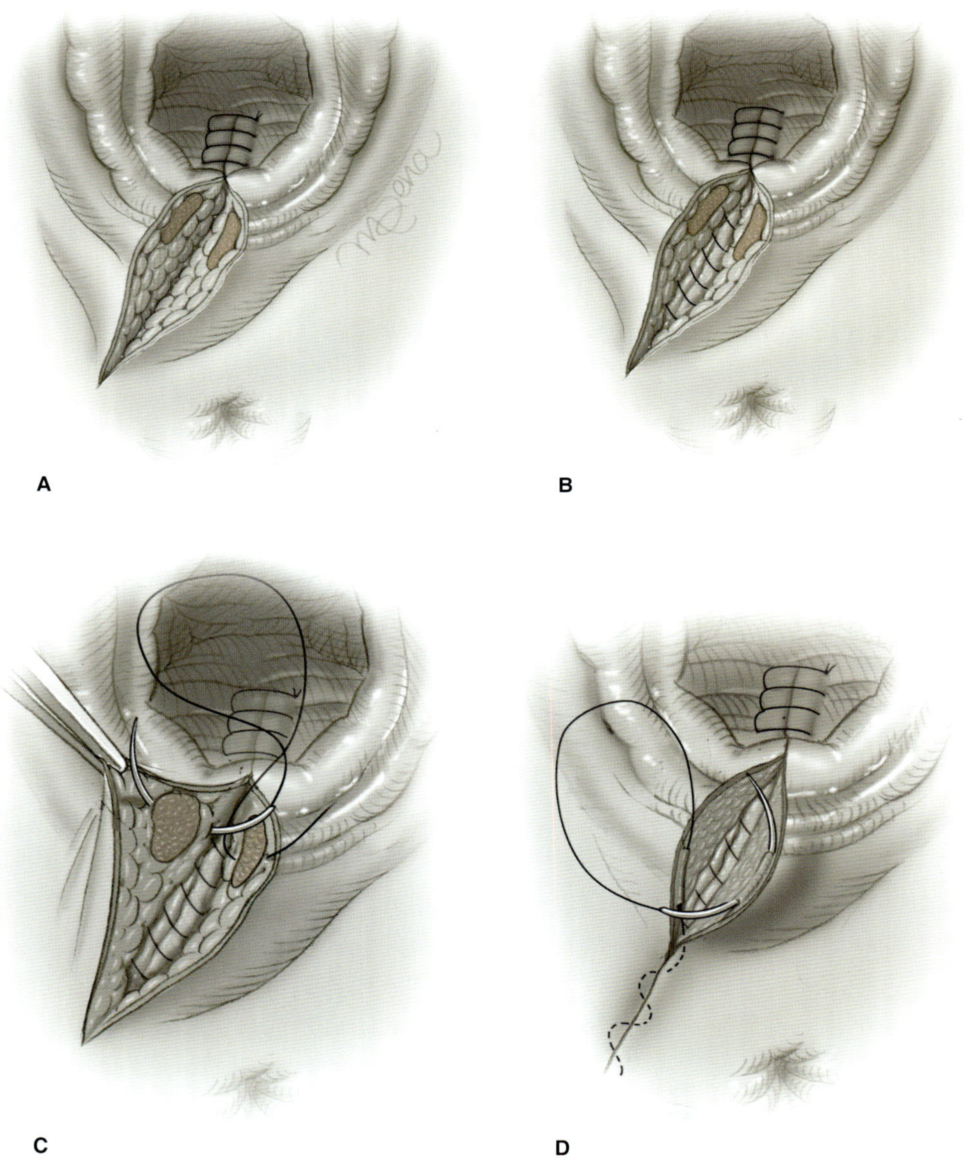

图 20-3 会阴中外侧切开术。A. 单层连续锁边缝合阴道上皮与深层组织。因会阴未被牵拉，图中所示角度并不如实际情况锐利（应为约 45°）。B. 图中所示对合后的阴道上皮。单纯连续非锁边缝合会阴深层组织。C. 单纯连续非锁边缝合会阴浅横肌与球海绵体肌。D. 最后，皮下缝合使会阴皮肤对合。

人员检查，然后由接受过识别 OASIs 培训的医务人员再次检查（Andrews，2006）。妇女在再次检查时，OASIs 的患病率从 11% 上升到 25%。

在 OASIs 产妇中，30 名由助产士接生，他们漏诊了 87% 的裂伤。医生接生时漏诊了 28% 的 OASIs。研究者还通过经直肠超声检查正确识别了所有 OASIs。影像学检查诊断出另外 3 个隐匿性 OASIs：一个累及肛门外括约肌，另两个累及肛门内括约肌。

Sultan 等（1993）首次报道了初产妇经超声发现隐匿性 OASIs 的高概率，并将这一发现与肛门失禁相联系。许多研究者也报道了使用经直肠超声诊断隐匿性 OASIs 的相似比例，从 20% 至 40% 不等（Abramowitz，2000；Belmonte Montes，2001；Chaliha，2001；Faltin，2000；Zetterstrom，1999）。目前还不确定，超声诊断的 OASIs 是否是真正的隐匿性 OASIs，或只是被错误分类或没有在产时被识别。

识别和修复隐匿性 OASIs 能否给妇女带来远期获益尚不清楚。一项小型的研究得出结论，产后超

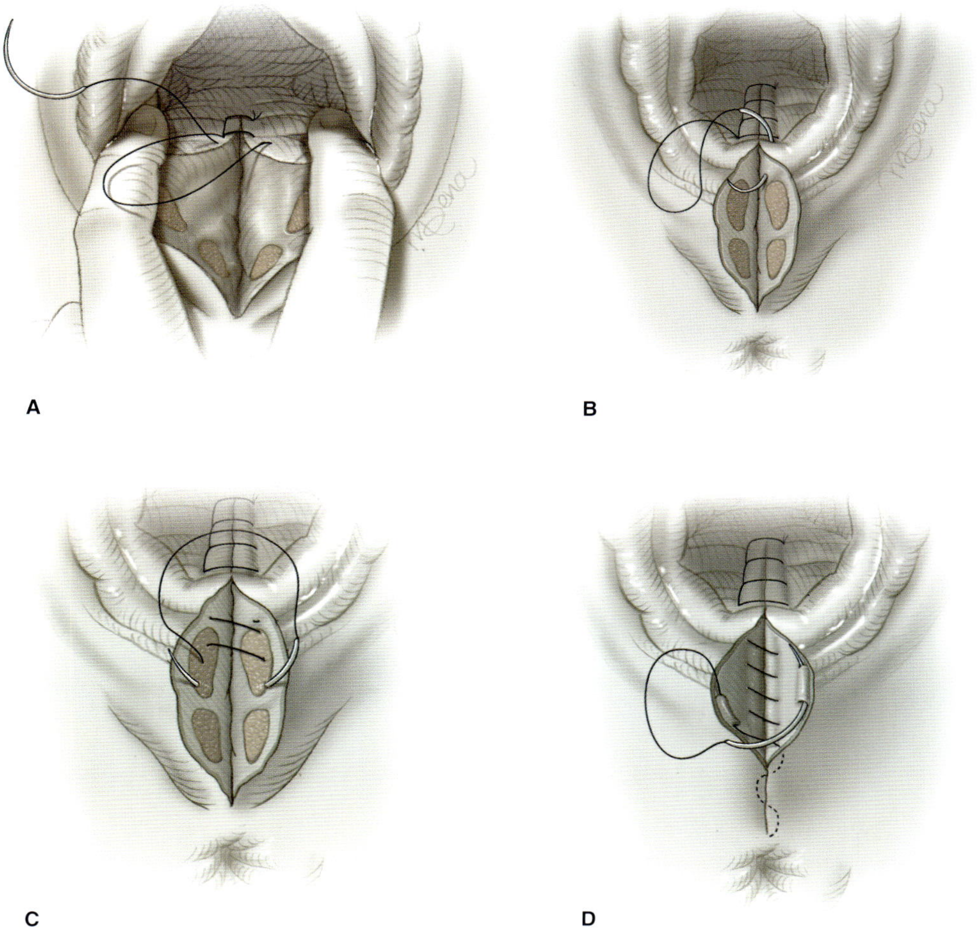

图 20-4　会阴正中切开术。A. 阴道上皮和深层组织被单纯连续锁边缝合。B. 过渡缝线从阴道调转方向。C. 单纯连续非锁边缝合会阴浅横肌与球海绵体肌。D. 最后，皮下缝合，使会阴皮肤对合。

声诊断的隐匿性 OASIs 与 10 年后的肛门失禁无关（Frudinger，2008）。然而，这项研究的证据不够有力，因为只有 14 名产妇有持续的隐匿性 OASIs。与此相反，一项针对 752 名妇女的随机试验发现，经直肠超声可提高 OASIs 的诊断率。此外，及时修复降低了之后严重大便失禁的发生率（Faltin，2005）。在这项研究中，没有明显 OASIs 临床征象的产妇产后在产房内即刻检查，被随机分配行 / 不行经直肠超声检查。当超声识别出隐匿性 OASIs 时，再次检查会阴并修复括约肌（图 20-5）。产后 3 个月和 1 年，接受经直肠超声检查的女性比未接受超声检查的女性出现严重的大便失禁更少。要预防 1 例严重的大便失禁需要行 29 次超声评估。

无论如何，产科医生必须确保在阴道分娩后对会

表 20-3　会阴创伤高危因素

表 20-3　会阴创伤高危因素
初产妇
会阴正中切开术
亚洲或印度人
高龄产妇
新生儿体重＞ 4 kg
OVD
第二产程延长
枕后位

Data from Benavides，2005；Burrell，2015；Ponkey，2003；Royal College of Obstetricians and Gynaecologists，2007.

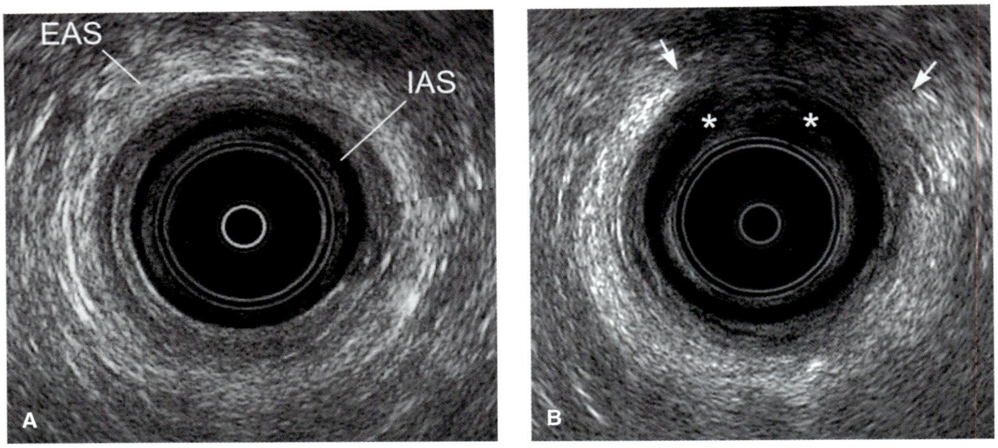

图 20-5 经直肠超声检查。A. 正常的肛门内括约肌（IAS）和肛门外括约肌（EAS）应为完整环形。B. 在这张超声图中，IAS（星号）和 EAS（箭头）有缺损。（Used with permission from Dr. Marlene Corton.）

阴、阴道后壁和直肠进行充分检查。对于不清楚或疑难的病例，可咨询泌尿科、妇科医生。

■ 手术修复

一旦确定了 OASIs，包括直肠的仔细检查对于确定其完整程度至关重要。如 329 页所述，良好的产妇镇痛、理想的照明、得力协助、经验丰富的外科医生、便于组织牵引的和清理术野中血液的器械都是理想情况。如果不可获得，则应延迟修复、压迫出血点并完善准备。如果损伤严重或产房条件不理想，医务人员也可将产妇转运到手术室。

普通的阴道分娩后，立即母婴接触是可以理解的。然而，产妇短期裂伤出血和 OASIs 的潜在远期后遗症可能是显著的。因此，即时、长时间的结合通常延迟。

如果发现直肠四度裂伤，应首先修复直肠黏膜。这种黏膜边缘愈合很快，但直肠定植的细菌十分丰富。因此，首选 2-0 至 4-0 可吸收单丝缝线。图 20-6 所示为连续非锁边对合直肠黏膜。值得注意的是，针应带起较多的内层黏膜组织，以保证完善修复裂伤边缘。

接下来，修复肛门内括约肌（IAS）。IAS 是增厚的环形平滑肌，据肛管远端 3 ~ 4 cm 环绕。一般地，它保持收缩以提供肛管静息压力的 70% ~ 85%。因此，IAS 在很大程度上有助于在休息时保持大便控制。IAS 是白色的一薄层，可以用 3-0 或 4-0 连续非锁边缝合进行修复。同样，单丝缝线可能是首选（图 20-7）（Fareell，2012；Fernando，2006；Rygh，2010）。

肛门外括约肌（EAS）约 2 cm 厚，3 ~ 4 cm 长，由环绕肛管远端的横纹肌组成。这一解剖结构允许肌

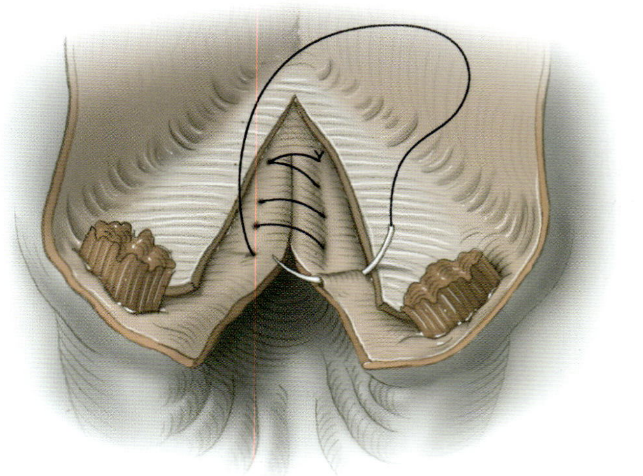

图 20-6 四度裂伤后直肠黏膜的修复。黏膜从裂伤的顶点开始用迅速可吸收缝线以连续非锁边缝合。

肉强直，但也可自主收缩来保证控制。它与肛提肌中的耻骨直肠肌一起发挥作用（第三章，38 页）。

两种常见的 EAS 修复方法是端对端和重叠修复法。几项研究比较了二者，Fernando 等（2013）总结了包括 588 名妇女在内的 6 项随机试验。这些研究者报告了这两种 EAS 修复方法对会阴疼痛、性交困难和肛门失禁的效果。他们发现修复后 1 年的会阴疼痛、性交困难或肛门失禁的发生率没有差异。他们还发现重叠修复后大便急迫发生率和肛门失禁评分较低。重叠修复也与肛门失禁在分娩 1 年后恶化的低风险相关。然而，到分娩后 3 年时，两组患者的肛门失禁、大便失禁概率，或生活质量无差异。因此，OASIs 后 EAS 的重叠修复可能会带来一些短期获益，

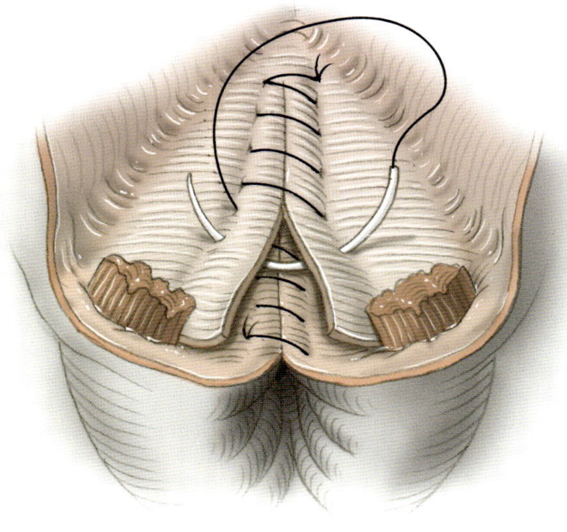

图 20-7　肛门内括约肌（IAS）的修复。连续非锁边缝合 IAS。

但长期获益还不确定。因此，临床医生可以选择其中一种方法，二者均在下文详述。

端对端 EAS 修复

简要来说，这种筋膜缝合法包绕 EAS 柱，缝线位于后方，前方、上方、下方（图 20-8）。另外，以“8”字直接缝合裂伤的 EAS 肌纤维。

首先应确定两侧的 EAS 的断端。通常情况下，它们可能会回缩到 3 点和 9 点的位置，并且可以使用 Allis 钳夹住被撕裂的肌肉断端。筋膜缝合需包含四周筋膜和少量临近的括约肌。使用的 2-0 或 3-0 延迟可吸收缝线可保持适当的拉伸强度以对合组织、等待愈合。值得注意的是，缝合的强度是通过对合筋膜而非横纹肌实现的，因此应至少在每一侧使用间断或“8”字缝合至距筋膜 1 cm 处。

先缝合后方的一针时筋膜鞘更易于闭合。第二针随后在下方 6 点钟方向。随后括约肌纤维被“8”字缝合。最后，在括约肌柱的前方和上方各缝一针关闭筋膜的其余部分。所有 3a 和 3b 级 OASIs 都采用这种端对端法修复。

重叠式 EAS 修复

与端对端法类似，第一步是识别双侧肌肉的收缩端。只有当 EAS 全长和全层被破坏时，才使用重叠修复法。识别出括约肌末端后，则将其与相邻筋膜充分分离，使两端重叠约 1.5 cm。两肌肉断端以“背带裤”技术缝合。尽管有生理性纤维回缩和缩短，其仍能保证肌肉对合（图 20-9）。肌肉断端重叠后，褥式缝合 4 ～ 6 次。一条单独缝线穿过重叠的括约肌，自浅至深，再自深至浅移动然后打结。在褥式缝合时，

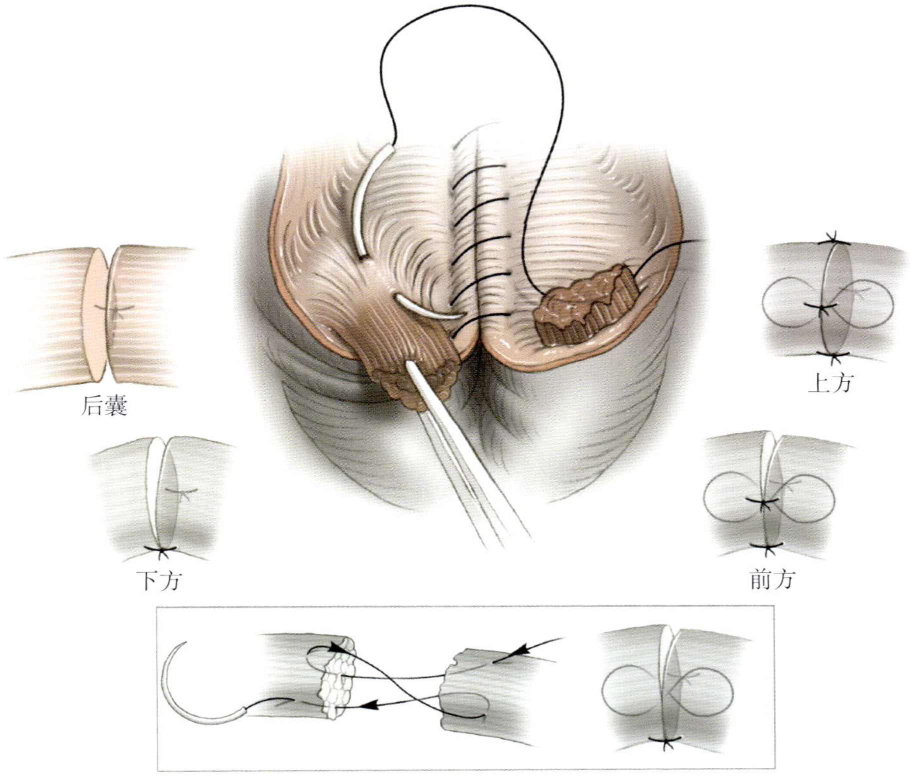

图 20-8　端对端肛门外括约肌（EAS）修复法。识别 EAS 肌和周围筋膜的撕裂端。在 EAS 四周穿 4 ～ 6 条缝线，包括相邻的筋膜和少量肌肉。第一条缝线置于后部，以保证充分暴露。另一条缝线则放在 6 点位置的下方。随后“8”字缝合括约肌纤维。最后，在括约肌柱的前方和上方各缝一针关闭筋膜的其余部分。

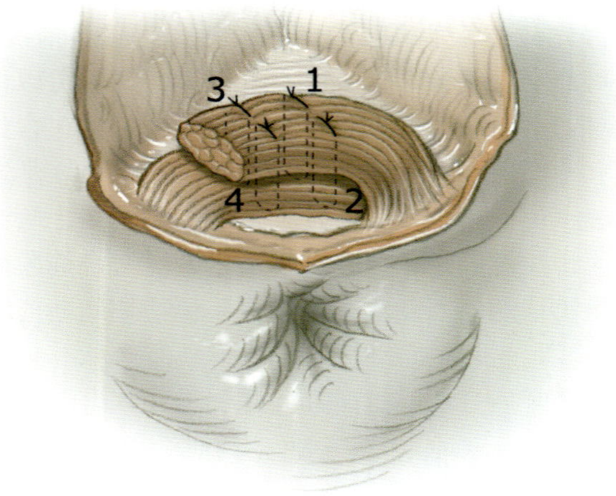

图 20-9 肛门外括约肌的重叠修复。撕裂的肌肉的两端游离并相互重叠 1.5 cm，并以背带裤式缝合，以调节括约肌收缩。末端重叠后，4 ～ 6 条褥式缝线按数字 1 ～ 4 顺序依次褥式缝合。一条单独的缝线先自浅至深穿过重叠的括约肌，然后自深至浅穿出并打结。

应先缝合外侧，然后是近端，再后是远端，在缝合中部时也是如此。与端对端修复一样，可选用 2-0 或 3-0 延迟可吸收线。

一旦 EAS 通过任何一种方法进行修复，该区域应充分加压灌洗，以尽量减小细菌负荷。其余的修复方法与 332 页所示的会阴正中切开术相同。

术后处理

很少有循证指南指导 OASIs 产妇的产后管理。我们认为会阴护理是伤口愈合的重要因素。因此，我们鼓励女性用淋浴头或装满温水的喷壶轻柔地清洗会阴和肛门。这样的会阴清洁应在产后 7 ～ 10 天内每天进行 2 ～ 3 次，每次排便后需进行。如果产妇喜欢，亦可盆浴或在浴缸中坐浴。理想的大便软硬程度尚不清楚且有争议。稀便可能会在在缝合层次之间渗漏，而硬便可能在排出时破坏缝线。因此，介于二者之间可能是最好的。

最后，基于一项试验，我们建议对这些患者预防性使用抗生素。该研究评估了 OASIs 产妇服用安慰剂或单次预防剂量的第二代头孢唑啉时会阴伤口并发症发生的差异。产后两周，抗生素组有 8% 的产妇，安慰剂组有 24% 的产妇出现伤口裂开和脓性分泌物（Buppasiri，2014）。

■ 预防 OASIs

在努力预防 OASIs 的过程中，临床医师认定了理想情况下每位产妇可改变的风险因素，并制定了对应这些风险因素的分娩计划。表 20-3 回顾了 OASIs 已知的风险因素。对于具有不可改变风险的产妇来说，产前护理包括讨论和分娩计划，以在理想情况下减少额外的风险。

一些学者主张在产前行会阴体按摩，以增加其伸展性，从而减少会阴创伤。按摩需使用润滑剂，将拇指和示指、中指相对，捏住会阴中线，然后反复将会阴向外和横向拉伸。上述动作可每天进行，或每周行 3 ～ 4 次，每次 4 ～ 10 min。

这一方法的证据来自对包括 2 497 名妇女的 4 项试验的系统回顾。Beckmann 等（2013）评估了产前会阴按摩对分娩时会阴损伤发生率和随后并发症发生率的影响。在按摩组和常规护理组之间，一 / 二度裂伤与三 / 四度裂伤的发生率没有差异。按摩降低了 9% 的需产后缝合的会阴裂伤，但仅限初产妇。按摩组的会阴切开率降低了 16%，解释了会阴裂伤的减少。会阴切开率降低的原因尚不清楚，可能继发于按摩引起的组织改变，或因为有混杂变量，如患者动机或会阴切开和会阴裂伤的教育。据计算，15（范围为 10 ～ 36）例妇女需要产前会阴按摩，以预防 1 例需要缝合的会阴裂伤。按摩也减少了会阴疼痛，但仅限于经产妇。综上所述，尽管获益可能不如预期多，但产前会阴按摩可能有助于激发产力。

另一种方法是，一些人在产时进行会阴按摩，以扩大胎头途经产道的入口。这方面的证据有限，在得到产时应用的会阴保护效果的结果时也有混杂因素（Geranmayeh，2012；Mei-Dan，2008；Stamp，2001）。

■ OASIs 的并发症

肛门失禁

它指非主动的排气、液体或固体粪便排出，其可导致精神痛苦和生活质量下降。患者可能因尴尬而不及时就诊。具体来说，Johanson 等（1996）指出，1/3 大便失禁的患者没有与医疗保健者提及该症状。在肛门失禁的病因中，OASIs 是女性最重要和可干预的危险因素，其影响了 40% 的产后妇女（Haylen，2010）。通过初步的 OASIs 检测和修复，60% ～ 80% 的妇女在受伤 1 年后症状消失（Royal College of Obstetricians and Gynaecologists，2007）。OASIs 后肛门失禁的社会成本也很高。1999 年的一项研究调查了 OASI 后肛门失禁的长期费用，报告平均每位患者花费 17 166 美元，评估和随访费用为 65 412 美元（Mellgren，1999）。

疼痛

会阴疼痛和性交困难在 OASIs 后很常见，可影响高达 50% 的会阴裂伤女性。此外，疼痛可能会限制母亲照顾新生儿的能力（Haadem，1987、1990；Lewicky Gaupp，2015；Sleep，1991；Sultan，1994）。如 329 页所述，连续缝合而非间断缝合修复 OASI 可减轻疼痛。同时，产前会阴按摩可以减轻产后疼痛。然而，这一优势仅在经产妇中有所体现（Beckmann，2013）。

瘘

直肠阴道瘘是 OASIs 少见的并发症。四度裂伤后的发生率低于 3%（Rogers，2007）。产科直肠阴道瘘的两个最常见的病因是未识别分娩时裂伤程度或感染相关的伤口裂开。因此，包括了直肠检查的产时彻底检查是必要的，以确定 OASIs 患者的直肠黏膜完整性。

伤口裂开和伤口感染

为了避免这些并发症，几位作者最近明确了会阴伤口并发症的几个危险因素。Stock 等（2013）通过对 OASIs 患者的大规模回顾性分析，得出伤口并发症的高危因素包括：吸烟、体重指数增加、四度裂伤和 OVD。类似地，一个回顾性的病例系列报告的高危因素有：第二产程时长、OVD、会阴中外侧切开术、三度或四度裂伤以及胎粪污染羊水（Williams，2006）。值得注意的是，在 Williams 的分析中，会阴切开术被认为是会阴伤口并发症的高危因素，但在 Stock 的分析中则没有。在 Lewicky-Gaupp 等对 OASIs 妇女进行的大型前瞻性队列研究（2015）中，OVD 再次被认定为伤口并发症的高危因素。尽管会阴切开术是会阴裂伤的高危因素，但目前的证据尚不清楚会阴切开术是否也是产后会阴裂伤并发症的高危因素。

在特定的并发症中，会阴伤口裂开很少见，仅发生于 0.1% ~ 4.6% 的产妇。会阴伤口裂开通常预示着合并感染（Goldaber，1993；Homsi，1994；Ramin，1994）。事实上，会阴愈合的一个评估模型是 REEDA（红、肿、瘀斑、排液和对合）模型，将裂开作为伤口感染的潜在征象。因为这两者密切相关，所以对二者的管理下文一同讨论。

修复时机。近几年来，会阴伤口裂开的修复时机发生了变化。在 20 世纪 80 年代之前，分开的伤口的再吻合需延迟 3 ~ 4 个月，才能保证感染和炎症的清除和新鲜组织的长入，从而减少手术失败（Mattingly，1985）。然而，这项手术的优势需与暂时的性功能受损和大小便控制功能障碍权衡。

指导这一时机的证据有限。一篇 Cochrane 综述评价了二度、三度或四度会阴裂伤早期修复和二次修复间的效果（Dudley，2013）。不幸的是，其仅包括了一项对 17 名妇女的试验（Christensen，1994）。结论为手术治疗会阴裂伤是可行的，然而，获益和风险的明确证据尚不清楚。

一些作者发表了病例系列文章，描述了他们早期修复会阴伤口裂开的方法及其成功率（Arona，1995；Hankins，1990；Ramin，1992）。这些修复虽称为“早期”，但并不是立即修复，其需要在修复前进行伤口准备，通常为 6 ~ 7 天。随后重点介绍了此类早期修复的几个关键步骤。

术前管理。一旦发现伤口裂开，应仔细检查伤口是否有感染征象。Ramin 等（1992）报道，在一组会阴伤口裂开的妇女中，最常见的感染症状是疼痛（65%）、脓性分泌物（65%）和发热（15%）。如前所述，感染通常出现在这些伤口中。因此，术前应使用抗生素，大多数建议肠外给药。我们通常推荐覆盖革兰氏阴性杆菌和厌氧菌的广谱抗生素。对于较轻的感染，可以在门诊口服抗生素治疗（Arona，1995）。敞开剩余伤口，取出残留的缝线，对感染组织行清创术。初次清创多在手术室中充分麻醉下进行。随后的日常伤口护理包括擦洗、冲洗和对伤口进行锐器清创，并同样需要充分镇痛。尽管作者建议如果累及直肠黏膜，在二次缝合前要进行机械性肠道准备，但在妇科其他领域和外科文献中其实用性受到质疑。目前，还没有基于此建议的数据。因此，我们不建议对这些患者进行肠道准备。

术中处理。一旦伤口表面不再渗出，并覆盖粉红色的肉芽组织，就可以进行二次修复。术前给予预防性广谱抗生素。手术清创应直到各层都为新鲜组织。

重要的是，EAS 的撕裂端往往会收缩，因此应正确识别和牵拉 EAS 附近的纤维组织。这使得各层组织无张力对合。

手术步骤与初次修复步骤相同。值得注意的是，我们倾向于采用重叠法进行二次 EAS 修复。这是因为一些数据显示，至少在 1 年内，重叠修复法可能与低肛门失禁发生率相关。

术后处理

这仿照了 334 页所述的初次缝合后的处理。我们还通常在缝合后 7 ～ 10 天内给予口服广谱抗生素，如氨苄西林联合克拉维酸盐（Augmentin）或环丙沙星（Cipro）加甲硝唑（Flagyl）方案。然而，没有同行评议的文献对这一处理提出指导意见。

结局。在 94% ～ 100% 的患者中，早期的会阴伤口裂开再缝合被认为是“成功的”。成功被定义为愈合良好的裂口和排气、排便能力的恢复。Hankins 和 Arona 都报道了直肠阴道瘘的病例。其中两例成功地用直肠前移皮瓣修复，另一个瘘自行愈合。在这些病例中，5% ～ 10% 的女性出现性交困难。

OASIs 后的分娩

既往 OASIs 的妇女在随后的分娩过程中，会被告知 OASIs 复发的风险更高。例如，在一项对近 64 万妇女的研究中，与初次分娩时没有 OASIs 的妇女相比，初次分娩时出现 OASIs 的妇女发生严重裂伤的风险高 5 倍（7.2% vs. 1.3%）（Edozien，2014）。这一结果被其他研究者支持（Baghestan，2012；Elfaghi，2004；Jang，2014；Spydslaug，2005）。

因此，如果女性选择继续阴道分娩，应在分娩前考虑其他 OASIs 的高危因素，如 OVD（尤其是使用产钳）、胎儿枕后位和会阴正中切开术，并与患者讨论。医务人员和患者可以共同针对每个风险因素制定明确的指导方向、预期和处理策略。例如，一些既往患 OASIs 的妇女可能会选择阴道分娩，但会偏离计划，以避免会阴切开。

英国 70% 的结直肠外科医生和 22% 的妇产科医生报道，他们建议选择择期剖宫产，以防止有 OASIs 病史的产妇出现肛门失禁（Fernando，2002）。一项对有 OASIs 病史的产妇进行择期剖宫产评估的决策分析发现，2.3 例择期剖宫产可预防 1 例肛门失禁，而且这项决策仅使择期剖宫产率增加不到 2%（McKenna，2003）。他们报告了择期剖宫产的产妇并发症发生率为 11%，而阴道分娩的并发症发生率为 4%。然而，永久性肛门失禁的患病率为 44%。因此，医务人员和患者应仔细讨论风险和获益。初次分娩后出现暂时性肛门失禁的妇女有 1/6 的可能性在下次分娩后出现长期肛门失禁（Elfaghi，2004；Hannah，2004）。

总结

会阴裂伤，无论是自发性的还是医源性的，都在阴道分娩中很常见。大多数一度和二度裂伤较易愈合，后遗症很少。相反，三度和四度裂伤与严重的长短期并发症相关。这些重度损伤也是肛门失禁的主要高危因素。因此，产科医生应努力识别产妇高危因素并相应地调整分娩方式，最大限度地降低每位产妇患 OASIs 的风险。此外，患者的讨论和咨询最好在孕早期就开始，这样她们就可以充分了解各种产时干预的风险和益处。最后，如果确实发生会阴裂伤，手术目标是理想的修复和减少并发症。

（张　晗 译，王学举 校）

参考文献

Abramowitz L, Sobhani I, Ganasia R, et al: Are sphincter defects the cause of anal incontinence after vaginal delivery? Results of a prospective study. Dis Colon Rectum 43:590, 2000

American College of Obstetricians and Gynecologists: Episiotomy. Practice Bulletin No. 71, April 2006, Reaffirmed 2015

Andrews V, Sultan AH, Thakar R, et al: Occult anal sphincter injuries—myth or reality? BJOG 113:195, 2006

Arona AJ, Al-Marayati L, Grimes DA, et al: Perineal lacerations after outpatient wound preparation. Obstet Gynecol 86:294, 1995

Baghestan E, Irgens LM, Bordahl PE, et al: Risk of recurrence and subsequent delivery after obstetric anal sphincter injuries. BJOG 119:62, 2012

Beckmann MM, Stock OM: Antenatal perineal massage for reducing perineal trauma. Cochrane Database Syst Rev 4:CD005123, 2013

Belmonte-Montes C, Hagerman G, Vega-Yepez PA, et al: Anal sphincter injury after vaginal delivery in primiparous females. Dis Colon Rectum 44(9):1244, 2001

Benavides L, Wu JM, Hundley AF, et al: The impact of occiput posterior fetal head position on the risk of anal sphincter injury in forceps-assisted vaginal deliveries. Am J Obstet Gynecol 192:1702, 2005

Bharucha AE, Prichard D: Mediolateral episiotomy significantly reduces the risk of obstetric-associated anal sphincter injury (OASIS) in women who deliver via vacuum extraction. Evid Based Med 19(4):155, 2014

Bofill JA, Rust OA, Schorr SJ, et al: A randomized prospective trial of the obstetric forceps versus the M-cup vacuum extractor. Am J Obstet Gynecol 175:1325, 1996

Bradley MS, Kaminski RJ, Streitman DC, et al: Effect of rotation on perineal lacerations in forceps-assisted vaginal deliveries. Obstet Gynecol 122:132, 2013

Bromberg MH: Presumptive maternal benefits of routine episiotomy. A literature review. J Nurse Midwifery 31:121, 1986

Buppasiri P, Lumbiganon P, Thinkhamrop J, et al: Antibiotic prophylaxis for third and fourth degree perineal tear during vaginal childbirth. Cochrane Database Syst Rev 10:CD005125, 2014

Burrell M, Dilgir S, Patton V, et al: Risk factors for obstetric anal sphincter injuries and postpartum anal and urinary incontinence: a case-control trial. Int Urogynecol J 26:383, 2015

Carroli G, Mignini L: Episiotomy for vaginal birth. Cochrane Database Syst Rev 1:CD000081, 2009

Chaliha C, Sultan AH, Kalia V, et al: Anal function: effect of pregnancy and delivery. Am J Obstet Gynecol 185:427, 2001

Christensen S, Andersen G, Detlefsen GU, et al: [Treatment of episiotomy wound infections. Incision and drainage versus incision, curettage and sutures under antibiotic cover; a randomized trial]. [Danish]. Ugesk Laeger 156(34):4829, 1994

Coats PM, Chan KK, Wilkins M, et al: A comparison between midline and mediolateral episiotomies. BJOG 87:408, 1980

DeLee J: The prophylactic forceps operation. Am J Obstet Gynecol 1:34, 1920
de Leeuw JW, de Wit C, Kuijken JP, et al: Mediolateral episiotomy reduces the risk for anal sphincter injury during operative vaginal delivery. BJOG 115:104, 2008
de Vogel J, van der Leeuw-van Beek A, Gietelink D, et al: The effect of a mediolateral episiotomy during operative vaginal delivery on the risk of developing obstetrical anal sphincter injuries. Am J Obstet Gynecol 206:404.e1, 2012
Dudley LM, Kettle C, Ismail KM: Secondary suturing compared to non-suturing for broken down perineal wounds following childbirth. Cochrane Database Syst Rev 9:CD008977, 2013
Eddy A: Litigating and quantifying maternal damage following childbirth. Clin Risk 5(5):178, 1999
Edozien LC, Gurol-Urganci I, Cromwell DA, et al: Impact of third and fourth degree perineal tears at first birth on subsequent pregnancy outcomes: a cohort study. BJOG 121:1695, 2014
Elfaghi I, Johansson-Ernste B, Rydhstroem H: Rupture of the sphincter ani: the recurrence rate in second delivery. BJOG 111:1361, 2004
Eogan M, Daly L, O'Connell PR, et al: Does the angle of episiotomy affect the incidence of anal sphincter injury? BJOG 113:190, 2006
Evers EC, Blomquist JL, McDermott KC, et al: Obstetrical anal sphincter laceration and anal incontinence 5–10 years after childbirth. Am J Obstet Gynecol 207:425.e1, 2012
Faltin DL, Boulvain M, Floris LA, et al: Diagnosis of anal sphincter tears to prevent fecal incontinence: a randomized controlled trial. Obstet Gynecol 106:6, 2005
Faltin D, Boulvain M, Irion O, et al: Diagnosis of anal sphincter tears by postpartum endosonography to predict fecal incontinence. Obstet Gynecol 95(5):643, 2000
Farrell SA, Flowerdew G, Gilmour D, et al: Overlapping compared with end-to-end repair of complete third-degree or fourth- degree obstetric tears: three-year follow-up of a randomized controlled trial. Obstet Gynecol 120(4):803, 2012
Faruel-Fosse H, Vendittelli F: [Can we reduce the episiotomy rate?]. [French]. J Gynecol Obstet Biol Reprod (Paris) 35:1S68, 2006
Fenner DE, Genberg B, Brahma P, et al: Fecal and urinary incontinence after vaginal delivery with anal sphincter disruption in an obstetric unit in the United States. Am J Obstet Gynecol 189:1543, 2003
Fernando RJ, Sultan AH, Kettle C, et al: Methods of repair of obstetric anal sphincter injury. Cochrane Database Syst Rev 12:CD002866, 2013
Fernando RJ, Sultan AH, Kettle C, et al: Repair techniques for obstetric anal sphincter injuries: a randomized controlled trial. Obstet Gynecol 107(6):1261, 2006
Fernando RJ, Sultan AH, Radley S, et al: Management of obstetric anal sphincter injury: a systematic review & national practice survey. BMC Health Serv Res 13:2, 2002
Fodstad K, Staff AC, Laine K: Effect of different episiotomy techniques on perineal pain and sexual activity 3 months after delivery. Int Urogynecol J 25:1629, 2014
Frankman EA, Wang L, Bunker CH, et al: Episiotomy in the United States: has anything changed? Am J Obstet Gynecol 200:573.e1, 2009
Friedman AM, Ananth CV, Prendergast E, et al: Variation in and factors associated with use of episiotomy. JAMA 313:197, 2015
Frudinger A, Ballon M, Taylor SA, et al: The natural history of clinically unrecognized anal sphincter tears over 10 years after first vaginal delivery. Obstet Gynecol 111:1058, 2008
Geranmayeh M, Rezaei Habibabadi Z, et al: Reducing perineal trauma through perineal massage with vaseline in second stage of labor. Arch Gynecol Obstet 285(1):77, 2012
Gerrits DD, Brand R, Gravenhorst JB: The use of an episiotomy in relation to the professional education of the delivery attendant. Eur J Obstet Gynecol Reprod Biol 56:103, 1994
Glazener CMA, Abdalla M, Stroud P, et al: Postnatal maternal morbidity: extent, causes, prevention and treatment. BJOG 102:286, 1995
Goldaber KG, Wendel PJ, McIntire DD, et al: Postpartum perineal morbidity after fourth degree perineal repair. Am J Obstet Gynecol 168:489, 1993
Gonzalez-Díaz E, Moreno Cea L, Fernández Corona A: Trigonometric characteristics of episiotomy and risks for obstetric anal sphincter injuries in operative vaginal delivery. Int Urogynecol J 26:235, 2015
Gupta JK, Hofmeyr GJ: Position in the second stage of labour for women without epidural anaesthesia. Cochrane Database System Rev 5:CD002006, 2012
Haadem K, Dahlstrom JA, Ling L, et al: Anal sphincter function after delivery rupture. Obstet Gynecol 70(1):53, 1987
Haadem K, Dahlstrom JA, Lingman G: Anal sphincter function after delivery: a prospective study in women with sphincter rupture and controls. Eur J Obstet Gynecol Reprod Biol 35(1):7, 1990
Handa VL, Blomquist JL, McDermott KC, et al: Pelvic floor disorders after vaginal birth: effect of episiotomy, perineal laceration, and operative birth. Obstet Gynecol 119(2 Pt 1):233, 2012
Hankins GD, Hauth JC, Gilstrap LC III, et al: Early repair of episiotomy dehiscence. Obstet Gynecol 75:48, 1990
Hannah ME, Whyte H, Hannah WJ, et al: Maternal outcomes at 2 years after planned cesarean section versus planned vaginal birth for breech presentation at term: the international randomized Term Breech Trial. Am J Obstet Gynecol 191:917, 2004
Haylen BT, de Ridder D, Freeman RM, et al: An International Urogynecological Association (IUGA)/International Continence Society (ICS) joint report on the terminology for female pelvic floor dysfunction. Int Urogynecol J 21(1):5, 2010
Hirsch E, Haney EI, Gordon TE, et al: Reducing high-order perineal laceration during operative vaginal delivery. Am J Obstet Gynecol 198(6):668.e1, 2008
Homsi R, Daikoku NH, Littlejohn J, et al: Episiotomy: risks of dehiscence and rectovaginal fistula. Obstet Gynecol Surv 49(12)803, 1994
Howden NL, Weber AM, Meyn LA: Episiotomy use among residents and faculty compared with private practitioners. Obstet Gynecol 103:114, 2004
Hueston WJ: Factors associated with the use of episiotomy during vaginal delivery. Obstet Gynecol 87:1001, 1996
Jangö H, Langhoff-Roos J, Rosthøj S, et al: Modifiable risk factors of obstetric anal sphincter injury in primiparous women: a population based cohort study. Am J Obstet Gynecol 210:59.e1, 2014
Jha S, Sultan AH: Obstetric anal sphincter injury: the changing landscape. BJOG 122(7):931, 2015
Johanson JF, Lafferty J: Epidemiology of faecal incontinence: the silent affliction. Am J Gastroenterol 91:33, 1996
Johnson JH, Figueroa R, Garry D, et al: Immediate maternal and neonatal effects of forceps and vacuum-assisted deliveries. Obstet Gynecol 103:513, 2004
Kalis V, Laine K, de Leeuw JW, et al: Classification of episiotomy: towards a standardisation of terminology. BJOG 119(5):522, 2012
Karbanova J, Rusavy Z, Betincova L, et al: Clinical evaluation of early postpartum pain and healing outcomes after mediolateral versus lateral episiotomy. Int J Gynaecol Obstet 127(2):152, 2014a
Karbanova J, Rusavy Z, Betincova L, et al: Clinical evaluation of peripartum outcomes of mediolateral versus lateral episiotomy. Int J Gynaecol Obstet 124(1):72, 2014b
Kettle C, Dowswell T, Ismail KMK. Continuous and interrupted suturing techniques for repair of episiotomy or second-degree tears. Cochrane Database Syst Rev 11:CD000947, 2012
Kitzinger S (ed): Episiotomy: Physical and Emotional Aspects. London, National Childbirth Trust, 1981
Koelbl H, Nitti V, Baessler K, et al: Pathophysiology of urinary incontinence, faecal incontinence and pelvic organ prolapse. In Abrams P, Cardozo L, Khoury, et al (eds): Incontinence, 4th ed. Plymouth, Health Publication Ltd, 2009, p 293
Lewicky-Gaupp C, Leader-Cramer A, Johnson LL, et al: Wound complications after obstetric anal sphincter injuries. Obstet Gynecol 125(5):1088, 2015
Low LK, Seng JS, Murtland TL, et al: Clinician specific episiotomy rates: impact on perineal outcomes. J Midwifery Womens Health 45:87, 2000
Main EK: New perinatal quality measures from the National Quality Forum, the Joint Commission and the Leapfrog Group. Curr Opin Obstet Gynecol 21(6):532, 2009
Mattingly RF, Thompson JD: Anal incontinence and rectovaginal fistulas. In Mattingly RF, Thompson JD (eds), TeLinde's Operative Gynecology, 6th ed. Philadelphia, JB Lippincott, 1985
McKenna DS, Ester JB, Fischer JR: Elective cesarean delivery for women with a previous anal sphincter rupture. Am J Obstet Gynecol 189:1251, 2003
Mei-dan E, Walfisch A, Raz I, et al: Perineal massage during pregnancy: a prospective controlled trial. Isr Med Assoc J 10(7):499, 2008
Mellgren A, Jensen LL, Zetterstrom JP, et al: Long-term cost of fecal incontinence secondary to obstetric injuries. Dis Colon Rectum 42:857, 1999
National Health Service Litigation Authority: Ten years of maternity claims: an analysis of NHS Litigation Authority data. London, NHS Litigation Authority, 2012
Newman MG, Lindsay MK, Graves W: The effect of epidural analgesia on rates of episiotomy use and episiotomy extension in an inner-city hospital. J Matern Fetal Med 10:97, 2001
Nordenstam J, Mellgren A, Altman D, et al: Immediate or delayed repair of obstetric anal sphincter tears—a randomised controlled trial. BJOG 115(7):857, 2008
Ould F: A Treatise of Midwifery. Dublin, O. Nelson & C. Connor, 1742
Ponkey SE, Cohen AP, Heffner LJ, et al: Persistent fetal occiput posterior position: obstetric outcomes. Obstet Gynecol 101:915, 2003
Ramin SM, Gilstrap LC III: Episiotomy and early repair of dehiscence. Clin Obstet Gynecol 37(4):816, 1994
Ramin SM, Ramus RM, Little BB, et al: Early repair of episiotomy dehiscence associated with infection. Am J Obstet Gynecol 167:1104, 1992

Räisänen S, Vehviläinen-Julkunen K, Cartwright R, et al: Vacuum-assisted deliveries and the risk of obstetric anal sphincter injuries—a retrospective register-based study in Finland. BJOG 119:1370, 2012
Richter HE, Nager CW, Burgio KL, et al: Incidence and predictors of anal incontinence after obstetric anal sphincter injury in primiparous women. Female Pelvic Med Reconstr Surg 21(4):182, 2015
Robinson JN, Norwitz ER, Cohen AP, et al: Predictors of episiotomy use at first spontaneous vaginal delivery. Obstet Gynecol 96:214, 2000
Rogers RG, Fenner DE: Rectovaginal fistulas. In Sultan AH, Thakar R, Fenner DE (eds): Perineal and Anal Sphincter Trauma. London, Springer, 2007, p 168
Royal College of Obstetricians and Gynaecologists: Management of third and fourth degree perineal tears following vaginal delivery. Guideline No 29. London, RCOG, 2007
Rygh AB, Korner H: The overlap technique versus end-to-end approximation technique for primary repair of obstetric anal sphincter rupture: a randomized controlled study. Acta Obstet Gynecol Scand 89(10):1256, 2010
Sagi-Dain L, Sagi S: Morbidity associated with episiotomy in vacuum delivery: a systematic review and meta-analysis. BJOG 122:1073, 2015
Sleep J: Perineal care: a series of five randomised controlled trials. In Robinson S, Thompson A (eds): Midwives, Research and Childbirth, Vol 2. London, Chapman and Hall, 1991
Spydslaug A, Trogstad LI, Skrondal A, et al: Recurrent risk of anal sphincter laceration among women with vaginal deliveries. Obstet Gynecol 105:307, 2005
Stamp G, Kruzins G, Crowther C: Perineal massage in labour and prevention of perineal trauma: randomised controlled trial. BMJ 322(7297):1277, 2001
Stedenfeldt M, Pirhonen J, Blix E, et al: Episiotomy characteristics and risks for obstetric anal sphincter injuries: a case-control study. BJOG 119:724, 2012
Stock L, Basham E, Gossett DR, et al: Factors associated with wound complications in women with obstetric anal sphincter injuries (OASIS). Am J Obstet Gynecol 208:327.e1, 2013
Sultan AH, Kamm MA, Hudson CN: Obstetric perineal trauma: an audit of training. J Obstet Gynaecol 15:19, 1995
Sultan AH, Kamm MA, Hudson CN, et al: Third degree obstetric anal sphincter tears: risk factors and outcome of primary repair. BMJ 308:887, 1994
Sultan AH, Kamm MA, Hudson CN, et al: Anal sphincter disruption during vaginal delivery. N Engl J Med 329:1905, 1993
Taliaferro RM: Rigidity of soft parts: delivery effected by incision in the perineum. Stethoscope Va Med Gazette 2:383, 1852
Tetzschner T, Sorenson M, Lose G, et al: Anal and urinary incontinence in women with obstetric anal sphincter rupture. BJOG 103:1034, 1996
Thacker SB, Banta HD: Benefits and risks of episiotomy: an interpretive review of the English language literature, 1860–1980. Obstet Gynecol Surv 38:322, 1983
Thompson DJ: No episiotomy? Aust N Z J Obstet Gynaecol 27:18, 1987
Uustal Fornell EK, Berg G, Hallbook O, et al: Clinical consequence of anal sphincter rupture during vaginal delivery. J Am Coll Surg 183:553, 1996
Webb DA, Culhane J: Hospital variation in episiotomy use and the risk of perineal trauma during childbirth. Birth 29:132, 2002
Weber AM, Meyn L: Episiotomy use in the United States 1979–1997. Obstet Gynecol 100(6):1177, 2002
Williams MK, Chames MC: Risk factors for the breakdown of perineal laceration repair after vaginal delivery. Am J Obstet Gynecol 195:7559, 2006
Zetterstrom J, Mellgren A, Jensen LJ, et al: Effect of delivery on anal sphincter morphology and function. Dis Colon Rectum 42:1253, 1999
Zuspan FP, Quilligan EJ (eds): Management of delivery trauma. In Douglas-Stromme Operative Obstetrics, 5th ed. East Norwalk, Appleton & Lange, 1988, p 540

第二十一章

臀位阴道分娩

距比较孕妇足月臀位阴道分娩和剖宫产分娩的最大的随机对照研究——足月臀位分娩试验发表已超过15年（Hannah，2000）。这个研究涉及26个国家的121个中心。该研究为现有分娩的处理提供了许多核心的原则。作者认为计划剖宫产分娩是胎儿臀位的产妇最安全的处理方式，可将新生儿并发症发生率及死亡率降至最低。该研究同时发现两种分娩方式的母体并发症发生率没有区别。显然，他们并不认为腹部切口和子宫切开是一种病理损伤。

这个章节的目的并不是对足月臀位分娩试验的结果或解释进行批判，当然已经有人批判过了（Glezerman，2006；Hauth，2002；Keirse，2002；Kotaska，2004）。但是并不是所有臀先露的胎儿都需要剖宫产。在上述研究开始后，有几个中心就臀位自然分娩的满意度进行了记录。也就是说，在护理人员具备一定知识技能和判断能力的情况下，是可以达到无创伤臀位阴道分娩的。本章我们提出了一个保守的方案，来帮助足月的、适合阴道分娩的患者，同时注重助产技术，以得到最好的结果。

大部分臀位阴道分娩报告的焦点都在选择和结局上，鲜有对技术的探讨。回顾过去100年的产科手册及教科书，它们对正确的臀位阴道分娩技术意见并不统一（Yeomans，2012）。本章根据既往的研究及临床实践总结出了一个观点。然而，几乎在每一个技术问题上都可能存在分歧。

即使读者并没有打算以后从事臀位阴道分娩的工作，本章的内容依旧有用，它描述的很多技术可以应用在臀先露胎儿剖宫产手术中。此外，不可否认的是，有些孕妇来到医院时可能已经临产而来不及进行剖宫产手术（Gilstrap，2002）。有些孕妇可能会拒绝剖宫产，而在一些资源匮乏的地区，选择剖宫产的机会可能并不多。因此，能够安全地使臀位胎儿分娩是一项基本的产科技能。

背景

对于臀先露的胎儿，母体阴道分娩的并发症发生率和死亡率低于剖宫产分娩。而胎儿是相反的，阴道分娩使胎儿的并发症发生率及死亡率增加。早产和先天畸形是主要原因。因此，分娩方式对并发症发生率和死亡率的增加程度是一个关键问题。值得注意的是，并不是所有的臀位胎儿都需要剖宫产分娩。但也并不是所有的臀位胎儿都适合阴道分娩。

因此，应以有依据的数据和临床专业知识为指导，来平衡母胎结局。事实上，几乎每一篇支持臀位阴道分娩是一种安全选择的文章都强调一个经验丰富的医师作为操作者或有高级主管在场。不幸的是，到目前为止，主流观点一直倾向于计划剖宫产，以至于目前大多数培训项目提供的病例数量不足以确保现在的毕业生能够被认证为有经验的医师。如第六章中所描述的，模拟练习可能可以帮助传授紧急臀位阴道分娩的步骤。但是单纯进行模拟练习可能无法达到一个合格的水平。

Dr.Graves等（1980）在一个单人报告中阐述了在足月臀位分娩试验前20年，关于臀位胎儿选择何种分娩方式是如何摇摆不定的。一个含有 4 名医师诊所在 20 年内累计完成 141 例臀位阴道分娩。在前 10 年中，剖宫产率为 5%，但在最后 5 年，剖宫产率升高至 71%。8 例围产期死亡中的 7 例发生在阴道分娩中（共 103 例）。这 7 例死亡病例中，有 3 例胎儿体重 < 1 000 g；3 例有先天畸形；1 例为“足先露”，体重 1 250 g。这个结果确认了前述的观点，即早产和先天畸形是围产儿死亡的重要原因。每位 Dr.Graves 团队的成员都受到了臀位阴道分娩的良好训练。但在过去 20 年里，分娩方式的选择发生了巨大变化，这仅仅反映了全美的趋势。当足月臀位分娩试验的随机分组启动时，美国剖宫产率已经超过了 80%。这再次引起了人们对臀位阴道分娩经验丰富的医师的关注。

流行病学统计

■ 臀位分娩率

研究表明，足月臀先露的发生率约为 3% ～ 4%。在这些胎儿中，65% 为单臀先露，5% 为完全臀先露，30% 为不完全臀先露（Graves，1980）。臀先露在早产儿中更为多见，且发生率与孕周呈反比。在早产儿中，单臀先露与不完全臀先露的比例是相反的（Seeds，1982）。既往研究发现足月臀位分娩中有 5% 发生胎头过度仰伸。由于他们在 X 线片中的表现，被口语化地称为“飞行胎儿”或“观星胎儿”。这种情况，由于阴道分娩对胎儿颈椎损伤的风险较大，因此需要行剖宫产术（Caterini，1975）。

■ 新生儿并发症发生率

45 年前，许多臀位胎儿都是经阴道分娩，Michigan 大学的研究者报道了经阴道分娩的胎儿产伤的发生频率及发病原因（Tank，1971）。他们认为一些助产操作会导致产伤。各个器官的损伤风险从高到低依次为脑、脊髓、肝、肾上腺和脾。涉及的其他损伤见表 21-1。我们可以从此表中学到关于臀位阴道分娩技术的重要经验，这些在本章的技术部分会强调（343 页）。值得注意的是，臀位分娩试验中新生儿预后的几个指标与创伤或技术并没有直接关系（表 21-2）。有些并发症可能是暂时的，并不代表长期的结果。事实上，对足月臀位分娩试验的新生儿进行为期 2 年的随访发现，与剖宫产相比，计划经阴道分娩并不增加婴儿死亡或神经系统发育迟缓的风险（Whyte，2004）。试验的所有组中，只有 1 例死亡，发生在 28 天后。计划剖宫产组有 13 例儿童发生神经系统发育迟缓，而阴道分娩组只有 7 例。

表 21-1 臀位阴道分娩的胎儿器官损伤情况

大脑
颈椎
肝
肾上腺
脾
膀胱
长骨
臂丛神经

表 21-2 足月臀位分娩试验中新生儿并发症发生率的情况[a]

产伤
硬膜下、颅内或脑室内出血
脊髓损伤
颅骨骨折
周围神经损伤
生殖器损伤
分娩后 < 24 h 癫痫发作
5 分钟 Apgar 评分 < 4 分
脐带血 BE > 15 mmol/L
管饲 > 4 天
肌张力减退 > 2 h
嗜睡、疼痛反应减弱，或昏迷
插管、机械通气 > 24 h
入住重症监护病房

[a] 符合上述 1 条及以上为新生儿严重并发症。
Data from Hannah，2000.

■ 母体并发症发生率

根据足月臀位分娩试验发表内容，荷兰的足月单胎臀位剖宫产率由 2000 年的 57% 增长至 2001 年的 81%（Schutte，2007）。2000—2002 年，有 4 位胎儿臀位的孕妇在选择性剖宫产后死亡。死亡率为每 1 000 例手术 0.47 例。2 位孕妇死于肺栓塞，在剖宫产分娩中比在阴道分娩中更常见。2 位死于脓毒血症，也多见于剖宫产术后。此外，在足月臀位分娩试验中接受计划剖宫产的 547 名初产妇，随后再次剖宫产的可能性更大（Hannah，2000）。正如第二十五章

（422 页）所述，再次剖宫产导致周围脏器损伤、前置胎盘、侵入性胎盘和子宫切除的风险增加。显然，足月臀位胎儿选择分娩方式时应考虑母亲的结局。

选择标准

选择概述

对于那些为孕妇提供计划臀位阴道分娩机会的临床医师来说，许多已发表的方案有助于选择合适的患者。这些方案都有两个相同的目标，即将阴道分娩的可能性最大化和将胎儿风险最小化。加拿大妇产科协会提供了一个详细的方法（Kotaska，2009）。仔细研究后，发现他们的方法在一些建议上比较保守，而在另一些建议上比较自由。举一个保守的例子，即使其他条件都适合，臀位胎儿也不建议引产。但相对自由的是，他们不认为用 X 线进行骨盆测量是安全分娩的必需条件。表 21-3 列出了许多研究者认为合理的适应证。值得注意的是，每个标准都有可接受的替代方案，这允许针对特定的临床环境进行个性化的选择。

应列举支持臀位阴道分娩成功的因素。其中一个等式引起了人们对选择标准与分娩行为之间差异的注意（Yeomans，2012）。

臀位阴道分娩（VBD）率 =（计划 VBD 数 / 足月臀位妊娠数）×（成功 VBD 数 / 计划 VBD 数）

表 21-3　计划臀位阴道分娩的适应证

临床骨盆测量正常
估计胎儿体重为 2 000 ～ 4 000 g
单臀先露或完全臀先露
胎头俯屈或胎头高直
无影响阴道分娩的胎儿异常
有经验的操作人员
患者同意

因此，计划臀位阴道分娩数量变化很大，如表 21-4 所示，在美国的许多中心几乎为零。在评估臀先露是否可能行计划经阴道分娩的中心，计划 VBD 率取决于该中心选择标准的松紧程度。成功的臀位阴道分娩率变化较小。它在很大程度上受到产程的管理，胎心率描记的解释，第二产程的进展，以及进行如腹股沟牵引、Pinard 手法和完全臀位牵引等操作的意愿的影响。请注意，在表 21-4 中，并非所有的单中心研究都阐明了产前剖宫产的分类是否适用于有指征的剖宫产和选择性剖宫产。也就是说，目前尚不清楚拒绝阴道分娩而分配到计划剖宫产组的孕妇是否适合阴道分娩，或者是否根据公认的适应证进行剖宫产。适应证包括前次剖宫产，不完全臀先露或疑似巨大胎儿。足月臀位分娩试验使用随机原则来消除这个选择

表 21-4　足月臀位分娩试验发布报告中的分娩方式和新生儿结局

作者	年	臀位胎儿总数（n）	产前 CD	可阴道试产	产时 CD	VBD	围产期并发症发生率		围产期死亡率	
							VBD	CD	VBD	CD
Lashen	2002	841	349（42%）	492（58%）	238（48%）	254（52%）	—	—	2	0
Krupitz	2005	809	427（53%）	382（47%）	98（26%）	284（74%）	0.5%	0%	0	0
Pradhan	2005	1 433	552（38%）	881（62%）	465（53%）	416（47%）	5.9%	0.9%	3	1
Giuliani	2002	699	218（31%）	481（69%）	129（29%）	352（71%）	2.3%	0.5%	0	0
Alarab	2004	641	343（54%）	298（46%）	152（51%）	146（49%）	0.7%	0%	3	0
Goffinet	2006	8 105	5 579（69%）	2 526（31%）	730（29%）	1 796（71%）	1.6%	1.4%	2	8
Hopkins	2007	725	511（70%）	214（30%）	76（36%）	138（64%）	—	—	0	0
Michel	2011	1 133	711（63%）	422（37%）	68（16%）	354（84%）	0.5%	0.7%	0	1
Toivonen	2012	751	497（66%）	254（34%）	80（31%）	174（69%）	1.2%	0.2%	0	0
Borbolla Foster	2014	766	523（68%）	243（32%）	102（42%）	141（58%）	1.6%	0.4%	0	0

CD= 剖宫产分娩；VBD= 臀位阴道分娩。

或适应证的问题。

具体的标准

表 21-3 中列出的许多适应证有争议。其中，通过放射学检查进行骨盆测量是最具争议的。有些人仅依靠临床骨盆测量法，并辅以观察产程进展是否顺利。法国是少数提倡臀位阴道分娩的国家之一，其进行的一项研究表示，80% 的选择阴道分娩的孕妇通过放射学检查进行骨盆测量（Goffinet，2006）。而加拿大指南认为通过放射学检查进行骨盆测量不是必需的（Kotaska，2009）。

如果采用放射学进行骨盆测量，计算机断层扫描（CT）是首选技术。根据 Collea 等的研究，最小的骨盆入口前后径（AP）测量值为 11 cm，入口横径为 11.5 cm；中骨盆平面前后径为 11.5 cm，横径为 10 cm。有关这些描述详见第三章（46 页）。其他研究者使用的阈值略有不同，或结合骨盆测量与超声双顶径的测量（Azria，2012；Christian，1990；Michel，2011）。有关临床骨盆测量的更详细的介绍，可参考 Yeomans 的著作。

如果骨盆足够大，且头盆相称，一些孕妇，仍会由于宫缩乏力而难产。在这种情况下，一些学者认为可以使用催产素增加产力。美国的其他产科中心认为此种情况不适合应用催产素。

估计胎儿体重的范围也存在争议。Collea 等（1980）以 2 500 g 为下限。Albrechtsen 等（1997）以 4 500 g 为上限。下限力求排除生长受限和早产的胎儿。上限旨在避免头盆不称（Kotaska，2009）。我们建议的胎儿体重范围见表 21-3。

几乎所有计划臀位阴道分娩的适应证都要求是单臀先露或完全臀先露。Borbolla Foster 等（2014）认为足先露也可以阴道分娩。不完全臀先露或足先露的主要问题是脐带脱垂相关风险高。然而，在某些情况下，宫颈完全扩张时胎膜完整或破裂，而胎足在阴道内或阴道口外。在这种情况下，阴道分娩可能是合适的，并且可能需要完全臀位牵引助产。

大部分计划臀位阴道分娩的患者，可能由于不符合表 21-3 中需要有经验的操作人员和征得患者同意这两个标准而被排除。Chinnock 和 Robson（2007）提供的调查数据显示，在澳大利亚，只有 11% 的接受培训者计划向患者提供臀位阴道分娩。至于患者知情同意，很大程度上取决于医生如何基于循证证据的信息告知患者。强调第一次剖宫产对今后产妇生育的不良影响是适当的。对于符合选择标准的孕妇，可以根据可能的母儿结局做决定。

第一产程

选择臀位阴道分娩的患者，通常会等待自然发动，然而，在一些中心给予诱导分娩。外倒转术是另一种选择，在 351 页进行了讨论。在足月臀先露胎儿的试产过程中，有 20% ～ 50% 的患者最终行剖宫产分娩。此范围之大说明产程处理能力是很重要的。导致臀位阴道试产的孕妇产程中转为剖宫产分娩的两个主要原因是胎儿窘迫和难产。

对于第一个因素，建议在整个产程中进行电子胎心监测。重要的是，只要胎儿差异一直维持中等变异，很多Ⅱ类监护是不需要立即进行手术干预的。

第二个因素我们在前面讨论过，在没有难产的情况下，使用催产素是可行的（Kotaska，2009）。禁止使用催产素进行引产或催产，都将限制臀位阴道分娩的成功率（Alarab，2004）。

建议在分娩时咨询麻醉师。硬膜外镇痛有助于胎儿腿、手臂和头部娩出的相关操作。可以早期给予硬膜外麻醉，以适应可能的快速分娩或紧急剖宫产。

对于头先露，胎儿双顶径进入骨盆入口定义为衔接。对于臀先露，粗隆间径进入骨盆入口定义为衔接。沿着胎儿的长轴测量，在头先露胎儿中，从臀部到粗隆间径的距离比颅骨顶点到双顶径的距离短。因此，在坐骨棘水平触及胎儿臀部时，考虑胎臀衔接。在单臀先露或完全臀先露衔接后，脐带脱垂通常不会发生。

第二产程

由于臀部已深入骨盆，这时需要提高警惕，同时也需要有经验者在场。Kotaska（2009）和 Goffinet（2006）等建议，一旦发现宫颈完全扩张，不应屏气用力，应顺其自然。他们认为这个被动阶段可以持续 60 ～ 90 min。一旦开始屏气用力，这个过程一般不超过 60 min，除非即将分娩。

臀位阴道分娩应在人员和设备齐全的手术室进行，以便需要时能够立即行剖宫产手术。一种方法是在连接有悬吊式腿架的手术床上进行臀位阴道分娩，与传统的马镫式截石位腿架相比，它可以更大程度地外展大腿，以便阴道进入和操作。虽然，已经有硬膜外镇痛，但麻醉人员和有经验的新生儿复苏团队都应在场。

臀位阴道分娩的正常过程中，内旋转将胎儿的粗隆间径与母体骨盆的前后径平齐。此时，胎背朝左或朝右。胎儿指示点分别位于左骶横（LST）或右骶横（RST）。

随着胎儿继续下降，前髋先出现，但后髋先娩出，期间禁止操作者干扰。随着胎儿的正常娩出过程，将自发完成背部向前旋转。如不能自发完成，操作者应辅助完成。

■ 部分臀位牵引

在所有选择计划经阴道分娩的胎儿臀位孕妇中，那些胎儿髋部屈曲而双腿伸展的臀位，即单臀先露，是目前最常见的。单臀先露时，由于胎臀像胎头一样封闭了骨盆，因此脐带脱垂发生的概率很低。

当单臀先露的胎儿臀部降至骨盆底时，胎儿粗隆间径位于母体骨盆前后径上，或在母体骨盆的左斜径或右斜径点。对于臀位阴道分娩，有些人建议行会阴切开术以辅助（Cunningham，2014）。但是，对于阴道松弛、胎儿不大（体型小或平均）的经产妇，会阴切开并不能使她们获益。因此，一些特定情况下应使用会阴切开术，如初产妇、会阴体紧或胎儿相对较大时（表 21-5）。当母亲用力时，胎臀的最大直径刚好充满阴道口，这时可以考虑行会阴切开术。右利手操作者几乎都选择会阴右中外侧切开术。第二十章比较了会阴中外侧切开与会阴正中切开的优劣（327 页）。切开超过 1 inch（1 inch = 2.54 cm），儿阵宫缩后即完成胎臀的自然分娩。重要的是，会阴切开太早会造成失血（Moir，1971）。

不管是否切开会阴，通常后髋最先娩出。在简单的情况下，不需要操作者的帮助。一旦前髋娩出，操作者可以协助将胎背转至前方，准备协助胎儿腿部分娩。当产妇有有效宫缩时，这些少量的干预有时也是不需要的。

胎儿左腿分娩时，操作者将左手的两个手指放在胎儿左腿内侧，与股骨平行。这种手法从正中矢状平面、胎儿臀部下方开始。一旦定位，将胎儿左髋手动向外旋转，使左腿向外侧移动，使之离开胎体（图 21-1）。这种手法通常可以协助娩出胎腿。轻压腘窝可导致腿部屈曲，从而触及胎足。同样手法可娩出胎儿右腿。重要的是，不能将手指放在腿的上方，向下的压力可使膝盖过度伸展，有股骨骨折风险。这是非常常见的错误。此时，胎儿下肢已娩出。

在某些情况下，产妇很难自己分娩单臀先露胎儿。在这种情况下，操作者可以将示指或中指置于胎儿腹股沟褶皱前部。此时，胎儿腹股沟离母体耻骨联合最近。一些，但不是所有学者提倡使用另一只手抓

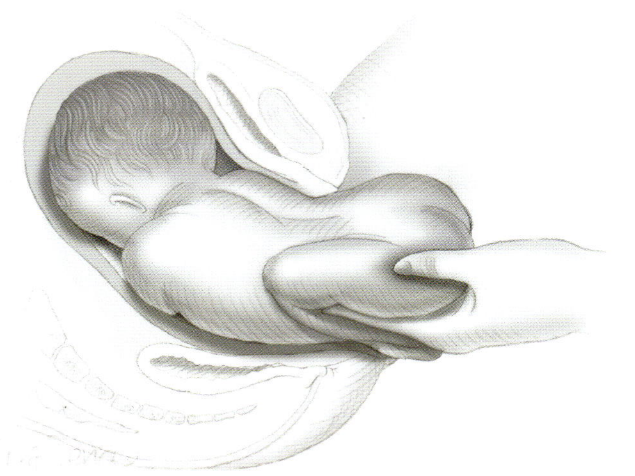

图 21-1 分娩左腿时，操作者左手的两个手指置于胎儿股骨下方并与股骨平行。大腿轻微外展，轻压腘窝使膝屈曲、胎足下降。抓住胎足，轻柔牵拉，将左腿从阴道娩出。同法娩出右腿。

表 21-5 臀位阴道分娩的相关技术考虑

允许	禁止
等待自然分娩到脐部[a]	过早地牵拉胎儿
按要求实施会阴切开术	抓住胎儿腹部
通过骨突起抓住胎儿骨盆（骶骨和髂嵴）	给长骨施加横向压力
平行于长骨用手指施加压力	让胎儿腹部旋转
胎头后出时使用产钳	宫颈未完全扩张时分娩
如果没有产钳，在耻骨上加压保持后出胎头的俯屈	恐慌

[a] 特殊情况除外。

住和支撑操作者的手腕（Douglas，1976）。随着下降和旋转，后方的胎儿腹股沟更容易触及。在每个腹股沟褶皱上放一根手指将臀部牵引娩出（图 21-2）。根据我们的经验，超过 1/3 的产妇需要使用腹股沟牵引协助分娩；然而 Moir 和 Myerscough（1971）认为并不必要。几乎所有臀位阴道分娩的产妇均给予硬膜外镇痛，这可能会限制产妇屏气用力，从而需要臀位牵引协助分娩。在胎儿双侧腹股沟处分别放置一个手指，根据胎背相对于母体在左还是右，分别顺时针或逆时针旋转，使胎背向前（图 21-3）。此时，腿部可以娩出。

操作者应非常小心，以确保手正确放置在骨突起上。不管是阴道分娩还是剖宫产分娩，握住胎儿腹部都是错误的（表 21-5）。这种手法将损伤胎儿肝、肾上腺、脾和膀胱（Tank，1971）。很多学者建议用湿毛巾包裹下腹部，但这种做法可能会遮挡重要的骨性标志。双手的大拇指最好放在骶骨上，这样拇指的指间关节和掌指关节都在中线上（图 21-4）。示指应垂直放在髂嵴上，而不是横向放置。操作者用这种方法抓握胎儿骨盆是安全的，避免损伤腹部，协助向下牵引，并使旋转躯干。这在后文有详细描述。剖宫产也建议使用该手法。

■ 完全臀位牵引

加拿大臀先露的阴道分娩指南明确指出：并非所有的足月单胎臀位胎儿都适合行完全臀位牵引（Kotaska，2009）。也就是说，单胎完全臀先露和不完全臀先露分娩可能需要完全臀位牵引（Cunningham，2014）。这种技术也适用于双胎妊娠的二胎臀位分娩，如第二十二章所述（361 页）。

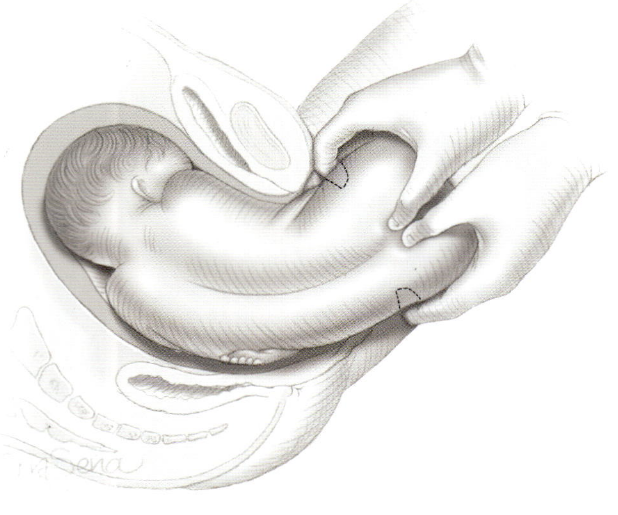

图 21-2 如果胎儿髋部无法自然娩出，将双手的示指分别放于胎儿腹股沟前（更容易）和腹股沟后方，然后向外牵引。

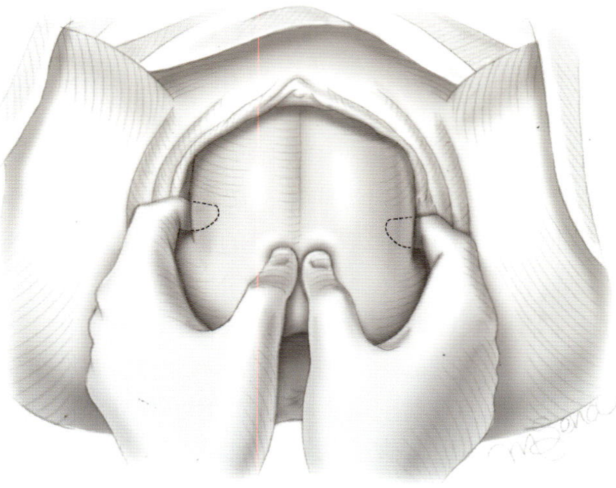

图 21-3 一旦胎儿髋部娩出，操作者将胎背旋转到前方。然后如图 21-1 娩出下肢。

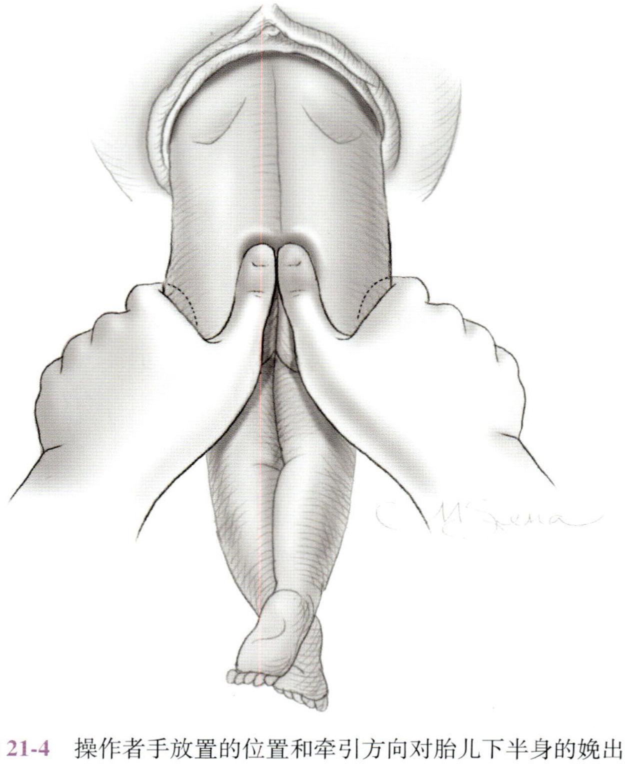

图 21-4 操作者手放置的位置和牵引方向对胎儿下半身的娩出非常重要。双手拇指应放置于骶骨上，彼此相邻，示指垂直放置于髂嵴上方，并稍微压入软组织。垂直向下牵引，直到能够看见 1/3 的肩胛骨，如图所示。应避免手指压迫胎儿下腹部。

为了行完全臀位牵引，操作者将一只手进入宫腔抓住胎儿的双脚，并将它们向下牵拉至阴道口（图21-5）。如果只能抓住一只脚，左手抓胎儿的左脚或右手抓胎儿的右脚，通常可以将一只脚插入阴道内。最好是示指与拇指环绕成圈在跖面上握住脚。将示指放在脚跟上，使脚后跟伸出这个环。其余三个手指自外向内放在足背（Davis，1912）。顺利抓住一只脚后，可以引导另一只手沿着腿向上进入子宫找到另一只脚。如果另一侧髋关节是伸展的，通常能比较容易地找到并拉出第二只脚。如果髋关节是屈曲的，脚位于脸部附近，就需要用手指在腹股沟处牵引将胎儿下半身娩出。在这种情况下，牵引是安全的，直到胎儿腿部可触及，并按照前面所描述的单臀先露情况娩出即可，如图21-1。

继续牵引双脚将使小腿娩出阴道口。进一步牵引大腿使骶骨暴露（图21-6）。之后，采用部分臀位牵引手法协助分娩，如图21-4。

单臀先露很少在宫腔内转变或“分解”为足先露。当胎死宫内而胎膜完整时，且整个胎儿仍在子宫内可以采用Pinard描述的分解机制（图21-7）。操作者的左手通过按压与股骨平行的大腿内侧来向外旋转胎臀。如图虚线所示，对腘窝施压，使相应的胎足与操作者的手背接触。然后抓住胎足牵拉至阴道。但是，如果胎膜已破，胎臀已部分降至阴道内，但不足以低至使操作者触及腹股沟，这就比较困难了。一些学者认为此时使用宫缩抑制剂是有用的（Cunningham，2014）。使用卤化剂进行全身麻醉使子宫松弛，有助于分娩。

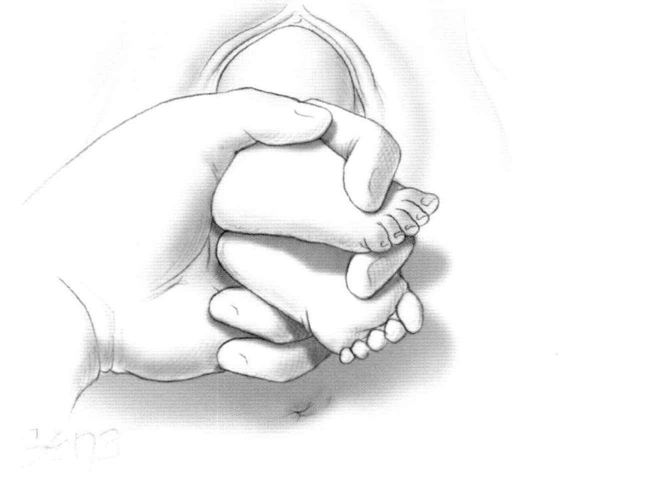

图21-5 对于臀位牵引，最理想的是操作者中指放于双脚踝之间，同时牵引出双脚。如果有必要，可以分别娩出双脚。（Reproduced with permission from Cunningham FG，Leveno K，Bloom S，et al（eds）：Breech delivery．In Williams Obstetrics，24th ed．New York，McGraw-Hill，2014）

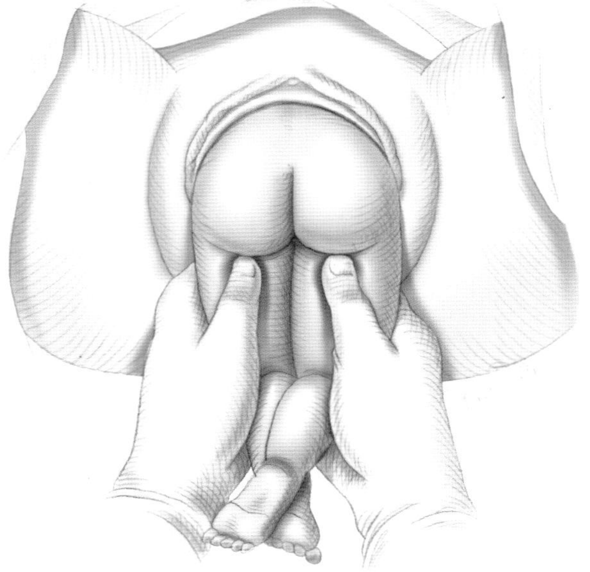

图21-6 为了分娩臀部，双手置于大腿上，如图所示。通常情况下，牵拉双脚就可以娩出胎臀，从而可以省略这一步。

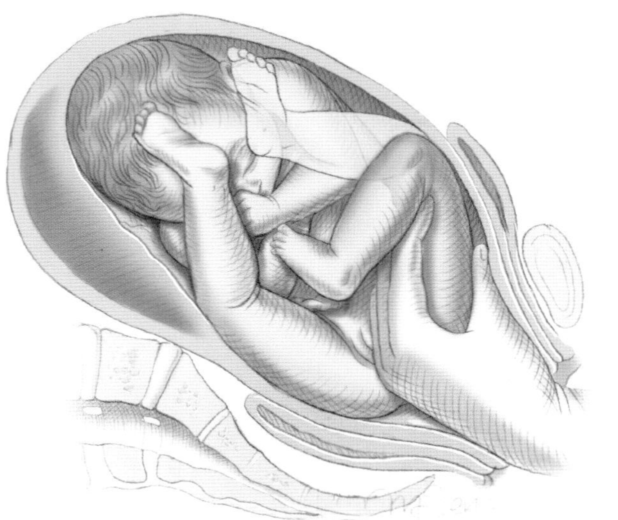

图21-7 在宫腔内行Pinard手法。手指按压大腿后上方的腘窝，导致腿屈曲，从而能够触及胎足。然后抓住胎足牵拉至阴道。这个过程也称为臀位分解，在单胎臀位分娩时很少使用。

■ 手臂分娩

80 年前，Jorgen Lovset 发表了一篇经典论文，描述了一系列臀位胎儿手臂分娩的手法（Albrechtsen，1997；Lovset，1937）。现在以他的名字命名的这种手法的理论基础是胎儿后肩部总是位于较低的位置。在准备行 Lovset 手法时，垂直地面牵引下半身，不旋转，直到可见双侧肩胛骨的下 1/3。在剖宫产中，牵引的方向应朝向产妇的脚，直到在子宫切口看到双侧肩胛骨的下 1/3。

这时慢慢地、轻轻地旋转胎儿的躯干，直到前腋窝出现在阴道口或子宫切口（图 21-8）。如果向左或向右旋转 90° 未能看到腋窝娩出，则向相反方向缓慢旋转 180° 可能使另一侧腋窝娩出。进行这些缓慢旋转动作时手仍在胎儿的骨盆上，可能需要多次重复这种操作。前腋窝的出现有时与肩胛骨的“翼状突起”有关，可以通过胎儿背部肩胛骨的向外突起来识别。这意味着前肩即将娩出（图 21-9）。操作者应将两个手指放置在胎儿前肩上方，并沿肱骨长轴平行的方向在肘窝处施加压力（图 21-10）。这使得上肢划过胎儿的胸部。一旦前臂娩出，通过缓慢旋转身体 180° 使后肩转到前方。然后用同样的方法分娩另一只手臂。手指轻压已娩出的肩胛骨协助躯干旋转，来娩出剩余的手臂。

在娩出胎儿头部前，应解决两个特殊情况。首先，虽然在我们的经验中很有效，但 Lovset 手法并不

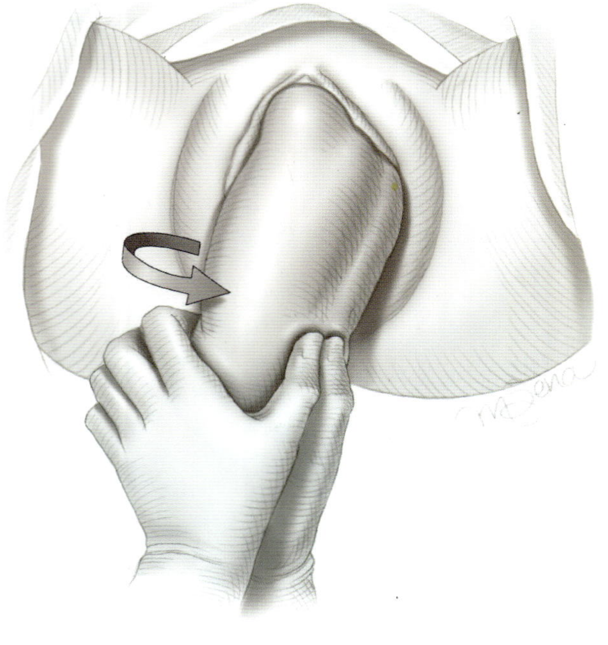

图 21-8　一旦可见肩胛骨的下方，顺时针旋转胎儿躯干 90°。如果看到左侧肩胛骨的翼状突起，操作者或其助手应越过左前肩，两个手指与肱骨平行，将左臂划过胸部（如图 21-10 所示）。如果左肩不能分娩，可以按照图 21-9 和图 21-10 所示娩出右肩。

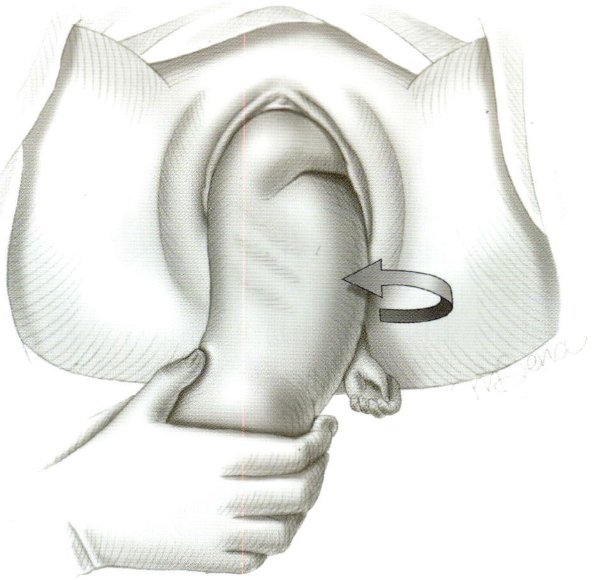

图 21-9　逆时针旋转胎儿躯干 180° 协助分娩胎儿右臂。这种缓慢的旋转有助于助手在左肩胛骨上轻微施压。当右肩胛外展时，右臂即将娩出。

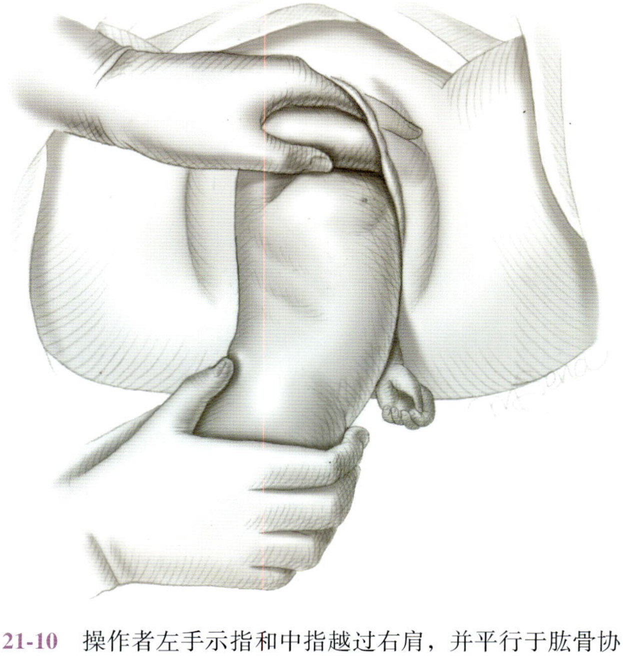

图 21-10　操作者左手示指和中指越过右肩，并平行于肱骨协助右臂的娩出。向下的压力使手臂划过胸部而娩出。应避免手指对长骨横向施压，易导致骨折。

总是有用。另一种操作是先分娩后肩，并利用骨盆后外侧的空间进行操作。将胎儿腹部表面上提至母体的腹股沟处，如图 21-11 所示。当胎儿左臂向后时，胎儿位于母体左侧腹股沟处。当选择先娩出后肩时，手臂分娩手法是一样的。即手越过胎肩，手指平行肱骨的长轴施加压力。

第二个特殊情况是单臂绕颈。这时，胎儿手臂被卡在枕后部（图 21-12）。如果出现这种情况，可以采用两个有用的操作进行纠正。首先，如果胎儿的右臂位于颈后，身体应向逆时针方向旋转。经过产道的摩擦使手臂移向胸部（图 21-13）。如果左臂在颈部，则顺时针旋转。该操作可以使操作者顺利娩出胎臂，而避免胎儿肱骨或锁骨骨折风险（图 21-14）。如果旋转失败，Piper 和 Bachman（1929）建议将胎儿推入产道，使肩部和手臂脱离骨盆上边缘。很多情况下，手臂绕颈是医源性的过早牵拉手臂至胎头上方造成的。

■ 头部分娩

非器械助产

随着手臂的分娩，胎儿的最后部分胎头还在产道里。头先露时胎头有几个小时的时间在产道里塑形和适应，但臀位阴道分娩时的后出胎头需要短时间内从阴道内挤压出或牵引出，而没有塑形时间。这就解释了为什么臀位阴道分娩最容易损伤的脏器是大脑，以及阴道试产选择标准中强调骨盆的大小和胎儿的体重（表 21-1）。一部分人认为胎头大小比体重更重要（Michel，2011）。

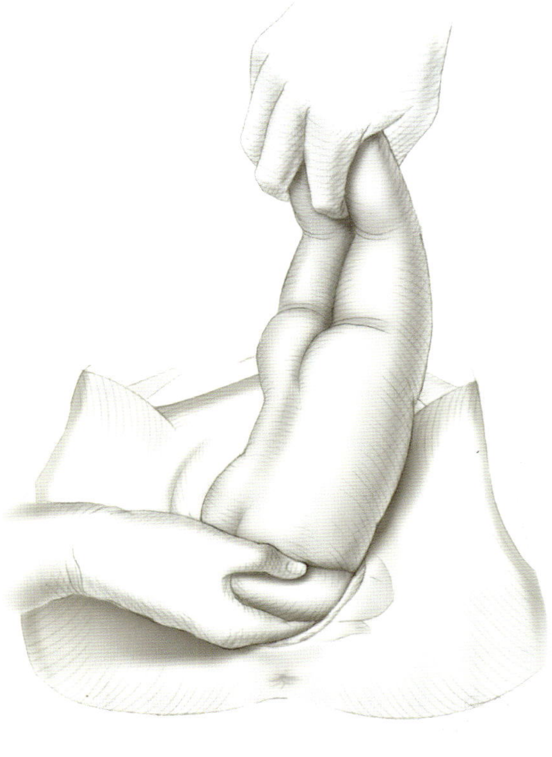

图 21-11 有时，可能需要先娩后臂。提高胎儿下半身，使其超过产妇的腹股沟（当胎头位于产妇右侧，左肩对应左侧腹股沟；当胎头位于产妇左侧，右肩对应右侧腹股沟）。操作者的手指插入胎儿后肩下方的腹侧，并与肱骨平行。

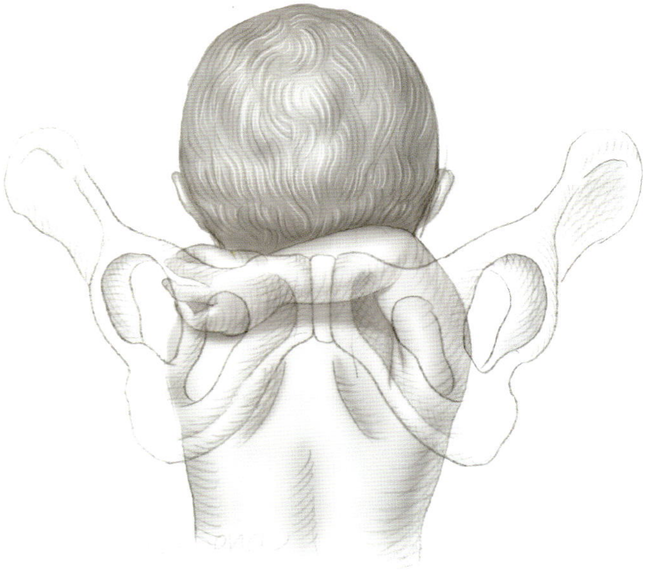

图 21-12 胎儿的手臂夹于胎儿头部与母体前骨盆之间，称为手臂绕颈。

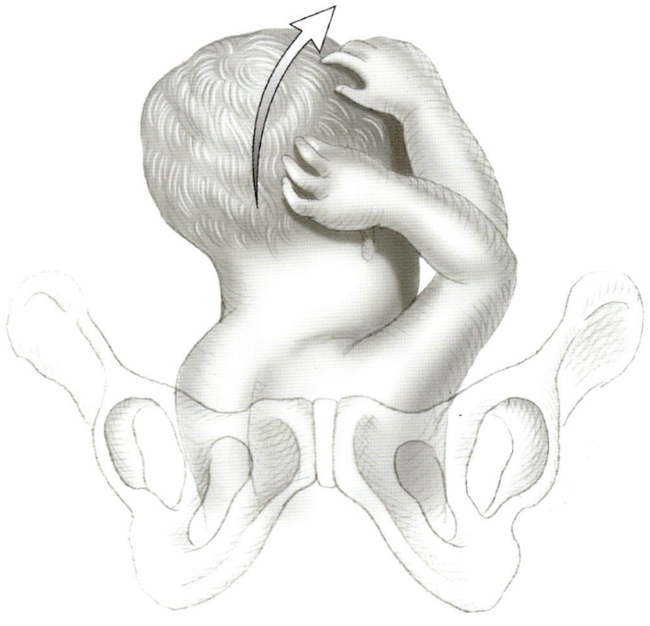

图 21-13 如果胎儿右臂绕颈，将胎背转向母体右侧，使右臂移出。

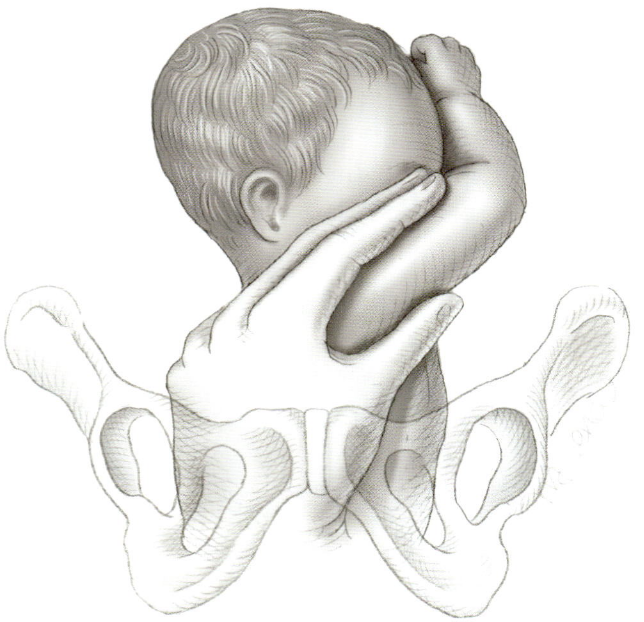

图 21-14 产道产生的摩擦能够矫正手臂绕颈，这样操作者可以将手指越过肩部放置于与肱骨水平的位置，然后向下用力使手臂划过胸部。

几个世纪以来，各种方法描述了后出胎头的分娩，并以助产士的名字命名。Douglas 和 Stromme，至少描述了 21 种方法，但近 40 年没有新的技术提出。最古老的方法——Mauriceau-Smellie-Veit 手法仍在使用，它分别以来自法国、英格兰、德国的产科医生命名。这个手法只是使用双手，使胎儿的脸朝向地板，胎儿腹部放置于操作者的前臂处。先将示指和中指放在胎儿的嘴里，这可能会导致咽憩室或下颌脱臼，现在已基本放弃。最好把示指和中指放在上颌骨突起处。另一只手放在胎背处，示指和无名指放在胎儿肩膀，中指放在枕部协助其俯屈（图 21-15）。第一只手帮助胎儿俯屈，第二只手轻微俯屈进行牵引。

这种手法的主要缺点是牵拉胎肩可能对胎儿的颈椎造成严重的损伤。对于胎儿较小的产妇和经产妇来说，这种风险较小。因此，有些人放弃了这种方法而使用产钳助产。

Mauriceau 手法的一种变体是 Wigand-Martin 手法。第一只手的位置和动作与 Mauriceau 手法相同，而第二只手在耻骨弓上加压。耻骨弓上加压过度可能造成小脑幕撕裂。其他两种方法，Burns-Marshall 和 Bracht 手法，在美国几乎不使用（Donald，1979；Plentl，1953）。前者，允许胎体挂在外阴以使胎头下降。然后抓住胎儿的双脚在胎儿颈椎过度伸展的情况下大幅度摆动 180°。Bracht 手法在欧洲的部分地区普遍使用，尤其是德国。助手同时在耻骨上加压，此方法并不推荐。

最后讨论的操作手法是 Prague 手法，仅在胎背不能向前旋转的情况下使用。很明显，如果操作者已经意识到需要保持胎背向前，Prague 手法便很少需要。这种方法，一只手将胎儿的脚和身体提高到产妇的下腹部。同时，另一只手是手心朝上放在胎儿下方，在胎肩上施加牵引力（图 21-16）。由于对胎儿大脑可能造成损伤，有些学者不建议使用前面提到的手法进行胎头分娩，而提倡常规应用产钳分娩后出的胎头。

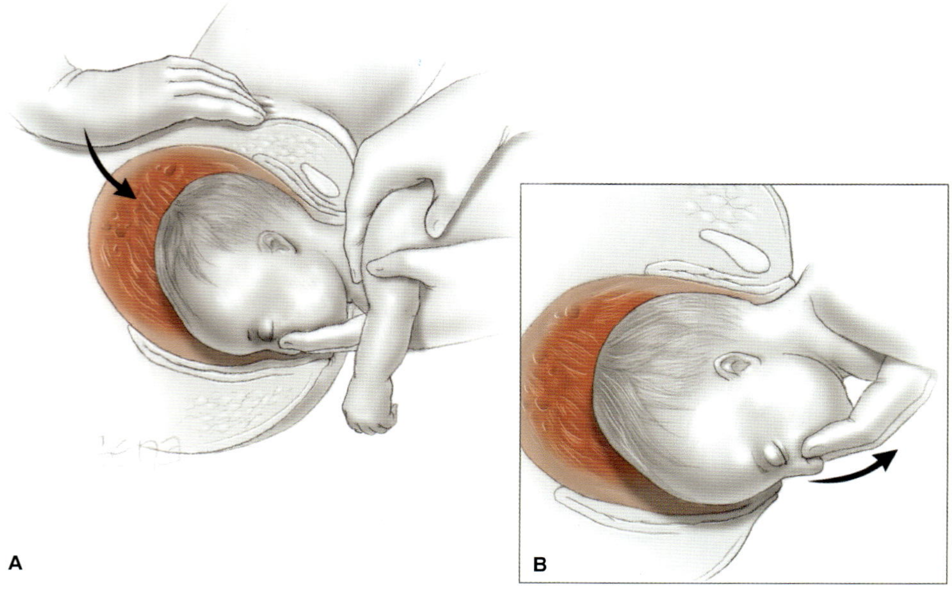

图 21-15 Mauriceau-Smellie-Veit 操作手法可以用于后出胎头的分娩。非优势手的示指和中指放在胎儿面部上颌隆起处（不是在嘴里），在里面的手帮助俯屈的同时，优势手在胎儿肩膀处提供牵引。产钳助产用于胎头后出，如图 21-17 至图 21-19 所示。

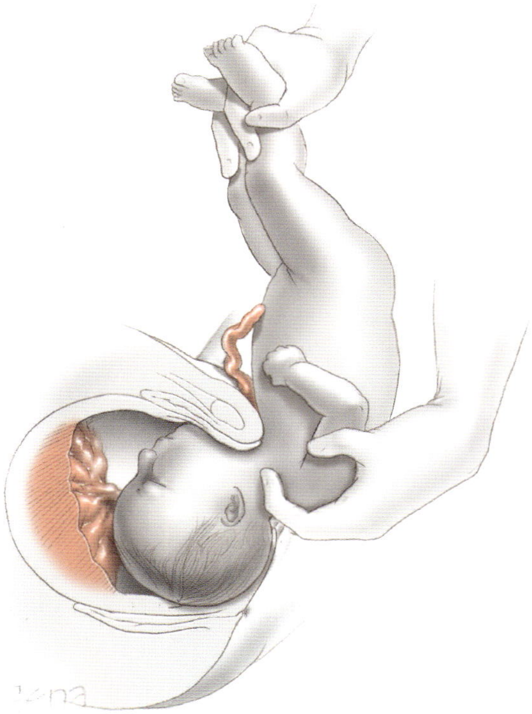

图 21-16 当胎背不能转到前方时，采用 Prague 手法。一只手把胎儿的脚举过产妇的下腹部，另一只手掌心向上，在胎肩上施加牵引力。（Reproduced with permission from Cunningham FG，Leveno K，Bloom S，et al（eds）：Breech delivery．In Williams Obstetrics，24th ed．New York，McGraw-Hill，2014．）

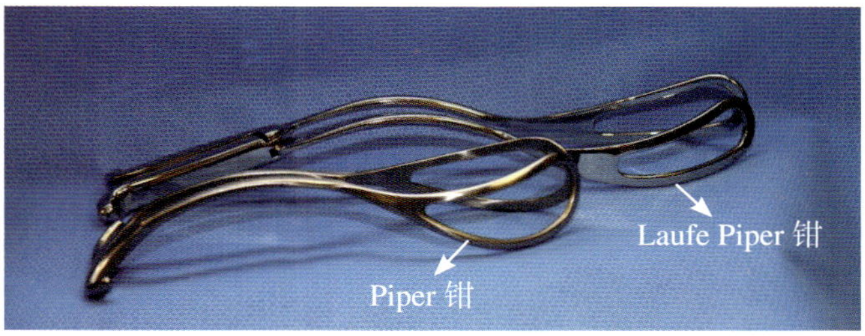

图 21-17 Piper 钳（后面的）和 Laufe Piper 钳（前面的）在形状上是相似的，但在长度上明显不同。Piper 钳的特点是有一个英式锁，而 Laufe Piper 钳是有一个枢轴锁。在钳柄远端的枢轴锁使 Laufe 钳分散，即两片钳叶无法交叉。

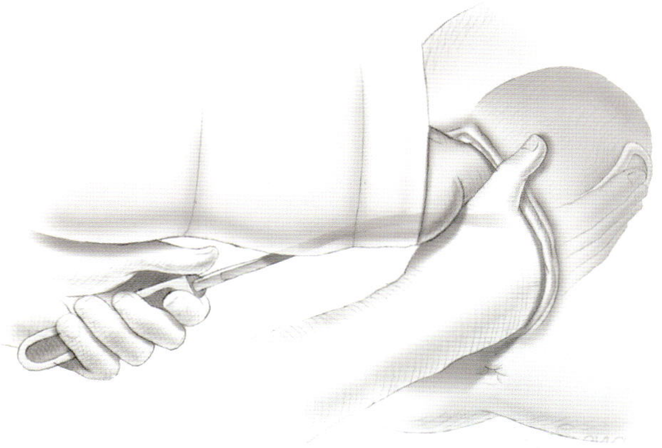

图 21-18 Piper 总是先放置左支以帮助锁定。操作者的右手置于阴道内，对阴道壁施加侧压。左手持产钳左支自下而上放置于右手处。在放置过程中，钳柄应低于手术操作台，从右外侧开始放置。产钳正确放置后，产钳左叶脚高于胎儿头顶部。图中所示毛巾包裹胎儿肢体，移至中线右侧，呈后仰姿势。

器械助产

Edmund Piper（1929）和 Milner（1975）推荐预防性使用产钳助产后出的胎头。虽然有很多类型的产钳，Piper 产钳是专门为胎头后出设计的（图 21-17）。Laufe（1967）介绍了他的“短 Piper”产钳，它随后被称为 Laufe-Piper 产钳（Locksmith，2001）。这种器械是两叶分散的，其左叶和右叶产钳无法交叉。它们由手柄末端的轴锁连接。有人发现短产钳在臀位剖宫产手术分娩后出的胎头非常有用（Locksmith，2001）。它也适用于早产单胎或双胎的臀位阴道分娩。在正确的使用过程中，将每叶产钳从胎头下方进入骨盆，顺着胎头向上移动。Piper（1929）的原文描述了一个助手单膝跪地地放入左侧产钳。先将左叶产钳放置在母体骨盆内，再将右侧产钳放在胎头处。助手将胎体摆成后仰的姿势，但应小心避免颈部过度拉伸。不管助手是抓着胎儿的手和脚，还是用毛巾裹住胎儿的肢体，都需要保证胎儿四肢不影响产钳的放置。为了协助放置产钳，当放置产钳左支时助手应将胎儿身体移至产妇右侧，放置产钳右支时应将胎体移至产妇左侧。成功放置的关键是操作者将阴道侧壁用力侧推，然后将产钳沿着掌心放置（图 21-18 和图 21-19）。一旦放置成功，产钳脚将高于胎儿头顶。

操作者应将非惯用手的手掌朝下，4 个手指放在阴道后壁（图 21-20）。这个简单的步骤使得胎儿能够在分娩前呼吸。DeLee 和 Greenhill（1947）认为，如果按照上述方法用手操作，就不需要放置阴道后壁牵开器。

手柄的抬高使胎头俯屈。Piper 认为产钳使胎头俯屈，而不是牵引，是产钳的主要功能。如果有必要，可以下压产钳，再抬高，使后颈部位于耻骨弓下。在完成分娩前不需要取出产钳。产钳可以协助操作者控制胎头的娩出，避免胎儿颈椎过度拉伸。

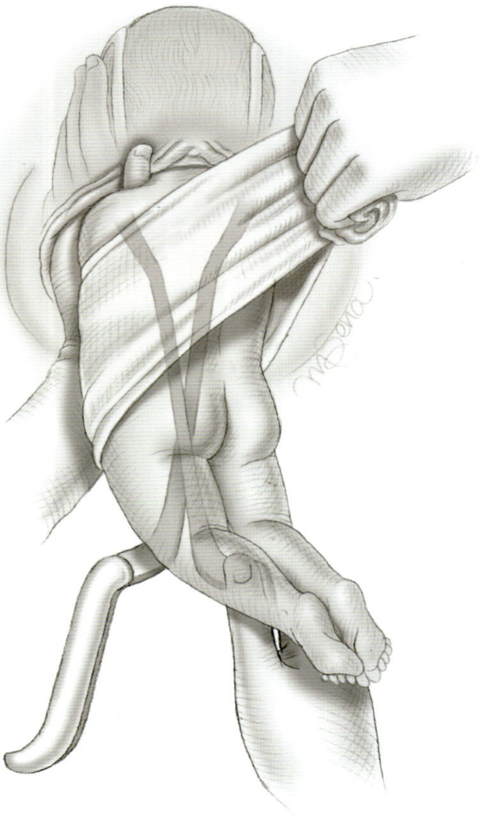

图 21-19　将胎儿身体移至中线左侧。同左叶产钳放置一样，将产钳沿着操作者的左手放入阴道内。它被放在先前放置产钳左叶的顶部。

早产臀位

虽然足月胎儿计划臀位阴道分娩是一个可行的选择，但对于早产臀位胎儿使用阴道分娩仍有争议（Bergenhenegouwen，2015；Burke，2006；Hannah，2000）。少数几个早产臀位阴道分娩的随机试验由于人数不足而终止。40 年前，一篇社论呼吁进行这样的研究，并提出对所有早产臀位胎儿都进行剖宫产缺乏足够证据（Cruikshank，1977）。现在，至少在美国，即使没有这样的证据，也都支持选择计划剖宫产。有两份报告可能有助于使此做法维持一段时间。

第一个，Kayem 等（2008）比较了 84 名计划经阴道分娩组和 85 名计划剖宫产组的患者。所有患者的孕周都在 26 ～ 30 周。在这项研究中，新生儿死亡风险与分娩方式无关。然而，这项研究唯一的缺点是样本量太少。

第二项研究来自荷兰，包括 8 000 多例早产单胎臀位分娩，不会因为样本量小而遭到批判（Bergenhenegouwen，2015）。他们将孕周从 26 周延长到 37 周。计划剖宫产的有 1 935 例，所占比例很低，围产儿死亡率为 1.3%。计划经阴道分娩的为 6 421 例，所占比例较高，围产儿死亡率为 1.5%。这些比例在统计学上没有差别。但在分析围产儿死亡率和并发症发生率的总和结果时，计划剖宫产优于阴道分娩。

当面对即将分娩的早产臀位胎儿时，几个技术要点值得强调。硬膜外镇痛可能避免产程过快。产钳可能防止后出的胎头娩出过快。这些推荐技术可以减少新生儿颅内出血和降低新生儿死亡率（Milner，

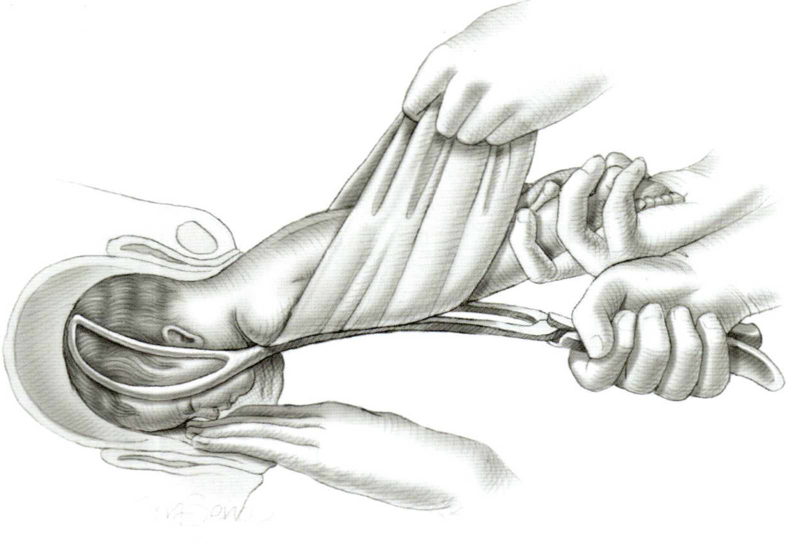

图 21-20　两叶产钳一旦扣锁，将胎体与产钳手柄一起上抬，使胎头俯屈。将手掌朝下，4 个手指沿阴道后壁在胎儿腹侧，压迫阴道后壁从而给胎儿呼吸创造空间。

1975）。但是有些学者认为即使对于较小的臀位早产儿，会阴切开术也是有益的，有助于避免胎头分娩失控。

外倒转术

选择标准

足月臀先露的患者选择外倒转术（ECV）的最主要原因是可降低较高的臀位剖宫产率（> 85%）（Lee，2008）。ECV 的平均成功率为 58%（American College of Obstetricians and Gynecologists，2016）。然而，如果将臀位阴道分娩的公式应用于外倒转术，整体的外倒转率是下降的。

倒转率 =（计划 ECV 数 / 足月臀先露数）×（ECV 成功例数 / 计划 ECV 数）

有几个因素影响第一项，它表示预期和尝试外倒转术的比例，即提供率。Hemelaar 等认为在产前未诊断出臀先露，是提供率低最常见的原因。其他降低提供率的因素包括医生不建议使用 ECV、产妇拒绝 ECV 和有 ECV 禁忌证。提供率理想的值是 33%。二是成功率，这是一个高度变异的量，在不同的中心其范围为 16% ～ 100%（American College of Obstetricians and Gynecologists，2016）。因此，通过求解上述方程，可以合理地估计总体外倒转率< 20%。

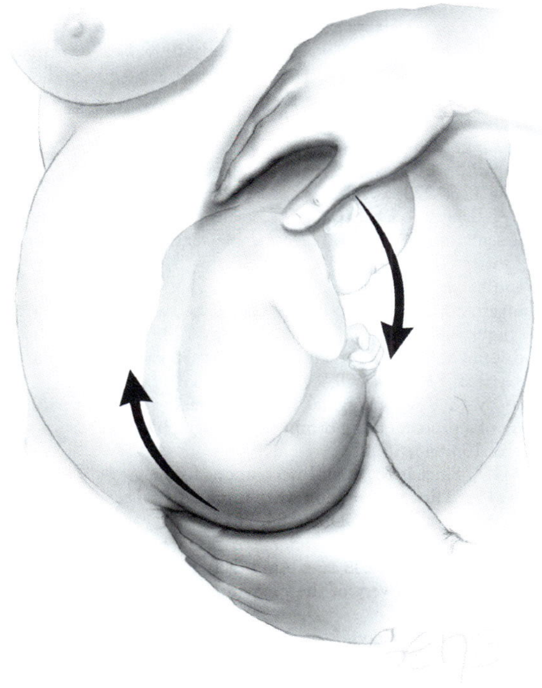

图 21-21　一个操作者进行外倒转术。

预测 ECV 成功的评分系统需要进一步验证，而各个参数的预测能力因研究人员而异（American College of Obstetricians and Gynecologists，2016）。例如，羊水少，前置胎盘和孕产妇肥胖均会降低 ECV 成功率。单臀先露和初产妇也是降低 ECV 成功率的负面因素。

由于多种因素影响，成功行外倒术转的产妇和自然头先露产妇相比，仍面临着较高的剖宫产率。最近一个系统回顾和 meta 分析提出成功外倒转术后，产妇剖宫产的风险增加两倍。主要原因是难产和胎儿窘迫，OR 值都为 2.2（deHundt，2014）。因此，ECV 对总剖宫产率的净贡献很小。然而 ACOG（2014，2016）建议所有近足月的臀先露孕妇均应尝试外倒转。没有研究提出是否需要为满足计划臀位阴道分娩条件的产妇提供外倒转术。第二十二章中（364 页）提出建议对双胎中的二胎儿进行外倒转，其阴道 / 剖宫产率很高。可以使用完全臀位牵引（伴或不伴胎足内旋转）协助二胎儿分娩。

值得注意的是，对于技术熟练者，臀位阴道分娩比外倒转术更具优势。应进行培训，使操作者能够尝试为条件较好的产妇提供阴道试产，为那些不适合臀位阴道分娩者提供外倒转术。

外倒转术技术

目前还没有新的重要的干预措施能使胎儿从臀先露转为头先露。在外倒转之前，可应用 β 受体激动剂或钙离子通道阻断药以松弛子宫平滑肌。β 受体激动剂包括特布他林、利托君或沙丁胺醇。硝苯地平是一种钙离子通道阻断药。我们的经验是在外倒转之前给予 250 μg 特布他林，皮下注射。当产妇出现特布他林，已知的副作用——心动过速时，开始尝试外倒转术。在循证数据中，Cochrane 的一篇综述认为这些药物的研究都是低质量的（Cluver，2015）。专家呼吁更多的研究来评估宫缩抑制剂、局部镇痛、腹部润滑剂的应用和其他辅助手段。

在使用 ECV 时，建议遵从使用方案，应在孕 36 ～ 39 周在产房中或附近进行 ECV。它可以由一个或两个操作者来完成。根据我们的经验，前翻法比后翻法更易成功（图 21-21）。在操作时，由助手进行超声监测胎儿心率。没有绝对的时间限制，但大多数成功的操作是在 5 ～ 10 min 内完成。如果胎先露部分的位置很低，让孕妇呈 Trendelenburg 位将有助于外倒转。

外倒转成功后，应持续胎心监护 30 min。如果孕周≥ 39 周，宫颈条件好，可以选择吸引助产。外倒转成功后很少有再转为臀位的情况，大部分患者可以出院回家，和正常孕妇一样进行门诊产前检查。

剖宫产

如表 21-4 所示，将产时剖宫产数和产前剖宫产数加在一起，很明显，即使是在有臀位阴道分娩经验的中心，也仅有少数的臀位胎儿是阴道分娩的。在手术分娩过程，表 21-5 的很多建议同样有效。重要的是，剖宫产并没有减少表 21-1 中列出的各个器官损伤的风险，尤其是长骨骨折。预防的方法是子宫和剖宫产手术切口应该足够大，以使胎儿可以无阻碍地娩出。当行早产臀位剖宫产时，术者在做子宫横切口时，应评估子宫下段是否足够大。有时候，可能需要行垂直的子宫切口来提供足够的空间。

子宫切开后，对于单臀先露的胎儿，应先经子宫切口取出胎臀。然后，同时用示指在双侧腹股沟处牵引，逐渐娩出的胎儿的双腿。同时，将胎背转向前方。然而，如果需要娩出胎儿双腿，一只手的手指应放置大腿后下方，向外旋转臀部，方法类似于 Pinard 手法，详见 345 页。

不完全臀先露的胎儿，应自剖宫产切口处先后娩出胎儿双脚，然后抓住双脚牵引。一旦臀部从切口娩出，抓持胎儿骨盆。同阴道分娩，拇指放在骶骨，其余 4 指放在髂嵴。这样放置，可以避免对胎儿腹部的压迫损伤。一旦可见肩胛骨，术者应旋转躯干协助娩出手臂，如前所述（346 页）。

胎头娩出可以使用 Mauriceau 手法或 Laufe-Piper 产钳。这两种方法可以避免胎儿颈部过度伸展。胎儿的身体不应该举起或超出垂直平面。如果使用产钳，应在胎儿的身体下方放置，将其抬高至刚好可以提供操作空间。在放置产钳时，术者的手放置在子宫内切口的最外侧。另一只手抓住其另一叶，将产钳沿着手掌放置于胎头处。

一旦产钳两叶均放置，手柄末端可扣锁，通过俯屈胎头来娩出。值得注意的是，大多数子宫切口是横向的。因此，把胎头转至与骨盆最小前后径处平行，这时无论徒手或使用产钳都有利于其娩出。

所有这些操作都应该是轻柔的，有目的的，而不是在“一时冲动下”迅速进行。与臀位阴道分娩不同的是，脐带没有被拉入骨盆，也没有被压在骨盆缘，因此所有的操作都应该缓慢和谨慎。

总结

关于臀位阴道分娩在现代产科中的角色，Gilstrap（2002）表示担心，臀位阴道分娩越来越少，住院医生将缺乏甚至是无相关经验。他警告在剖宫产完成之前一些臀位胎儿的孕妇将一直是臀位。15 年后这种情况仍然会存在。Van Roosmalen（2014）在最近的一篇社论强调产科医生面临两个难题。首先，临床医生必须为足月臀位胎儿确定最佳的管理方案，特别是（但不限于）初产妇。其次，医生必须努力降低臀位产妇选择剖宫产分娩时的医源性并发症发生率和死亡率。他呼吁提高臀位阴道分娩操作者的受教育水平。我们希望他的号召早日得到响应。

（曲·启明，译 郭晓玥，校）

参考文献

Alarab M, Regan C, O'Connell M, et al: Singleton vaginal breech delivery at term: still a safe option. Obstet Gynecol 103:407, 2004

Albrechtsen S, Rasmussen S, Reigstad H, et al: Evaluation of a protocol for selecting fetuses in breech presentation for vaginal delivery or cesarean section. Am J Obstet Gynecol 177:586, 1997

American College of Obstetricians and Gynecologists: External cephalic version. Practice Bulletin No. 161, February 2016

American College of Obstetricians and Gynecologists: Mode of term singleton breech delivery. Committee Opinion No. 340, July 2006, Reaffirmed 2014

Azria E, Le Meaux JP, Khoshnood B, et al: Factors associated with adverse perinatal outcomes for term breech fetuses with planned vaginal delivery. Am J Obstet Gynecol 207:285.e1, 2012

Bergenhenegouwen L, Vlemmix F, Ensing S, et al: Preterm breech presentation: a comparison of intended vaginal and intended cesarean delivery. Obstet Gynecol 126:1223, 2015

Borbolla Foster A, Bagust A, Bisits A, et al: Lessons to be learnt in managing the breech presentation at term: an 11-year single-centre retrospective study. Aust N Z J Obstet Gynaecol 54:333, 2014

Burke G: The end of vaginal breech delivery. BJOG 113:969, 2006

Caterini H, Langer A, Sama J, et al: Fetal risk in hyperextension of the fetal head in breech presentation. Am J Obstet Gynecol 123:632, 1975

Chinnock M, Robson S: Obstetric trainees' experience in vaginal breech delivery. Obstet Gynecol 110:900, 2007

Christian SS, Brady K, Read J: Vaginal breech delivery: a five-year prospective evaluation of a protocol using computed tomographic pelvimetry. Am J Obstet Gynecol 163:848, 1990

Cluver C, Gyte GM, Sinclair M, et al: Interventions for helping to turn term breech babies to head first presentation when using external cephalic version. Cochrane Database Syst Rev 2:CD000184, 2015

Collea J, Chein C, Quilligan E: The randomized management of term frank breech presentation: a study of 208 cases. Am J Obstet Gynecol 137:235, 1980

Cruikshank D, Pitkin R: Delivery of the premature breech. Obstet Gynecol 50:367, 1977

Cunningham FG, Leveno K, Bloom S, et al (eds): Breech delivery. In Williams Obstetrics, 24th ed. New York, McGraw-Hill, 2014, p 558

Davis E: Operative Obstetrics, 1st ed. Philadelphia, Saunders, 1912, p 132

deHundt M, Velzel J, deGroot C, et al: Mode of delivery after successful exter-

nal cephalic version. Obstet Gynecol 123:1327, 2014
DeLee J, Greenhill JP: Principles and Practice of Obstetrics, 9th ed. Philadelphia, W.B. Saunders Company, 1947, p 867
Donald I: Practical Obstetric Problems, 5th ed. London, Lloyd-Luke, 1979, p 386
Douglas RG, Stromme WB (eds): Operative Obstetrics, 3rd ed. New York, Appleton-Century-Crofts, 1976, p 583
Gilstrap L III, Cunningham F, VanDorsten JP: Operative Obstetrics, 2nd ed. New York, McGraw-Hill, 2002, p 145
Giuliani A, Scholl W, Basver A, et al: Mode of delivery and outcome of 699 term singleton breech deliveries at a single center. Am J Obstet Gynecol 187:1694, 2002
Glezerman M: Five years to the term breech trial: the rise and fall of a randomized controlled trial. Am J Obstet Gynecol 194:20, 2006
Goffinet F, Carayol M, Foidart JM, et al: Is planned vaginal delivery for breech presentation at term still an option? Results of an observational prospective survey in France and Belgium. Am J Obstet Gynecol 194:1002, 2006
Graves W: Breech delivery in twenty years of practice. Am J Obstet Gynecol 137:229, 1980
Hannah M, Hannah W, Hewson S, et al: Planned caesarean section versus planned vaginal birth for breech presentation at term: a randomised multicentre trial. Lancet 356:1375, 2000
Hauth JC, Cunningham FG: Vaginal breech delivery is still justified. Obstet Gynecol 99:1115, 2002
Hemelaar J, Lim L, Impey L: The impact of an ECV service is limited by antenatal breech detection: a retrospective cohort study. Birth 42:165, 2015
Hopkins LM, Esakoff T, Noah MS, et al: Outcomes associated with cesarean section versus vaginal breech delivery at a university hospital. J Perinatol 27:141, 2007
Kayem G, Baumann R, Goffinet F, et al: Early preterm breech delivery: is a policy of planned vaginal delivery associated with increased risk of neonatal death? Am J Obstet Gynecol 198:e1.289, 2008
Keirse M: Evidence-based childbirth only for breech babies? Birth 29:55, 2002
Kotaska A: Inappropriate use of randomized trials to evaluate complex phenomena: case study of vaginal breech delivery. BMJ 329:1039, 2004
Kotaska A, Menticoglou S, Gagnon R, et al: Vaginal delivery of breech presentation. J Obstet Gynaecol Can 226:557, 2009
Krupitz H, Arzt W, Ebner T, et al: Assisted vaginal delivery versus caesarean section in breech presentation. Acta Obstet Gynecol Scand 84:588, 2005
Lashen H, Fear K, Sturdee D: Trends in the management of the breech presentation at term; experience in a district general hospital over a 10-year period. Acta Obstet Gynecol Scand 81:1116, 2002
Laufe L: An improved Piper forceps. Obstet Gynecol 29:284, 1967
Lee HC, El-Sayed YY, Gould JB: Population trends in cesarean delivery for breech presentation in the United States, 1997–2003. Am J Obstet Gynecol 199:59.e1, 2008
Locksmith GJ, Gei AF, Rowe TF, et al: Teaching the Laufe-Piper forceps technique at cesarean delivery. J Reprod Med 46(5):457, 2001
Lovset J: Shoulder delivery by breech presentation. J Obstet Gynaecol Br Emp 44:696, 1937
Michel S, Drain A, Closset E: Evaluation of a decision protocol for type of delivery of infants in breech presentation at term. Eur J Obstet Gynecol Reprod Biol 158:194, 2011
Milner RD: Neonatal mortality of breech deliveries with and without forceps to the aftercoming head. BJOG 82:783, 1975
Moir JC, Myerscough PR: Operative Obstetrics, 8th ed. London, Balliere, Tindall and Cassell, 1971, pp 136–179
Piper E, Bachman C: The prevention of fetal injuries in breech delivery. JAMA 92:217, 1929
Plentl A, Stone R: The Bracht maneuver. Obstet Gynecol Survey 8:313, 1953
Pradhan R, Mohajer M, Deshpande S: Outcome of term breech births: 10-year experience at a district general hospital. BJOG 112:218, 2005
Schutte J, Steegers E, Santema J, et al: Maternal deaths after elective cesarean section for breech presentation in the Netherlands. Acta Obstet Gynecol Scand 86(2):240, 2007
Seeds J, Cefalo R: Malpresentations. Clinical Obstet Gynecol 25:145, 1982
Tank E, Davis R, Holt J, et al: Mechanisms of trauma during breech delivery. Obstet Gynecol 38:761, 1971
Toivonen E, Palomaki O, Huhtala H, et al: Selective vaginal breech delivery at term—still an option. Acta Obstet Gynecol Scand 91:1177, 2012
Van Roosmalen J, Meguid T: The dilemma of vaginal breech delivery worldwide. Lancet 383:1863, 2014
Whyte H, Hannah M, Saigal S, et al: Outcomes of children at 2 years after planned cesarean birth versus planned vaginal birth for breech presentation at term: the International Randomized Term Breech Trial. Am J Obstet Gynecol 191:864, 2004
Yeomans E: Clinical pelvimetry. Clinical Obstet Gynecol 49:140, 2006
Yeomans ER, Gilstrap LC III: Breech delivery. In Queenan JT, Spong CY, Lockwood CJ (eds): Queenan's Management of High-Risk Pregnancy: An Evidence-Based Approach, 6th ed. Oxford, John Wiley & Sons, 2012, p 424

第二十二章

双胎妊娠分娩

美国的新生儿中双胎约占 3.3%。自 1980 年以来，这个比例增加了一倍，究其原因可能是孕妇受孕年龄的增加和辅助生殖技术使用的增多（American College of Obstetricians and Gynecologists，2014a）。同一时间段内，双胎妊娠的剖宫产率也已增至 75%，因此降低了双胎妊娠总体经阴道分娩率（Lee，2011）。与此相关的是，ACOG（2014b）和母胎医学学会联合制定的一项产科护理共识认为，当一胎儿为头先露时，剖宫产并不能改善围产期结局。该共识指出，当双胎为头 / 头先露或头 / 非头先露时，产科医生应建议孕妇尝试经阴道分娩。对经阴道分娩的强烈建议应建立在住院医师受到了良好的助产培训，并且产科医师有足够的能力和信心完成助产的基础上（Carroll，2006）。本章的目的是提供有关双胎经阴道分娩的详细方法。

双胎妊娠

■ 风险

双胎妊娠常合并多种母体、胎儿及新生儿并发症，其中一部分并发症与分娩期相关。高达 20% 的双胎妊娠合并妊娠期高血压或子痫前期（Fox，2015）。由于多胎妊娠使子宫过度扩张，因宫缩乏力因素引起的产后出血更为常见。双胎妊娠与单胎妊娠相比，其死胎率高出近 3 倍，新生儿死亡率高出 7 倍，低出生体重儿发生率（< 1 500 g）高出 11 倍（Cunningham，2014）。

约 16% 的双胎妊娠合并两胎儿体重不一致超过 20%（Miller，2012）。体重不一致利用下面的公式进行计算，并以百分率的形式呈现。

[较大胎儿体重（g）－较小胎儿体重（g）] / 较大胎儿体重（g）× 100%

有些体重不一致的病例是由较小胎儿生长受限引起，并且严重的生长受限增加了死亡的风险。如果二胎儿体重比一胎儿重 25% 以上，则可能需要重新考虑分娩方式。

双胎妊娠最显著的并发症是早产，早产率超过 50%。显然，早产是导致双胎妊娠的新生儿并发症发生率及死亡率较高的最主要原因。先天畸形在双胎妊娠中也很常见，并且是导致不良妊娠结局的第二大因素。

对于本章而言，重点应放在分娩期并发症。这也是双胎分娩研究（Barrett，2013）所采用的方法。这项大型随机试验定义了一个综合结局，包括严重的新生儿并发症发生率及胎儿或新生儿死亡率。其中严重的新生儿并发症是指产伤、产时窒息、新生儿癫痫、需进行新生儿复苏及插管、脑室内出血和转入新生儿重症监护室等。需要注意的是，在这项大型随机对照试验中，当一胎儿为头先露时，剖宫产组和经阴道分娩组的综合结局并无差异。剖宫产本身虽不是母体并发症，但当它并不能改善新生儿结局时，也许应当将其视为母体并发症。

■ 绒毛膜性

单独说“双胎”并不准确，而应将其分为双绒毛膜和单绒毛膜两类（图 22-1）（Moise，2010）。孕早期通过超声检查判断绒毛膜性的准确率可达 98% 以上（Emery，2015a）。超声可以识别双胎峰征，也叫 λ 征，它指示两层羊膜及中间绒毛膜的位置。这区别于仅反映两层羊膜而无中间的绒毛膜的“T”征（图

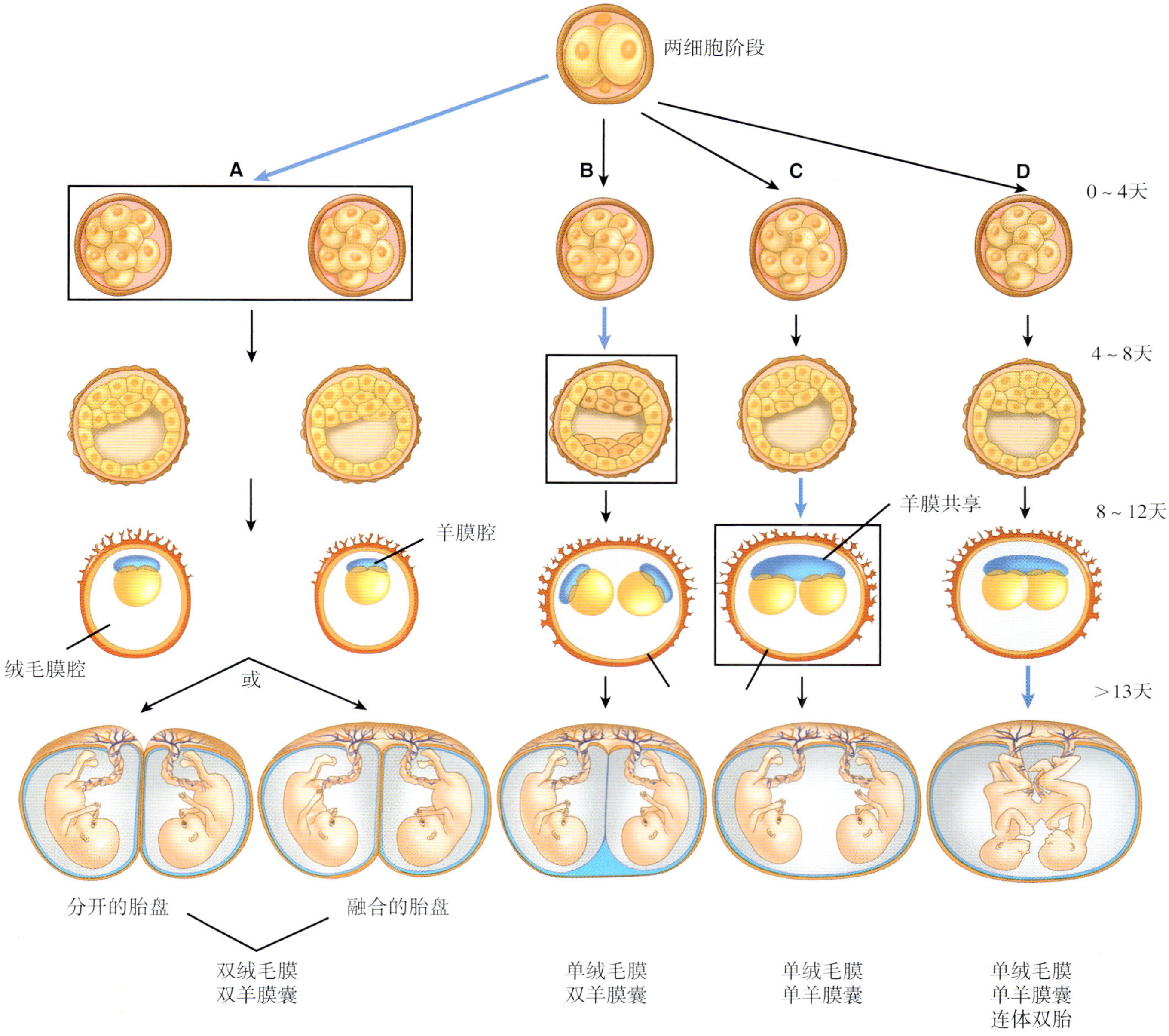

图 22-1 同卵双胎的机制。这里没有显示双绒毛膜双胎。A、B 和 C 列中的黑色方框和蓝色箭头表示分裂的时间。A. 在受精后 0 ～ 4 天，早期的胚胎可以分为两部分。早期阶段卵裂形成两层绒毛膜和两层羊膜（双绒毛膜，双羊膜囊）。胎盘可以是分开的或融合的。B. 受精 4 ～ 8 天时分裂形成具有两个独立成胚细胞的囊胚（细胞内团块）。每个内细胞团将在共同的绒毛膜内形成自己的羊膜（单绒毛膜，双羊膜囊）。C. 受精 8 ～ 12 天，在胚盘上方形成羊膜和羊膜腔。胚胎分裂导致两个胚胎共用一个羊膜和绒毛膜（单绒毛膜，单羊膜囊）。D. 不同的理论解释连体双胎形成过程。其中之一将其解释为一个胚胎不完全分裂成两个。另一理论认为其可能是由于同卵双胎两胎儿融合所致。（Reproduced with permission from Cunningham F，Leveno K，Bloom S，et al：Multifetal pregnancy．In Williams Obstetrics，24th ed．New York，McGraw-Hill Education，2014．）

22-2）。它在孕早期之后诊断绒毛膜性的准确率会降低。

双胎中几种较为严重的并发症仅发生于单绒毛膜双胎，例如双胎输血综合征（TTTS）和双胎反向动脉灌注综合征（TRAP），其治疗方案在十六章（266 页）中描述。另外单羊膜囊双胎和罕见的连体双胎也是其特有的并发症。尽管单绒毛膜双胎的预产期会比双绒毛膜双胎早 1 周（当没有并发症时分别为第 37 周和第 38 周），但也只有在较为罕见的单羊膜囊双胎的情况下剖宫产才会优于经阴道分娩。最近，北美胎儿治疗网络分别就非复杂性和复杂性的单绒毛膜双胎的管理发表了两份共识（Emery，2015a，b），指出情况单纯的单绒毛膜双胎可以在孕 $36^{0/7}$ 周至孕 $37^{6/7}$ 周之间进行选择性分娩（Emery，2015a）。此外，他们强调，如果医护人员在双胎经阴道分娩方面有足够的

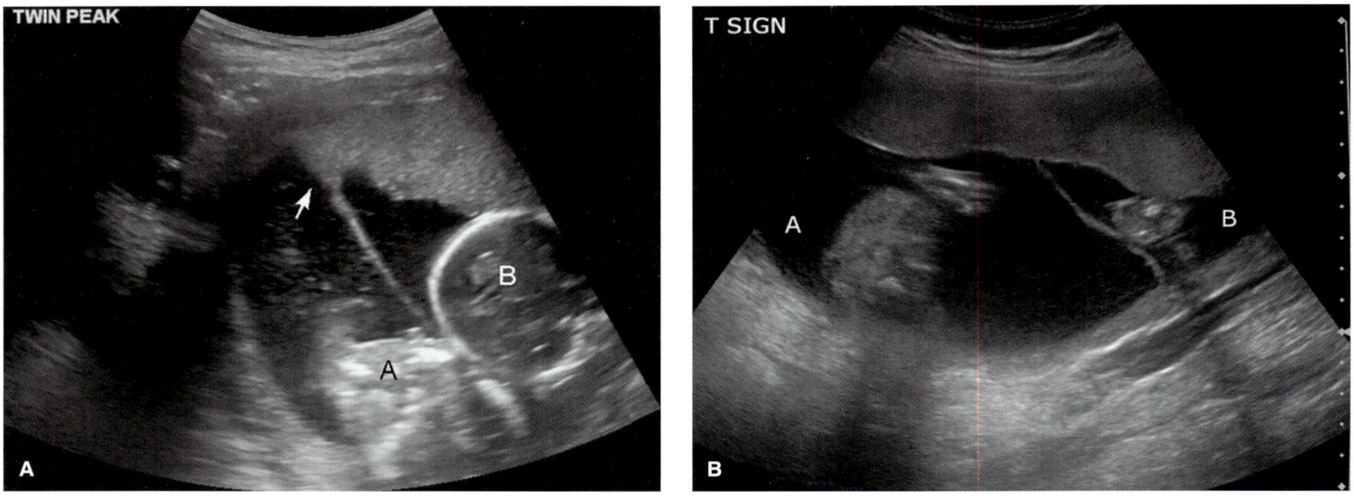

图 22-2　A. 双绒毛膜双羊膜囊双胎中"双胎峰"超声图像。胎儿 A 与 B 被两胎儿各自的羊膜及绒毛膜形成的膜状结构隔开。可以看到胎盘的一个三角形区域在羊膜绒毛膜层之间形成了一个峰（箭头）。(Used with permission from Dr. Jamie Morgan.) B. 单绒毛膜双羊膜囊双胎中"T"征超声图像。双胎被两胎儿各自的羊膜并行形成的膜状结构隔开。在羊膜与胎盘连接处形成"T"形结构。(Used with permission from Jason C．McWhirt，ARDMS.) 两张图片中，双胎分别被标记为 A 与 B。

专业经验，单绒毛膜双羊膜囊双胎应首选经阴道分娩。在美国大多数医疗机构，单绒毛膜单羊膜囊双胎会在产前注射一个疗程的糖皮质激素后，于孕 32 ~ 34 周间行剖宫产。世界范围内仍有一些医疗机构为单绒毛膜单羊膜囊双胎提供经阴道分娩（Anselem，2015）。

若医护人员经验足够丰富，一胎儿为头先露的双绒毛膜双胎也应首选经阴道分娩。无并发症时，可待其自然分娩。据 Parkland 医院的经验，双胎妊娠可延长至孕 40 周分娩（Cunningham，2014）。而包括作者在内的其他人则认为如果孕妇在孕 $30^{0/7}$ 周时仍未自然分娩，应进行引产。

产前管理

如前所述，不足 50% 的双胎妊娠在孕 37 周后分娩。双胎早产的类别与单胎相同，但各类别所占比例不同。在单胎妊娠中，自发性早产、未足月胎膜早破（PPROM）和医源性早产各占约 1/3。而在双胎妊娠中，医源性早产占比超过 50%。针对早产，已研究了包括卧床休息、注射孕酮、环扎术、抑制子宫收缩、放置子宫托等在内的多种预防措施，但都被证实无效。最后，双胎 PPROM 的处理方式与单胎相同，但是双胎的潜伏期较短。

超声检查是双胎妊娠产前监测的重要手段。推荐检查频率为单绒毛膜双胎两周一次，双绒毛膜双胎 4 周一次（Emery，2015a）。最近的一份报告建议将双绒毛膜双胎的超声检查频率同样缩短为两周一次（Corcoran，2015），其声称这样可以更早地发现胎儿生长受限和脐动脉血流异常。早期发现可以更早进行分娩干预。

产前超声也可用于发现胎儿畸形，确认胎先露，估计胎儿体重以及诊断 TTTS、胎儿之一死亡等并发症。Melamed 等（2015）通过分析一项大型随机对照试验的数据证实孕 32 周后胎先露类型发生改变的可能性（Barrett，2013）。其中一胎儿始终保持头先露，而二胎儿有约 25% 的可能性发生胎位变化。这显然会影响分娩计划，因此对于孕妇而言，多次超声检查是有必要的。

双胎妊娠中胎儿监测的必要性、频率和方法目前尚未达成共识。有团队建议自孕 32 周开始每周进行一次生物物理学评分，并推荐将其作为首要监测方法（Booker，2015）。但 ACOG（2014a）并未发现证据证实这种监测可以改善围产期结局。

分娩管理

■ 第一产程

对于计划尝试经阴道分娩的双胎妊娠孕妇，良好的分娩管理可降低剖宫产率。前面描述的双胎分娩研究将孕 32 ~ 39 周的孕妇随机分配到计划经阴道分娩组和计划剖宫产组（Barrett，2013）。在计划经阴道分娩组中，44% 的孕妇最终经剖宫产分娩，且此组中 10% 的患者是在一胎儿经阴道分娩后转为剖宫产的。这与 Schmitz（2008）和 Fox（2010）等的数据形成鲜明对比，他们报道的剖宫产率仅为 15% ～ 20%。这表明了产前管理对分娩方式的潜在影响。

Leftwich 等（2014）证实对于双胎妊娠而言，初产妇及经产妇产程活跃期进展均相对缓慢。因此，他们建议可以将产程延长 2 ～ 3 h 从而减少因产程停滞所行的剖宫产。

有证据支持对于双胎妊娠孕妇而言，在引产和加强宫缩时使用缩宫素都是安全的。将双胎妊娠孕妇和产次、孕周及宫颈扩张程度均匹配的单胎孕妇相比，两组孕妇在缩宫素最大使用剂量、给药至分娩的时间间隔及阴道分娩的成功率方面均无差异（Fausett，1997）。因此有理由在双胎妊娠因产程停滞行剖宫产前尝试使用缩宫素。

对电子胎心监护的误判可能会导致在产程中对双胎妊娠行剖宫产。故临床医生应在选择剖宫产前尝试进行胎儿宫内复苏。

最后，在双胎分娩研究中有超过 10% 的产程中剖宫产是由于二胎儿胎先露异常。然而采用 360 页中关于二胎儿的管理措施可能有助于减少甚至消除仅因二胎儿胎先露异常而行的剖宫产。总而言之，降低双胎妊娠的总体剖宫产率需同时减少产前及产程中的剖宫产。

■ 分娩准备

在分娩时建议将待产产妇自产房转移至设备齐全且宽敞的手术室（OR）。对于之前有经阴道分娩经验的产妇而言，一旦其宫颈完全扩张，应将其转入手术室。若宫颈快速扩张，建议在完全扩张前将孕妇转至手术室。对于初产妇而言，在一胎儿先露位置较低前，可在产房安全待产，直至头先露降至 S+2 时将其转入手术室。

一旦决定将产妇转至手术室，需通知麻醉科和儿科医生，以保证他们有足够的时间赶到手术室为分娩做准备。到达手术室后，应继续进行电子胎心监测，如产妇在产房滴注缩宫素，则应继续进行缩宫素滴注。将产妇双腿置于腿架上可以为助产、宫内操作及必要时使用 Piper 产钳助产创造空间。

手术室中应备好产钳、胎头吸引器和剖宫产手术器械包。此外，还应备有硝酸甘油、硫酸镁及多种促进宫缩药物等。如前所述，双胎延迟分娩的风险较高，有时需及时给予催产素，甲基麦角新碱和 15- 甲基前列腺素 $F_{2\alpha}$，详细内容将在第二十九章描述（478 页）。建议按此清单（表 22-1）准备手术室用品。在住院医师培训中，住院医师应为双胎经阴道分娩的主要术者，同时应当有经验丰富的产科医师穿戴手术装备在一旁提供监督和指导。培养下一代产科医师对于双胎经阴道分娩技术的提升非常重要，而这会使更多的孕妇有信心进行经阴道分娩从而降低剖宫产率。

■ 双胎分娩间隔时间和联合分娩

计划经阴道分娩是指双胎都经阴道分娩，表面上看这似乎是赘述，但如果双胎分娩间隔时间较长，最终可能会导致联合分娩。联合分娩定义为一胎儿经阴道分娩，而二胎儿经剖宫产分娩。30 年前，Rayburn 等（1984）表明只要使用了电子胎心监护，分娩间隔超过 2 h 与新生儿不良结局无关。而另一项研究

表 22-1　双胎经阴分娩核查单

设备：腿架、产钳、胎头吸引器、电子胎心监护仪、两个新生儿复苏台、剖宫产手术器械包、麻醉机。便携式超声检查机为可选

环境：能施行剖宫产的宽敞手术间

药物：子宫松弛剂、缩宫素

复苏：大口径静脉通道，已备好的可用的血液制品

人员：

产科医生——一名低年资或接受培训的医师及一名有能力进行宫内操作、臀位牵引及手术助产阴道分娩的高年资医师

麻醉医师——有能力进行气管内插管及全身麻醉

儿科医师——两个复苏团队

循环护士

保洁人员

发现分娩间隔超过 30 min 会使联合分娩概率增长 6 倍（Cruikshank，2007）。Persad 等（2001）发现分娩间隔超过 1 h 会使联合分娩的风险增加 8 倍。Leung 等（2002）则发现双胎分娩间隔超过 30 min 会增加二胎儿胎儿窘迫和酸中毒的风险。有趣的是，Wen（2004）发现一胎儿行手术助产阴道分娩（OVD）会降低二胎儿的剖宫产风险。

对美国母胎医学网络所收集数据的二次分析描述了双胎妊娠联合分娩结局（Alexander，2008）。其中一组包含 179 例双胎妊娠，一胎儿经阴道分娩而二胎儿行剖宫产分娩。对照组包含 849 例双胎妊娠，两胎儿均经剖宫产分娩。此研究并未涉及双胎分娩间隔。研究指出二胎儿的分娩方式与严重的新生儿并发症并无关联。值得注意的是，相当高比例（17%）的孕妇经历了联合分娩，这表明产科医师对于双胎分娩管理的水平较低。

妇产科医师应尽全力避免一胎儿经阴道分娩后二胎儿行紧急剖宫产（Cruikshank，2007）。然而，如果产科医师的能力不足以完成经阴道分娩，他应立即决定行剖宫产以改善新生儿结局。

前述证据表明，缩短双胎分娩间隔时间的策略是非常明智的。这种策略在双胎妊娠中被称为“二胎儿立即分娩”或“积极第二产程管理”，接下来进行详细描述（Carroll，2006；Fox，2010）。

分娩方式选择

■ 剖宫产

在双胎分娩研究发表前，没有将双胎妊娠孕妇划分为计划剖宫产组和计划经阴道分娩组的大规模试验。该研究方法的合理性在于其分组是基于分娩方式意向而不是实际分娩方式。也就是说，这项比较双胎剖宫产和经阴道分娩结局的研究是回顾性的，是基于人群的研究，其容易产生选择偏倚（Sentilhes，2015）。

最近一项对 2000—2009 年间双胎的大型回顾性队列研究就是为了说明这一点（Roberts，2015）。研究人员指出，与产程中的剖宫产及经阴道分娩相比，产前行剖宫产可以降低严重的出生缺氧、新生儿死亡和 5 岁以下儿童死亡的风险。本研究中全部 7 099 对双胎均在孕 36 周及以后分娩。大样本研究为统计学提供了数据支持，但最令人担心的是“产前行剖宫产可获最好妊娠结局”所产生的“标题效应”。在这些案例中并无法区分产妇原本计划经阴道分娩还是计划行剖宫产。研究对有剖宫产指征的产妇和本可经阴道分娩但最终选择剖宫产的产妇均进行了分析。相反地，有指征行剖宫产的产妇可能在入院时已经处于产程活跃期而最终经阴道分娩。这些因素就是指选择偏倚。

单胎和双胎剖宫产术在技术上相似，但双胎剖宫产可能失血更多，宫缩乏力是其主要原因。双胎剖宫产时，子宫纵切口手术通常应限制在与单胎相同的指征范围。单胎和双胎剖宫产后短期或长期风险都相似，相关内容见第二十五章（421 页）。因此，支持双胎经阴道分娩最有说服力的观点之一是避免剖宫产导致的即刻及长期不良结局。

■ 计划经阴道分娩

头 / 头先露

几乎所有的研究者和产科指南都建议双胎呈头 / 头先露时进行经阴道分娩。然而需要特别注意的是一胎儿经阴道分娩后，二胎儿不一定保持头先露。在这种情况下，缺乏臀位牵引或内倒转术经验的产科医师通常会选择在一胎儿经阴道分娩后对二胎儿行剖宫产。在一项系列研究中，50% 的双胎联合分娩最初两胎儿为头 / 头先露（Breathnach，2011）。

一旦将孕妇移至手术室，并摆好恰当的体位后即开始一胎儿的分娩。此时既可以等待其自然分娩，也可行 OVD。双胎妊娠中，无论是宫缩强度还是孕妇自发的分娩努力均较弱，因此应该避免第二产程延长。若满足 OVD 的前提条件，则为缩短第二产程而采取低位或出口产钳助产是合理的。需注意的是，少数情况下一胎儿在宫颈完全扩张全时仍无法娩出，此时需行剖宫产。

一旦一胎儿娩出，应立即夹闭脐带，不可通过延迟断脐来增加新生儿红细胞容量。行阴道检查确认二胎儿的胎先露、胎位及胎先露位置。若二胎儿变为臀位，则应用手抓住胎足，破膜后依第 356 页所述行完全臀位牵引术。若二胎儿为横位，建议先行内倒转术，然后进行臀位牵引。内倒转术是握住胎足缓慢向下牵引，待其露出阴道口后做臀位牵引结束分娩。当二胎儿的头部已经衔接且俯曲时才行头先露分娩。一旦胎头下降至可进行 OVD 的位置（低位或盆腔出口），则应立即助产以缩短双胎分娩间隔时间。经产妇通常可以不借助外力自然分娩二胎儿，特别是当二胎儿头较小时。

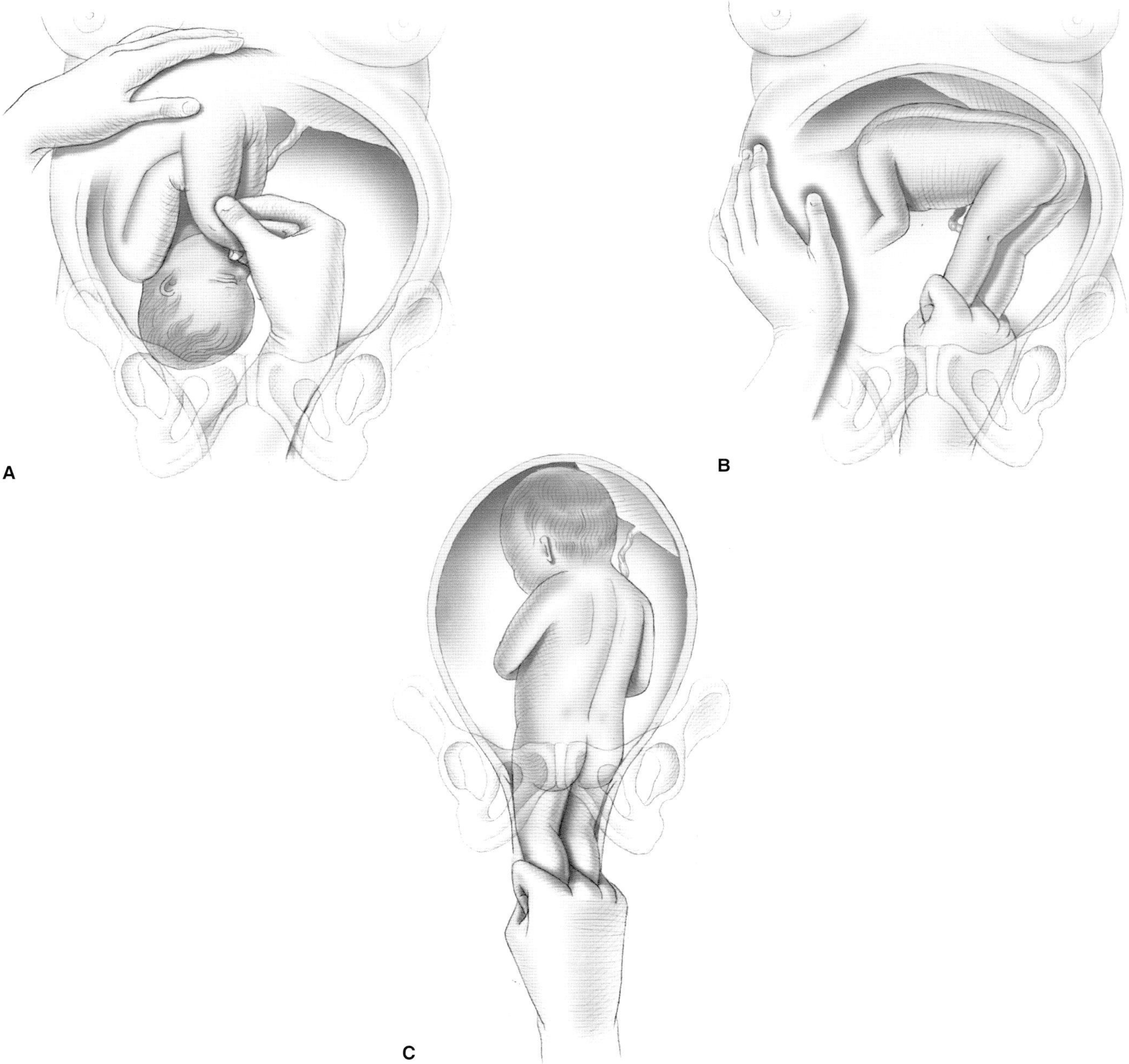

图 22-3　胎头高浮内倒转术。A. 术者左手置于孕妇右侧宫底处，并施加压力，以使宫腔内的右手能触及并握住胎足。B. 当术者右手将胎足向骨盆方向牵拉时，术者原本置于腹部的左手移至耻骨上区上推胎头。C. 术者在阴道内的手行完全臀位牵引术使胎儿双足通过阴道口。值得注意的是，即使已应用效果良好的硬膜外麻醉，有些情况下仍需使用硝酸甘油或全身麻醉使子宫松弛以完成操作过程。

若二胎儿为头位但未衔接，即在 S0 以上（图 22-3），其处理方式仍存在争议。Cruikshank 等（2007）不推荐使用内倒转术，他们建议以 10 mIU/min 的速度输注催产素。但对于经验丰富的产科医师来说，立即行内倒转术加臀位牵引似乎更可行。其他学者（Fox，2010；Schmitz，2008）也建议在二胎儿头部未衔接时行内倒转术。与 Cruikshank 主张的输注催产素、人工破膜相比，行内倒转术和臀位牵引所导致的联合分娩更少。

当二胎儿胎头高浮时，应在探及胎头未衔接时立刻进行内倒转，此时操作会有一些优势。首先，子宫内原有两个胎儿，一胎儿娩出后子宫会松弛一段时间，这时有足够的空间进行宫内操作；其次，二胎儿的胎膜一般仍保持完整，这也有助于宫内操作并防止脐带脱垂。

首先，术者用一只手在宫内将二胎儿头部抬起，同时用另一只手在产妇腹部横向推动胎儿头部使其远离骨盆入口。这时术者就可以将手伸入宫腔上部并找到胎足，在腹部的手也可以移至右侧宫底部（图 22-3A）。此时宫底部的压力会帮助胎儿下移，并使术者在阴道内的手能握住胎足。二胎儿的手和足在短时间内会处于同一水平位置。随后术者在宫内的手将胎足牵向骨盆，同时将另一只手移回耻骨上区以上抬胎儿头部（图 22-3B）。紧接着如图 22-3C 所示在宫内用手通过臀位牵引使胎足穿出阴道，然后继续牵引，使胎体下半部分穿过阴道口。此时术者可抓住骨性骨盆并用 Lovset 手法完成分娩，该技术如图 21-8 所示（346 页）。此操作需要将胎体先向一个方向旋转 90°，然后向相反的方向旋转 180°。最后，可行臀位胎头后出的产钳助产，具体如下所述。

与其他学者一样，我们强烈反对“绝对禁止”该手术或“1970 年后不再学习使用该技术并且无人知道该如何操作”的观点（Cruikshank，2007；Schmitz，2008）。美国一些医疗中心仍在安全地使用并教授这项技术。住院医师在完成 2 ～ 3 次此操作后，就很少再需要导师的帮助了。在 Fox 等（2010）的一项关于计划经阴道分娩的产妇的研究报告中，内倒转术仅由主治医师在二胎儿头部未衔接时实施。此报告指出：“住院医师参与了很多产妇的分娩，但从未作为主要术者。”随后的评论呼吁这一局限性应当受到重视，并适当强调了“培养下一代产科医师”的必要性（D’Alton，2010）。无论作为术者还是监督者，都应有丰富的经验以确保患者安全。

大多数内倒转术可在硬膜外麻醉下顺利完成。该手术应在手术室中且麻醉科医师在场时完成。如果需要使子宫松弛，可以使用 200 ～ 400 μg 的硝酸甘油静脉滴注。偶尔也可能会遇到需用卤代烷进行全麻的情况。

头 / 臀先露

这种胎先露对于双胎经阴道分娩可能是最有利的。如果二胎儿为双足先露，术者最好在破膜之前用手在宫内固定胎儿双足。最佳方式是用中指将胎儿内踝分开以进行双足牵引。如果只能握住单足，也可进行单足牵引。握住胎儿足部的正确方式是 3 根手指从外到内置于足背上方，示指置于跟腱上方，拇指置于足底下，与示指形成一个圆圈绕住跟骨。无论是单足还是双足牵引，都建议将胎儿脚趾向下以使胎背向前。一旦一只胎足到达阴道口外，通常可以用相对应的手握住，即术者左手握住胎儿左足，右手握住胎儿右足。随后术者将另一只手伸入阴道，由于另一只胎足可能已经在阴道内或骨盆入口处，因此将其握住并牵出并不困难。

二胎儿的髋部偶尔会完全屈曲，这意味着其双腿呈近 180°。这可以通过将一根手指置于仍在宫内的胎儿大腿腹股沟处轻轻牵引得以解决。一旦胎儿的半边臀部到达阴道口，大腿内侧的力量会使髋部旋转，将大腿带离躯干。腘窝处的压力可以使另一只胎足降至阴道口。此时轻轻牵引此足即可将胎儿双足拉出阴道外。

如上所述握住双足，通过平稳的牵引将大腿拉出。此时术者通常不需要将握住双足的手改握胎儿大腿，因为大多数情况下可以通过牵引双足将臀部拉出阴道口。

此时术者需将两个拇指放在骶骨上，接下来的步骤已在第二十一章（345 页）详细描述。有作者报道可将湿毛巾放在骨盆上防止滑移，但毛巾会掩盖骨性标志。最好将拇指放在骶骨上，使两手掌指关节及指间关节完全对称。将示指垂直放在二胎儿的髂嵴上以确保抓稳骨盆，仅在骨突出处用力。牵引轴应朝向地面。直到可见肩胛骨的下 1/3 之后才可以尝试旋转胎儿躯干。此时缓缓旋转 90° 或反向的 180°，可见前肩胛骨“翼状突起”，这表示胎儿前臂已经可以娩出。

术者或其助手均可沿肱骨长轴按压胎儿肩部，使前臂娩出。通过推动肩胛骨使胎儿躯干旋转 180°，进而使另一手臂朝向前，然后使其以相似的方式娩出。这种胎儿手臂的娩出方式称为 Lovset 手法，此手法非常成功，可以使胎儿受伤风险降到最低（Albrechtsen，1997）。

非常罕见的情况下胎儿一个或两个手臂都绕在颈后，这种情况被称作手臂绕颈，可通过两种方式解决此问题，首先，术者可顺手臂绕颈的方向“过度旋转”胎儿躯干，通过阴道内的压力使胎儿手臂松开（图 21-13，347 页）。若此操作不成功则将胎儿在产道内向上推动后再次尝试旋转。若仍不成功，可以尝试强行将颈部缠绕的手臂娩出，但此操作可能造成肱骨骨折。在极少数情况下，Lovset 手法无法将前臂娩出，此时可将胎体抬高至母体腹股沟上方，先娩出后臂（图 21-11，347 页）。虽然此方法可行，但对于二胎儿臀位分娩来说并不常用。

此时只剩下胎头尚未娩出，可以使用 Piper 产钳（图 21-18，349 页）。首先，由助手抓住二胎儿背部凹陷部。确保胎儿手臂和腿不会挡住下蹲着的术者入路。这时可使用毛巾辅助术者握住胎儿身体，以免太滑不好牵拉。先将胎儿身体向母体右侧移动，从下方置入 Piper 产钳的左支，然后将胎儿身体向左移动以置入产钳右支。特别注意，产钳的分支是按其应用于孕妇的左右两侧进行命名。

利用 Piper 产钳娩出头部的方式是将产钳两支交合，钳柄抬高，通过头部屈曲和很小的牵引力进行的。术者不握产钳的手的 4 个手指沿阴道后壁施加压力使二胎儿的嘴和鼻子露出阴道口。有时产钳可能需要再次降低或抬高，Dennen（1955）描述了这种“泵 - 钳柄操作”。助手应与术者的产钳一起抬高或降低胎体，注意不要使胎体或颈部过度拉伸。头部娩出前 Piper 产钳不必脱离。若娩出二胎儿的各操作需更多空间，建议行会阴中外侧切开，对于阴道较为松弛的经产妇可能不需要切开。

对于二胎儿头部的娩出，我们强烈建议预防性使用 Piper 产钳，也可使用 Mauriceau-Smellie-Veit 手法娩出。此方法在图 21-15（348 页）中进行了描述和说明，这种手法既利用屈曲，也对胎肩进行牵引。这样会拉伸胎儿的颈椎，有可能造成颈椎损伤。

头 / 横位

在一组孕 35 周后双胎的一胎儿为头位分娩的 758 个连续病例中，657 例（87%）按计划行经阴道分娩。计划经阴道分娩双胎的比例如此高，反映出只要产妇骨盆正常、无剖宫产史，且二胎儿估计体重不比一胎儿重超过 25%，则应建议其经阴道分娩。518 例经阴道分娩一胎儿的产妇中，只有 40 例产妇的第二胎儿为横位，这个结果虽不能一概而论，但与二胎儿为头位或臀位相比，横位可能是最少见的一种胎位。

横位胎儿的头部可位于母体左侧或右侧。无论胎头方向如何，胎背均可朝向前、后、上、下。无论何种情况，术者的目标都是找到并握住胎足，将其向阴道口方向牵拉（内倒转术），然后进行臀位牵引。尽管类似操作大多数时候比二胎儿胎头未衔接时的倒转术更为容易，但当横位胎儿胎背向下时，此操作较为困难，详见图 22-4。

图 22-4A 中术者的手必须恰当地进入宫底，并握住胎儿足部，然后如图 22-4B 所示，用手牵引胎足，使其绕身体长轴以“滚筒”方式旋转 180°。图中术者的手是从子宫前壁伸至胎足，实际操作中也可尝试经子宫后壁沿相反方向旋转胎儿。无论使用哪种方式，都是先将胎后足下拉，继而胎体下降且胎背朝前。如图 22-4C 所示，术者应牵引双足，但也可将一只胎足牵引下降并固定后，再次将手伸入宫腔找到并牵出第二只胎足。牵引过程中如需使子宫松弛，可按需静脉滴注硝酸甘油。

如果横位二胎儿胎背向上且胎膜自发破裂，可能出现脐带脱垂。一些报道将其作为二胎儿剖宫产（联合分娩）的指征。更为合适的方法是行内倒转术后进行臀位牵引（图 22-5），注意该图中脐带已经脱垂。如需使子宫松弛，可由麻醉医师进行硝酸甘油静脉滴注，推荐剂量在不同文献中差异很大，在 Dufour 等（1998）的报道中，横位行内倒转术使用硝酸甘油的剂量为 500 ～ 1500 μg，然而大多数报道中使用更小的剂量为 200 ～ 400 μg。

一胎儿为臀先露

图 22-6 展示了一组臀 / 臀先露双胎，这种情况目前没有 Ⅰ 级证据表明哪种分娩方式更优。一些报道记录了经阴道分娩的良好结局（Blickstein，2000；Sentilhes，2007）。在 Blickstein 等（2000）的报道中，臀 / 头先露和臀 / 臀先露双胎数量几乎相等。对于臀 / 头先露双胎，很少有关于胎头交锁的报道，其发生率约为 1‰～ 2‰。胎头交锁时两胎儿下颌相互接触而影响一胎儿行臀位分娩。

在美国，当一胎儿为臀位时大多数产科医生会选择行剖宫产。然而在其他国家，经阴道分娩也取得了良好的效果。若计划对臀位一胎儿行经阴道分娩，则应满足第二十一章中描述的先决条件：单臀或完全臀先露、估计胎儿体重（EFW）为 2 000 ～ 4 000 g、胎头屈曲、产妇骨盆临床状态良好。一胎儿一经娩出，立即通过阴道检查确认二胎儿先露情况，参照一胎儿为头先露时二胎儿的处理方式对其进行处理。

理由

对一些人来说，前述的经阴道分娩方式似乎有些激进，但有越来越多的证据支持该方法（Barrett，2013；Carroll，2006；Fox，2010；Schmitz，2008；Vayssière，2011）。所有文章都强调“经阴道分娩应当由具有丰富双胎经阴道分娩经验的产科医师进行”（Vayssière，2011）。Fox 等（2010）未报道行内倒转术的数量，但 Schmitz 等（2008）报道了 209 例，其中仅 3 例失败。在这两个报道中，787 例计划经阴

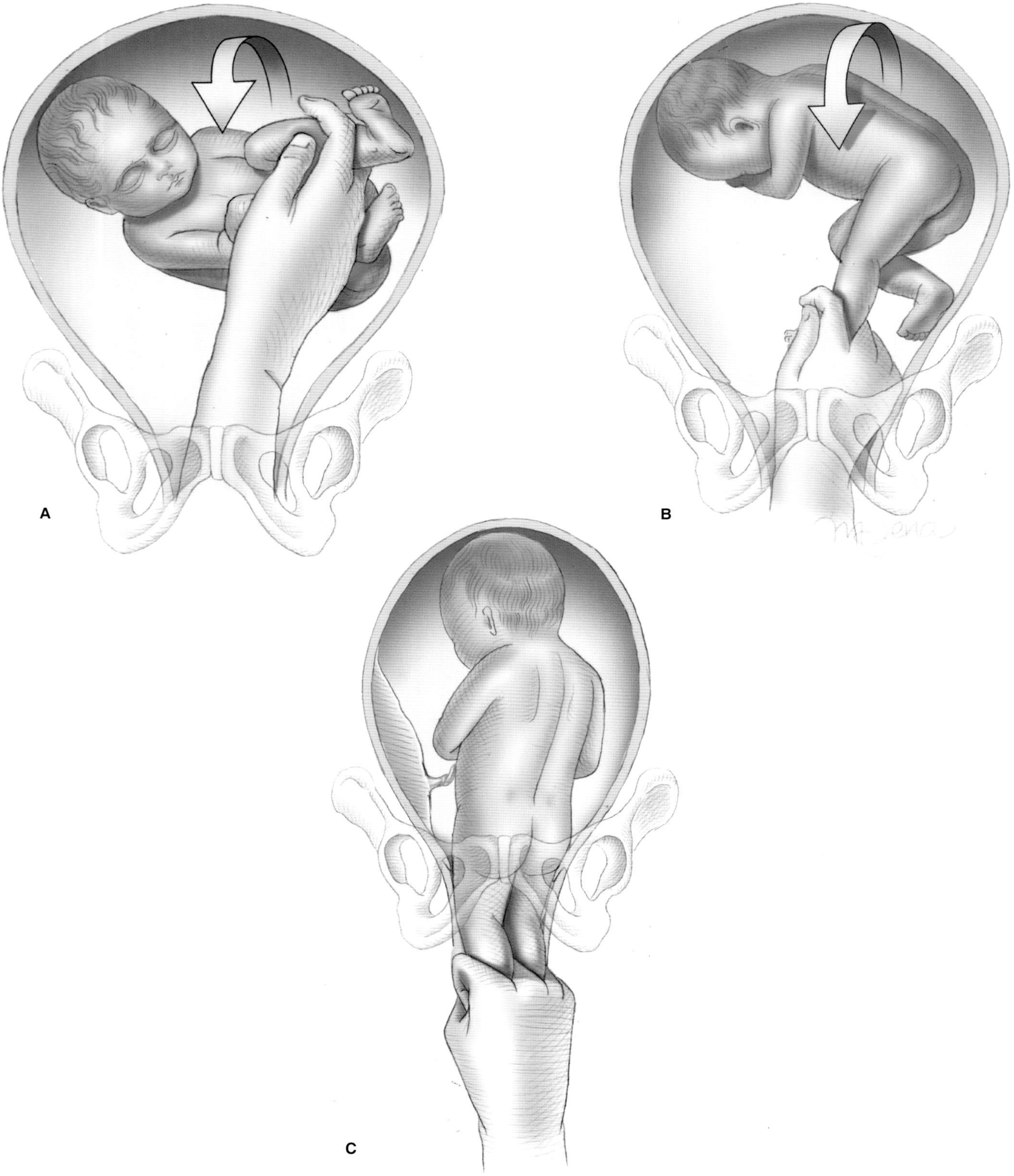

图 22-4 胎背向下横位胎儿的分娩方式。A. 术者将手沿子宫前壁伸至宫底以握住胎足。有时沿子宫后壁伸入更易触及胎足。B. 可以按图示方向做类似滚筒转动的操作向下牵引胎足，若术者的手沿子宫后壁伸入，可按相反方向进行转动。后者取决于术者的喜好。C. 注意在图 B 中，当第二只胎足已降至可触及的位置后，术者应同时将双足向下牵引至阴道口外。与胎头尚未固定时行内倒转术相似，对胎背向下的横位胎儿助产时也需使用药物使子宫松弛。

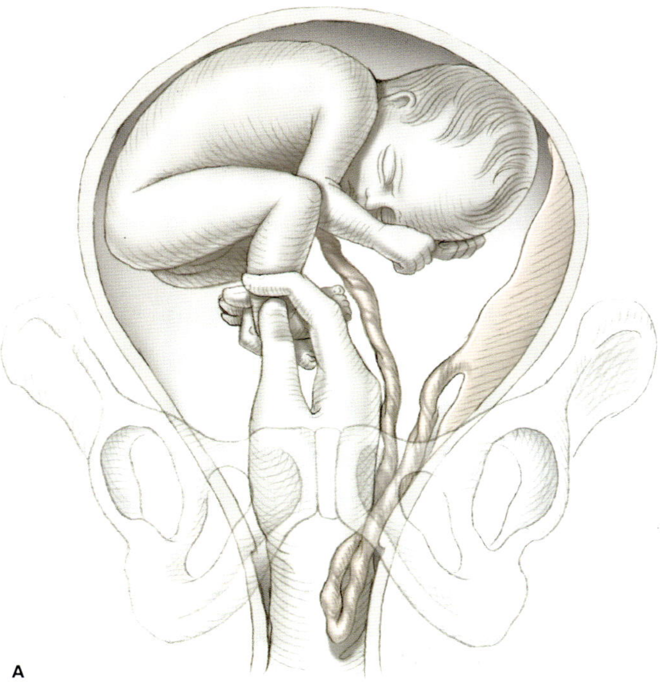

A

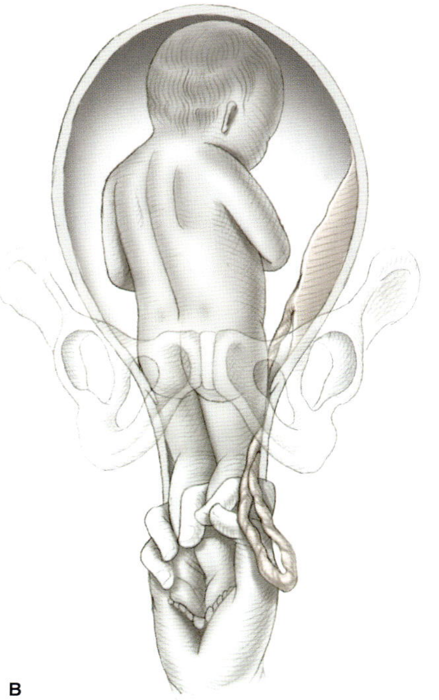

B

图 22-5 伴脐带脱垂的胎背向上的横位胎儿的分娩方式。A. 术者右手握住胎儿双足，将中指置于其内踝之间。细心的观察者会注意到在脐带脱垂的情况下需要紧急实施这个过程，而不是选择性的。B. 胎儿双足被同时牵出阴道口。允许先牵出一只胎足，将其固定后再牵出另一只胎足（见正文）。二胎儿脐带脱垂无需行紧急剖宫产。可以安全且快速地施行臀位牵引术。

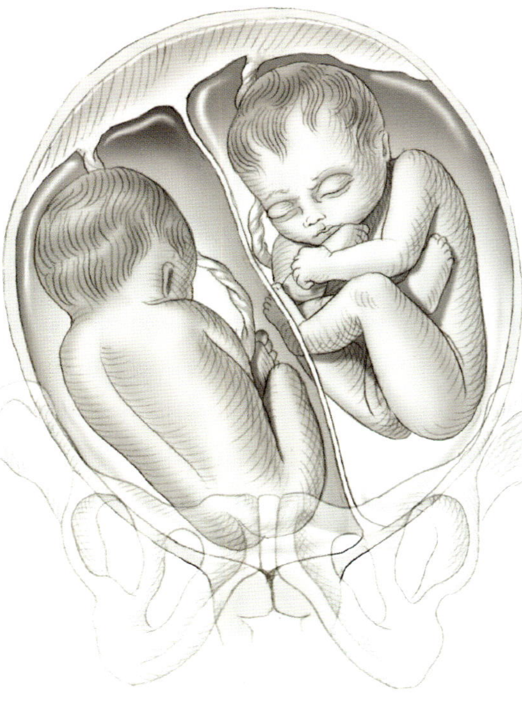

图 22-6 约 20% 的双胎妊娠中一胎儿为臀先露。其中约半数（10%）二胎儿也为臀位（如图所示）。另一半则为臀 / 头先露。特别是对于经产妇而言，这种情况更适于经阴道分娩（如图 22-7 中的流程所示）。

道分娩的双胎妊娠产妇仅有 3 例（0.4%）最终联合分娩。在双胎分娩研究中这个比例为其 10 倍（4%）（Barrett，2013），考虑到此研究涉及 25 个国家 106 个医疗中心的数据，故此比例仍然是可以接受的。在这项研究中，当一胎儿为头先露时，按计划行剖宫产并未降低围产期死亡率或严重的新生儿并发症发生率。基于这些结果，我们可以认为，在计划行剖宫产组中近 800 例孕妇因积累的 I 级证据接受了不必要的剖宫产，而其恰恰直接证明了当一胎儿为头先露时行经阴道分娩是安全的。保守估计的数字 800 例是由原计划剖宫产的 1 393 例孕妇乘以 56% 得出的，此比例（56%）是原计划经阴道分娩组的实际经阴道分娩率。尽管一本领先的教科书和一篇评论都对此实验结果是否会导致双胎剖宫产率下降表示怀疑，但的确应该如此（Cunningham，2014；Greene，2013）。我们同意产科护理共识中关于产科医师应为双胎妊娠产妇提供咨询，建议一胎儿为头先露的产妇尝试经阴道分娩（American College of Obstetricians and Gynecologists，2014b）。需要特别注意的是产科医师必须具备完成双胎经阴道分娩所需的能力。

双胎分娩的替代方法

鉴于目前美国双胎剖宫产率为 75%，加之掌握内倒转术或臀位牵引术的产科医师有限，似乎有必要考虑采用不太激进的方式进行二胎儿的分娩。Cruikshank（2007）同样认可这种需求，并在其报告中给出了一个可行方案。

若一胎儿已经阴道分娩，术者应通过阴道检查确认二胎儿胎先露情况。若二胎儿为头先露，无论是否衔接，都推荐产妇经阴道分娩。可通过静脉滴注催产素加强宫缩，预期结果是胎头下降。产妇可自然分娩或在 S+2 甚至更低位置行 OVD。

若二胎儿为胎背向上的横位或不完全臀位时，应行完全臀位牵引术。此时需注意术者的经验和能力是否能胜任此操作。当二胎儿为单臀先露时，可像之前对头先露二胎儿的处理一样，滴注催产素并等待胎儿自行下降。对于较为罕见的胎背向下的横位二胎儿来说，行完全臀位牵引术难度较大。在这种情况下或术者难以实施完全臀位牵引术时，可在选用肾上腺素能受体激动剂使子宫松弛的基础上行外倒转术（ECV），这可能优于直接对二胎儿行剖宫产。这种情况下对行 ECV 质疑的观点之一认为其导致联合分娩发生率较高。然而，如果将联合分娩作为默认处理方式，那么任何 ECV 的成功都会降低联合分娩率。

美国的 Brigham & Women's 医院在双胎分娩方面采取了比本章提出的稍微保守一点的方法（Easter，2016）。作者报道了 2007—2010 年间 1 250 例双胎分娩，其孕周均≥ 32 周，排除标准为既往剖宫产史等分娩禁忌。共计 716 对一胎儿为头位的双胎符合入组条件。需要指出，ACOG（2014b）的共识指出此情况下应对产妇提供咨询，并建议其尝试经阴道分娩。尽管如此，367 例（51%）符合条件的双胎妊娠产妇直接进行了剖宫产，其中二胎儿为头先露的有 110 例（30%），非头先露的有 257 例（70%）。尚不明确该组数据是代表产科医师的选择还是产妇自己的选择，但有一点很明确，降低双胎的总体剖宫产率任务艰巨，因为超过一半的符合条件的产妇甚至在医生和机构都较好时都不会尝试经阴道分娩。

同一研究中，剩余的 349 例孕妇中有 85% 是头 / 头先露双胎，仅有 15% 是头 / 非头先露双胎。值得注意的是，数量较少的头 / 非头先露双胎的产妇经阴道分娩成功率（85%）高于头 / 头先露（70%）。此结果也符合我们的认识。一个很重要的区别在于在 Easter 病例系列中，为头 / 非头先露双胎的产妇提供或让其尝试经阴道分娩的比例（15%）很低。相反，我们的选择中，尝试率通常超过 75%。在 Easter 的病例系列中，产程中的剖宫产率为 28%，总体剖宫产率为 65%，这与约 75% 的美国双胎剖宫产率相差不大。最后，鉴于此研究仅限于一胎儿为头先露的双胎，故此报告中所有双胎的剖宫产率甚至可能高于全国平均水平。Easter 等（2016）认为需要更多的研究来阐明产科医师和孕妇的态度在分娩方式选择中的作用。在这本产科手术学专著中提出的有关双胎分娩的积极管理方法可能难以推广（Carroll，2006；Fox，2010；Schmitz，2008）。

早产双胎分娩

双胎分娩研究涵盖了孕 $32^{0/7}$ ～ $38^{6/7}$ 周分娩的双胎妊娠（Barrett，2013）。对于孕 32 周前分娩的双胎，没有直接证据为术者提供一胎儿为头先露时应采取何种分娩方式的指导。然而，回顾性研究的结果支持孕 32 周前计划经阴道分娩。总的来说，他们不能完全断定计划剖宫产和计划经阴道分娩的妊娠结局有无差异。

Caukwell 等（2002）报道了孕 24 ～ 31 周分娩的一胎儿为头先露的 30 例双胎妊娠产妇，根据二胎儿为头先露（14 例）和二胎儿为非头先露（16 例）将所有产妇分为两组进行对比，结果显示全部 30 例双胎妊娠产妇均经阴道分娩且妊娠结局并无差异。Barzilay 等（2015）报道了 49 例一胎儿为头先露且二胎儿体重≤ 1 500 g 的双胎产妇经阴道分娩，其中 21 例双胎产妇为头 / 头先露，29 例为头 / 非头先露。将其与 142 例剖宫产双胎进行对比，经阴道分娩双胎的并发症发生率及死亡率并未增加，但呼吸窘迫综合征的发生率较低。

Sentilhes 等（2015）报道了法国 6 个医疗中心孕 $26^{0/7}$ ～ $31^{6/7}$ 周分娩双胎的经验，计划经阴道分娩组有 248 例产妇，其中 213 例最终经阴道分娩。计划剖宫产组有 63 例产妇，其中 13 例在行剖宫产前经阴道分娩。与计划剖宫产组相比，计划经阴道分娩组的胎儿死亡率或严重新生儿并发症发生率并不高。

从这三份报道中可以得出结论，早产双胎可由经验丰富的术者帮助经阴道分娩，但是关于早产双胎最佳分娩方式的研究数据有限。对非常小的胎儿实施内倒转术和臀位牵引需注意区分手和脚，且应遵循与较大双胎一样的原则尽量缩短双胎分娩间隔时间。

流程

本书第二版中关于多胎妊娠的一章按照流程图形

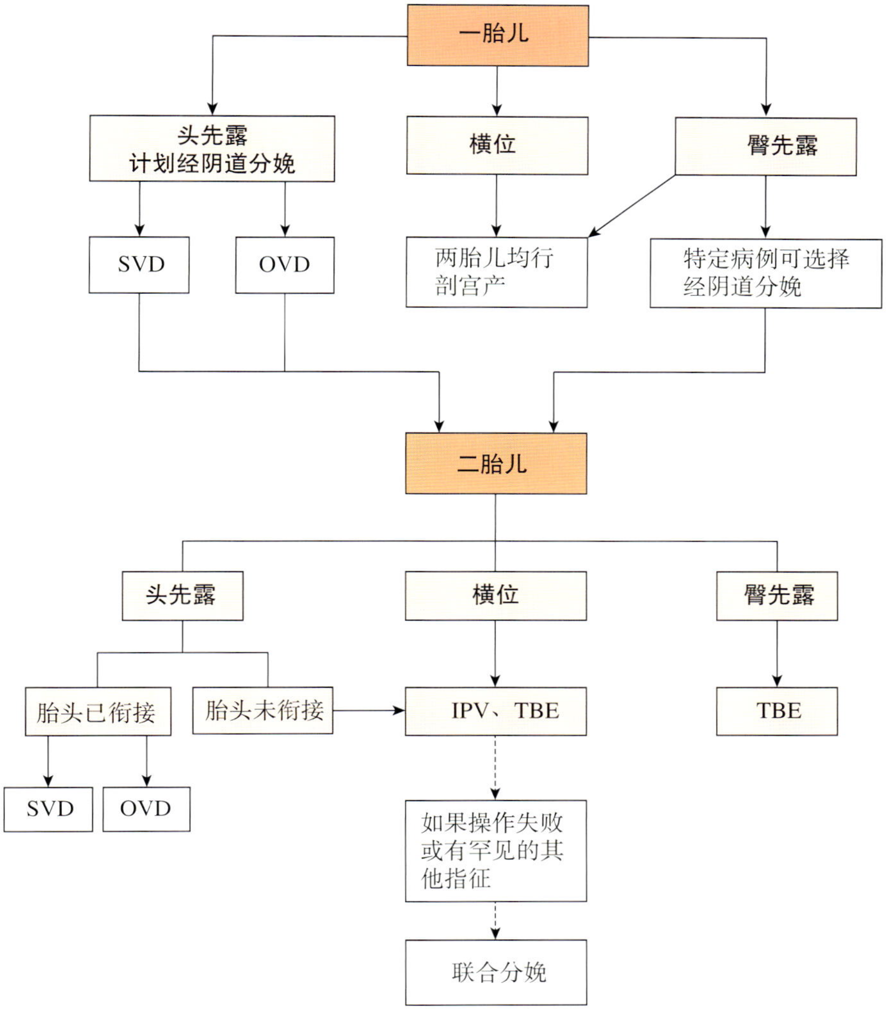

图 22-7 双绒毛膜及单绒毛膜双羊膜囊双胎分娩方式选择方法。IPV = 内倒转术；OVD = 手术助产阴道分娩；SVD = 自然分娩；TBE = 完全臀位牵引。

式总结了分娩期管理的最佳方法（Newman，2002）。在接下来的 13 年中有关双胎分娩的文献表明该流程图需进行较多改动。图 22-7 所示方法从 Schmitz 等（2008）的文献修改而来，它反映了我们对双胎分娩方式选择的偏好，大多数决策点的备选方案也已经发布（Cruikshank，2007）。

训练

本章主要呼吁降低双胎剖宫产率，以呼吁培养下一代产科医师作为本章的结尾非常合理。对二胎儿进行积极管理以缩短双胎分娩间隔时间需要一套特殊技能，包括宫内操作的灵活性、完全臀位牵引术、内倒转术，以及熟悉 Piper 产钳以娩出胎头的操作等。对于任一胎儿的分娩，准确诊断胎位和安全进行手术助产的能力必不可少。毫无疑问，住院医师要掌握这些技能需要有教师带教，而师资力量目前尚短缺。

（孟新璐，译 原鹏波，校）

参考文献

Albrechtsen S, Ranmussen S, Reighstad, et al: Evaluation of a protocol for selecting fetuses in breech presentation for vaginal delivery or cesarean section. Am J Obstet Gynecol 177:586, 1997

Alexander J, Leveno K, Rouse D, et al: Cesarean delivery for the second twin. Obstet Gynecol 112:748, 2008

American College of Obstetricians and Gynecologists: Multifetal gestations: twin, triplet, and higher order multifetal pregnancies. Practice Bulletin No. 144, May 2014a

American College of Obstetricians and Gynecologists; Society for Maternal-Fetal Medicine: Obstetric care consensus No. 1: safe prevention of the primary cesarean delivery. Obstet Gynecol 123:693, 2014b

Anselem O, Mephon A, Le Ray C, et al: Continued pregnancy and vaginal delivery after 32 weeks of gestation for monoamniotic twins. EJOG 194:

194, 2015
Barrett J, Hannah M, Hutton E, et al: A randomized trial of planned cesarean or vaginal delivery for twin pregnancy. N Engl J Med 369:1295, 2013
Barzilay E, Mazaki-Tovi, S, Amikam U, et al: Mode of delivery of twin gestation with very low birthweight: is vaginal delivery safe? Am J Obstet Gynecol 213:219.e1, 2015
Blickstein I, Goldman R, Kupferminc M: Delivery of breech first twins: a multicenter retrospective study. Obstet Gynecol 95:37, 2000
Booker W, Fox N, Gupta S, et al: Antenatal surveillance in twin pregnancies using the biophysical profile. J Ultrasound Med 34:2071, 2015
Breathnach FM, McAuliffe FM, Geary M, et al: Prediction of safe and successful vaginal twin birth. Am J Obstet Gynecol 205(3):237.e1, 2011
Carroll M, Yeomans E: Vaginal delivery of twins. Clin Obstet Gynecol 49(1): 154, 2006
Caukwell S, Murphy D: The effect of mode of delivery and gestational age on neonatal outcome of the non-cephalic-presenting second twin. Am J Obstet Gynecol 187:1356, 2002
Corcoran S, Breathnach F, Burke G, et al: Dichorionic twin ultrasound surveillance: sonography every 4 weeks significantly underperforms sonography every 2 weeks: results of the prospective multicenter ESPRiT study. Am J Obstet Gynecol 213:551.e1, 2015
Cruikshank D: Intrapartum management of twin gestations. Obstet Gynecol 109:1167, 2007
Cunningham F, Leveno K, Bloom S, et al: Multifetal pregnancy. In Williams Obstetrics, 24th ed. New York, McGraw-Hill Education, 2014, p 891
D'Alton M: Delivery of the second twin. Obstet Gynecol 115:221, 2010
Dennen EH: Forceps deliveries. In Heaton CE (ed): Obstetrics and Gynecology: a Series of Monographs. Philadelphia, FA Davis, 1955, p 174
Dufour P, Vinatier D, Vanderstichele S, et al: Intravenous nitroglycerin for internal podalic version of the second twin in transverse lie. Obstet Gynecol 92:416, 1998
Easter SR, Lieberman E, Carusi D: Fetal presentation and successful twin vaginal delivery. Am J Obstet Gynecol 214(1):116.e1, 2016
Emery SP, Bahtiyar MO, Dashe JS, et al: The North American Fetal Therapy Network Consensus Statement: prenatal management of uncomplicated monochorionic gestations. Obstet Gynecol 125(5):1236, 2015a
Emery SP, Bahtiyar MO, Moise KJ: The North American Fetal Therapy Network Consensus Statement: management of complicated monochorionic gestations. Obstet Gynecol 126:575, 2015b
Fausett MB, Barth WH Jr, Yoder B, et al: Oxytocin labor stimulation of twin gestations: effective and efficient. Obstet Gynecol 90:202, 1997
Fox N, Gupta S, Melka S, et al: Risk factors for cesarean delivery in twin pregnancies attempting vaginal delivery. Am J Obstet Gynecol 212:106, 2015
Fox N, Silverstein M, Bender S, et al: Active second-stage management in twin pregnancies undergoing planned vaginal delivery in a U.S. population. Obstet Gynecol 115:229, 2010
Greene M: Delivering twins. N Engl J Med 369(14):13652, 2013
Lee H, Gould J, Boscardin J, et al: Trends in cesarean delivery for twin births in the United States. Obstet Gynecol 118:1095, 2011
Leftwich H, Zaki M, Wilkins I, et al: Labor patterns in twin gestations. Am J Obstet Gynecol 254:e1, 2013
Leung TY, Wing, Tam WH, et al: Effect of twin-to-twin delivery interval on umbilical cord blood gas in the second twins. BJOG 109:63, 2002
Melamed N, Wong J, Asztalos E, et al: The likelihood of change in fetal presentation during the third trimester in twin pregnancies. Obstet Gynecol 126:1231, 2015
Miller J, Chauhan S, Abuhamad A: Discordant twins: diagnosis, evaluation and management. Am J Obstet Gynecol 206:10, 2012
Moise K, Johnson A: There is no diagnosis of twins. Am J Obstet Gynecol 203:1, 2010
Newman RB: Multifetal gestation. In Gilstrap LC III, Cunningham FG, VanDorsten JP (eds): Operative Obstetrics, 2nd ed. New York, McGraw-Hill, 2002, p 165
Persad V, Baskett T, O'Connell C, et al: Combined vaginal-cesarean delivery of twin pregnancies. Obstet Gynecol 98:1032, 2001
Rayburn W, Lavin J, Miodovnik M, et al: Multiple gestation: time interval between delivery of the first and second twins. Obstet Gynecol 63:502, 1984
Roberts C, Algert C, Nippita T, et al: Association of prelabor cesarean delivery with reduced mortality in twins born near term. Obstet Gynecol 125:103, 2015
Schmitz T, Carnavalet Cde C, Azria E, et al: Neonatal outcomes of twin pregnancy according to the planned mode of delivery. Obstet Gynecol 111:695, 2008
Sentilhes L, Goffinet F, Talbot A, et al: Attempted vaginal versus planned cesarean delivery in 195 breech first twin pregnancies. Acta Obstet Gynecol 86:55, 2007
Sentilhes L, Oppenheimer A, Bouhours AC, et al: Neonatal outcome of very preterm twins: policy of planned vaginal or cesarean delivery. Am J Obstet Gynecol 213:73.e1, 2015
Vayssière C, Benoist G, Blondel B, et al: Twin pregnancies: guidelines for clinical practice from the French college of gynaecoloists and obstetricians. Eur J Obstet Gynecol Reprod Biol 156(1):12, 2011
Wen SW, Fung KF, Oppenheimer L, et al: Occurrence and predicator of cesarean delivery for the second twin after vaginal delivery of the first twin. Obstet Gynecol 103:413, 2004

第二十三章

手术助产阴道分娩

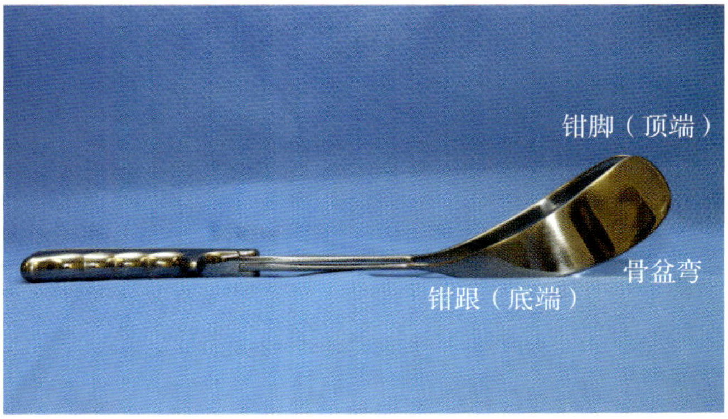

图 23-1　Tucker-McLane 产钳，侧视图。标记了钳叶的结构。

在本书前两版中，产钳助产和胎头吸引术（负压吸引术）分别在两个单独的章节介绍。在《威廉姆斯产科学》(Cunningham，2014）的引导下，本书第三版将这两个章节合并为手术助产阴道分娩（operative vaginal delivery，OVD；阴道助产）。虽然美国 OVD 的总发生率在下降，但仍需要增加对这些操作的培训，并将其作为控制剖宫产率上升的一种方法(Spong，2012)。本章提出了一种程序化的方法来进行住院医师的 OVD 的操作培训，还着重介绍了使用各种类型的产钳和胎头吸引器的操作方法。

历史背景

产钳已经使用了 4 个多世纪，而胎头吸引术只有 60 年的历史。在过去的几个世纪里，对第一把产钳(Chamberlen 产钳）有或多或少的改良。对原始产钳的第一个有意义的改良是增加了骨盆弯，多数认为是 18 世纪中期法国的 Levret 或英国的 Smelie 对其进行的改良。为了更好地认识骨盆弯，我们需要将产钳放置在一个平面上，并从它的侧面观察（图 23-1)。钳脚较钳柄抬高。这样的改变适应于骨盆轴线，也就是 Carus 曲线。

第二个重大发现是法国产科医生 Tarnier 在 1877 年阐明了轴向牵引原理。简单地说，胎儿头部位置越高，使用产钳时应尽量往后方牵引。这个方法如图 23-2 所示，随着抬头的下降需要逐渐上抬钳柄。根据这个使用要点，美国产科医生 Arthur Bill 发明了一种轴向牵引装置，可以放在大多数产护指板上（图 23-3A)。该装置有一个“T”形手柄，上面带有横向放置

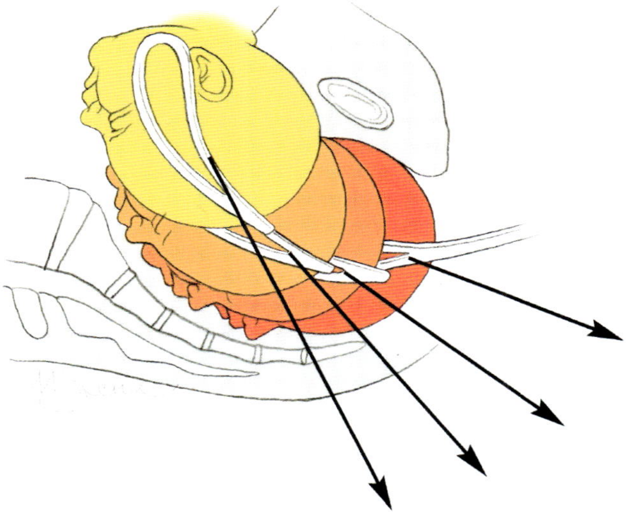

图 23-2　胎头越高，初始牵引方向越向后。同样重要的是，牵引矢量必须随着头部下降而不断改变，变得越来越靠前。

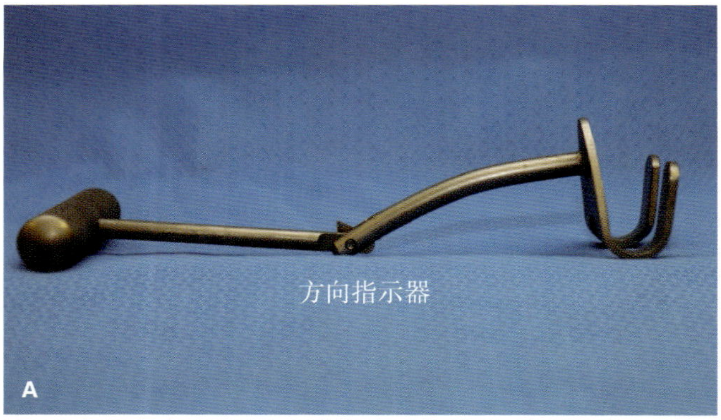

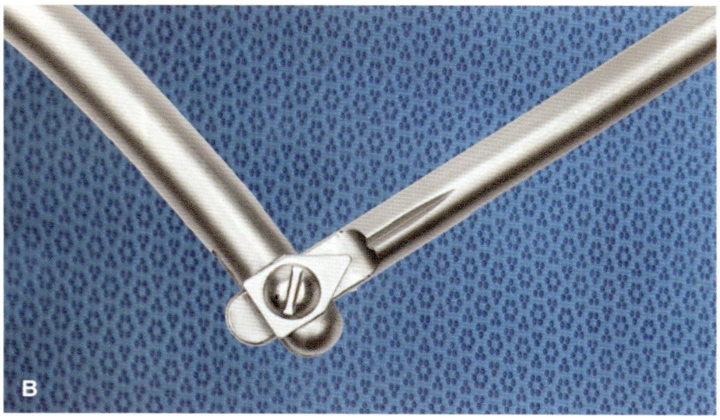

图 23-3 A. Bill 轴向牵引装置。右侧臂与产钳相连。B. 方向指示器由箭头和直线组成，位于该设备的侧面。

的指示箭头和线（图 23-3B）。当箭头直接指向直线时，沿着阻力最小的路径做牵引。这个装置是很有价值的训练器材。对于初学者来说，它展示了钳柄的起始和结束位置，以及伴随胎头下降过程描绘出的曲线路径。

从 20 世纪初开始，4 名美国产科医生设计了如今我们正在使用的产钳。这四位医生改良设计的 4 种产钳都有着明确的使用目的。Edmund Piper 设计了一种反曲线长产钳（图 23-4）。这种改良设计使产钳可以完美地适用于臀位阴道分娩时牵引后出的胎头（Piper，1929）。

来自纽约普拉茨堡的 Lyman Barton 设计了一种前叶具有铰链的产钳，以适用于胎头处于枕横（OT）位（386 页）。产钳后叶有着明显的弧度使用于骶骨凹陷。这种产钳在禁忌使用 Kielland 产钳的情况下（例如扁平骨盆）有着特别的价值。

Ralph Luikart（1937）首先对现有的产钳的钳叶进行了改良，他称之为“假孔”。相比之下，真正的有孔钳叶在其内部有一个贯穿窗。有孔产钳与无孔产钳相比，减少了在旋转期间钳叶在胎头部的滑动。不

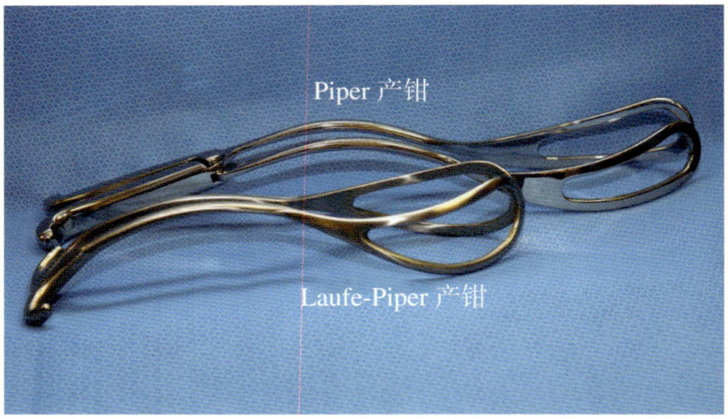

图 23-4 比较 Laufe-Piper 产钳（前）与 Piper 产钳（后）的长度。

利的是，它会增加钳叶和阴道壁之间的摩擦。而对于假孔产钳，钳叶在母体一侧为无孔，但在胎儿侧高低不平。这种设计的目的是减少滑脱。与有孔钳叶相比，它同时提高了产钳安放和拆卸的方便性和安全性。在第二次出版的书中，Luikart（1940）展示了他自己设计的产钳，它结合了前面描述的产钳的优点。Luikart 的产钳在第 369 页有相关介绍。

最后，Leonard Laufe（1968a）开发了用于减少胎儿头部受压的扩口钳（图 23-5）。Laufe 产钳的两个叶不重叠，而是相交于钳柄内置的枢轴锁。Laufe 另一个贡献是改进了 PiPer 反曲线长产钳，大幅缩短了器械长度，用枢轴锁代替了英式锁（图 23-4）。这种“短式 Piper 产钳”对剖宫产臀位的胎头后出尤为有用。

这些贡献建立在先前发明者发明之上。仅举几例，英国、法国和墨西哥的产科医生，已经开发出在其国内更受欢迎的工具。这其中包含 Neville-Barnes 产钳、Thierry 产钳和 Salinas 产钳。

胎头吸引术的历史较短，种类较少，但被广泛使

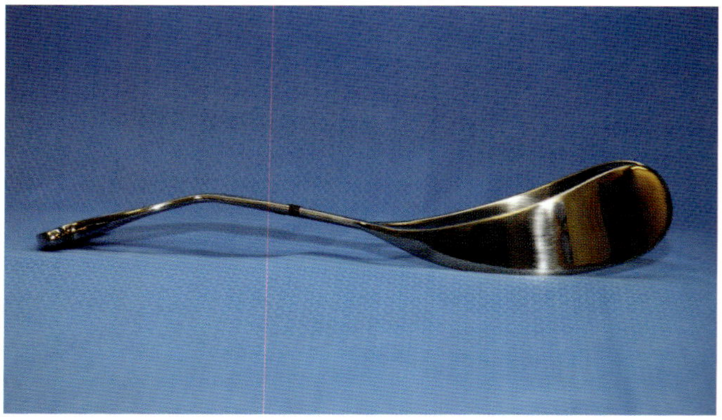

图 23-5 Laufe 改良的扩口产钳。

用，因此也很重要。Malmstrom 胎头吸引器并不是出现于助产史上的第一个胎头吸引装置。Simpson 在 19 世纪中期发明了胎头吸引装置，但是并没有被广泛使用。Malmstrom 吸引器使用不同直径的金属杯，分别为 40 mm、50 mm 和 60 mm（Malmstrom，1965）。使用手持胎头吸引器进行操作时，胎儿头皮、皮下组织和液体充满浅金属杯，形成一个“发髻”。这个术语指的是指类似女人的头发做成的圆形发髻。与产钳相比，胎头吸引（胎吸）的优势在于在大多数情况下，牵引会产生胎儿下降，而阴道和阴道口的扩张较少。后期的改良包括本章后面将讨论的各种软杯。

器械特点

■ 常用产钳

产科中的机械问题不需要使用大量的器械来解决。本节所示为一些常用的产钳，其主要特点如表 23-1 所示。用于描述产钳各个部分的命名法是相当标准的。产钳是配对的器械，产钳中单独的一个被称为一支。每支是根据应用于母体骨盆的哪侧来命名的（图 23-6）。一些操作者将“支”和“叶”两个术语混在一起使用，但似乎更可取的做法是让“叶”特指每支的远端。

每一叶产钳都有钳脚（顶端）、钳跟（底端）、头弯和骨盆弯（图 23-1）。从顶部观察器械时可以很好地观察到，每叶产钳都有与胎头相适应的头弯部，如图 23-7 E 所示。它要么短而圆，以适合未塑形的胎儿头部；要么长而锥形，以适合已塑形的头部。如果使用短而圆的头弯产钳去助产头部已塑形的胎儿，其危险性在于钳脚和钳叶无法固定于颧骨尖以下，容易出现胎头滑脱。骨盆弯最好的观察方式是将产钳放在一个平面上，注意到钳叶的钳脚相对于钳跟是抬高的（图 23-1）。

钳叶分 3 类：实心（无孔）钳叶，有孔钳叶和假孔钳叶（图 23-1、图 23-6 和图 23-7）。“孔”来自拉丁语的窗户，是指允许手指从头侧通向钳叶的骨盆侧。它们可以牢牢的包裹住胎头，但即使在对称施力时也容易在胎儿脸上留下产钳的痕迹。如前所述，Luikart 改良的假孔钳叶在骨盆侧是实心的，但在头侧是高低不平的（图 23-7A）。与实心的钳叶相比，这种结构可以更加安全地包裹住胎头，并且它们比有孔钳叶留下明显的压迹更少。实心叶片两侧完全光滑。这些钳叶略薄，更容易使用，但对胎儿头部的抓握力

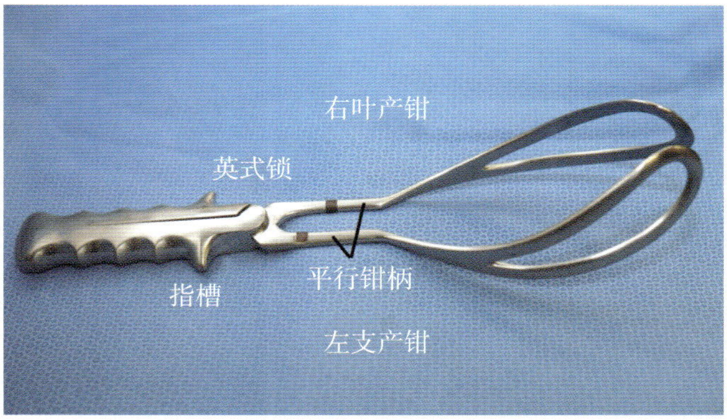

图 23-6　Simpson 产钳。部位贴有标签。注意有孔的钳叶。

较差。这样的产钳以前很受欢迎，但是这个功能已经被 Kielland 产钳取代了。当牵引胎头时，实心的产钳更容易出现胎头滑脱，特别在胎头明显塑形时，因为钳脚不能完全固定于隆起的颧骨下方。尽管存在这种潜在的缺点，但像 Tucker-Mclane 这样的实心产钳在无胎头塑形或经产妇分娩的情况下依然被广泛使用。

Shanks 将钳叶连接到平行钳柄（Simpson 型）或重叠钳柄（Elliot 型），分别如图 23-6 和图 23-7E 所示。钳柄的长度是可调节的，这利于改变器械的总长度。

所有产钳上都有锁，它有助于对合产钳左右支，并且使器械稳定。它们可以位于靠近钳柄的末端（英式锁）、钳柄的末端（枢轴锁）或柄部（滑动锁）。分别如图 23-6、图 23-8 和图 23-9 中所示。法国和德国的锁扣，如 Dewey 产钳所示，包括一个连接刀柄的直立按钮或螺栓，以及一个翼形螺母和螺钉穿过远端钳柄，以增加安全性（图 23-10）。在美国经常使用的产钳中很少见法式和德式的锁扣。

虽然设计各不相同，但钳柄在对合时会使钳脚靠得更近，更重要的是会增加对胎头的压力。防止钳柄紧密贴合的创新包括 Elliot 产钳右支中的固定螺钉和 Luikart 产钳叶的钢筋（图 23-7E 和图 23-9）。

最后除传统式产钳外，钳柄远端的向外突出部分都允许手动牵引或使用固定的 Bill 轴向牵引装置。这些向外突出的地方被称为护指或指槽（Dennen，1955；Laufe，1968a）。

表 23-1 列出了常用产钳及其主要适应证。除美国以外的国家的助产士们需要根据产钳和负压吸引装置（胎头吸引装置）的特点和适应证来改变他们目前使用这两种器械的偏好。

■ 胎头吸引器的特点

作为一类助产装置，胎头吸引器也有很多的选

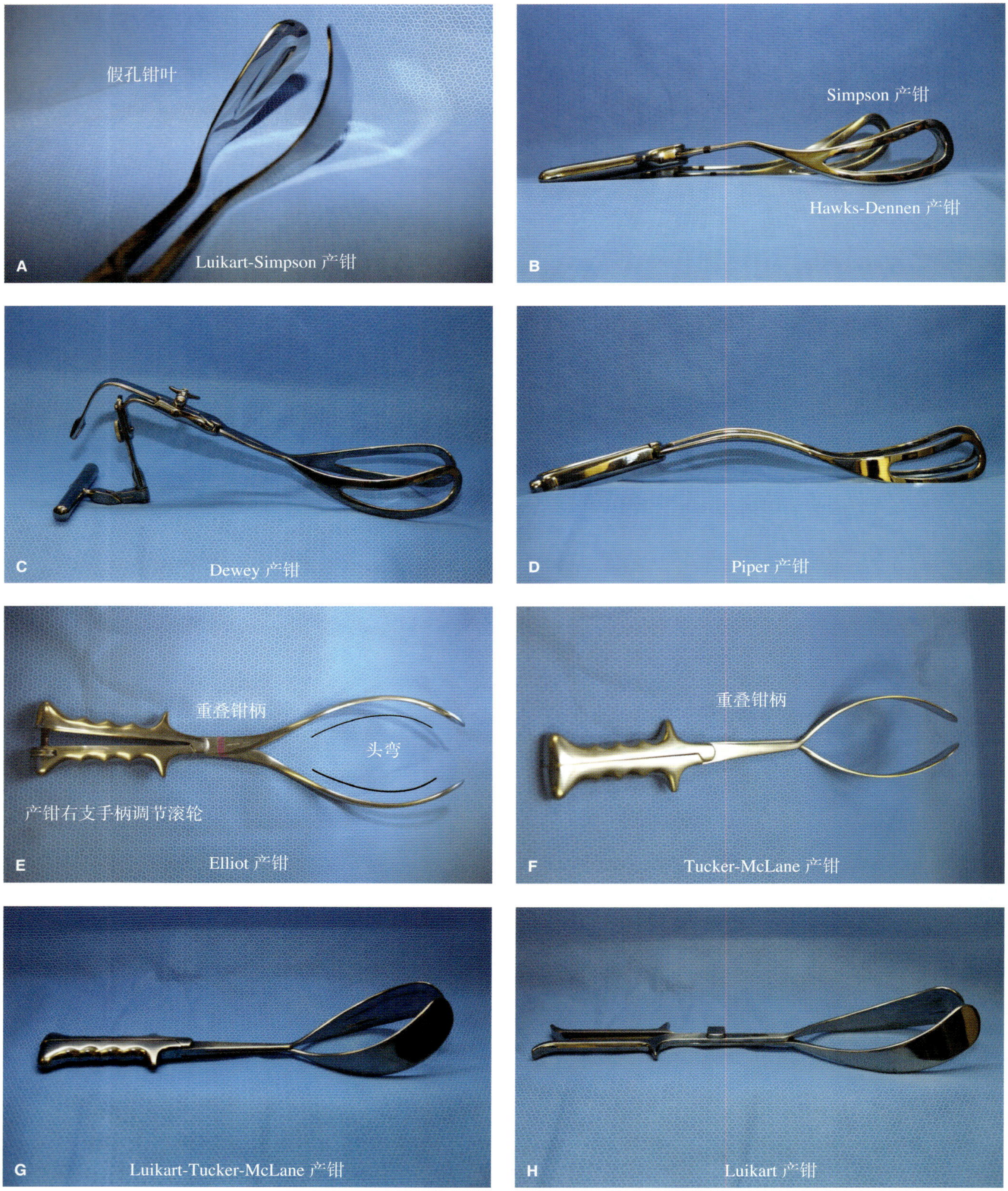

图 23-7　A. Luikart-Simpson 产钳。B. Hawks-Dennen 产钳（前），内置牵引轴。与 Simpson 产钳（后）比较。C.Dewey 产钳。附轴式牵引钳柄。D. Piper 产钳。E.Elliot 产钳。注意枢轴锁。头弯被标记。F. Tucker-McLane 产钳，注意重叠钳柄。G. Luikart-Tucker-McLane 产钳。H. Luikart 产钳。请注意所有 Luikart 改良式产钳均有假孔。

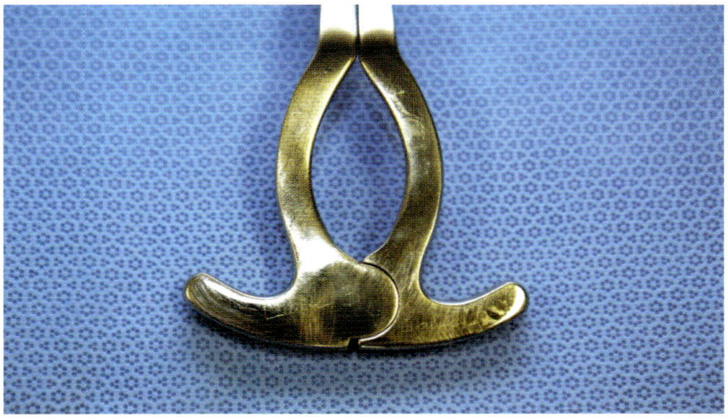

图 23-8 Laufe 产钳的枢轴锁的特写。

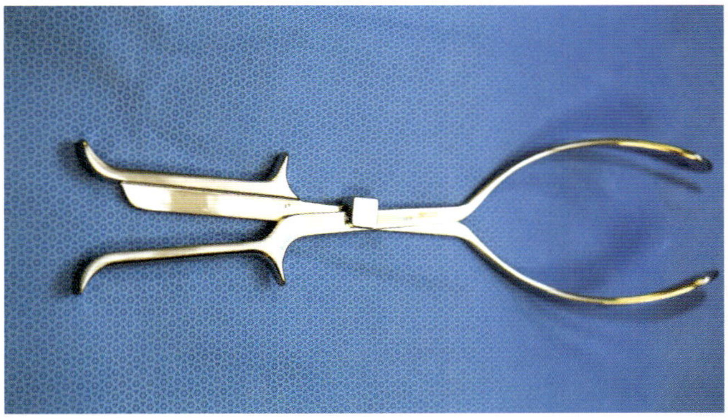

图 23-9 Luikart 产钳，此视图显示了滑动锁和产钳左支钳柄的条形部分。

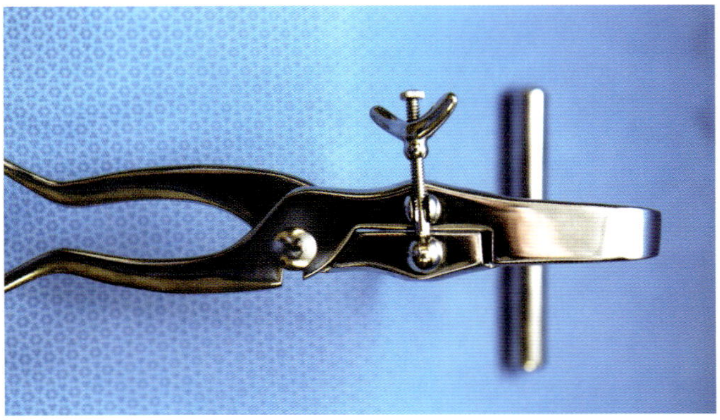

图 23-10 在 Dewey 产钳上看到的法式锁（I 型螺栓）和德式锁（翼形螺母和螺钉）的特写图。

择，如表 23-2 列出了常用的胎头吸引器。胎头吸引器之间的主要差异为胎吸杯的尺寸、形状和结构，这是胎头吸引器的重要特点。当胎头位于骨盆较低位置且处于枕前位时，对于杯子的大小和形状几乎没有特别要求。然而，当胎头位于骨盆较高位置，同时存在胎位不正、胎头倾势不均、俯屈时，难以正确地放置钟形或圆顶形杯。在这种情况下，扁平的圆盘形杯具有明显的优点。

随着各种“软”杯的出现，使用 Malmstrom 金属杯进行胎头吸引的次数已大大减少。最主要的是 Kobayashi 橡胶杯，它是钟形的，固定直径为 65 mm。它的使用也越来越少。在软杯中有些是可以重复使用的，有些是一次性的。

次要差异是吸力是由手持设备还是电动泵产生的。手持泵更方便，更简单。

与产钳一样，胎儿头部的位置和胎位会影响胎吸杯放置的难易程度和阴道分娩的成功性。一般来说胎头吸引器的主要限制是它们比产钳更容易失效。

■ 器械选择

理想情况下，产钳或胎头吸引器的选择应基于循证结果，但就 2016 年的现实来说，这样的想法是奢侈的。对于特定的临床情况，不止一种器械是合适的。最常见的选择是基于操作者的喜好（Abenhaim，2007；Drife，1996；Yeomans，2010）。反而言之，喜好是基于培训和经验。但是，这两者不应该混为一谈。也就是说，经验不能代替培训。它只能增加信心，而不是技巧（Ennis，1991）。

公平地说，产钳和胎头吸引器都存在优点和缺点。也就是说，一个仅有文献支持而没有经过培训的人要使用 Kielland 产钳旋转胎头是不可能的。但是在某些情况下，产钳可能是唯一的选择。例如面先露，臀位胎头后娩出，以及孕 34 周前的早产。

指征、先决条件和分类

OVD 的安全操作要求操作者熟悉各个专业组织发布的相关实践指南。如目前所知，这些指南之间并不完全相同。因为它们不同，所以这里仅介绍临床方面的要点。

从理论上来说，美国的产科医生应按照 ACOG 所发布的指南实施阴道助产。该组织列举了 3 个 OVD 的常规适应证：第二产程延长，怀疑有即刻或潜在的胎儿损伤，因为母体合并症需要缩短第二产程。

英国和法国发布的指南也同意这 3 个常规适应证（Royal College of Obstetricians and Gynaecologists，2011，Vayssière，2011）。值得注意的是，法国指南推荐在产程活跃期内如果胎头下降停滞超过 30 min，则可以考虑器械助产。如果在美国采用这样的方式，反而会降低 3% 的 OVD 概率。美国定义的第二产程

表 23-1 产钳及其特征

类型和图例号	钳叶	锁	主要功能	副作用	优势
Simpson 型——平行钳柄，长锥形头弯					
Simpson 产钳，图 23-6	有孔	英式锁	牵引	婴儿留下产钳痕迹，会阴扩张	可牢固地固定于胎头上，剖宫产中很好用
Luikart-Simpson 产钳，图 23-7A	假孔	英式锁	牵引	会阴扩张明显	很少使婴儿留下产钳痕迹
Hawks-Dennen 产钳，图 23-7B	有孔	英式锁	强轴向牵引力	产钳较重，会阴扩张明显	内置轴向牵引力，适合枕后位牵引使用
Dewey[a] 产钳，图 23-7C	有孔	法式 / 德式锁	强轴向牵引力	明显产钳痕迹，会阴扩张明显	有轴向牵引钳柄，牵引力方向正确时力量强
Piper[b] 产钳，图 23-7D	有孔	英式锁	俯屈	长度长，罕见胎头滑脱	专为阴道分娩的臀位胎头后出设计
Elliot 型——重叠钳柄，短圆形头弯					
Elliot 产钳，图 23-7E	有孔	英式锁	牵引	产钳痕迹	钳柄的滑轮可调整压力
Tucker-McLane 产钳，图 23-7F	实心	英式锁	牵引 / 旋转	易滑脱	适用于无胎头塑形或经产妇的胎儿
Luikart-Tucker McLane 产钳，图 23-7G	假孔	英式锁	牵引 / 旋转	易滑脱，但少于实心钳叶	优于常规的 Tucker-McLane 产钳
Hybrid 型——重叠式柄，长锥形头弯					
Luikart 产钳，图 23-7H	假孔	滑动锁	牵引 / 纠正头盆倾势不均	易滑脱	集多种器械优点于一身，良好的通用型器械
Divergent 型——产钳两支不交叉					
Laufe 产钳，图 23-4	假孔	枢轴锁	用于出口或低位牵引	力弱	压迫少，备用于简单分娩
Laufe-Piper 产钳，图 23-5	有孔	枢轴锁	俯曲	没有	适用于剖宫产术中胎头后出，适用于臀位早产的阴道分娩
特殊类型——专为特定用途而设计					
Kielland 产钳，图 23-24	有孔	滑动锁	旋转	产钳痕迹，学习曲线	专为旋转胎头设计
Luikart Kielland 产钳，图 23-25	假孔	滑动锁	旋转	可能骨盆弯不合适	比 Kielland 产钳出现产钳痕迹少，但是新型号有骨盆弯
Barton 产钳，图 23-32	有孔	滑动锁	枕横位时使用，可以旋转	产钳痕迹，使用性差	比 Kielland 产钳使用更广泛，在 Kielland 产钳禁忌使用时使用

[a] Dennen 错误地将 Dewey 产钳称为 DeWees 产钳，二者有一些相似之处，在 1929 年 Das 的工作是完善两者之间的区别。现在两者都很少使用。

[b] 有关 Piper 产钳的详细信息，请参见图 21-18（349 页）。

延长根据经产次数和是否使用分娩镇痛剂而变化，其范围为 1 ~ 4 h 或更长时间。有趣的是，ACOG 在 OVD 有关的指南（2015）中并没有明确定义第二产程延长。

ACOG（2015）推荐的 OVD 的适应证如表 23-3 所示。熟知这一列表是对经验丰富的操作者的基本要求，而且这是在英国实施 OVD 的先决条件。

最后，OVD 的分类自 1988 年由 ACOG 首次发表以来使没有改变。尽管该意见已经不再是最新的，但其分类方式已纳入 ACOG（2015）最新发布的指南（表 23-4）。在所有的 OVD 的指南中都建使用该分类方式。英国的指南改编自 ACOG 的指南，并强调了胎头位置和胎头旋转在 OVD 类型定义中的重要性（Royal College of Obstetricians and Gynaecologists，2011）。一个不同之处在于，英国指南将中位产钳细化为两个部分。这些是从枕前位旋转 ≤ 45° 和旋转 >

表 23-2 用于手术助产阴道分娩的胎吸杯

胎吸杯型号	生产厂家
铃形软杯	
GentleVac 杯	OB Scientific
KiwiPro 杯	Clinical Innovations
MityvacMity 铃形软杯	CooperSurgical
Pearl Edge 铃形杯	CooperSurgical
Secure 杯	Utah Medical Products
Soft Touch	Utah Medical Products
Tender Touch	Utah Medical Products
Tender Touch Ultra	Utah Medical Products
Velvet Touch[a]	Utah Medical Products
可重复利用的胎吸杯[a]	CooperSurgical
蘑菇形硬杯	
Flex 杯	Utah Medical Products
Mityvac M 型杯	CooperSurgical
Super M 型杯	CooperSurgical
Mityvac M select[b]	CooperSurgical
Kiwi Omni 杯[b]	Clinical Innovations
Kiwi Omni-MT	Clinical Innovations
Kiwi Omni-C 杯[c]	Clinical Innovations
金属杯	
Malmstrom	
鸟形 Malmstromd[d]	

[a] 可重复使用的杯子。
[b] 适用于枕后位或头盆倾势不均的胎儿。
[c] 剖宫产术中通过子宫切口取出。
[D] 相对于原始 Malmstrom 杯，鸟形 Malmstrom 杯将牵引点从中心移向金属盘的一侧。

表 23-3 手术助产阴道分娩的先决条件

宫颈完全扩张和牵开
胎膜已破
胎头完全衔接
胎头位置已确定
已估计胎儿体重
确定骨盆适合阴道分娩
获得满意麻醉
产妇膀胱已排空
患者已签署手术知情同意书（包括益处和风险）
分娩失败愿意放弃手术助产阴道分娩，使用备用方案。

Adapted from Royal Australian and New Zealand College of Obstetricians and Gynaecologists，2015

表 23-4 产钳助产术的分类

出口产钳
不需要分开阴唇即可见到胎儿头皮
胎儿颅骨已到达骨盆底
胎头达到或已位于会阴处
矢状缝位于骨盆前后径上或左枕前、右枕前或左枕后、右枕后
胎头旋转不超过 45°
低位产钳
胎儿颅骨最低点位于坐骨棘 +2 cm 或以下，但未达到骨盆底
无旋转：旋转角度为 45° 或更小（左枕前、右枕前或左枕后、右枕后）
旋转：旋转＞ 45°
中位产钳
胎儿颅骨最低点位于坐骨棘 +2 cm 以上，但胎头已衔接

45° 的，包括从枕后位的旋转。

术前评估

■ 胎儿

在尝试手术助产阴道分娩时，胎儿先露必须为头先露。然后，操作者应仔细评估其他几个关键的胎儿因素。首先，必须准确判断胎头位置。所有产科医生都应熟悉由 3 个字母形成的胎头位置命名。左（L）或右（R）指母亲的左或右。在本章中，中间字母始终为“O”，对应枕骨。最后一个字母“A”“T”或“P”分别描述了母体骨盆的前部、横向或后部区域。因此，左枕前（LOA）表示胎儿枕骨位于母体骨盆的左前部。

然而，在许多情况下，准确判断胎头位置具有一定的挑战性。首先，产瘤会覆盖确定胎头位置的颅骨缝。其次，在多种情况下，圆形胎头可能没有被塑形，于是颅骨缝并没有被覆盖。但这同样是对识别颅骨缝的挑战。因此，推荐的方法是第一产程宫口扩张

5 cm 时确定胎头位置。这样既能使操作者提升能力，又可以避免后面的检查者出现混乱。

触诊囟门也可能出现偏差。为了评估胎头位置，检查者应首先确定矢状缝。然后确定矢状缝的方向是沿着前后径（AP）、横径还是斜径走行。接触到囟门时，应用手指触及轮廓，并仔细数清构成囟门的交叉线数目。后囟是三角形，因此将有 3 条交叉线：两条人字缝和一条矢状缝。相反，前囟呈菱形，它有 4 条交叉线，为矢状缝、冠状缝左右两半和额缝。

通常，如果胎头正常俯曲，后囟门位于中骨盆较前囟稍高的位置。如果两个囟门处于同一水平面，且胎头仰伸状态，这会增加怀疑为枕后（OP）位。在宫口扩张过程中，如果子宫颈前唇完全扩张，也会增加胎头为枕后位的可能性。如果只能摸到前囟，面先露的可能性增大。如果是这样，检查人员的指尖就可以触及胎儿的眼眶。

在胎头位置不确定的情况下，操作者用另一只手重复上述动作。如果头部检查不能确定胎头位置，操作者可以尝试找到耳朵来帮助判断。后耳通常更容易触及。外耳道和耳廓之间的关系应该可以明确胎头位置。

应非常重视对于胎头位置的准确判断，因为这对于产钳和胎头吸引器放置于胎头的正确位置起着至关重要的作用。自始至终都可以正确地判断胎位是需要“不断地练习和保持敏感性”（Dennen，1955）。最近，报道了一项关于胎头位置超声评估的随机试验（Ramphul，2014）。超声组的误诊率明显低于标准护理组。作者指出，尽管超声对胎头位置可以做出正确的诊断，但 OVD 的并发症发生率并没有降低。

除了胎头位置，操作者还应注意胎儿头部的姿势，从完全俯曲到完全仰伸的姿势各不相同。胎头部分仰伸可能会使通过产道的直径增大。胎头极度仰伸可能导致颏先露，这种情况很难进行 OVD，特别是在宫颈完全扩张后仍然过度仰伸者。

头部也可以横向屈曲，从而暴露更多的前部或后部顶骨。这被称为头盆倾势不均，并且由顶骨的出现进一步定义，可分为：前不均倾（Naegele 倾斜）或后不均倾（Litzmann 倾斜）（图 23-11）。在产程中胎头下降期间，内旋转开始之前，矢状缝通常为横向。前不均倾使矢状缝偏向后方。因此，检查者可能会感觉到骨盆前象限中的两个囟门，呈直立的“U”形。后不均倾会形成一个倒“U”形，同时在骨盆后象限可触及 2 个囟门。在开始牵引产钳之前，需要纠正头盆倾势不均。这是使用带滑动锁的产钳的一个适应证。

另一个胎儿因素是胎头塑形，其可能在产程过长或者头盆不称的情况下出现。胎头塑形是在检查期间发现骨缝重叠和巨大的胎头水肿。这些情况提示相对头盆不称的存在，可能导致 OVD 困难或失败。例外情况是胎位不正（OP 或 OT）且伴有胎头塑形时，可以手动或机械旋转到更利于分娩的枕前位，同时俯屈胎头，这样胎儿可以安全地经阴道分娩。

另外，巨大儿会降低 OVD 的安全性和成功率。使用超声检查估计胎儿体重对此会有帮助，但当胎儿体重≥ 4 000 g 时，超声估计胎儿体重通常是不准确的。同样，母亲的体态也会妨碍人工估计胎儿体重。应同时测量产妇骨盆情况。因此，对于“胎儿及产道”进行综合评估相对于只评估胎儿体重更有优势。

最后，在所有的胎儿评估中，判断胎儿的胎先露位置可能是最困难的，最不可能再现的，但也是目前 OVD 分类中最关键的部分。本章中胎头下降的位置是骨盆中胎头的骨质部分的深度。在之前用于定义胎先露位置的命名法中，坐骨棘上方和下方的产道长轴被人为划分为 3 部分（图 23-12）。在当前体系中，以

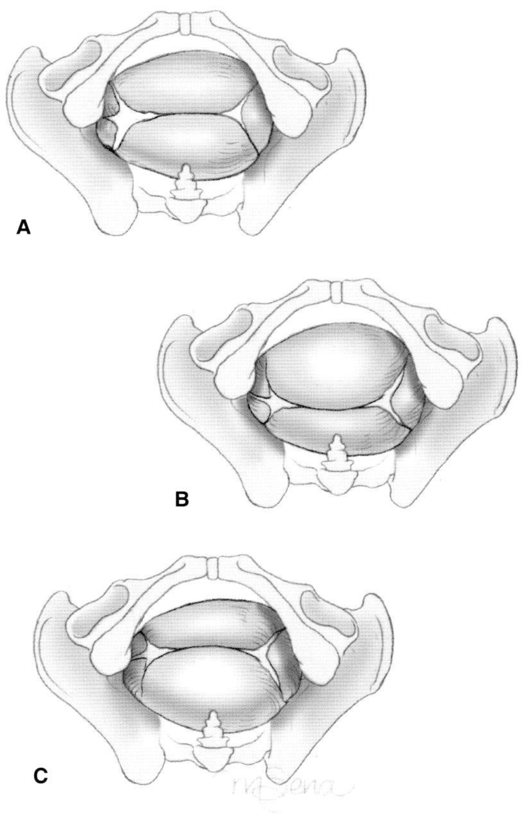

图 23-11　A. 头盆倾势均匀：矢状缝在骶骨和耻骨联合中间。B. 前不均倾：矢状缝向后偏移，暴露更多的前顶骨。C. 后不均倾：矢状缝向前偏移，暴露更多的后顶骨。

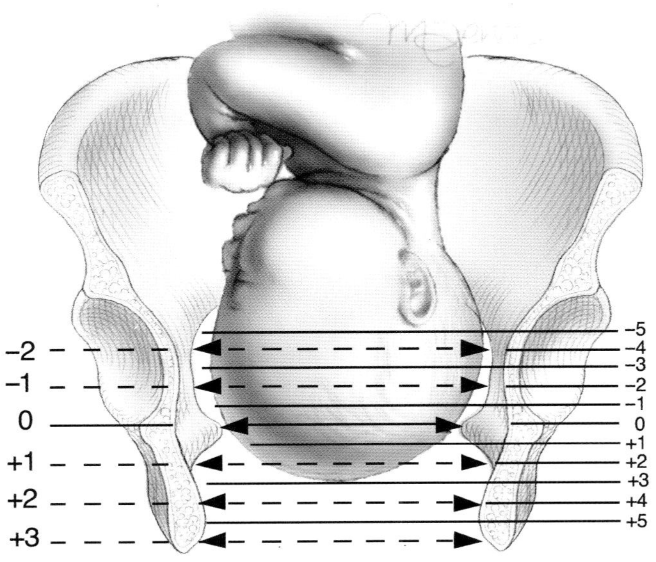

图 23-12　右图显示，胎头下降的位置目前的测量单位是厘米，坐骨棘以上（负数）或以下（正数）。如左边所示，以前的系统将产道分成 3 部分，现在已经不再使用。

坐骨棘为水平面，以厘米为单位递增，从 S−5 到 S0 到 S+5。

坐骨棘代表一个固定的标志，即 S0 水平，这个标志是中位产钳的上限，并将中位产钳与过时的高位产钳区分开。也就是说，Dennen（1955）建议当胎头位置为 OP 时，从提供的临床评估胎先露位置数据中减去 1 cm。例如，在胎头位于 OP 位且胎头塑形明显，虽然双顶径仍在骨盆入口上方，但在坐骨棘处或下方可以触诊到胎头，这也应定义为胎头未衔接。

坐骨棘可靠地定义了 S0 位，但没有标记物识别 S+2 位，这是中位产钳和低位产钳的分界线。这使人们在有意或无意的情况下，错误地将一个困难的中位产钳被分类为低位产钳。为了降低对胎先露位置的评估难度，骨盆被想象为一个弯曲变短的圆柱体，在这个圆柱体中，在骨盆前侧较低的位置可以触及胎头，但骶骨的凹陷处可能完全是空的。在目前的 ACOG（2015）OVD 分类中，低位产钳被细分为通过是否需要旋转胎头来定义的类别。有意义的是，中位产钳应该被类似地细分。总体而言，ACOG 计划以胎头位置和胎先露旋转为基础分类，两个都被视为胎儿评估的组成部分。

■ 骨盆

在临床评估母体骨盆是一项没落的艺术。建议读者阅读 Danforth（1963）和 Yeomans（2006）的两篇文献，但这里将简要介绍并在第三章（46 页）中进行说明。在 Caldwell 和 Moloy 描述的 4 种骨盆类型中，只有大约一半的孕妇是女型骨盆。男型骨盆和类人猿型骨盆各占 20% ～ 25%。剩下的少数病例是难以诊断的扁平型骨盆。骨盆的测量可以在产前初次就诊、分娩时或产程期间的任何时间完成。这是在尝试 OVD 之前必不可少的一步。

骨盆的测量从入口开始，向下穿过中骨盆并进入骨盆出口。对于入口，对角径表示从耻骨联合下缘到骶骨岬的距离。从对角径减去 1.5 ～ 2.0 cm 可估计出产科结合径（骨盆入口最小的前后径），其是胎头必须通过的骨盆最窄直径。胎头已衔接进入盆腔的时候使得对角径无法测量，但同时这个测量也变得不重要，因为胎头已经通过了入口。

在评估骨盆入口时，耻骨后角的评估常常被忽略。这不能与耻骨下角混淆，它是骨盆出口的一个特征。为了估计耻骨后角，检查者将两根手指置于耻骨弓下，然后放下手腕，让示指和中指的掌侧表面沿耻骨联合和耻骨上支后表面触诊。在男型骨盆中，耻骨后角是尖锐的。在扁平型骨盆中，耻骨后角是平坦的，以至于几乎形成了一个直线（180°）。在女型骨盆中，耻骨后角开始时在中线上是平的，然后在侧面稍向后弯曲。在类人猿型骨盆中，这种向后的曲线可以更早地被触及，并且向后弯曲得更明显。

中骨盆的重要特征包括骶骨的形状和位置、坐骨棘是否突出、坐骨切迹的宽度。最后一个特征是通过确定连接骶棘韧带的指宽来估计的，它应该至少有两横指宽。在其他特征中，坐骨棘突出和骶骨下 1/3 部分前倾是中骨盆狭窄的特征。在这样的骨盆中，双顶径可能不能通过骨盆入口，因此产钳助产可能会增加胎儿受伤的风险。

对于骨盆出口，操作者将两手指指腹侧向内，指尖向上并缓慢抬起向上检查，直到达到耻骨下弓。如果手指没有移位，耻骨弓夹角就足够大了。在这种情况下，耻骨下支形成的角度接近 90°。在男型骨盆中，耻骨下角接近 60°，两个手指重叠。分娩时胎儿头部必须从耻骨弓下通过。狭窄的耻骨弓会迫使胎头向后倾斜，增加会阴严重撕裂的可能，尤其是 OVD 时。接下来要评估尾骨和骶骨下部。在少数情况下，尾骨可能前翘影响产道，称为“鱼钩”状尾骨。这不仅会导致尾骨在分娩过程中骨折，而且如果使用产钳，矢状缝可能需要以斜角向下，而不是枕前（OA）位直线下降。在男型骨盆中，骶骨下 1/3 有时会前翘，形成一个漏斗状骨盆，并且影响胎头下降。

最后，在骨盆出口处，操作者用闭合的拳头估计坐骨结节间径。这个距离应该是> 8 cm，接近于一个闭合拳头的宽度，这样才被认为骨盆出口足够。如果< 8 cm，则怀疑是男型骨盆。

总之，对胎儿和骨盆进行彻底的术前评估，使操作者了解胎儿与骨盆的关系，这是高 OVD 成功率和低并发症发生率所必需的临床判断的基础。它也可能在特定的情况下，影响助产器械的选择。

■ 训练

无论选择何种助产器械，适合的 OVD 能最大限度地减少母亲和新生儿的并发症。作为一个专业，我们已经偏离了 Dennen 博士（1955）在 60 多年前提出的明智建议："实习生在被允许进行产钳助产手术之前，应该就这个问题接受一系列艰深的课程。他应该在人体模型上反复进行详细的练习，同时应协助进行多次操作，然后对人体模型进行检查。当带教确信实习生准备充分时，实习生可以从观摩一个简单的案例开始。"用现代的说法，这听起来很像模拟训练。

如第六章（88 页）所述，模拟实验室的住院医生可以被教会识别各种类型的产钳、它们的解剖结构，以及适合使用它们的临床适应证。此外，对核查表的介绍可以使学员熟悉 OVD 的标准使用步骤（表 23-5）。核查表的最后一项，在患者的医疗记录中记录分娩的细节，是必不可少的（表 23-6）。为了评估住院医生对临床工作的准备情况，建议进行书面测试和客观的结构化临床考核（OSCE）。

模拟训练是必要但不足的。现在住院医生的剖宫产技术比 OVD 要熟练得多。因此，必须有一名经验丰富的带教在场监督住院医生，在操作前确认胎头位置，检查使用的产钳叶是否合适，并且指导分娩过程。在第二产程中，带教老师对于坚持产钳助产来替代剖宫产起着至关重要的作用。在一个医院，一个经验丰富且积极主动的带教老师来教授住院医生产钳助产技能，使过去两年内产钳助产率上升了 59%（Solt，2011）。如果需要下生殖道裂伤缝合或会阴切开术缝合，带教也应该从旁指导住院医生缝合。在一些教学医院中，住院医生很少或几乎没有修复三度和四度裂伤的经验。

表 23-5 推荐的阴道分娩核查表

确定辅助分娩的适应证
核对产妇情况
评估胎头位置和胎先露位置
评估产妇骨盆
估计胎儿体重
告知产妇分娩计划
确定分娩地点：产房、手术室
确定相关人员在场：护士、上级医师、麻醉师、新生儿复苏团队、外科医生
选择合适的器械
排空膀胱
麻醉满意
确定产妇体位正确
按照"虚拟轨迹"来确定器械的使用方向
正确使用器械（见正文）
签署知情同意书
必要时旋转胎头并重新签署知情同意书
轻轻地牵引胎头，评估胎头下降情况和估计牵引难度
配合产妇的分娩努力进行胎头牵引
评估会阴切开术的必要性，并在必要时进行会阴切开
在胎头完全娩出之前移开器械，确保胎头不回缩
使用改良的 Ritgen 手法完全娩出胎头，检查整个产道（宫颈、阴道、阴唇、会阴）是否有撕裂
进行必要的修复
检查新生儿是否有器械痕迹、擦伤、头颅血肿，手臂运动情况
详细情况记录（表 23-6）

技术

■ Luikart 产钳

操作

对于枕前位，无论是正枕前位还是左枕前位或右枕前位，无论是否有头盆倾势不均，使用 Luikart 产钳助产的成功率都较高，而且并发症发生率低。这归功于它的特性设计。即这些产钳有锥形假孔钳叶、重叠钳柄、滑动锁和左侧钳柄的金属锁销，以防止胎儿头部过度受压（图 23-9）。

Luikart 产钳左叶的使用如图 23-13 所示。在该图

表 23-6 手术助产阴道分娩重点提示

器械
产钳
胎头吸引器
胎头位置
开始时
分娩时
产程开始时胎先露位置
旋转：方向和旋转角度
徒手旋转
器械旋转
自然旋转
牵引力度：弱、中、强
会阴切开术（如果选择）
裂伤
麻醉：全身麻醉、脊椎麻醉、硬膜外麻醉、阴部麻醉、局部麻醉、无麻醉
分类：出口产钳、低位产钳旋转≤45°，低位产钳旋转＞45°，中位产钳

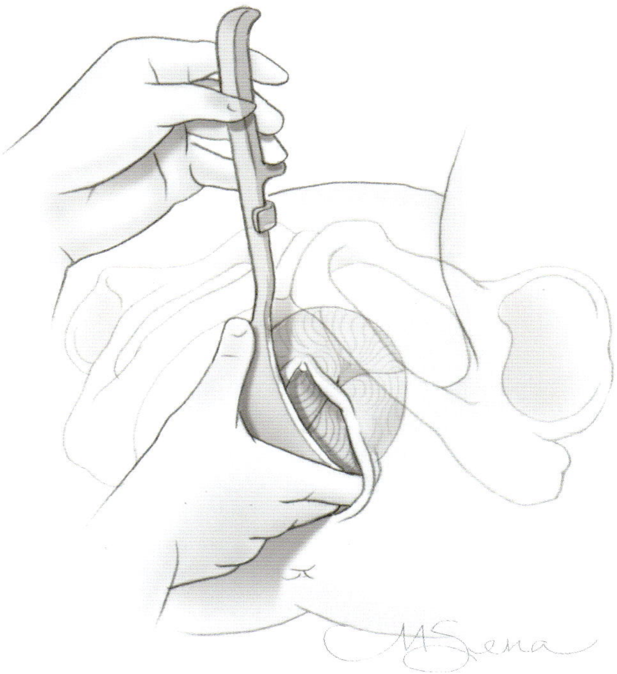

图 23-13 Luikart 产钳左叶在 LOA 位置时放置于胎头。插入力主要来自钳叶后跟处的拇指。

中，胎头位置是左枕前（LOA）位。值得注意的是，在右枕前（ROA）位的情况下，首先放置右叶产钳。在这幅图中，胎头在产道的 S+4 或 S+5 的位置。

首先，使用者用左手轻轻握住左叶产钳的手柄。手柄和钳柄应垂直指向母体。右手的两根或两根以上手指沿阴道的左后侧进入阴道内，在产钳脚前方。手指有两个用途。第一，它们能保护阴道侧壁不被钳叶划伤。第二，手指保证钳叶的头弯与胎头保持贴合。右手大拇指抵住钳叶的跟部，使其缓慢进入阴道内。

左手轻轻将手柄以“C”字形沿逆时针方向在空中划出一个大弧形。当产钳叶插入到适当的深度，右手示指和中指放在产钳叶的上缘，轻柔地下压产钳到达后人字缝下方的最终位置。这是比较容易放置钳叶的位置。有时候，特别是在经产妇阴道口松弛的情况下，如果有助手，这个钳叶需要由助手固定。

接下来，右手握住右侧产钳的手柄，但是现在钳柄不再垂直向母体了。相反，它们的方向应该指向母体左侧腹股沟并与母体左侧垂直线呈 30° 角（图 23-14）。左手的位置应该如图所示，手指刚好位于阴道内右后壁侧，与插入产钳左支的方法相同。然后，手柄应该以倒“C”形沿顺时针划出弧形，手柄几乎贴近产妇的左大腿内侧。同时，左拇指将产钳跟推进阴道内。

此时，产钳的钳脚会接触到胎头部的右侧。这通常会阻碍产钳放进入母体骨盆的右前上象限。为了克服这一困难，操作者应该将手柄外侧向左下方牵拉，这样就可以使钳叶避开胎儿前额。同时，左手示指和中指应置于钳叶下缘之下。当固定好，用手指将产钳叶沿胎头侧面向上提起，使其在前面的右侧人字

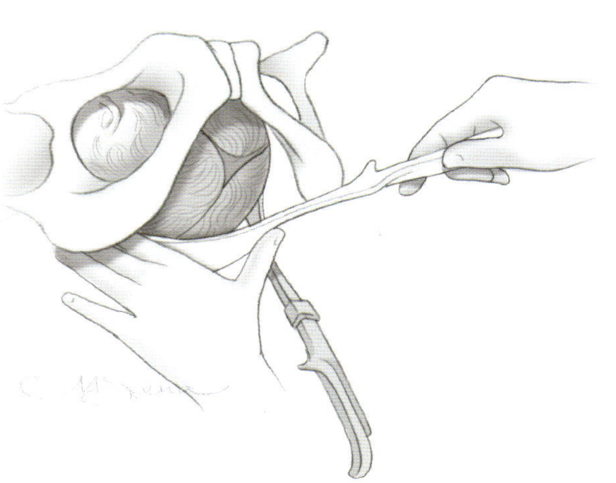

图 23-14 将 Luikart 产钳右叶放置在阴道的右后外侧。从这里开始旋转到骨盆的右上象限。

第二十三章

缝之下。

当两叶产钳放置于适当的位置，如果存在头盆倾势不均，应该可以通过调整前柄及滑动锁来简单纠正（图 23-15）。通过拉动 / 推动每叶产钳，直到手柄对齐可使头盆倾势不均得到纠正。在许多情况下，建议当胎头旋转到 OA 位后再检查产钳操作情况。有的操作者更喜欢在旋转胎头之前和之后均检查产钳操作情况。

旋转

因为 Luikart 产钳有一个宽大的骨盆弯，所以在使用产钳时，手柄应该位于中线的左侧，并且在水平线上或者略高于水平线上（图 23-16A）。为了将胎头旋转到 OA 位，操作者要向逆时针方向旋转手柄 45°。在这个旋转的过程中，手柄从左上象限移动到 12 点钟位置（图 23-16B）。这一动作最大程度地减少了钳脚在阴道深处所形成的弧度，从而减少了潜在的母体损伤。

当胎头呈 OA 位时，手柄向下可使胎头俯曲。在牵引产钳之前应仔细检查器械。矢状缝将钳柄平面一分为二。后囟应在钳柄平面以上一指宽。为了评估假孔产钳的插入深度，钳跟的上缘距离骨盆应小于 2 cm。最后，钳叶分别位于人字缝的两边。每个钳叶的上缘应位于其各自的人字缝下且小于一指宽。

如果操作步骤是不正确的，则将分开两支产钳，并进行调整。将钳叶向上移动，同侧的示指和中指放在钳叶下缘下方。向上的力使钳匙更接近人字缝。若要将钳叶向下移动，则将对侧手的示指和中指置于钳叶上缘上方。向下的力使钳叶远离人字缝。图 23-15 显示了一个准确的产钳在胎头的位置。

牵引

专家或初学者都可以选择使用 Bill 轴向牵引装置。如前所述，该工具可以帮助确定牵引方向正确，并且可以满足产钳助产期间牵引方向不断改变的需

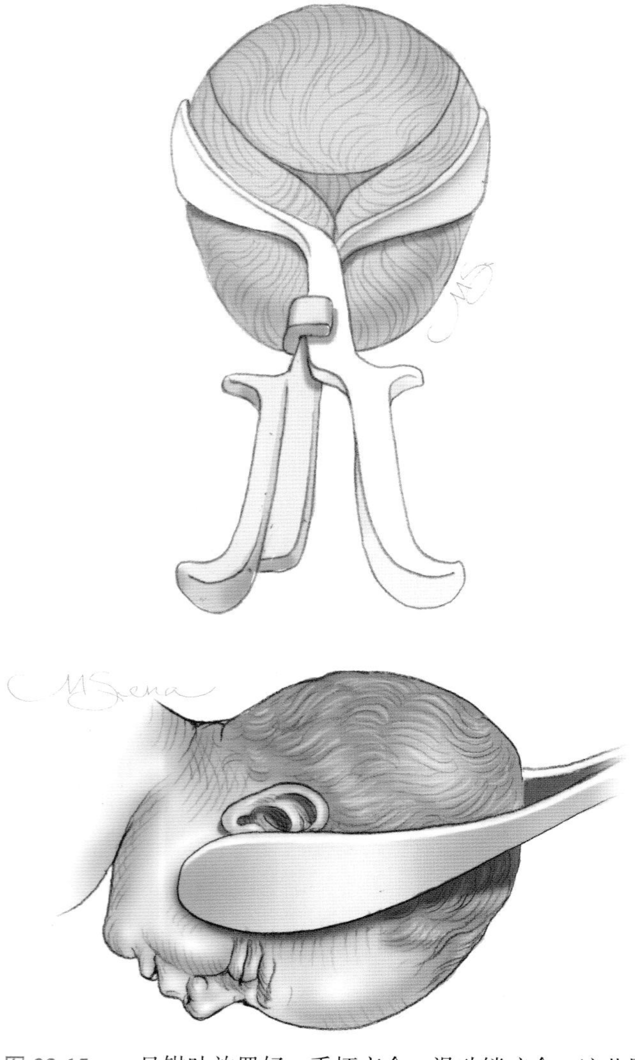

图 23-15 一旦钳叶放置好，手柄交合，滑动锁咬合。这些图像描绘了 Luikart 产钳的准确头部操作。矢状缝将钳柄的平面一分为二，后囟在钳柄上方一个手指宽度。人字缝与产钳上缘顶部等距。

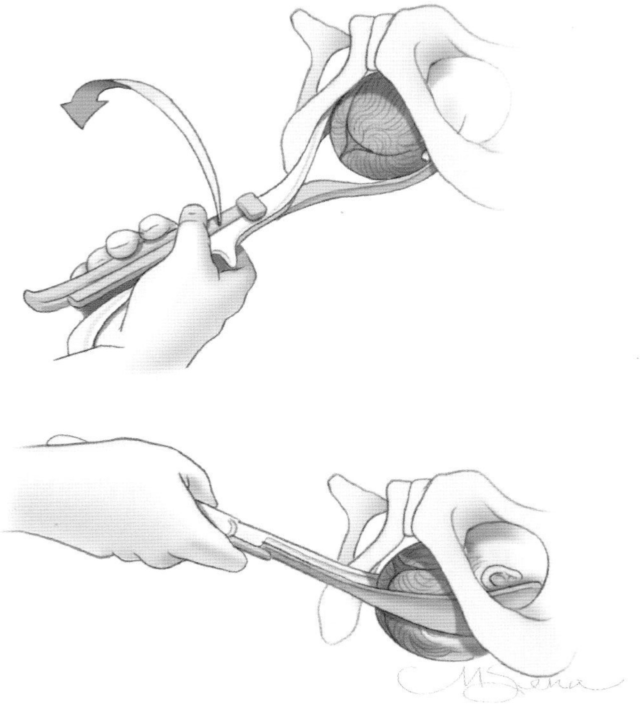

A

B

图 23-16 A. 滑动锁结合后，头部通常在牵引前旋转至 OA。在这种情况下，旋转弧逆时针旋转 45°。B. 头部现在处于 OA 位置。在牵引之前，应仔细检查操作。

要。胎位较高时亦是如此。

大多数教科书讲述的是一种双手牵引法，叫做Pajot-Saxtorph手法，而不是使用轴向牵引装置。在使用Luikart产钳时，优势手掌心向上，钳柄握于掌内，示指和中指放在护指板上。非优势手随着优势手向外牵拉时下压钳柄。当胎头位于S0至S+2时，初始牵引方向向下方，几乎是朝向地面的。随着胎头下降，左右手两个力的合力方向不断变化（图23-2）。这幅图是本章最重要的部分之一，在尝试使用产钳阴道助产前应该仔细研究。

随着胎头着冠，一些操作者则会选择在此时行会阴切开术。其他人则在阴道助产前常规行会阴切开术。值得注意的是，会阴切开对于OVD不是必需的，而且在过去的10年中，会阴切开的使用已经较前减少。关于会阴切开术的分类，由于会阴正中切开术引起肛门括约肌和直肠黏膜损伤的风险较大，因此侧切较中切更受青睐。

无论是否进行会阴切开术，由无菌毛巾覆盖的优势手的手指都需于肛门后方向上托住胎儿下颌。同时，拇指直接在胎头上施加压力以防止胎头突然娩出（图23-17）。暂停母亲屏气用力，一旦胎儿下颌被惯用手的指尖固定，就以相反的顺序移除所使用的产钳。也就是说，对于胎头位置为LOA的胎儿来说，首先移除产钳右叶，然后移除产钳左叶，然后将胎头通过改良式Ritgen手法娩出。

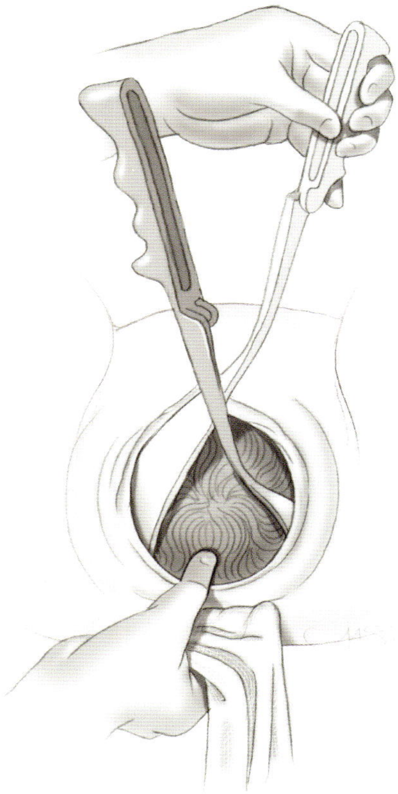

图23-17　在头部娩出前卸下产钳！产钳两叶的移除顺序与它们最初放置的顺序相反。用无菌毛巾覆盖的右手的手指放在肛门后面以托住胎儿下颌。将拇指直接放在头上以防止胎头突然娩出。

困难

无论是选用Luikart产钳，还是其他传统产钳，前述的操作方法可以适用于大多数产钳助产的情况。这样的操作方法适用于出口产钳、无需旋转的低位产钳和无需旋转的中位产钳。因此，避免常见的风险就显得更加重要。

第一个潜在的问题出现在产钳放置的过程中。任何一叶产钳如果没有以一个较大的弧度滑入阴道内，钳脚都会过早地向中间移动，并因撞击胎儿头部而被阻碍进入。与此相关的是，如果钳叶的整个内侧在进入产道过程后没有保持与胎头的贴合，例如牵拉钳柄时距离操作者过远，钳叶将进入阴道后外侧，无法向前推进。而如果此时对钳柄施加过大的拉力，阴道撕裂的风险则会增加。

第二个潜在的问题与产钳的使用不当有关。如果两钳柄成90°角，锁就不能锁住，即使加力也不能使其对合。每一个步骤都必须仔细操作，如果发现矢状缝偏离了垂直于钳柄的线，则其位于眉弓-乳突的概率增大（图23-18），而这是大家不希望发生的可能出现产伤的操作。如果后囟太靠近钳柄平面，牵引力将导致胎头过度俯曲。如果后囟距离钳柄平面超过一指宽，牵引力将使胎头过度仰伸。这会导致胎头以较大的径线下降，同时需要更大的牵引力使胎头下降，并使其伴随的风险增加。最后，如果产钳放置位置未达到常规深度，在牵引过程则可能出现产钳从胎头处滑脱的情况。

最重要的难点是沿着不正确的轴进行牵引。如果牵引力过于前倾，力量就会浪费在不能活动的耻骨支和耻骨联合上（它们不能移动）。相反，如果向下方牵引时间过长，则三度和四度会阴裂伤的风险将明显增加。

骨盆底的损伤是OVD的主要缺陷之一，并且操作者相较于器械来说是更重要的原因。在OVD中常被忽视的一个方面是患者的体位。如果用不可调节的腿架（所有人用一种尺寸）使得大腿过于外展，也可能导致会阴撕裂。如第二十章（327页）所述，行会

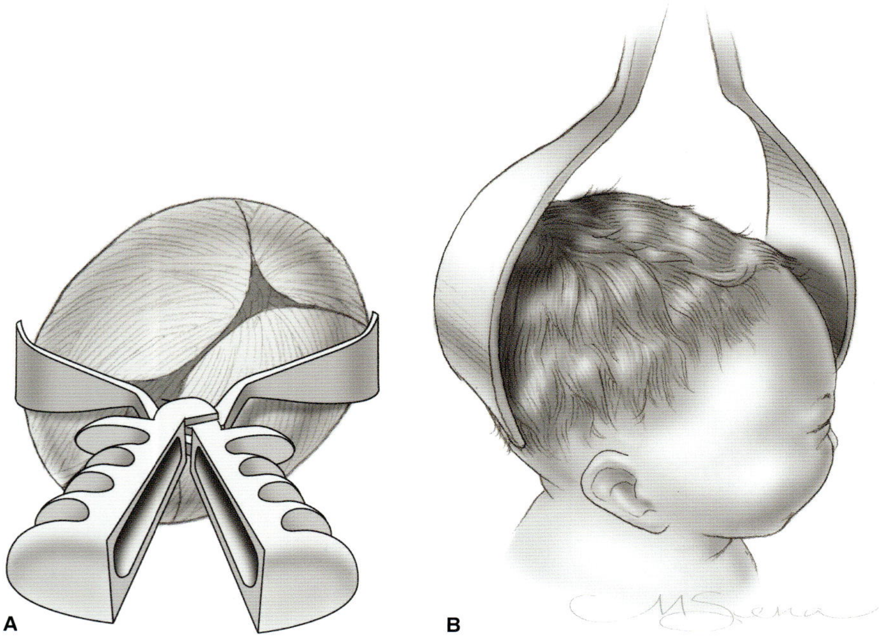

图 23-18 **A.** 此操作不正确且不对称，增加了受伤风险。这被称为眉弓 - 乳突操作。**B.** 错误操作的另一个例子，注意矢状缝未平分钳颈平面。

阴正中切开术会使肛门外括约肌和直肠前壁更容易撕裂。现代产房和产床的设计显然没有考虑到 OVD。

最后一个潜在的问题是在胎头娩出之前未能及时撤下产钳。胎头分娩时仍然使用产钳，增加了其通过阴道口的体积，并有会阴深度裂伤的风险。尽管存在争议，我们和其他人强烈支持在分娩前取出产钳（Dennen，1955；Yeomans，2010）。在撤下产钳期间，需避免产妇屏气用力，从而避免阴道壁损伤、撕裂等风险。已经被拉伸并且薄弱的阴道侧壁可能被产钳划伤。重要的是，在卸下产钳之前，操作者必须确保在最后关头借助产妇软组织固定好胎儿下颌，并使其不会回缩。在撤下产钳的过程中，如果没有固定住胎儿下颌是不利的，并且可能导致需要重新产钳牵引。

当两侧钳叶都被撤出，胎头就可以通过如前所述的改良式 Ritgen 手法娩出。有趣的是，一项随机试验评估了 Ritgen 手法避免会阴深度裂伤的有效性，发现其与简单的会阴保护相比没有任何益处（Jonsson，2008），而且这个研究明确排除了使用器械助产。虽然都是针对普遍意义的阴道分娩，Cunningham（2008）的一个相关论述关注了减少肛门括约肌撕裂发生率的方法。器械助产更应该注意。随后，报告了一项旨在减少肛门括约肌撕裂发生率的多中心研究，其中强调了以下 4 点：①正确的改良式 Ritgen 手法，强调双手法；②分娩时保持会阴为可视的分娩体位；③操作医生和产妇之间可以沟通顺畅，当 Ritgen 操作完成时，指导产妇停止屏气用力；④只做有指征的会阴切开术，选择会阴侧切术，而不是正中切开。通过这些相对简单的干预措施，作者将肛门括约肌撕裂的发生率从 4% ~ 5% 降至 1% ~ 2%（Hals，2010）。值得注意的是，这不仅仅是针对 OVD 的研究。

针对于 OVD 时会阴撕裂的问题仍需进行更多研究，这可以防止会阴出现不必要的损伤。而在此期间，这可能是导致世界范围内产钳助产下降的主要原因之一。

■ 胎头吸引术

与产钳一样，有几种不同类型的胎头吸引器可供选择。第一个区别是金属杯和软杯。然而，随着材料和形态的改变，软杯设计出现了数量激增和分化，它们有着细微的差别。下面讨论的是常见胎头吸引器的操作和牵引方式。

应用

无论使用哪种胎头吸引杯（胎吸杯），都要尽力实现其间胎头俯屈的操作（图 23-19）。这意味着所有胎头吸引杯应该放在矢状缝中央后缘，杯子的后缘应该紧贴于后囟门的顶点。这样放置后牵引时可以使胎头有效地俯屈。重要的是，杯子下面不应该吸住任何母体组织。如果有组织被吸住，可能造成组织损伤，也可能减弱密封性。

胎儿枕位不正和头盆倾势不均，可能会造成硅胶杯或钟形杯难以放置于最佳位置。使用圆盘杯可以更好地适应这样的情况。

有些人认为胎头吸引术不需要对胎位进行准确的判断，这是错误的。高成功率和低并发症发生率都需要准确地判断胎位来放置胎头吸引器。

牵引

与产钳一样，当胎头在骨盆中不断下降时，牵引力的方向将不断变化。

同样，胎头位置越高，牵引力的轴应该越靠后。值得注意的是，在胎头负压吸引过程中不需要旋转，

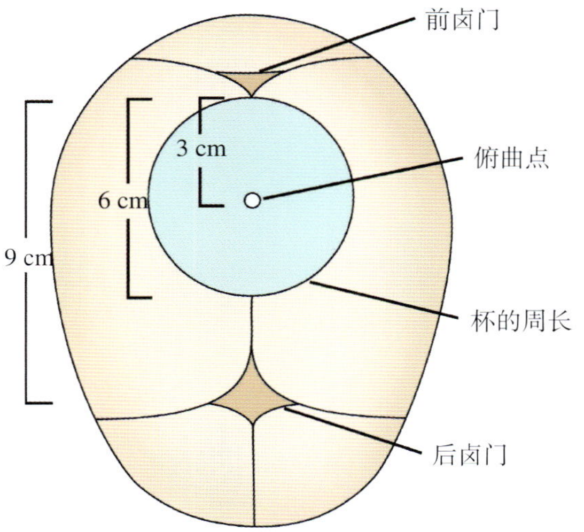

图 23-19　胎头吸引器在中度俯屈时的应用，杯子的后缘与后囟门相邻。

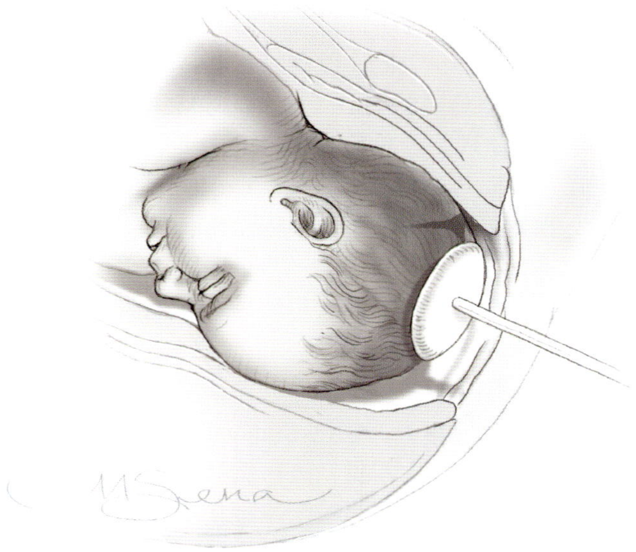

图 23-20　对垂直于胎吸杯的胎头进行牵拉。

旋转杯可能导致“切刀样”或“半月牙”形的胎儿头皮裂伤。在大多数情况下，胎头随着牵引力下降，从而旋转。

在优势手进行牵引期间，非优势手的手指放置在阴道内监测可能出现的脱落。如果保持垂直于杯的牵引方向，则可获得最佳结局（图 23-20）。相较于产钳，胎吸杯应一直置于胎儿头部，直到胎头分娩出来。

当杯被取下，人们就会发现像发髻似的产瘤。在高达 20% 的病例中胎头吸引术会导致胎头血肿，即骨膜下出血。然而临床上更多的是出现帽状腱膜下血肿，即腱膜下出血。这三种出血的区别见 390 页。

困难

虽然人们普遍认为胎头吸引器的使用比产钳更容易学习，但操作者仍然必须确定胎头位置后才能确定放置杯最佳的位置。如果不能做到这一点，将导致胎头吸引器脱落和阴道分娩失败。它也可引起严重的新生儿相关并发症（389 页）。在牵引过程中，若将宫颈或阴道黏膜夹在杯缘下，则会造相应的损伤。

■ 枕位不正

枕位不正通常会延长第二产程。当产妇进入第二产程时，胎头处于持续枕横（OT）位或枕后（OP）位时，使产妇用力，同时评估胎头是否可以自然下降和自行旋转。正如在手动旋转部分所述，这种自然的胎头旋转的时间长短是不确定的。然而，长时间的等待会导致巨大的产瘤形成或胎头塑形，这会使操作者难以抉择。

当自发胎头旋转失败时，需要操作者的干预。部分中心很少使用器械旋转，而更倾向于尝试手动旋转来实现枕前（OA）位（Ducarme，2015；Le Ray，2013）。另一种情况是使用产钳来完成胎头旋转，尤其是当骨盆是类人猿型骨盆时。然而，这样的分娩会增加阴道损伤的风险。胎头吸引器可能会使胎头自行转至 OA 位，但也可能会失败，并造成一个两难的局面，要么是持续使用器械助产，要么是剖宫产取出一个衔接较深的胎头。我们倾向于一些主动旋转操作，无论是手动或使用 Kielland 产钳或 Barton 产钳。下面将详细介绍这些技术。

■ 手动旋转

适应证

在某些情况下，胎头部从枕后（OP）位或枕横（OT）位旋转至枕前位可以手动完成，而不用产钳。要手动旋转胎位，必须满足两个先决条件。宫颈必须完全扩张，必须准确判断胎头位置。对于有经验的操作者，无论是母亲还是新生儿，手动旋转和 Kielland 产钳旋转的并发症发生率没有差异。而对初学者来说并不是这样，他们需要严谨地使用 Kielland 产钳才能达到与手动旋转相媲美的效果（Healy，1982）。随着使用和训练 Kielland 产钳旋转胎头的减少，有个别作者提出，手动旋转可以降低剖宫产率（Barth，2015；

Le Ray，2013；Reichman，2008；Shaffer，2011）。

尝试手转胎头的时机是个问题。Le Ray 等（2013）建议在宫颈完全扩张后尽快旋转胎头。相对而言，Barth 建议根据分娩胎次不同可尝试等待 30 ~ 60 min。这样等待的原理之一是胎儿在骨盆中下降的过程中会自发旋转，而母亲分娩时的屏气用力会加快自发旋转。较早的文献中也包含了对手动旋转技术的讨论，但并没有涉及时间的限定（Dennen，1955；Laufe，1968b）。当产妇进入第二产程阶段，我们更愿意等待 30 min 后再尝试手转胎头。然而，若是因枕后位造成胎头下降停滞，那么更提倡手转胎头，因为其替代方法是第二产程剖宫产。使用 Kielland 产钳、Barton 产钳或常规产钳（不太常见）进行旋转是一种选择，选择手动旋转可能意味着错过了培训初级操作者使用器械旋转胎头的机会。当然，这种方法要求分娩时必须有一位经验丰富的产科医生在场。

手转胎头技术

对于简单的病例，从左枕后（LOP）或右枕后（ROP）位置旋转，只需用手指按压人字缝的相应侧的顶骨突起边缘即可完成。同时，另一只手置于母体腹部同侧的外侧，与手指压力同步将胎儿拉回中线。轻度的错位和屈曲可以提高成功率。这个过程被称为手指旋转。

相比之下，手动旋转需要将操作者的整只手放入阴道。从理论上讲，手型较小是一种优势。对于从 ROP 开始的旋转，通常使用左手。手掌向上，手指跨越后顶骨，拇指位于前顶骨上（图 23-21A）。3 个动作同时执行。第一个动作使胎儿头部弯曲，以使其通过较小的直径旋转和下降（图 23-22）。第二个动作，胎儿头部的轻微移动使胎头达母体中骨盆的水平，并具有足够的空间来完成旋转。重要的是，不应该将轻微移动和胎头未衔接相混淆，完全推离骨盆是被禁止的。最后，用手逆时针旋转胎儿头部（图 23-21B）。

有些操作者更喜欢用右手将手掌表面置于前额和面部上方，从 ROP 旋转。这就是所谓的 Holland 手法，如图 23-23 所示（Laufe，1968b）。无论是经典的手动旋转法还是 Holland 手法，如前所述，使用另一只手在体外辅助都可以增加成功率。

■ Kielland 产钳

产钳特征

Kielland 产钳的主要功能是旋转，该器械非常适

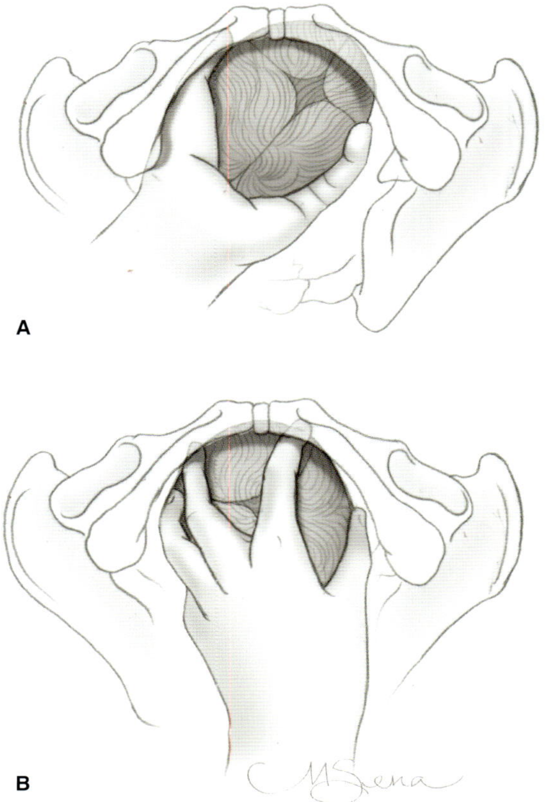

图 23-21 A.“经典”手动旋转，使用左手掌心，从 ROP 旋转。B. 成功涉及 3 个步骤，顺时针旋转 135° 弧：弯曲、错位和旋转。成功完成后头部非常接近 OA。

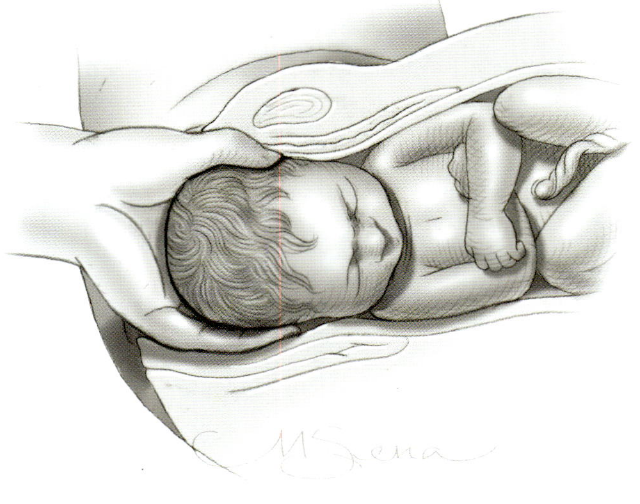

图 23-22 在手动旋转之前和期间，屈曲头部有助于引导最小的胎头直径通过骨盆。

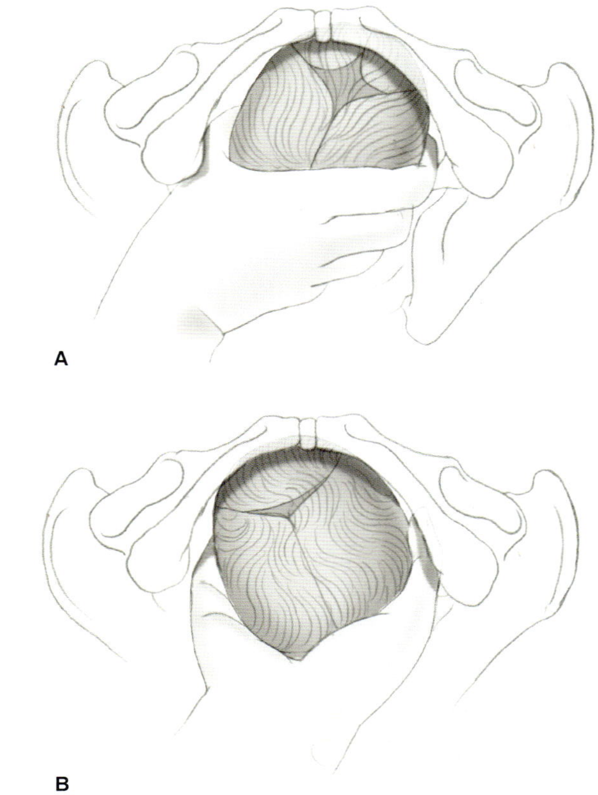

图 23-23　A. Holland 手法，从 ROP 位使用右手替代左手进行旋转。B. 通过反掌姿势替代操作手的向前旋转达到手动旋转。

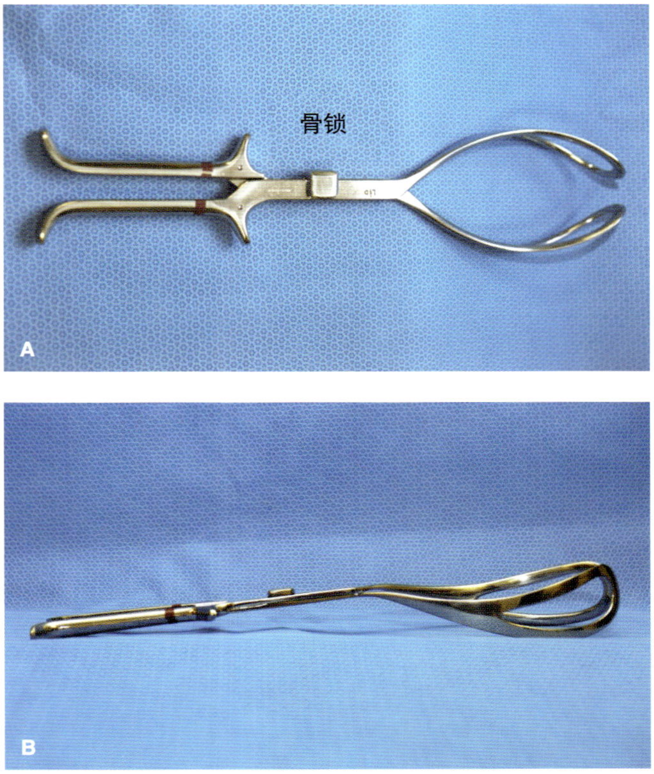

图 23-24　Kielland 产钳。A. 俯视图。B. 侧视图。注意稍微相反的骨盆弯。

合从 OT、OP 或斜后位旋转。Christian Kielland 是一名挪威人，他设计的产钳适用于位于骨盆入口处的高位应用。在现代助产使用中，必须坚持胎头最低点至少与坐骨棘平齐（S0）或更低。

Kielland 产钳的几个设计特征有助于它们的使用。每叶产钳都呈是刺刀样，具有与骨盆曲线稍稍相反的骨盆弯。钳叶具有斜面的边缘，以最大限度地减少母体软组织的撕裂，钳柄重叠以减少会阴膨胀，并且滑动锁有助于操作者纠正错误位置（如果存在）（图 23-24）。Luikart-Kielland 产钳是一种有假孔的钳叶（图 23-25）。这两个产钳，独特功能是上面的两个小旋钮能保护手指。这种看似无足轻重的特征在文献中引起了争议。以前，作者建议，这些小旋钮应该始终指向枕骨，既可以用于盲操作，也可以使钳叶在进入产道后确定操作正确（Dennen，1955；Laufe，1968b）。最近，特别是对于应用于 OP 位，其他人发现将旋钮指向面部是可以接受的（Barth，2015；Gilstrap，2002）。

更有争议的是使用产钳左叶的方法，对于 OT 位应始终首先使用产钳左叶。本章将不再说明放置产钳左叶的经典应用，也称为倒转法。我们意识到一些严重并发症与这种经典应用相关，也有其他人同样意识到了（Olah，2002）。这种滑动机制后面将详细描述。在超过 30 年的时间里，我们已经能很好地使用 Kielland 产钳从 OT 位旋转，并使左侧钳叶位于耻骨联合后的位置。

实践

首先考虑使用 Kielland 产钳从左枕横（LOT）位旋转。在适当的盲操作下，将旋钮在 3 点钟位置朝向左侧。相对于胎儿矢状线，钳叶有时可被描述为“前”或“后”，但本处讨论的术语“左”或“右”反映了旋转完成后钳叶的侧向性。

首先，将左侧钳叶放在一边，用右手轻轻地握住右侧钳叶的旋钮处（图 23-26）。应将左手的两个或多个手指插入右外侧阴道中。左拇指位于产钳跟部。当产钳叶一步插入时，手柄应在 12 点到 3 点处的中线逆时针转动。这会让产钳叶从胎儿面部扫过。

左手的手指应于钳叶的下缘下移动（图 23-27）。向该侧的内上方施力，使产钳扫过或移动到耻骨联合后面的位置（图 23-28）。在此期间，右手将钳柄保

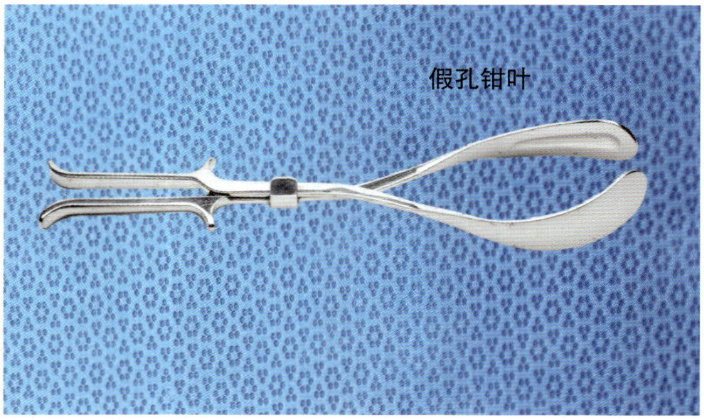

图 23-25 Luikart-Kielland 产钳。

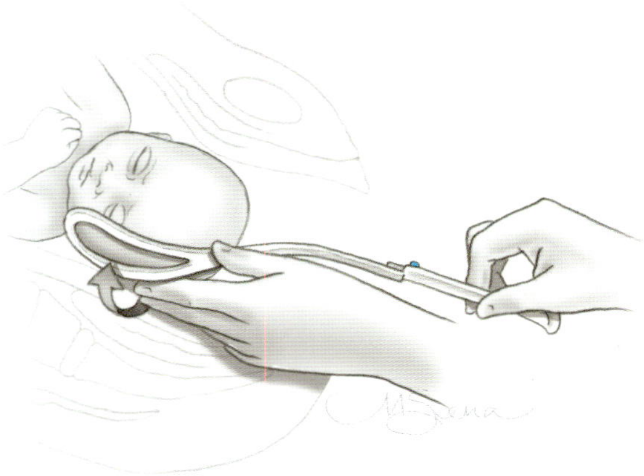

图 23-27 Kielland 产钳的右支在脸上移动扫过。

持在母体左侧的侧面。这有助于在移动期间使钳叶远离胎儿面部。当钳叶到达其最终位置时，钳柄停在中线、指向下方。

用右手抓住产钳后部或左支，钳叶的头弯侧朝上（图 23-29）。将其插入，使钳柄位于患者最初放置的钳叶右侧。左手掌心向上沿着后壁插入阴道。然后通过左手的两个或多个手指推动钳叶的外面将第二叶产钳牵拉到位。这样的技术上是可以直接应用于正枕后位。然而，产钳脚可能需要从骶骨岬向右或向左移开，注意应放置在子宫颈内。

两叶产钳都正确定位后，钳叶将位于水平线下方 45° 处（图 23-30）。手指上的旋钮应面向患者左侧 3 点钟方向。检查器械后，Kielland 产钳的手柄将钳子略微拉向患者右侧以增加胎儿头部屈曲，并以较小的直径旋转。左手的拇指和示指放在护指上，手掌握在手柄上。手掌面向产妇左侧。同时，操作者右手的前两根手指放在前人字缝处，然后胎儿头部降低约 1 cm。左手的手腕向逆时针方向旋转，手掌同时向上牵拉。同时，右手的两根手指压在右侧顶骨的边缘，该边缘与人字缝相邻。这确保了胎头随着钳叶转动并且不会从产钳中滑落。

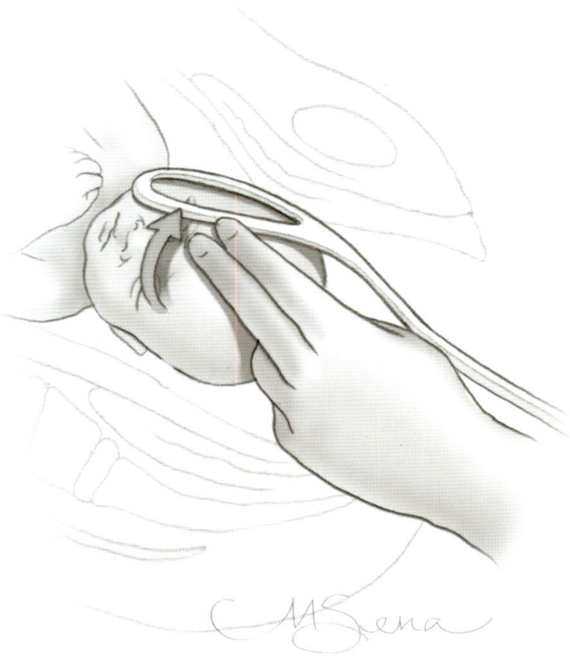

图 23-28 产钳右支移动到耻骨联合后面的最终位置。

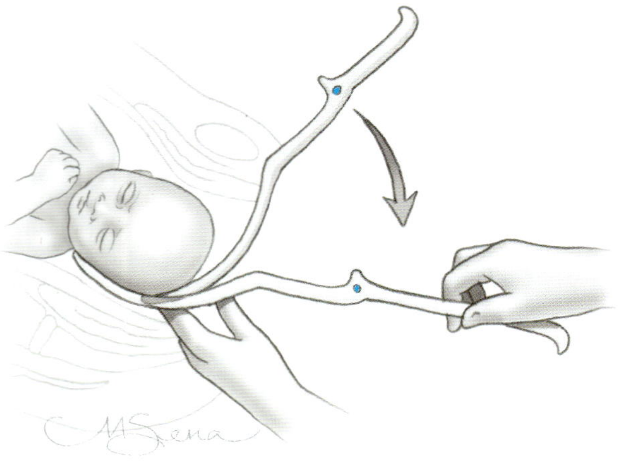

图 23-26 将 Kielland 产钳的右叶应用 LOT 时头部的位置。这个钳叶的旋钮（蓝色）将最终面向枕骨。

在最终位置，钳柄位于向上的左手手掌内，钳柄指向水平下方约 45°（图 23-31）。确切的钳柄位置将取决于胎头位置。具体而言，初始点处于较高的位置，钳柄将位于水平下方更远的位置。旋转后的头部位置为 OA 或接近 OA。

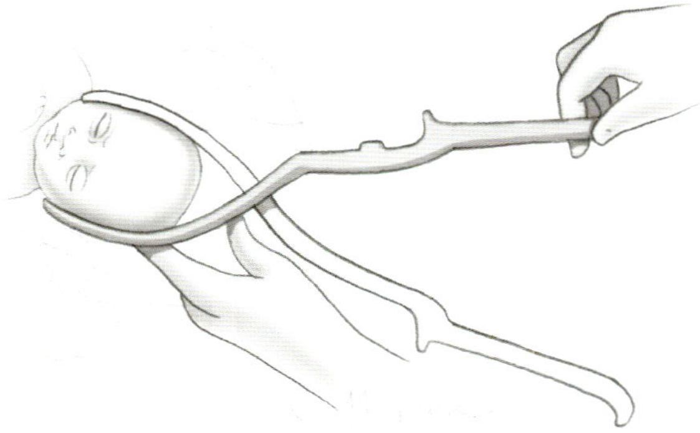

图 23-29　将 Kielland 产钳的左支沿着骶骨的间隙直接插入后方。该支于前方钳支的右侧插入母体以帮助咬合滑动锁。

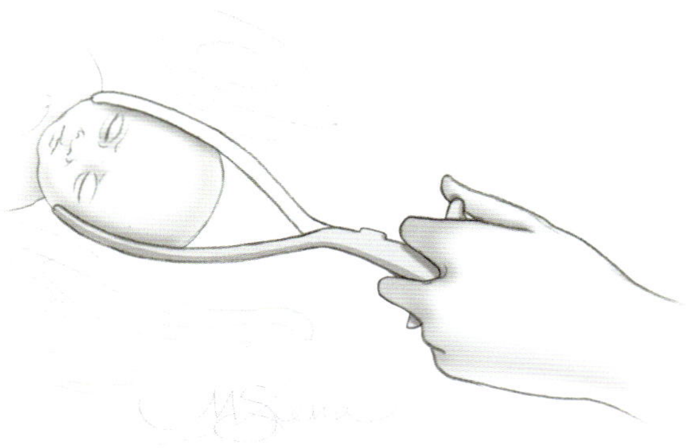

图 23-30　操作者左手正确握住 Kielland 产钳的手柄。护指上的旋钮无法看到，因为它们朝向胎儿左侧的枕骨。

为了施加牵引力，操作者可以选择两种可接受的方法。在一个实例中，操作者使用先前描述的用于传统产钳的方法，双手握在 Kielland 产钳上施加牵引力（381 页）。当后囟门经过耻骨弓下方时，钳柄可以升高到水平位置。Dennen（1955）警告不要将 Kielland 产钳的钳柄抬高到水平线以上，因为反向骨盆弯可能会引起阴道的撕裂。他建议不让产钳叶锁定，并根据后囟位置进一步重新定位。有时，尤其是在会阴切开的情况下，这时产钳的钳柄可以升高到水平面以上，不会产生不良后果。

或者，一些操作者喜欢在旋转后移除 Kielland 产钳，并用常规产钳替换它们。当计划使用这样的方法时，建议在切换器械之前首先采用适度的牵引力将头部固定在产道下部。

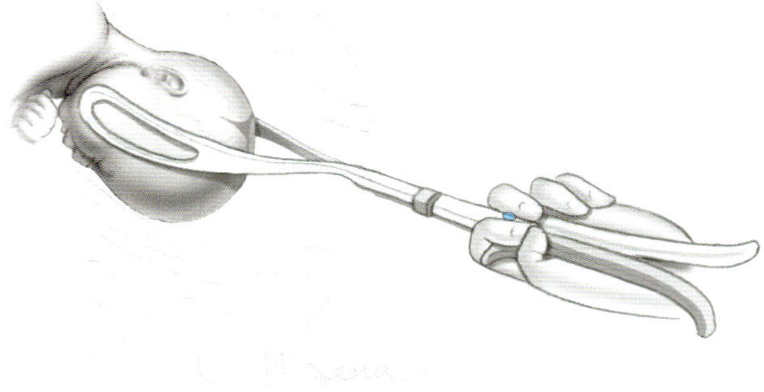

图 23-31　使用 Kielland 产钳完成旋转。头部逆时针旋转 90°。护指上的旋钮（蓝色）现在朝上。

困难

成功旋转后牵引并不总是可以使胎头下降。谨慎的操作者应该愿意放弃尝试 OVD，如果在适当的轴上施加牵引力时头部无法下降，则选择剖宫产。

在应用期间，将产钳左支在胎儿面部扫过有时可能具有挑战性。如果是这样，则尝试将产钳左支（第一支）插入骨盆的左下侧，并使其逆时针绕枕骨移动。

Kielland 的产钳是有孔的，可能很难撤出。在这种情况下，最好将一或两个分支保留在原位，以助产头部。或者，可以尝试使用带有 Luikart 改良的 Kielland 产钳进行旋转。这些 Luikart-Kielland 产钳的钳叶带有假孔。

最后，对于仍然提倡经典应用方法的少数人来说，较薄的子宫下段可能会在插入前方钳支时发生破裂。当前方钳支以错误的方法将从头部向上弯曲旋转到头部向下弯曲的产钳位置时，这种方法可能会产生相同的结果。对于处于枕横位的头部，使用这种方法时，前支应该始终以逆时针方向旋转。

■ Kielland 产钳用于枕后位胎儿助产

技术

在实践中，从 OP 位置旋转的机会远远大于从 OT 位置旋转。使用 Kielland 产钳可以获得令人羡慕的结果，这些产钳通常优于其他方式，包括 DeLee 建议的将锁咬合后操作；Scanzoni 手法需使用实心产钳，如 Tucker-McLane 产钳，它甚至可以应用于更新的反向 Scanzoni 手法。

若为枕后斜位，旋转通过 135° 的弧线延伸。但牵引原则与 OT 位的原则没有什么不同，因此这里只强调 Kielland 产钳在 OP 位的应用。至于本章所述的其他技术，在 ROP 中的应用只是 LOP 的镜像，下面将对此进行描述。此外，在本文中的“左”和“右”描述的是完成旋转后的 Kielland 钳叶，每叶产钳相对于母体骨盆的方向。例如，在初始操作期间，左叶产钳需放置在母体右侧。

对于 LOP 位，类似于 LOA，首先放置后方钳支。助产 LOP 位胎儿，右手握住 Kielland 产钳左支柄钳，护指上的钮应该朝下。左手的手指在钳脚的前端插入，并插入阴道的右后外侧。钳柄的初始位置在患者左侧垂直呈 30° 角。从这里开始，它向横向和左侧以顺时针方向旋转。钳柄停在患者的水平左下方位置。

接下来，护指板上的钮向下，用左手握住产钳右支并插入阴道的左后外侧。从那里开始，它必须从母体骨盆左上象限移动到右耳前面的最终位置。这种移动的动作发生在枕骨后，而不是在面部。完成此操作后，定位旋钮朝向枕骨向下。滑动锁咬合后，如果存在头盆倾势不均会被校正。

从旋转开始，左手从上方抓住有关节的钳柄，手掌向下，以准备向后旋转。钳柄略微向上及向右抬起，以增加胎头屈曲。右手的手指沿左下象限插入，以协助和控制逆时针旋转。正如 OT 位旋转一样，在尝试旋转之前，头部位置需稍做定位。钳柄没有必要像 Scanzoni 手法那样划一个宽弧形。当达到 OA 位时，左手掌和定位的钳柄旋钮向上。在旋转到 OA 位或至少到 LOA 位之后，可以使用 Kielland 产钳牵引，或者可以用常规产钳替换它们。

困难

对于惯用右手的操作者，使用左手旋转产钳可能会遇到困难。幸运的是，ROP 比 LOP 的出现要多 3 ~ 5 倍。对于 ROP 位，右手需抓住产钳，左手控制旋转。如果旋转过于快速，脐带可能脱垂。同样，成功的旋转并不意味着胎头会跟随下降。因此，操作者必须准备放弃这个过程。如果有可能成功，Kielland 产钳旋转可以在产房分娩室内进行。如果不确定操作后结果，那么需转移到手术室进行尝试。

Barton 产钳

适应证

许多产科医生和产科教科书都将 Barton 载入历史（Hale，2001）。50 年前，Danforth（1965）对美国使用这种产钳的情况进行了积极的报道。1972 年，Parry-Jones 在英国出版了一本关于 Barton 产钳的百科全书专著。它们呈现了该器械设计和使用的复杂细节。今天，至少对于一些操作者来说，Barton 产钳可能对于禁用 Kielland 产钳的情况特别有帮助，例如，在扁平型骨盆中的持续性枕横位。此外，对于 S0 点或更低的持续性枕横位，Barton 产钳比 Kielland 产钳更容易使用。最后，它们也可以在剖宫产时使用。

在剖宫产术中，Barton 产钳是最有用的工具，使“高浮”的胎头可以通过子宫下段横切口分娩（Megison，1993）。即使是新手也可以在子宫前壁下方和顶骨前上方使用有绞锁的钳叶（图 23-32）。然后，后方钳支沿着子宫后壁向在先前定位的前方钳支的右侧。滑动锁很容易咬合，以便以枕横位胎儿自切口分娩。胎头高浮时的分娩使用这种方法可能比使用胎头吸引器或传统产钳更好。在第二十五章（415 页）中描述并说明了 Laufe-Piper 产钳的使用。

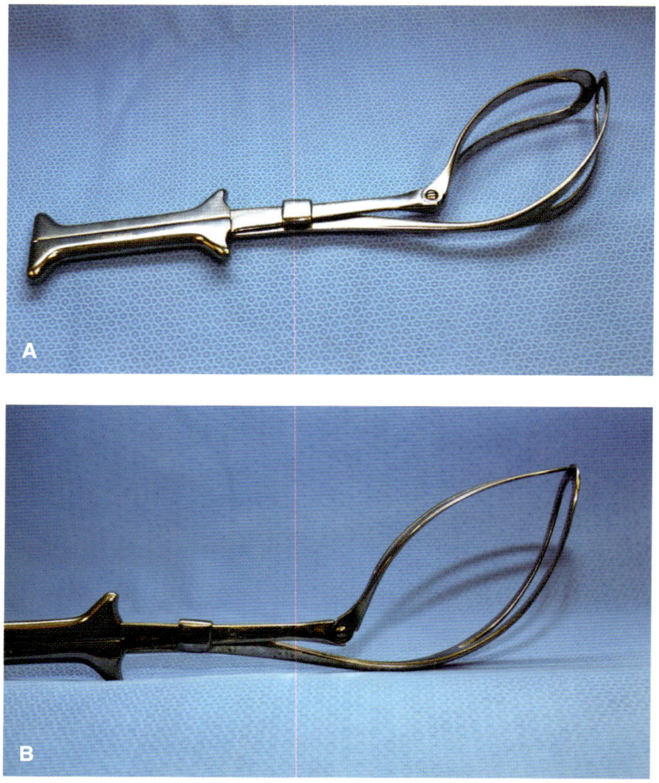

图 23-32 Barton 产钳。A. 俯视图。B. 侧视图。

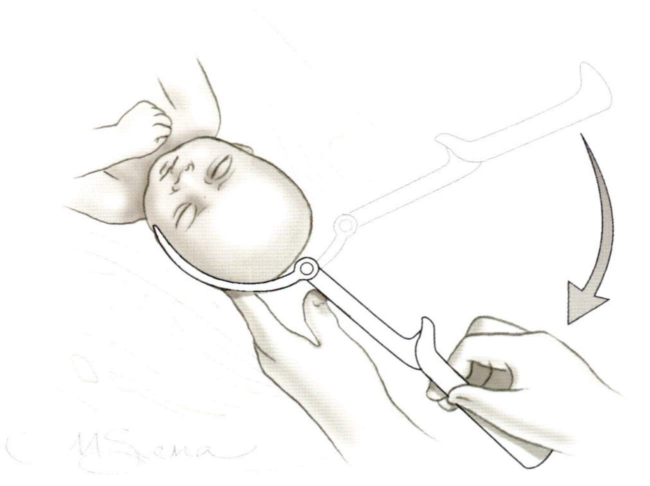

图 23-33 Barton 产钳在胎头为 LOT 位时，铰锁的前方钳支放置的位置。

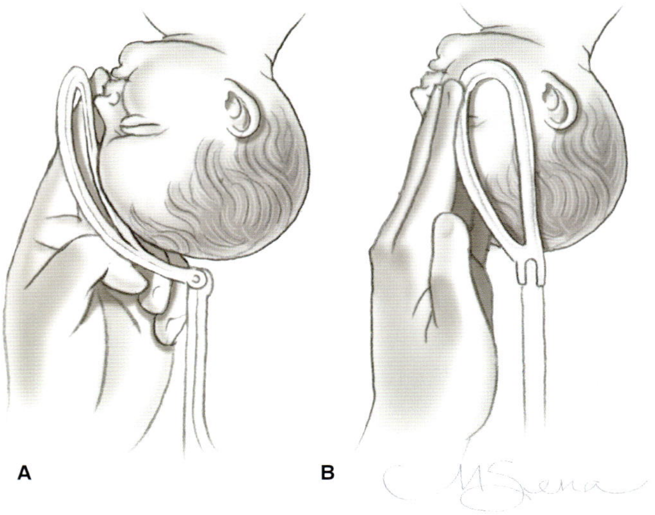

图 23-34 A.“有孔”的铰锁的钳叶，在脸上移动扫过。B. 后方钳支的最终位置在耻骨联合后面，铰链位于矢状缝的水平。

实践

对于胎头阴道分娩时，如果胎头衔接且处于 LOT 位时，操作者应用右手轻轻握住前方钳支带铰链的钳叶（图 23-33）。铰链应处于关闭或者锁定状态。左手的两根或两根以上的手指在产钳钳脚之前伸入阴道右后外侧。这支产钳应在后面深入，要么在中线上，要么就在中线的右边，大拇指放在钳叶的跟部。

有些操作者可能会选择在此时打开铰链的锁。其他操作者则将保持铰链锁定，手柄逆时针 90° 转向左侧。同时，左手的手指保护右侧阴道侧壁，拇指协助插入。到目前为止，这个应用步骤与 383 页描述的 Kielland 产钳方法类似。

Barton 产钳的关键不同之处在于，一旦钳叶处于胎儿面部，铰链就会解锁（图 23-34）。左手的手指放在钳叶的下缘，向上的压力将有助于将钳叶移动到耻骨联合后面的位置，当钳叶到达它的最终位置时，钳柄停在中线上。使用不上锁的铰链，钳叶和钳柄应该形成一个 90° 的角。铰链位于矢状缝水平，在后囟的内侧。

接下来，用右手握住后叶的柄，再将左手的手指放在钳脚前（图 23-35），轻轻放置后方钳支。它总是置入于前方钳支的右侧，以辅助滑动锁的咬合。后方钳支有一个夸张的头弯，使它能够适应骶骨的空洞，并很容易贴于胎儿后顶骨。

一旦两个钳叶都放置好，铰锁的前方钳支的钳柄插入位于后方钳支的滑动锁。根据胎头的位置，钳柄要么在水平线上，要么就在水平线以下。当一个人

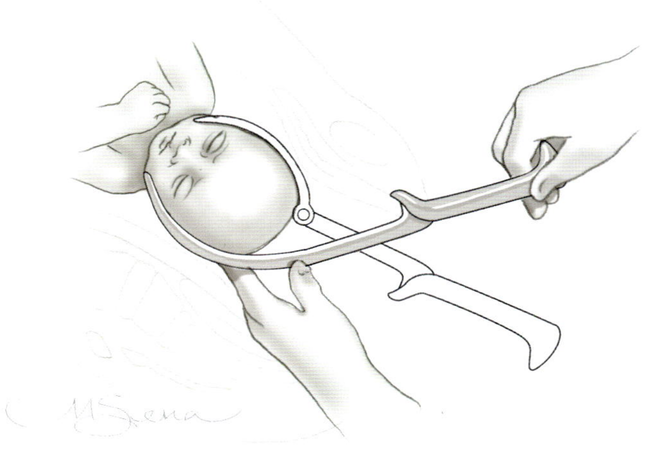

图 23-35 Barton 产钳的右支沿骶骨间隙插入。与 Kielland 产钳一样，该支插入于前方钳支右侧的母体中。

准备牵拉，不同于任何其他产钳，钳柄的水平面位于“垂直”平面上（图 23-36）。这与大多数产钳的“水平”方向是相反的。尽管平面发生了变化，但当牵引开始时，钳叶仍然沿 Carus 的曲线牵引。

专为 Barton 产钳设计的特殊轴向牵引设备可以帮助新手操作。然而，当熟悉钳柄的方向时，就可以选择使用它。如前所述，牵拉需采用 Barton 产钳柄垂直方向，而不是水平方向。如果选择使用轴向牵引钳柄，则将其固定在滑动锁和护指之间的柄上。

最初向下牵引用于枕横位，指引胎头到扁平型骨盆的中骨盆底部。在出口处，胎头开始自发地逆时针

旋转，自 LOT 位自动转到 OA 位。有时，操作者需要通过摆动手柄划出一个宽的 90° 弧来辅助旋转，以达到 OA 位（图 23-36）。

当处于 OA 位时，通过手指在骨盆内轻度的牵引即可在产钳的交叉位置着冠（图 23-37）（Danforth，1965）。如图所示，手柄将斜向中线的右侧。当胎儿颏部到达出口时，移除产钳，并通过改良的 Ritgen 手法来完成分娩。与本章中其他技术的描述一样，当起始位置是右枕横（ROT）位时，所有操作都需反转。然而，即使在 ROT 位，后叶仍然置入于患者前叶的右侧。

一些作者描述了使用 Barton 产钳旋转 OP 位的胎儿（Dennen，1955）。我们倾向于使用 Kielland 产钳来旋转。

困难

当使用 Barton 产钳助产持续性枕横位胎儿时，最重要的风险是骨盆类型的诊断错误。如果骨盆是男型骨盆而不是扁平型骨盆，则前后径和横径都很窄。可以尝试使用 Barton 产钳进行 OT 位牵引试产。但是，如果遇到下降阻力，选择使用 Kielland 产钳旋转或放弃 OVD，进行剖宫产是明智的选择。记住，胎儿持续性枕横位是使用 Kielland 产钳的禁忌。最后，Barton 产钳为有孔钳叶，能够牢牢地抓住头部，但往往会留下明显的产钳痕迹。

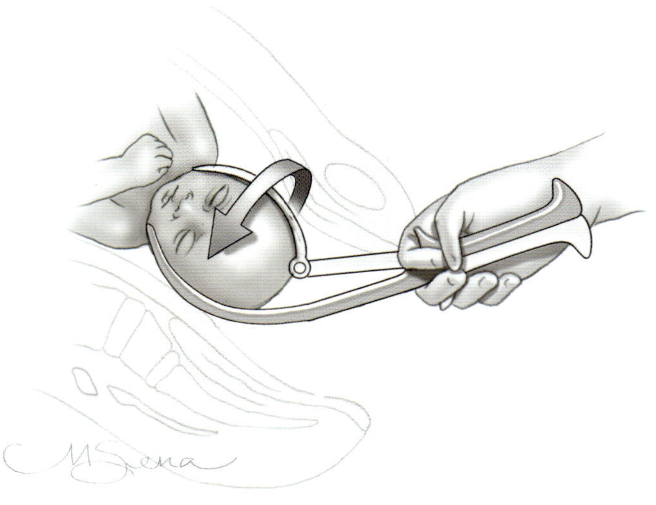

图 23-36　胎头为枕横位时，使用 Barton 产钳沿着骨盆弯牵拉（未示出）。当头部位于骨盆底部，头部沿箭头方向逆时针旋转 90° 弧。

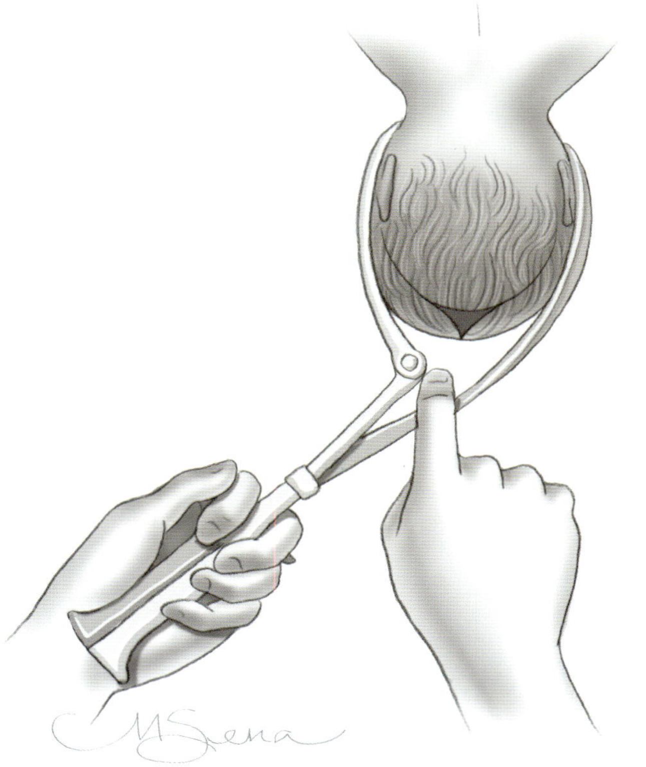

图 23-37　旋转后，钳柄斜指向右侧。用手指在钳柄的分支处牵引通常是成功的。如果不行，操作者可以换为具有骨盆弯的出口产钳。

器械的序贯使用

ACOG（2015）指出：“现有证据的重要性似乎与在 OVD 中常规序贯使用器械相悖。”然而，皇家妇产科学院（2011）在其指南中警告说，操作者必须评估胎头吸引失败后剖宫产的风险与胎头吸引失败后产钳助产的风险。

研究证据支持后一种观点。但值得注意的是，在许多情况下，缺少初次器械助产（通常是胎头吸引器）失败后胎头位置的细节描述。此外，是否有胎吸杯脱落或未能使胎头下降到 S+2 以下，或在产钳助产失败后成功地使头部下降到接近或骨盆底是至关重要的信息。在 288 例胎头吸引分娩失败的案例中，245 例（85%）继续选择低位或出口产钳而成功助产，严重并发症的新生儿发生率没有增加（Edgar，2012）。重要的是，这项研究明确了胎头吸引失败后使用产钳的胎头位置。另一份报告比较了胎头吸引失败后使用产钳与剖宫产的情况（Sadan，2003），发现剖宫产组的新生儿并发症发生率高于使用产钳组。作者得出结论，临床医生应该选择在特定情况下最适合的方法。

如果将单一器械的助产与序贯使用器械助产进行比较，则后者的孕产妇和新生儿并发症发生率均较高（Murphy，2011）。本报告的作者得出结论，OVD 的目标应该是使用一种器械完成助产。由于胎头吸引比产钳助产的失败率更高，我们认为产钳应作为首选，只要操作者接受过相关的训练。为了支持这一观点，一项针对 798 例紧急 OVD 的研究发现有 2 例产钳助产失败和 39 例胎头吸引失败的分娩。所有 39 例胎头吸引失败的产妇都继续通过产钳完成了分娩，而不是剖宫产（Murphy，2007）。其次，在使用 OmniCup 进行的连续 1 000 次胎头吸引助产的病例中，胎头吸引失败率达到了 15%（Baskett，2008）。在这些失败中，78% 的产妇通过产钳成功分娩，而不是剖宫产，新生儿并发症发生率没有上升。

总之，我们同意皇家妇产科学院的意见，即胎头吸引失败后出口或低位产钳可以避免可能较复杂的剖宫产。重要的是，胎头吸引失败的原因对决定影响很大。在胎头吸引试产期间，由于技术原因或低于最佳放置位置而导致的胎吸杯移位不应等同于在精确胎吸杯放置和最佳位置的理想条件下的移位。上述情况可能需尝试产钳助产。最不希望看到的情况是在胎吸杯放置正确，且施加了适当的牵引之后胎吸杯多次脱落或者牵引胎头不下降。

OVD 试产

与 OVD 尝试相关的讨论要点包括：产钳助产失败、产钳助产试产失败、OVD 失败的预测因素，以及 OVD 失败后的结局。首先，产钳助产和产钳助产试产失败之间的微妙区别集中于对失败的预期上。如果一个人不确定是否能成功，将孕妇送到手术室进行 OVD 试产，具有如果 OVD 失败则可以立即进行剖宫产的优点。相比之下，失败的产钳助产描述的是在产房中失败，从而需要将患者转移到配备适当仪器和人员充沛的手术室。转移或召集外科医生造成的延误可能导致更糟糕的结果。如果产科医生认为成功的机会很高，ACOG（2015）支持 OVD 试产。

其次，关于 OVD 失败的预测因素，一些研究人员指出，出生体重增加尤其是胎儿体重超过 4 000 g，以及胎位异常是有价值的指标（Aiken，2014；Ben-Haroush，2007）。然而，Palatnik 等（2016）得出结论，在 OVD 试产之前发现的潜在风险因素并不具有预测性。

最后，OVD 失败对后续剖宫产的影响似乎很小。在一项研究中，600 多名因 OVD 失败并随后通过剖宫产分娩的女性与接受第二产程剖宫产的女性进行了比较。在没有不容乐观的胎心追踪的情况下，失败的 OVD 组的不良结局发生率并不高（Alexander，2009）。

相关的并发症

产妇并发症

OVD 可导致母亲、新生儿或两者的并发症。对于母亲来说，会阴三度和四度裂伤的风险增加。然而，行 OVD 也增加了会阴切开术以及这些严重会阴裂伤的可能性（de Leeuw，2008）。也就是说，OVD 与这些会阴裂伤和阴道壁或宫颈裂伤的并发症发生率较高有关（Hamilton，2011；Hirayama，2012；Landy，2011）。尿潴留和膀胱功能障碍通常是 OVD 的短期影响（Mulder，2012）。在长期影响中，特别提出了大便失禁、盆腔器官脱垂和尿失禁的数据与 OVD 相互矛盾。在许多情况下，这些可归因于阴道分娩本身或更严重的会阴裂伤，而不仅仅归因于 OVD。

相比于胎头吸引，严重的会阴裂伤似乎与产钳助产的相关性更大。一个例子是 Caughey 等（2005）对 2 075 例非旋转产钳助产和 2 045 胎头吸引助产产妇的研究。ACOG（2015）引用了 13 项随机试验的证据，进一步证实了这一结论。一个小组报告了奇怪的发现，产钳的数量和实践年限都没有影响严重会阴裂伤的发生率（Miller，2014）。这项研究仅限于主治医生，但他们每年只进行少量的产钳助产。

无论如何，所有执行 OVD 的操作人员都应该尽一切努力避免这样的撕裂，如 380 页所述。措施包括早期松开和取下产钳、正确的母亲体位、会阴保护等，如果需要会阴切开术，选择中外侧会阴切开术。

这些产妇行 OVD 的概率与剖宫产的概率是一样的。重要的是，在这个比较中，对第二产程中剖宫产的并发症和死亡率的重视过少，这是唯一合理的对照组。第二产程剖宫产产妇的风险大于第一产程剖宫产的产妇（Pergialiotis，2014）。此外，对于那些在宫颈完全扩张的情况下进行剖宫产的产妇来说，她们下一次分娩行剖宫产的概率将近 90%。如第二十五章（422 页）所述，每次剖宫产都会增加胎盘增生、子宫破裂和剖宫产子宫切除术的风险。类似地，对于经阴道分娩第一个新生儿的妇女，之后经阴道分娩的可能性也很高。

现在流行的是研究综合并发症的预后，而不是分析单独的并发症。采用该方法，将胎先露位置在低

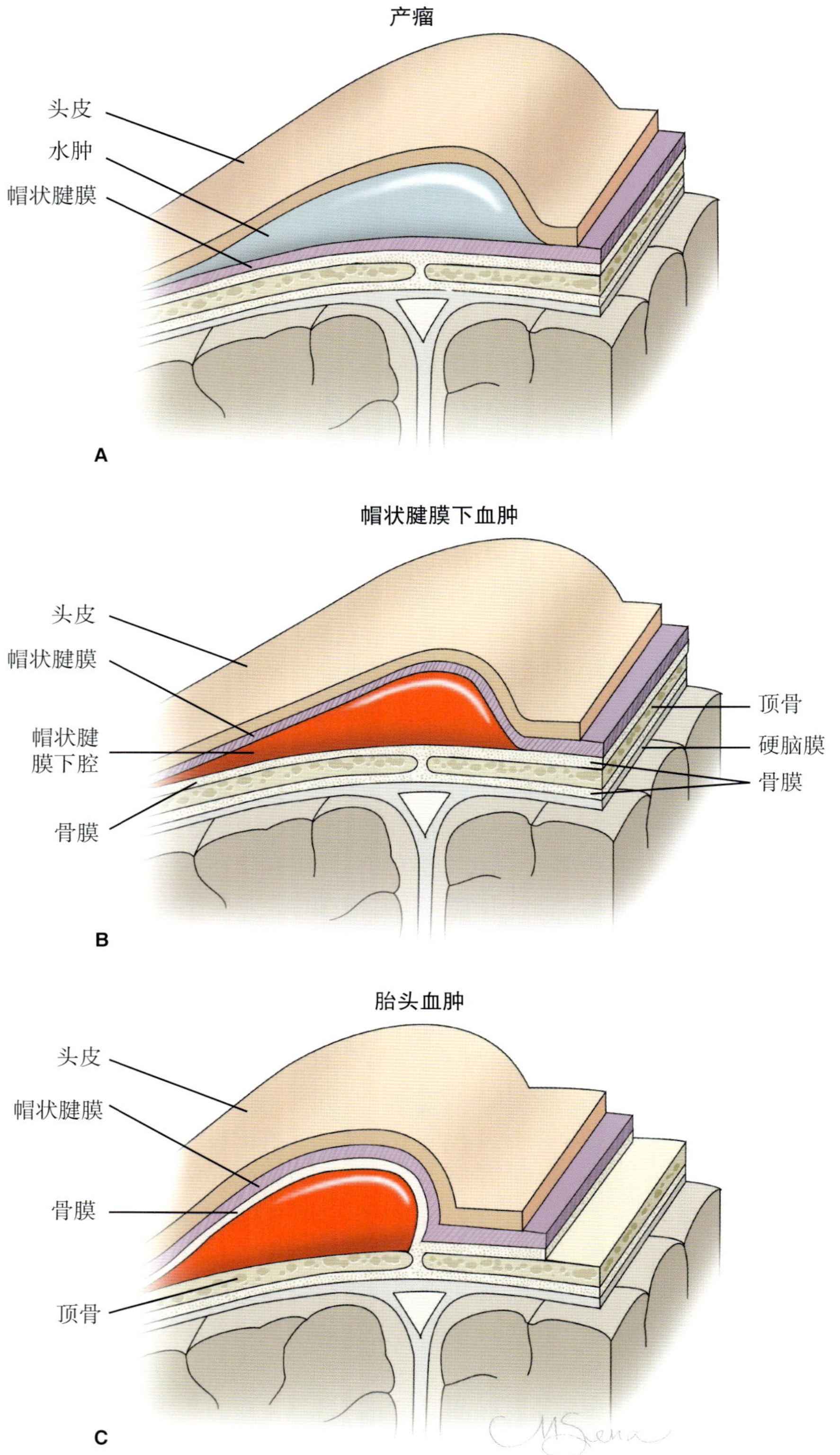

图 23-38 A. 产瘤。头皮水肿跨越颅骨缝。B. 帽状脑膜下血肿。在帽状腱膜下聚集的血液跨越颅骨缝。因此出血在临床上有实质性的意义。C. 胎头血肿。骨膜下聚集的血液不跨越颅骨缝。

位或出口处的 2 296 例 OVD 产妇与胎先露位置一致的 222 例在第二产程进行剖宫产的产妇进行比较。两组产妇综合结果相同（Halscott，2015）。我们认为，除了综合结果外，剖宫产组的 222 例妇女都有子宫瘢痕，这将使她们在随后的妊娠中出现上述并发症。这些剖宫产在 S+3 或以下进行，而未尝试 OVD，这说明 OVD 技术在培训后才能进行。在同一研究中，与剖宫产相比，接受产钳助产的新生儿的综合并发症发生率较低。然而，与剖宫产相比，胎头吸引助产的新生儿死亡率更高（Halscott，2015）。

在第一产程中，一般不选择 OVD。但在第二产程中，必须权衡上述所有剖宫产并发症与 OVD 的潜在并发症。我们同意 Spencer（2006）的观点，即熟练操作 OVD 的产科医生可以避免许多第二产程的剖宫产手术。ACOG（2015）也强调 OVD 的并发症可能源于操作者，而不是使用何种器械。

■ 新生儿并发症发生率

虽然 OVD 严重新生儿损伤的风险很小，但一些潜在的新生儿损伤包括面神经麻痹、Erb 麻痹（臂丛神经损伤）颅骨骨折、视网膜出血、脑损伤、硬脑膜下出血和胎头血肿。尽管如此，最近的两份报告还强调，剖宫产的新生儿并不比 OVD 的新生儿健康。首先，在 Werner 等（2011）发表的包含超过 100 000 次分娩的报告中，与胎头吸引或剖宫产分娩相比，产钳助产的新生儿神经功能不良风险较低。如果剖宫产被限制在第二产程，报告的差异可能会更大。在第二项研究中，Walsh 等（2013）评估了超过 60 000 例第二产程剖宫产病例。剖宫产的新生儿死亡率和新生儿脑病发生率与 OVD 无差异。这两份报告都选择了适当的对照组，即剖宫产而不是自发阴道分娩的产妇。从逻辑上讲，错误放置 OVD 器械可能会提高新生儿的并发症发生率，但直到最近还没有证据支持这一假设。在 478 名接受 OVD 的女性中，研究人员确定 138 名（29%）的产妇胎位不佳（Ramphul，2015）。胎位不佳导致并发症发生率增加 4 倍以上，包括面神经麻痹、骨折、视网膜出血、脑损伤和胎头血肿。它还导致对序贯使用器械的要求增加了两倍。这些数据强调了操作员在 OVD 产生的结果中的作用。

胎头吸引比产钳助产出现更频繁的一种并发症是硬脑膜下出血（图 23-38）。这些新生儿血肿大多是良性的，但有潜在的生命危险。可以确定的是，新生儿的颅骨下间隙厚度增加 1 cm，可以反映新生儿积血量达 260 ml，而这会导致低血容量性休克和死亡（Boo，2005；Kilani，2006）。瑞典最近的一份报告描述了超过 8.8 万次胎头吸引分娩的结果，并比较了胎头吸引助产的成功和失败（Ahlberg，2016）。在该国，13% 的分娩是胎头吸引助产，只有 0.1% 是产钳助产。胎头吸引失败后发生硬膜下血肿的概率是胎头吸引成功后发生的 7 倍以上。无论何时尝试胎头吸引，无论成功与否，新生儿护理提供者都应注意观察潜在的并发症（American College of Obstetricians and Gynecologists，2015）。

中骨盆分娩的并发症发生率

正如 ACOG 分类系统所反映的那样，胎先露位置和旋转胎头是 OVD 孕产妇和新生儿结局的重要决定因素。然而，法国最近的一项研究表明，中骨盆 OVD 组、低于中骨盆 OVD 组和盆腔出口 OVD 组的孕产妇和新生儿结局无差异（Ducarme，2015）。这些研究人员再次使用综合的孕产妇和新生儿结局指标来分析 2 000 多例 OVD 病例。与大多数研究一样，他们只考虑短期结果。然而，他们的结论可能无法推广。在 391 例中骨盆手术助产阴道分娩产妇中，有 324 例是由 Thierry 产钳完成的，这种器械在英国或美国很少使用。仅使用产钳 35 次，其中只有 1 次是旋转胎头的。

产钳旋转胎头的并发症

如表 23-7 所示，使用 Kielland 产钳将不正的胎头旋转到前位的情况有所增加（Al-Suhel，2009；Bahl，2013；Bradley，2013；Burke，2012；Stock，2013；Tempest，2013）。令人沮丧的是，所列出的文献中只有一份来自美国，而这一文献中只有 31 例执行了产钳旋转胎头（Bradley，2013）。然而，即使考虑到产钳旋转胎头的数量较少，Bradley 的结论是与 OP 位产钳助产相比，胎头旋转到枕前位的产妇的会阴损伤情况相对较轻。我们认为，最近报道的使用 Kielland 产钳旋转胎头的总数，加上它们的高成功率和低并发症发生率，证明了产钳旋转术助产的可持续性。这一声明与美国妇产科医师协会（ACOG，2015）的最新指南意见相一致。当然，需要注意的是，操作者必须经过适当的培训。我们同意 Barth（2015）的观点，对住院医生进行复杂阴道手术分娩的培训应仅限于那些在未来产科实践中可能实际实施这些操作帮助产妇分娩的人。

总结

在美国，OVD 呈下降趋势。整体比例下降到

表 23-7　关于 Kielland 产钳的行胎头旋转的最新报道

作者（年）	数据年	纳入人数	成功率（%）	并发症情况
Al-Suhel（2009）	2002—2005	94	89（95%）	与其他 OVD 方式相比，孕产妇或新生儿不良事件较少的
Bahl（2013）	2004—2006	145	131（90%）	3 例新生儿创伤的报道
Bradley（2013）	2008—2011	31	31——仅报道了成功例数	枕后位胎儿分娩时会阴裂伤更少
Burke（2012）	1997—2011	144	129（90%）	1 例三度裂伤
Stock（2013）	2001—2008	873	873——仅报道了成功例数	脑出血 12 例，神经麻痹 13 例，死胎 1 例
Tempest（2013）	2006—2010	1 038	1 000（96%）	肛门括约肌损伤发生率为 24% 短暂性 Erb 麻痹 10 例

3.3%，而产钳助产率仅为 0.6%（American College of Obstetricians and Gynecologists，2015）。由于剖宫产率提高了 10 倍，而且如此高的剖宫产率的后果才刚刚开始得到重视，现在是时候回顾一下 OVD 的基本原则并说明使用规范了。我们紧急呼吁产科实习生和高级临床医生 / 教育工作者，将 OVD 作为未来几代妇女分娩的一项选择。

（于 详，译 原鹏波，校）

参考文献

Abenhaim HA, Morin L, Benjamin A, et al: Effect of instrument preference for operative deliveries on obstetrical and neonatal outcomes. Eur J Obstet Gynecol Reprod Biol 134: 164, 2007

Ahlberg M, Norman M, Hjelmstedt A et al: Risk factors for failed vacuum extraction and associated complications in term newborn infants: a population-based cohort study. J Matern Fetal Med 29:1646, 2016

Aiken CE, Aiken AR, Brockelsby JC, et al: Factors influencing the likelihood of instrumental delivery success. Obstet Gynecol 123:796, 2014

Alexander JM, Leveno KJ, Hauth JC, et al: Failed operative vaginal delivery. Obstet Gynecol 114:1017, 2009

Al-Suhel R, Gill S, Robson S, et al: Kjelland's forceps in the new millennium. Maternal and neonatal outcomes of attempted rotational forceps delivery. Aust N Z J Obstet Gynaecol 49:510, 2009

American College of Obstetricians and Gynecologists: Operative vaginal delivery. Practice Bulletin No. 154, November 2015

Bahl R, Van de Venne M, Macleod M, et al: Maternal and neonatal morbidity in relation to the instrument used for mid-cavity rotational operative vaginal delivery: a prospective cohort study. BJOG 120:1526, 2013

Barth WH Jr: Persistent occiput posterior. Obstet Gynecol 125:695, 2015

Baskett TF, Fanning CA, Young DC: A prospective observational study of 1000 vacuum assisted deliveries with the OmniCup device. J Obstet Gynaecol Can 30:578, 2008

Ben-Haroush A, Melamed N, Kaplan B et al: Predictors of failed operative vaginal delivery: a single-center experience. Am J Obstet Gynecol 197:308.e1, 2007

Boo NY, Foong KW, Mahdy ZA et al: Risk factors associated with subaponeurotic hemorrhage in full-term infants exposed to vacuum extraction. BJOG 112:1516, 2005

Bradley MS, Kaminski RJ, Streitman DC, et al: Effect of rotation on perineal lacerations in forceps-assisted vaginal deliveries. Obstet Gynecol 122:132, 2013

Burke N, Field K, Mujahid F, et al: Use and safety of Kielland's forceps in current obstetric practice. Obstet Gynecol 120:766, 2012

Caughey AB, Sandberg PL, Zlatnik MG et al: Forceps compared with vacuum. Obstet Gynecol 106:908, 2005

Cunningham FG: The Ritgen maneuver. Obstet Gynecol 112:210, 2008

Cunningham FG, Leveno KJ, Bloom SL et al: Operative vaginal delivery. In Williams Obstetrics, 24th ed. New York, McGraw-Hill Education, 2014, p 574

Danforth DN: Transverse arrest. Clin Obstet Gynecol 8: 854, 1965

Danforth DN, Ellis AH: Midforceps delivery—a vanishing art? Am J Obstet Gynecol 86:29, 1963

de Leeuw JW, de Wit C, Kuijken JP, et al: Mediolateral episiotomy reduces the risk for anal sphincter injury during operative vaginal delivery. BJOG 115: 104, 2008

Dennen EH: Forceps Delivery. Philadelphia, FA Davis, 1955

Drife JO: Choice and instrumental delivery. BJOG 103:608, 1996

Ducarme G, Hamel JF, Bouet PE, et al: Maternal and neonatal morbidity after attempted operative vaginal delivery according to fetal head station. Obstet Gynecol 126:521, 2015

Edgar DC, Baskett TF, Young DC, et al: Neonatal outcome following failed Kiwi OmniCup vacuum extraction. J Obstet Gynaecol Can 34:620, 2012

Ennis M: Training and supervision of obstetric senior house officers. BMJ 303:1442, 1991

Gilstrap LC III: Forceps delivery. In Gilstrap LC III, Cunningham FG, VanDorsten P (eds): Operative Obstetrics, 2nd ed. New York, McGraw-Hill, 2002, p 89

Hale RW: Dennen's Forceps Deliveries, 4th ed. American College of Obstetricians and Gynecologists, 2001, p 3

Hals E, Oian P, Pirhonen, et al: A multicenter interventional program to reduce the incidence of anal sphincter tears. Obstet Gynecol 116:901, 2010

Halscott TL, Reddy UA, Landy HJ, et al: Maternal and neonatal outcomes by attempted mode of operative delivery from a low station in the second stage of labor. Obstet Gynecol 126:1265, 2015

Hamilton EF, Smith S, Yang L, et al: Third- and fourth-degree perineal lacerations: defining high-risk clinical clusters. Am J Obstet Gynecol 204(4): 309.e1, 2011

Healy DL, Quinn MA, Pepperell RJ: Rotational delivery of the fetus: Kielland's forceps and two other methods compared. BJOG 89:501, 1982

Hirayama F, Koyanagi A, Mori R, et al: Prevalence and risk factors for third- and fourth-degree perineal lacerations during vaginal delivery: a multi-country study. BJOG 119(3):340, 2012

Jonsson ER, Elfaghi I, Rydstrom H, et al: Modified Ritgen's maneuver for anal sphincter injury at delivery. Obstet Gynecol 112:212, 2008

Kilani RA, Wetmore J: Neonatal subgaleal hematoma: presentation and outcome—radiological findings and factors associated with mortality. Am J Perinatol 23:41, 2006

Landy HJ, Laughon SK, Bailit JL, et al: Characteristics associated with severe perineal and cervical lacerations during vaginal delivery. Obstet Gynecol 117(3):627, 2011

Laufe LE: A new divergent outlet forceps. Am J Obstet Gynecol 101:509, 1968a

Laufe LE: An improved Piper forceps. Obstet Gynecol 29:284, 1967

Laufe LE: Obstetric Forceps. New York, Harper & Row, 1968b, p 57

Le Ray C, Deneux-Tharaux C, Khireddine I, et al: Manual rotation to decrease operative delivery in posterior or transverse positions. Obstet Gynecol 122:634, 2013

Luikart R: A modification of the Kielland, Simpson, and Tucker-McLane forceps to simplify their use and improve function and safety. Am J Obstet Gynecol 34:686, 1937

Luikart R: A new forceps possessing a sliding lock, modified fenestra with improved handle and axis traction attachment. Am J Obstet Gynecol 40: 692, 1940

Malmstrom T, Jansson I: Use of the vacuum extractor. Clin Obstet Gynecol 8:893, 1965

Megison JW: Save the Barton forceps. Obstet Gynecol 82:313, 1993

Miller ES, Barber EL, McDonald KD, et al: Association between obstetrician forceps volume and maternal and neonatal outcomes. Obstet Gynecol 123:248, 2014

Mulder F, Schoffelmeer M, Hakvoort R, et al: Risk factors for postpartum urinary retention: a systematic review and meta-analysis. BJOG 119(12):1440, 2012

Murphy DJ, Koh DKM: Cohort study of the decision to delivery interval and neonatal outcome for emergency operative vaginal delivery. Am J Obstet Gynecol 196:145.e1, 2007

Murphy DJ, Macleod M, Bahl R, et al: A cohort study of maternal and neonatal morbidity in relation to use of sequential instruments at operative vaginal delivery. Eur J Obstet Gynecol Reprod Biol 156:41, 2011

Olah KS: In praise of Kielland's forceps. BJOG 109:492, 2002

Palatnik A, Grobman WA, Hellendag MG, et al: Predictors of failed operative vaginal delivery in a contemporary obstetric cohort. Obstet Gynecol 127: 501, 2016

Parry-Jones E: Barton's Forceps, 1st ed. London, Sector Publishing, 1972

Pergialiotis V, Vlachos DG, Rodolakis A, et al: First versus second stage C/S maternal and neonatal morbidity: a systematic review and meta-analysis. Eur J Obstet Gynecol Reprod Biol 175:15, 2014

Piper EB, Bachman C: The prevention of fetal injuries in breech delivery. JAMA 92:217, 1929

Ramphul M, Kennelly MM, Burke G, et al: Risk factors and morbidity associated with suboptimal instrument placement at instrumental delivery: observational study nested within the Instrumental Delivery & Ultrasound randomized controlled trial ISRCTN 72230496. BJOG 122:558, 2015

Ramphul M, Ooi PV, Burke G, et al: Instrumental delivery and ultrasound: a multicenter randomised controlled trial of ultrasound assessment of the fetal head position versus standard care as an approach to prevent morbidity at instrumental delivery. BJOG 121:1029, 2014

Reichman O, Gdansky E, Latinsky B, et al: Digital rotation from occipito-posterior to occipito-anterior decreases the need for cesarean section. Eur J Obstet Gynecol Reprod Biol 136:25, 2008

Royal Australian and New Zealand College of Obstetricians and Gynaecologists: Instrumental vaginal birth. College Statement C-Obs 16, July 2002, Reaffirmed 2015. Available at: file:///C:/Users/bhoffm/Downloads/Instrumental%20Vaginal%20Birth%20(C-Obs%2016)%20Review%20

第三部分

March%202016.pdf. Accessed March 30, 2016
Royal College of Obstetricians and Gynaecologists: Operative vaginal delivery. Green-top Guideline No. 26, 2011
Sadan O, Ginath S, Gomel A, et al: What to do after a failed attempt of vacuum delivery? Eur J Obstet Gynecol Reprod Biol 107:151, 2003
Shaffer BL, Cheng YW, Vargas JE, et al: Manual rotation to reduce cesarean delivery in persistent occiput posterior or transverse position. J Matern Fetal Neonatal Med 24:65, 2011
Solt I, Jackson S, Moore T, et al: Teaching forceps: the impact of proactive faculty. Am J Obstet Gynecol 204:448e.1, 2011
Spencer C, Murphy D, Bewley S: Caesarean delivery in the second stage of labour. BMJ 33:613, 2006
Spong CY, Berghella V, Wenstrom K, et al: Preventing the first cesarean delivery: summary of a joint Eunice Kennedy Shriver National Institute of Child Health and Human Development, Society for Maternal-Fetal Medicine, and American College of Obstetricians and Gynecologists workshop. Obstet Gynecol 120:1181, 2012
Stock SJ, Josephs K, Farquharson S, et al: Maternal and neonatal outcomes of successful Kielland's rotational forceps delivery. Obstet Gynecol 121:1032, 2013
Tempest N, Hart A, Walkinshaw S, et al: A re-evaluation of the role of rotational forceps: retrospective comparison of maternal and perinatal outcomes following different methods of birth for malposition in the second stage of labour. BJOG 120:1277, 2013
Vayssière C, Beucher G, Dupuis O, et al: Instrumental delivery: clinical practice guidelines from the French College of Gynaecologists and Obstetricians. Eur J Obstet Gynaecol Reprod Biol 159:43, 2011
Walsh CA, Robson M, McAuliffe FM: Mode of delivery at term and adverse neonatal outcomes. Obstet Gynecol 121:122, 2013
Werner EF, Janevic TM, Illuzzi J, et al: Mode of delivery in nulliparous women and neonatal intracranial injury. Obstet Gynecol 118:1239, 2011
Yeomans ER: Clinical pelvimetry. Clin Obstet Gynecol 49:140, 2006
Yeomans ER: Operative vaginal delivery. Obstet Gynecol 115:645, 2010

第二十四章

肩难产

肩难产是产科最可怕和最复杂的并发症之一，是影响母婴并发症发生率和新生儿死亡率的高风险急症。很多手法都有助于娩出肩部，以避免胎儿缺氧，但需要快速而缓和地进行从而避免母胎损伤。ACOG 主席 James T. Breeden 博士强调了肩难产的并发症及其后遗症的重要性，并任命了一个课题组专门进行该课题研究，该课题组于 2014 年出版了专著 *Neonatal Brachial Plexus Palsy*（《新生儿臂丛神经麻痹》）。

定义

肩难产有多种定义方式。一般来讲，肩难产是指在经阴道分娩过程中胎头完全娩出后，孕妇用力及外加向下牵拉后，胎儿身体未快速跟随胎头娩出的现象。Resnik（1980）描述肩难产是一种在尝试向下牵拉不成功的情况下，需要用特殊的手法来娩出胎肩的情况。Benedetti（1989）更明确地将其定义为自然分娩过程中由于前肩嵌顿于耻骨联合后上方而引起的产程阻滞。我们采用一个普遍接受的定义，即胎头娩出后，顺行向下牵拉不能娩出胎肩而需要额外的操作。其他研究者采用胎头到胎体分娩时间间隔来定义（Beall，1998；Hoffman，2011）。Spong 等（1995）报告，正常分娩时，胎头到胎儿身体（胎体）分娩时间为 24 s，而肩难产的平均分娩时间为 79 s。研究人员建议将胎头到胎体娩出时间＞ 60 s 定义为肩难产。

与此同时，也需要依赖临床认识的诊断，即正常向下牵拉分娩胎肩无效（需要借助其他辅助手法协助胎肩娩出）。但是，无论使用什么定义，所有肩难产都是产科急症。因为此时脐带被挤压在产道内，且胎盘随时可能剥离。

历史

至少 2 个世纪之前，医学文献中就有关于肩难产的描述。Swartz（1960）引用 Smellie（1730）的话：“我突然接到呼叫，一位在分娩过程中的产妇，新生儿的头已经出来很长一段时间，但即使有助产士用力向下牵拉，胎儿巨大的肩膀仍阻止分娩的进展。我已经多次在这种情况下被助产士召唤，这种情况下经常发生胎儿死亡。”在本书的第一版，J. Whitridge Williams（1903）曾提出避免过度牵拉以避免外伤性臂丛神经牵张。但即使到了 1966 年，对肩难产的关注也相对较少。例如，在第十三版的《威廉姆斯产科学》（Eastman 和 Hellman，1966）中只有一页描述了这个主题。相反的是，本书的整个章节描述了肩难产及其管理。

发生率

由于不同的定义和数据报告方法，肩难产的发生率不同。根据 ACOG（2015b）的数据，该比例为 0.6% ～ 1.4%。今后由于胎儿出生体重的增加和报告率的提高，发生率可能呈现上升趋势（图 24-1）

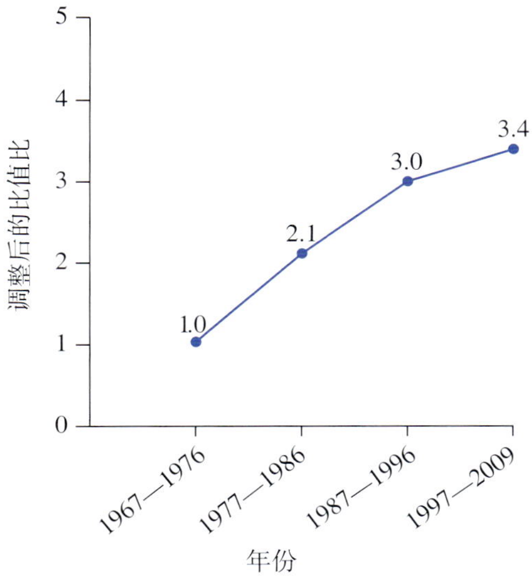

图 24-1 挪威出生的 2 014 956 例新生儿，根据出生体重划分的肩难产发生率（Data from Øverland EA，Vatten LJ，Eskild A：Pregnancy week at delivery and the risk of shoulder dystocia：a population study of 2,014,956 deliveries，BJOG 2014 Jan；121（1）：34-41）

（MacKenzie，2007；O Veland，2014）。同时，新生儿臂丛神经麻痹的发生率似乎稳定或下降（American College of Obstetricians and Gynecologists，2014；Chauhan，2014a）。例如，Hopwood（1982）描述了肩难产的增加，该比例由 1966—1976 年的 0.2% 上升到了 1976—1981 年的 1.1%。他们把这种上升归因于胎儿出生体重增加的总体趋势，Modanlou 等证实了这一发现（1982）。表 24-1 总结了几个研究中的经过出生体重调整后的肩难产发生率。发生率的进一步变化取决于特定的患者群体亚组，例如在糖尿病孕妇和非糖尿病孕妇中的发生率是不同的。

既往的研究步骤，使肩难产报告更具可重复性。Baall 等（1998）试图验证 Spong 前面提到的定义。在 722 例女性中前瞻性评估了胎头至胎体分娩时间的延长和（或）辅助手法（娩出胎肩）的使用。在 99 例符合肩难产的定义的病例中，有 25% 被医生定义为“难产”。那些需要特殊操作的分娩更可能被医生描述为难产。符合肩难产定义的分娩中新生儿的出生体重是增加的，所有分娩时发生损伤的胎儿都在符合肩难产的定义的组中。他们还报告说，有 50% 需要特殊分娩手法的分娩，在医疗文书中没有记录。

鉴别诊断

只有少数的情况下，胎体不及时跟随头部娩出。除了肩难产之外，表 24-2 列出了其他一些其他情况。

危险因素

肩难产多见于无妊娠合并症及并发症的女性。尽管如此，在产前或产时，也可能会发现肩难产的几个危险因素（表 24-3）。但由于这些危险因素太过普遍，缺乏灵敏性和特异性，因此临床效用有限。

表 24-2 阴道分娩困难的鉴别诊断

肩难产
脐带过短
胎儿胸部、腹部扩张
双胎交锁
连体双胎
宫颈收缩环出现

表 24-1 出生体重与肩难产

研究	例数	发生率（%）		
		≤ 4 000 g	＞ 4 000 g	＞ 4 500 g
Acker（1985）	13 403	1.0	1.0	24
Gross（1987）	6 729	1.0	9	36
Sandmire（1988）	13 051	0.2	2	4
Gregroy（1998）	57 271	1.5	11	Nd
Lewis（1998）	1 523	4.2	32	44
平均值	91 977	1.5	9.9	20

Nd ＝未确定。

表 24-3 肩难产的危险因素

产前
巨大儿
母亲肥胖
母亲糖尿病
过期妊娠
男胎
高龄产妇
体重增加过多
既往肩难产
扁平型骨盆
骨盆挛缩
经产
产中
第一产程异常
产程延长
产程停滞
第二产程延长
使用催产素
使用产钳和胎头吸引器
硬膜外麻醉

产前危险因素

巨大儿

胎儿过大是肩难产的主要危险因素。肩难产相对于出生体重的比例列于表 24-1，如图 24-2 所示。然而，风险的程度取决于巨大儿的体重。即不管孕周如何，超过特定重量（通常是 4 000 g 或 4 500 g）即为巨大儿。考虑到估计胎儿体重（EFW）的不准确性，ACOG（2015a）提出了一个根据胎儿臂丛神经麻痹（Erb 麻痹）定义巨大儿的概念（臂丛麻痹常由于臂丛神经牵拉导致损伤）。他们建议将 4 500 g 作为适宜胎儿体重的最大值，超过这一值的胎儿为巨大儿。采用较低 EFW 阈值（4 000 g）会将许多胎儿纳入“处于危险中（巨大儿）”，但是这些胎儿的并发症发生率和死亡率均较低，与正常胎儿类似。尽管很多人认同上述观点，但许多研究仍然使用 EFW ≥ 4 000 g 来定义巨大儿。Hehir 等（2015）报告说，在当代，0.4% 的胎儿体重 > 5 000 g。14% 的阴道分娩者出现了肩难产。

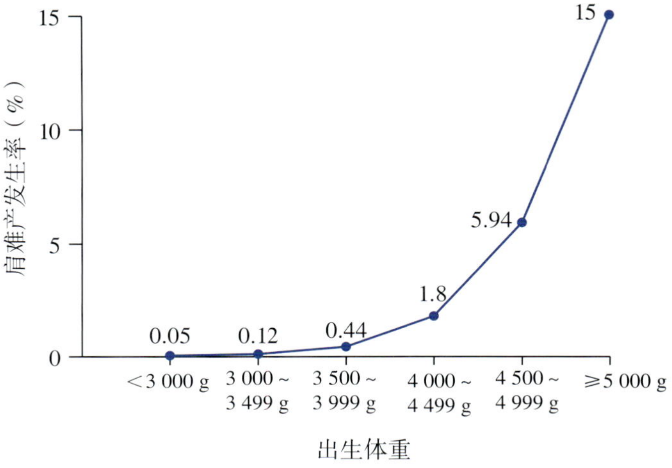

图 24-2 根据出生体重和糖尿病情况分类后的 14 721 次分娩中肩难产的发生率。（Akter DB，Sachs BP，Friedman EA：Risk factors for shoulder dystocia，Obstet Gynecol 1985 Dec；66（6）：762-768）

为了尽量减少肩难产的风险，建议放宽对巨大儿的剖宫产指征。Grand 等（1987a）使用多个判别因素建立了一个可以预测肩难产的模型。经过他们的计算，如果对所有体重≥ 4 000 g 的新生儿都进行剖宫产手术，若要有效地预防 1 例肩难产的发生，需进行 6 台手术。Rouse 等（1996）构建了一个决策分析模型来研究这一问题，并得出结论，对于糖尿病患者，以超声诊断为巨大儿作为择期剖宫产指征在医学上和经济上均不合适。其他研究者也得出了类似的结论（Gonen，2000；Kolderup，1997）。

同样，为了降低肩难产的风险，以“即将出生”的是巨大儿为指征进行引产通常是不可取的（Grobman，2013；Hansen，2014）。然而，最近至少一项研究显示了这样做的优势（Boulvain，2015）。在此研究中，提前引产 EFW 大于第 95 百分位数的胎儿显著降低了肩难产的发生率，而且剖宫产率没有增加。

因为产前超声 EFW 不准确，而且目前没有证据支持早期阴道分娩或剖宫产术可减少胎儿臂丛神经损伤，单纯基于产前超声 EFW 的策略是不可靠的（American College of Obstetricians and Gynecologists，2015b；Lee，2016）。

母亲肥胖

Johnson 等（1987）报告，如果分娩时产妇的体重超过 250 磅（113 kg），则有 5% 的肩难产发生率，而体重 < 200 磅（90 kg）的女性则为 0.6%。其他研

究者发现母亲肥胖与肩难产有相似的相关性（Avci，2015；Crane，2013；Spellacy，1985）。这些研究还指出，这一联系与巨大儿和（或）糖尿病的共同因素有关（Langer，2016）。相反的是，Lewis 等（1998）提出母体体重＞ 90 kg，肩难产或产伤的风险并没有增加。

糖尿病

巨大儿合并母亲糖尿病大大增加肩难产的发生率（Langer，1991；Nesbitt，1998）。可能的解释为，在胎儿体重相同的情况下，相较于非糖尿病孕妇，糖尿病孕妇的胎儿肩 - 头径和胸 - 头径的大小差异明显增加（Modanlou，1982）。

在一项比较糖尿病和非糖尿病女性肩难产发生率的研究中，随着非糖尿病和糖尿病孕妇的胎儿出生体重增加，肩难产发生率上升（图 24-3）（AKER，1985）。在非糖尿病女性中，新生儿出生体重在 4 000 ~ 4 499 g 之间的，肩难产发生率为 10%；而新生儿体重为 4 500 g 时，难产率为 22.6%。这些概率在糖尿病女性中增加了一倍以上。Cordo 等（2015）报告糖尿病孕妇在分娩巨大儿时有 28% 的肩难产发生率，而非糖尿病孕妇为 15%。

在糖尿病孕妇预防肩难产发生的方案中，Conway 和 Langer（1998）注意到对 EFW ＞ 4 250 g 的糖尿病孕妇的选择性剖宫产；对 EFW 大于同孕周第 90 百分位数，但小于 4 250 g 的胎儿的选择性引产，可显著降低肩难产的发生率，从 2.4% 降至 1.1%。Pedersen（1954）描述了与短期应用胰岛素相比，长期应用胰岛素治疗的糖尿病妇女新生儿出生体重更低。Cutsand 和 Imaarh（1984）还发现胰岛素治疗降低了妊娠糖尿病孕妇娩出巨大儿、手术分娩和出生时胎儿损伤的发生率。Berne 等（1985）证实了这些观察结果，并建议使用预防性胰岛素用于此目的。其他相关研究中，Casey 等（2015）报道，口服格列本脲没有降低轻度妊娠糖尿病孕妇中肩难产的发生率。

过期妊娠

持续时间超过 42 周的妊娠增加了相关肩难产的风险（图 24-4）（Eden，1987；Johnson，1987）。具体而言，近一半的肩难产病例与超过 41 周的妊娠有关（Hopwood，1982；Johnstone，1979）。Spellacy 等（1985）建议，过期妊娠是巨大儿的一个危险因素，这当然是肩难产的共病风险。由于过期妊娠是少数，所以实际上其导致的肩难产的风险较低。事实上，Acker（1985）和 O.Valand（2014）等发现绝大多数的过期妊娠与肩难产无关。

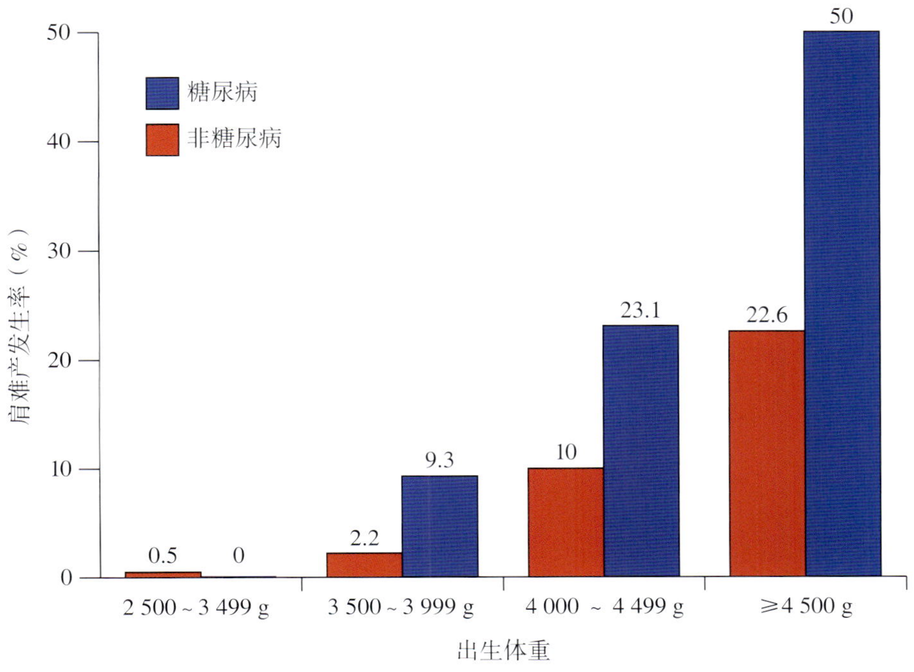

图 24-3　不同出生体重肩难产的风险。所有差别都有显著性。（Data from Øverland EA，Vatten LJ，Eskild A：Pregnancy week at delivery and the risk of shoulder dystocia：a population study of 2,014,956 deliveries，BJOG 2014 Jan；121（1）：34-41）。

既往肩难产

女性肩难产的复发率远高于一般人群。估计值高达 10%（Bingham，2010；Moore，2008）。Ozunani 等（2012）报告肩难产的复发风险为 3.7%，而基线风险为 0.7%。

其他因素

男性胎儿更易发生肩难产。在几项研究中，男性胎儿占了将近 70% 的比例（Hassan，1988；Parks，1978；Spellacy，1985）。高龄是否作为肩难产的危险因素取决于其是否并存糖尿病和肥胖（Langer，1991；Øverland，2014）。妊娠期间母亲的体重增加过多也与巨大儿和肩难产有关（Boyd，1983；Lewis，1998）。

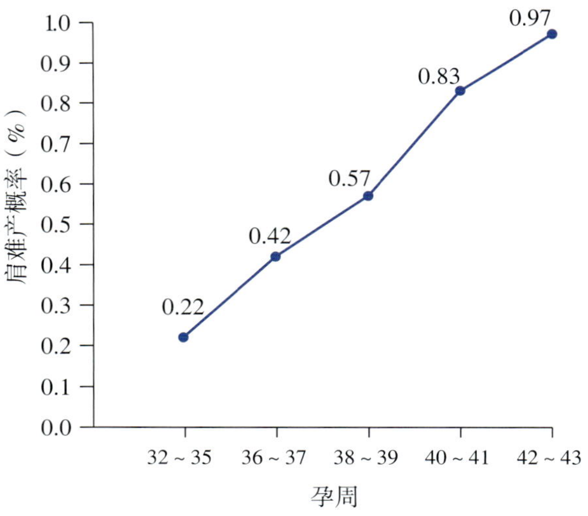

图 24-4 孕周与肩难产的相关性。(Data from Øverland EA，Vatten LJ，Eskild A：Pregnancy week at delivery and the risk of shoulder dystocia：a population study of 2，014，956 deliveries，BJOG 2014 Jan；121（1）：34-41）

分娩危险因素

第二产程过快或延长

肩难产非常常见于第二产程过快或第二产程延长（ACOG，2014）。就是说，至少在 2016 年，对第二产程延长的定义进行了讨论和重新定义。在既往的肩难产研究中，延长的第二产程在未产妇中定义为超过 2 h，在经产妇中为超过 1 h。使用这个定义，是因为第二产程延长与肩难产的风险增加有关（Acker，1985；Gross，1987a，b）。在一项研究中，Benedetti 和 Gabbe（1978）发现肩难产的总发生率在 8 890 次头位分娩中占 0.37%。随着第二产程和中骨盆分娩的延长，肩难产的发生率为 4.6%。此外，如果出生体重超过 4 000 g，在第二产程延长时，继续经阴道分娩，肩难产的发生率上升到 23%。Acker 等（1985）发现在出现肩难产的女性中，22% 的人为产程延长，8% 的人为产程停滞。也就是说，剩下 70% 出现肩难产的妇女产程为正常的。

使用催产素

催产素可能是肩难产发生的次要因素，但没有证据支持直接因果联系。肩难产与催产素使用的关系，可能与分娩障碍或巨大儿等因素有关。

手术助产阴道分娩

用产钳和胎头吸引器辅助分娩与肩难产的风险增加相关。Broekhuizen 等（1987）指出，在胎头吸引术分娩的女性中，发生肩难产者占 3%；而在用产钳助产者中则为 0.3%。这可能因为胎头吸引术的中骨盆分娩率高、平均出生体重高和出生体重 > 4 000 g 的胎儿比例较高。在一项前瞻性随机试验中，Bofill 等（1997）对 637 名女性进行了产钳助产和胎头吸引法助产，结果表明胎头吸引术比产钳助产有更高的肩难产发生率——4.7% vs. 1.9%。骨盆结构和旋转胎头的操作与增加的风险无关。但是，Tempest 等（2013）发现借助 Kielland 产钳和胎头吸引器进行旋转胎头操作时，肩难产的发生率分别为 3.7% 和 6.3%。在加利福尼亚的一项大型研究中，Nesbitt 等（1998）研究了所有娩出婴儿的出生体重 > 3 500 g 的糖尿病和非糖尿病产妇在阴道手术分娩时发生肩难产的风险，发现糖尿病产妇的肩难产风险高 35% ~ 45%。

预测与预防

不幸的是，肩难产通常是无法预测且不可预防的。各种超声参数，包括双顶径、腹围、股骨长度 - 胸腹围比和 EFW 已被作为预测出生体重和新生儿并发症的因素。Seigworth（1966）的报告称，在 41 例（80%）肩难产胎儿中，33 例胎儿的胸围 ≥ 头围。Kitzmiller 等（1987）通过计算机断层扫描对糖尿病妇女的胎儿肩宽进行测量。肩宽测量值超过 14 cm 则推测出生体重 > 4 200 g。此方法灵敏性为 100%，特异性为 87%，阳性预测值为 78%，阴性预测值为 100%。

Bochner 等（1987）评估了超声测量孕 30 ~ 33 周孕妇腹围以预测巨大儿的效果。相应孕周腹围小于第 90 百分位数提示发生巨大儿、难产和产伤的概率减小。相应孕周腹围大于第 90 百分位数不能准确预测巨大儿，但与分娩时发生难产、肩难产和产伤有关。

由于这些研究缺乏精确性及肩难产的阳性预测值较低，在产科诊疗过程中关于肩难产的预防有待研究。虽然一些危险因素与其相关，但在发生之前针对个体病例的预测已经被证明是不可能的。ACOG（2015b）回顾了现有的研究并得出结论：

1. 大多数肩难产的病例不能准确预测或预防。
2. 针对所有怀疑有巨大儿的妇女，提前择期引产或择期剖宫产是不合适的。
3. 非糖尿病孕妇 EFW > 5 000 g 或糖尿病孕妇 EFW > 4 500 g 的情况可考虑剖宫产终止妊娠。

肩难产管理

合理管理肩难产需要事先考虑风险因素，拟定良好的行动计划，并迅速执行。表 24-4 总结了一个草案。临床操作的基本原则是迅速确诊、迅速对胎肩进行手法支持，并避免给胎儿和母亲施加过大压力。由于肩难产罕见且不可预测，目前还没有最佳的管理方法，也不能进行前瞻性临床试验。Nocon 等（1993）在分析肩难产产科手术的风险时得出结论，对于新生儿产伤，尚没有最优的分娩方法。他们进一步得出结论，没有预案可以代替临床判断，任何合理的方法都是合适的。ACOG（2015b）强调，在肩难产管理中没有“一种方法”在预防新生儿产伤方面被证明优于其他方法。

初期管理

当可疑肩难产时，迅速行动是至关重要的。最初的步骤包括呼叫上级产科医生、麻醉科和儿科人员。一些机构已经形成了行动清单和团队合作方案（Grobman，2014；Lerner，2011）。产科人员应该配合产妇宫缩轻柔地向下牵拉胎儿。Swartz（1960）建议，在手部可以插入的产道范围内，避免胎儿颈部过度倾斜的情况下，应迅速检查胎儿情况。Morris（1955）在尸检中对新生儿臂丛进行了研究。他得出结论，当颈椎和胸椎呈直线时，牵拉是最不可能损伤臂丛的，并且应避免颈部的屈曲、扭转和摇摆。可以使用触觉传感手套测量牵拉力，Goik（1989）和 Sorab（1988）等研究了在助产时因困难程度不同，临床医师用力的变化。峰值力显著高于常规分娩（< 60 N）、难产（60 ～ 90 N）和肩难产（> 90 N）。所以研究人员提醒临床医生要注意助产时牵拉力的大小。

表 24-4　肩难产管理
及时呼叫团队寻求帮助
牵拉手法轻柔
耻骨上按压
会阴切开术指征的评估 [a]
McRoberts 手法
旋转前肩
牵引后臂
Rubin 手法
折断锁骨
四肢着地法
其他方法
后腋窝悬吊拉伸
Zavanelli 手法
经腹解救
耻骨联合切开术 [a]
增加局部压力的某些方法 [a]

[a] 详见文字说明。

会阴切开术

会阴切开术的应用存在争议，因为肩难产通常不是由软组织嵌顿引起的。会阴切开术可以切开或延长软产道，以提供更多的操作空间，并避免产道撕裂。在试图直接旋转或娩出后臂时，直肠会阴切开术有助于提供更多的操作空间（American College of Obstetricians and Gynecologists，2015b）。但至少有两项研究显示会阴切开术的女性产时结局并没有改善（Gurewitsch，2004；Paris，2011）。最近的系统综述也没有证明会阴切开术对肩难产有利（Sagi-Dain，2015）。

耻骨上按压

这种操作简单而安全，如图 24-5 所示。许多研究者建议用耻骨上按压作为应对肩难产的初始措施（Benedetti，1989；O’Leary，1990；Resnik，1980）。虽然 Lee（1987）报告耻骨上按压常常合并臂丛神经损伤；但 Gherman 等（1998a）发现，耻骨上按压与其他方法相比，没有增加神经损伤的发生率。

McRoberts 手法

许多近期评述建议将 McRoberts 手法作为解决肩难产的一项重要技术。如图 24-5 所示，此手法以 William.A.McRoberts 命名，并由他本人在休斯敦的德克萨斯大学推广应用。如 Gonik 等（1983）描述，此法要求腿部极度屈曲，类似于膝胸卧位，使得骶骨与腰相对平行，耻骨联合随之旋转，从而减小了倾斜角（Gherman，2000）。这种方法没有改变真骨盆的尺寸，但可以使耻骨联合旋转，从而释放胎儿受压的前肩部而不需要对胎儿进行操作。在实验室模型中，McRoberts 手法降低了肩关节牵拉力、臂丛神经伸展度和锁骨骨折的发生率（Goik，1989）。

在 250 例肩难产中，单用 McRoberts 手法成功解救了 42% 的胎儿（Gherman，1997）。McRoberts 手

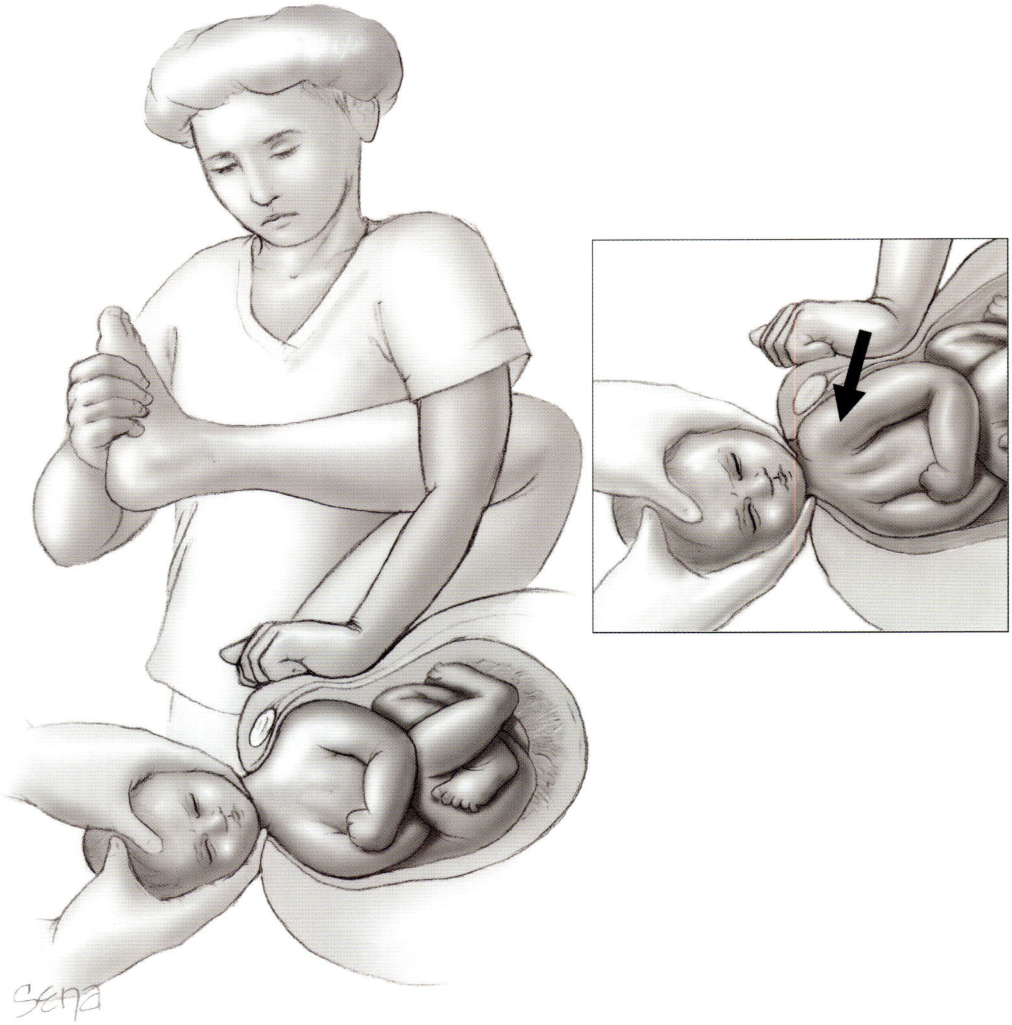

图 24-5 插图：耻骨上按压。助手在耻骨上方，斜向下压以游离前肩部。该力应在垂直方向上大约 45° 的角度，以使胎儿肩部在向下移动的同时横向地朝胎儿胸部移动。主图：McRoberts 手法。腿从腿架上移开，并在腹部屈曲折叠，此时耻骨上可同时用力。（Reproduced with permission from Cunningham FG，Leveno KJ，Bloom SL，et al（eds）：Vaginal delivery. In Williams Obstetrics，24th ed. New York，McGraw-Hill Education，2014.）

法、耻骨上按压和直肠肛管切开术的联合使用解救了的 54% 的肩难产病例。出生体重增加、产程活跃期延长、第二产程延长等高危因素存在时需要额外的操作缓解肩难产。

有这些危险因素的人群，产后出血和臂丛神经损伤的发生率增加。

■ Woods 手法

在 1943，Woods 描述了一种基于螺钉原理的物理定律的方法来娩出受压的胎肩。螺钉有一个连续的螺旋斜面，当啮合合适的螺纹时，垂直的拉力会产生最大的阻力来释放它。所以，直接拉是释放螺钉的最困难的方法。他进一步描述了胎儿的前后肩的娩出分别通过耻骨联合、骶骨岬、尾骨。修改后的 Woods 手法如图 24-6。他建议：“向下推……用左手放在宝宝臀部上，同时，右手的两个手指在后肩部的前部，顺时针绕圆弧向上旋转至 12 点方向，并且越过 12 点。”Woods 强调应该由接生者而非助手，同步在胎儿臀部施加压力。

■ 牵引后臂

如果在这个阶段胎儿分娩不成功，Hernandezand Wendel（1990）建议在随后的手术中诱导全麻，除非足够的区域镇痛已经生效。后臂的牵引，如图 24-7，

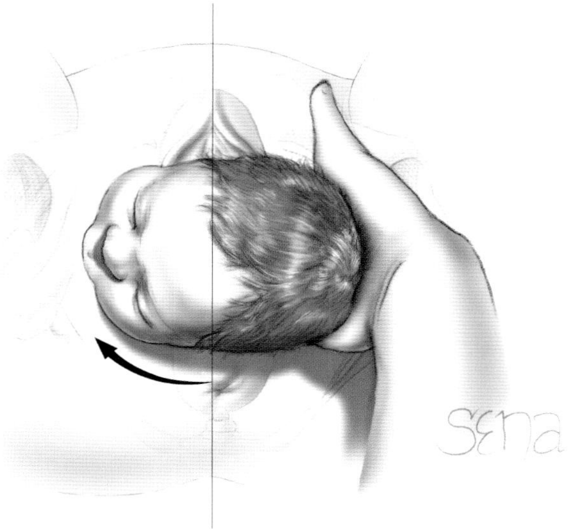

图 24-6 Woods 手法。手被放置在胎儿的后肩部后面。然后肩部以螺旋方式逐渐旋转 180°，从而使受压的前肩部娩出。（Reproduced with permission from Cunningham FG，Leveno KJ，Bloom SL，et al（eds）：Vaginal delivery．In Williams Obstetrics，24th ed．New York，McGraw-Hill Education，2014．）

手轻轻地插入骶骨的弯曲处。如果胎儿背部朝向母体右侧，则接生者使用右手。如果胎儿的背部朝向母体左侧，则使用左手。胎儿手臂被夹紧，横着固定在胸前，手臂肘部屈曲。接生者的手指可以沿着肱骨的腹侧面到前肘窝来弯曲肘部。类似于 Pinard 的臀位助产手法，示指施加压力到肘窝（图 21-7，345 页）。当手臂屈曲时，示指抓住胎儿的前臂，轻轻地扫过胎儿的胸部和面部，然后娩出阴道。

在超过 20% 的之前的病例系列中，完成这一动作时需要非常谨慎地操作，以避免肱骨骨折。通常可以通过牵引和按压完成前臂的娩出。当婴儿过大时，可能需要将牵拉的后臂旋转 180°，以使释放的肩部位于前方。然后在新变为后方的手臂和肩上重复上述动作。某些研究报道了在娩出后肩时较高的新生儿产伤发生率（Grobman，2013；Hoffman，2011；Spain，2015）。

Rubin 手法

1964，Rubin 描述了两种手法来解决肩难产。第一种方法是利用胎儿肩部的摆动来撞击前肩部，并允许肩部通过骨盆找到更有利的下降路径。第二个动作在阴道内进行，并且使用最容易实现的肩部的内收来减少肩部的周长和横径（图 24-8）。测量新生儿肩部尺寸后，Rubin 发现，内收肩的横径比挺直的肩膀小。

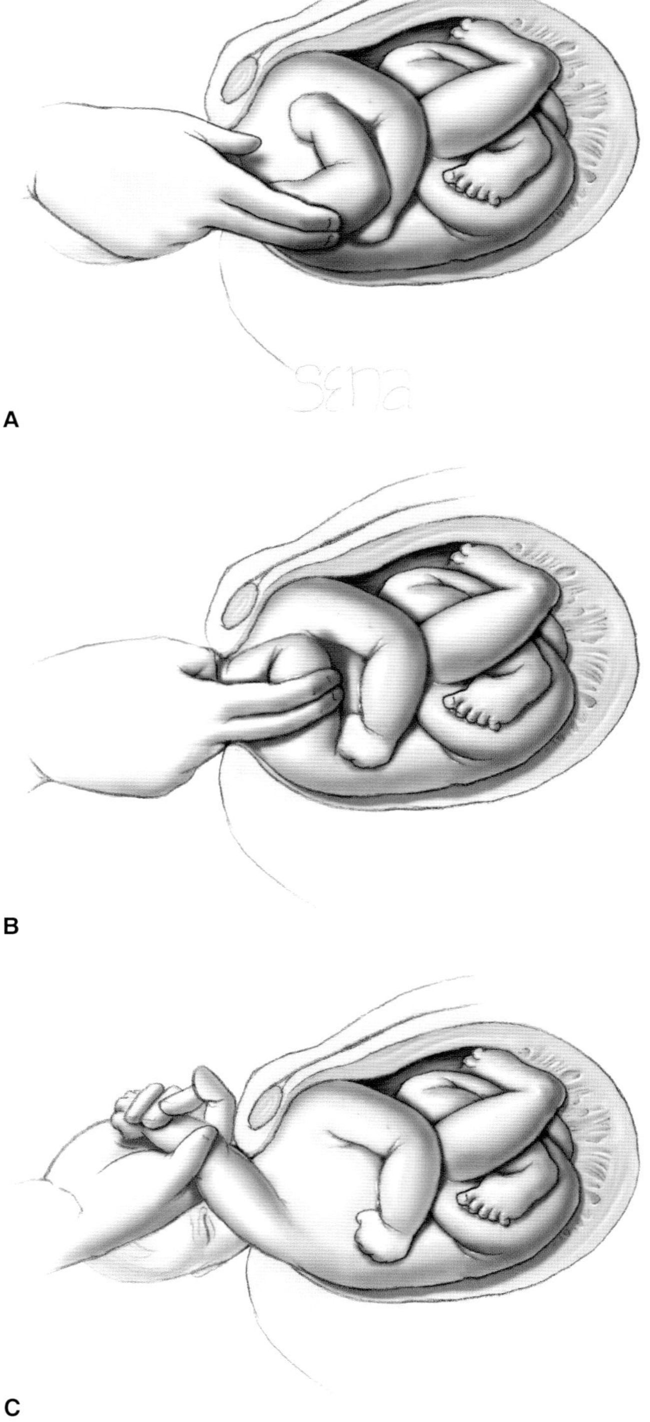

图 24-7 娩出后肩缓解肩难产。操作者的手沿胎儿后肱骨插入阴道。手臂被夹住并横扫胸部，保持手臂在肘部弯曲。C. 握住胎儿的手，手臂沿面部伸展。后臂从阴道送出。（Reproduced with permission from Cunningham FG，Leveno KJ，Bloom SL，et al（eds）：Vaginal delivery．In Williams Obstetrics，24th ed．New York，McGraw-Hill Education，2014．）

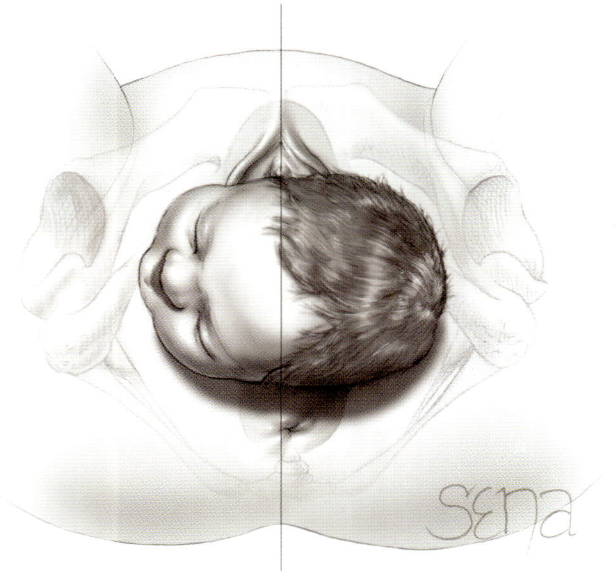

A

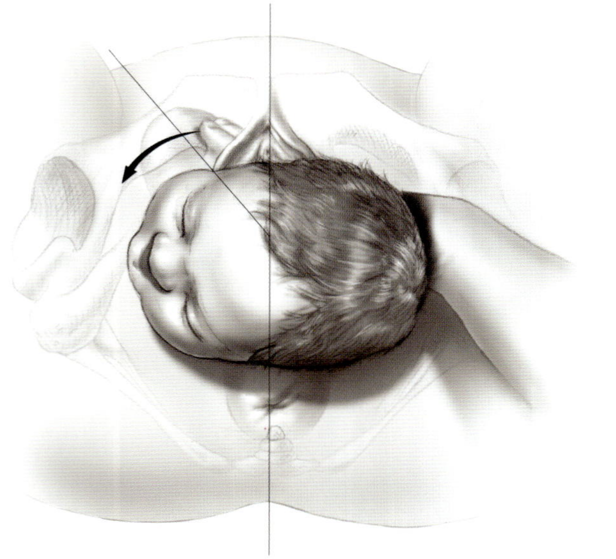

B

图 24-8 Rubin 手法。A. 胎儿双肩与母体双肩纵向对齐。B. 此时更易将胎儿肩部（前示于此处）推向胎儿的前胸壁（箭头）。大多数情况下，这会导致双肩受束，从而减少肩部的直径，使受阻的前肩娩出。(Reproduced with permission from Cunningham FG，Leveno KJ，Bloom SL，et al（eds）：Vaginal delivery．In Williams Obstetrics，24th ed．New York，McGraw-Hill Education，2014．)

当将 Rubin 手法和 Woods 手法比较时，胎儿的并发症发生率相近（Spain，2015）。

■ 折断锁骨

胎儿锁骨可人为折断以减小胎儿肩部的直径。为了避免锁骨下血管损伤，在锁骨中间的部分（Ruin，1964）施加向上的压力破坏最安全。锁骨切开术，即用剪刀切割锁骨，通常是对肩部受阻的死胎进行的操作（McCall，1962）。

■ 四肢着地法

最初由 Gaskin 描述，包括把让孕妇双手及双膝着地。这允许母体骨盆的旋转和耻骨下的前肩部的娩出。Bruner 等（1998）描述了在 82 例肩难产病例中应用此法，仅 83% 的孕妇使用这种手法成功分娩。从摆成这种体位到成功分娩所需的平均时间为 2 ~ 3 min。如果是施行了区域镇痛的孕妇，由于运动阻滞，做这一动作可能较困难。

■ 后腋窝悬吊牵引术

用这种方法，用引流管或坚实的尿管做成的吊索穿过后腋窝的褶皱。向外牵拉软管可以旋转和娩出后肩部（Cluver，2009；Hofmeyr，2009）。在一项回顾性研究中，Cluver 和 Hofmeyr（2015）对 19 例使用后腋窝悬吊牵拉（PAST）方法的产妇进行了回顾，其中成功了 18 例，肱骨后部骨折 3 例，臂丛神经麻痹 5 例。这种方法需要累积更多的经验后，才可以广泛推荐。

■ 按压宫底

一般认为，按压宫底可能进一步加重肩部受阻，甚至可能导致子宫破裂（American College of Obstetricians and Gynecologists，2015b）。Schwartz 和 Dixon（1958）的报告称，与牵引后臂相比，按压宫底的新生儿死亡率显著增高。Gross 等（1987b）发现，当用于治疗肩难产时，按压宫底导致 77% 的并发症发生率和骨骼神经损伤的高发生率。Phelan 等（1997）进行了病例对照研究，比较了 59 名有肩难产和 Erb 麻痹的婴儿与 59 例有肩难产但并无损伤的婴儿。与对照组相比，损伤组宫底按压的概率明显高于对照组（32% vs. 2%）。也许按压宫底唯一与 Woods 手法或 Rubin 手法一致的地方是与外部（耻骨上按压）或内部旋转过程相同。

■ 胎头复位法——Zavanelli 手法

通过这种操作，胎儿头部恢复到其先前的阴道内位置，然后通过剖宫产取出胎儿。Sandberg（1985）将 1978 的第一个病例以 William Zavanelli 博士的名字命名。后来，他发表了对 103 个使用 Zavanelli 手法的病例的 12 年的研究，其中有 92 例为头先露，11 例为臀先露（Sandberg，1999）。92 例头位胎儿中，84 例复位成功（91%）；11 例臀位胎儿均复位成功。

8 例失败的病例最终以阴道分娩。耻骨联合切开术后分娩胎儿 6 例，2 例在处理肩部后通过子宫切开术而娩出，该术式将在下一部分阐述。围产期共死亡 14 例。两例有明显的神经后遗症，均在胎头复位组。子宫破裂（3 例）和子宫下段 / 上阴道撕裂（4 例）是最严重的母体并发症。

O-Lealy 和 Gunn（1985）报道了 4 例行胎头复位术的产妇。他们建议连续监测胎儿和皮下使用特布他林用于松弛子宫。另一种提供更快速子宫松弛的方法是静脉注射硝酸甘油 50 μg，如果初始剂量没有反应，可以重复使用。

经腹解救

O' Leary 和 Cuva（1992）描述了胎头复位失败后的“经腹解救”。这种操作先将子宫下段横行切开，然后用手按压胎儿肩部至耻骨联合下并阴道分娩。经腹解救在肩位分娩后出头困难的助产中也有描述（Iffy，1986）。

耻骨联合切开术

经皮耻骨联合切开术是发展中国家解决中度头盆不称和避免剖宫产的技术（Hofmeyr，2012）。留置尿管的情况下，有经验的操作者使用手术刀在局部麻醉下，可在 5 min 内完成（Hartfeld，1973，1986）。手术切开耻骨肌，然后将耻骨联合处的软骨和大部分韧带分开，扩大耻骨联合至 2.5 cm（Basak，2011）。因操作者缺乏实操训练和有潜在严重骨盆或尿道损伤风险，此法在美国罕用。

虽然这种技术主要是为了克服头盆不称，一些研究者建议将它用于解决肩难产（Hartfield，1986；Sandberg，1985；Schramm，1983）。Goodwin 等（1997）描述了 3 例肩难产标准化手术无效（包括胎头复位术）行耻骨联合切开术的病例。其中两例在急诊耻骨联合切开术后有严重的下尿路并发症，需要输血。尽管肩难产均迅速缓解，但 3 例新生儿出现严重缺氧损伤，随后死亡。由于手术至少需要 2 min，因此如果要进行耻骨联合切开术，应在胎儿头部娩出 5 ~ 6 min 内启动手术。由于它会引起产妇术后严重的并发症，此法应该只在所有标准方案失败后，作为最后一次尝试，以保住胎儿的生命。

并发症

新生儿并发症

尽管肩难产对母胎影响都很大，但胎儿面临着比母亲更大的风险。新生儿的不良后果是窒息、臂丛神经损伤、骨折，甚至死亡。这些损伤的相对频率在表 24-5 中示出。但是，并非所有的新生儿臂丛神经损伤都与肩难产有关。Chang 等（2016）对 387 例婴儿持续性臂丛神经病变进行了研究。他们发现 8% 的剖宫产婴儿、50% 的伴有肩难产的阴道分娩的婴儿会发生臂丛神经损伤。

新生儿臂丛神经麻痹

虽然罕见，但臂丛神经病变是最常见的严重的肩难产并发症。ACOG（2014）估计每 1 000 次分娩中会发生 1.5 次。令人高兴的是，预计 50% ~ 80% 的病例可以获得完全康复。臂丛神经损伤可由前肩或后肩娩出受阻引起。典型的病例是前肩难产，临床表现为耻骨联合后面的肩卡住不动。骶骨岬处的后肩难产通常是临床隐匿性的。在这两种情况下，持续向下的运动使轴向椎体伸展，隐匿地撕裂臂丛。值得注意的是，严重的臂丛神经病变可以在无危险因素或肩难产的情况下出现（Torki，2012）。

神经丛损伤是指供应臂丛 C_5—C_8 和 T_1 的神经根损伤。随着出血和水肿，轴突功能可能暂时受损，但恢复的可能性较大。然而撕脱伤的预后较差。在 90% 的病例中，C_5—C_6 神经根受损，引起臂丛神经麻痹，也称为 Erb-Duchenne 麻痹。C_5—C_6 神经根连接形成臂丛的上干，损伤导致前臂三角肌、冈下肌和屈肌的瘫痪。受影响的手臂保持直立和内收，肘部伸展，手腕和手指弯曲。手指功能通常保留。因为在正常的胎儿头位分娩过程中经常采用侧向胎头牵拉来实现肩部的娩出，所以大多数的臂丛麻痹病例都出现在看上去

表 24-5　2 018 例肩难产病例中 101 例新生儿损伤的分析

损伤	百分比
臂丛神经麻痹	59
锁骨骨折	39
缺氧缺血性脑病	6
Klumpke 麻痹	4
肱骨骨折	2

Data from Consortium on Safe Labor（Hoffman，2011）.

没那么困难的分娩过程中。

C_8—T_1 根供应臂下丛，其损伤导致 Klumpke 麻痹，使手松弛。臂丛神经根全部受累导致手臂和手的松弛。严重损伤时，交感神经中断会引起 Horner 综合征，导致瞳孔缩小、上睑下垂和无汗。

如前所述，在大多数情况下并没有发生轴突死亡，预后良好。Lindqvist 等（2012）报道了 86% 的 C_5—C_6 损伤的儿童的完全恢复，这是最常见的损伤；38% 的 C_5—C_7 损伤的儿童也完全恢复了。然而，C_5—T_1 全部损伤的患者存在永久性残疾。如果瘫痪持续存在，手术探查和尽可能地修复可改善功能（Malessy，2009）。

MacKenzie 等（2007）回顾了 514 例肩难产病例，发现其中的 11% 与严重的新生儿不良结局相关。8% 诊断为臂丛神经损伤，2% 为锁骨、肱骨、肋骨骨折。大约 7% 的新生儿在分娩时表现出酸中毒，1.5% 需要心脏复苏或发生缺氧缺血性脑病。Mehta 等（2007）在 205 例肩难产病例中发现了 17% 的类似的损伤。同样，大多数为臂丛神经损伤。Hoffman（2011）研究了超过 132 000 例经阴道分娩的产妇，有 1.2% 发生了肩难产，其中 5.2% 存在新生儿产伤。

在文献回顾中，Sandmire 和 O' Hallion（1988）计算了臂丛神经损伤的发生率为 1.8%，死胎发生率为 7.9%，中重度窒息发生率为 4.3%，与肩难产相关的胎粪吸入发生率为 2.9%。在最近的一项研究中，Chauhan 等（2014b）描述了 1 177 例产妇，肩难产发生率为 2.5%。在这些新生儿中，11% 有臂丛神经损伤，4% 发生骨折。这些研究者回顾了 63 项包括超过 1 700 万例分娩的研究后（Chauhan，2014a），表示臂丛神经损伤的发生率在下降。在受影响的婴儿中，10% ～ 18% 的婴儿有持续存在的永久性麻痹。

ACOG（2014）的 *Neonatal Brachial Plexus Palsy*（《新生儿臂丛神经麻痹》）专著中，讨论了臂丛神经损伤的病理生理学、病因和生物力学因素。

预后。臂丛神经损伤的恢复时间和严重程度是高度可变的。Curran（1981）报道，80% 的臂丛神经麻痹患者 3 ～ 6 个月后恢复，但仅 40% 的 Klumpke 麻痹患者在 1 年后恢复。臂丛 Erb-Duchenne-Klumpke 麻痹的预后最差。在瑞典的 48 例臂丛神经麻痹患儿的研究中，Sjoberg 等（1988）发现大部分患儿在最初的 6 个月内恢复，18 个月可完全恢复。Nocon 等（1993）发现 28 例臂丛神经损伤患儿中的 96% 在分娩后 6 个月内症状得到缓解。

其他原因。重要的是，并非所有的臂丛神经损伤都与肩难产或过度颈部侧向牵拉有关（Sandmire，2000）。在对 1 611 例臂丛神经损伤患者的回顾性研究中，Gilbert 等（1999）发现只有一半的损伤与肩难产有关。同样，Jennett 等（1992）发现只有 43% 的臂丛神经损伤与肩难产有关。在没有明确肩难产史而发生臂丛神经麻痹的情况下，新生儿往往更小，并且损伤往往更持久（Gherman，1998c）。Graham 等（1997）表明，非肩难产导致的臂丛神经麻痹患者与肩难产导致者相比，症状持续至 1 岁的概率更高，分别为 41% 和 9%，恢复正常所需时间分别为 6.4 个月和 2.6 个月，并且更可能与第二产程相关，其时长短于 15 min 的比例分别为 59% 与 22%。

非肩难产导致的臂丛神经损伤据报道发生在后臂。事实上，当无肩难产时，在 68% 的病例中臂丛神经损伤会影响手臂（Gherman，1998c）。后臂丛神经损伤伴前肩难产，或剖宫产后的臂丛神经损伤，与子宫内机制相关（Kolderup，1997；Rouse，1996）。Gherman 等（1997）描述了 6 例与剖宫产术相关的臂丛神经麻痹，在出生后 1 年内表现为持续性神经损伤。

Peleg 等（1997）回顾了 51 例臂丛神经麻痹病例，发现近 1/3 的患者没有围产期危险因素。Ouzounian 等（1998）报告在 63 例永久性臂丛神经麻痹患者中，94% 的病例出现肩难产，但大多数缺乏其他母体危险因素。其中，89% 的孕妇为非糖尿病患者，76% 为非肥胖者，91% 为正常分娩，21% 例为盆腔手术分娩。

骨折

如表 24-5 所示，锁骨骨折常见于肩难产，报告率达 14%（Dajani，2014）。然而，这类骨折在所有新生儿中是常见的，发生率为 0.5% ～ 2%（McBride，1998；Rouse，1996）。正如臂丛神经损伤，这类骨折与产伤的典型危险因素无关（Peleg，1997）。研究人员进一步观察到，11% 的锁骨骨折新生儿伴有臂丛神经损伤。

缺氧缺血性脑病

新生儿窒息是肩难产中最为严重的并发症。胎头娩出后，脐带被压在产道内，新生儿无法自主呼吸。Wood 等（1973）报告，在胎头娩出后每延长 1 min，pH 下降 0.04。Boyd（1983）报告了每 1 000 例巨大儿阴道分娩过程中会有 14 例严重的产时窒息，以及每分娩 1 000 个巨大儿，便会有 143 例肩难产。在早产儿与足月新生儿癫痫的病例对照研究中，Patterson 等（1989）发现肩难产与新生儿的早期癫痫发作密

表 24-6　肩难产的病案资料

分娩要点
自然分娩或手术分娩
使用产钳或胎头吸引器的指征
分娩方法
胎先露位置
胎位
肩难产手法
牵拉力评估
所采用的具体操作手法
从胎头到胎体娩出的时间间隔
新生儿状况
EFW
实际胎儿体重
Apgar 评分
脐带血气值
莫罗反射
臂丛神经损伤
锁骨或肱骨骨折

切相关。重要的是，没有任何特定的手法可能降低新生儿并发症（Spain，2015）。另外，Dajani 和 Magann（2014）在他们的综述中提到胎儿肩难产的死亡率为 0.4%。

母体并发症

产后出血是肩难产的主要母体并发症（Jangö，2012；Rahman，2009）。它通常是由于宫缩乏力，也可发生于生殖道裂伤。Benedetti 和 Gabbe（1978）报告了 68% 的肩难产患者的预计失血量 > 1 000 ml，且有第二产程延长。此外，Hernandez 和 Wendel（1990）将感染、膀胱收缩乏力和子宫破裂作为肩难产的并发症。在对 98 例肩难产的研究中，El Madany 等（1991）发现严重的阴道裂伤发生率为 19%，产后出血的发生率为 14%，子宫破裂的发生率为 1%。Goldaber 等（1993）回顾了 390 例 Parkland 纪念医院四度会阴裂伤的病例报告，肩难产是唯一的产时并发症，肩难产的产妇四度裂伤发生率更高。

有几种更少见的孕产妇并发症。Gherman 等（1998b）报道了使用 McRobots 手法后的股骨头分离和暂时性股神经病变。虽然分娩后症状迅速缓解，但这需要避免大腿过度屈曲和将产妇大腿外翻到腹部。

病历记录

肩难产时，应详细记录事件、操作手法、预计牵拉力、时机和新生儿评价（Benidedy，1989；Hernandez，1990；Seines，2014）。Acker（1991）提出了一种“肩难产干预形式”，表 24-6 总结了病案中的有关信息。如果发生肩难产，应启动计时预警或专人计时，对肩难产持续时间的估计也应列入操作预案中；并将对整个事件的讨论，直接告知孕妇。

模拟演练

由于肩难产发生率不高，且具有不可预测性，需要团队成员协调，所以最好进行肩难产的模拟演练（Grobman，2013）。有证据证明这样的演练有助于对肩难产应对的提升（Van de Ven，2016）。这将在第六章（87 页）中详细讨论。

总结

肩难产是产科常见但不可预测的灾难性并发症。因此，所有产科医师都应该精通肩难产的处理。所有参与新生儿分娩的人员都需要进行“肩难产演练”，包括产科和麻醉科的住院医师、教师、助产士和产科护士。目标是缩短胎头到胎体的分娩时间。另一个目标是避免因过度操作引起的胎儿和母亲的损伤。大多数肩难产的病例是不可预防的，胎儿损伤并非总是可以避免的。一般认为，肩难产过程中，尽管有标准产科演练，产伤仍然较为常见。多个产科手法的规范应用将成功地解决大多数肩难产病例。重要的是，没有绝对的最佳操作以保证预后更好或母胎并发症发生率更低。最后，10% ~ 15% 的肩难产病例有臂丛神经损伤，大多数将自行恢复。

（程子怡，译　王　颖，校）

参考文献

Acker DB: A shoulder dystocia intervention form. Obstet Gynecol 78:150, 1991

Acker DB, Sachs BP, Friedman EA: Risk factors for shoulder dystocia. Obstet Gynecol 66:762, 1985

American College of Obstetricians and Gynecologists: Fetal macrosomia. Practice Bulletin No. 22, November 2000, Reaffirmed 2015a

American College of Obstetricians and Gynecologists: Neonatal brachial plexus palsy. Report of the American College of Obstetricians and Gynecologists Task Force on Neonatal Brachial Plexus Palsy. Executive Summary. Obstet Gynecol 123:902, 2014
American College of Obstetricians and Gynecologists: Shoulder dystocia. Practice Bulletin No. 40. November 2002, Reaffirmed 2015b
Avci ME, Sanlikan F, Celik M, et al: Effects of maternal obesity on antenatal, perinatal, and neonatal outcomes. J Matern Fetal Neonatal Med 28(17):2080, 2015
Basak S, Kanungo S, Majhi C: Symphysiotomy: is it obsolete? J Obstet Gynaecol Res 37(7):770, 2011
Beall MH, Spong C, McKay J, et al: Objective definition of shoulder dystocia: a prospective evaluation. Am J Obstet Gynecol 179:934, 1998
Benedetti TJ: Added complications of shoulder dystocia. Contemp Obstet Gynecol 33:150, 1989
Benedetti TJ, Gabbe SG: Shoulder dystocia. A complication of fetal macrosomia and prolonged second stage of labor with midpelvic delivery. Obstet Gynecol 52:526, 1978
Berne C, Wibell L, Lindmark G: Ten-year experience of insulin treatment in gestational diabetes. Acta Paediatr Scand Suppl 320:85, 1985
Bingham J, Chauhan SP: Recurrent shoulder dystocia: a review. Obstet Gynecol Surv 65(3):183, 2010
Bochner CJ, Medearis AL, Williams J, et al: Early third-trimester ultrasound screening in gestational diabetes to determine the risk of macrosomia and labor dystocia at term. Am J Obstet Gynecol 157:703, 1987
Bofill JA, Rust OA, Devidas M, et al: Shoulder dystocia and operative vaginal delivery. J Matern Fetal Med 6:220, 1997
Boulvain M, Senat MV, Perrotin E, et al: Induction of labour versus expectant management of large-for-date fetuses: a randomized controlled trial. Lancet 385(9987):2600, 2015
Boyd ME, Usher RH, McLean FH: Fetal macrosomia: prediction, risks, proposed management. Obstet Gynecol 61:715, 1983
Broekhuizen FF, Washington JM, Johnson F, et al: Vacuum extraction versus forceps delivery: indications and complications, 1979 to 1984. Obstet Gynecol 69:338, 1987
Bruner JP, Drummond SB, Merrnan AL, et al: All-fours maneuver for reducing shoulder dystocia during labor. J Reprod Med 43:439, 1998
Casey BM, Duryea EL, Abbassi-Ghanavati M, et al: Glyburide in women with mild gestational diabetes: a randomized controlled trial. Obstet Gynecol 126(2):303, 2015
Chang KW, Ankumah NE, Wilson TJ, et al: Persistence of neonatal brachial plexus palsy associated with maternally reported route of delivery: review of 387 cases. Am J Perinatol 33(8):765, 2016
Chauhan SP, Blackwell SB, Ananth CV: Neonatal brachial plexus palsy: incidence, prevalence, and temporal trends. Semin Perinatol 38(4)210, 2014a
Chauhan SP, Laye MR, Lutgendorf M, et al: A multicenter assessment of 1,177 cases of shoulder dystocia: lessons learned. Am J Perinatol 31(5):401, 2014b
Cluver CA, Hofmeyr GJ: Posterior axilla sling traction: a technique for intractable shoulder dystocia. Obstet Gynecol 113 (2 Pt 2):486, 2009
Cluver CA, Hofmeyr GJ: Posterior axilla sling traction for shoulder dystocia: case review and a new method of shoulder rotation with the sling. Am J Obstet Gynecol 212(6):784, 2015
Conway DL, Langer O: Elective delivery of infants with macrosomia in diabetic women: reduced shoulder dystocia versus increased cesarean deliveries. Am J Obstet Gynecol 178:922, 1998
Cordero L, Paetow P, Landon MB, et al: Neonatal outcomes of macrosomic infants of diabetic and non-diabetic mothers. J Neonatal Perinatal Med 8(2):105, 2015
Coustan DR, Imarah J: Prophylactic insulin treatment of gestational diabetes reduces the incidence of macrosomia, operative delivery, and birth trauma. Am J Obstet Gynecol 150:836, 1984
Crane JM, Murphy P, Burrage L, et al: Maternal and perinatal outcomes of extreme obesity in pregnancy. J Obstet Gynaecol Can 35(7):606, 2013
Cunningham FG, Leveno KJ, Bloom SL, et al (eds): Vaginal delivery. In Williams Obstetrics, 24th ed. New York, McGraw-Hill Education, 2014
Curran JS: Birth-associated injury. Clin Perinatol 8:111, 1981
Dajani NK, Magann EF: Complications of shoulder dystocia. Semin Perinatol 38(4):201, 2014
Eastman NJ, Hellman LM (eds): Williams Obstetrics, 13th ed. New York, Appleton-Century-Crofts, 1966
Eden RD, Seifert LS, Winegar A, et al: Perinatal characteristics of uncomplicated postdate pregnancies. Obstet Gynecol 69: 296, 1987
El Madany AA, Jallad KB, Radi FA, et al: Shoulder dystocia: anticipation and outcome. Int J Gynaecol Obstet 34(1):7, 1991
Gherman RB, Goodwin TM, Ouzounian JG, et al: Brachial plexus palsy associated with cesarean section: an in utero injury? Am J Obstet Gynecol 177:1162, 1997
Gherman RB, Ouzounian JG, Goodwin TM: Obstetric maneuvers for shoulder dystocia and associated fetal morbidity. Am J Obstet Gynecol 178:1126, 1998a
Gherman RB, Ouzounian JG, Incerpi MH, et al: Symphyseal separation and transient femoral neuropathy associated with the McRoberts' maneuver. Am J Obstet Gynecol 178:609, 1998b
Gherman RB, Ouzounian JG, Miller DA, et al: Spontaneous vaginal delivery: a risk factor for Erb's palsy? Am J Obstet Gynecol 178:423, 1998c
Gherman RB, Tramont J, Muffley P, et al: Analysis of McRoberts' maneuver by x-ray pelvimetry. Obstet Gynecol 95(1):43, 2000
Gilbert WM, Nesbitt TS, Danielsen B: Associated factors in 1611 cases of brachial plexus injury. Obstet Gynecol 93(4): 536, 1999
Goldaber KG, Wendel PJ, McIntire DD, et al: Postpartum perineal morbidity after fourth-degree perineal repair. Am J Obstet Gynecol 168:489, 1993
Gonen R, Bader D, Ajami M: Effects of a policy of elective cesarean delivery in cases of suspected fetal macrosomia on the incidence of brachial plexus injury and the rate of cesarean delivery. Am J Obstet Gynecol 183:1296, 2000
Gonik B, Allen R, Sorab J: Objective evaluation of the shoulder dystocia phenomenon: effect of maternal pelvic orientation on force reduction. Obstet Gynecol 74:44, 1989
Gonik B, Stringer CA, Held B: An alternate maneuver for management of shoulder dystocia. Am J Obstet Gynecol 145:882, 1983
Goodwin TM, Bands E, Millar LK, et al: Catastrophic shoulder dystocia and emergency symphysiotomy. Am J Obstet Gynecol 177:463, 1997
Graham EM, Forouzan I, Morgan MA: A retrospective analysis of Erb's palsy cases and their relation to birth weight and trauma at delivery. J Matern Fetal Med 6:1, 1997
Gregory KD, Henry OA, Ramicone E, et al: Maternal and infant complications in high and normal weight infants by method of delivery. Obstet Gynecol 92:507, 1998
Grobman W: Shoulder dystocia. Obstet Gynecol Clin North Am 40(1):59, 2013
Grobman WA: Shoulder dystocia: simulation and a team-centered protocol. Semin Perinatol 38(4):205, 2014
Gross SJ, Shime J, Farine D: Shoulder dystocia: predictors and outcomes. A five-year review. Am J Obstet Gynecol 156:1408, 1987a
Gross TL, Sokol RJ, Williams T, et al: Shoulder dystocia: a fetal-physician risk. Am J Obstet Gynecol 156:334, 1987b
Gurewitsch ED, Donithan M, Stallings SP, et al: Episiotomy versus fetal manipulation in managing severe shoulder dystocia: a comparison of outcomes. Am J Obstet Gynecol 191(3):911, 2004
Hansen A, Chauhan SP: Shoulder dystocia: definitions and incidence. Semin Perinatol 38(4):184, 2014
Hartfield VJ: A comparison of the early and late effects of subcutaneous symphysiotomy and of lower-segment cesarean section. Aust N Z J Obstet Gynecol 13:147, 1973
Hartfield VJ: Symphysiotomy for shoulder dystocia. Am J Obstet Gynecol 155:228, 1986
Hassan AA: Shoulder dystocia: risk factors and prevention. Aust N Z J Obstet Gynecol 28:107, 1988
Hehir MP, McHugh AF, Maguire PJ, et al: Extreme macrosomia—obstetric outcomes and complications in birthweights >5000 g. Aust N Z Obstet Gynaecol 55(1):42, 2015
Hernandez C, Wendel GD: Shoulder dystocia. Clin Obstet Gynecol 33:526, 1990
Hoffman MK, Bailit JL, Brance DW, et al: A comparison of obstetric maneuvers for the acute management of shoulder dystocia. Obstet Gynecol 117:1272, 2011
Hofmeyr GJ, Cluver CA: Posterior axilla sling traction for intractable shoulder dystocia. BJOG 116(13):1818, 2009
Hofmeyr GJ, Shweni PM: Symphysiotomy for feto-pelvic disproportion. Cochrane Database Syst Rev 10:CD005299, 2012
Hopwood HG: Shoulder dystocia: fifteen years' experience in a community hospital. Am J Obstet Gynecol 144:162, 1982
Iffy L, Apuzzio JJ, Cohen-Addad N, et al: Abdominal rescue after entrapment of the aftercoming head. Am J Obstet Gynecol 154:623, 1986
Jangö H, Langhoff-Roos J, Rosthoj S, et al: Risk factors of recurrent anal sphincter ruptures: a population-based cohort study. BJOG 119(13):1640, 2012
Jennett RJ, Tarby TJ, Kendrick CJ: Brachial plexus palsy: an old problem revisited. Am J Obstet Gynecol 166:1673, 1992
Johnson SR, Kolberg BH, Varner MW, et al: Maternal obesity and pregnancy. Surg Gynecol Obstet 164:431, 1987
Johnstone NR: Shoulder dystocia: a study of 47 cases. Aust N Z J Obstet Gynecol 19:28, 1979

Kitzmiller JL, Mall JC, Gin GD, et al: Measurement of fetal shoulder width with computed tomography in diabetic women. Obstet Gynecol 70:941, 1987

Kolderup LB, Laros RK, Musci TJ: Incidence of persistent birth injury in macrosomic infants: association with mode of delivery. Am J Obstet Gynecol 177:37, 1997

Langer O: Obesity or diabetes: which is more hazardous to the health of the offspring? J Matern Fetal Neonatal Med 29(2):186, 2016

Langer O, Berkus MD, Huff RW, et al: Shoulder dystocia: should the fetus weighing greater than or equal to 4000 grams be delivered by cesarean section? Am J Obstet Gynecol 165:831, 1991

Lee CY: Shoulder dystocia. Clin Obstet Gynecol 30:77, 1987

Lee VR, Darney BG, Snowden JM, et al: Term elective induction of labour and perinatal outcomes in obese women: retrospective cohort study. BJOG 123(2):271, 2016

Lerner H, Durlacher K, Smith S, et al: Relationship between head-to-body delivery interval in shoulder dystocia and neonatal depression. Obstet Gynecol 118(2 Pt 1):318, 2011

Lewis DF, Edwards MS, Asrat T, et al: Can shoulder dystocia be predicted? J Reprod Med 43:654, 1998

Lindqvist PG, Erichs K, Molnar C, et al: Characteristics and outcome of brachial plexus birth palsy in neonates. Acta Paediatr 101(6):579, 2012

MacKenzie IZ, Shah M, Lean K, et al: Management of shoulder dystocia: trends in incidence and maternal and neonatal morbidity. Obstet Gynecol 110(5):1059, 2007

Malessy MJ, Pondaag W: Obstetric brachial plexus injuries. Neurosurg Clin North Am 20(1):1, 2009

McBride MT, Hennrikus WL, Mologne TS: Newborn clavicle fractures. Orthopedics 21(3):317, 1998

McCall JO: Shoulder dystocia: a study of after effects. Am J Obstet 83:1486, 1962

Mehta SH, Blackwell SC, Chadha R, et al: Shoulder dystocia and the next delivery: outcomes and management. J Matern Fetal Neonatal Med 20(10)729:2007

Modanlou HD, Komatsu G, Dorchester W, et al: Large-for-gestational-age neonates: anthropometric reasons for shoulder dystocia. Obstet Gynecol 60:417, 1982

Moore HM, Reed SD, Batra M, et al: Risk factors for recurrent shoulder dystocia, Washington state, 1987–2004. Am J Obstet Gynecol 198(5):e16, 2008

Morris WI: Shoulder dystocia. J Obstet Gynecol Br Empire 62:302, 1955

Nesbitt TS, Gilbert WM, Herrchen B: Shoulder dystocia and associated risk factors with macrosomic infants born in California. Am J Obstet Gynecol 179:476, 1998

Nocon JJ, McKenzie DK, Thomas LJ, et al: Shoulder dystocia: an analysis of risk and obstetric maneuvers. Am J Obstet Gynecol 168:1732, 1993

O'Leary JA, Cuva A: Abdominal rescue after failed cephalic replacement. Obstet Gynecol 80:514, 1992

O'Leary JA, Gunn D: Cephalic replacement for shoulder dystocia. Am J Obstet Gynecol 153:592, 1985

O'Leary JA, Leonetti HB: Shoulder dystocia: prevention and treatment. Am J Obstet Gynecol 162:5, 1990

Ouzounian JG, Gherman RB, Chauhan S, et al: Recurrent shoulder dystocia: analysis of incidence and risk factors. Am J Perinatol 29(7):515, 2012

Øverland EA, Vatten LJ, Eskild A: Pregnancy week at delivery and the risk of shoulder dystocia: a population study of 2,014,956 deliveries. BJOG 121(1):34, 2014

Paris AE, Greenberg JA, Ecker JL, et al: Is an episiotomy necessary with a shoulder dystocia? Am J Obstet Gynecol 205(3):271.e1, 2011

Parks DG, Zeil HK: Macrosomia. A proposed indication for primary cesarean section. Obstet Gynecol 52:407, 1978

Patterson CA, Graves WL, Bugg G, et al: Antenatal and intra partum factors associated with occurrence of seizures in term infant. Obstet Gynecol 74:361, 1989

Pedersen J: Fetal mortality in diabetic pregnancies. Diabetes 3(3):199, 1954

Peleg D, Hasnin J, Shalev E: Fractured clavicle and Erb's palsy unrelated to birth trauma. Am J Obstet Gynecol 177:1038, 1997

Phelan JP, Ouzounian JG, Gherlam RB, et al: Shoulder dystocia and permanent Erb's palsy: the role of fundal pressure. Am J Obstet Gynecol 176: S138, 1997

Rahman J, Bhattee G, Rahman MS: Shoulder dystocia in a 16-year experience in a teaching hospital. J Reprod Med 54(6):378, 2009

Resnik R: Management of shoulder girdle dystocia. Clin Obstet Gynecol 23:559, 1980

Rouse DJ, Owen J, Goldenberg RL, et al: The effectiveness and costs of elective cesarean delivery for fetal macrosomia diagnosed by ultrasound. JAMA 276(18):1480, 1996

Rubin A: Management of shoulder dystocia. JAMA 189:835, 1964

Sagi-Dain L, Sagi S: The role of episiotomy in prevention and management of shoulder dystocia: a systematic review. Obstet Gynecol Surv 70(5):354, 2015

Sandberg EC: The Zavanelli maneuver: 12 years of recorded experience. Obstet Gynecol 93:312, 1999

Sandberg EC: The Zavanelli maneuver: a potentially revolutionary method for resolution of shoulder dystocia. Am J Obstet Gynecol 152:479, 1985

Sandmire HF, DeMott RK: Erb's palsy: concepts of causation. Obstet Gynecol 95:941, 2000

Sandmire HF, O'Halloin TJ: Shoulder dystocia: its incidence and associated risk factors. Int J Gynecol Obstet 26:65, 1988

Schramm M: Impacted shoulders—a personal experience. Aust N Z J Obstet Gynecol 23:28, 1983

Schwartz BC, Dixon DM: Shoulder dystocia. Obstet Gynecol 11:468, 1958

Seigworth GR: Shoulder dystocia. Review of 5 years' experience. Obstet Gynecol 28:764, 1966

Sjoberg I, Erichs K, Bjerre I: Cause and effect of obstetric (neonatal) brachial plexus palsy. Acta Paediatr Scand 77:357, 1988

Sorab J, Allen RH, Gonik B: Tactile sensory monitoring of clinician-applied forces during delivery of newborns. IEEE Trans Biomed Eng 10:1285, 1988

Spain JE, Frey HA, Tuuli MG, et al: Neonatal morbidity associated with shoulder dystocia maneuvers. Am J Obstet Gynecol 212(3):353, 2015

Spellacy WN, Miller S, Winegar A, et al: Macrosomia—maternal characteristics and infant complications. Obstet Gynecol 66:158, 1985

Spong CY, Beall M, Rodrigues D, et al: An objective definition of shoulder dystocia; prolonged head to body delivery time and/or use of ancillary obstetrical maneuvers. Obstet Gynecol 12:338, 1995

Stitely ML, Gherman RB: Shoulder dystocia: management and documentation. Semin Perinatol 38(4):194, 2014

Swartz DP: Shoulder girdle dystocia in vertex delivery. Obstet Gynecol 15:194, 1960

Tempest N, Hart A, Walkinshaw S, et al: A re-evaluation of the role of rotational forceps: retrospective comparison of maternal and perinatal outcomes following different methods of birth for malposition in the second stage of labour. BJOG 120:1277, 2013

Torki M, Barton L, Miller D, et al: Severe brachial plexus palsy in women without shoulder dystocia. Obstet Gynecol 120(3):539, 2012

van de Ven J, van Deursen FJ, van Runnard Heimel PJ, et al: Effectiveness of team training in managing shoulder dystocia: a retrospective study. J Matern Fetal Neonatal Med 29(19):3167, 2016

Williams JW: Anaesthesia. In Obstetrics. New York, D. Appleton & Co., 1903

Wood C, Ng KH, Dounslow D, et al: Time—an important variable in normal delivery. J Obstet Br Commonw 80:295, 1973

第二十五章

剖宫产

在美国，每年超过400万新生儿中约有1/3是通过剖宫产分娩的。事实上，剖宫产是美国18～44岁女性最常进行的大型手术（Boyle，2012）。因此，剖宫产是现代产科最常用的操作之一。直到现在，“剖宫产”一词仍被用于描述通过手术从腹部分娩，但“剖宫产分娩”被认为更加准确，原因随后讨论。

历史

通过腹部切口分娩的描述最早可以追溯到史前时期。在东方和西方文化的民间传说和神话中都可以找到类似的故事，这些故事大多数都涉及英雄或神的诞生，以展示他们的超人性。然而，在孩子出生时，母亲通常濒临死亡或已经死亡（Thompson，1955）。

Francis Rousset在16世纪提出对一位活着的妇女进行这种操作的想法，他认为一些产科并发症比手术本身更可怕。例如，胎儿在分娩期间进入腹腔，且随后引起腹部脓肿，进而危及患者生命。接下来，他试图通过幸存下来的7名女性的叙述来确定手术的可行性。他还报告说，手术后可能会再次成功怀孕（Young，1944）。

在19世纪，Morton引入乙醚作为麻醉剂，Lister引入了碳酸消毒，这使得剖宫产更加可行。但由于无法克服出血及感染等问题，子宫肌层一旦被切开就无法安全缝合，手术便无法成功实施。在此背景下，1787—1876年间在巴黎实施的剖宫产中，孕产妇死亡率达到100%，死亡原因主要为感染或出血（Sewell，1993）

剖宫产分娩技术的第一次重大进展是由Porro于1876年推动的（Miller，1992）。受到普遍存在的不缝合子宫切口的观念的影响，Porro介绍了一种新技术，在胎儿分娩后切除子宫底，然后将宫颈残端呈袋状重新缝合于前腹壁上。虽然这种手术方法不符合现代标准，但Porro的这种手术方法使孕产妇死亡率急剧下降（Speert，1958）。Porro的手术方法在第二十六章（426页）中有更详细的介绍。

Max Saenger（1882）引入缝合子宫的技术时，现代剖宫产手术的时代随之开始。他主张在子宫内做一个垂直切口，以避免对子宫下段切开。在胎儿娩出和手取胎盘后，他用两层缝合关闭子宫。他推荐用银线进行深层缝合，再用细丝线缝合浅层浆膜。虽然Saenger古典式剖宫产成为接下来半个世纪的主流手术方式，Porro剖宫产依然流行了许多年。实际上，在1922美国东部的一个病例系列中，25%的剖宫产是使用Porro法进行的（Harris，1922）。

早在1769年，Robert Wallace Johnson就建议在子宫下段做子宫切口，但直到1个世纪后才开始真正实施。最早使用它的医生之一是Fritz Frank，他采用腹膜外低位横切口作为子宫切口。他认为这种方法可以降低失血和感染的风险。后来，Kronig在1912年强调，失血及感染风险的降低不是因为腹膜外入路，而是得益于子宫下段切口。他建议采用经腹腔入路，在子宫下段做垂直切口，并宣称采用这种方法产妇死亡率不到4%（Young，1944）。

虽然其他产科医生主张使用经腹膜子宫切口，但Munro Kerr（1926）推荐了一种半月形子宫横切口，其曲线朝上。对这种切口的反对意见在于切口边缘可能延伸并损伤子宫血管。然而，Kerr认为，使用谨慎的技术可以避免血管损伤。这种子宫切口直到今天仍然在使用，并且随着抗生素的使用和血库的发展，此技术使剖宫产成为了当前最安全的主要手术之一。

“剖宫产”一词的起源不明确，但存在几种不同的理论。首先，流行的观点是 Julius Caesar 以这样的方式出生。然而，这个理论缺乏可信度，因为 Caesar 的母亲在他当皇帝的时候还活着。另一个经常被引用的可能性来自罗马法律——*Lex Regia*（《皇家法》），这部法律强制要求任何死去的孕妇必须剖开她的腹部取出胎儿。当罗马统治者被称为罗马凯撒时，法律被称为 *Lex Caesar*（《凯撒法》）。剖宫产另一个可能的起源来自拉丁语 *caedare*，意思是“剖开”。从死去母亲身体里剖出的孩子被称为 *caesones*（剖宫产儿）。因此，剖宫产的意思仅是通过切开取出胎儿（Sewell，1993）。

剖宫产率

2013 年，美国有近 400 万新生儿（Martin，2015）。自 1996 年以来，剖宫产率每年都在增加，但在 2009 年达到峰值，占所有分娩的 32.9%（图 25-1）。它似乎已达到稳定水平，2013 年剖宫产率略低于 32.7%。

■ 影响因素

有几个因素导致剖宫产率下降。在过去几年中，产科学界一直致力于在孕 39 周前减少选择性引产（American College of Obstetricians and Gynecologists，2015a）。剖宫产手术时的孕周也体现了这些努力的成果。这些引产率的整体下降可能导致孕 38、孕 40 和孕 41 周剖宫产率下降（Martin，2015）。

母体特征也影响剖宫产率，种族是其中一个变量。2013 年，非西班牙裔黑人（35.8%）的剖宫产率高于西班牙裔（32.2%）或非西班牙裔白人（32.0%）。其次，产妇年龄影响分娩途径。而且，剖宫产时母亲年龄增加，剖宫产率也会增加。具体而言，在 20 岁的产妇中，大约 1/5 的婴儿通过剖宫产分娩。在 40 岁或以上的产妇中，有 1/2 的婴儿通过手术分娩。另一个因素是孕产妇肥胖。随着体重指数的上升，剖宫产率也会上升（Kominiarek，2010）。

整个美国的剖宫产率并不一致。2013 年，犹他州的比例最低，为 22.4%。其他 3 个州——阿拉斯加州、爱达荷州和新墨西哥州的剖宫产率为 25% 或更低。剖宫产率最高的州是路易斯安那州，为 38.9%。其他两个州，密西西比州和新泽西州的剖宫产率接近 38%。大多数州反映了 2012—2013 年全国剖宫产率下降的趋势。事实上，佐治亚州是 2013 年唯一一个剖宫产率较 2012 年高的州。特拉华州和蒙大拿州的降幅最为显著（Martin，2015）。显著的区域差异并非美国独有，这种现象也可以在其他国家找到（Hanley，2010）

■ 数据对比

美国是工业化国家中剖宫产率最高的国家之一。经济合作与发展组织（OECD）（2016）最近的数据显示，以色列的剖宫产率最低，为 15.4%。另外 3 个国家——芬兰、瑞典和挪威报告的剖宫产率低于 20%。土耳其、意大利和波兰 3 个国家的剖宫产率高于美国。在土耳其，每 2 个婴儿中就有 1 个是通过剖宫产分娩的。8 个拉丁美洲国家报告了类似的数据。巴拉圭报告的剖宫产率最高，为 41.4%。尼加拉瓜报告的最低，为 24.2%。巴西的剖宫产率与美国的剖宫产率相当，为 32.2%（Taljaard，2009）。

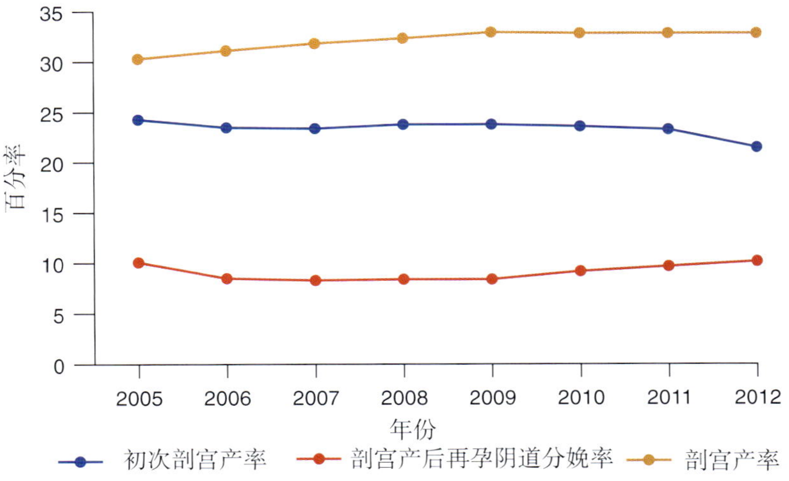

图 25-1　2005—2012 年的总剖宫产率、初次剖宫产率、剖宫产后再孕阴道分娩率。（Data from Martin MA，Hamilton BE，Osterman MJ，et al：Births：final data for 2013．64（1）：1，2015.）

■ 非医学因素

一些非医学因素也显著影响剖宫产率，例如医院或医院系统的类型（Bailit，2012；Maso，2013）。在选定的人群中，个体化分娩计划的制定及产房与不同的剖宫产率相关。此外，教学医院与私人执业医师相比剖宫产率更低（Barber，2011）。由助产士和助产士医师团队组成的产科单位剖宫产率更低（Iriye，2013；Nijagal，2015）。

降低剖宫产率的努力

理想的剖宫产率的概念是难以推算的。世界卫生组织（WHO）认为，为避免严重的孕产妇并发症发生率和死亡率，需要1%～5%的剖宫产率，而超过10%的概率不会降低新生儿死亡率。这表明剖宫产率最少应为5%～10%（Gibbons，2010）。1985年，世界卫生组织建议剖宫产率上限为15%。虽然这个数字是基于理论估计的，但是观察性研究证实了这一估计的价值（Althabe，2006；Villar，2006）。*Healthy People 2020*（《健康人民2020》）建议将低风险妇女剖宫产率从26.5%降至23.9%，剖宫产后低风险妇女剖宫产率下降10%。目前接受再次剖宫产的低风险妇女百分比为90.8%，因此2020年的目标为降至81.7%（Office of Disease Prevention and Health Promotion，2014）。

在美国，大量的医疗保健资源用于管理孕妇及新生儿。事实上，美国25%的住院治疗与妊娠有关（Werner，2014）。根据Truven健康分析市场扫描研究（2013），剖宫产比阴道分娩花费高50%，商业保险支付者平均成本为27 866美元，Medicaid计划者为13 590美元。如果美国的剖宫产率能达到世界卫生组织所建议的15%，每年将节省50亿美元（Center for Healthcare Quality and Payment Reform，2013）。

为减少剖宫产率，必须检查初次剖宫产的适应证。有关剖宫产率的最新数据如图25-1所示。初次剖宫产手术被定义为第一次剖宫产，无论以前经阴道分娩的次数是几次。初次剖宫产约占所有剖宫产的60%。在初次剖宫产后，后续阴道分娩的概率仅为接近10%。

初次手术的最常见适应证是产程停滞（34%）、胎心监护异常（23%）和胎儿先露异常（17%）。其他指征占所有手术中剩余的1/4，如子痫前期（3%），多胎妊娠（7%）和产妇要求（3%）（American College of Obstetricians and Gynecologists，2014a）。与此同时，如ACOG（2015b）所述，OVD概率有所下降（第二十三章，391页）。但总的来说，美国剖宫产的情况与其他国家相似（Gao，2013；Stjernholm，2010）。

需要进行初次剖宫产的绝对适应证其实很少，如完全性前置胎盘，子宫破裂和不能短时间内结束分娩的脐带脱垂。其他适应证，如引产、难产或胎儿情况异常，均只能由当事医生决定。因此，这些适应证的概率变化很大，应该可以修改，如表25-1所示。一个典型的例子是引产，这增加了无效的剖宫产率（Chauhan，2012；Grobman，2012）。美国的引产率在2010年达到了23.8%的历史最高水平，但此后开始下降。值得注意的是，在孕36、孕37和孕38周时，引产率下降，孕38周下降最为明显。显然，如果目标是降低剖宫产率，应该避免选择性引产，尤其是对于宫颈条件差的女性。

人们正在试图研究Friedman（1955）最初定义的正常分娩生理学。最近的研究表明催产素引产时潜伏期延长，产程活跃期可能也不会像Friedman总结的那样早开始（Harper，2012）。具体而言，40%的潜伏期为12 h或更长的女性最终会经阴道分娩（Rouse，2011）。另一个突出的例子来自分娩时硬膜外镇痛的广泛使用，这明显延长了第二产程的时间（Sharma，2004；Zhang，2010）。

胎儿臀先露仍然是剖宫产的最常见适应证之一。2000年，一项随机临床试验对臀位阴道分娩和臀位计划剖宫产进行比较（Hannah，2000）。在计划剖宫产分娩队列中，围产期死亡率和新生儿并发症发生率显著降低。这项研究，加上越来越缺乏臀位阴道分娩的经验，使85%的胎儿臀先露的产妇选择剖宫产。如表25-1所示，另一种选择是外倒转术（ECV），其成功率为50%～60%（American College of Obstetricians and Gynecologists，2016）。臀先露胎儿的管理在第二十一章介绍。

■ 剖宫产后再孕

对于在剖宫产后再孕进行阴道试产的理想孕妇人选，阴道分娩的成功率约为60%。而且，当阴道试产很普遍时，整体剖宫产率最低（MacDorman，2011）。也就是说，剖宫产后再孕阴道分娩（VBAC）率在1996年达到了28%的最高水平。此后，剖宫产后再孕阴道分娩率下降，到2004年不足10%，到目前仍在下降。如图25-1所示，在过去的10年中，一旦妇女进行了初次剖宫产术，超过90%的妇女将接受再

表 25-1 减少剖宫产的策略

适应证	策略
引产	避免选择性引产
难产	增加阴道试产时间
	增加潜伏期时间
	增加产程活跃期时间
	增加第二产程时间
	考虑阴道助产
胎心监护异常	对Ⅱ类胎心监护进行标准解读 规范胎心监护教育
先露异常	外倒转术
剖宫产史	阴道试产

次剖宫产术（Spong，2012）。尽管美国国立卫生研究院召开的共识会议鼓励在一次或两次子宫下段横切口剖宫产后进行更为宽松的阴道试产（Cunningham，2010），事实上，再次剖宫产现在比初次剖宫产更常见。前面讨论《健康人民 2020》的目标，其中包括将低风险女性再次剖宫产率降低 10%，该目标可转化为接近 20% 的 VBAC 率（Office of Disease Prevention and Health Promotion，2014）。

进行阴道试产或选择性再次剖宫产是风险与收益之间的博弈。虽然母亲和胎儿都有风险和收益，但母胎之间的风险与收益并不是平等的。决定因素通常是子宫破裂伴围产期死亡或神经损伤的风险。根据 ACOG（2015c）的数据，在一次子宫下段横切口剖宫产术后，不可预测的子宫破裂风险为 0.7% ~ 0.9%，两次剖宫产术后风险为 0.9% ~ 1.8%。多次剖宫产的主要缺点是随后妊娠中胎盘异常的风险增大。第二十七章将进一步讨论胎盘植入。

无论是选择性引产或再次剖宫产，孕妇必须满孕 39 周（American College of Obstetricians and Gynecologists，2015a）。孕 37 ~ $39^{0/7}$ 周之间分娩新生儿并发症发生率和死亡率较高，其主要并发症与呼吸系统相关，呼吸机使用率和新生儿重症监护室（NICU）的入院率增加（Clark，2009；Tita，2009）。重要的是，延迟选择性再次剖宫产分娩至孕 39 周并不会增加母体发病率（Tita，2011）。近年来，质量和安全委员会鼓励在孕 39 周或更晚的时间行选择性分娩（Martin，2015）。

麻醉

在过去的几十年中，由于有训练有素的专业人员进行即椎管内麻醉或全身麻醉，剖宫产麻醉已成为一项安全的工作。在最近的报告中，疾病预防控制中心认为 2006—2010 年美国由麻醉并发症导致孕产妇死亡的比例 < 1%（Creanga，2015）。镇痛和麻醉在第十九章详细讨论（313 页）。

剖宫产手术技术

让剖宫产成功的一些最重要的步骤在手术前便开始。围术期准备包括患者知情同意、实验室检查、使用抗生素预防、静脉血栓栓塞预防和麻醉选择。这些在第十八章（296 页）中有详细介绍。

在术中，当准备剖宫产时，外科医生、手术助手和手术室人员应遵守无菌原则。一旦确认足够的麻醉并且术前“超时”完成，选择腹部垂直切口或横切口开始剖宫产。第四章（50 页）讨论了开腹术切口的类型及其适应证。鉴于目前肥胖症的流行需强调腹部切口类型对于极度肥胖女性的重要性。（Marrs，2014）。在进入腹膜腔后，评估子宫的位置、膀胱子宫返折腹膜和子宫下段的特征，以指导随后的手术步骤。

■ 手术切口选择

超过 90% 的剖宫产分娩孕妇选择子宫下段横切口。一个主要优点是，与子宫体较厚的肌肉相比，切开较薄的子宫下段所损失的血液量较少。其次，再次妊娠时子宫切口瘢痕破裂的风险显著较低。

垂直子宫切口可考虑母体或胎儿的特点进行选择。对于母体来说，进入子宫下段可能具有挑战性或有害，例如，先前手术导致的致密粘连的膀胱可能妨碍安全进入子宫下段。其他情况如子宫肌瘤可能会填充子宫下段，或者宫颈被癌症浸润。严重的肥胖也会妨碍安全进入到子宫下段。前置胎盘伴向前植入的一些病例可能也会出现类似的问题。当胎盘植入子宫下段时，其周围的血管可能很突出，通过进行子宫垂直切开术，外科医生可以避免胎盘及其营养血管。正如第二十七章（453 页）中所讨论的，如果怀疑有异常黏附的胎盘，如胎盘植入综合征，那么子宫切口应该高于胎盘的最高边缘。在某些情况下，切口可能延伸通过子宫底，甚至是后部（Society for Maternal-Fetal Medicine，2010）。

在其他情况下，胎儿适应证决定了切口选择。有时，子宫下段没有“发展”到母亲和胎儿均无创伤分娩所需要的厚度和宽度。子宫垂直切口最常见的指征是非头先露的早产胎儿。如果需要容纳胎头，垂直切口可以很容易地向上延伸。子宫垂直切口的另一个指征是横位的胎儿。这种胎位的胎足可能难以通过子宫下段横切口抓握，并且可能导致子宫或胎儿的创伤。术中发现胎儿臀先露或头先露可以避免子宫垂直切开。最后，多胎妊娠或某些胎儿畸形，例如严重的脑积水或连体双胎，往往需要通过垂直切口提供更大的手术空间。

无论切口类型如何，进入子宫都必须小心。胎儿裂伤的发生率约为 1% ～ 2%（Pandit，2013）。这种情况的预防措施将在下一节中介绍。最后要注意的是，如果该妇女先前有子宫垂直切口，则后续剖宫产不需要另外一个垂直切口。

子宫下段横切口剖宫产 / 子宫切开

通常，一旦进入腹部就可以看到膀胱子宫返折腹膜。因此，切开膀胱子宫返折腹膜并向两侧延长，从此间隙将连接子宫下段的膀胱结缔组织钝性分离。然后可以将膀胱用牵开器向足端牵拉，并远离计划的子宫切口。

最近的证据表明，在许多情况下可能不需要打开膀胱返折腹膜（表 25-2）。没有这一步骤，皮肤切开到子宫切开的时间缩短，术中和术后并发症，如失血、术后疼痛或尿路感染的发生率降低。然而，当前研究不足以确定这种方法是否会增加膀胱损伤或任何长期并发症的发生率（Dahlke，2013）。

当认为有必要辨别膀胱子宫返折腹膜时，用钳子抓住覆盖子宫的脏腹膜，然后用精细组织剪在膀胱上方和膀胱子宫返折腹膜下方切开（图 25-2）。然后用剪刀尖端横向切开中线左侧和右侧的子宫膀胱腹膜。如果遇到困难，切口很可能在膀胱返折腹膜之上，这里的腹膜与子宫肌层致密结合。在这种情况下，应重新评估膀胱的位置，选择更低的切口再次重复上述步骤。

然后用镊子或 Kelly 钳提拉切开的腹膜下边缘，并用示指钝性分离。这一操作会使膀胱和子宫下段之间的潜在膀胱子宫间隙扩大。进行钝性分离时，应通

表 25-2 循证剖宫产技术

技术	循证建议
预防性抗菌治疗	推荐
打开膀胱腹膜返折	不需要，根据操作者习惯
扩大子宫切口	钝性，向头侧扩大
预防产后出血	静脉输注催产素（10 ～ 40 IU 于 1 000 ml 晶体中 4 ～ 8 h 内滴注）
胎盘剥离	自发剥离
子宫外置术	根据操作者习惯
子宫缝合	一或两层
腹膜缝合	不建议
缝线与吻合器吻合	缝线缝合并发症发生率较低
黏附屏障	不建议

From CAESAR Study Collaborative Group，2010；Cheong，2009；Dahlke，2013；Mackeen，2015；Roberge，2011，2014；Shi，2011；Walfisch，2014.

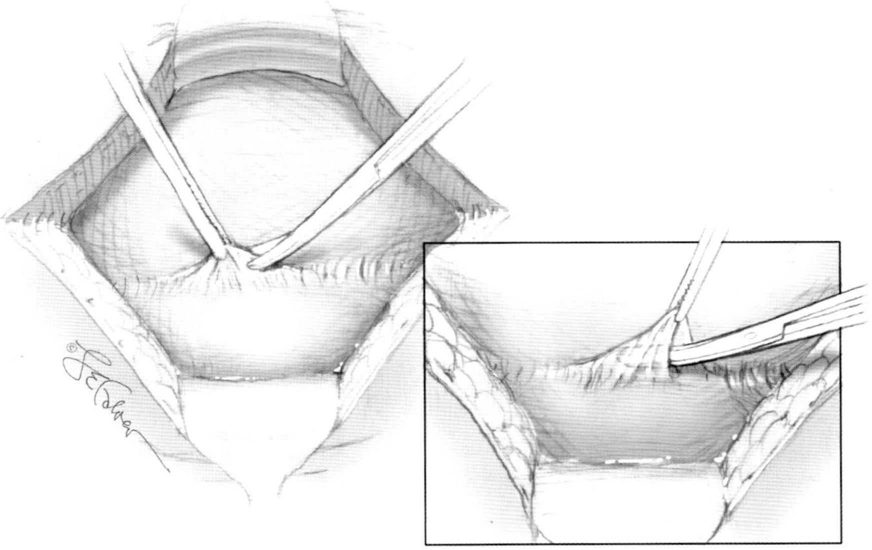

图 25-2　当需要膀胱腹膜返折时，用镊子抓住膀胱返折上的脏腹膜，然后用精细组织剪剪开。形成切口，并向两侧延伸。

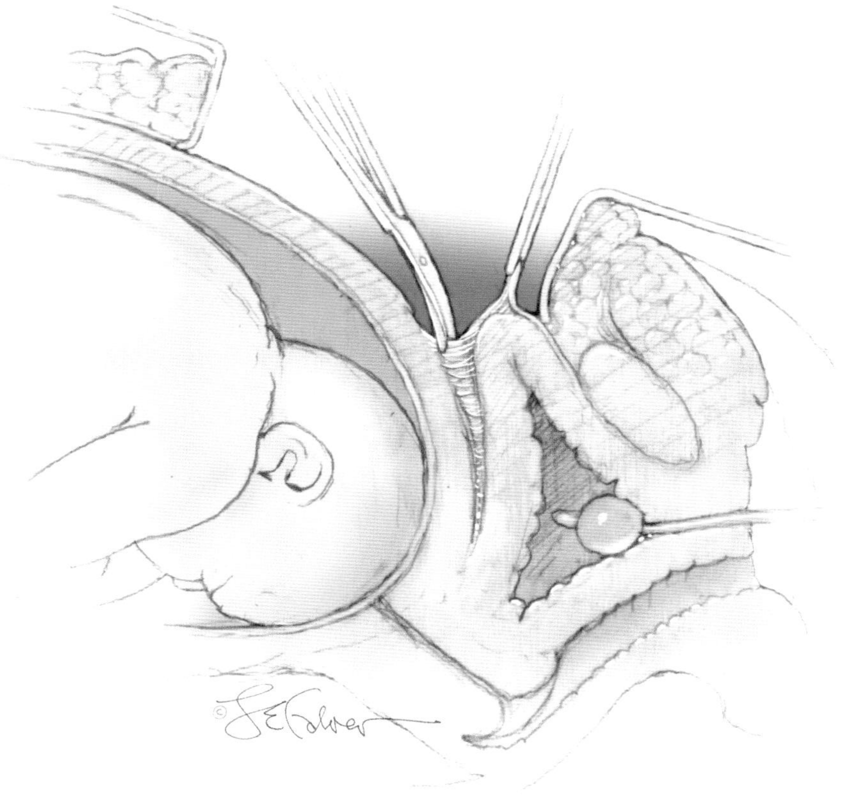

图 25-3　可以使用钝性或锐性分离将膀胱与子宫下段分离。

过指尖对子宫下段而不是膀胱后表面施加压力。这将使无意中发生的钝性膀胱切开术的风险降至最低。在血管损伤可能导致大量出血处，还必须注意不要过于向两侧分离。如果患者有剖宫产史，膀胱腹膜返折可能会留下瘢痕，可能需要清晰地了解解剖才能形成潜在间隙（图 25-3）。同样，谨慎操作降低了无意中切开膀胱的风险。

外科医生接下来使用牵开器（通常是膀胱叶片）将膀胱向足端牵拉远离手术区域。此外，Richardson 牵开器可以放置在切口头端，以帮助视野暴露。然后用手术刀于膀胱子宫返折腹膜的中线处逐层切开子宫下半段（图 25-4）。轻轻划开一两次后用手指触摸子宫肌层，以评估到达羊膜或子宫腔所需的深度。这种分层方法有助于避免胎儿裂伤。此外，提倡用手指或手术刀柄的背面通过最深层的子宫肌层，钝性进入宫腔，以减少胎儿划伤的风险。此外，在子宫切开期间，可以使用 Allis 钳将子宫肌层提拉至远离胎儿处（Encarnacion，2012）。通常，血液在此阶段遮挡手术区域，助手连续抽吸非常重要。当吸力不足时，在子宫肌层切口上方和（或）下方用海绵棒固定，并给予一定的压力可能会使出血减慢，从而暴露术野。最终，完成子宫肌层切开后，如果胎盘膜之前没有破裂，此时通常也会破裂。

外科医生有 3 种方法来延长子宫切开术的切口：锐性切开、钝性牵拉或卸下吻合器。其中，钝性分离（牵拉）可以以两种方式进行。外科医生可以在其侧边缘处将示指插入子宫切口，然后向两侧及头端牵拉（图 25-5）。另一种操作是在子宫切口的上边缘和下边缘下方的中线处插入一两个手指。然后，向头端和足端方向牵拉（表 25-2）。在这两种技术中，后者似乎更安全。具体而言，在头 - 足端方向上钝性牵拉子宫切口时，切口意外延伸及缝合裂伤的风险降低，失血超过 1 500 ml 的风险也降低（Cromi，2008）。

锐性切开是第二种选择。剪刀叶片横跨子宫下段的子宫壁，手指提高子宫壁，并位于剪刀下叶和胎儿之间来保护胎儿，将子宫肌层横向稍偏于头端切开。在这两种技术中，锐性分离会造成更多的出血（Dahlke，2013；Saad，2014）。

第三种延长切口的办法是使用包含两个钳口和可吸收外科钉的专用子宫吻合器来扩展切口。这样，通过最初的小子宫切口将吻合器的一端钳口直接引入子宫腔。定位成功后，吻合器的另一端位于子宫外，并沿着计划的横向切口延伸，子宫内表面的吻合器沿着相同的切口路径延伸。当使用吻合器时，两行可吸收的钉被放置，子宫肌层由此分开。该吻合线可以止血性地切开子宫，但使用该装置不会减少与手术相关的整体失血，并且确实延长了手术时间（Dodd，2014）。因此，一次性吻合器的额外成本和缺乏明确的手术优势使得这种选择并不那么吸引人。该工具在胎儿手术的子宫切开术中具有更大的优势，如第十六

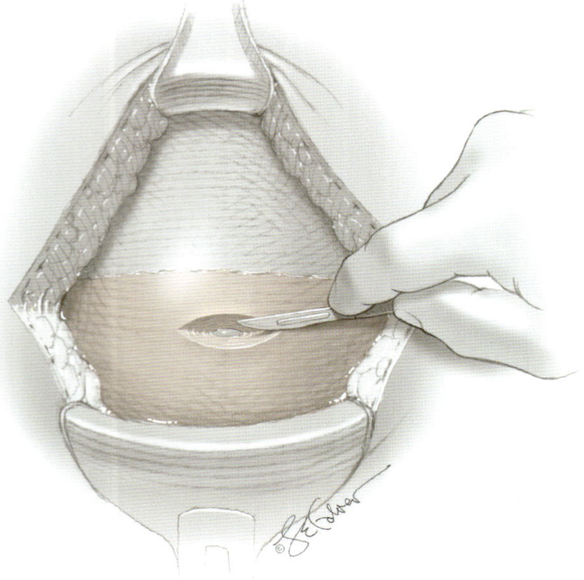

图 25-4 膀胱返折腹膜形成后，放置膀胱叶片，以使膀胱远离子宫切口。用 Richard 牵开器将腹壁抬高。锐性切开子宫下段。

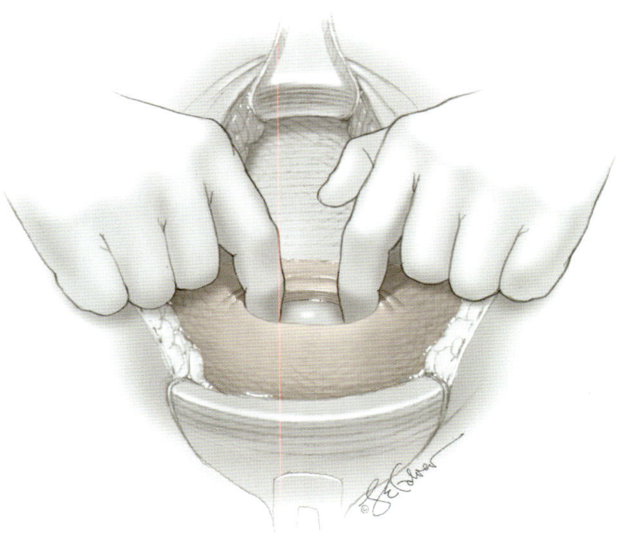

图 25-5 进入子宫腔后，手指朝头侧和外侧延伸切口。在操作者手指下方和手指之间可见羊膜囊。

章（273 页）。

子宫切口延长

有时，创建的子宫下段横切口可能不够宽。例如，胎儿巨大，有一个圆形、未塑形的头，或是臀位。尤其是在手术先于分娩，且子宫下段未充分展开时，切口宽度较窄。在许多情况下，进一步的切口外侧延伸可能会导致子宫动脉撕裂。相反，可将子宫下段横切口可以向上延伸到子宫体。

切口延伸可以在子宫中线垂直向宫底进行。这是一个“T”形切口。其路径与 421 页所示的古典式切口相似，但“T”形切口通常较短。或者，横切口侧边缘也可以向右或向左呈一定角度，朝向宫底延伸（图 25-6）。这是一个“J”形切口。无论是“T”形还是“J”形切口，都应在剪刀下叶片和胎儿之间放入手指，以避免无意识的胎儿的意外撕裂。值得注意的是，这些延长的切口与出血、阔韧带血肿和子宫血管撕裂有关（Pandit，2013）。

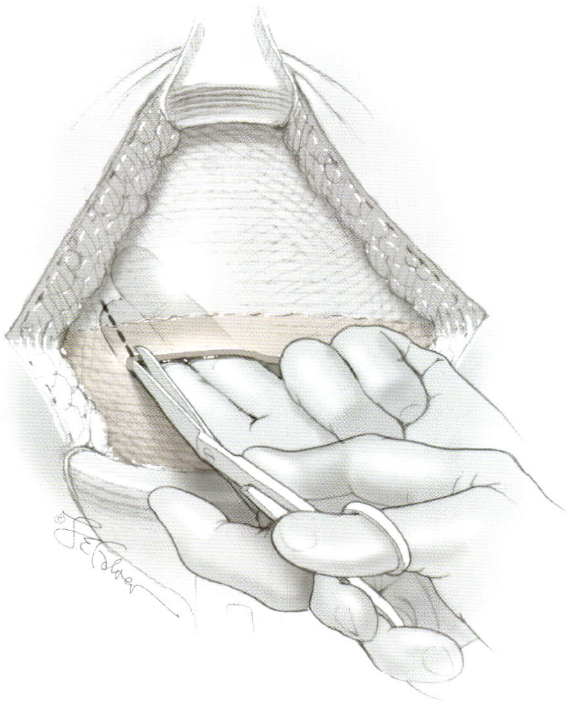

图 25-6　如果需要较长的子宫切口，“J”形切口可以提供额外的长度，降低子宫动脉侧向撕裂的风险。手指插入切口左侧或右侧的外面。手指抬高子宫肌层，起到剪刀下叶片与胎儿之间屏障的作用。

胎儿娩出

此时，如果胎膜尚未破裂，可以使用 Allis 钳或类似器械将胎膜撕裂。助手在子宫切口区域连续抽吸，以释放血液和羊水。在胎儿头先露时，外科医生将优势手插入子宫切口，并在胎儿头部下方滑动手指。通过抬起和弯曲头部，手将枕骨带入切口线（图 25-7）。如果在这个阶段遇到困难，外科医生应该确认枕骨（而不是前顶或额部）被抬向切口。

在任何时候，操作者都应该避免弯曲手腕，避免使用切口的下边缘作为支点。如果不注意这一指示，

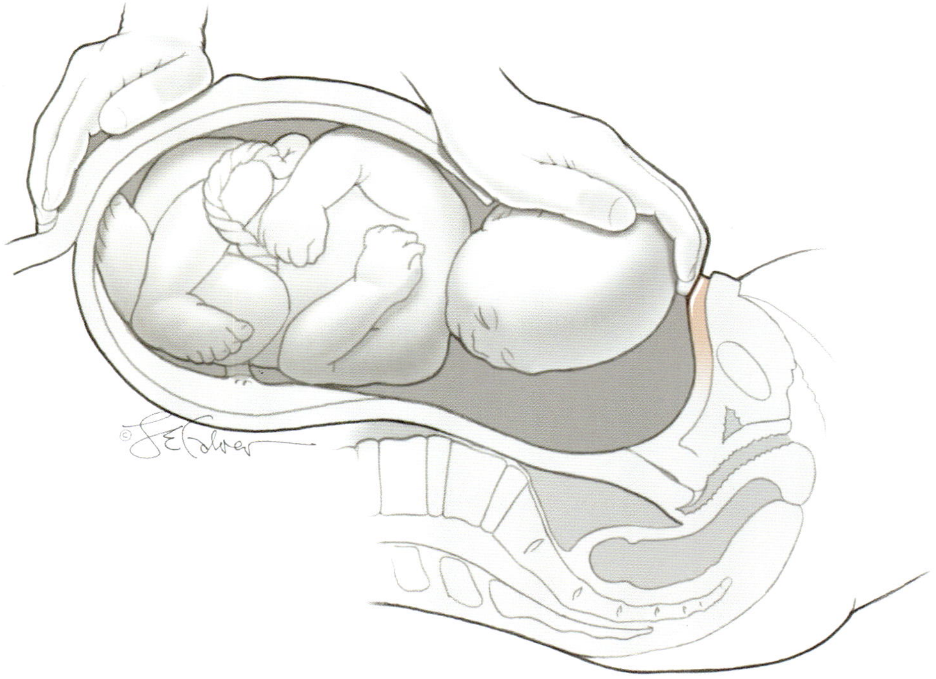

图 25-7　将胎儿枕部向切口抬起。为避免子宫下段撕裂，应注意避免将子宫下段作为支点。因此，理想情况下，操作者的手腕不应弯曲。当枕部进入子宫切口时，借助来自宫底的压力辅助胎头娩出。

可能会导致下部裂伤延伸到子宫下段，也可能延伸至阴道，或延伸到子宫动脉和阔韧带的外侧部分。当枕骨进入切口时，助手施加基底压力，以帮助通过切口排出胎头。对于没有临产的女性，胎头可以是未塑形的，没有露出的头部。圆头可能难以通过相对较厚的子宫下段切口向上提升，该部分在分娩时未展开。一些外科医生发现负压装置或产钳的应用在牵引未衔接的胎头方面是有价值的（图 25-8 至图 25-10）。

一旦娩出胎头，剩余的分娩就像阴道分娩一样。手指应穿过胎儿颈部以确定它是否被一个或多个脐带环包围。如果感觉到脐带环，应将它滑过头部。将头部旋转至枕横位，其垂直地对准胎儿双肩峰直径。用两只手抓住头部的两侧，并施加轻微的向下牵引，直到前肩部进入切口（图 25-11）。接下来，通过向上运动，后肩被娩出（图 25-12）。在肩部分娩期间，避免突然或强大的力，以避免臂丛神经牵拉损伤。一旦肩部从切口娩出，外科医生就会沿着胎儿的长轴提供稳定的向外牵引力。温和的基础压力可能有助于此。接下来，胎体的其余部分很容易跟随娩出。

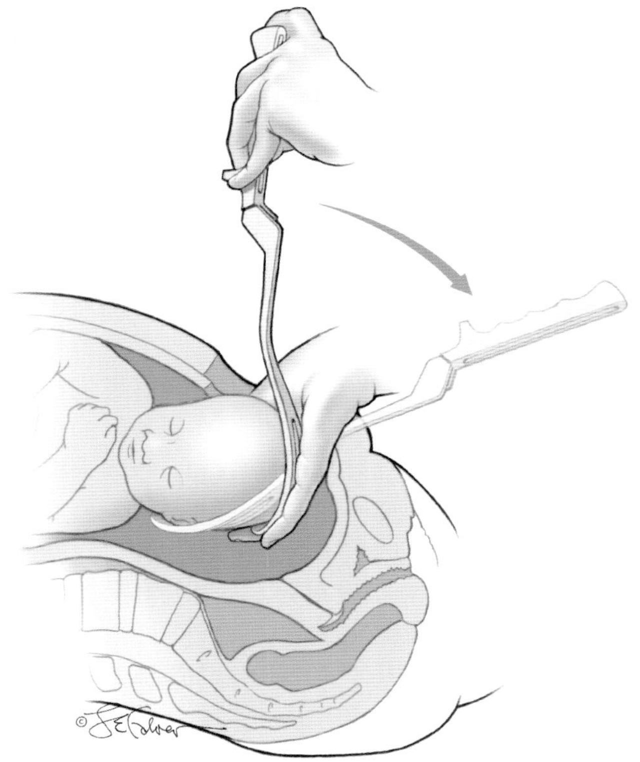

图 25-8 剖宫产过程中，可以多种方式使用产钳辅助胎头娩出。多数情况下，胎头被手动旋转至枕横位。操作者的手掌滑至头部下面。在应用阴道钳的同时将 Laufe 产钳沿手掌方向固定在胎儿下方颧骨和顶骨的位置。

钳夹脐带

胎儿被放置在下腹部和大腿上部，而脐带被钳夹和切割。脐带钳夹的时间一直是争议的主题。对于早

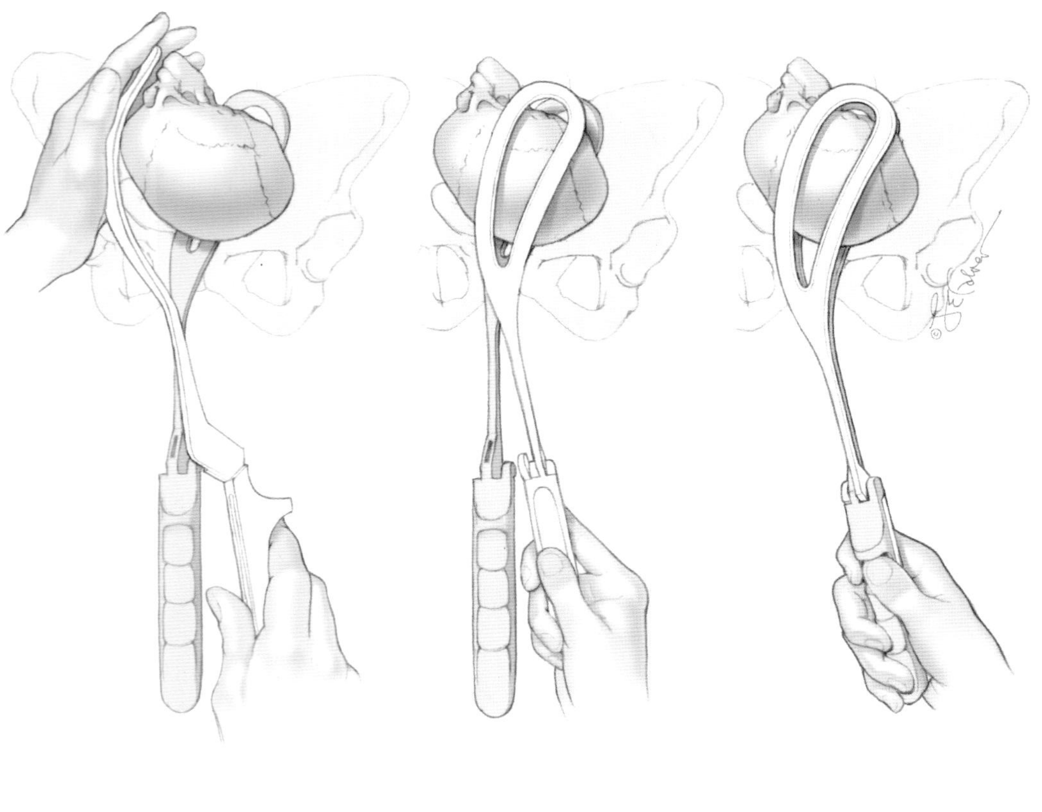

图 25-9 应用产钳的第二叶时，操作者将手从子宫切口最外侧伸进子宫，手背对子宫壁施加侧向压力，为第二叶提供空间。产钳滑过手掌至手掌中间，然后引导产钳覆盖上方颧骨和顶骨。位置固定后连锁钳柄。

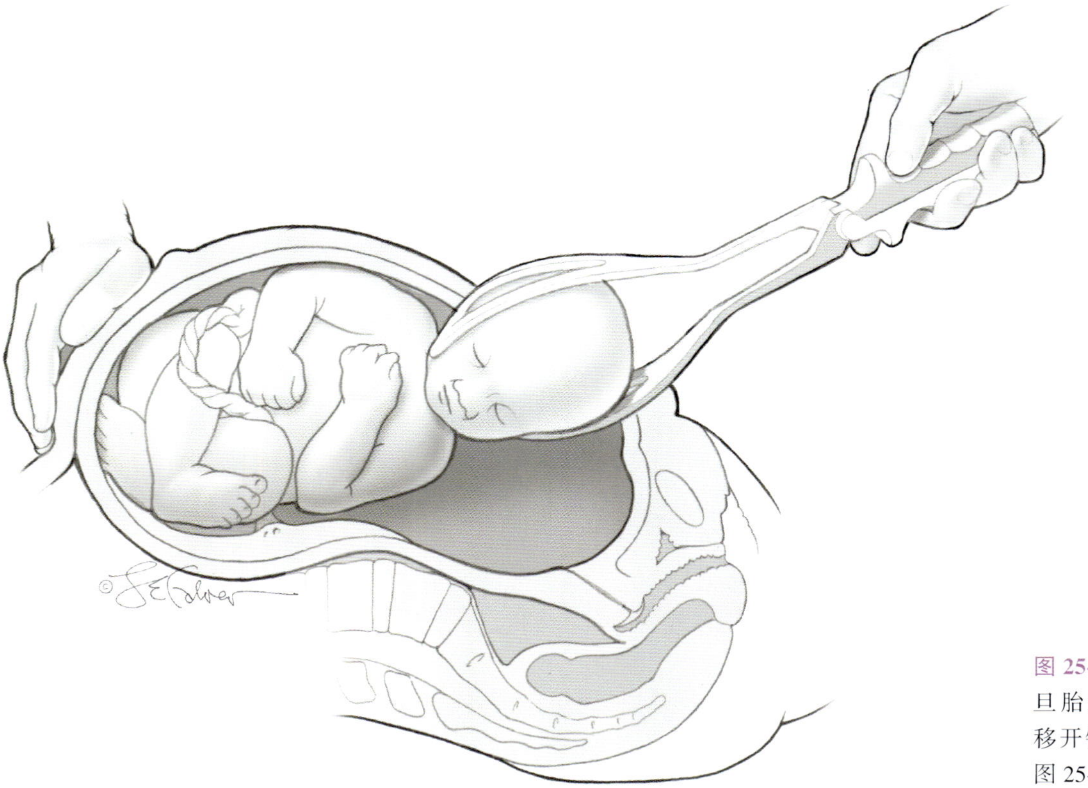

图 25-10 向外牵引胎头。一旦胎头娩出，应立即卸下、移开钳柄。余下分娩过程如图 25-11 和图 25-12 所示。

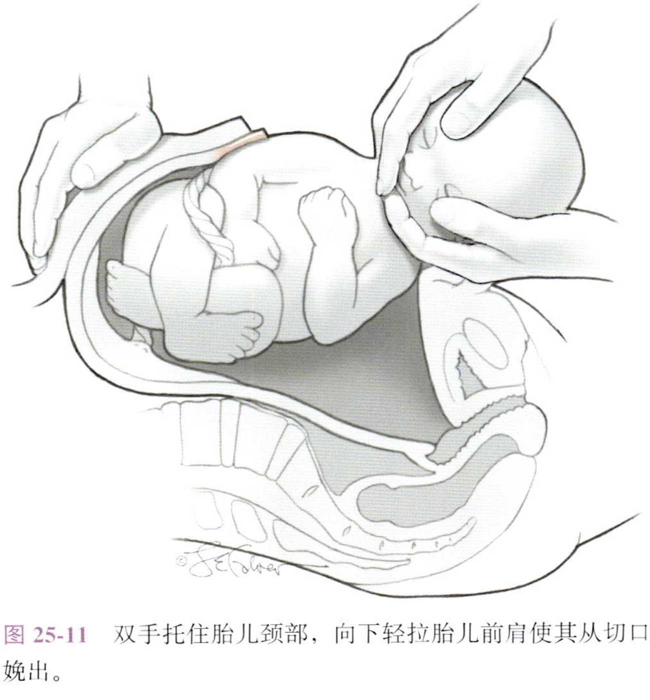

图 25-11 双手托住胎儿颈部，向下轻拉胎儿前肩使其从切口娩出。

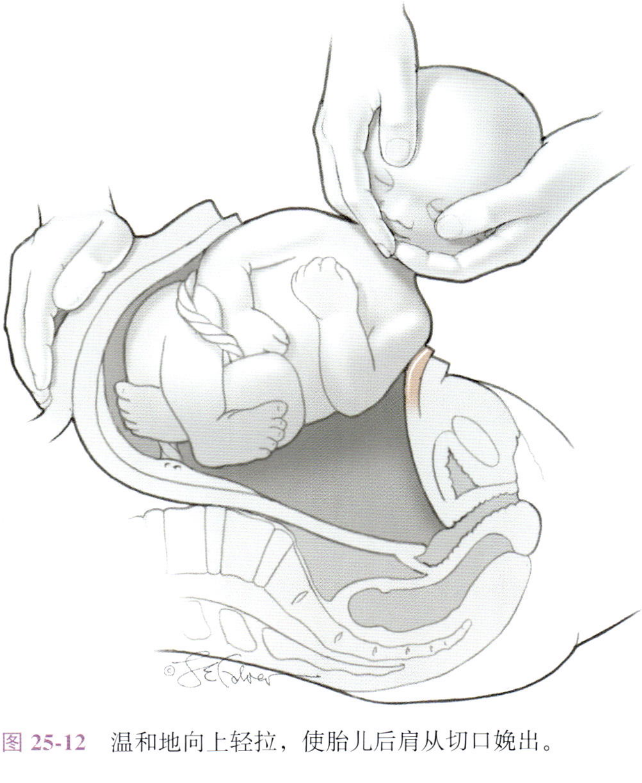

图 25-12 温和地向上轻拉，使胎儿后肩从切口娩出。

产儿，将脐带钳夹延迟 30 ~ 60 s 有几个好处，包括更高的红细胞容量、减少输血需求、有更好的循环稳定性、降低脑室内出血和坏死性小肠结肠炎的发生率（Rabe，2012；Sommers，2012）

在足月儿中，延迟脐带钳夹可减少缺铁性贫血并改善铁储备。这在普遍缺铁的人群中可能特别有价值（Abalos，2009）。然而，较高的血红蛋白浓度会增加高胆红素血症的风险，并延长新生儿光疗的住院时间（McDonald，2013）。延迟脐带钳夹也可能妨碍及时和需要的新生儿复苏。幸运的是，与早期钳夹相比，延迟脐带钳夹通常不会使 Apgar 评分或脐带 pH 值恶化。关于孕产妇的结局，早期钳夹组和延迟钳夹组的产后出血率相似（Andersson，2013）。将脐带挤压 4 ~ 5 次，在此过程中，操作者将血液通过脐带推向新生儿，似乎具有与延迟类似的效果（Al-Wassia，2015；McAdams，2014）。关于这种操作的数据较少，但它似乎是安全的；并且如果临床指示快速脐带钳夹可能是有利的，此方法更实用（Upadhyay，2013）。学界尚未研究长期预后，但 4 个月的随访表明它对整体神经发育没有影响（Andersson，2011）。ACOG（2014b）得出的结论是，在资源丰富的环境中，没有足够的证据支持或反驳延迟脐带钳夹对足月新生儿的益处。

以前，新生儿的即刻鼻咽球吸引术是常规的去除分泌物方法。然而，人们发现鼻咽部抽吸可能导致新生儿心动过缓（Gungor，2006）。美国心脏协会对新生儿复苏的建议为目前在出生后立即避免大部分抽吸，即使是胎粪。这包括吸耳球抽吸。对自主呼吸有明显障碍的新生儿，应该保留吸痰（Kattwinkel，2010）。一旦脐带被夹住，新生儿就会被递给负责新生儿的医疗保健提供者。美国儿科学会和 ACOG（2012）建议，熟悉新生儿复苏的人员应该在产房内，并配备所有可能需要的设备。

胎头受压

头盆不称胎儿经过长时间的分娩后，胎儿的头部可能会紧紧地楔入产道。这种情况可能会产生不良的孕产妇和胎儿结局。为了缓解这种情况，助手可以施加阴道压力，以将胎头抬向切口（图 25-13）。这种“推”的技术驱动头部，并允许其在耻骨联合上方娩出。因为助产的手必须深入骨盆，手腕通常位于子宫切口的水平。手腕的弯曲会增加子宫切开期间的压力。因此，这种头部的推力缓解增加了子宫切口延长和相关失血的风险。第二个风险是胎儿颅骨骨折，这可能是由外科医生或助手给予的剧烈的向上压力引起。

作为替代方案，使用“拉”的方法，抓住胎儿腿，并通过子宫切开术切口娩出。在许多情况下，需要有意延长切口以提供足够的空间。然后通过牵拉和完全臀位牵引来娩出胎儿。后一种方法的数据不太有力，来自小型随机试验和 meta 分析（Bastani，2012；Jeve，2016；Veisi，2012）。

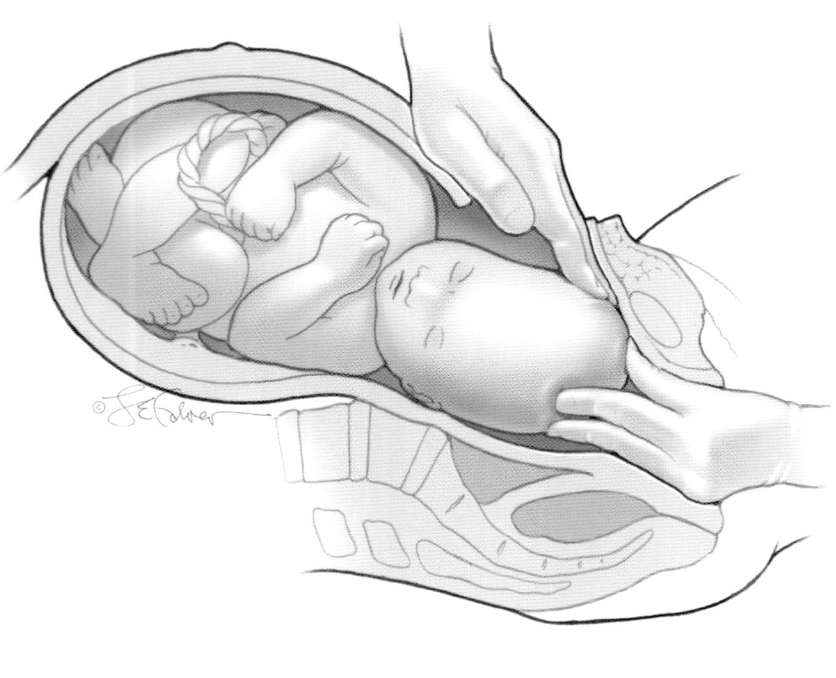

图 25-13 头盆不称时，胎头可能会变形并紧紧地楔在产道内。为了缓解这种情况，助手的手可在阴道内施加向上的压力，将有助于胎头移动，并使其在耻骨联合上方娩出。

胎盘娩出

用Pennington钳或卵圆钳等类似的闭塞型钳子夹闭大出血的切口部位，以便在剥离胎盘时获得暂时止血。目前的方法是在4 ~ 8 h内施用催产素溶液（10 ~ 40单位稀释于1 000 ml晶体溶液中）（Dahlke，2013）。一旦胎儿被娩出，可以开始进行宫底按摩，以加速胎盘的剥离和娩出。

胎盘最好是通过轻柔牵引在脐带上自发娩出（图25-14）。与手取胎盘相比，该技术可降低子宫炎和失血的风险，并缩短住院时间（表25-2）。至少在过去，手取胎盘也会增加Rh同种异体免疫的风险（Queenan，1964）

然而，在某些情况下，特别是那些患有宫缩乏力或未预料到的胎盘植入的产妇，脐带牵引可能会引起子宫倒置。在这种情况下，手取胎盘可以避免内翻或可以诊断病态附着的胎盘。此外，在宫腔切开后大量出血的情况下，手取胎盘可以加快分娩速度，并允许迅速完成子宫缝合止血。

在胎盘娩出后，任何剩余的胎膜都可以用Pennington钳或卵圆钳从子宫宫腔内取出，也可选择用开腹海绵用擦拭。以前，用两个手指或卵圆钳通过子宫切口扩张闭合的宫颈口，这种做法不能改善由于宫腔积血引起的感染，因此不再推荐（Güngördük，2009；Liabsuetrakul，2011）。如果计划安排宫内节育器，可按第三十三章（542页）中的说明完成置入。

切口关闭

接下来注意子宫切口的关闭。子宫切口的关闭可以在腹膜腔内完成或将子宫牵出至腹腔切口外进行（表25-2）。CORONIS研究的meta分析和最新的随机试验发现，两种方法的临床结果均无差异（CORONIS Collaborative Group，2013；Walsh，2009）。将子宫取出可以为关闭子宫切口提供更多的暴露，并可能有助于可视化附件和输卵管结扎的操作。对于子宫撕裂和出血活跃或皮下脂肪层较深的肥胖患者，这种暴露可能尤为重要。

找到切口的顶端，用0号或1号可吸收缝线缝合顶端。选择哪种缝线用于关闭子宫切口更理想是有争议的。例如，在CORONIS研究中，铬肠线优于羟基乳酸聚合物910（Vicryl）。这些特定缝线的特征见第一章（4页）。无论用哪种缝线，均是在切口外1 cm左右开始缝合第一针，并使用连续锁边缝合技术或连续非锁边缝合技术完成整个切口的关闭（图25-15）。锁边缝合理论上可提供更有力的止血。

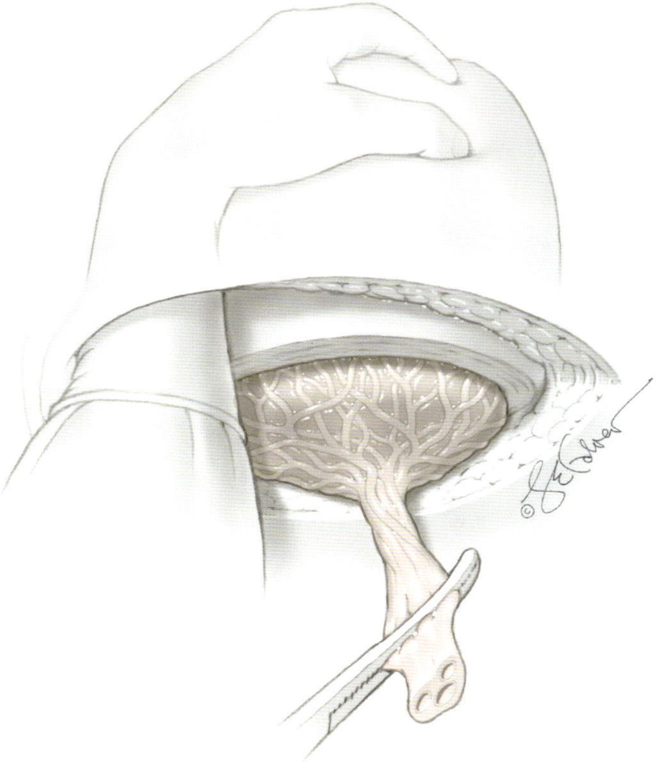

图25-14 胎盘娩出时，一只手置于腹部轻轻按摩子宫底部，以帮助胎盘剥离。当子宫收缩时，胎盘通过子宫切口娩出。轻拉脐带也有助于胎盘剥离和娩出。

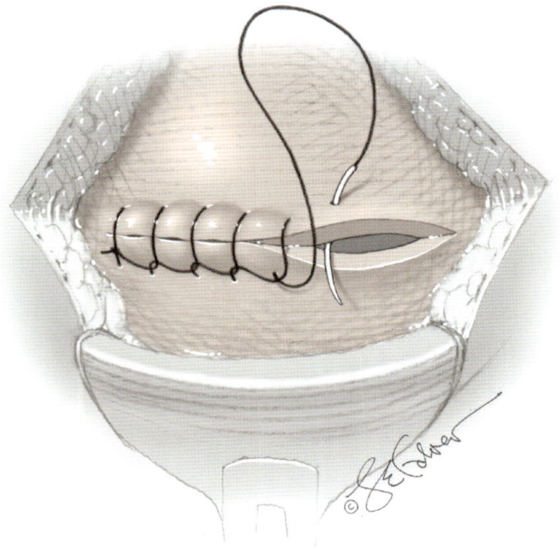

图 25-15 子宫切开术的切缘近似为横向等距锁边缝合。

可以进行双层缝合，第二层可与第一层重叠呈覆瓦状。在两项随机试验中，CAESAR（2010）和CORO-NIS（2013）研究协作组比较了单层与双层缝合术。在这些研究中，没有发现这两种方法之间的短期差异。项目指标包括传染病发生率、手术时间、术后疼痛、输血需求、再入院率和母乳喂养率（表25-2）。这两种方法产生的子宫瘢痕的长期后果都有争论。一些研究（但肯定不是全部研究）表明，如果打算下次妊娠时采用阴道分娩，选择双层封闭是更优越的（Bujold，2002；Durnwald，2003；Roberge，2011，2014）。

有些人选择冲洗腹腔，特别是在绒毛膜羊膜炎或大量粪便溢出的情况下。在不降低术后感染性并发症发生率的情况下，灌注已被证明会增加术中恶心和呕吐的风险（Viney，2012）。

在腹部闭合之前，对盆腔解剖结构进行探索。对卵巢或输卵管病理学的管理类似于非孕妇，并在第十四章（234 页）中介绍。通过充分的脊椎镇痛或全身麻醉，也可以手动探查上腹部。这通常包括双侧肾窝和肝表面。如果探查发现阑尾显著病变，是行阑尾切除术的指征，且不会增加并发症发生率（Pearce，2008）。

剖宫产的问题是腹腔粘连会形成，并使随后的手术复杂化。在最近的一篇综述中，Walfisch 等（2014）研究了黏附屏障和腹膜闭合对后续粘连的影响。他们没有发现黏附屏障有效的证据，并建议不要使用它们。

在过去的 10 年中，腹膜的关闭在很大程度上被放弃了。CAESAR（2010）和 CORONIS（2013）的协作研究小组发现无论是否关闭腹膜，短期临床结果均无差异。因此，关闭（或不关闭）腹膜似乎没有获得短期益处。然而，长期结局尚未得到充分研究。

最后，如第四章（61 页）所述，进行腹部切口的闭合。总之，筋膜通过使用延迟可吸收缝线的连续非锁定缝线闭合。测量深度超过 2 cm 的皮下层通常用连续缝线闭合或使用普通肠吻合器吻合或使用延迟吸收缝线中断缝合。大多数研究支持使用缝线（而非吻合器）来关闭皮肤（Mackeen，2015；Tuuli，2011）。

Joel-Cohen 和 Misgav-Ladach 技术

之前描述的 Pfannenstiel-Kerr 技术已经使用了数十年。最近，Joel-Cohen 和 Misgav-Ladach 对此技术进行了改良。它们与传统的 Pfannenstiel-Kerr 技术的不同点主要在于切口选择、手术入路和更多地使用钝性分离。

Joel-Cohen 技术选取髂前上棘水平下方 3 cm 处横向切开皮肤 10 cm。皮下组织层在中线处锐性分离，打开 2 ～ 3 cm 宽。这是在没有横向延伸的情况下，向下朝筋膜进行的。在筋膜上做一个小的横切口，每只手的一根手指钩在这个筋膜切口的外侧边缘。然后将切口横向拉伸。一旦打开筋膜并识别出腹直肌肌腹，就将每只手的示指插入肌腹之间。一个向头侧牵拉，另一个向反方向的足部牵拉，以进一步分离肌腹。用示指分离并进入腹膜，并且再次，用示指同时向上、下两侧（头侧、足侧）分离，打开该层。然后将腹壁的所有层手动横向拉伸，以进一步扩大切口。在膀胱上方的中线切开腹膜，将膀胱钝性反折到下方，使其与下面的子宫下段分开。子宫肌层在中线横向切开，然后打开并横向延伸，分别用一根手指钩在子宫切口的两侧顶端。子宫切口的关闭可以用间断缝合。脏腹膜和壁腹膜均不关闭。Misgav-Ladach 技术类似，不同点在于通过单层锁边连续缝合完成子宫肌层的关闭（Hofmeyr，2009；Holmgren，1999）。

这些技术与较短的手术时间和较少的术中失血和术后疼痛相关（Hofmeyr，2008；Mathai，2013）。因此，在需要更快分娩时间的情况下，它们可能会受到青睐。然而，对于患有前腹直肌纤维化和腹膜粘连的女性，它们可能难以操作，这通常使再次剖宫产更复杂（Bolze，2013）。此外，这些技术的长期结局尚不清楚。

古典式剖宫产切口

如有可能尽量避免这种切口，因为它包含活跃子宫上段，因此容易在随后的妊娠中破裂。古典式切口偶尔在分娩中首选，并且在412页列举了适应证。主要指征是暴露或安全进入子宫下段较为困难。在一些情况下，胎儿适应证决定了其需求。

首先，子宫垂直切口的起始点时也要尽可能低，最好是在子宫下段（图25-16）。如果粘连、暴露不足、肿瘤或胎盘妨碍膀胱膀胱返折的形成，则切口选择在膀胱水平以上。一旦手术刀进入子宫，用绷带剪将切口向头侧延长，直到它足够长以允许胎儿的分娩。在剪刀使用期间，非优势手的手指在子宫肌层和胎儿之间插入，以防止胎儿损伤。当切口打开时，在子宫肌层中通常会有大量出血的大血管。胎儿和胎盘的分娩同子宫下段横切口手术。

对于切口关闭，一种方法是采用一层0号或1号铬肠线连续缝合，以对合切口较深的部分（图25-17）。然后用类似的缝线连续或间断“8”字缝合，关闭子宫肌层的外部。尽量避免不必要的针眼，以免子宫肌层血管穿通导致随后的出血或血肿。为了获得良好的对合，并防止缝线撕裂穿过子宫肌层，可以在每个针脚出针时将伤口两侧的子宫压向中线。子宫浆膜的边缘用连续的2-0铬肠线对合。然后如前所述完成其他操作。

并发症

一般来说，剖宫产是一种安全的手术。然而，与阴道分娩相比，这些手术与一些短期和长期的并发症发生和死亡有关。这些将在第三十二章（513页）中

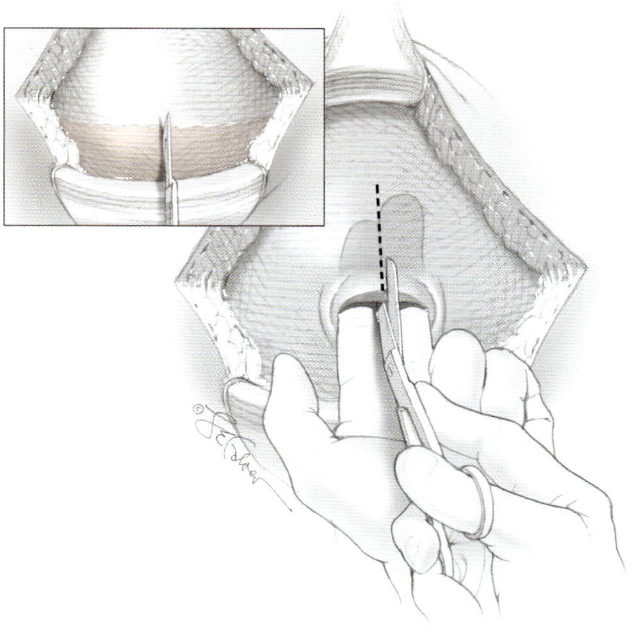

图25-16　古典式剖宫产切口先在子宫下段做一个垂直的小切口。手指从子宫肌层和胎儿之间伸入，以免造成胎儿裂伤。然后，用剪刀向头部延伸切口，以满足分娩需要。

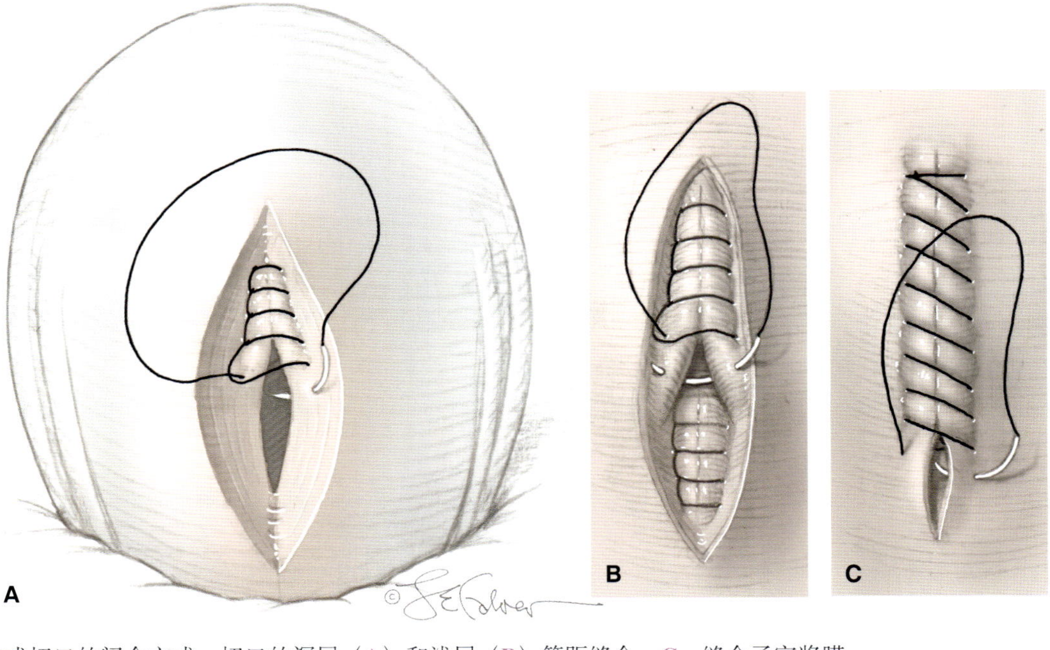

图25-17　古典式切口的闭合方式。切口的深层（A）和浅层（B）等距缝合。C．缝合子宫浆膜。

详细讨论。一些短期并发症包括子宫炎症、需要输血的急性失血性贫血，以及肺炎和肺栓塞等内科并发症。长期后遗症包括骨盆疼痛、粘连形成和对下次生育的不利影响（如生育能力下降）。剖宫产后再孕发生前置胎盘、胎盘早剥、胎儿生长受限、早产和可能死产的风险均增加（Clark，2011；Marshall，2011）。随后每次剖宫产手术时，包括肠道损伤和输尿管损伤等并发症的风险会增加（Silver，2006）。这些伤害及其修复在第二十八章（461 页）中有所描述。后续妊娠中最严重的母亲风险是病理性胎盘附着——胎盘植入综合征（第二十七章，第 448 页），剖宫产产妇死亡的风险为每 100 000 次分娩 2.2 例，比阴道分娩约高 10 倍（Clark，2008）。

除产妇风险外，剖宫产还会增加胎儿风险。胎儿可能面临如头皮裂伤（Alexander，2006）的身体损伤。最常见的短期胎儿并发症是呼吸道疾病，通常是新生儿的短暂性呼吸急促（Silver，2012）。如果在孕 39 周之前进行选择性再次剖宫产，则不良呼吸系统结局、机械通气、新生儿脓毒血症、低血糖、新生儿 ICU 入院和住院超过 5 天的概率增加。

如第 411 页所述，前次剖宫产分娩后的子宫破裂会带来孕产妇和新生儿风险。母亲的风险包括感染率、子宫切除术概率和输血概率增加。新生儿风险包括缺氧缺血性脑病和死亡（Landon，2004）。

心脏停搏与围死亡期剖宫产

产科医生面临一名心脏停搏或其他情况导致濒死的孕妇的情况极少见。妊娠的许多生理变化可以并发心脏停搏。首先，与非妊娠妇女相比，心肺骤停的孕妇缺氧会更迅速。这源于妊娠变化，包括肺功能残气量较小，但代谢率较高。妊娠子宫对下腔静脉压迫，特别是在进行心肺复苏所需的仰卧位时，也可能阻碍血液回流到心脏。对于胎儿，子宫灌注不足导致缺氧和失代偿性酸血症。通常，对心肺功能衰竭患者的抢救响应越快，心肺功能复苏就越容易成功。第七章（107 页）介绍了心搏骤停的管理。此外，读者可参考产科麻醉和围产医学学会的详细共识声明（Lipman，2014）。

在这种情况下，紧急剖宫产分娩对于孕产妇和胎儿的健康都是合理的。对于母亲，分娩可以改善一些生理指标。对于胎儿，如果胎儿在心脏停搏后 5 min 内分娩，则可以预期新生儿健康存活。在此期间进行剖宫产难度较大，且难以迅速实现。在一篇综述中，Einav 等（2012）报道，新生儿幸存者的平均分娩时间为 14 min，非幸存者的平均分娩时间为 22 min。

第七章（109 页）中介绍了围死亡期剖宫产的处理流程。值得注意的是，不应该因为准备无菌区域或将孕妇转运至手术室而浪费宝贵的抢救时机。床边即刻剖宫产可以用手术刀简单完成。因为患者可以在事件中存活，操作者应该注意避免对肠道和膀胱的不必要的损伤，并且应进行一定程度的止血。

（严 欣，译 陈 扬，校）

参考文献

Abalos E: Effect of timing of umbilical cord clamping of term infants on maternal and neonatal outcomes: RHL commentary. World Health Organization. 2009. Available at: http://apps.who.int/rhl/pregnancy_childbirth/childbirth/3rd_stage/cd004074_abalose_com/en./ Accessed January 21, 2016

Alexander JM, Leveno KJ, Hauth J: Fetal injury associated with cesarean delivery. Obstet Gynecol 108:885, 2006

Althabe F, Sosa C, Belizan JM, et al: Cesarean section rates and maternal and neonatal mortality in low-, medium-, and high-income countries: an ecological study. Birth 33:270, 2006

Al-Wassia H, Shah P: Efficacy and safety of umbilical cord milking at birth: a systematic review and meta-analysis. JAMA Pediatr 169:18, 2015

American Academy of Pediatrics and the American College of Obstetricians and Gynecologists: Guidelines for Perinatal Care, 7th ed. Washington, AAP and ACOG, 2012

American College of Obstetricians and Gynecologists: External cephalic version. Practice Bulletin No. 161, February 2016

American College of Obstetricians and Gynecologists: Nonmedically indicated early-term deliveries. Committee Opinion No. 561, April 2013, Reaffirmed 2015a

American College of Obstetricians and Gynecologists: Operative vaginal delivery. Practice Bulletin No. 154, November 2015b

American College of Obstetricians and Gynecologists: Vaginal birth after previous cesarean delivery. Practice Bulletin No. 115, August 2010, Reaffirmed 2015c

American College of Obstetricians and Gynecologists (College); Society for Maternal-Fetal Medicine, Caughey AB, et al: Safe prevention of the primary cesarean delivery. Am J Obstet Gynecol 210(3):179, 2014a

American College of Obstetricians and Gynecologists: Timing of umbilical cord clamping after birth. Committee Opinion No. 543, December 2012, Reaffirmed 2014b

Andersson O, Hellström-Westas L, Andersson D, et al: Effect of delayed versus early umbilical cord clamping on neonatal outcomes and iron status at 4 months: a randomised controlled trial. BMJ 343:d7157, 2011

Andersson O, Hellström-Westas L, Andersson D, et al: Effects of delayed compared with early umbilical cord clamping on maternal postpartum hemorrhage and cord blood gas sampling: a randomized trial. Acta Obstet Gynecol Scand 92(5):567, 2013

Bailit J: Impact of non-clinical factors on primary cesarean deliveries. Semin Perinatol 36:395, 2012

Barber EL, Lundsberg LS, Belanger K, et al: Indications contributing to the increasing cesarean delivery rate. Obstet Gynecol 118:29, 2011

Bastani P, Pourabolghasem S, Abbasalizadeh F, et al: Comparison of neonatal and maternal outcomes associated with head-pushing and head-pulling methods for impacted fetal head extraction during cesarean delivery. Int J Gynaecol Obstet 118(1):1, 2012

Bolze PA, Massoud M, Gaucherand P, et al: What about the Misgav-Ladach surgical technique in patients with previous cesarean sections? Am J Perinatol 30(3):197, 2013

Boyle A, Reddy U: Epidemiology of cesarean delivery: the scope of the problem. Semin Perinatol 36:308, 2012

Bujold E, Bujold C, Hamilton EF, et al: The impact of a single-layer or double closure on uterine rupture. Am J Obstet Gynecol 186: 1326, 2002

CAESAR study collaborative group: Caesarean section surgical techniques: a randomised factorial trial (CAESAR). BJOG 117:1366, 2010

Center for Healthcare Quality and Payment Reform: How to save $5 billion in healthcare spending for employers and taxpayers. 2013. Available from: http://chqpr.org/blog/index.php/2013/01/how-to-save-5-billion-in-health-care-spending-for-employers-and-taxpayers./ Accessed December 5, 2015
Chauhan SP, Ananth CV: Induction of labor in the United States: a critical appraisal of appropriateness and reducibility. Semin Perinatol 36:336, 2012
Cheong YC, Premkumar G, Metwally M, et al: To close or not to close? A systematic review and a meta-analysis of peritoneal non-closure and adhesion formation after caesarean section. Eur J Obstet Gynaecol Reprod Biol 147:3, 2009
Clark EA, Silver RM: Long-term maternal morbidity associated with repeat cesarean delivery. Am J Obstet Gynecol 205:S2, 2011
Clark SL, Belfort MA, Dildy GA, et al: Maternal death in the 21st century: causes, prevention, and relationship to cesarean delivery. Am J Obstet Gynecol 199:36.e1, 2008
Clark SL, Miller DD, Belfort MA, et al: Neonatal and maternal outcomes associated with elective term delivery. Am J Obstet Gynecol 200:156.e1, 2009
CORONIS Collaborative Group, Abalos E, Addo V, et al: Caesarean section surgical techniques (CORONIS): a fractional, factorial, unmasked, randomised controlled trial. Lancet 382:234, 2013
Creanga AA, Berg CJ, Syverson C, et al: Pregnancy-related mortality in the United States, 2006—2010. Obstet Gynecol 125:5, 2015
Cromi A, Ghezzi F, DiNaro E, et al: Blunt expansion of the low transverse uterine incision at cesarean delivery: a randomized comparison of 2 techniques. Am J Obstet Gynecol 199:292.e1, 2008
Cunningham FG, Bangdiwala S, Brown SS, et al: National Institutes of Health consensus development conference statement on vaginal birth after cesarean: new insights. NIH Consensus State Sci Statements 27(3):1, 2010
Dahlke JD, Mendez-Figueroa H, Rouse DJ, et al: Evidence-based surgery for cesarean delivery: an update systematic review. Am J Obstet Gynecol 209: 294, 2013
Dodd JM, Anderon ER, Gates S, et al: Surgical techniques for uterine incision and uterine closure at the time of caesarean section. Cochrane Database Syst Rev 7:CD004732, 2014
Durnwald C, Mercer B: Uterine rupture, perioperative and perinatal morbidity after single-layer and double-layer closure at cesarean delivery. Am J Obstet Gynecol 189:925, 2003
Einav S, Kaufman N, Sela HY: Maternal cardiac arrest and perimortem caesarean delivery: evidence or expert-based? Resuscitation 83: 1191, 2012
Encarnacion B, Zlatnik MG: Cesarean delivery technique: evidence or tradition? A review of the evidence-based cesarean delivery. Obstet Gynecol Surv 67:483, 2012
Friedman EA: Primigravid labor: a graphicostastical analysis. Obstet Gynecol 6:567, 1955
Gao Y, Xue Q, Chen G, et al: An analysis of the indications for cesarean section in a teaching hospital in China. Eur J Obstet Gynaecol Reprod Biol 170: 414, 2013
Gibbons L, Belizan JM, Lauer JA, et al: The global numbers and cost of additionally needed and unnecessary caesarean sections performed per year: overuse as a barrier to universal coverage. World Health Report Background Paper, No. 30, Geneva, World Health Organization, 2010
Grobman WA: Predictors of induction success. Semin Perinatol 36:344, 2012
Gungor S, Kurt E, Teksoz E, et al: Oronasopharyngeal suction versus no suction in normal and term infants delivered by elective cesarean section: a prospective randomized controlled trial. Gynecol Obstet Invest 61(1):9, 2006
Güngördük K, Yildirim G, Ark C: Is routine cervical dilatation necessary during elective caesarean section? A randomised controlled trial. Aust N Z J Obstet Gynaecol 49(3):263, 2009
Hanley GE, Janssen PA, Greyson D: Regional variation in the cesarean delivery and assisted vaginal delivery rates. Obstet Gynecol 115: 1201, 2010
Hannah ME, Hannah WJ, Hewson SA, et al: Planned caesarean section versus planned vaginal birth for breech presentation at term: a randomised multicentre trial. Term Breech Trial Collaborative Group. Lancet 356:1375, 2000
Harper LM, Caughey AB, Odibo AO, et al: Normal progress of induced labor. Obstet Gynecol 119(6):1113, 2012
Harris JW: A study of the results obtained in sixty-four cesarean sections terminated by supravaginal hysterectomy. Bull Johns Hopkins Hosp 33:318, 1922
Hofmeyr GJ, Mathai M, Shah A, et al: Techniques for caesarean section. Cochrane Database Syst Rev 1:CD004662, 2008
Hofmeyr JG, Novikova N, Mathai M, et al: Techniques for cesarean section. Am J Obstet Gynecol 201(5):431, 2009
Holmgren G, Sjöholm L, Stark M: The Misgav Ladach method for cesarean section: method description. Acta Obstet Gynecol Scand 78(7):615, 1999
Iriye BK, Huang WH, Condon J, et al: Implementation of a laborist program and evaluation of the effect upon cesarean delivery. Am J Obstet Gynecol 209:251.e1, 2013
Jeve YB, Navti OB, Konje JC: Comparison of techniques used to deliver a deeply impacted fetal head at full dilation: a systematic review and meta-analysis. BJOG 123(3):337, 2016
Kattwinkel J, Perlman JM, Aziz K, et al: Part 15: neonatal resuscitation: 2010 American Heart Association Guidelines for Cardiopulmonary Resuscitation and Emergency Cardiovascular Care. Circulation 122(18 Suppl 3):S909, 2010
Kerr JM: The technique of cesarean section with special reference to the lower uterine segment incision. Am J Obstet Gynecol 12:729, 1926
Kominiarek MA, VanVeldhuisen P, Hibbard J, et al: The maternal body mass index: a strong association with delivery route. Am J Obstet Gynecol 203:264.e1, 2010
Landon MB, Hauth JCLeveno KJ, et al: Maternal and perinatal outcomes associated with a trial of labor after prior cesarean delivery. N Engl J Med 351:25, 2004
Liabsuetrakul T, Peeyananjarassri K: Mechanical dilatation of the cervix at non-labour caesarean section for reducing postoperative morbidity. Cochrane Database Syst Rev 11:CD008019, 2011
Lipman S, Cohen S, Einav S, et al: The Society for Obstetric Anesthesia and Perinatology consensus statement on the management of cardiac arrest in pregnancy. Anesth Analg 118:1003, 2014
MacDorman M, DeClercq E, Menacker F: Recent trends and patterns in cesarean and vaginal birth after cesarean (VBAC) deliveries in the United States. Clin Perinatol 38:179, 2011
Mackeen AD, Schuster M, Berghella V: Suture versus staples for skin closure after cesarean: a metaanalysis. Am J Obstet Gynecol 212:621.e1, 2015
Marrs CC, Moussa HN, Sibai BM, et al: The relationship between primary cesarean delivery skin incision type and wound complications in women with morbid obesity. Am J Obstet Gynecol 210:319.e1, 2014
Marshall NE, Fu R, Guise JM: Impact of multiple cesarean delivery on maternal morbidity: a systematic review. Am J Obstet Gynecol 205:262.e1, 2011
Martin MA, Hamilton BE, Osterman MJ, et al: Births: final data for 2013. 64(1):1, 2015
Maso G, Piccoli M, Montico M, et al: Interinstitutional variation of caesarean delivery rates according to indications in selected obstetric populations: a prospective multicenter study. Biomed Res Int 2013:786563, 2013
Mathai M, Hofmeyr GJ, Mathai NE: Abdominal surgical incisions for caesarean section. Cochrane Database Syst Rev 5:CD004453, 2013
McAdams RM: Time to implement delayed cord clamping. Obstet Gynecol 123(3):549, 2014
McDonald SJ, Middleton P, Dowswell T, et al: Effect of timing of umbilical cord clamping of term infants on maternal and neonatal outcomes. Cochrane Database Syst Rev 7:CD004074, 2013
Miller JM: First successful cesarean section in the British Empire. Am J Obstet Gynecol 166:269, 1992
Nijagal MA, Kuppermann M, Nakagawa S, et al: Two practice models in one labor and delivery unit: association with cesarean delivery rates. Am J Obstet Gynecol 212:491.e1, 2015
Office of Disease Prevention and Health Promotion: Healthy people: maternal, infant, and child health. 2014. Available at: http://www.healthypeople.gov/2020/topics-objectives/topic/maternal-infant-and-child-health/objectives. Accessed December 5, 2015
Organisation for Economic Cooperation and Development: Data: health care use: cesarean sections. 2016. Available from: https://data.oecd.org/healthcare/caesarean-sections.htm. Accessed January 21, 2016
Pandit SN, Khan RJ: Surgical techniques for performing caesarean section including CS at full dilation. Best Pract Res Clin Obstet Gynaecol 27(2): 179, 2013
Pearce C, Torres C, Stallings S, et al: Elective appendectomy at the time of cesarean delivery: a randomized controlled trial. Am J Obstet Gynecol 199: 491.e1, 2008
Queenan JT, Nakamoto M: Postpartum immunization: the hypothetical hazard of manual removal of the placenta. Obstet Gynecol 23:392, 1964
Rabe H, Diaz-Rossello JL, Duley L, et al: Effect of timing of umbilical cord clamping and other strategies to influence placental transfusion at preterm birth on maternal and infant outcomes. Cochrane Database Syst Rev 8:CD003248, 2012
Roberge S, Chaillet N, Boutin A, et al: Single- versus double-layer closure of the hysterotomy incision during cesarean delivery and risk of uterine rupture. Int J Gynecol Obstet 115:5, 2011
Roberge S, Demers S, Berghella V, et al: Impact of single- versus double-layer closure on adverse outcomes and uterine scar defect: a systematic review and metaanalysis. Am J Obstet Gynecol 210:453, 2014
Rouse DJ, Weiner SJ, Bloom SL, et al: Failed labor induction: toward an objec-

tive diagnosis. Obstet Gynecol 117:267, 2011
Saad AF, Rahman M, Costantine MM, et al: Blunt versus sharp uterine incision expansion during low transverse cesarean delivery: a metaanalysis. Am J Obstet Gynecol 211:683.e1, 2014
Saenger M: Der Kaiserschnitt bei Uterusfibromen nebst vergleichender Methodik der Sectio Caesarea und der Porro—Operation. Leipzig, 1882
Sewell JE: Cesarean Section: A Brief History. Washington, American College of Obstetricians and Gynecologists, 1993
Sharma SK, McIntire DD, Wiley J, et al: Labor analgesia and cesarean delivery: an individual patient meta-analysis of nulliparous women. Anesthesiology 100:142, 2004
Shi Z, Ma L, Yang Y, et al: Adhesion formation after previous caesarean section: a meta-analysis and systematic review. BJOG 118:410, 2011
Silver RM: Implications of the first cesarean: perinatal and future reproductive health and subsequent cesareans, placentation issues, uterine rupture risk, morbidity, and mortality. Semin Perinatol 36: 315, 2012
Silver RM, Landon MD, Rouse DJ, et al: Maternal morbidity associated with multiple repeat cesarean deliveries. Obstet Gynecol 107:1226, 2006
Society for Maternal-Fetal Medicine, Belfort MA: Placenta accreta. Am J Obstet Gynecol 203(5):430, 2010
Sommers R, Stonestreet BS, Oh W, et al: Hemodynamic effects of delayed cord clamping in premature infants. Pediatrics 129(3):e667, 2012
Speert H: Eduardo Porro and cesarean hysterectomy. Surg Gynecol Obstet 106:245, 1958
Spong CY, Berghella V, Wenstrom KD, et al: Preventing the first cesarean delivery: summary of a join Eunice Kennedy Shriver National Institute of Child Health and Human Development, Society for Maternal-Fetal Medicine, and American College of Obstetricians and Gynecologists Workshop. Obstet Gynecol 120(5):1181, 2012
Stjernholm YV, Peterson K, Eneroth E: Changed indications for cesarean sections. Acta Obstet Gynecol Scand 89:49, 2010
Taljaard M, Donner A, Villar J, et al: Understanding the factors associated with differences in cesarean section rates at hospital level: the case of Latin America. Paediatr Perinat Epidemiol 23:574, 2009
Thompson S: Motif Index of Folk Literature, 2nd ed. Bloomington, University Press, 1955
Tita AT: Timing of elective repeat cesarean delivery at term and neonatal outcomes. N Engl J Med 360:111, 2009
Tita AT, Lai W, Landon MB, et al: Timing of elective repeat cesarean delivery at term and maternal perioperative outcomes. Obstet Gynecol 117:280, 2011
Truven Health Analytics MarketScan Study: The cost of having a baby in the United States. 2013. Available at: http://transform.childbirthconnection.org/wp-content/uploads/2013/01/Cost-of-Having-a-Baby-Executive-Summary.pdf. Accessed January 21, 2016
Tuuli MG, Rampersad RM, Carbone JF, et al: Staples compared with subcuticular suture for skin closure after cesarean delivery: a systematic review and meta-analysis. Obstet Gynecol 117(3):682, 2011
Upadhyay A, Gothwal S, Parihar R, et al: Effect of umbilical cord milking in term and near term infants: randomized control trial. Am J Obstet Gynecol 208(2):120.e1, 2013
Veisi F, Zangeneh M, Malekkhosravi S, et al: Comparison of "push" and "pull" methods for impacted fetal head extraction during cesarean delivery. Int J Gynaecol Obstet 118(1):4, 2012
Villar J, Valladares E, Wojdyla D, et al: Caesarean delivery rates and pregnancy outcomes: the 2005 WHO global survey on maternal and perinatal health in Latin America. Lancet 367:1819, 2006
Viney R, Isaacs C, Chelmow D: Intra-abdominal irrigation at cesarean delivery: a randomized controlled trial 110:1106 2012
Walfisch A, Beloosesky R, Shrim A, et al: Adhesion prevention after cesarean delivery: evidence and lack of it. Am J Obstet Gynecol 210:446, 2014
Walsh CA, Walsh SR: Extraabdominal vs intraabdominal uterine repair at cesarean delivery: a metaanalysis. Am J Obstet Gynecol 200:625.e1, 2009
Werner EF: Cost matters. Obstet Gynecol 123:919, 2014
Young JH: The History of Caesarean Section. London, H.K. Lewis, 1944
Zhang J, Landy HJ, Branch DW, et al: Contemporary pattern of spontaneous labor with normal neonatal outcomes. Obstet Gynecol 116:1281, 2010

第二十六章

围产期子宫切除术

围产期子宫切除术是指通过手术切除妊娠子宫。多数都是在分娩后进行且由妊娠期或分娩期并发症引起。但是，该术语还包括妊娠中子宫切除术，这种手术的发生率要低得多。在孕中期进行广泛性子宫切除术治疗宫颈癌就是一个例子。

本章重点介绍围产期子宫切除术，包括剖宫产子宫切除术和产后子宫切除术。在处理对常规治疗无反应的难治性产科出血时，这些手术是必不可少的。在产褥期，进展性的子宫感染伴坏死也是另一种适应证。

围产期子宫切除术通常可以挽救生命，并应在所有产科医师的能力范围内。在这种情况下实施子宫切除术是一项艰巨的手术，尤其是在危及生命的紧急情况下。完成这种手术所必备的技巧最好从经验丰富的导师那里获得。

历史

前波罗时代

在 19 世纪之前，剖宫产一直是致命的。在 18 世纪晚期出现了围产期子宫切除术，生存率得以提高。在那之前，出血和感染是无法治愈的并发症。麻醉药有限，并且几乎没有手术消毒。而且，大多数外科医生缺乏进行这种大型的盆腔手术的专业知识。不幸的是，许多即将毕业的妇产科医生也缺乏执行该手术所需的技术技能，因此进一步的指导是必不可少的。

围产期子宫切除术的发展可以按 1876 年爱德华多・波罗（Eduardo Porro）对子宫切除术进行描述之前和之后分为不同时期。直到 20 世纪初，由于营养不足或传染病引起的骨盆畸形很普遍，例如维生素 D 缺乏症和肺结核引起的佝偻病。那个时代的妇女没有可靠的避孕方法，而骨盆很小或扭曲的母亲经常筋疲力尽，直至与胎儿一同死亡。一些医生使用胎儿破坏性手术试图挽救母亲，即使母亲幸免于难，她们通常会受到广泛的骨盆软组织损伤。

佛罗伦萨的约瑟夫・卡瓦利尼（Joseph Cavallini）使得产科子宫切除术这一概念得以发展。1768 年，他成功地切除了妊娠和非妊娠动物的子宫，从而反驳了被普遍认为的子宫是生命必不可少的器官的观念（Durfee，1969）。18 世纪初期，德国和英国的研究人员得出结论，如果动物在分娩后进行了子宫切除，则剖腹分娩的危险性可降低（Young，1944）。这些实验为安全剖宫产和产科子宫切除术奠定了基础。

最早有文献记载的人围产期子宫切除术是由波士顿的 Horatio Robinson Storer 于 1868 年施行的（Bixby，1869）。Storer 是最早从事妇女疾病研究的专家之一，他遇到了一名因巨大子宫肿瘤而产程停滞的孕妇。婴儿已经死亡，但该肿瘤阻止了任何毁胎操作。Storer 使用氯仿麻醉进行了剖宫产，由于有危及生命的出血，他切除了这个具有"胎儿头大小般的囊性肿瘤"的子宫。通过捆绑子宫颈周围和肿瘤蒂控制出血，用热铁烧灼宫颈残端并送回骨盆，然后用银线闭合腹部伤口。不幸的是，这名妇女在 3 天后死亡。

爱德华多・波罗时代

1876 年，Porro 发表了第一例病例报告，描述了一名在剖宫产后子宫切除术中幸存下来的妇女。因此，一些临床医生仍将剖宫产子宫切除术称为 Porro 手术。Porro 以前曾对一名因佝偻病骨盆而出现产道梗阻的妇女进行紧急剖宫产。尽管她已经去世，但他决心证明剖宫产的安全性，并在动物实验中反复进行剖宫产子宫切除术。

Porro 在他的报告中认真遵循了 19 世纪的外科原理和技术：将手术器械加热到精确的 18℃。外科医生用稀释的石炭酸洗手。氯仿诱导麻醉，并做 12 cm 的中线垂直脐下切口。子宫纵切口允许分娩 3 300 g 的胎儿，可牵引和视化。除去胎盘后尝试进行人工缝合控制出血的尝试失败。他写道："很遗憾，我们已经做了子宫切除术所需的所有准备工作，否则患者肯定会死。"一名助手将子宫从腹部切口移出。Porro 将 Cintrat 缩窄器的钢丝索套在子宫和附件上。收紧缩窄环，并用手术刀切除子宫和附件，排出死腔，用高氯酸铁处理宫颈残端，然后将 Cintrat 缩窄器于腹壁取出，再用银线缝合腹部切口。操作持续了 26 min。

在敷料下在宫颈残端上放置一个外部收缩装置 4 天，术后第 7 天拆除伤口缝线。7 天后缺血的宫颈残端脱落，在第 6 周出院。

■ 后波罗时代

1880 年，Robert P. Harris 回顾了有关剖宫产子宫切除术的世界文献。他从 7 个国家收集了 50 例病例，报告的孕产妇死亡率为 58%，胎儿生存率为 86%。同年，Isaac Taylor 在美国进行了第一个 Porro 手术（Durfee，1969）。一名妇女在外科手术中幸存下来，但在 3 周后死于肺栓塞。不久之后，Richardson（1878）报道了在美国进行 Porro 手术后的第一次孕产妇存活。1884 年，Clement Godson 总共回顾了 134 例病例。当时最常见手术指征仍然是由于佝偻病导致的骨盆狭窄。他报告的孕产妇死亡率为 45%。患者通常会死于出血、腹膜炎和败血症。

欧洲外科医生们对 Porro 手术进行了改良，以降低手术风险并改善结局。英格兰的 Tait（1890）描述了 Tait-Porro 手术越来越受欢迎。此后，直到 20 世纪，随着外科手术和麻醉技术的改进，该手术的适应证已扩展到非绝对紧急的情况。

1938 年，在新奥尔良的慈善医院开始进行剖宫产子宫切除术，并积累了大量的经验，Barclay（1970）和 Mickal 等（1969）对此进行了报道。随后定期追踪了慈善医院后续进行的手术，并稳定地改善了手术结局（Bey，1993；Gonsoulin，1991；Plauché，1981，1983）。

大多数产科医生将围产期子宫切除术保留在危及生命的紧急情况中使用。然而，芝加哥的 Davis（1951）倡导选择性剖宫产子宫切除术，并指出在一系列 736 例剖宫产手术中子宫切除术的发生率为 20%。Brenner 等（1970）得出的结论是，如果行子宫切除术进行避孕，其并发症大于可能的获益，剖宫产或阴道分娩后的输卵管结扎更为安全。

目前，在美国各地对非紧急性围产期子宫切除术的使用水平有所不同。大多数医院保留产科子宫切除术的主要目的是产科急诊，但是当剖宫产指征与妇科子宫切除术指征同时存在时，一些医院会进行产科子宫切除术（Shellhaas，2009）。目前，尚无关于围产期子宫切除术适应证的明确总结（Dahlke，2015）。

发生率

围产期子宫切除术的发生率差异很大，每 10 000 例婴儿中有 4 ~ 25 例不等。举例来说，根据美国母婴医学网站信息，剖宫产子宫切除术的概率约为每 18 000 例分娩中有 10.1 例（Shellhaas，2009）。在 22 年间，Parkland 医院的围产期子宫切除概率为每 10 000 例分娩中有 17 例（Hernandez，2013）。有证据表明，在过去的 20 年中，产科子宫切除术的频率有所增加（Kramer，2013）。其中一个来源是从 1994—2007 年，美国 5 500 万例出生数据的"全国住院患者样本"（Bateman，2012）。通过该数据库，我们发现在这 14 年中，围产期子宫切除的概率增加了 15%（图 26-1）。妊娠率的上升可能反映了随后妊娠中剖宫产率和相关并发症的上升（Bateman，2012；Bodelon，2009；Flood，2009；Orbach，2011；Owolabi，2013）。

分类

产科子宫切除术的分类考虑了每个病例的时机、适应证、程度和当时情况。子宫切除术可分为产前、围产期或产后（表 26-1）。尽管剖宫产手术后围产妇子宫切除术的发生率为 75% ~ 80%，但在经阴道分娩的妇女中进行子宫切除术的比例也占到了 20% ~ 25%（Jakobsson，2015）。这些手术可以进一步分为宫颈上手术、全子宫手术或广泛性手术，并且可能涉及切除一个或两个附件。在该国进行的围产期子宫切除术中，全子宫切除占一半至 2/3，其余病例是宫颈上水平的（Rossi，2010；Shellhaas，2009）。最后，

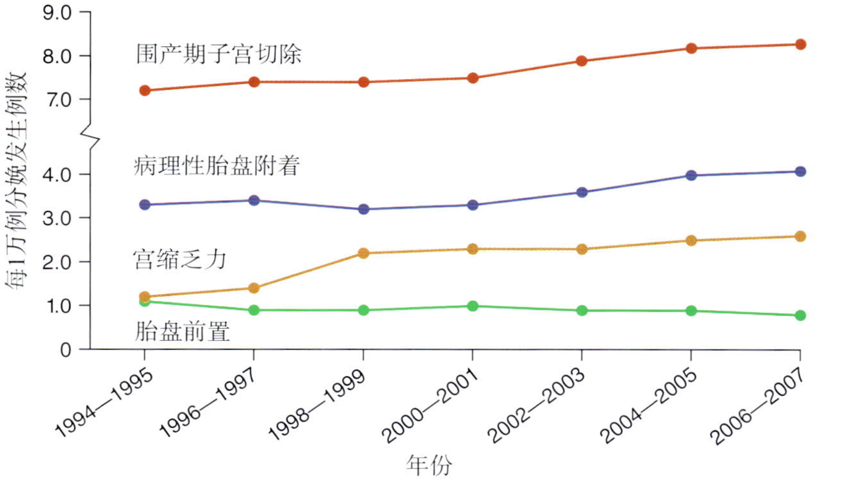

图 26-1　1994—2007 年美国全国患者样本的围产期子宫切除率的变化。(Data from Bateman BT, Mhyre JM, Callaghan WM, et al: Peripartum hysterectomy in the United States: nationwide 14 year experience. Am J Obstet Gynecol 2012 206 (1): 63.e1.)

每个操作都可以再细分为紧急情况、非紧急情况或选择性情况。只有综合考虑所有这些因素，才能得出关于比较风险和结果的有效结论。

危险因素

表 26-2 列出了影响围产期子宫切除的主要因素。其中许多是产妇特征和产前特征，可以在分娩前进行识别或症状明显。一个例子是侵入性胎盘、植入性胎盘和穿透性胎盘，这也被称为病理性胎盘附着。但是，直到分娩和分娩时，大量因素都是不明显或无关的。我们鼓励对这些风险进行监测。

适应证

表 26-3 列出了一些产科子宫切除术的适应证。这些被分为急诊指征和非急诊指征。

急诊指征

如前所述，急诊围产期子宫切除术发生率正在增加。但是，在过去的 20 年中，手术适应证的比例发生了变化。例如，止血仍是进行全子宫切除术的最常见原因。而且，尽管出血的原因在几十年内都没有改变，但它们在剖宫产子宫切除术的原因占比却有所改变。3 个例子如图 26-1 所示。在这里，胎盘植入综合征和宫缩乏力导致的围产期子宫切除术的概率增加了，但前置胎盘却没有。同时，病理性胎盘附着与剖宫产同时出现的情况越来越普遍。目前，剖宫产大约占美国所有分娩的 1/3。因此，剖宫产与病理性胎盘附着之间的关系，再加上剖宫产率的上升，有助于解释胎盘植入综合征的发生率升高。

这些手术指征的演变是有指导意义的。1964 年，Bowman 等报告，慈善医院的剖宫产子宫切除术中有 55% 是因为产后出血，其中 2/3 是因为宫缩乏力。大约 30 年后，在 Brigham 妇女医院进行的围产期子宫切除术中，只有 21% 的原因为宫缩乏力（Zelop，1993）。同时，64% 的手术是为了控制因病理性胎盘附着导致的病理性出血。如图 26-1 所示的适应证仍然是美国最常见的情况。欧洲多个国家 / 地区也有报道（D'Arpe，2015；Jakobsson，2015）。

至少在 1980 年之前，通常提到的产后子宫切除术的原因是先前的子宫手术瘢痕破裂。尽管这些适应证包括子宫明显破裂的妇女，但先前有一次或多次剖宫产的妇女因“子宫瘢痕缺陷”而行产科子宫切除术也是可以接受的。确实，在早期的慈善医院系列中，几乎有一半的子宫切除术用于这种适应证（Plauche，1981）。同样，在加利福尼亚州私人医院进行的一系列计划性子宫切除术中，28% 的手术是由于子宫瘢痕缺陷而进行的（McNulty，1984）。如今，尽管偶尔因

表 26-1　产科子宫切除术的分类

产前子宫切除术——胎儿在子宫中
次全切除——包括或不包括附件切除
全切除——包括或不包括附件切除
广泛性切除——包括或不包括附件切除
——包括或不包括淋巴结剔除
围产期子宫切除术
剖宫产子宫切除术——剖宫产术后
次全切除——包括或不包括附件切除
全切除——包括或不包括附件切除
产后子宫切除术——经阴道分娩后
次全切除——包括或不包括附件切除
全切除——包括或不包括附件切除

每种类型都可以再分为紧急情况、非紧急情况或选择性情况。

先前子宫切口开裂而造成的不可修复的子宫必须施行围产期子宫切除，但这已不再是公认的适应证。实际上，已有大量经验证明，较细的瘢痕或开裂较小的子宫瘢痕可以被安全地修复，而不必进行子宫切除术。

剖宫产后偶发的严重子宫感染需要行子宫切除术以清除坏死组织。这些通常表现为子宫切口坏死，并可能与腹膜炎有关。有关并发症的更多信息，请参阅第三十二章（515 页）。由 A 族乙型溶血性化脓性链球菌引起的感染尤其具有毒性（图 26-2）。

■ 非急诊适应证

由于产科急诊以外的原因而进行围产期子宫切除术的争议更大。有学者指出，这些非急诊指征适用于那些需要剖宫产同时也患有一般需要通过子宫切除术

表 26-2 围产期子宫切除术的一些高危因素

母体因素
肥胖
产次多
子宫平滑肌瘤
孕妇高龄
产前特征
羊水过多
早产
前置胎盘
多胎妊娠
子痫前期综合征
病理性胎盘附着
产时因素
凝血功能异常
宫缩乏力
宫缩抑制剂使用
子宫破裂
产程延长
引产
绒毛膜羊膜炎
剖宫产
胎盘早剥
宫颈撕裂
OVD

From Bateman，2012；Kramer，2013；Owolabi，2013；Rossi，2010；Shellhaas，2009.

表 26-3 围产期子宫切除术的一些适应证

急诊适应证
胎盘疾病
前置胎盘
胎盘早剥
病理性胎盘附着
宫缩乏力
子宫破裂
外伤性
瘢痕破裂
无瘢痕破裂
米勒管（Müllerian）异常
多个子宫瘢痕
宫颈或子宫撕裂
子宫平滑肌瘤
产后脓毒血症——坏死子宫
非急诊及选择性适应证
妇科疾病
子宫平滑肌瘤
宫颈浸润性肿瘤前期
生殖道恶性疾病
腹腔妊娠

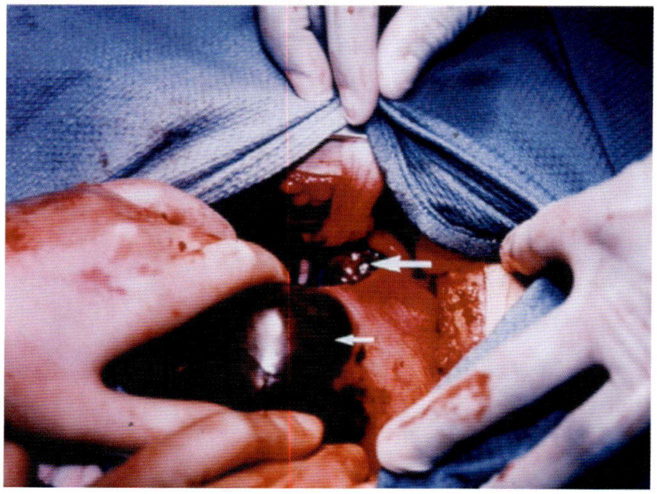

图 26-2 由 A 族乙型溶血性链球菌感染引起的子宫坏死导致的脓毒症综合征致命病例。箭头指向子宫切除时看到的气泡状坏疽区域。（Reproduced with permission from Cunningham FG，Leveno KJ，Bloom SL，et al（eds）：Critical care and trauma. In Williams Obstetrics，24th ed. New York，McGraw-Hill Education，2014.）

治疗的妇科疾病的妇女。这些被称为非紧急、计划或预期的剖宫产子宫切除术（Plauche，1992b；Zelop，1993）。基本原理是通过一次手术同时进行剖宫产和子宫切除术。

在手术指征中，子宫平滑肌瘤和宫颈上皮内瘤变很常见（Plauche，1992b）。在先前提到的报告中，McNulty（1984）回顾了在加利福尼亚的 8 家私立医院进行的 80 次计划性剖宫产子宫切除术的 10 年经验。该数据库中最多的诊断是子宫平滑肌瘤，占 25%。先前剖宫产手术形成的瘢痕占 28%，其他良性妇科疾病占 25%，骨盆疾病占 5%。这些与 Sturdee 和 Rushton（1986）报道的英国经验相似。在与此同时期的另一份报告中，妇科不正常出血为指征的占 34%，慢性盆腔疼痛为指征的占 32%（Yancey，1993）。

选择性剖宫产子宫切除术

绝大部分的人都不赞成完全选择性产科子宫切除术，即使在操作相对宽松的时代也是如此（McNulty，1984；Mickal，1969；Plauche，1986）。在较早的病例系列中，尽管从名义上看绝育是围产期子宫切除术的指征，但这些作者都没有鼓励初次剖宫产分娩就因为绝育而行子宫切除术。

手术过程

术前准备

子宫切除术之前，评估包括仔细评估该妇女的复杂情况，血流动力学稳定性和凝血状态。可供使用的适当的血液替代品至关重要，对于病情不稳定的患者，通常在手术前就开始输血。对此第二十九章（476 页）中有详细描述。对于有产前适应证和确定的剖宫产子宫切除术计划的患者，围术期的考虑因素包括患者知情同意、实验室检查、抗生素预防、静脉血栓栓塞的预防和麻醉选择。这些主题在第十八章（296 页）中已经进行了广泛讨论。

需要组建一个外科小组并讨论血流动力学支持和麻醉技术。团队将详细审查操作细节，以确保效率最高。在手术开始之前选择器械和缝线。此外，术前应对特殊器械需求提前强调和准备，以防止出现患者不适或耽误手术处理。

通常在大多数操作阶段都需要使用一条例如 1 号或 0 号铬或羟基乳酸聚合物 910（Vicryl）的缝线固定在通用的闭合针上，选择单一类型和规格的缝线可加快外科医生和护士的工作。一些外科医生喜欢铬缝线，这种缝线引起的水疱组织或水肿的静脉切割比 Vicryl 线少。但是，Vicryl 线的较长半衰期可能在愈合阶段为阴道尖提供更长时间的支撑。没有可靠的数据支持哪种缝合材料比另一种缝合材料更优越。

一般注意事项

可以通过垂直切口或下腹壁横切口进行手术。第四章（50 页）概述了做这些切口的步骤及其特殊优点。术野充分暴露是必不可少的，妊娠增大的子宫通常会限制常规的腹腔探查。

最快的开腹手术方法是通过脐下正中切口。它具有适当的暴露优势，可探查整个腹腔，提供通向骨盆侧壁的通道，并且如果需要更大的手术空间，则可以很容易地扩展切口。而且，该中线切口遇到的血管较少，因此对于弥散性血管内凝血（DIC）的患者可能更适用。

孕期某些解剖和生理变化增加了子宫切除术中出现问题的可能。首先，子宫明显肿大和隆起，盆腔血管口径宽大且曲折，侧支血管也同样扩张。因此，在子宫切除术中，快速控制子宫的所有血管供应至关重要。为了帮助止血，通常需要使用额外的钳子，以避免因血管破裂而致失血。提醒一下，放置钳子时，大多数钳子用最远端的 2/3 夹持组织和血管可以保证最大的安全性。如果将钳子放置在太大的组织跨度上会增加组织打滑和血管出血的风险。另一种审慎的做法是血管蒂上的钳子，操作越少越好。这也适用于钳夹那些比未妊娠女性更为水肿、易碎的盆腔组织。

结扎夹紧的组织蒂时务必要小心固定，否则缝线可能会穿过易碎的蒂部而切开或撕裂组织。需避免突然的结扎，也要权衡延迟结扎时血管是否滑脱和出血。此外，由于分娩后水肿消退，子宫蒂的尺寸缩小，这时候单次环形缝合可能使血管容易滑脱。因此，有些人倾向于双重结扎血管蒂。此外，当水肿消退时，使用贯穿缝合作为远端结扎的双重缝合可改善止血效果（图 1-10，第 13 页）。值得注意的是，如果单独使用贯穿缝合而没有进行初始的环形近端结扎，偶尔会导致血肿。最后，在手术结束前，应对所有蒂部进行多次止血检查。

缝合期间，应用钳子给予支持力而不应该操作钳子。血管蒂上钳子的牵引或旋转可能会使蒂从其邻近的组织剥离。那样可能会使血管重新开放，血管难以夹紧或在不损伤相邻结构的情况下缝合，特别是输尿管、膀胱和附件。

在产科手术中，巨大的子宫通常很难处理。此外，通过用钳子夹在子宫角上脆弱的附件结构来安全地完成子宫手术操作不太容易。在这些情况下，放置在子宫底上的肿瘤钳是一种有效的牵引装置。垂直子宫切开术切口的顶端也可以提供有效的牵引力和操作。这种操作装置与手持式牵开器（Deaver 牵开器或 Richardson 牵开器）结合使用，可在手术初期提供足够的视野暴露。

在分娩过程中，膀胱壁可能已变得水肿、易碎，可能会使其因钝性分离而容易损伤。在张力作用下从一侧拉到另一侧的手持式牵开器也可能损伤膀胱。我们鼓励助手在重新放置膀胱牵开器之前先释放牵引力。在牵开器叶片和膀胱之间放置一个纱布垫也有助于避免损伤膀胱。

在一些既往剖宫产史的妇女中，致密的粘连可能会封闭膀胱和子宫下段之间的膀胱子宫间隙。在这些情况下，如果计划进行剖宫产子宫切除术，则理想的是在进行子宫切开之前将膀胱返折下推至子宫颈水平。在切开子宫之前花费的时间有助于避免膀胱切开和大量失血，尤其是在血运丰富区域进行复杂而冗长的分离时。精细组织剪的剪刀头是向下弯曲的，远离膀胱，可以最好地完成这种细致的锐性解剖。当需要钝性分离时，可以用 Kittner 钳尖端卷着纱布聚焦于微小的精细操作，重要的是避免用大纱布滚动擦拭或推动动作。

膀胱损伤有时很难识别，如果未被发现和未修复，则可能导致随后的膀胱阴道瘘形成。确认膀胱完整性的一种方法是使用无菌的有色或不透明溶液填充膀胱，然后寻找膀胱壁的小孔或隐藏孔。许多人都认为预消毒塑料奶瓶装的婴儿配方奶是理想的溶液。嘱护士将装有 60 ml 牛奶的注射器连接到尿管上，使膀胱内注入 200 ~ 300 ml 的配方奶。膀胱损伤时，由于膀胱壁的小缺口，很容易看到牛奶漏出。由于牛奶不会让组织染色，因此在这种情况下可以重复使用。如果无法获得，则亚甲蓝可与适量盐水混合以进行膀胱灌注。靛洋红是另一个受欢迎的选择，但是目前全国范围内的短缺限制了它的使用。一旦发现膀胱损伤，如第二十八章所述（463 页），使用可吸收缝线双层缝合可立即修复膀胱缺损。

膀胱和输尿管可能因外伤、血肿或骨盆肿瘤而受损或移位。回想一下，在妊娠期间输尿管扩张且淤滞，在操作的所有阶段都应观察其邻近部位。如果对其安全性有任何疑问，建议分离以显露其走行。如有必要，可以特意进行膀胱切开术打开膀胱顶。静脉注射亚甲蓝或靛洋红染料后，几分钟内两个输尿管部位都应出现蓝色液体喷射。值得注意的是，在容量不足的患者中，喷尿可能会延迟。如果输尿管完整性仍然存在疑问，可以在直接观察下将输尿管导管逆行插入输尿管中，以确保输尿管完整性，并勾勒出其走行。任何已确定的输尿管损伤均应通过标准方法以及术中专家咨询进行修复和支持（第二十八章，464 页）。同样，在超声检查结果强烈提示胎盘浸润膀胱的情况下，我们经常将患者置于携带靴状支撑腿架的低截石位，这样我们可以根据病情需要在会阴操作，必要时进行膀胱镜检查和支架置入。

与周围的其他组织一样，妊娠时的阴道壁水肿且质脆。在产程中的妇女中尤其如此。因此，在阴道壁上的钳子施加极大的牵引力可能会使这些组织撕裂。在妊娠期阴道壁同时增厚并且血管化。在阴道切开子宫和子宫颈后，阴道断端很容易活跃出血。如果最后断端没有止血，则存在术后出血和血肿形成的更大风险。感染的血肿可能会化脓，形成断端脓肿。这些并发症通常可以通过将所有阴道层关闭来避免。

彻底的手术、细致的止血和无菌技术可减少感染并发症。建议对所有这些妇女使用围术期预防性抗菌药物（第十八章，300 页）。在严重感染的情况下，皮肤和皮下组织可能会在外科敷料覆盖下保持开放。经过数天的抗菌治疗后，延迟闭合可降低伤口化脓和裂开的风险（第三十二章，520 页）。

手术技巧

有多种手术方法可以完成围产期子宫切除术。在某些情况下，外科医生的偏好决定了方法的选择。在其他情况下（例如侵入性胎盘），该方法取决于畸形的子宫胎盘解剖结构。根据是否计划子宫切除以及胎儿是否已经被娩出，手术方法可能会进一步变化。有关围产期子宫切除术的许多早期描述源自在新奥尔良的杜兰大学和路易斯安那州立大学产科服务的慈善医院获得的经验。现在采用的最常见的方法可能是即时结扎技术。该技术是延迟结扎技术的一种变化。最后，有时需要使用止血带技术。

■ 即时结扎技术

该手术包含了我们熟悉的用于传统妇科经腹子宫切除术的步骤。结扎每个血管和组织蒂。当有血肿、肌瘤或胎盘植入综合征使解剖关系模糊或变形时，即时结扎技术最有用。该手术适用于选择性或紧急围产期子宫全切除术。与延迟结扎技术相比，即时结扎在选择性手术情况下具有缺点，即需要更长的时间来控制子宫的所有血液供应。

完成剖宫产

首先，进行常规剖宫产手术，具体方法在第二十五章（411 页）中进行介绍。如果计划进行子宫切除术，可以扩大膀胱子宫返折腹膜处的切口，使其在距子宫壁 2 ～ 3 cm 的位置分别与两侧圆韧带相遇。此时，膀胱子宫陷凹的暴露也达到了宫颈水平。之后，进行子宫切开，最好使用古典式子宫切口（子宫垂直切口）。分娩新生儿和胎盘后，用 3 个或 4 个巾钳钳夹垂直切口的边缘。一些人选择应用多个 Pennington 钳钳夹止血。第三种，但更耗时的方法是使用大间距缝合的方法先将子宫切口边缘进行大致的缝合固定。这些技术中的任何一种都将有助于止血，并提供更好的视野。切口的闭合也将减少恶露的溢出。

打开阔韧带

通过打开任一侧阔韧带的前叶开始进行子宫切除术。如果首先处理左侧，则在距子宫 2 ～ 3 cm 的位置利用直形或弯曲的 Ochsner（Kocher）钳分离左侧圆韧带（图 26-3）。这一步打开了腹膜后间隙，以识别输尿管。它还提供了之后对子宫血管进行结扎的通道。圆韧带蒂内包括了与圆韧带平行行进的 Sampson 动脉。在圆韧带远端两次结扎韧带蒂。可以对缝线进行标记，并固定以进行牵引和识别。或者，也可以将其剪断最大限度地减少器械混乱和因不受监控的牵引力而引起的潜在组织撕裂。

接下来，确定左阔韧带的无血管区域，然后将弯曲的 Kelly（Pean）钳推入所选部位。另外，外科医生的示指压力会在阔韧带的无血管部分上产生张力。然后可以使用精细组织剪剪开帐篷似的阔韧带（图 26-4）。将剪刀叶片插入打开的阔韧带中，并打开以扩大间隙，进而将输卵管和子宫卵巢韧带分离结扎，作为保留卵巢的一步。值得注意的是，该开口应位于阔韧带内相对较高的位置。它可以使钳子适应输卵管和子宫卵巢韧带的宽度，而不必担心其会从钳跟处滑落。

输卵管和子宫卵巢韧带均具有丰富的供血系统。为了防止即将被切断的输卵管和子宫卵巢韧带的近端残端流血，用 Ochsner 钳包围邻近子宫的这两个附件结构（图 26-4B）。短语“后出血”是一个通用术语，描述了来自近端附件组织的出血，而血液则来自子宫的广泛侧支循环。需记得子宫是由子宫动脉和两个卵巢动脉的子宫分支共同供血的。

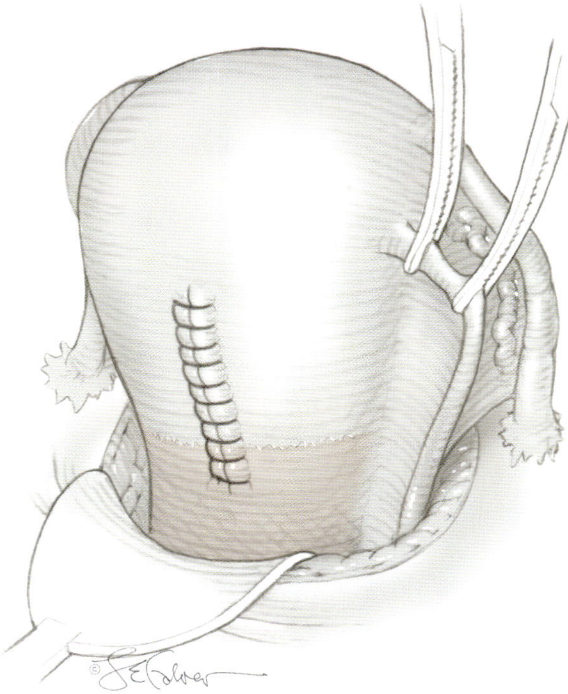

图 26-3　用 Ochsner 或 Kelly 钳钳夹圆韧带并分离。这一步打开了腹膜后间隙。

将一个额外的 Ochsner 钳放置在整个子宫卵巢韧带和输卵管的近侧 1 cm 处。两个 Ochsner 钳的尖端均位于宽韧带的开口内，以确保控制所有血管。

然后将子宫卵巢韧带和输卵管分开。附件处进行两次缝扎，即一次自由结扎和一次贯穿缝合。为此，在钳子侧面的钳尖和钳子根部放置一次，缝扎。第二结扎线在第一结扎线的远端，并且务必并入穿过组织蒂的缝线。通过将线结扎到蒂上，外科医生减少了缝线滑过蒂部的风险。重要的是，如果在穿刺过程中刺破了血管，则将第二根结扎线放置在远端可以防止血肿形成。穿过蒂后，将缝线向前扫，在钳子尖前交叉，分别绕着钳尖的一侧，在助手取下钳子时将缝线扎紧于钳跟部下方。

分离子宫血管

结扎完供应子宫的卵巢动脉后，接下来我们关注子宫自身的血管。当助手在向上和向右牵拉子宫时，左侧子宫血管暴露，同时使输尿管远离子宫。从先前的阔韧带开口处向下切开阔韧带的后叶，切缘靠近子宫的外侧并在宫骶韧带附近终止（图 26-5）。该步骤同时把输尿管推向骨盆，从而避免被夹伤，同时还可以清除子宫血管周围的多余组织。可以使用血管钳来

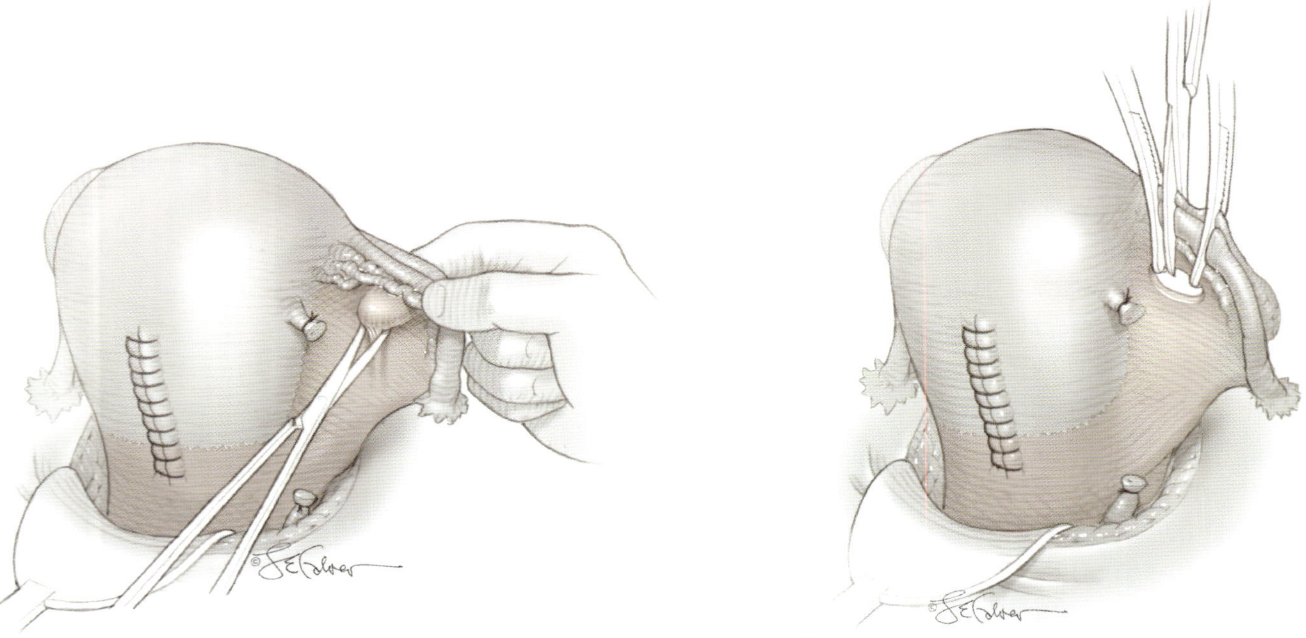

A　　B

图 26-4 A. 用示指在子宫卵巢韧带和输卵管下方将其临近的阔韧带拉起。一旦拉紧，阔韧带就会被锐性或钝性打开。B. 将两个大弯钳钳夹在输卵管和子宫卵巢韧带上，钳子尖端进入所形成的阔韧带的窗口。一个钳子靠近宫角，以限制后出血。另一个放置在第一个侧面的 2 ～ 3 cm 处。然后将这些钳子之间的蒂部迅速剪开并结扎。

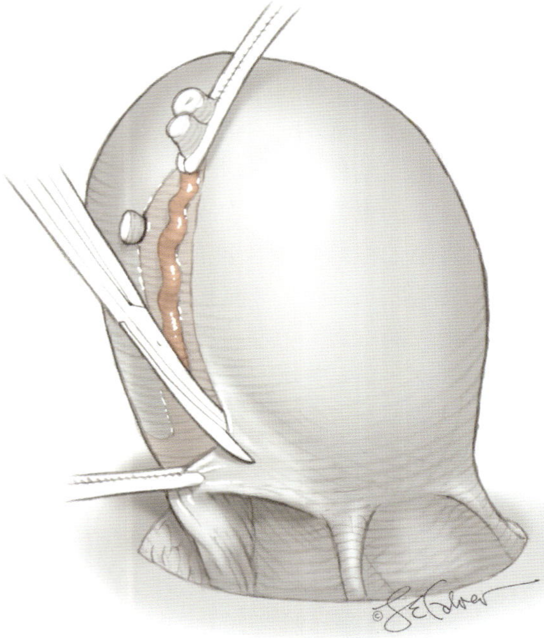

图 26-5 切开阔韧带后叶有助于分离出子宫血管。此操作同时把输尿管推向侧壁，从而避免被夹伤。

固定血管，避免血管滑脱。除此之外，医生还可以分离掉子宫血管周围的疏松结缔组织，这个过程称为骨骼化。但是，过度的分离可能会引起子宫或宫旁血管的破裂而导致大出血。

识别输尿管

结扎子宫血管之前，钝性分离完腹膜后间隙的疏松结缔组织后可以看到输尿管。输尿管通常很容易观察到，并且可以在打开的阔韧带的内侧叶上触及。当识别困难时，我们可以进行以下操作：首先，将手指轻轻地从边缘放入腹膜后间隙，并沿着骨盆侧壁通过触诊分离搏动的动脉，这通常是髂外动脉。使用扁桃体尖样的吸引管或一个小的“花生样”的海绵棒，部分分离髂外动脉周围的结缔组织，并跟随该动脉到达髂总动脉的分叉处。回顾图 3-10（40 页）中所示的骨盆解剖图，可以很容易地找到输尿管，因为它在穿过髂总动脉时位于卵巢血管的内侧。通过观察其蠕动可以进行确认，无论此蠕动是自发的还是使用工具轻微施压产生的。然后我们就可以向远端追踪输尿管的走行。

这个过程几乎是不流血的。但是，偶尔会遇到渗血的小血管。在这种情况下，使用纱布加压或小的止血钳止血是有效的，并且比缝合或广泛烧灼更可取。

结扎子宫动脉

为了固定子宫血管，将 Heaney 钳放在紧贴宫颈和子宫交界水平的游离的子宫血管上（图 26-6）。这略低于大多数剖宫产的子宫下段横切口的位置。如果解剖关系因阔韧带血肿或肿瘤而变形，则将钳子放在子宫壁较高的位置。在第一个钳子上方放置第二个钳子（Heaney，Ochsner 或 Ballantine 钳）以防止血管后出血。

用剪刀或手术刀在这些血管钳之间切断子宫血管蒂。在远离下方钳子的切口位置保留少量组织，以防止组织从钳子中滑脱。分离到下方钳子的尖端，然后将缝线针穿过该钳子尖端下方。随着第一个外科结慢慢收紧，逐渐松开下方的钳子。一些医生更喜欢在血管处进行第二次固定缝合，这样相对简单。重要的是，缓慢松开钳子有助于防止血管在被结扎之前缩回侧壁，而回缩的血管可能引起出血或血肿形成。

当助手将子宫向左侧牵拉时，接下来我们操作子宫的另一侧。像左侧一样钳夹、分离和缝合右侧圆韧带和附件血管。同样把右侧子宫血管骨骼化、钳夹、分离和结扎。至此，所有供应子宫的主要血管已经处理完毕。

宫颈切除

此时，有些人选择切除宽大的宫底以充分暴露。重要的是，切口应选择在结扎的子宫血管上方以避免大量出血。

宫底切除术后，将 Ochsner 钳放在宫颈残端以控制出血，并提供牵引力，以便对剩余宫颈组织进行操作。用纱布将肠管和大网膜包裹置于盆腔外，注意在此过程中不要弄开结扎的血管。如果需要额外的暴露，可以放置自固定式腹壁牵开器。对于较瘦的人来说，O' Connor-O' Sullivan 牵开器就已经足够，而对于肥胖的女性，较大的 Balfour 牵开器可能更适合。如果合并病理性胎盘附着可能需要更多的盆腔暴露，则可以使用 Bookwalter 牵开器（第二章，18 页）。但这必须把握好安置所需的额外时间。

宫颈切除术通常需要进一步处理膀胱。向上提拉膀胱子宫浆膜瓣，从宫颈上方分离膀胱后壁（图 26-7）。一些薄的结缔组织通常能够用手指轻松分离。如果存在致密的粘连（通常是在先前的子宫手术后产生的），需要像之前描述的那样用精细组织剪仔细分离并且小心地向前推进，以避免膀胱损伤。分离应

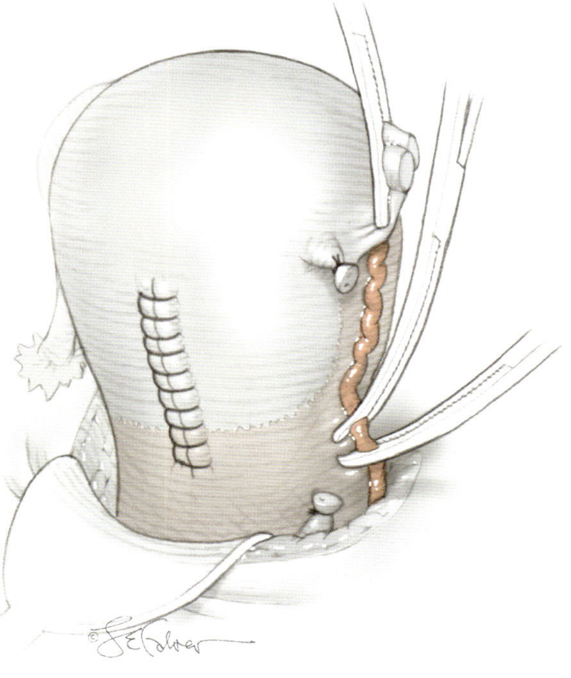

图 26-6 用 Heaney 钳或类似的钳子夹住子宫动脉，然后将第二把钳子夹在第一把钳子上方以防止血管后出血，剪断两把钳子之间的血管并结扎。

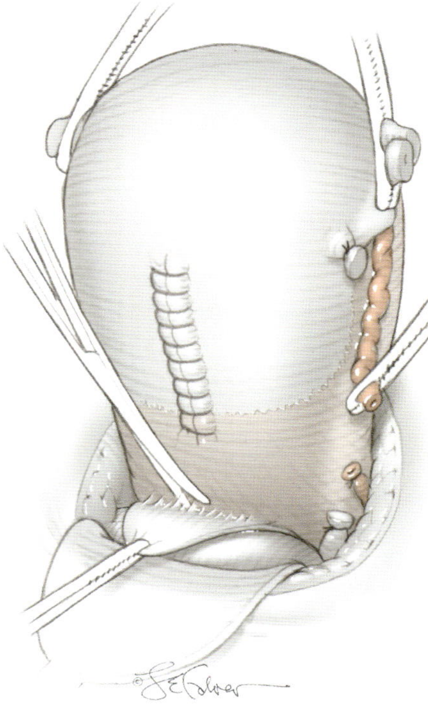

图 26-7 在膀胱子宫间隙内进行锐性分离可使膀胱远离损伤。

保持在中线附近，因为在边缘分离通常会引起麻烦的静脉出血。

然后将宫颈与主韧带、宫骶韧带和阴道的连接切断。要完成这个操作，需要将主韧带成功钳夹在宫颈的位置（图 26-8）。每个 Ochsner 钳可闭合 1 ~ 1.5 cm 的主韧带。如闭合太长有使组织从钳跟部滑落的危险。钳子的钳口在闭合时会滑离宫颈，要确保使用钳子的最中间部分。此步骤有助于避免将输尿管夹住，并使输尿管进一步移动到侧面。可以使用手术刀刀片或弯曲的 Mayo 剪在钳子的尖端切断血管。然后，将一根带有缝线的针穿过钳子尖端下方，在缓慢松开钳子时将结紧紧系在其背部。

可以进行双侧交替的钳夹和结扎以保持对称分离。每次钳夹主韧带都夹在前一次的内侧。随着操作的进行，输尿管逐渐远离分离部位。每侧主韧带的切除通常需要 2 ~ 4 次钳夹。

子宫骶韧带位于子宫颈下端的后部。这些韧带可以被拉伸和变薄，或者增厚和水肿。如果子宫骶韧带增厚或无张力，则对其进行分次钳夹、切断和缝合。否则，它们可能合并到主韧带中。

双侧主韧带分离持续至其附着的宫颈最低点。可用拇指和示指触诊阴道上段，以确认宫颈的位置。如果宫颈管消退并变得极度肿胀，可能会掩盖宫颈 - 阴道交界处的柔软性。在这种情况下，可以通过之前中线处做的纵行子宫切口来确定交界部位，可以是子宫切开的切口，也可以是结扎的子宫血管水平上形成的切口。手指从切口下方穿过以识别膨胀的、被切除的宫颈和阴道前穹窿的游离边缘。要更换受污染的手套。显然，在前置胎盘的情况下可能无法进行触诊。

如果计划或强烈期望进行子宫切除，另一种有用的识别宫颈边缘的方法是使用金属皮肤或血管夹。患者置于膀胱截石位，然后经阴道在宫颈边缘的 12、3、6、9 点钟位置放置夹子。这些坚固的夹子可以更容易地通过阴道壁触诊到并以此提示宫颈的远端范围。

一旦确定了宫颈的位置，就将吸头和干净的纱布放进后穹隆中。这为打开阴道时的潜在污染做好准备。紧接着在宫颈水平以下，将弯曲的 Heaney 钳或类似的钳子横行放置在阴道侧穹窿。在另一侧同样操作。与妇科子宫切除术不同，由于阴道较宽，两个钳子的尖端通常在中线无法相交。一些医生倾向于只夹一小部分，将宫骶韧带和阴道最外侧夹在一起。一些医生则喜欢沿着阴道的宽度夹更多组织。这些差异影响阴道残端的封闭，我们将在下一节中讨论。

在被钳夹的阴道上方从外侧开始切开，然后逐渐向内侧推进（图 26-9）。在这种情况下，大型弯曲的

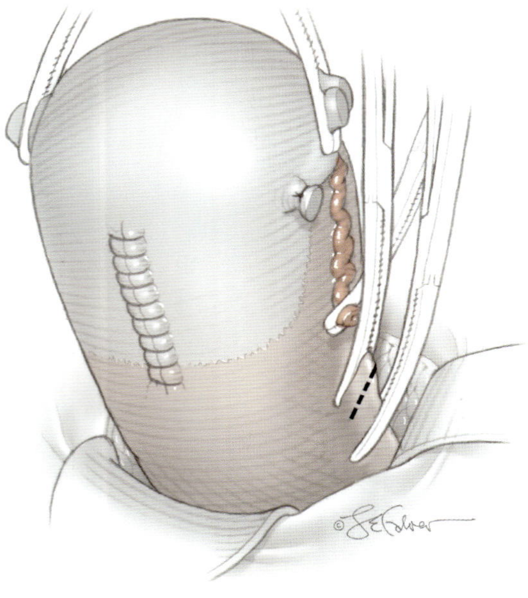

图 26-8 将两把 Heaney 钳夹住主韧带，然后进行锐性切开和结扎，根据韧带的长度，可执行此操作 2 ~ 4 次。

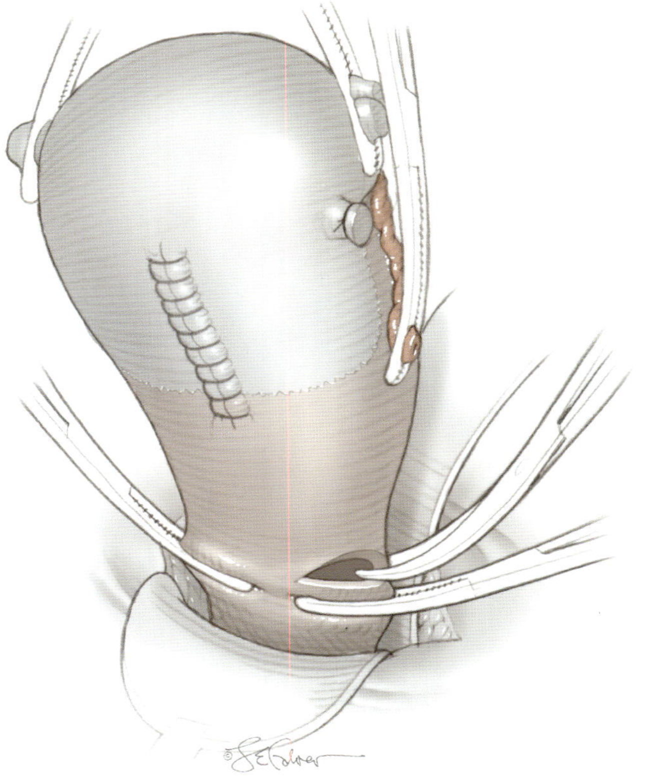

图 26-9 将两把 Heaney 钳夹在宫颈下方的阴道位置，再在钳子上方进行切开可将子宫和宫颈从腹部切除并取出。

Mayo 或 Jorgenson 剪刀比较合适。切开之前，应保持膀胱和结肠远离切开的部位。直视下操作可确保切除整个宫颈，保留整个阴道长度以及保证周围器官不受损伤。对于只希望在阴道的各个侧面进行较小钳夹的医生，可以在一个钳子上方横向打开阴道后壁。将剪刀的一叶放置在阴道腔内，并在与阴道的交界处切除宫颈一周。无论采用哪种方法，子宫及污染的宫颈一旦被切除下来，都要与无菌器械分开并放在相应的盘中。

要对宫颈进行检查以确保已完全切除。如果没有，残存的宫颈通常可以用手指在 Heaney 钳尖之间摸到。可以将第二层钳子放置在整个阴道上，但仍位于已确定的宫颈缘远端以下。然后将第一层和近端的钳子移除。在某些情况下，主韧带的一些较短的相邻节段需要在每一侧进行夹紧和横切，以便能够定位第二层钳夹。

阴道残端封闭

子宫切除时阴道残端的悬吊很重要，有助于阴道残端的长期牵引和悬吊。被切除的阴道侧穹窿可以同时双重结扎并缝合到子宫骶韧带的残端上。系好后，这些缝线会将上阴道与子宫骶韧带结合在一起。此后，可以选择几种方法来封闭残端，这很大程度上取决于操作者的习惯。

首先，如果 Heaney 钳钳夹阴道的宽度较长，大多数人建议固定缝合外侧阴道残端。针尖首先刺入钳的尖端，在钳的中部下方穿过，最后到达钳跟部下方（图 26-10）。膀胱和结肠应在远离针尖经过的位置，以免多余的线缠绕膀胱以及针尖刺入任何一个器官。

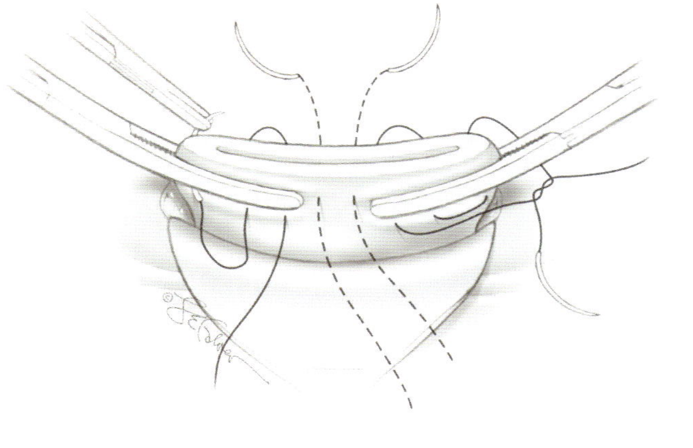

图 26-10　可以采用几种方法来封闭阴道残端。这里，将针脚固定放置在每一侧以封闭外侧阴道残端，而中间部分的残端则需要进行间断缝合（如虚线所示）。

每次缝合都应包含阴道前后壁的全部厚度。在慢慢取下钳时在钳的背面打结。然后止血钳拉住缝线往上提以进行进一步的缝合。值得注意的是，如果最初使用弯钳夹住一段较长的阴道，则必须固定阴道以避免部分阴道滑到结扎带下方导致出血。如虚线所示，通常需要补充间断或“8”字缝合来封闭最初未被 Heaney 钳钳夹的阴道。

对于那些更喜欢在外侧阴道壁夹一小块的人，这里介绍了 3 种阴道残端缝合方法。所有这三个方法都是通过带有缝线的针在 Heaney 钳尖端入针，然后逐渐缝入钳跟之下。在慢慢取下钳子时在钳子的背面打结。然后用止血钳拉住缝线往上提以进行进一步的缝合。助手同时在 6 点和 12 点方向用 Allis 钳抓住阴道边缘帮助提拉。这些钳子向上提拉的轻微张力减少了污染物从阴道上段的溢出。同时，还要小心避免撕裂那些脆弱的阴道组织。

第一种残端缝合方法，通过一系列“8”字缝合法将中间的阴道残端沿着自身长度进行缝合，每次缝合都应包含全部的阴道前后壁。

第二种方法是在将外侧阴道壁缝合固定后，针头继续留在缝线上。这样，每次缝合都包括了阴道的所有层次。缝合从外侧开始，逐渐向内侧移动。在阴道中部相遇后打结。

在第三种方法中，其他人通过在阴道残端周围一整圈使用套索缝合穿过黏膜和相邻的盆腔内筋膜来实现止血。这种开放式的阴道残端缝合技术，在外侧阴道壁缝线打结后，再分别用连续锁边缝合的方法缝合阴道的前、后缘。

所有这些方法都可以使阴道残端封闭或留下部分开口。当止血效果良好，无感染且对肠道和膀胱无伤害时，许多医生都希望封闭阴道残端。

结束步骤

残端闭合后，如果膀胱不完整，可以用无菌牛奶或染料溶液充盈膀胱，如前所述（第 423 页）。膀胱壁的任何损伤都可以用可吸收缝线进行双层缝合修复。

冲洗手术部位，检查每个血管蒂部是否充分止血。在许多情况下，压迫和耐心可以起到止血的作用。表 26-4 所列的局部止血药可增强这一作用。一些医生选择封闭盆腔腹膜，然而，一些当代医生并不再将盆腔上覆盖覆膜。

在手术结束关腹之前，所有的纱布和器械都要取出。手术前后的器械、纱布和缝针的数目对手术安全至关重要。如果计数不一致，则要进行影像学检查以找出残留的异物。

经阴道子宫切除术

次全子宫切除术可能足以成功止血，而出血是围产期子宫切除术的主要指征。对于那些能从较短时间的手术中受益的妇女或那些存在广泛粘连可能导致泌尿系统损伤的妇女，行经阴道子宫切除术是更可取的（Rossi，2010）。次全子宫切除术将子宫直接在子宫动脉血管蒂水平上方切除（Matsubara，2015）。

宫颈残端的前壁和后壁用 1 号或 0 号铬肠线缝合。与全子宫切除术一样，不需要关闭盆腔壁腹膜。确切地说，如果以后需要进行残端切除以防止月经期出血或宫颈病变，关闭盆腔壁腹膜可能是有害的。即，关闭腹膜可能将膀胱或直肠更紧密的置于宫颈残端。因此，如果以后需要行宫颈切除术，那么在残端切除的过程中，尿路或肠道损伤的风险可能会更大。

输卵管 - 卵巢切除术

由于存在大量的附件血管而且其与子宫关系密切，可能需要切除一个或两个附件以进行止血。据报道，同时进行输卵管 - 卵巢切除术的概率通常为 3% ~ 5%，但有人曾经引用文献指出这种概率高达 25%（Briery，2007；Plauche，1981；Rossi，2010）。无论哪种情况，术前谈话都应包括这种可能性。

延迟结扎技术

Dyer 等（1953）首先提出了延迟结扎技术。其

表 26-4 局部止血药

药品种类	商品名	材质
化学性止血药		
氧化再生的甲基纤维素	Surgicel	平松织物
	Surgicel Fibrillar	平面可剥离层和簇
	Surgicel Nu-knit	平松织物
	Surgicel SNow	平面无纺布
猪明胶	Surgifoam	粉末或扁平海绵
	Gelfoam	粉末或扁平海绵
	Surgiflo[a]	粉末
牛胶原蛋白	Avitene	粉末，薄片或扁平海绵
	Instat	粉末
活性止血药物		
牛凝血酶	Thrombin-JMI	液体喷雾
牛凝血酶 + 明胶	Thrombi-Gel	扁平海绵
牛凝血酶 + 甲基纤维素	Thrombi-Pad	平板
人凝血酶	Evithrom[a]	液体
重组凝血酶	Recothrom	液体
流动止血剂		
牛明胶 + 人凝血酶	FloSeal Matrix	液体
猪明胶 + 人凝血酶	Surgiflo + Evithrom	液体
纤维蛋白组织黏着剂		
人凝血酶、纤维蛋白原、纤溶酶原	Tisseel	喷涂或滴涂
人凝血酶、纤维蛋白原	Evicel	喷涂或滴涂

[a] 可组合以形成止血剂。
From Aoffman，2016

他医生经过数年的时间修改了该方法以解决手术中出现的问题。该技术可快速控制供应子宫的所有血管。操作原理很简单，每个供应子宫的血管根部都被钳子夹紧。当操作者迅速从一根血管进行到下一根血管时，被夹紧的血管会向外侧移动，并远离手术区域。缝线结扎要延迟直到 6 根血管蒂均被控制：两根圆韧带血管、两根输卵管 - 卵巢子宫韧带血管和两根子宫血管。该方法可迅速实现完全止血，如果有紧急出血（如宫缩乏力或破裂）则应考虑使用该方法。也就是说，延迟结扎技术也同样适用于非紧急和择期手术。

■ 止血带法

与 Porro 及其学习者一样，一些医生仍在子宫下段周围使用止血带止血。止血带有助于控制子宫切开术后子宫血管的出血。但是，它不能控制卵巢血管的侧支循环。

在使用这种方法时，剖宫产的手术操作按常规实施。助手将子宫上提至腹腔外，操作者透过阔韧带的透光性识别子宫附近和子宫下段水平的无血管区。用止血钳或精细组织剪对阔韧带进行钝性和锐性分离形成一个个孔。通过这些孔把 Kelly 钳放在两侧子宫切口下方。钳子抓住止血带，然后穿过阔韧带的两个开口从而环绕子宫。止血带可以是红色橡胶导管、Penrose 引流管或塑料的静脉输液管。将止血带拉紧并用 Ochsner 夹在子宫后部固定。然后根据自己习惯的方法进行子宫切除。

并发症

产科子宫切除术的术中和术后并发症的评估需要区分直接由手术引起的并发症和由于术前的疾病或损伤所引起的并发症。如果因为危及生命的出血而进行紧急子宫切除，所伴随的并发症自然就更多，也更严重。例如，几乎所有接受紧急手术的女性都需要输血（Zelop，1993；Zorlu，1998）。

■ 手术并发症

围产期子宫切除术的两个主要手术并发症是出血和泌尿系统损伤（表 26-5）。

表 26-5　紧急围产期子宫切除术的并发症

并发症	发生率 %
手术并发症	
输血	67 ~ 84
泌尿系统损伤	
膀胱	3 ~ 10
输尿管	3
支架	8
输卵管 - 卵巢切除术	3 ~ 5
肠道损伤	1
术后并发症	
出血 - 再次手术	4
残端蜂窝织炎	~ 10
残端脓肿	2 ~ 3
切口并发症	1 ~ 2
脓肿	
裂开	
产妇死亡	1 ~ 2

Data from Hernandez，2013；Plauché，1981；Rossi，2010；Shellhaas，2009；Stanco，1993；Zelop，1993.

出血

如前所述，由于某些产科出血是围产期子宫切除术的主要指征，因此这种手术的失血量会更大。出血的控制取决于医生的手术技巧以及对所有血管蒂的处理。出血的常见原因是未能控制子宫或附件的血管蒂的渗血，子宫血管在进行钳夹或缝合过程中滑脱。另一个术中出血的常见原因是血管断端的慢性渗血。断离血管之前，在子宫附近夹紧血管通常可以控制侧支循环引起的慢性渗血。

由于多种原因，在术中或术后可能会发生附件出血。首先，在处理附件血管时可能会撕裂卵巢血管。其次，固定缝线时可能会刺破起初近端没有被夹闭或结扎的血管。最后，处于张力下的卵巢血管可能会在术后从结扎线中缩回。所以，医生可以通过先进行环绕缝合再进行远端固定缝合的方法来预防附件出血。

重要的是，附件出血可能导致附件肿胀膨大或腹膜后血肿。像之前讨论的那样，为控制这种血肿扩大，可能需要进行单侧或者双侧输卵管 - 卵巢切除术。尽管附件切除会给女性带来激素或生育的问题，但腹膜后血肿会迅速扩大且难以分离出有问题的血管。在循环衰竭的患者中，这种额外的失血可能是危及生命的。

泌尿系统损伤

在很多操作过程中都有可能损伤膀胱和输尿管。

如果在术中及时发现并对其进行修补，则通常不会引起永久性的功能障碍。但是，未能发现的术前或术中的损伤则会在术后引起严重的问题。

在膀胱子宫间隙内进行分离时最容易损伤膀胱。在子宫手术后形成的子宫下部瘢痕会增加损伤的风险。在阴道残端进行结扎或缝合时也可能会损伤膀胱。交叉钳夹阴道上段时会增加外侧膀胱壁的损伤风险。在这种情况下，受损伤的膀胱壁可能会坏死并发展成膀胱阴道瘘。阴道残端蜂窝织炎或脓肿可能会增加这种风险。

尿路损伤在急诊手术中更为常见。例如，Plauché 等（1983）报告在 108 例瘢痕子宫拟进行择期子宫切除术的患者中，膀胱损伤的发生率为 3%。Zelop 等在 1993 年报告说，在 117 例紧急的围产期子宫切除术中，术中膀胱切开的发生率为 7.7%，输尿管损伤的发生率为 2.5%。而且，在 Shellhaas 等 2009 年报告的 186 例紧急病例中，2.7% 的患者发生膀胱损伤。有 7% 的病例需要进行膀胱切开或者置入输尿管支架。重要的是，这些女性中有 3% 有输尿管损伤。为了帮助识别，可以如 430 页所述充盈膀胱以寻找瘘口。术中膀胱镜检查虽然在产科使用较少，但可以识别输尿管损伤等这些问题，在后面详述。

当血肿或肿瘤使骨盆解剖结构发生变形时，输尿管损伤的风险增高。当遇到严重的病例时，更加容易出现损伤。这些情况将在第二十七章（452 页）中进一步详细讨论。在术前我们应该尽可能识别输尿管的移位或损伤。术中，在钳夹或结扎附件、子宫血管或主韧带时可能会损伤输尿管。外侧阴道残端的缝合也是另外一个高危因素。

在操作过程中进行视诊、触诊和分离通常可以预防输尿管损伤。孕妇的主韧带和阔韧带的分离需要耐心和经验。将钳紧靠宫颈，并始终位于前一根血管蒂的内侧可以降低输尿管下段损伤的风险。在钳夹附件血管之前观察输尿管的走向可以防止近端输尿管损伤。

■ 术后并发症

出血和感染是较常见的严重术后并发症（表 26-4）。

术后出血

在母胎医学中心研究网中的 186 例病例中，有 4% 的患者因腹腔内出血随后进行了开腹探查术（Shellhaas，2009）。同样，Stanco 等在 1993 年的报告提到有 4% 的患者再次手术，而 Zelop 等在 1993 年报告了 2.6% 的发生率。

术后早期出血通常源于阴道残端。而腹腔内其他部位的出血通常是由子宫或附件血管结扎后脱落引起的。出血会在腹腔内积聚，形成腹腔积血或在腹膜后间隙内积聚形成血肿。子宫血管的出血通常在阔韧带内形成血肿。不断扩大的阔韧带血肿可能沿着骨盆侧壁进入更大的骶前间隙或腹膜后间隙。附件区出血可能进入腹膜腔，或在骨盆漏斗韧带和腹膜后间隙形成血肿。术后阴道的延迟出血可能源于阴道残端的裂伤或残端血肿引流。

腹腔积血的患者会表现出腹膜刺激征的症状。此外，创伤超声聚焦评估（FAST）可能会发现盲管内或者 Morison 憩室中的无回声或低回声液增多（第十七章，291 页）。即使有大量失血，只要血液流进腹膜后间隙就很难在临床上检测到。当怀疑这些类血肿时，盆腹腔 CT 通常很有价值（第三十章，495 页）。

在无症状女性中稳定的小血肿或小的腹腔积血通常不需要治疗。如果血肿很大或者逐渐增大并且不能经过阴道引流时，可能需要进行开腹探查。任何血流动力学不稳定的患者都应立即进行腹腔内出血的评估。如前所述，超声检查、CT 或磁共振（MR）成像可能会有助于评估。可以考虑介入技术来定位和栓塞血管。但是，这对于压力较低的静脉的出血可能效果不佳。可进行成分输血，包括纠正凝血功能障碍。如果影像学检查发现较大的或逐渐增大的血肿，则需要进行开腹手术。

如果生命体征变得不稳定或输血后红细胞比容下降，则需考虑进行再探查。最好采用下腹中线纵切口以提供腹膜后血肿的最佳暴露。对于腹腔积血，开腹手术可以进行血液抽吸并寻找出血血管。止血效果与腹膜后血肿的止血效果相同，后面进行详述。

对于血肿，初步观察可确定肿块是否的确在扩大。如果没有扩大，那么积液的抽吸可能是不利的。即，解除对腹膜及血块的压迫可能会加重出血。但是，如果盆腔血肿不断扩大，则手术治疗包括排空积血，对任何可见的出血性血管进行止血以及放置足够的引流管（Plauché，1992a）。对于经验不足的医生，可能需要擅长妇科肿瘤的医生或血管外科医生的协助，以解决较大的腹膜后血肿。

一旦切开腹膜并去除血块，通常不会发现明显的血管出血。相反，在广泛渗血的区域进行缝合并辅以压迫及局部止血药（表 26-4）的应用可能会有帮助。在极少数情况下，如果出血很缓慢但一直持续，则可以选择用纱布填塞，并在 24 ～ 48 h 内进行再探查。

在引流部位使用 Jackson-Pratt 或者 Blake 引流管会很有帮助。当血液引流量达到最低限度时，就将它们在床旁进行拔除。

术后感染

感染是产科子宫切除术后最常见的并发症之一。较早的研究表明，紧急手术后发热的发生率超过 30%。相反，在临产前进行手术的妇女中，发热的发生率仅为 10%（Stanco，1993；Yancey，1993；Zelop，1993）。这些观察结果是在围术期常规使用抗生素之前报道的。就目前的感染率而言，由残端蜂窝织炎发展而来的感染占 10%，而由残端脓肿发展而来的占 2% ～ 3%。

临床上通常通过发热或者残端上方的压痛发现残端脓肿或感染性血肿。还有一些通过盆腔影像学检查发现。通常可以通过阴道残端引流盆腔中线处的脓肿或血肿。一旦发现脓肿，就应尽快开始选用覆盖革兰氏阳性和阴性的需氧菌及厌氧菌的广谱抗生素。庆大霉素和克林霉素是常见的选择，其他可选用药见第三十二章（516 页）。

大多数患者需要全身或局部麻醉进行引流术。患者取膀胱截石位可以顺利进行残端置管引流。由于残端最初是通过腹部缝合的，因此没有明显的缝线可以进行钳夹。然而，我们可以在最大波动点处将 Pean 钳插入残端，闭合缝线的中段，然后将其张开。值得注意的是，如果尝试引流盆腔外侧壁的血肿或脓肿，可能会导致大血管损伤和出血。在这些情况下，可以请放射介入科医生协助进行引流。

引流时，可取脓液进行细菌培养以指导随后的抗生素治疗。一旦脓液或血液流出，Pean 钳可以使阴道残端口保持打开状态以允许引流管插入。可以将 Foley 导管或 Malecot 导管留在原处，以帮助脓肿或血肿持续引流。充分引流后，症状和体征得以迅速缓解。一旦引流液达到最低限度就可以将引流管拔除，而残端部分也开始二期愈合。

围术期抗菌药物的使用也减少了腹部切口感染或裂开的发生率。在早期的研究中，剖宫产子宫切除术后高达 10% 的患者出现了伤口感染（Plauché，1986；Stanco，1993；Yancey，1993）。通过仔细止血以及避免手术部位细菌感染可以减少伤口并发症。伤口感染的预防和治疗分别见第十八章和第三十二章（299 页和 519 页）。

■ 死亡率

产妇的死亡与围产期子宫切除术相关的准确数据尚不可知。也就是说，死亡率相对较低，并且与手术适应证直接相关。例如，根据疾病预防与控制中心的数据，2006—2010 年，几乎 5% 的孕产妇死亡是由与子宫切除术相关的产科并发症引起的。这些并发症是子宫破裂、宫缩乏力、前置胎盘以及病理性胎盘附着（Creanga，2015）。因此，产科子宫切除术的数据与妇科子宫切除术的数据进行相比，死亡率更高（Sahin，2014）。这些数据来自于包括 Wingo 等（1985）的早期研究，他们收集了从 1979—1980 年在美国所有行子宫切除术的患者数据，并从中算出死亡风险。他们在 317 389 例行妇科经腹子宫切除术的妇女中找到 477 例死亡，死亡率为 12/10 000。同时，对 5 435 例行围产期子宫切除术的患者的研究得出死亡率为 29/10 000。这些研究者没有校正与疾病相关的死亡率，也没有对各种类型的产科子宫切除术进行区分。

Plauché（1992b）报告了在路易斯安那州立大学妇产卫生中心 45 年间进行围产期子宫切除术的病例。在这里择期手术和紧急手术的数量大致相等。在案例收集的这些年中，死亡率发生了极大的变化。在最初的 30 年，1 335 名子宫切除术后的患者中有 7 人死亡——52/10 000。接下来的 15 年中，在 435 例子宫切除术后的患者中只有 1 例死亡——23/10 000。在这份长达 45 年的报告里，8 名死亡的孕产妇中有 3 名死于出血或脓毒血症，一名死于晚期盆腔恶性肿瘤，一名死于术后脓毒血症。最糟糕的情况是在术后未能尽早发现致命的腹腔内出血。为了保留生育功能而不适当的延迟子宫切除术也可能引起并发症甚至死亡。

在早期的文章中，当我们核查与择期剖宫产子宫切除术相关的死亡率时，产妇死亡并不常见。例如，在新奥尔良的 3 个私人执业团队报告的 543 例剖宫产子宫切除术中，没有孕产妇死亡的记录（McNulty，1984；Schneider，1968；Ward，1965）。同样，Park 和 Duff（1980）在对 11 例行择期剖宫产子宫切除术患者的调查中并未发现孕产妇死亡。他们得出的结论是在排除了产科重大事故之后，剖宫产子宫切除术的死亡率与单独进行剖宫产或妇科子宫切除术的死亡率相当。

在资源贫乏的国家，围产期子宫切除术后的产妇死亡率仍然不成比例地过高。其中一些报告的死亡率为 1.5% ～ 4.5%（Allam，2014；Begum，2014；Sahin，2014；Sakinci，2014；Wei，2014）。

总结

围产期子宫切除术对产科医生来说是一项必备

的手术技能。当前，该手术通常在更艰难的条件下进行，例如病理性胎盘附着、子宫破裂或危及孕妇生命的难治性宫缩乏力。在这些情况下，与常规剖宫产或择期子宫切除术相比，膀胱或输尿管损伤的概率及输血需求的增加也不足为奇。在关闭腹腔之前，应彻底检查膀胱、输尿管或肠管是否有损伤，并进行解决。在严重出血或出现弥散性血管内凝血的情况下，可以考虑用次全子宫切除代替全子宫切除。这将减少手术时间，并可最大限度地降低术中分离的困难及减少术中出血。

最后，最重要的是继续向产科住院医生教授这种可以挽救生命的手术，并将其作为主要的“能力试金石”。而且，在实践的最初几年中，可能需要对许多即将毕业的住院医生进行额外的指导。毫无疑问，随着剖宫产率的提高，对这项任务的需求将不断增加。

（高雨菲 张馨媛，译 原鹏波，校）

参考文献

Allam IS, Gomaa IA, Fathi HM, et al: Incidence of emergency peripartum hysterectomy in Ain-shams University Maternity Hospital, Egypt: a retrospective study. Arch Gynecol Obstet 290(5):89, 2014

Balgobin S, Hamid CA, Hoffman BL: Intraoperative considerations. In Hoffman BL, Schorge JO, Bradshaw KD, et al (eds): Williams Gynecology, 3rd ed. New York, McGraw-Hill Education, 2016

Barclay DL: Cesarean hysterectomy: thirty years experience. Obstet Gynecol 35:120, 1970

Bateman BT, Mhyre JM, Callaghan WM, et al: Peripartum hysterectomy in the United States: nationwide 14 year experience. Am J Obstet Gynecol 206(1):63.e1, 2012

Begum M, Alsafi F, ElFarra J, et al: Emergency peripartum hysterectomy in a tertiary care hospital in Saudi Arabia. J Obstet Gynaecol India 64(5):321, 2014

Bey M, Pastorek JG II, Lu P: Comparison of morbidity in cesarean section hysterectomy versus cesarean section tubal ligation. Presented at annual meeting of District VII, American College of Obstetricians and Gynecologists, St. Louis, September 1993

Bixby GH: Extirpation of the puerperal uterus by abdominal section. J Gynaecol Soc Boston 1:223, 1869

Bodelon C, Bernabe-Ortiz A, Schiff MA, et al: Factors associated with peripartum hysterectomy. Obstet Gynecol 114(1):115, 2009

Bowman EA, Barelay DS, White LC: Caesarean hysterectomy: an analysis of 1000 consecutive operations. Bull Tulane Med Faculty 23:75, 1964

Brenner P, Sall S, Sonnenblick B: Evaluation of cesarean section hysterectomy as a sterilization procedure. Am J Obstet Gynecol 108:335, 1970

Briery CM, Rose CH, Hudson WT, et al: Planned vs emergent cesarean hysterectomy. Am J Obstet Gynecol 197(2):154.e1, 2007

Creanga AA, Berg CJ, Syverson C, et al: Pregnancy-related mortality in the United States, 2006–2010. Obstet Gynecol 125:5, 2015

Cunningham FG, Leveno KJ, Bloom SL, et al (eds): Critical care and trauma. In Williams Obstetrics, 24th ed. New York, McGraw-Hill Education, 2014

Dahlke JD, Mendez-Figueroa H, Maggio L, et al: Prevention and management of postpartum hemorrhage: a comparison of 4 national guidelines. Am J Obstet Gynecol 13(1):76.e1, 2015

D'Arpe S, Franceschetti S, Corosu R, et al: Emergency peripartum hysterectomy in a tertiary teaching hospital: a 14-year review. Arch Gynecol Obstet 291(4):841, 2015

Davis ME: Complete cesarean hysterectomy: a logical advance in modern obstetric surgery. Am J Obstet Gynecol 62:838, 1951

Durfee RD: Evolution of cesarean hysterectomy. Clin Obstet Gynecol 12:575, 1969

Dyer I, Nix GF, Weed JC: Total hysterectomy at cesarean section and the immediate puerperal period. Am J Obstet Gynecol 65:517, 1953

Flood KM, Said S, Geary M, et al: Changing trends in peripartum hysterectomy over the last 4 decades. Am J Obstet Gynecol 200(6):632.e1, 2009

Godson C: Porro's operation: introduction to a discussion in the section of obstetric medicine. BMJ 1:142, 1884

Gonsoulin W, Kennedy R, Guidry K: Elective versus emergency cesarean hysterectomy cases in a residency program setting: a review of 129 cases from 1984 to 1988. Am J Obstet Gynecol 165:91, 1991

Hernandez JS, Wendel GD Jr, Sheffield JS: Trends in emergency peripartum hysterectomy at a single institution: 1988–2009. Am J Perinatol 30:365, 2013

Jakobsson M, Tapper AM, Colmorn LB, et al: Emergency peripartum hysterectomy: results from the prospective Nordic Obstetric Surveillance Study (NOSS). Acta Obstet Gynecol Scand 94(7):745, 2015

Kramer MS, Berg C, Abenhaim H, et al: Incidence, risk factors, and temporal trends in severe postpartum hemorrhage. Am J Obstet Gynecol 209(5):449, 2013

Matsubara S, Ohkuchi A, Suzuki H, et al: Cesarean hysterectomy: amputation-first technique (Matsubara). Acta Obstet Gynecol Scand 94(5):552, 2015

McNulty JV: Elective cesarean hysterectomy—revisited. Am J Obstet Gynecol 149:29, 1984

Mickal A, Begneaud WP, Hawes TP: Pitfalls and complications of cesarean section hysterectomy. Clin Obstet Gynecol 12:660, 1969

Orbach A, Levy A, Wiznitzer A, et al: Peripartum cesarean hysterectomy: critical analysis of risk factors and trends over the years. J Matern Fetal Neonatal Med 24(3):480, 2011

Owolabi MS, Blake RE, Mayor MT, et al: Incidence and determinants of peripartum hysterectomy in the metropolitan area of the District of Columbia. J Reprod Med 58(3–4):167, 2013

Park RC, Duff WP: Role of cesarean hysterectomy in modern obstetric practice. Clin Obstet Gynecol 23:601, 1980

Plauché WC: Cesarean hysterectomy. In Schiarra J, Dilts PV Jr (eds): Gynecology and Obstetrics, Vol 2. Philadelphia, Lippincott, 1986

Plauché WC: Obstetric genital trauma. In Plauché WC, Morrison JC, O'Sullivan MJ (eds): Surgical Obstetrics. Philadelphia, WB Saunders, 1992a

Plauché WC: Surgical problems involving the pregnant uterus: uterine inversion, uterine rupture and leiomyomas. In Plauché WC, Morrison JC, O'Sullivan MJ (eds): Surgical Obstetrics. Philadelphia, WB Saunders, 1992b

Plauché WC, Gruich FG, Bourgeois MO: Hysterectomy at the time of cesarean section: analysis of 108 cases. Obstet Gynecol 58:459, 1981

Plauché WC, Wycheck JG, Ianessa MJ, et al: Cesarean hysterectomy on the LSU Service of Charity Hospital, 1975–1981. South Med J 76:1261, 1983

Richardson E: Caesarean section with removal of uterus and ovaries after the Porro-Muller method. Am J Med Sci 81:36, 1878

Rossi AC, Lee RH, Chmait RH: Emergency postpartum hysterectomy for uncontrolled postpartum bleeding: a systematic review. Obstet Gynecol 115(3):637, 2010

Sahin S, Guzin K, Eroglu M, et al: Emergency peripartum hysterectomy: our 12-year experience. Arch Gynecol Obstet 289(5):953, 2014

Sakinci M, Kuru O, Tosun M, et al: Clinical analysis of emergency peripartum hysterectomy in a tertiary center. Clin Exp Obstet Gynecol 1(6):654, 2014

Schneider GT, Tyrone CH: Cesarean total hysterectomy: experience with 160 cases. South Med J 59:927, 1968

Shellhaas CS, Gilbert S, Landon MB, et al: The frequency and complication rates of hysterectomy accompanying cesarean delivery. Obstet Gynecol 114(2 Pt 1):224, 2009

Stanco LM, Schrimmer DB, Paul RH, et al: Emergency peripartum hysterectomy and associated risk factors. Am J Obstet Gynecol 168:879, 1993

Sturdee DW, Rushton DI: Caesarean and post-partum hysterectomy 1968–1983. BJOG 93:270, 1986

Tait L: Address on the surgical aspect of impacted labour. BMJ 1:657, 1890

Ward SV, Smith H: Cesarean total hysterectomy: combined section and sterilization. Obstet Gynecol 26:858, 1965

Wei Q, Zhang W, Chen M, et al: Peripartum hysterectomy in 38 hospitals in China: a population-based study. Arch Gynecol Obstet 289(3):549, 2014

Wingo PA, Huezo CM, Rubin GL, et al: The mortality risk associated with hysterectomy. Am J Obstet Gynecol 152:803, 1985

Yancey MK, Harlass FE, Benson W, et al: The perioperative morbidity of scheduled cesarean hysterectomy. Obstet Gynecol 81:206, 1993

Young JH: Caesarean section. The history and development of the operation from earliest times. London, HK Lewis, 1944

Zelop CM, Harlow BL, Frigoletto FD Jr, et al: Emergency peripartum hysterectomy. Am J Obstet Gynecol 168:1443, 1993

Zorlu CG, Turan C, Isik AZ, et al: Emergency hysterectomy in modern obstetric practice. Acta Obstet Gynecol Scand 77:186, 1998

第二十七章

前置胎盘和病理性胎盘附着

在某些妊娠过程中，胎盘会发生附着位置的异常，或者甚至侵入邻近的子宫肌层。临床上包括前置胎盘，即滋养细胞着床覆盖或接近宫颈内口（图27-1）。在其他的病例中，滋养细胞侵入性植入子宫肌层。根据植入深度，可分别诊断为侵入性胎盘、植入性胎盘和穿透性胎盘（图27-2）。胎盘植入综合征对于概括上述3种植入类型非常实用，在本文中会广泛提及。另一种可用来替换的名称是病理性胎盘附着（Bailit；Silver，2015）。

对于孕妇及其新生儿，胎盘附着位置异常可导致灾难性的后遗症。因此，很明显会发生产后出血、剖宫产子宫切除术、早产及其他相关并发症。令人担忧的是，前置胎盘及胎盘植入综合征的发生率都在逐渐增加。美国发生这一趋势多由于近年来剖宫产率的增加，这正是发生上述问题的高危因素（第二十五章，409页）。早期识别及准备可减少相关并发症。本章着重强调一些预防步骤。

胎盘生理学

理解胎盘疾病的病理生理学和治疗，关键是要明确正常分娩后的止血机制。首先，近足月时绒毛间隙短期血流量大得惊人。精确测算子宫胎盘血流是个难题，以及同时计算子宫、卵巢及子宫螺旋动脉血流量目前技术上很难实现。即使应用磁共振血管造影技术也无法解决这一难题（Pates，2010）。间接手段包括雄烯二酮和氙-133的清除率的应用证实子宫胎盘血流在孕期逐渐增加。估计足月时子宫胎盘血流量可达到450 ~ 600 ml/min（Edman，1981；Kauppila，1980）。这一数值与用侵入性手段测得500 ~ 700 ml/min的范围很接近（Assali，1953；Browne，1953；Metcalfe，1955）。为了更好地理解这一惊人的血流量，请记住，非孕期女性的心输出量也只有3 500 ml/min。

这巨大的血流量在螺旋动脉中循环，子宫螺旋动脉平均有100 ~ 120条。螺旋动脉因为早期内皮滋养细胞重塑导致缺乏肌层。这一胎盘结构制造了一种低压力系统。随着胎盘剥离，胎盘附着部位的血管发生断裂，首先因子宫肌层收缩而止血，使得这些众多的相对较大的血管得以被压迫关闭。值得注意的是，在正常子宫下段，子宫平滑肌细胞是逐渐减少的。在整个子宫，子宫收缩会导致血管出现凝块和闭塞。因此，在产后，邻近胎盘附着部位的子宫肌层收缩更强烈，胎盘附着部位的出血最先被止住。完整的凝血系统对产后止血并不是那么必要，除非子宫、产道或阴道存在裂伤。相反，即使凝血功能正常，如果胎盘异常附着于子宫下段，即前置胎盘可导致大量出血。在这些病例中，通常会收缩并包围螺旋血管的肌层细

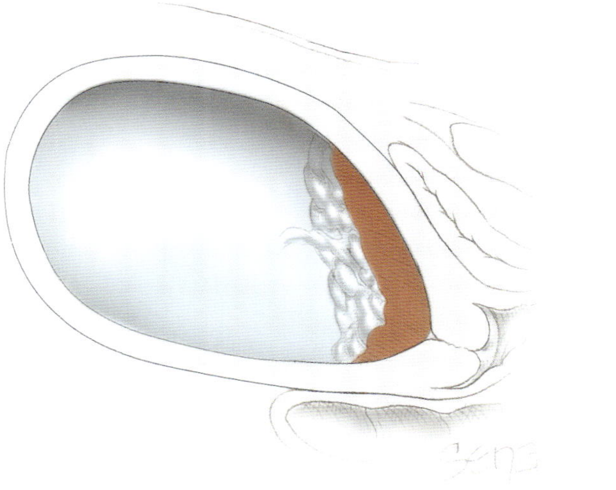

图27-1 前置胎盘所致的大出血常伴随着宫颈扩张。(Reproduced with Cunningham FG，Leveno KJ，Bloom SL，et al（eds）：Obstetrical hemorrhage. In Williams Obstetrics，24th ed. New York，McGraw-Hill Education，2014.)

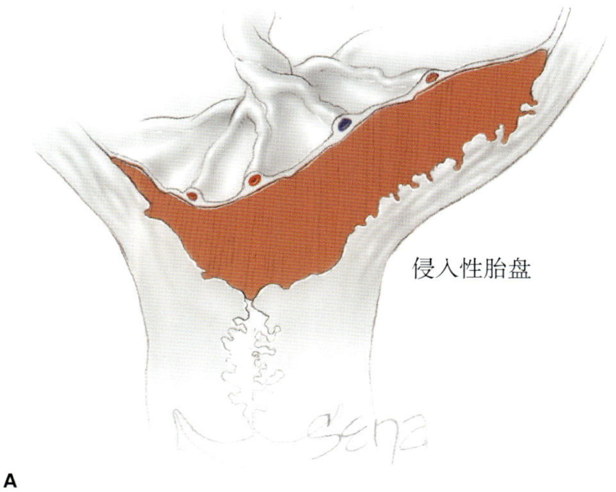

A

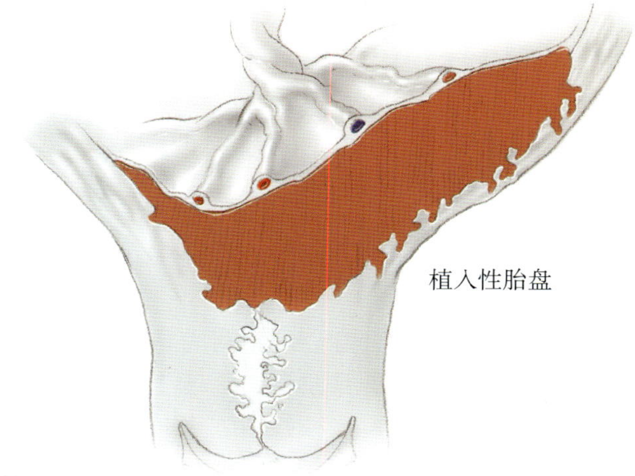

B

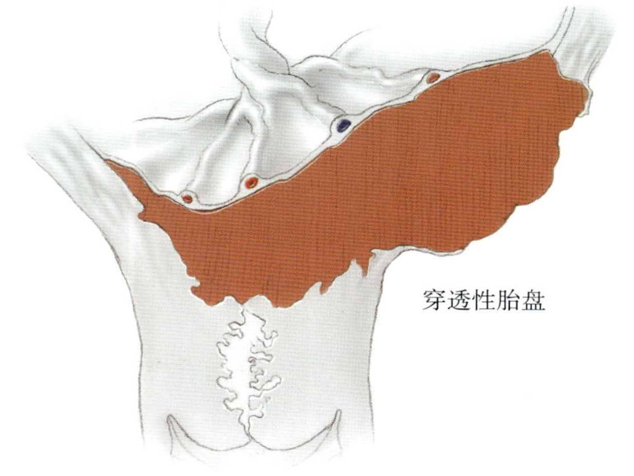

C

图 27-2 胎盘植入综合征。**A.** 侵入性胎盘：胎盘绒毛附着于子宫肌层。**B.** 植入性胎盘：胎盘绒毛侵入子宫肌层。**C.** 穿透性胎盘：胎盘绒毛穿透子宫肌层和浆膜层。（Reproduced Cunningham FG，Leveno KJ，Bloom SL，et al（eds）：Obstetrical hemorrhage. In Williams Obstetrics，24th ed. New York，McGraw-Hill Education，2014）

胞的缺失解释了这种出血。此外，如果胎盘组织附着或侵入子宫肌层，即发生胎盘植入综合征，植入部位的出血会进一步加剧。

前置胎盘

在拉丁文中，“前置”意为“在之前”，即胎盘先于胎儿进入产道。在产科学中，前置胎盘指胎盘附着于子宫下段，覆盖或靠近宫颈内口。因为这些解剖学关系很难精确界定，且它们在孕期是不断变化进展的，所以术语可能会有混淆，具体于下文讨论。

■ 胎盘迁移

孕早期诊断的前置胎盘可能并不会持续至孕晚期。在早期的文献中，胎盘迁移这一词汇被用于描述从宫颈内口明显移动开（King 等，1973）。迁移这一词很明显用词不当，因为宫颈内口附近的绒毛附着持续存在。尽管很明显胎盘本质上并不移动，这一明显活动的机制尚不明确。几种解释如下：

首先，低置胎盘相对于宫颈内口的明显移动可以让我们发现用二维超声来明确这一关系是不精确的。其次，子宫下段及上段在不同孕期增长速度不同（Becker，2001）。子宫上段拥有强大的血流供应，并以此支持附着的胎盘，尤以宫底部为著。向营养性这一词汇可用于描述这一事件。因此，很多胎盘迁移可能胎盘边缘并没有真的绒毛侵入达宫颈内口。并且，这一变化可能是由于宫底部生长更具有优势。

胎盘迁移在一些研究中已被量化。Sanderson 和 Milton 等（1991）通过对 4 300 例孕中期孕妇研究发现其中 12% 存在胎盘低置情况。其中那些并未覆盖宫颈内口的孕妇，胎盘前置这一情况并未持续存在，且最终都未发生胎盘相关的出血。相反，40% 孕中期覆盖宫颈内口的胎盘低置持续至分娩时。因此，孕晚期的前期胎盘附着于邻近宫颈内口但未覆盖宫颈内口者，其胎盘前置状态也并不会持续至足月（Dashe，2002；Heller，2014；Parrott，2015；Robinson，2012）。而 Bohrer 等的研究显示，孕中期胎盘低置与产前出血及产时出血增多相关。

孕 28 周前超声诊断胎盘前置后其持续情况的统计如图 27-3 所示。在双胎妊娠至孕 23 周的研究中也能发现类似的情况。如图所示，前次剖宫产的影响很明显，如果子宫存在前次剖宫产瘢痕，则前置胎盘不易发生迁移。

分类

前置胎盘这一词汇令人困惑。在最近由美国国立卫生研究院主办的一次胎儿影像学研讨会（Reddy，2014）上，推荐的分类如下（表 27-1）：

- 前置胎盘——宫颈内口完全或部分为胎盘所覆盖（图 27-1 和图 27-4）。过去，这被进一步分为完全性前置胎盘或部分性前置胎盘。
- 低置胎盘——附着于子宫下段，胎盘边缘距宫颈内口 2 cm 以内但未达宫颈内口。而边缘性前置胎盘是指胎盘附着于宫颈内口边缘但未覆盖。

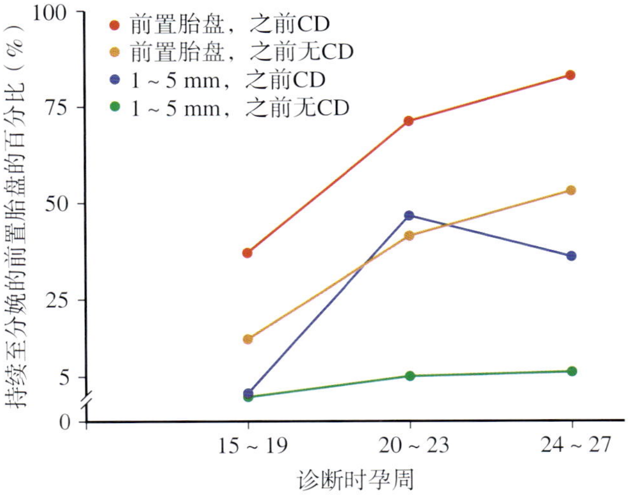

图 27-3　持续至分娩时的前置胎盘或低置胎盘的发生概率。数据点反应的是 3 个孕期超声诊断前置胎盘或胎盘下缘距离宫颈内口 1 ~ 5 mm 的概率（Reproduced with Cunningham FG，Leveno KJ，Bloom SL，et al（eds）：Obstetrical hemorrhage. In Williams Obstetrics，24th ed. New York，McGraw-Hill Education，2014；data from Oyelese，2006.）

表 27-1　前置胎盘分类

前置胎盘：胎盘完全或部分覆盖宫颈内口
低置胎盘：胎盘附着于子宫下段，边缘未达但距离宫颈内口小于 2 cm
废弃的术语：边缘性前置胎盘，即胎盘边缘达宫颈内口但未覆盖它

Data from Reddy，2014.

很明显，一些前置胎盘的分类会随着宫颈的扩张而发生变化（Dashe，2013；Reddy，2014）。例如，宫颈扩张 2 cm 时的低置胎盘在宫颈扩张 4 cm 时会成为前置胎盘，因为宫颈扩张暴露了胎盘边缘（图 27-4）。相反，宫颈扩张前的完全性前置胎盘可能在宫颈扩张 4 cm 时成为部分性前置胎盘，因为宫颈扩张使其超过了胎盘边缘。宫颈扩张时宫颈内诊以明确胎盘边缘与宫颈内口位置关系变化常导致大出血，应予以避免。

任何程度的前置胎盘，子宫下段重塑和宫颈扩张将不可避免地导致胎盘部位的自发剥离。这常导致出血，并在技术上造成胎盘早剥。因此，通常情况下胎盘早剥这个词汇不用于这一情形中。

前置胎盘有时但不总是会伴随前置血管。前置血管是指胎儿血管越过胎膜覆盖于宫颈内口（Bronsteen，2013），由前置血管所导致的产前诊治策略将在第 16 章讨论（276 页）。

发生率及相关危险因素

据报道，美国前置胎盘的发生率为 1/300 ~ 1/200（Martin，2005；Silver，2015）。在 Parkland 医院 1988—2011 年的 209 020 例单胎妊娠中，前置胎盘的发生率为 1/470（Wortman，2015）。加拿大、英格兰、芬兰及以色列也报道了相似的发生率（Crane，1999；Gurol-Urganci，2011；Räisänen，2014；Rosenberg，2011）。日本研究的发生率低得反常，最低只有 1/700（Matsuda，2011）。除外最后一项研究，因为前置胎盘缺乏精确的定义和分类，在世界范围内，前置胎盘发生率都惊人的相似。

一些因素可增加发生前置胎盘的风险（表 27-2）。其中多胎妊娠可能是因为整体胎盘表面积增加而成为高危因素。确实，双胎妊娠发生前置胎盘的风险较单胎增加 30% ~ 40%（Ananth，2003a；Weis，2012）。而其他的危险因素则没那么直接。

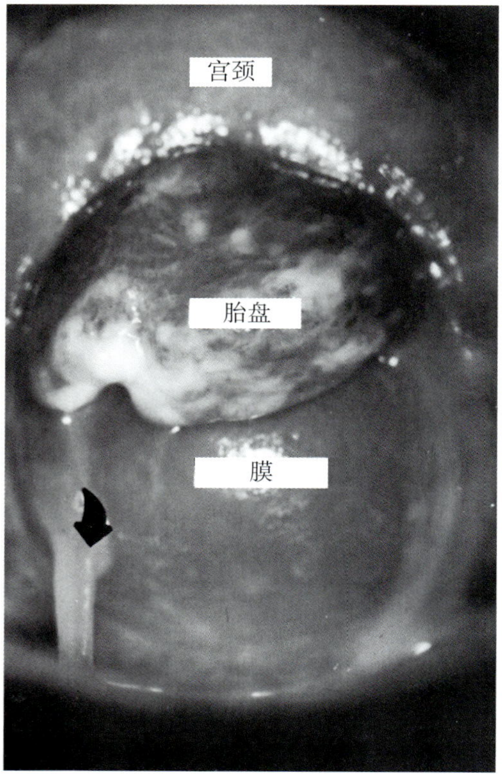

图 27-4 孕中期前置胎盘。窥器暴露宫颈，宫颈扩张 4 cm，箭头所指的点为宫颈黏液自宫颈口流出（Photographs used with Cunningham FG，Leveno KJ，Bloom SL，et al（eds）：Obstetrical hemorrhage. In Williams Obstetrics，24th ed. New York，McGraw-Hill Education，2014.）

表 27-2 前置胎盘的相关危险因素
多次孕产史
吸烟
多胎妊娠
既往前置胎盘
既往剖宫产史
既往人工流产术
高龄
母体血清 AFP 水平升高

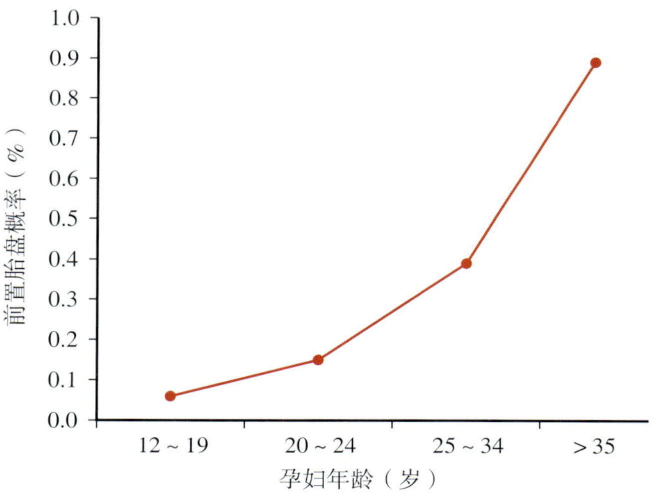

图 27-5 1988—2012 年 Parkland 医院 365 700 例不同年龄孕妇发生前置胎盘概率。

孕妇年龄

随着年龄的增长，前置胎盘的发生率逐渐增加（Biro，2012）。在 Parkland 医院，这一发生率从 19 岁以下的 1/1660 逐渐增长至 35 岁以上的 1/100（图 27-5）。同时，在美国和澳大利亚也存在着随着孕妇年龄的增长而前置胎盘发生率逐渐增加的趋势（Frederiksen，1999；Roberts，2012）。FASTER 试验在对超过 36 000 名女性的研究后显示，前置胎盘发生率 35 岁前为 0.5%，而 35 岁后为 1.1%（Cleary-Goldman，2005）。

多次孕产史

前置胎盘的发生风险随着产次增加（Räisänen，2014），高龄和产次的影响存在交叉。尽管如此，Babinszki 等（1999）报道产次超过 5 次的孕妇发生前置胎盘风险为 2.2%，这与产次少的孕妇相比明显增加。而这一现象与妊娠间隔时间无关（Fox，2015）。

既往剖宫产史

既往一次及以上剖宫产史的妇女发生包括前置胎盘、胎盘早剥及胎盘植入综合征的风险更高（Klar，2014）。随着剖宫产次数的增加，前置胎盘发生的累积风险特别明显。2016 年，Silver 等通过对纽约一项针对 30 132 例既往剖宫产史的妇女的研究显示，既往仅一次剖宫产史者前置胎盘发生率为 1.3%，而 6 次及以上剖宫产史者发生率为 3.4%。通过对近 40 万例分娩过 2 次单胎的妇女的回顾性队列研究显示，第一次为剖宫产分娩者第二次妊娠发生前置胎盘的风险增加 1.6 倍（Gurol- Urganci，2011）。类似的通过对来自 6 个相似研究人群的队列研究显示，既往剖宫产史会使这一风险升高 1.5 倍。Gesteland（2004）和 Gilliam 等（2002）计算发现既往剖宫产次数超过 4 次者发生前置胎盘的风险高 8 倍以上。

此外，前次分娩情况可能对此次妊娠有影响。例如，Downes 等（2015）发现，同样为剖宫产史患者，前次是在临产前剖宫产的患者较产程中剖宫产分娩者，此次发生前置胎盘的风险更高。前次妊娠发生前置胎盘，此次妊娠再次发生的概率为 2% ~ 5%。

重要的是，既往存在子宫切口的患者，此次妊娠发生前置胎盘后，因合并胎盘植入综合征而需切除子宫止血的风险增加（Wei，2014）。此情况在 450 页中将进一步讨论。Frederiksen 等的研究显示，既往有一次剖宫产史的孕妇因前置胎盘而需切除子宫的风险为 6%。而既往有多次剖宫产史的前置胎盘孕妇子宫切除率则高达 25%。

与此相关的是，一些证据也支持随着手术终止妊娠次数的增加，前置胎盘的发生风险也随之增加（Barrett，1981；Faiz，2003）。在有刮宫手术史的女性中这种相关性最强（Johnson，2003）。

吸烟

吸烟的孕妇发生前置胎盘的相关风险至少增加 2 倍（Ananth，2003a；Usta，2005）。推测一氧化碳低氧血症可引起代偿性胎盘增生，胎盘表面积增加。另外，吸烟可能导致蜕膜血管病变，这与前置胎盘的发生相关。

母体血清甲胎蛋白水平升高

孕妇发生无法解释的母体血清甲胎蛋白水平升高，发生前置胎盘或其他异常的风险增加。合并前置胎盘的孕妇如果在孕 16 周时母体血清甲胎蛋白水平超过中位值（MoM）的 2.0 倍，其孕晚期发生出血和早产的风险增加。

临床表现

出血

无痛性出血是前置胎盘最特征性的临床表现。出血多在孕中期的末期或之后出现，但也可能在孕中期之前开始。毫无疑问，胎盘附着位置异常可导致晚期流产。

前置胎盘所致的出血通常无任何预警信号，无宫缩及疼痛。这种所谓的警戒性出血是为了保护胎儿，很少发生大出血。出血常自行停止，但反复出现。大约 10% 的孕妇，特别是那些胎盘附着接近但未覆盖宫颈内口的孕妇，直到临产才会出血。这时出血可多可少，临床上可能会与胎盘早剥的表现类似。

对于胎盘附着于宫颈内口的患者发生出血可导致一系列事件发生。首先，临产后子宫体的一部分重塑成子宫下段；宫颈内口扩张，一部分附着的胎盘不可避免地发生分离。因为子宫下段的子宫平滑肌收缩乏力，无法有效通过收缩关闭血管，紧接着导致产后出血。

与胎盘附着的位置一样，前置胎盘伴宫颈管消失也增加出血风险。Stafford 等（2010）的研究显示，前置胎盘且孕晚期宫颈长度短于 3 cm 将增加出血、宫颈活动及早产风险。Friszer 等（2013）相关的研究显示因产前出血就诊的孕妇如宫颈短于 25 mm，则 1 周内分娩概率增加。而 Trudell 等（2013）的研究结果没有证实上述观点。

除了产前出血，在剖宫产娩出胎盘后，前置胎盘所附着的子宫下段依然会发生持续性出血。质脆的宫颈和子宫下段也常发生裂伤。后者常由于手取粘连的胎盘导致。

异常附着的胎盘

前置胎盘常伴发的严重合并症为异常牢固的胎盘附着。这多是由于子宫下段部位的蜕膜发育较差。Biswas 等（1999）通过对 50 例前置胎盘及 50 例胎盘位置正常的孕妇行胎盘解剖发现，超过一半的前置胎盘中，滋养层巨细胞侵入螺旋动脉而不是血管内滋养层细胞。而在正常的附着的胎盘中这一比例仅为 20%。

一些前置胎盘的孕妇会发生胎盘组织病理性异常而侵入子宫肌层（图 27-6）。胎盘植入综合征源于异常的胎盘附着和侵入于子宫肌层。胎盘植入综合征根据其侵入肌层的深度可分为侵入性、植入性和穿透性，具体会在 449 页详细阐述。Frederiksen 等（1999）报道了一项对 514 名前置胎盘患者的研究，异常胎盘附着的发生率为 7%。综上讨论，既往剖宫产史的前置胎盘患者发生病理性胎盘附着的风险更高。

凝血功能障碍

前置胎盘很少合并凝血功能障碍，即使胎盘自附着部位剥离（Wing，1996b）。在胎盘早剥时刺激血管内凝血的胎盘凝血酶，被认为容易通过子宫颈管逸出，而不是被迫进入母体循环（Cunningham，2015）。这一区域缺乏大的肌层静脉也可能有一定的保护作用。

诊断

当孕中期之后出现子宫出血，应考虑到前置胎盘或胎盘早剥。加拿大围产期研究网的数据显示，前置胎盘占孕 22 ~ 28 周阴道出血原因的 21%（Sabourin，

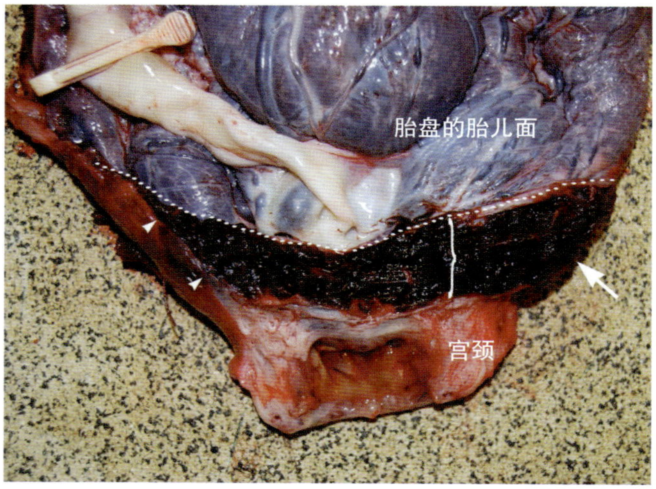

图 27-6 这个剖宫产子宫切除标本被一分为二并打开来展示胎盘覆盖宫颈。用虚线勾勒出前置胎盘的胎儿面。在此前置胎盘病例中，胎盘左侧侵入子宫浆膜层，右侧穿透浆膜层（如箭头所指）。

2012）。除非超声检查清晰证明无前置胎盘才能除外该诊断。如有必要，临床可采用*双设置法*进行检查，因为它要求一根手指通过宫颈触诊胎盘。幸运的是，很少需要这样做，因为超声通常能确诊。但如果无法实现，除非计划终止妊娠否则不建议行指检。当孕妇在手术室且做好即刻急诊剖宫产准备的情况下才能进行指检，因为即使是轻柔的检查操作也可引起大出血。

超声检查胎盘位置

对于胎盘位置的检查是产科常规超声检查的标准内容之一（American Institute of Ultrasound in Medicine，2013）。通常是经腹超声检查。如果胎盘明显覆盖宫颈内口或者远离子宫下段，则超声检查的灵敏性和阴性预测价值高（Olive，2006，Quant，2014）。如果需要明确胎盘边缘与宫颈内口之间的位置关系，则经阴道超声检查是更为精确的检查方法（图 27-7）。这种方式即使在出血期间也是安全的。经耻骨上超声检查很少用到，但当经腹超声图像欠佳而又无法行经阴道超声时是有益的。

任何孕周行超声检查除外前置胎盘都有很高的阴性预测价值（Reddy，2014）。可以通过标准超声检查快速而精确地判断胎盘位置。很多病例中，仅经腹超声即可证实（Dashe，2013）。很多孕妇的体型会使子宫下段的视野受限。有时，一个较大的宫底胎盘不会扩展至子宫下段。同样，如果膀胱充盈过度可能人为拉长宫颈而导致胎盘覆盖宫颈内口的假象。因此，可疑前置胎盘的病例应在排空膀胱后检查。经阴道超声检查是安全的，结果较腹部超声更有优势。例如，在 Farine 等（1988）进行的对照研究中，经阴道超声的全部病例宫颈内口可见，而经腹超声仅 70% 的病例宫颈内口可见。

前置胎盘影像。当胎盘覆盖或刚达宫颈内口时可诊断为前置胎盘。当缺乏其他指征时，不需要为明确胎盘位置而反复进行超声检查。相反，推荐在孕 32

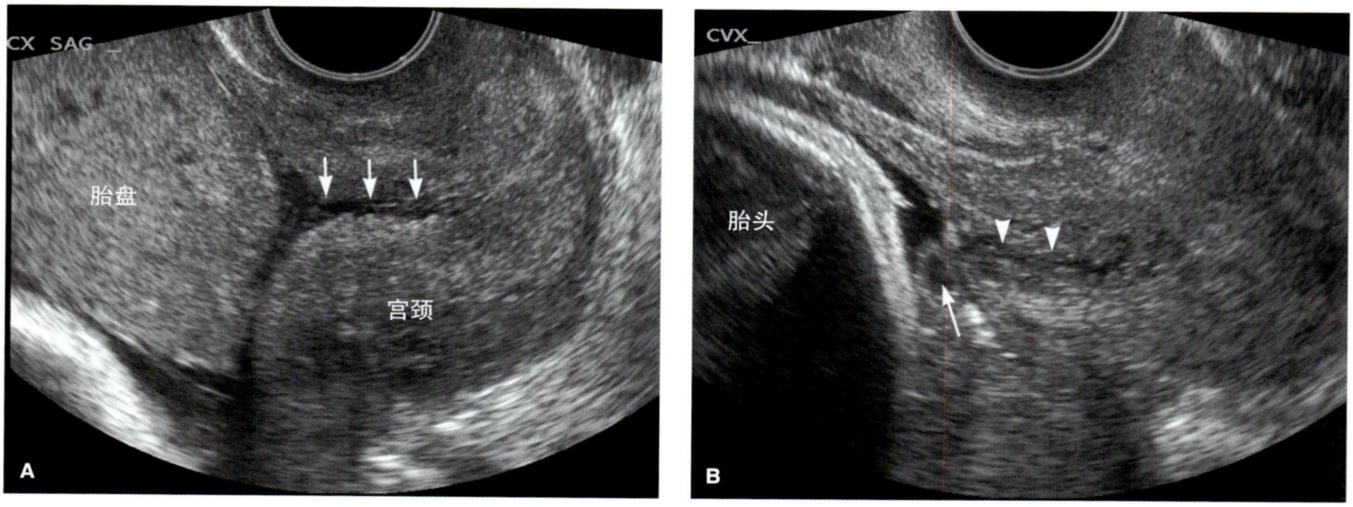

图 27-7 前置胎盘。A. 在此孕 34 周的经阴道超声图像，前壁胎盘完全覆盖宫颈内口，箭头所指为宫颈内口及宫颈内管。B. 此孕 34 周的经阴道超声图像显示了后壁胎盘达宫颈内口，颈管由箭头标出。无论胎盘部分覆盖宫颈内口或者仅达宫颈内口，我们认为在技术上和临床上都没有任何区别。(Used with permission from Dr. Jodi Dashe.)

周左右行第二次超声检查，以评估前置胎盘位置是否正常。如果胎盘前置状态持续存在，推荐在孕 36 周左右再次行经阴道超声检查。

低置胎盘影像。当胎盘边缘距宫颈内口＜ 2 cm，但并未覆盖宫颈内口时，可诊断为低置胎盘（图 27-8）。如果有其他适应证，建议在孕 32 周左右行第二次超声检查，如果此时胎盘边缘距宫颈内口仍＜ 2 cm，建议在孕 36 周时再次行经阴道超声检查。重要的是，前置胎盘或低置胎盘的患者有发生前置血管的高危因素，应行脐带插入部位的定位。

MRI。尽管已经有很多研究者报道了 MRI 可以很好地评估胎盘异常情况，但这种检查方式很难作为常规检查项目并代替超声检查。在 451 页会进一步分析 MRI 检查在胎盘植入综合征评估中的作用。

处理

前置胎盘的治疗要个体化。通常需要考虑 3 个因素，即孕周与成熟度、是否临产、出血的严重程度。除前置胎盘持续至孕 28 周后或出现临床症状，如出血或宫缩外，不需要限制活动。

但是，产前出血很常见。一项包含 214 名前置胎盘孕妇的研究显示，43% 由急诊剖宫产分娩，46% 为早产（Eschbach，2015）。但如果胎儿未足月，且活动性出血停止，建议在产科病房严密监测。应用宫缩抑制剂来抑制宫缩尚缺少相关数据。尽管缺少高质量的随机研究试验研究，通常认为如果应用宫缩抑制剂，建议使用时间不超过 48 h（Bose，2011；Verspyck，2015）。我们不推荐使用宫缩抑制剂。

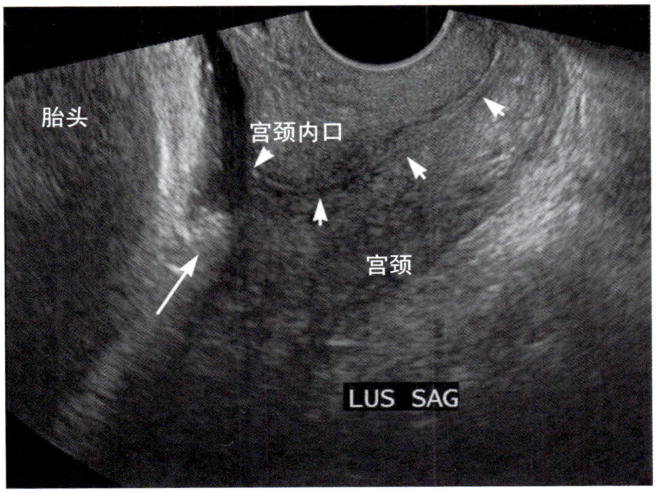

图 27-8　低置胎盘。此为孕 34 周经阴道超声，测量从后壁胎盘下缘至宫颈内口距离约 1 cm（长箭头标注）。短箭头标注为宫颈内管。

出血停止 2 天左右，且评估胎儿状况良好的孕妇可以出院回家。但是，她和家属应理解随时有可能再次出血，并做好随时返回医院的准备。对于某些患者，如果能延长住院时间可能会更理想。对于一些患者，住院并不比在家治疗获益更多（Mouer，1994；Neilson，2003）。在 Wing 等（1996a）的随机研究中，在两种处理方案中，母婴并发症发生率无差异。其研究对象为 53 例孕 24 ～ 36 周的前置胎盘出血的患者。其中 60% 再次出血，一半患者急诊剖宫产分娩。居家休息更经济，可以减少近一半的住院时间及母婴护理花费（Drost，1994）。

近足月孕妇，如无出血，建议行择期剖宫产。把握胎儿生长最大化，而产前出血风险最小化的时机。美国国立卫生研究所的一项研究建议前置胎盘患者孕 36 ～ 37 周择期终止妊娠（Spong，2011）。可疑胎盘植入综合征的患者，推荐孕 34 ～ 35 周终止妊娠，Parkland 医院推荐前置胎盘患者于孕 37 ～ 38 周终止妊娠。

分娩

很明显，除少数例外情况，大部分前置胎盘患者通过剖宫产分娩。很多手术医生推荐纵切口。重要的是，非计划剖宫产——很多时候是急诊剖宫产——多半是由于出血，其中 1/4 需要输血治疗（Boyle，2009；Sabourin，2012）。

尽管通常可行子宫下段剖宫产，但如果胎盘位于前壁，会导致胎儿失血。因此一些医生更愿意行子宫纵切口，一旦切开胎盘，必须要迅速娩出胎儿（Silver，2015a）。也就是说，即使切口穿过胎盘，母儿结局很少不良。发生前壁前置胎盘与后壁前置胎盘的概率一样（Salmanian，2015；Young，2013）。前壁前置胎盘需要切除子宫的风险更高，但是后壁前置胎盘在其他方面的并发症与之相仿（Young，2014）。

胎盘剥离后，因为子宫下段平滑肌细胞收缩差，常导致难以控制的大出血。当通过压迫无法对胎盘附着部位进行止血时，胎盘附着部位可通过铬线缝合止血。Cho 等（1991）描述了用 0 号铬线以针距 1 cm 间断围绕着子宫下段出血部位缝合。他们报道采用此方法止血的 8 例孕妇均成功止血。Huissoud 等（2012）也描述了成功应用环状缝合止血。Kayem（2011）和 Penotti 等（2012）报道了在 33 例无植入的前置胎盘孕妇中，仅有 2 例在剥离胎盘后子宫前后壁加压缝合，但仍需要切除子宫。

还有其他推荐的方法。Kumru 等（2013）报道 25 例患者中 22 例成功通过 Bakri 球囊止血（图 29-5）481 页。Diemert 等（2012）报道应用 Bakri 球囊及加压缝合止血效果良好。Albayrak 等（2011）也报道了应用 Foley 球囊止血。Druzin（1989）建议通过球囊紧紧压迫子宫下段，12 h 后经阴道取出球囊。此外还有成功应用止血凝胶止血的报道（Law，2010；Marinez-Gaytan，2014）。其他方法包括双侧子宫动脉或髂内动脉结扎、盆腔动脉栓塞止血方法将在第二十九章（484 页）中详述。

如果这些保守方法失败，出血不止，则需要行子宫切除。实际上，据 Parkland 医院及其他医疗机构报道，前置胎盘特别是存在胎盘附着异常，是目前最常见的围产期子宫切除的原因。很难精确估计未合并相关胎盘植入综合征的因素，而单纯因为前置胎盘切除子宫的概率。再次强调前置胎盘位于子宫前壁，且覆盖既往剖宫产切口处者发生胎盘植入综合征并需要切除子宫的风险更高。

根据已报道的数据，一项对英国 318 例围产期切除子宫的患者的研究，40% 的子宫切除是因为异常附着的胎盘。一项澳大利亚围产期急诊子宫切除的病例研究发现，其中 19% 的切除是因为前置胎盘，55% 是因为病理性胎盘附着。来自 Parkland 医院的一项研究则显示，444 例前置胎盘患者中 24% 需要通过切除子宫止血。而来自 Parkland 医院的另一项研究显示，44% 的子宫切除是由于前置胎盘出血或胎盘植入综合征。围产期子宫切除术将在第二十六章详细描述。第 453 页详细讲解胎盘植入综合征患者子宫切除相关问题。

母婴围产期结局

20 世纪后半期，因前置胎盘导致的孕产妇死亡显著降低。但如图 27-9 所示，实际上胎盘异常导致的母婴并发症发生率及死亡率仍很高。一项综述显示，前置胎盘患者孕产妇死亡率会增加 3 倍，至 30/10 万（Oyelese，2006）。一项来自疾病预防控制中心的报道显示，美国 2006—2010 年 3 358 例孕产妇死亡中，前置胎盘和胎盘植入综合征所引起的出血导致的死亡占 16%（Creanga，2015）。

安全分娩联合会的报告强调了与前置胎盘相关的围产期并发症发生率增加（Lai，2012）。早产仍然是围产儿死亡的最主要的原因（Nørgaard，2012）。Salihu 等（2003）报道在 1997 年主要由早产导致的前置胎盘使美国新生儿死亡率增加 3 倍。Ananth 等

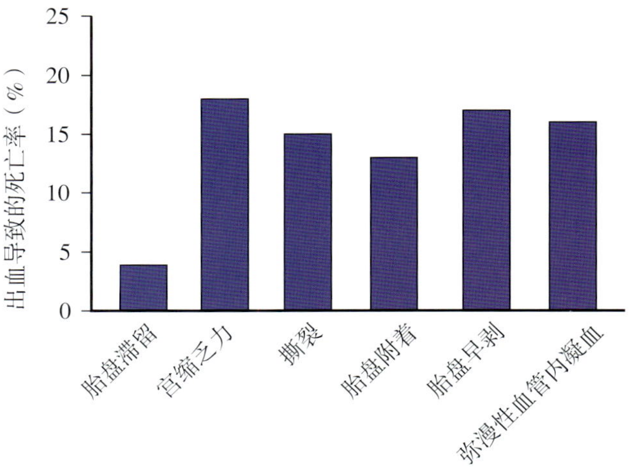

图 27-9 产科出血引起的孕产妇死亡原因。所占百分比为约数，因为来自不同的图表。（Data from Al-Zirqi，2008；Berg，2010；Creanga，2015；Zwart，2008）

（2003b）报道，即使胎儿足月，新生儿死亡率也增加。这可能是由于前置胎盘使胎儿异常概率增加 2 ~ 3 倍（Crane，1999）。

有趣的是，前置胎盘与胎儿生长受限的关联性在控制孕周后可能会减小（Crane，1999）。Ananth 等（2001）一项基于超过 50 万单胎妊娠孕妇的队列研究发现，前置胎盘导致的低出生体重儿多是由于早产。Harper 等（2010）对其机构中的 58 000 例孕妇行孕中期超声常规检查的研究也有相似的发现。

病理性胎盘附着

胎盘植入综合征是指异常附着、侵入、植入的胎盘。这包括侵入性胎盘、植入性胎盘和穿透性胎盘，将在后面详细讲解。这些异常都被认为是病理性胎盘附着。accrete 一词的词源为拉丁文中的 *ac* 和 *crescere*，意为在粘连和联合，或附着上（Benirschke，2012）。胎盘植入综合征包括任何因为蜕膜基底层缺损以及尼氏（Nitabuch）层和纤维蛋白样发育不良导致的胎盘异常附着于子宫肌层。如果蜕膜海绵层部分或全部缺乏，则导致胎盘与子宫肌层生理界线缺失，甚至胎盘绒毛小叶直接深植入。植入部位表面积和滋养层组织植入深度在不同孕妇中不同，但任何异常附着的胎盘均可能导致大出血。

胎盘植入综合征成为最严重的产科问题之一。如后面所讨论的，这一综合征与前次子宫手术特别是剖宫产相关。因此，由于近年来美国剖宫产率的居高不下，病理性胎盘附着的发生率已达到流行病学显著比

例。至少至现在，尚无统一的治疗方法（Shamshirsaz，2015；Silver，2015a，b；Wright，2013）。为了更好地减少胎盘植入综合征带来的不良结局，ACOG（2016）和母胎医学学会（2010）开始关注这一问题的解决。关于胎盘植入综合征已是很多优秀综述的主题（Rao，2012；Wortman，2013）。

■ 发病机制

微观上来说，在胎盘植入综合征的病例中可以观察到胎盘绒毛锚定肌纤维，而不是蜕膜细胞。因此，蜕膜缺失阻止了产后正常胎盘的剥离。凭直觉考虑，以及现有的确凿数据提示胎盘植入综合征不仅仅因为解剖学的分界缺失（Tantbirojn，2008）。证据提示细胞滋养层可能通过控制影响新生血管生成和生长（如E-钙黏着蛋白）的表达来控制蜕膜侵袭（Cohen，2010；Duzyj，2013，2015；Wehrum，2011）。来自病理性胎盘附着的组织切片与其他单纯前置胎盘切片相比表现为高侵袭力（Miller，2015；Pri-Paz，2012）。如Benirschke等（2012）的描述，大多数病例存在与生俱来的子宫内膜缺陷。既往子宫创伤如剖宫产会增加胎盘植入的风险，可能是由于创伤或手术使得滋养细胞更容易通过切口或者其他创伤伤口侵入蜕膜（Garmi，2011；Gill，2015）。

■ 分类

胎盘植入综合征根据滋养细胞植入的深度进行分类（图27-2）。侵入性胎盘是指绒毛附着于子宫肌层，发生概率更低的是其进一步进展的植入性胎盘，其绒毛真正侵入子宫肌层（图27-10）。最后，穿透性胎盘是指绒毛穿过子宫肌层到达或穿透子宫浆膜层（图27-11）。根据临床经验，这三类病变发生比例为80∶15∶5（Wong，2008），异常附着可能包括所有小叶，如完全性胎盘植入。或者，如果所有或部分小叶异常附着，被称为灶状胎盘植入。组织学诊断并不能只通过观察胎盘便确定，子宫或者术中切除的子宫肌层对于组织病理学诊断是十分必要的（Benirschke，2012）。

■ 发生率及相关因素

胎盘植入综合征发生率在过去50年的不断增长主要是由于剖宫产术的推广。1924年，Polak和Phelan报道了来自长岛大学医院共6 000例孕妇中仅有1例发生胎盘植入。而1951来自McKeogh的综述显示，孕产妇死亡率上升至65%。1971年，Hellman

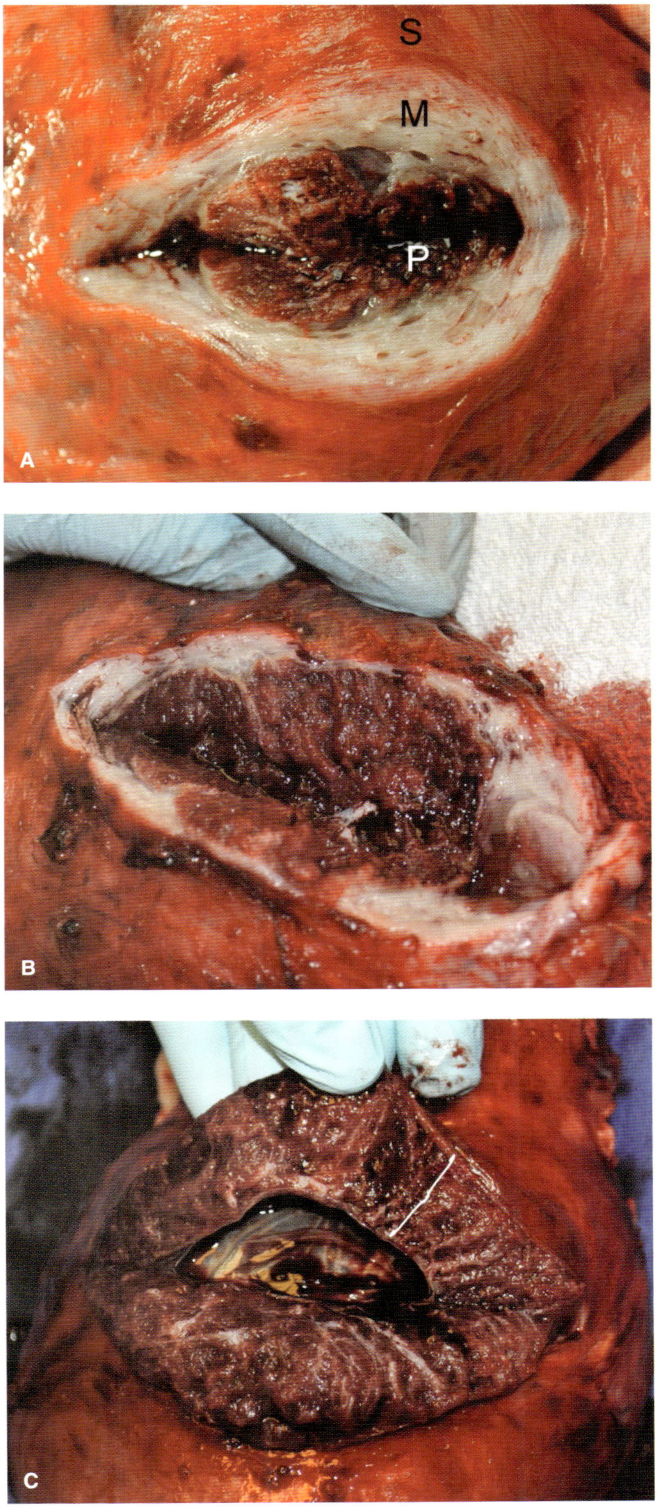

图27-10　不同程度肌层受累的胎盘植入综合征。子宫切口起自子宫浆膜层并穿透胎盘。A. 在此病例中，子宫肌层仅少量被胎盘侵入。B. 在这里可以看到更大程度的子宫肌层受累。C. 在此例中，胎盘侵及术者握住的子宫浆膜层边缘，无子宫肌层残余。（Used with Dr. C. Edward Wells）

第二十七章

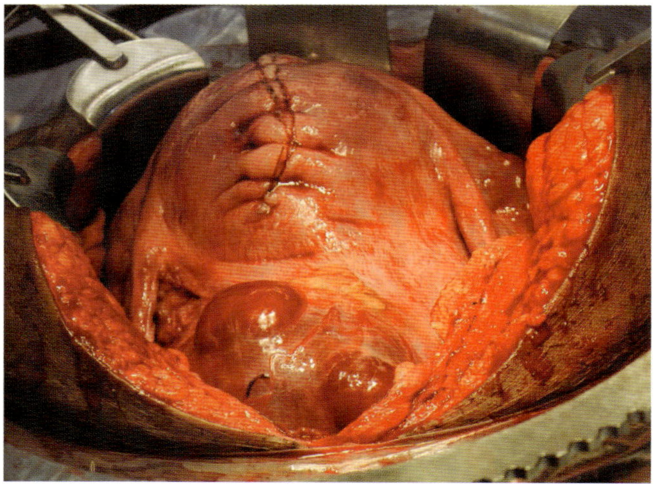

图 27-11 剖宫产手术时可见穿透性胎盘凸向子宫前壁浆膜层。在子宫切除前已常规缝合子宫切口。(Used with Dr. C. Edward Wells)

和 Pritchard 在第 14 版《威廉姆斯产科学》中指出胎盘植入仍是病例报告的主题。而几年后，Breen 等（1977）指出其发生率约为 1/7 000。

从这些报道可知，胎盘植入综合征发生率的显著增加与剖宫产率的增加直接相关（第二十五章，409 页）。至 1980 年代报道的胎盘植入发生率为 1/2 500。近来，ACOG（2016）指出其发生率高达 1/533，这一概率与近来母胎医学中心研究网所观察到的一致（Bailit，2015）。115 502 名孕妇中发生病理性胎盘附着的概率为 1/731，这些患者中，70% 需要切除子宫。类似地，一项来自加拿大的超过 57 万例孕妇的研究显示其发生率为 1/700（Mehrabdi，2015）。还有一些地方报道了更高的发生率（Mogos，2016）。

因为发生率的增加，胎盘植入综合征是目前产科医生面临的较严重问题之一。除了它对孕产妇并发症发生率及死亡率的影响，胎盘植入综合征是导致难治性产后出血和围产期急诊切除子宫的首要原因（Awan，2011；Eller，2011；Rossi，2010）。不同原因所导致的出血在孕产妇死亡中所占的比例如图 27-9。Creanga 等（2015）对 2006—2010 年美国 3 358 例孕产妇死亡的分析显示，13% 的大出血造成的孕产妇死亡是由于胎盘植入综合征。

危险因素

这一点与前置胎盘有很多相似之处（443 页）。最重要的危险因素是前置胎盘、前次剖宫产史，或者两者同时存在（Klar，2014）。在一项研究中，如果第一次分娩为急诊而非择期剖宫产时，病理性胎盘附着是第二次妊娠时最常见的并发症（Kamara，2013）。古典式剖宫产切口是再次妊娠时胎盘异常侵入子宫肌层的危险因素（Gyamfi-Bannerman，2012）。实际上，超过一半的既往剖宫产史的孕妇可从显微镜上观察到子宫肌纤维与胎盘粘连（Hardardottir，1996；Miller，2015；Zaki，1998）。来自 Silver 等（2006）发表在母胎医学中心研究网的研究显示，既往一次以上剖宫产以及同时存在前置胎盘的孕妇情况如图 27-12 所示。胎盘植入综合征的发生率明显上升。

蜕膜形成可发生于其他类型的子宫肌层损伤之后，包括清宫或子宫内膜消融（Benirschke，2012；Gill，2015）。但既往子宫肌瘤切除术可能并未明显增加风险（Gyamfi-Bannerman，2012）。即使没有既往剖宫产史，同时存在前置胎盘也常见。在一项研究中，合并前置胎盘的孕妇中，10% 会伴发病理性胎盘附着。胎盘植入综合征患者宫颈更短，但与仅存在前置胎盘而未合并胎盘植入的患者相比，并不一定有早产风险增加（Rac，2015a）。

另一项危险因素通过母体血清甲胎蛋白（MSAFP）对神经管缺陷的筛查的广泛应用以及人绒毛膜促性腺激素（hCG）对于非整倍体的筛查而被证实。在 Hung（1999）报道的一项针对超过 9 300 例孕 14 ~ 22 周的孕妇的筛查显示，当 MSAFP 水平超过 2.5MoM 时，胎盘植入综合征发生风险增加 8 倍；而当母体血

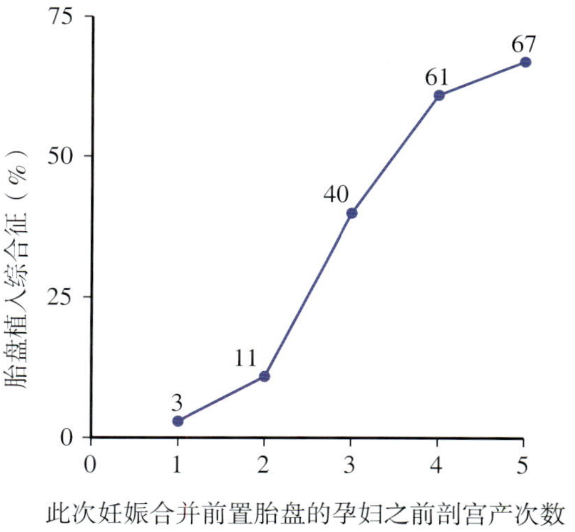

图 27-12 既往有 1 ~ 5 次剖宫产史的孕妇此次妊娠合并前置胎盘发生胎盘植入综合征的概率（Reproduced with permission Cunningham FG，Leveno KJ，Bloom SL，et al (eds)：Obstetrical hemorrhage. In Williams Obstet -rics，24th ed. New York，McGraw-Hill Education，2014；data from Silver，2006.）

游离 β-hCG 水平超过 2.5MoM 时，这一风险增加 4 倍。

剖宫产瘢痕子宫妊娠

一些合并病理性胎盘附着的孕妇，不良结局可能在胎儿可存活前发生。其中一种情况是剖宫产瘢痕子宫妊娠，其临床表现类似于异位妊娠（Michaels，2015；Timor-Tritsch，2015）。其发病率约为 1/2 000（Ash，2007；Berhie，2015；Rotas，2006）。Timor-Tritsch（2012）曾对 751 例这样的病例进行回顾性分析，具体将在第八章（130 页）详述。

■ 临床表现及诊断

一些孕早期和孕中期胎盘植入综合征的病例，出血多是由于同时合并前置胎盘。少数病例，在达到胎儿可存活的孕周前即发生子宫破裂（Conroy，2014）。大多数病例，出血多可及时得到处置。一些未合并前置胎盘的孕妇，可能要到第三产程遇到胎盘粘连才会发现胎盘植入。不幸的是，目前的影像技术还不能完美地辨识所有的胎盘异常侵入子宫肌层。

超声

理想的情况是，这种模式用于产前诊断异常胎盘侵入（Chantraine，2013；Reddy，2014；Tam Tam，2012）。根据 Guy 等（1990）的研究显示，超声上的发现包括子宫胎盘之间胎盘后低回声带的缺失、胎盘血池、胎盘凸向膀胱后壁生长（图 27-13）。胎盘后低回声带也可表现为变薄。膀胱浆膜界面的多项变化值得注意。正常回声界面可能变得不规则或血流丰富。穿支血管可能通过胎盘到达此界面（Dashe，2016）。

使用这些标准来进行超声诊断，Warshak 等（2006）计算出 95% 置信区间：灵敏度为 77%（60% ~ 80%），特异度为 96%（93% ~ 97%），阳性预测值为 65%（49% ~ 78%），阴性预测值为 98%（95% ~ 98%）。Doyle 等（2015）通过三维超声来进行诊断效果更好。类似的还有来自 ACOG（2016）及其他关于经阴道超声的研究（Chalubinski，2013；Elhawary，2013；Maher，2013）。

尽管已经有了这些发现，一些研究者报道的超声诊断的准确性则没那么好（Primo，2014）。一项来自 Utah 大学的研究显示，Bowman 等（2014）发现超声诊断的灵敏度为 54%，特异度为 88%，阳性预测值为 82%，阴性预测值为 65%，精确度为 65%。Nageotte（2014）总结仅根据超声来诊断胎盘植入综合征具有一定难度，其发现还需要与临床及术中所见一致。

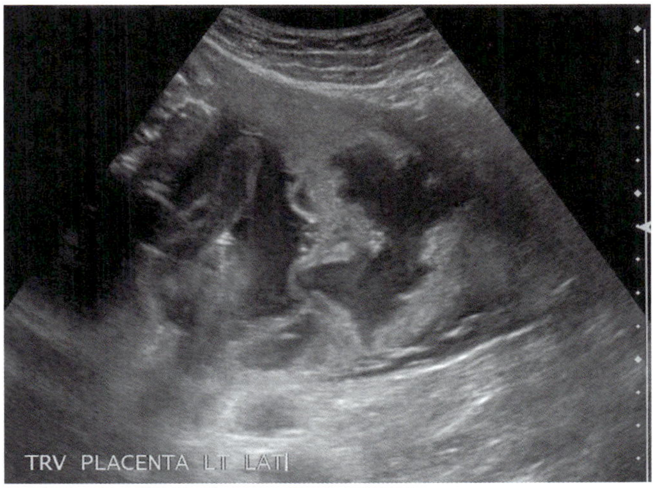

图 27-13 穿透性胎盘的经腹超声可见多发大量无回声胎盘血池或腔隙（Used with permission Dr. Martha Rac）。

尽管有些矛盾，在 Parkland 医院我们发现多普勒彩色血流显像的应用对于子宫肌层侵袭有很高的预测价值（图 27-14）。如果子宫膀胱浆膜层界面至胎盘后血管的距离＜ 1mm 或者出现大的胎盘内血池则高度怀疑存在胎盘植入（Rac，2015b；Twickler，2000）。类似地，Cali 等（2013）报道膀胱浆膜层界面高度血管化对于穿透性胎盘有最高的阳性和阴性预测值。

MRI

这种影像形式可作为一种可以描绘解剖结构、侵入邻近组织和可能输尿管受累的影像学检查手段（Chalubinski，2013；Palacios Jaraquemada，2005；Reddy，2014）。Lax 等（2007）发现了三大提示存

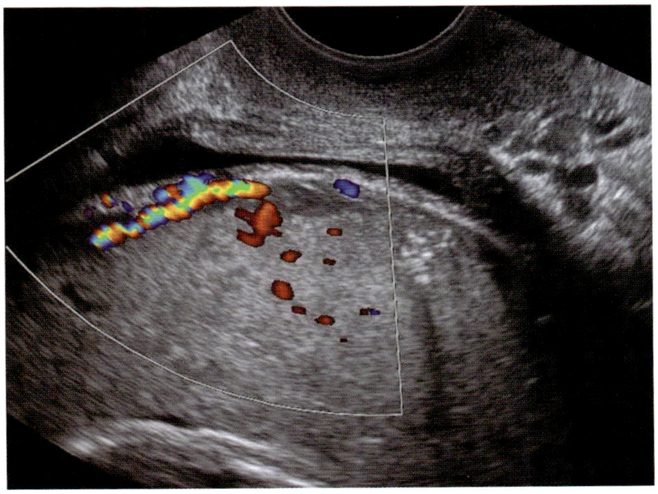

图 27-14 经阴道超声显示子宫 - 膀胱界面的穿支血管。胎盘深处另可见血池。（Used with permissionDr. Patricia Santiago-Munoz）

在胎盘植入的磁共振（MR）表现：子宫膨出、胎盘内异质性信号强度，以及T2加权像胎盘内低回声带（图27-15及图27-16）。当超声结果不能明确或者为后壁前置胎盘时，推荐应用MRI检查（American College of Obstetricians and Gynecologists，2016；Elhawary，2013；Silver，2015a）。应用钆造影剂会增加MRI对病理性胎盘附着的诊断率。孕妇应用钆对胎儿可能的影响将在第五章（78页）讨论。

■ 处理

应在产检发现胎盘植入之时即开始术前评估（Fitzpatrick，2014；Sentilhes，2013）。首要的是最理想的择期终止妊娠的时机。最迫切的需求是适当的手术、麻醉技术和血库容量。需要产科手术医师或妇科肿瘤手术医师，来自产科、泌尿外科、介入血管外科、输血科的综合会诊。这一团队为解决胎盘侵入膀胱、输尿管游离或修补、打开盆腔腹膜后腔的广泛解剖或者血管栓塞的需要提供专业意见（Eller，2011；Shamshirsaz，2015）。对于拒绝输血或者有其他特殊需要的孕妇的处理更复杂（Barth，2011）。

因此，ACOG（2016）以及母胎医学学会（2010）推荐在三级医疗机构择期分娩。其中一些专业团队已集合且随时可待命（Al-Khan，2014；Shamshirsaz，2015；Walker，2013）。如表27-3所示，Silver等（2015b）提供了优秀的胎盘植入诊治中心的相关治疗标准。

将患者转运至三级医疗机构以提供更好诊疗的转诊标准如表27-4所示。如果可能，最好安排所有资源和团队为分娩做准备。也就是说，应做好突然出血随时需手术治疗的应急预案。

分娩时机

考虑到急诊剖宫产所带来的不良孕产妇结局，为择期手术干预，早产常常是必要和合理的。ACOG（2016）推荐分娩时机的个体化。它引用一项决策分析研究，证实在孕34周之后择期分娩不需要胎儿肺成熟度测试（Robinson，2010）。Baylor大学医学院推荐在孕34～35周择期分娩（Shamshirsaz，2015）。在Parkland医院，我们通常计划孕36周后终止妊娠，当然同时也做好了非择期分娩的准备（Rac，2015c）。

术前放置动脉或输尿管导管

近年来医生们热衷于通过血管内置入导管，以减少失血和争取手术视野。插入髂内动脉的球囊导管在胎儿娩出后膨起，以阻断盆腔血流，有助于剥离胎盘和切除子宫（Ballas，2012；Desai，2012）。导管还

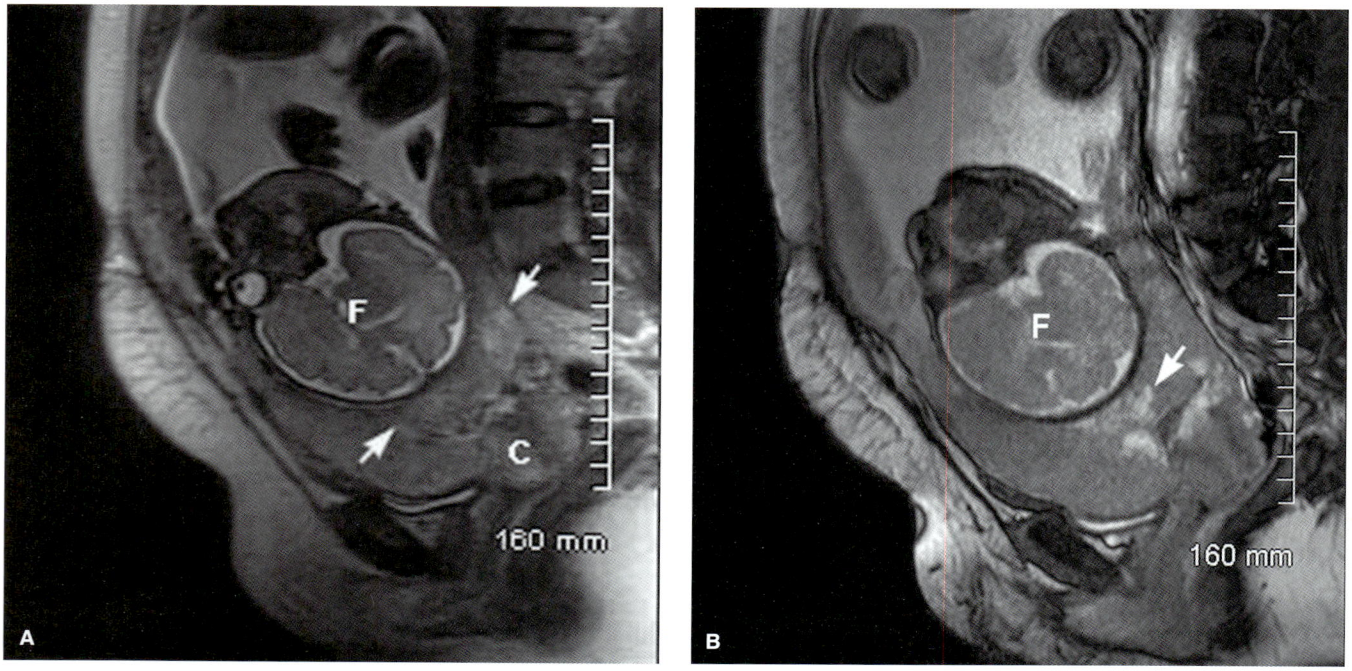

图27-15 孕32周穿透性胎盘的MRI。A. 在矢状位T2加权像显示子宫下段完全性前置胎盘。白色箭头所指为宫颈附近的胎盘，但宫颈的完整性尚存。B. 在低平衡序列上显示的胎盘上异质性信号增强提示存在血流，如血池（箭头），F= 胎头。（Used with permission Dr. April Bailey）

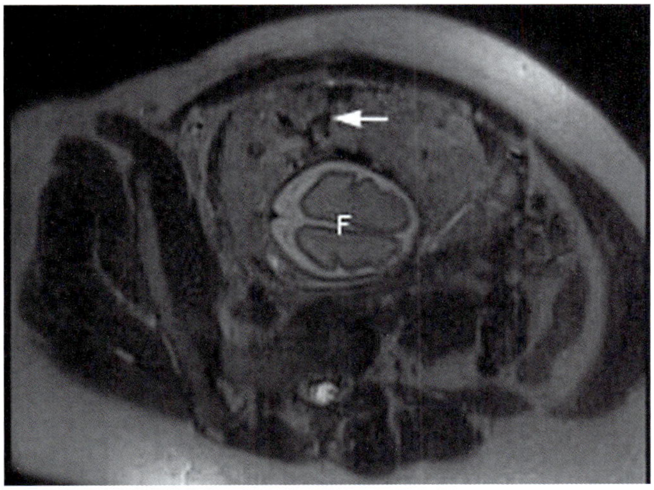

图 27-16　孕 28 周的穿透性胎盘伴完全胎盘前置的 MRI。在前次子宫下段横切口的位置可以看到代表血池的低回声带（箭头所指）也可看到胎头（F）（Used with permission from Dr. C. Edward Wells.）

表 27-3　优秀胎盘植入中心标准

多学科团队
母胎医学及经验丰富的产科医师
影像学专家
盆腔手术专家——妇科肿瘤、泌尿妇科专业
麻醉医师
泌尿科医师
普通外科医师
介入血管科医师
新生儿科医师
重症监护设施
外科 ICU
新生儿 ICU
血液供应
大量输血能力
自体血回输
输血科专家

From Silver，2015.

可用以阻断动脉出血的部位。其他的一些研究认为这一步骤会产生广泛影响和很多严重风险（Sentilhes，2013；Yu，2009）。并发症包括髂总动脉和髂外动脉的血栓形成（Bishop，2011；Greenberg，2007）。在

表 27-4　优秀胎盘植入中心的分娩标准

超声提示胎盘植入可能
前置胎盘影像学检查异常
前置胎盘伴既往 3 次及以上剖宫产史者
既往古典式剖宫产且胎盘于子宫前壁附着
既往行子宫内膜消融术或盆腔放疗
无法评估或无法除外其他原因导致的侵入性胎盘

From Silver，2015.

这一点上，我们同意 ACOG（2016）的意见，即对于术前动脉导管置入无明确的推荐或反对。

术前输尿管支架的置入也存在争议。一些临床医生应用输尿管支架帮助避免输尿管损伤。如果使用，通常是硬膜外麻醉后在手术室进行放置，这一点会在第二十八章（465 页）继续讨论，如果术中可疑发生输尿管损伤，行开腹膀胱切开术可逆行插入支架。

剖宫产分娩和子宫切除

在分娩之前，应预期子宫切除术的风险以避免大出血。确诊的穿透性和植入性胎盘通常需要行子宫切除。也就是说，一些胎盘异常附着的病例，特别是侵入性胎盘，或者部分植入性胎盘通常可剥离胎盘，而后止血、缝合植入部位。

因为在胎儿娩出前可能植入程度不明确，在切开子宫之前尝试创建宽膀胱返折腹膜可能对一些病例有益（图 27-17）。特别是对既往一次或多次剖宫产史的孕妇而言，膀胱与子宫下段之间的膀胱子宫间隙常常填充致密粘连物。因此，在切开子宫和开始切除子宫之前所花的时间有助于避免切开膀胱，并减少在充满血的术野中进行冗长的分离过程所造成的大量失血。然而，有些医生更喜欢在胎儿娩出后分离膀胱子宫间隙（Pelosi，1999）。关于剖宫产子宫切除术的详细解释和说明见第二十六章（429 页）。

切断圆韧带是切除子宫的第一步，以便于进入腹膜后腔。在胎盘植入综合征的病例中，应尽可能远离子宫切断圆韧带以便打开骨盆侧壁。对于植入部位延展至盆腔下部者可能需要进行横向暴露（图 27-18 及图 27-19）。然后将阔韧带的前叶向下切开。如果可能的话，切口可延伸到明显占据了膀胱前间隙或膀胱后壁的胎盘植入部位周围。

下推膀胱后，行古典式剖宫产切口避开胎盘，避免胎儿分娩前大量出血（图 25-16，421 页）。如

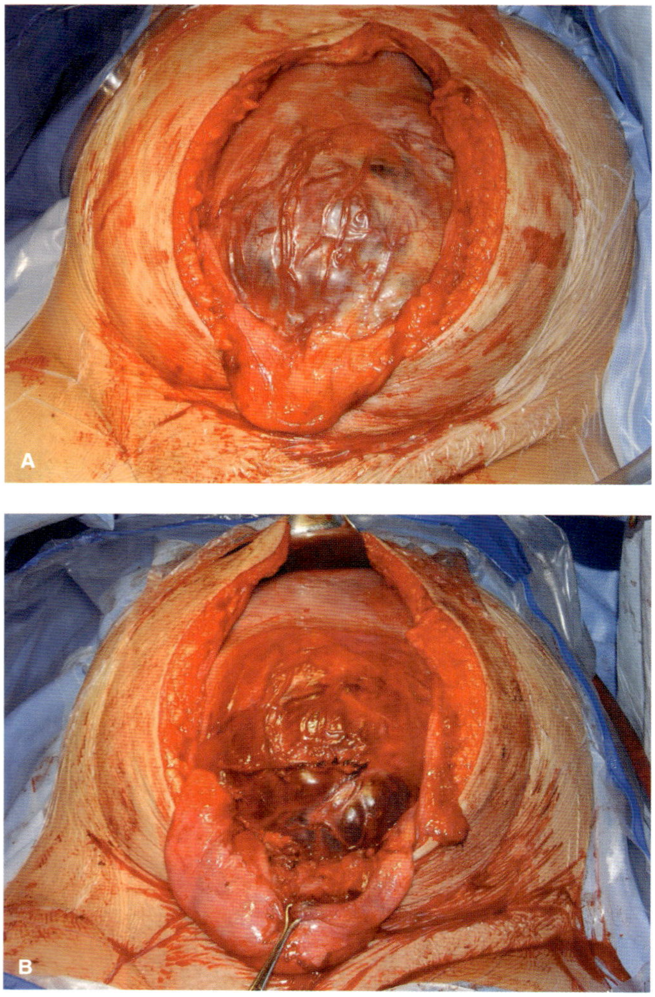

图 27-17 A. 剖宫产时和子宫切开前的穿透性胎盘。B. 创建的膀胱腹膜返折可到达子宫切口前。

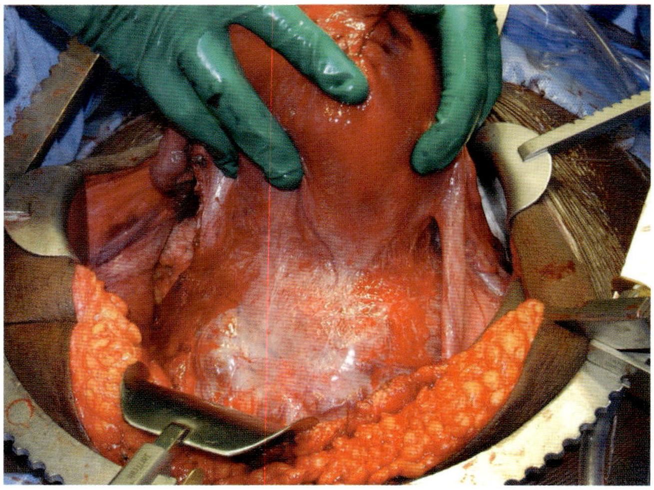

图 27-18 剖宫产切除子宫前，可见穿透性胎盘延伸至盆腔侧壁。胎儿娩出后子宫底切口已被缝合关闭，术者提起子宫体。（Used with permission Dr. C. Edward Wells）

果胎盘占据整个子宫前壁，可考虑行宫底部横切口（Kotsuji，2013）。在一些病例中，我们采用子宫底后壁切口，头先露的胎儿常需要通过臀助产娩出（图 27-20）。之后关闭切口行子宫切除止血。

胎儿娩出后，在手取胎盘前评估胎盘植入程度。如前所述，对于明确的植入性胎盘或穿透性胎盘，保留胎盘在原位的子宫切除术通常是最好的手术方式。在某些情况下，局部侵入性胎盘可能很容易剥离，而后形成胎盘息肉（Benirschke，2012）。随着胎盘植入面积的扩大，甚至形成完全侵入性胎盘，直到尝试手取胎盘之前可能都很少或没有什么出血。除非有

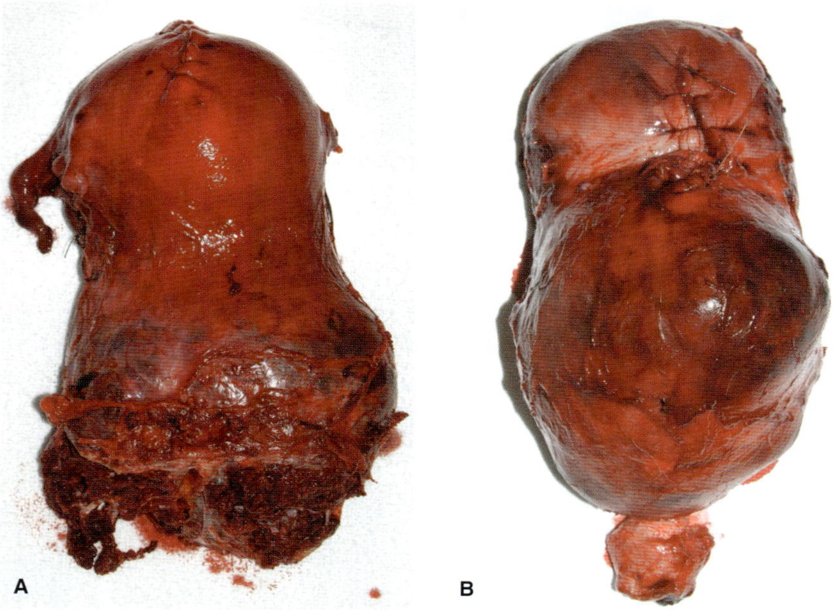

图 27-19 前置胎盘合并穿透性胎盘的子宫切除标本。A. 此例来自图 27-18，术中可见胎盘侵及骨盆侧壁，行宫底切口用以娩出胎儿（Used with permission Dr. C. Edward Wells）B. 在此病例中，胎盘体积较小，不那么凸向前壁，行常规子宫切口娩出胎儿。（Used with permission Dr. Christopher Ripperda）

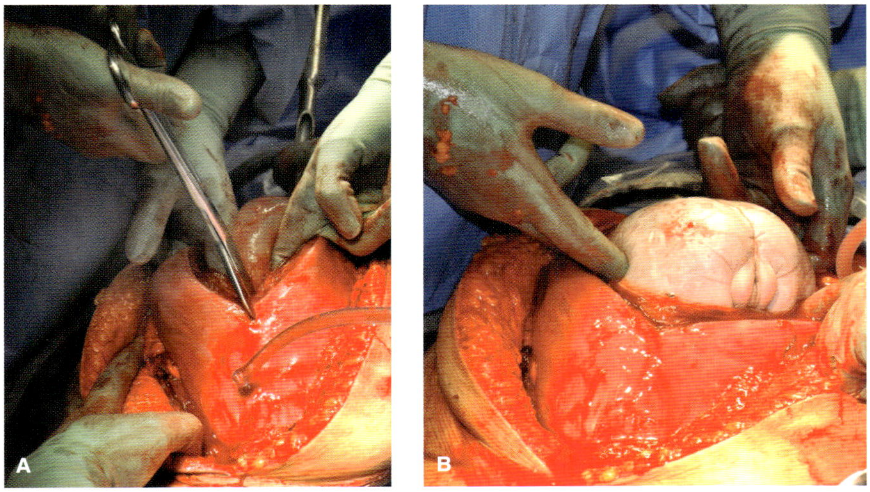

图 27-20　行宫底部切口（A）允许臀位助产，（B）可避免切除子宫前的胎盘大出血。(Used with permission Dr. Christopher Ripperda)

胎盘自发性剥离导致出血需要紧急切除子宫，在完全评估并保留胎盘在原位后开始手术。出血时，成功的治疗取决于立即的输血治疗和其他措施，包括子宫动脉或髂内动脉结扎、环向止血带放置以压缩子宫动脉，以及由介入放射科医生进行的球囊压迫或栓塞。很多病例报告中描述了氩束凝血和止血纱布的使用（Karam，2003；Schmid，2012）。

改良根治性子宫切除术

在 Baylor 医学院的研究小组组织了多学科的“胎盘植入”团队，旨在采用标准化的方法诊治胎盘植入综合征的孕妇（Shamshirsaz，2015）。术前评估由母胎医学团队成员来协调，必要时需联系妇科肿瘤、麻醉科及其他科室。分娩的时机计划在孕 34 ~ 35 周。术前准备工作完成后，行改良根治性子宫切除术，以利于脆弱的子宫壁旁有充足的手术空间。如综述所述，这种根治性子宫切除术在一些步骤上与单纯子宫切除不同。首先，子宫动脉在跨过输尿管处（而不是子宫侧壁插入处）横切。其次，在子宫和盆腔侧壁之间切断主韧带和骶韧带，而不是在宫旁。最后，切除一段阴道上段。

他们的治疗步骤如图 27-21 所示，总结如下：

1．硬膜外麻醉后，剖宫产切口应尽量避开胎盘。根据胎盘植入的宽度决定是否缝合子宫切口和放置输尿管支架。
2．分离圆韧带后打开侧腹膜，并可暴露输尿管和髂血管。
3．将子宫自其支持结构分离，留下很宽的边缘。
4．保留卵巢，但为减少卵巢癌发生风险切除双侧输卵管（第三十三章，534 页）。
5．结扎子宫动脉，同时阻断膀胱上动脉。
6．必要时可行输尿管松解术以保护输尿管，逐步使子宫下段去血管化，同时分离膀胱与子宫。
7．在胎盘侵入程度严重的病例中，行膀胱切开和部分膀胱切除比尝试游离膀胱更好。
8．在某些情况下，当穿透性胎盘植入累及盆腔侧壁时，可在切除子宫之前行术中动脉血管造影栓塞术。

保留胎盘在原位

在一些情况下，胎儿娩出后，在保留胎盘在原位

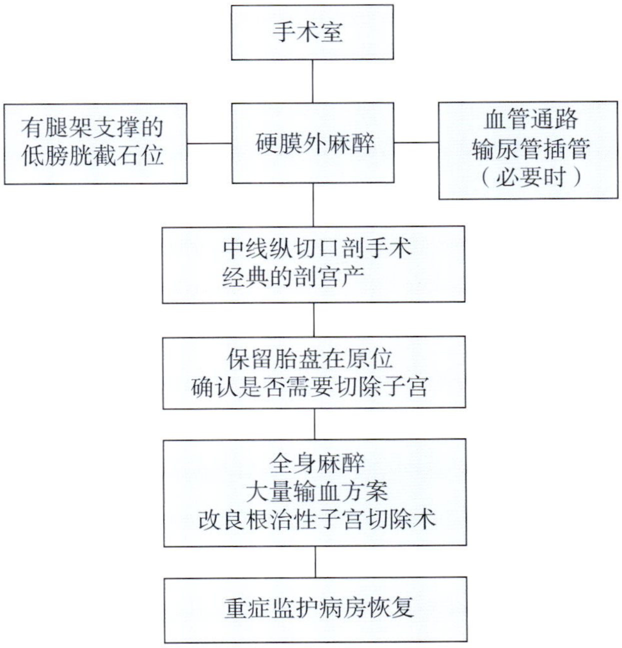

图 27-21　病理性胎盘附着的诊疗步骤。(Modified with permission Shamshirsaz AA，Fox KA，Salmanian B，et al：Maternal morbidity in patients with morbidly adherent placenta treated with and without a standardized multidis-ciplinary approach，Am J Obstet Gynecol 2015 Feb；212（2）：218.e1-e9)

的情况下结扎脐带、缝合子宫切口的方法是可行的。对于那些在剖宫产术前没有发现胎盘异常附着的孕妇来说，关闭子宫止血可能是最明智的选择。而后，她们可以被转运至更高级别的医疗机构进行治疗。另一种情况是妇女有强烈的保留生育意愿并接受了大量咨询。

Perez-Delboy 和 Wright（2014）回顾性分析了保守治疗效果。在某些保留胎盘在原位的病例中，自行吸收的中位时间是 13.5 周（Sentilhes，2010）。在其他的研究中，无论是计划，还是因为出血或感染，通常在产后几天到几周进行子宫切除术。与同期手术去除胎盘相比，它可减少出血量（Al-Kahn，2014；Hays，2008；Lee，2008；Perez-Delboy，2014；Timmermans，2007）。一项研究分析了 26 名采用这种方法治疗的女性，21% 的病例最终需要行子宫切除术。其余患者大多数因为出血或感染需要其他治疗和手术（Bretelle，2007）。在其他报道中，有高达 60% 的女性最终需要急诊切除子宫（Clausen，2014；Pather，2014）。目前尚缺乏甲氨蝶呤辅助促进胎盘吸收的证据支持。最后，对于保留胎盘在原位的患者，连续监测血 β-hCG 是没有意义的，但推荐动态监测超声和 MRI 检查变化（Timmermans，2007；Worley，2008）。

我们与 ACOG（2016）意见一致，不常规推荐保留胎盘在原位，除非为了转运至更高级别的诊疗中心。

未诊断的胎盘植入综合征

在某些情况下，直到开腹行剖宫产后才发现病理性胎盘附着，如果没有足够的医疗资源行手术治疗胎盘植入综合征，且孕产妇病情稳定、没有出血，那么一种选择是关闭腹部切口，并将其转诊到三级医疗机构。另一种选择是用湿润的敷料覆盖手术部位等待，直到有足够的能力。同时，避免胎儿娩出和子宫操作。最后，在某些情况下，娩出胎儿后，关闭子宫切口，并不处理胎盘。缝合腹部切口，将孕妇转至行子宫切除术的手术室。

妊娠结局

关于胎盘植入综合征临床结局的报道有限。一些大样本观察研究提供了一些基本数据。首先最常见的是，不同种类的胎盘异常可能对母胎带来灾难性的后果。尽管胎盘植入深度与围产儿结局并不一致，但却与孕产妇结局有显著相关性（Seet，2012）。泌尿系统损伤——膀胱和输尿管——最为常见，特别是穿透性胎盘（Woldu，2014）。在术前诊断为胎盘植入

表 27-5 产前及产时诊断胎盘植入综合征的孕产妇在三级医疗机构的结局

结局[a]	San Diego[b]（*n*=62）	Utah[c]（*n*=60）	Toronto[d]（*n*=33）	New Jersey[e]（*n*=42）	Houston[f]（*n*=57）
孕周	33.9±1.1	34（17 ~ 41）	~ 32（19 ~ 39）	~ 34.6（25 ~ 40）	34（16 ~ 39）
手术时间（min）	194±1.6	NS	107（68 ~ 334）	NS	287（74 ~ 608）
输血	~ 75%	70%	NS	NS	NS
RBC	4.7±2.2	≥ 4（30%）	3.5（0 ~ 20）	0-11	4（0 ~ 24）
FFP	4.1±2.3	NS	NS	0-6	NS
手术结局					
膀胱损伤	14（23%）	22（37%）	10（30%）	7（17%）	17（30%）[g]
输尿管损伤	5（8%）	4（7%）	0	NS	1（2%）
术后结局					
ICU 转入	43（72%）	18（30%）	5（15%）	8（21%）	57（100%）
住院时间（日）	7.4±1.8	4（3 ~ 13）	5（2 ~ 13）	4 ~ 13	4（2 ~ 12）

[a] 结局用平均值 ± 标准差、中位数（范围），或数量（百分数）表示。
[b] 数据来自 Warshak，2010.
[c] 数据来自 Eller，2011.
[d] 数据来自 Walker，2013.
[e] 数据来自 Al-Khan，2014.
[f] 数据来自 Shamshirsaz，2015.
[g] 包括膀胱切除。
FFP= 新鲜冰冻血浆；ICU= 重症监护病房；NS= 没有数据；RBC= 红细胞。

综合征的孕妇在三级医疗机构的结局如表 27-5 所示。尽管有一些优势，但并发症，包括出血、泌尿系统损伤、转入 ICU 以及二次手术也很多。这些研究也报道了第二个女性队列中未在三级医疗机构、未由专业团队治疗以及未能术前诊断出胎盘植入综合征的孕产妇的临床结局。结果如预料，后者并发症发生率更高，其中至少发生 1 例孕产妇死亡。

在犹他州的经验中，与切除子宫前未尝试剥离胎盘者相比，尝试剥离胎盘会使并发症发生率显著增加（36% vs. 67%）。这些研究者也发现，术前双侧输尿管支架置入可减少并发症发生率。但是未发现髂内动脉结扎使孕产妇显著获益（Eller，2011；Po，2012）。我们在 Parkland 医院的诊疗经验也类似。是否需要切除子宫需要术中最终评估决定。我们术前常规不放置输尿管支架，但术中如必要可能会经膀胱放置输尿管支架。如 452 页讨论，术前动脉插管可使得部分患者获益（Desai，2012）。

再次妊娠

很明显，很多妇女由于接受了子宫切除而无法再次妊娠。而其他人，凭直觉来说，因为既往子宫切开史，再次妊娠时胎盘植入综合征复发的概率很高。实际上在 34% 的保守手术治疗的妇女中，复发率达 29%（Sentilhes，2010）。除复发风险外，子宫破裂、子宫切除、前置胎盘的风险也增加（Eshkoli，2013）。

（盛　晴，译　陈　扬，校）

参考文献

Albayrak M, Ozdemir I, Koc O, et al: Post-partum haemorrhage from the lower uterine segment secondary to placenta previa/accreta: successful conservative management with Foley balloon tamponade. Aust N Z J Obstet Gynaecol 51(4):377, 2011

Al-Khan A, Gupta V, Illsley NP, et al: Maternal and fetal outcomes in placenta accreta after institution of team-managed care. Reprod Sci 21(6):761, 2014

Al-Zirqi I, Vangen S, Forsen L, et al: Prevalence and risk factors of severe obstetric haemorrhage. BJOG 115:1265, 2008

American College of Obstetricians and Gynecologists: Placenta accreta. Committee Opinion No. 529, July 2016

American Institute of Ultrasound in Medicine (AIUM): Practice guideline for the performance of obstetric ultrasound examinations. J Ultrasound Med 32:1083, 2013

Ananth CV, Demissie K, Smulian JC, et al: Placenta previa in singleton and twin births in the United States, 1989 through 1998: a comparison of risk factor profiles and associated conditions. Am J Obstet Gynecol 188:275, 2003a

Ananth CV, Demissie K, Smulian JC, et al: Relationship among placenta previa, fetal growth restriction, and preterm delivery: a population-based study. Obstet Gynecol 98:299, 2001

Ananth CV, Smulian JC, Vintzileos AM: The effect of placenta previa on neonatal mortality: a population-based study in the United States, 1989 through 1997. Am J Obstet Gynecol 188:1299, 2003b

Ash A, Smith A, Maxwell D: Caesarean scar pregnancy. BJOG 114:253, 2007

Assali NS, Douglass RA Jr, Baird WW, et al: Measurement of uterine blood flow and uterine metabolism. IV. Results in normal pregnancy. Am J Obstet Gynecol 66(2):248, 1953

Awan N, Bennett MJ, Walters WA: Emergency peripartum hysterectomy: a 10-year review at the Royal Hospital for Women, Sydney. Aust N Z J Obstet Gynaecol 51(3):210, 2011

Babinszki A, Kerenyi T, Torok O, et al: Perinatal outcome in grand and great-grand multiparity: effects of parity on obstetric risk factors. Am J Obstet Gynecol 181:669, 1999

Bailit JL, Grobman WA, Rice MM, et al: Morbidly adherent placenta treatments and outcomes. Obstet Gynecol 125(3):683, 2015

Ballas J, Hull AD, Saenz C, et al: Preoperative intravascular balloon catheters and surgical outcomes in pregnancies complicated by placenta accreta: a management paradox. Am J Obstet Gynecol 207(3):216.e1, 2012

Barrett JM, Boehm FH, Killam AP. Induced abortion: a risk factor for placenta previa. Am J Obstet Gynecol 141(7):769, 1981

Barth WH Jr, Kwolek CJ, Abrams JL, et al: Case records of the Massachusetts General Hospital. Case 23–2011. A 40-year-old pregnant woman with placenta accreta who declined blood products. N Engl J Med 365(4):359, 2011

Becker RH, Vonk R, Mende BC, et al: The relevance of placental location at 20–23 gestational weeks for prediction of placenta previa at delivery: evaluation of 8650 cases. Ultrasound Obstet Gynecol 17(6):496, 2001

Benirschke K, Burton, Baergen RN (eds): Pathology of the Human Placenta, 6th ed. New York, Springer, 2012, p 204

Berg CJ, Callaghan WM, Syverson C, et al: Pregnancy-related mortality in the United States, 1998–2005. Obstet Gynecol 116(6):1302, 2010

Berhie SH, Molina RL, Davis MR, et al: Laparoscopic hysterectomy for 7-week cesarean delivery scar implantation pregnancy. Am J Obstet Gynecol 212:247.e1, 2015

Biro MA, Davey MA, Carolan M, et al: Advanced maternal age and obstetric morbidity for women giving birth in Victoria, Australia: a population-based study. Aust N Z J Obstet Gynaecol 52(3):229, 2012

Bishop S, Butler K, Monaghan S, et al: Multiple complications following the use of prophylactic internal iliac artery balloon catheterization in a patient with placenta percreta. Int J Obstet Anesth 20(1):70, 2011

Biswas R, Sawhney H, Dass R, et al: Histopathological study of placental bed biopsy in placenta previa. Acta Obstet Gynecol Scand 78:173, 1999

Bohrer J, Goh W, Hirai C, et al: Obstetrical outcomes in patients with low-lying placenta in the second trimester. Abstract No. 129. Am J Obstet Gynecol 206(1):S69, 2012

Bose DA, Assel BG, Hill JB, et al: Maintenance tocolytics for preterm symptomatic placenta previa: a review. Am J Perinatol 28(1):45, 2011

Bowman ZS, Eller AG, Kennedy AM, et al: Accuracy of ultrasound for the prediction of placenta accreta. Am J Obstet Gynecol 211(2):177.e1, 2014

Boyle RK, Waters BA, O'Rourke PK: Blood transfusion for caesarean delivery complicated by placenta praevia. Aust N Z J Obstet Gynaecol 49(6):627, 2009

Breen JL, Neubecker R, Gregori C, et al: Placenta accreta, increta, and percreta: a survey of 40 cases. Obstet Gynecol 49(1):43, 1977

Bretelle f, Courbière B, Mazouni C, et al: Management of placenta accreta: morbidity and outcome. Eur J Obstet Gynecol Reprod Biol 133(1):34, 2007

Bronsteen R, Whitten A, Balasubramanian M, et al: Vasa previa. Clinical presentations, outcomes, and implications for management. Obstet Gynecol 122(2 Pt 1):352, 2013

Browne JCM, Veall N: The maternal placental blood flow in normotensive and hypertensive women. J Obstet Gynaecol Br Emp 60:141, 1953

Cali G, Biambanco L, Puccio G, et al: Morbidly adherent placenta: evaluation of ultrasound diagnostic criteria and differentiation of placenta accreta from percreta. Ultrasound Obstet Gynecol 41(4):406, 2013

Chalubinski KM, Pils S, Klein K, et al: Antenatal sonography can predict the degree of placental invasion. Ultrasound Obstet Gynecol 42(5):518, 2013

Chantraine F, Braun T, Gonser M, et al: Prenatal diagnosis of abnormally invasive placenta reduces maternal peripartum hemorrhage and morbidity. Acta Obstet Gynecol Scand 92(4):439, 2013

Cho JY, Kim SJ, Cha KY, et al: Interrupted circular suture: bleeding control during cesarean delivery in placenta previa accreta. Obstet Gynecol 78:876, 1991

Clausen C, Lönn L, Langhoff-Roos J: Management of placenta percreta: a review of published cases. Acta Obstet Gynecol Scand 93(2):138, 2014

Cleary-Goldman J, Malone FD, Vidaver J, et al: Impact of maternal age on obstetric outcome. Obstet Gynecol 105:983, 2005

Cohen M, Wuillemin C, Irion O, et al: Role of decidua in trophoblastic invasion. Neuro Endocrinol Lett 31(2):193, 2010

Conroy K, Hsieh f, Craigo S: Spontaneous uterine rupture from placenta percreta: an increasing phenomenon? Obstet Gynecol 123(Suppl 1):142S, 2014

Crane JM, Van Den Hof MC, Dodds L, et al: Neonatal outcomes with pla-

centa previa. Obstet Gynecol 93:541, 1999
Creanga AA, Berg CJ, Syverson C, et al: Pregnancy-related mortality in the United States, 2006–2010. Obstet Gynecol 125(1): 5, 2015
Cunningham FG, Leveno KJ, Bloom SL, et al (eds): Obstetrical hemorrhage. In Williams Obstetrics, 24th ed. New York, McGraw-Hill Education, 2014
Cunningham FG, Nelson DB: Disseminated intravascular coagulation in obstetrics. Obstet Gynecol 126(5):999, 2015
Dashe JS: Toward consistent terminology of placental location. Semin Perinatol 37(5):375, 2013
Dashe JS, Hoffman BL: Ultrasound evaluation of the placenta, membranes, and umbilical cord. In Norton M, Scoutt L, Feldstein VA (eds): Callen's Ultrasonography in Obstetrics and Gynecology, 6th ed. Philadelphia, Saunders, 2016 [In press]
Dashe JS, McIntire DD, Ramus RM, et al: Persistence of placenta previa according to gestational age at ultrasound detection. Obstet Gynecol 99:692, 2002
Desai N, Tam HT, Fleischer A: Prophylactic arterial catheterization may improve operative morbidity in suspected placenta accreta and reduce the need for hysterectomy. Am J Obstet Gynecol 206(1):S44, 2012
Diemert A, Ortmeyer G, Hollwitz B, et al: The combination of intrauterine balloon tamponade and the B-Lynch procedure for the treatment of severe postpartum hemorrhage. Am J Obstet Gynecol 206(1):65.e1, 2012
Downes KL, Hinkle SN, Sjaarda LA, et al: Previous prelabor or intrapartum cesarean delivery and risk of placenta previa. Am J Obstet Gynecol 212(5):669.e1, 2015
Doyle N, Pullen J, Holliday, et al: 3D ultrasound: the best view of placenta accreta. Abstract No. 108. Am J Obstet Gynecol 212(1):S-72, 2015
Drost S, Keil K: Expectant management of placenta previa: cost-benefit analysis of outpatient treatment. Am J Obstet Gynecol 170:1254, 1994
Druzin ML: Packing of lower uterine segment for control of postcesarean bleeding in instances of placenta previa. Surg Gynecol Obstet 169:543, 1989
Duzyj C, Buhimschi I, Hardy J, et al: Decreased expression of endostatin (ES) and hypoxia-inducible factor 1α (HIF-1α) is associated with excessive trophoblast invasion and aberrant angiogenesis in placenta accreta. Abstract No. 105. Am J Obstet Gynecol 208(1):S58, 2013
Duzyj CM, Buhimschi IA, Motawea H, et al: The invasive phenotype of placenta accreta extravillous trophoblasts associates with loss of E-cadherin. Placenta 36(6):645, 2015
Edman CD, Toofanian A, MacDonald PC, et al: Placental clearance rate of maternal plasma androstenedione through placental estradiol formation: an indirect method of assessing uteroplacental blood flow. Am J Obstet Gynecol 141(8):1029, 1981
Elhawary TM, Dabees NL, Youssef MA: Diagnostic value of ultrasonography and magnetic resonance imaging in pregnant women at risk for placenta accreta. J Matern Fetal Neonatal Med 26(14):1443, 2013
Eller AG, Bennett MA, Sharshiner M, et al: Maternal morbidity in cases of placenta accreta managed by a multidisciplinary care team compared with standard obstetric care. Obstet Gynecol 117(2 Pt 1):331, 2011
Eschbach S, Ruiter L, Burgers M, et al: A prediction model for emergency cesarean section in women with placenta previa. Abstract No. 383. Am J Obstet Gynecol 212(1):S-200, 2015
Eshkoli T, Weintraub AY, Sergienko R, et al: Placenta accreta: risk factors, perinatal outcomes, and consequences for subsequent births. Am J Obstet Gynecol 208(3):219.e1, 2013
Faiz AS, Ananth CV: Etiology and risk factors for placenta previa: an overview and meta-analysis of observational studies. J Matern Fetal Neonatal Med 13(3):175, 2003
Farine D, Fox HE, Jakobson S, et al: Vaginal ultrasound for diagnosis of placenta previa. Am J Obstet Gynecol 159:566, 1988
Fitzpatrick K, Sellers S, Spark P, et al: The management and outcomes of placenta accreta, increta, and percreta in the UK: a population-based descriptive study. BJOG 121(1):62, 2014
Fox K, Shamshirsaz A, Salmanian B, et al: Is interpregnancy interval a predictor of severity of invasion in morbidly adherent placenta? Abstract No. 821. Am J Obstet Gynecol 212(1):S-395, 2015
Frederiksen MC, Glassenberg R, Stika CS: Placenta previa: a 22-year analysis. Am J Obstet Gynecol 180 (6 Pt 1):1432, 1999
Friszer S, Le Ray C, Tort J, et al: Symptomatic placenta praevia: short cervix at admission is a predictive factor for delivery within 7 days. Abstract No. 158. Am J Obstet Gynecol 208(1):S78, 2013
Garmi G, Samlim R: Epidemiology, etiology, diagnosis, and management of placenta accreta. Obstet Gynecol Int 2012:873929, 2012
Gesteland K, Oshiro B, Henry E, et al: Rates of placenta previa and placental abruption in women delivered only vaginally or only by cesarean section. Abstract No. 403. J Soc Gynecol Investig 11:208A, 2004
Gill LA, Baldwin E, Lessard-Anderson C, et al: Septic abortion with placenta accreta in pregnancy after endometrial ablation. Obstet Gynecol 125(4):822, 2015
Gilliam M, Rosenberg D, Davis F: The likelihood of placenta previa with greater number of cesarean deliveries and higher parity. Obstet Gynecol 99:976, 2002
Gorodeski IG, Bahari CM, Schachter A, et al: Recurrent placenta previa. Eur J Obstet Gynecol Reprod Biol 12(1):7, 1981
Greenberg JI, Suliman A, Iranpour P, et al: Prophylactic balloon occlusion of the internal iliac arteries to treat abnormal placentation: a cautionary case. Am J Obstet Gynecol 197:470.e1, 2007
Gurol-Urganci I, Cromwell DA, Edozien LC, et al: Risk of placenta previa in second birth after first birth cesarean section. BMC Pregnancy Childbirth 11:95, 2011
Guy GP, Peisner DB, Timor-Tritsch IE: Ultrasonographic evaluation of uteroplacental blood flow patterns of abnormally located and adherent placentas. Am J Obstet Gynecol 163(3):723, 1990
Gyamfi-Bannerman C, Gilbert S, Landon MB, et al: Risk of uterine rupture and placenta accreta with prior uterine surgery outside of the lower segment. Obstet Gynecol 120(6):1332, 2012
Hardardottir H, Borgida AF, Sanders MM, et al: Histologic myometrial fibers adherent to the placenta: impact of method of placental removal. Am J Obstet Gynecol 174:358, 1996
Harper LM, Odibo AO, Macones GA, et al: Effect of placenta previa on fetal growth. Am J Obstet Gynecol 203(4):330.e1, 2010
Hays AM, Worley KC, Roberts SR: Conservative management of placenta percreta. Experience in two cases. Obstet Gynecol 112:1, 2008
Heller HT, Mullen KM, Gordon RW, et al: Outcomes of pregnancies with a low-lying placenta diagnosed on second-trimester sonography. J Ultrasound Med 33(4):691, 2014
Hellman LM, Pritchard JA (eds): Medical and surgical illnesses during pregnancy and the puerperium. In Williams Obstetrics, 14th ed. New York, Appleton-Century-Crofts, 1971, p 763
Hernandez JS, Alexander JM, Sarode R, et al: Calculated blood loss in severe obstetric hemorrhage and its relation to body mass index. Am J Perinatol 29(7):557, 2012
Huissoud C, Cortet M, Dubernard G, et al: A stitch in time: layers of circular sutures can staunch postpartum hemorrhage. Am J Obstet Gynecol 206:177.e1, 2012
Hung TH, Shau WY, Hsieh CC, et al: Risk factors for placenta accreta. Obstet Gynecol 93:545, 1999
Johnson LG, Mueller BA, Daling JR: The relationship of placenta previa and history of induced abortion. Int J Gynaecol Obstet 81(2):191, 2003
Kamara M, Henderson J, Doherty D, et al: The risk of placenta accreta following primary elective caesarean delivery: a case-control study. BJOG 120(7):879, 2013
Karam AK, Bristow RE, Bienstock J, et al: Argon beam coagulation facilitates management of placenta percreta with bladder invasion. Obstet Gynecol 102:555, 2003
Kauppila A, Koskinen M, Puolakka J, et al: Decreased intervillous and unchanged myometrial blood flow in supine recumbency. Obstet Gynecol 55(2):203, 1980
Kayem G, Kurinczuk JJ, Alfirevic A, et al: Uterine compression sutures for the management of severe postpartum hemorrhage. Obstet Gynecol 117(1):14, 2011
King DL: Placental migration demonstrated by ultrasonography. Radiology 109:167, 1973
Klar M, Michels KB: Cesarean section and placental disorders in subsequent pregnancies—a meta-analysis. J Perinat Med 42(5):571, 2014
Knight M, UKOSS: Peripartum hysterectomy in the UK: management and outcomes of the associated haemorrhage. BJOG 114:1380, 2007
Kohari KS, Roman AS, Fox NS, et al: Persistence of placenta previa in twin gestations based on gestational age at sonographic detection. J Ultrasound Med 31(7):985, 2012
Kotsuji F, Nishihima K, Kurokawa T, et al: Transverse uterine fundal incision for placenta praevia with accreta, involving the entire anterior uterine wall: a case series. BJOG 120(9):1144, 2013
Kumru P, Demirci O, Erdogdu E, et al: The Bakri balloon for the management of postpartum hemorrhage in cases with placenta previa. Eur J Obstet Gynecol Reprod Biol 167(2):167, 2013
Lai J, Caughey AB, Qidwai GI, et al: Neonatal outcomes in women with sonographically identified uterine leiomyomata. J Matern Fetal Neonatal Med 25(6):710, 2012
Law LW, Chor CM, Leung TY: Use of hemostatic gel in postpartum hemorrhage due to placenta previa. Obstet Gynecol 116(Suppl 2):528, 2010
Lax A, Prince MR, Mennitt KW, et al: The value of specific MRI features in the evaluation of suspected placental invasion. Magn Reson Imaging 25:87, 2007
Lee PS, Bakelaar R, Fitpatrick CB, et al: Medical and surgical treatment of placenta percreta to optimize bladder preservation. Obstet Gynecol 112:421, 2008
Maher MA, Abdelaziz A, Bazeed MF: Diagnostic accuracy of ultrasound and MRI in the prenatal diagnosis of placenta accreta. Acta Obstet Gynecol Scand 92(9):1017, 2013

Marinez-Gaytan V, Torcida-Gonzalez ME, Felix-Zamudio LL, et al: Gelatin-thrombin matrix hemostatic for management of severe obstetric hemorrhage. Obstet Gynecol 123 (Suppl 1):67S, 2014

Martin JA, Hamilton BE, Sutton PD, et al: Births: final data for 2003. Natl Vital Stat Rep 54(2):1, 2005

Matsuda Y, Hayashi K, Shiozaki A, et al: Comparison of risk factors for placental abruption and placenta previa: case-cohort study. J Obstet Gynaecol Res 37(6):538, 2011

McKeogh RP, D'Errico E: Placenta accreta: clinical manifestations and conservative management. N Engl J Med 245(5):159, 1951

Mehrabadi A, Hutcheon JA, Liu S, et al: Contribution of placenta accreta to the incidence of postpartum hemorrhage and severe postpartum hemorrhage. Obstet Gynecol 125(4):814, 2015

Metcalfe J, Romney SL, Ramsey LH, et al: Estimation of uterine blood flow in normal human pregnancy at term. J Clin Invest 34(11):1632, 1955

Michaels AY, Washburn EE, Pocius KD, et al: Outcome of cesarean scar pregnancies diagnosed sonographically in the first trimester. J Ultrasound Med 34(4):595, 2015

Miller E, Linn R, Ernst L: Does the presence of placental basal plate myometrial fibers in a prior pregnancy improve prediction of placenta accreta? Abstract No. 468. Am J Obstet Gynecol 212(1):S-239, 2015

Millischer AE, Aalomon LJ, Porcher R, et al: Magnetic resonance imaging for abnormally invasive placenta: the added value of intravenous gadolinium injection. BJOG June 27, 2016 [Epub ahead of print]

Mogos MF, Salemi JL, Ashley M, et al: Recent trends in placenta accreta in the United States and its impact on maternal-fetal morbidity and healthcare-associated costs, 1998–2011. Ultrasound Obstet Gynecol 29(7):1077, 2016

Mouer JR: Placenta previa: antepartum conservative management, inpatient versus outpatient. Am J Obstet Gynecol 170:1683, 1994

Nageotte MP: Always be vigilant for placenta accreta. Am J Obstet Gynecol 211(2):87, 2014

Neilson JP: Interventions for suspected placenta praevia. Cochrane Database Syst Rev 2:CD001998, 2003

Nørgaard LN, Pinborg A, Lidegaard Ø, et al: A Danish national cohort study on neonatal outcome in singleton pregnancies with placenta previa. Acta Obstet Gynecol Scand 91(5):546, 2012

Olive EC, Roberts CL, Nassar N, et al: Test characteristics of placental location screening by transabdominal ultrasound at 18–20 weeks. Ultrasound Obstet Gynecol 28:944, 2006

Oyelese Y, Smulian JC: Placenta previa, placenta accreta, and vasa previa. Obstet Gynecol 107:927, 2006

Palacios Jaraquemada JM, Bruno CH: Magnetic resonance imaging in 300 cases of placenta accreta: surgical correlation of new findings. Acta Obstet Gynecol Scand 84:716, 2005

Parrott J, Holland M: Second trimester marginal previa: is follow-up necessary? Abstract No. 653. Am J Obstet Gynecol 212(1):S-322, 2015

Pates JA, Hatab MR, McIntire DD, et al: Determining uterine blood flow in pregnancy with magnetic resonance imaging. Magn Reson Imaging 28(4):507, 2010

Pather S, Strocky D, Richards A, et al: Maternal outcome after conservative management of placenta percreta at cesarean section: a report of three cases and a review of the literature. Aust N Z J Obstet Gynaecol 54(1):84, 2014

Pelosi MA, III, Pelosi MA: Modified cesarean hysterectomy for placenta previa percreta with bladder invasion: retrovesical lower uterine segment bypass. Obstet Gynecol 93:830, 1999

Penotti M, Vercellini P, Bolis G: Compressive suture of the lower uterine segment for the treatment of postpartum hemorrhage due to complete placenta previa: a preliminary study. Gynecol Obstet Invest 73(4):314, 2012

Perez-Delboy A, Wright JD: Surgical management of placenta accreta: to leave or remove the placenta? BJOG 121:163, 2014

Po LK, Simons ME, Levinsky ES: Concealed postpartum hemorrhage treated with transcatheter arterial embolization. Obstet Gynecol 120(2 Pt 2):461, 2012

Primo LF, Arbogast K, Digiacomo T, et al: Placenta accreta: can we forecast its arrival? Obstet Gynecol 123(Suppl 1):166S, 2014

Pri-Paz S, Devine PC, Miller RS, et al: Cesarean hysterectomy requiring emergent thoracotomy: a case report of a complication of placenta percreta requiring a multidisciplinary effort. J Reprod Med 57(1–2):58, 2012

Quant HS, Friedman AM, Wang E, et al: Transabdominal sonography as a screening test for second-trimester placenta previa. Obstet Gynecol 13(3):628, 2014

Rac M, McIntire D, Wells E, et al: Cervical length in patients at risk for placental invasion. Abstract No. 516. Am J Obstet Gynecol 212(1):S-258, 2015a

Rac MW, Dashe JS, Wells CE, et al: Ultrasound predictors of placental invasion: the Placenta Accreta Index. Am J Obstet Gynecol 212:343, 2015b

Rac MW, Wells CE, Twicker DM, et al: Placenta accreta and vaginal bleeding according to gestational age at delivery. Obstet Gynecol 125 (4): 808, 2015c

Räisänen S, Kancherla V, Kramer MR: Placenta previa and the risk of delivering a small-for-gestational-age newborn. Obstet Gynecol 124(2):285, 2014

Rao KP, Belogolovkin V, Hankowitz J, et al: Abnormal placentation: evidence-based diagnosis and management of placenta previa, placenta accreta, and vasa previa. Obstet Gynecol Surv 67(8):503, 2012

Rasmussen S, Albrechtsen S, Dalaker K: Obstetric history and the risk of placenta previa. Acta Obstet Gynecol Scand 79(6):502, 2000

Reddy UM, Abuhamad AZ, Levine D, et al: Fetal imaging: executive summary of a joint Eunice Kennedy Shriver National Institute of Child Health and Human Development, Society for Maternal-Fetal Medicine, American Institute of Ultrasound in Medicine, American College of Obstetricians and Gynecologists, American College of Radiology, Society for Pediatric Radiology, and Society of Radiologists in Ultrasound Fetal Imaging Workshop. Obstet Gynecol 123(5):1070, 2014

Roberts CL, Algert CS, Warrendorf J, et al: Trends and recurrence of placenta previa: a population-based study. Aust N Z J Obstet Gynaecol 52(5):483, 2012

Robinson AJ, Muller PR, Allan R, et al: Precise mid-trimester placenta localisation: does it predict adverse outcomes? Aust N Z J Obstet Gynaecol 52(2):156, 2012

Robinson CJ, Villers MS, Johnson DD, et al: Timing of elective repeat cesarean delivery at term and neonatal outcomes: a cost analysis. Am J Obstet Gynecol 202(6):632, 2010

Rosenberg T, Pariente G, Sergienko R, et al: Critical analysis of risk factors and outcome of placenta previa. Arch Gynecol Obstet 284(1):47, 2011

Rossi AC, Lee RH, Chmait RH: Emergency postpartum hysterectomy for uncontrolled postpartum bleeding: a systematic review. Obstet Gynecol 115(3):637, 2010

Rotas MA, Haberman S, Luvgur M: Cesarean scar ectopic pregnancies: etiology, diagnosis, and management. Obstet Gynecol 107:1373, 2006

Sabourin JN, Lee T, Magee LA, et al: Indications for, timing of, and modes of delivery in a national cohort of women admitted with antepartum hemorrhage at 22+0 to 28+6 weeks' gestation. J Obstet Gynaecol Can 34(11):1043, 2012

Salihu HM, Li Q, Rouse DJ, et al: Placenta previa: neonatal death after live births in the United States. Am J Obstet Gynecol 188:1305, 2003

Salmanian B, Antony K, Fox K, et al: In obstetrics, is surprise ever a good thing? Abstract No. 290. Am J Obstet Gynecol 212(1):S156, 2015

Sanderson DA, Milton PJD: The effectiveness of ultrasound screening at 18–20 weeks gestational age for predication of placenta previa. J Obstet Gynaecol 11:320, 1991

Schmid BC, Rezniczek GA, Rolf N, et al: Postpartum hemorrhage: use of hemostatic combat gauze. Am J Obstet Gynecol 206(1):e12, 2012

Seet EL, Kay HH, Wu S, et al: Placenta accreta: depth of invasion and neonatal outcomes. J Matern Fetal Neonatal Med 25(10):2042, 2012

Sentilhes L, Ambroselli C, Kayem G, et al: Maternal outcome after conservative treatment of placenta accreta. Obstet Gynecol 115:526, 2010

Sentilhes L, Goffinet F, Kayem G: Management of placenta accreta. Acta Obstet Gynecol Scand 92(10):1125, 2013

Shamshirsaz AA, Fox KA, Salmanian B, et al: Maternal morbidity in patients with morbidly adherent placenta treated with and without a standardized multidisciplinary approach. Am J Obstet Gynecol 212:218.e1, 2015

Silver RM: Abnormal placentation: placenta previa, vasa previa, and placenta accreta. Obstet Gynecol 126(3):654, 2015a

Silver RM, Fox KA, Barton JR, et al: Center of excellence for placenta accreta. Am J Obstet Gynecol, May 2015b

Silver RM, Landon MB, Rouse DJ, et al: Maternal morbidity associated with multiple repeat cesarean deliveries. Obstet Gynecol 107:1226, 2006

Society for Maternal-Fetal Medicine, Belfort MA: Placenta accreta. Am J Obstet Gynecol 203(5):430, 2010

Spong CY, Mercer BM, D'alton M, et al: Timing of indicated late-preterm and early-term birth. Obstet Gynecol 118 (2 Pt 1):323, 2011

Stafford IA, Dashe JS, Shivvers SA, et al: Ultrasonographic cervical length and risk of hemorrhage in pregnancies with placenta previa. Obstet Gynecol 116(3):595, 2010

Tam Tam KB, Dozier J, Martin JN Jr: Approaches to reduce urinary tract injury during management of placenta accreta, increta, and percreta: a systematic review. J Maternal Fetal Neonatal Med 25(4):329, 2012

Tantbirojn P, Crum CP, Parast MM: Pathophysiology of placenta accreta: the role of decidua and extravillous trophoblast. Placenta 29(7):639, 2008

Timmermans S, van Hof AC, Duvekot JJ: Conservative management of abnormally invasive placentation. Obstet Gynecol Surv 62:529, 2007

Timor-Tritsch IE, Khatib N, Monteagudo A, et al: Cesarean scar pregnancies: experience of 60 cases. J Ultrasound Med 34(4): 601, 2015

Timor-Tritsch IE, Monteagudo A: Unforeseen consequences of the increasing rate of cesarean deliveries: early placenta accreta and cesarean scar pregnancy. A review. Am J Obstet Gynecol 207 (1):14, 2012

Trudell A, Stout M, Cahill A, et al: Second trimester cervical length and persistence of placental previa in the third trimester. Abstract No. 91. Presented at the 33rd Annual Meeting of the Society for Maternal-Fetal Medicine, 11–16 February 2013

Twickler DM, Lucas MJ, Balis AB, et al: Color flow mapping for myometrial invasion in women with a prior cesarean delivery. J Matern Fetal Med 9:330, 2000
Usta IM, Hobeika EM, Abu Musa AA, et al: Placenta previa-accreta: risk factors and complications. Am J Obstet Gynecol 193:1045, 2005
Verspyck E, Chanavaz-Lacheray I, Dreyfus M, et al: Maintenance nifedipine therapy for preterm symptomatic placenta previa: the PPADAL randomized, multicenter, double-blind, placebo-controlled trial. Abstract No. 20. Am J Obstet Gynecol 212(1):S-15, 2015
Walker MG, Allen L, Windrim RC, et al: Multidisciplinary management of invasive placenta previa. J Obstet Gynaecol Can 35(5):417, 2013
Warshak CR, Eskander R, Hull AD, et al: Accuracy of ultrasonography and magnetic resonance imaging in the diagnosis of placenta accreta. Obstet Gynecol 108(3):573, 2006
Warshak CR, Ramos GA, Eskander R, et al: Effect of predelivery diagnosis in 99 consecutive cases of placenta accreta. Obstet Gynecol 115(1):6, 2010
Wehrum MJ, Buhimschi IA, Salafia C, et al: Accreta complicating complete placenta previa is characterized by reduced systemic levels of vascular endothelial growth factor and by epithelial-to-mesenchymal transition of the invasive trophoblast. Am J Obstet Gynecol 204(5):411.e1, 2011
Wei Q, Zhang W, Chen M, et al: Peripartum hysterectomy in 38 hospitals in China: a population-based study. Arch Gynecol Obstet 289(3):549, 2014
Weis MA, Harper LM, Roehl KA, et al: Natural history of placenta previa in twins. Obstet Gynecol 120(4):753, 2012
Wing DA, Paul RH, Millar LK: Management of the symptomatic placenta previa: a randomized, controlled trial of inpatient versus outpatient expectant management. Am J Obstet Gynecol 174:305, 1996a
Wing DA, Paul RH, Millar LK: The usefulness of coagulation studies and blood banking in the symptomatic placenta previa. Am J Obstet Gynecol 174:346, 1996b
Woldu SL, Ordonez MA, Devine PC, et al: Urologic considerations of placenta accreta: a contemporary tertiary care institutional experience. Urol Int 93(1):74, 2014
Wong HS, Cheung YK, Zuccollo J, et al: Evaluation of sonographic diagnostic criteria for placenta accreta. J Clin Ultrasound 36(9):551, 2008
Wong TY: Emergency peripartum hysterectomy: a 10-year review in a tertiary obstetric hospital. N Z Med J 124(1345):34, 2011
Worley KC, Hnat MD, Cunningham FG: Advanced extrauterine pregnancy: diagnostic and therapeutic challenges. Am J Obstet Gynecol 198:297.e1, 2008
Wortman A, Schaefer S, Wilson K, et al: Maternal morbidity associated with placenta previa with and without placental invasion. Abstract No. 601. Am J Obstet Gynecol 212(1):S-299, 2015
Wortman AC, Alexander JM: Placenta accreta, increta, and percreta. Obstet Gynecol Clin North Am 40(1):137, 2013
Wright JD, Silver RM, Bonanno C, et al: Practice patterns and knowledge of obstetricians and gynecologists regarding placenta accreta. J Matern Fetal Neonatal Med 26(16):1602, 2013
Young B, Nadel A, Panda B, et al: Does placenta previa location matter? Surgical morbidity associated with previa location. Abstract No. 101. Presented at the 33rd Annual Meeting of the Society for Maternal-Fetal Medicine, 11–16 February 2013
Young BC, Nadel A, Kaimal A: Does previa location matter? Surgical morbidity associated with location of a placenta previa. J Perinatol 34(4):264, 2014
Yu PC, Ou HY, Tsang LC, et al: Prophylactic intraoperative uterine artery embolization to control hemorrhage in abnormal placentation during late gestation. Fertil Steril 91(5):1951, 2009
Zaki ZM, Bahar AM, Ali ME, et al: Risk factors and morbidity in patients with placenta previa accreta compared to placenta previa non-accreta. Acta Obstet Gynecol Scand 77:391, 1998
Zwart JJ, Richters JM, Öry F, et al: Severe maternal morbidity during pregnancy, delivery and puerperium in the Netherlands: a nationwide population-based study of 371,000 pregnancies. BJOG 115:842, 2008

第二十八章

泌尿系统和胃肠道损伤

剖宫产是目前美国妇女最常进行的主要外科手术。每年完成的手术超过100万例（MacDorman，2008）。该手术的相关死亡率较低，但在初次妊娠和后续妊娠期间母体的并发症发生率较高。在许多情况下，泌尿系统和肠道损伤的相关风险能够在手术前被识别，并采取预防性的措施。然而，在其他情况下，未诊断的粘连性疾病、子宫切口延裂或计划外子宫切除手术可能会增加邻近器官的创伤。因此，理想情况下，所有产科医生都能够识别这些损伤。在大多数情况下，简单的修补可以由一个普通产科医生来完成，而更严重的损伤往往需要咨询精通这些更复杂修补的外科医生。重要的是，两者之间的区别对于最大限度地提高患者预后至关重要。

发生率

剖宫产术中泌尿系统损伤少见。膀胱损伤的发生率为0.08%～0.94%，输尿管损伤的发生率为0.027%～0.09%（Eisekop，1982；Rasjikar，1997；Talne，2013）。几乎所有与分娩有关的肠损伤都是在阴道分娩时肛门括约肌和直肠下段的损伤。这些损伤及其修复在第二十章（329页）中进行了描述和说明。剖宫产术中的肠损伤是罕见的，估计发生率在0.04%～0.08%之间（Davis，1999）。

1996—2009年，剖宫产分娩的新生儿占所有新生儿的比例从20.7%上升到32.9%（Osterman，2014）。如第二十五章（409页）所述，这些数字反映了几个可变化的因素。其中包括较高的引产率，较低的阴道助产率，应孕妇要求进行剖宫产的情况的出现，以及剖宫产后再孕阴道分娩（VBAC）率的下降。事实上，90.8%的低风险孕妇目前正在进行再次剖宫产（Office of Disease Prevention and Health Promotion，2014）。从逻辑上讲，这些趋势与泌尿系统及肠道损伤频率的增加是相一致的（American College of Obstetricians and Gynecologists，2015；Osterman，2014）。

危险因素

一些特定的患者或妊娠特征会增加胃肠道或泌尿系损伤的风险，如表28-1所示。一般来说，这些特征可以分为术前可识别的和术中发现的。报道中最一致的引起损伤的危险因素包括既往剖宫产、既往盆腔手术、盆腔粘连、急诊分娩、剖宫产子宫切除术和产程中剖宫产（Davis，1999；Eisenkop，1982；Phips，2005；Tarney，2013）。子宫切口的延长，无论是由于直接创伤，还是由于试图控制出血引起的，都可能与邻近的输尿管损伤相关。此外，用于控制产后出血的子宫动脉结扎术会将同侧输尿管置于危险之中。既往子宫肌瘤切除术，多次剖宫产史，或与子宫、前腹壁或其他盆腔结构的与肠粘连相关的盆腔手术增加了肠道损伤的可能性（Davis，1999；Eisenkop，1982）。这种风险对于有古典式剖宫产史的妇女尤其明显。这些病例通常在前腹壁和子宫前壁之间产生致密的粘连。对这些术前的危险因素的理解使产科医生可以预测并理想地减轻许多导致器官损伤的方面。

手术暴露受限是最常见的邻近器官损伤风险因素中的统一要素（Francis，2002）。妊娠期解剖结构的改变以及围术期频发的紧急、突然和紧张的情况进一步加剧了术中风险（Chal-iha，2002；Yossepowitch，2004）。明智的外科医生将评估风险因素，以指导有关最佳麻醉、开腹手术切口类型和手术助手的决策，

表 28-1 剖宫产术中泌尿系统和胃肠道损伤的危险因素

术前
既往剖宫产术
既往腹部和盆腔手术
急诊分娩
产程中剖宫产
剖宫产后再孕阴道分娩失败
子宫破裂
前置胎盘
胎儿下降停滞
胎先露异常
异常分娩
既往盆腔或腹腔感染
子宫内膜异位症
肥胖
术中
盆腔粘连
出血
异常的胎盘粘连
剖宫产子宫切除术
膀胱扩张
不恰当的膀胱收缩或游离
操作者缺乏经验
外科急症
腹膜外剖宫产

Data from Davis, 1999; Eisenkop，1982；Eller，2009；Fancis，2002；Nielsen, 1984；Phipps，2005；Shellhaas，2009；Tarney，2013；Wright，2010；Yossepowitch, 2004.

以最大程度地降低患者的风险。此外，在紧急剖宫产的过程中，冷静、逻辑和有控制的决策应该代替“一时冲动”产生的反应。进行产科手术的外科医生应采取一切预防措施，以通过识别危险因素来防止损伤。在无法预防的情况下，提高认识和警惕，认识并修复胃肠道和泌尿系统的损伤，可以大大降低患者的并发症发生率。

泌尿系统损伤

在阴道分娩时发生膀胱或输尿管损伤是罕见的。在这些情况下，这种损伤最常与子宫瘢痕破裂或器械助产有关。举个例子，阴道侧壁裂伤时，覆盖坐骨棘的阴道壁是常见部位。撕裂的扩展可能会损伤远端输尿管。此外，修复侧壁裂伤所需的缝线可能使输尿管面临风险（Kattan，1997）。

在剖宫产过程中，妊娠期间发生的解剖和生理变化使泌尿系统处于更大的损伤风险中。第一，随着子宫的增大，膀胱向前向上伸展，到孕晚期，膀胱更像是一个腹部器官（Chaliha，2002）。第二，由于子宫右旋使左侧输尿管更靠近腹侧，因此其更容易受到损伤（Davis，1999）。左侧输尿管也更难识别，因为妊娠期生理性输尿管积水在右侧更明显（Rasmussen，1988）。另外，左侧输尿管常隐藏在乙状结肠下方。最后，在腹膜后解剖和分离卵巢悬韧带时，卵巢血管明显扩张使输尿管更容易损伤。

幸运的是，泌尿系统损伤很少见，并且术中即刻进行修补很少使患者产生并发症（Blandy，1991；Brubaker，1991；Faricy，1978；Neu-man，1991）。但是，如果无法识别，这些损伤会导致严重的后遗症，包括肾损害和生殖尿道瘘（Yossepowitch，2004）。

产科配备有经阴道和经腹部分娩的设备，可能缺乏用于泌尿系统的内镜和泌尿科评估的必要设备（Yossepowitch，2004）。产床和产科手术台可能不适用于术中 X 光检查，调动设备和人员可能会大大延长手术时间（Davis，1999）。因此，在有可能发生这些并发症的情况下，应谨慎地咨询泌尿妇科医生、妇科肿瘤医生或泌尿科医生以及分娩和分娩护理人员，以帮助评估和管理这些损伤。

尿道损伤

过去，会阴切开术通常在阴道分娩或器械助产过程中进行。然而，会阴正中切开术增加了肛门外括约肌或直肠撕裂的可能性。因此，现在的实践模式仅支持选择性使用这种会阴切口。结果，在许多阴道分娩期间的产道扩张力会向前延伸。在避免会阴切开术的女性中，延伸至尿道口的小阴唇前端裂伤更为常见。

在大多数尿道损伤的病例中，只有远端的尿道被撕裂，而且只在其周围的一点上撕裂。妊娠期间，尿道周围组织血管丰富，出血活跃。然而，同样地，血管特征也是这些撕裂迅速愈合的原因。因此，修补时采用细针，可吸收线缝合是合适的，并对间断缝合的位置进行定位以重建尿道环。一种选择是 3-0 铬肠线。同样的缝合类型也可用于同时发生的相邻小阴唇撕裂。

这些裂伤会导致尿潴留。因此，加强对此的监控是合理的。仅在缓解尿潴留或允许仔细测量尿量（如低血容量）时，才需要插入 Foley 导管。

对于会阴护理，在最初的 24 h 内，在该区域冷敷可能有助于减轻水肿和不适。大多数女性似乎也从定期使用局部麻醉剂喷雾中获得缓解。从分娩后大约 24 h 开始，可以使用温热坐浴提供的湿热来减轻局部不适。可根据需要使用温和的镇痛药。

■ 膀胱损伤

发生率和风险

膀胱是盆腔手术中损伤最多的器官。在风险方面，接受再次剖宫产的妇女膀胱损伤的风险是接受初次手术妇女的 4 倍以上（Phips，2005）。初次剖宫产后粘连发生率为 46% ～ 65% 不等，这似乎是再次剖宫产中膀胱损伤的一个重要病因（Tarney，2013）。直观地说，随着剖宫产次数的增加，膀胱切开的发生率稳步上升。此比例从第一次剖宫产的 0.13% 上升到第六次剖宫产的 4.5%（Silver，2006）。在一项研究中，与 VBAC 成功和选择性再次剖宫产相比，VBAC 失败时膀胱损伤的发生率最高（Cahill，2008）。此外，围产期子宫切除术与不作为产科适应证的子宫切除术相比，膀胱切开的发生率高 9 倍（Wright，2010）。

膀胱裂伤在膀胱外进行钝性或锐性分离以形成膀胱腹膜返折的最常见。第二常见的情况是在开腹手术进入腹腔的过程中形成（Phips，2005；Rahman，2009）。95% 的病例是膀胱顶撕裂，其余的病例是三角区损伤。平均撕裂长度为 4.2 cm，范围为 1 ～ 10 cm（Phips，2005）。准确识别是膀胱损伤最重要的预后因素，术中未能诊断尿道损伤可能导致膀胱阴道瘘、膀胱子宫瘘或输尿管阴道瘘。

膀胱损伤的诊断

幸运的是，膀胱损伤通常能在手术中发现，最常见的是在新生儿娩出和子宫切口修复之后。术中常发现膀胱损伤，包括肉眼可见的尿液外渗、Foley 球囊出现、肉眼血尿和逼尿肌裂伤。

经 Foley 导管注入无菌牛奶，从缺损处溢出来确认损伤。因此，许多人发现预消毒塑料奶瓶装的婴儿配方奶非常理想，并且在大多数分娩机构中都可以轻松获得。护士将充满牛奶的 60 ml 注射器连接到尿管，并反复填充膀胱至总体积达到 200 ～ 300 ml。当膀胱充满时，很容易看到牛奶从膀胱壁缺损处流出。如果没有牛奶，亚甲基蓝是适合与盐水混合以进行膀胱填充的染料。靛洋红是另一个受欢迎的选择，但目前全国范围内的短缺限制其使用。与亚甲基蓝和靛洋红相反，婴儿配方奶在一个病例中可以重复使用，因为它不会使周围组织染色（Davis，1999）。值得注意的是，如果缺损周围的组织被染色，则可能难以识别和修复小的缺损。未修复的缺损易形成瘘管。

膀胱切开术的修补

处理计划外膀胱切开术的第一步是评估损伤的大小、位置和程度。必须检查三角区和输尿管是否可能受累（Davis，1999）。如果涉及三角区，外科医生应注意不要破坏输尿管口。如果伤口靠近输尿管，则放置支架以保持输尿管通畅。膀胱裂伤累及一侧或双侧输尿管口很少见，需要对进一步的输尿管损伤或阻塞进行适当的修复，这将需要进行输尿管膀胱吻合术。

普通的膀胱切口需要缝合两层（图 28-1）。第一层用 3-0 可吸收缝线或延迟可吸收缝线对黏膜层进行单纯连续缝合。合适的选项是铬肠线或羟基乳酸聚合物 910（Vicryl）。第二层采用类似材料的 2-0 或 3-0 缝线进行叠加缝合，对合膀胱黏膜下层和肌层。然后用无菌牛奶或亚甲蓝染色的生理盐水填充膀胱以确认修复的完整性。渗漏的缺损可用 2-0 或 3-0 缝线单独间断缝合。如果边缘可以对合而没有过多的张力，浆膜层可以再连续缝合 1 层。大的缺损或持续渗漏可能需要修正缝合口。

膀胱恢复正常解剖位置后，应检查各器官缝线的相对位置。一根缝线的位置过于靠近另一缝线会增加瘘管形成的风险。为了避免这种风险，大网膜“J”形瓣可以快速成形，并安全地插入缝线之间。这一步骤在产科并不常见，因为缝线有典型的间距，而且妊娠期泌尿系统组织有丰富的血运。如果需要该步骤，通过结扎胃网膜右动脉，并将大网膜从横结肠肝曲向中线游离，形成大网膜“J”形瓣。停止继续向左侧游离，以保留胃网膜右动脉对“J”形瓣的血供。“J”形瓣沿着左结肠旁沟放入盆腔，用 2-0 或 3-0 铬肠线或 Vicryl 线缝合 1 ～ 2 针固定到位（Patsner，1997）。

膀胱损伤修复后，术后用经尿道 Foley 导管引流膀胱 7 ～ 14 天，以促进愈合并将瘘管形成的风险降至最低。通常不需要耻骨上插管，也不需要预防性使用抗生素。在移除 Foley 导管之前或之后的影像学检查通常是不必要的，但可以在复杂或广泛的修复之后考虑（Davis，1999；Tarney，2013）。术中识别出膀胱损伤并进行适当修复时的并发症发生率是最低的。

相比之下，未及时识别的膀胱损伤会使患者的结局恶化。未修补的膀胱损伤可表现为血尿、少尿、腹

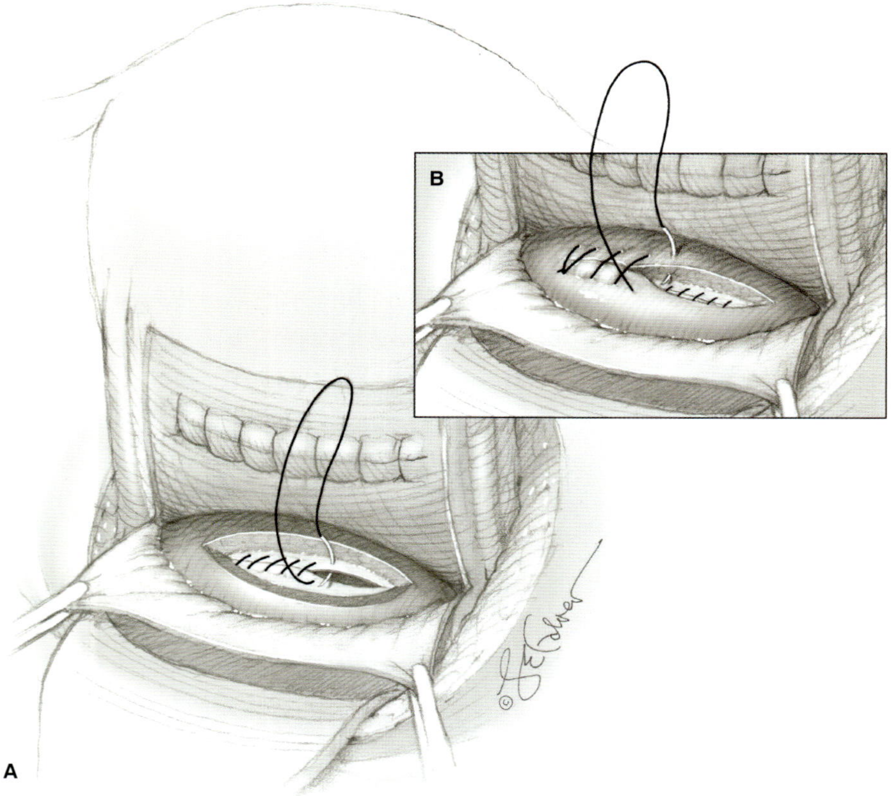

图 28-1　膀胱切口的修复。A. 第一层用 3-0 可吸收缝线或延迟可吸收缝线对黏膜层进行单纯连续缝合。B. 第二层用相似材料的 2-0 缝线进行重叠间断缝合。

痛、肠梗阻、腹水、腹膜炎、脓毒血症、瘘管、尿性囊肿，以及血尿素氮 / 肌酐比值升高。对于诊断，可以使用逆行膀胱造影或腹部 CT + 膀胱造影（Tarney，2013）。膀胱镜检查也是一种选择，但侵入性更强，可能需要在手术室进行。一旦确定，大多数情况下都考虑即刻修复。部分缺损较小病情稳定的患者，可考虑延长留置尿管引流时间。

预防

预防首先要认识到可能导致损伤的危险因素，并采取预防性的措施。术前使用 Foley 导管可以使膀胱减压、改善暴露，并通过触诊 Foley 球囊来帮助确定膀胱的位置。粘连的预防包括标准的外科原则，如轻柔牵拉、注意观察组织、细致的手术技术、保持组织湿度和限制出血。子宫切口的缝合也是一个影响因素，研究人员在一项小型研究中评估了再次剖宫产分娩过程中的粘连。他们发现，在第一次剖宫产手术中，子宫切口双层缝合与单层缝合相比，降低了以后发生膀胱粘连的概率。另一个因素是，脐下腹部正中纵切口比 Pfannenstiel 切口发生膀胱损伤的风险要高得多。即使在控制了剖宫产次数、操作者经验和粘连等混杂因素影响后，这种情况仍然存在。虽然这些数据表明应该考虑 Pfannenstiel 切口，但必须强调的是，腹壁切口的选择是基于许多母体、胎儿和产时的因素，而不应仅出于降低膀胱损伤风险。具体到膀胱切开的预防，数据尚不充分或存在矛盾，关于腹膜部分关闭、膀胱腹膜返折形成、子宫切口类型或子宫外置术，尚无法给出推荐建议（Tarney，2013）。

■ 输尿管损伤

发生率和风险

如前所述，在剖宫产术中输尿管损伤很少。但是，剖宫产子宫切除术使输尿管损伤的发生率急剧增加到 3.0%。与非产科子宫切除术相比，损伤率增加了 7 倍（Shellhaas，2009；Wright，2010）。

诊断

与几乎总能在手术中发现的膀胱损伤不同，术中诊断输尿管损伤是困难的，并且需要高度的警惕性（Yossepowitch，2004）。单独的输尿管损伤或膀胱损伤时的输尿管受累可以通过静脉用染料进行评估。然后，可以使用经尿道膀胱镜、耻骨上内镜，通过计划外或计划膀胱切开后直视下寻找从输尿管口喷出的尿液。当内镜检查不可行或计划外膀胱切开不合适时，在膀胱顶沿腹膜外中线行计划膀胱切开术可提供极好的显露效果，有助于支架的放置，并有可能与最初的计划外膀胱切开部位一同关闭。

传统上，使用 5 ml 靛洋红静脉给药，然后检查输尿管口是否溢出，以及盆腔或腹膜后是否渗出（Davis，1999）。用这种方法，输尿管中没有染料或染料出现的时间明显延迟，可能意味着梗阻。由于目前靛洋红供应短缺，可以 5 min 静脉注射 50 mg 亚甲蓝作为替代（Barbieri，2014）。然而，这种制剂的毒性特征，加上其长期的排泄延迟，可能会限制其用途（Narasimhulu，2016）。具体地说，亚甲蓝有可能在葡萄糖 -6- 磷酸脱氢酶缺乏症患者中引发高铁血红蛋白血症。避免这些问题的一种替代方法是用细针将染料直接注射到疑似损伤部位上方的输尿管（O 'Leary，1968）。使用 0.25 ml（25 mg）10% 荧光素钠作为替代造影剂静脉注射的早期研究是有前景的（Doyle，2015）。然而，这种做法的长期安全性数据缺乏，还需要进一步的研究（Grimes，2015）。

考虑到这些问题和孕晚期输尿管蠕动的减少，对染色尿液流动的评估可能是不准确且耗时的。术中情况，如低血压、失血增多或持续失血，可能会减少肾灌注和尿流量，使问题进一步恶化。因此，膀胱镜下或直接通过膀胱切开通过输尿管逆行探查是最明确的诊断方法。使用亲水性导丝可以减轻对输尿管的附加损伤（Yossepowitch，2004）。不能轻松推进导管可能提示输尿管扭结、结扎或挤压损伤。腹腔内出现导管可能表明输尿管部分或完全横断。输尿管损伤的修复取决于损伤的类型和位置。

术中识别和处理的损伤总体上比手术后发现损伤的预后要好。对于有肋椎角压痛、少尿、不明原因或持续发热、持续性腹胀伴或不伴肠梗阻、不明原因血尿或阴道流液的患者，术后应考虑不明原因的输尿管损伤，特别是在剖宫产困难或复杂的情况下（Davis，1999）。静脉肾盂造影（IVP）、肾超声或 CT 有助于鉴别肾积水、尿性囊肿或脓肿。在延迟的 CT 图像上，输尿管远端缺乏对比度可确认完全梗阻（Armenakas，1999）。当其他影像学意义不明确，或静脉注射造影剂存在禁忌，可以使用荧光透视引导下的逆行肾盂造影术。如果损伤被确认，可以尝试逆行或顺行支架置入；但如果不成功，则可能需要重新探查并修复。

输尿管支架

产科医生可能会对支架放置感到无所适从，在等待外科专科医生到达的同时，对支架的基本了解可以帮助准备所需的器材。输尿管支架的大小各不相同，最常用的是 4 ～ 7 F。支架的长度为 20 ～ 30 cm 不等，24 cm 的长度对大多数成年人来说是合适的。开放式或口哨状支架一般用于定位解剖或排除梗阻。在术后需要放置输尿管支架的情况下，可以使用双猪尾状支架。支架的近端线圈可防止肾盂损伤，远端线圈可确保其放置在膀胱内（Schaffer，2016）。

手术中放置输尿管支架的主要原因有 3 个。第一，对于输尿管存在严重损伤风险的情况，可以在手术开始时置入支架。支架在整个手术过程中保持不变，以确定解剖位置。一个值得注意的例子是前置胎盘和怀疑向盆壁延伸的穿透性胎盘（第二十七章，452 页）。为了达到这个目的，推送支架直到出现阻力，这表明已经到达肾盂。手术结束时，支架被取出。

第二，可以在术中置入支架，以保持输尿管通畅、避免损伤。如前所述，这些可以在膀胱镜检查时进行，或者在产科更常见的情况下，通过有计划的膀胱切开进行。一旦发现输尿管开口，4 ～ 6 F 的开放式或口哨状支架将被置入一个输尿管口。然后手动旋转和推进支架。在大多数产科手术中，这个高度不会高于骨盆边缘。在成人中，从输尿管口到骨盆边缘的距离应该是 12 ～ 15 cm。轻柔的推送有助于避免输尿管穿孔。如果支架能够顺畅置入，则可以排除梗阻。

第三，如果怀疑或确认输尿管损伤并修复，可以留置输尿管支架。支架置入时，先将一根导丝穿入输尿管口，然后将其传递到肾盂。然后将猪尾状支架放在导丝上，并用推出装置推进，直到远端进入膀胱。移除导丝，使末端分别盘绕在肾盂和膀胱中。术中使用荧光透视或 X 线平片确定正确的线圈位置。

术后支架的保留时间是不同的，根据适应证而定。一般来说，它们通常保留 2 ～ 8 周，通常在膀胱镜引导下取出。在这种情况下，在支架取出后 4 ～ 12 周进行 CT 尿路造影或肾超声检查，以排除狭窄。

膀胱镜

在产科手术中，可以通过尿道置入膀胱镜。然而，这种方法在产科手术中很少使用，因为需要背侧膀胱截石位，而且术前常常不能意识到膀胱镜检查的必要性。一些值得注意的例外包括已知的前置胎盘和穿透性胎盘，担心胎盘侵入膀胱或侵入盆腔侧壁。

在产科手术中需要进入输尿管的大多数病例中，通常采用有计划的膀胱切开术来直接探查。作为另一种选择，膀胱镜可以通过较小的计划性膀胱切口——一种称为耻骨上内镜的方法插入。为此，使用经尿道 Foley 导管扩张膀胱，直到膀胱壁变得紧张。然后用 2-0 可吸收缝线在膀胱顶做一个较宽的荷包缝合，缝线深入膀胱肌层（图 28-2）。两个缝合端被抬起，并在荷包中心做一个小切口。这个切口最好在膀胱顶的腹膜外部分进行，以最大限度减少瘘管形成的风险。膀胱镜被插入膀胱。然后将两个缝合端提起并拉紧，以防止膨胀的液体外流。为了便于观察三角区和输尿管口，Foley 球囊被抽空但仍留在原处。在检查结束时，取出内镜，系紧荷包缝线，关闭膀胱切口（Schaffer，2016）。

对于膀胱镜检查，可以使用几种内镜视角。在经尿道膀胱镜检查时，70° 内镜可以提供最全面的图像。对于耻骨上内镜检查，30° 膀胱镜是最有效的。

远端输尿管损伤

使用支架。在输尿管远端损伤的情况下，输尿管应该在疑似损伤的水平以上被探查出来。然后外科医生将输尿管分离至损伤部位（Yosseposich，2004）。输尿管松解技术将在第二十六章中介绍（432 页）。

未失活的输尿管扭结、结扎和挤压损伤可通过钳夹、缝合和放置输尿管支架来治疗（Davis，1999）。导丝通过输尿管口逆行至肾盂，在导丝上放置双“J”形、6 ～ 8 F 输尿管支架。移除导丝，使支架盘绕在肾盂和膀胱中。任何有计划的膀胱切开都是按照前面概述的方法修复的（463 页）。如果尿液从输尿管漏出，可以放置盆腔引流管（Davis，1999）。合适的选择是 Jackson-Pratt 或 Blake 引流管（图 2-23，25 页）。术中腹部 X 线片将证实支架的正确放置。术后膀胱引流时间为 7 ～ 14 天。在 3 ～ 6 周内，输尿管支架可以通过膀胱镜取出。如果支架是通过膀胱镜放置的，那么长时间的膀胱引流是不必要的。当损伤较严重时，如挤压伤合并输尿管血供受阻，或无法保证充分愈合时，在支架取出前进行 IVP 检查以评估输尿管的完整性。

输尿管膀胱吻合术。输尿管膀胱交界处 6 cm 以内的输尿管远端 1/3 的部分或全部横断通常最好采用输尿管膀胱吻合术（图 28-3）。输尿管远端的血管可能很细，导致愈合受阻。因此，在松解输尿管时，重要的是保留输尿管外膜，以维持充足的血液供应。

在所有输尿管修补术中，手术最重要的方面是尽量减少吻合口的张力。其他重要的输尿管外科原则包括保留血供、仔细清创、不漏尿的铲状吻合口和充分引流（Francis，2002）。有复杂的损伤、广泛的腹膜

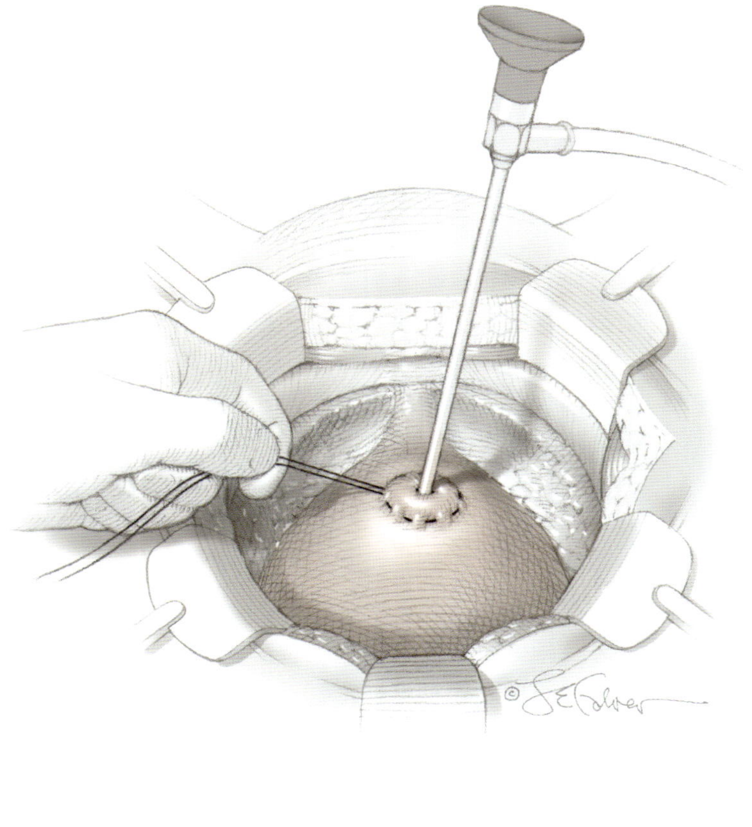

图 28-2 耻骨上内镜。（Reproduced with permission from Schaffer JI, Corton MM, Hoffman BH：Fundamentals of minimally invasive surgery. In Hoffman BL，Schorge JO，Bradshaw KD，et al：Williams Gynecology，3rd ed. New York, McGraw-Hill Education，2014.）

后纤维化、严重的输尿管血运阻断或不熟悉泌尿系手术操作情况，应考虑咨询专科医生。

一旦确定损伤，就切除受损的部分，并结扎输尿管的远端部分。既可以使用永久性缝线，也可以使用延迟可吸收缝线。这一远端部分将成为无功能的盲端。相反，近端充分游离，使输尿管可以无张力地到达膀胱进行吻合术。如图 28-3A 所示，这个近端输尿管的切口端是一个 5 mm 的纵形切口。如插图所示，这样增加了输尿管口的最终尺寸，以最大限度地减少术后狭窄。一旦切开成铲状，输尿管的这端就会用缝线标记。

膀胱的准备包括在膀胱顶进行垂直的膀胱切开。扁桃体钳置于膀胱内，用来穿透顶部同侧的膀胱壁。理想情况下，该位置将在最终吻合口上形成最小的张力。扁桃体钳通过输尿管近端的缝线将输尿管拉过膀胱壁。

输尿管全层用 5 ～ 6 根 4 ～ 0 Vicryl 线或铬肠线缝合至膀胱黏膜。它们以间断缝合的方式分布以张开输尿管腔。如前所述，放置输尿管支架、关闭膀胱切口。输尿管用 2-0 或 3-0 Vicryl 线或铬肠线进一步固定在膀胱浆膜上。这再次有助于将吻合口的张力降至最低。

一般来说，成人不需要打开输尿管隧道，这会增加输尿管狭窄的风险。然而，对于有泌尿系统感染风险的女性，通过游离输尿管隧道再穿过膀胱壁，从而形成皮瓣，可能会减少输尿管反流（Harrow，1968）。隧道长约 1 ～ 2 cm，位于肌层和黏膜之间。输尿管呈铲状，固定于黏膜上，如上所述。

腰大肌悬吊或膀胱肌瓣。吻合口的张力会影响愈合，这两种方法都可以释放愈合处的应力。对于腰大肌悬吊，膀胱被从耻骨联合移位，其腹膜附着处被切开。这样束缚较少，膀胱向头部被抬高到足够高的水平，以缓解吻合口的张力。为固定于这一新位置，膀胱用 3-0 无反应性永久性缝线或 2-0 可吸收缝线缝合在腰大肌或腰大肌筋膜上。膀胱打开时应采用永久性缝线。这样可以直接观察缝合位置，以排除穿透膀胱黏膜的缝合。这将为结石的形成提供储存地。

在手术完成时，可以在盆腔吻合口下方放置一根单向引流管，以排出可能渗出的尿液。术后用 Foley 导管引流膀胱 7 ～ 14 天。输尿管支架可在 3 ～ 6 周内取出。在 3 ～ 6 个月内进行静脉肾盂造影，以确保尿道持续通畅并排除狭窄。

腰大肌悬吊之外的另一种选择是膀胱肌瓣。在这个手术中，输尿管损伤同侧的膀胱被游离，一部分膀胱前壁被塑形为管状，与输尿管连接。

中骨盆输尿管损伤

中骨盆或以上的输尿管损伤最常发生在游离或切断骨盆漏斗韧带的过程中，可通过输尿管吻合术修复。首先，在输尿管近端和远端做一个 5 mm 的纵向切口，清除输尿管边缘的失活组织。然后通过膀胱切开或输尿管切开放置输尿管支架。若通过输尿管切开

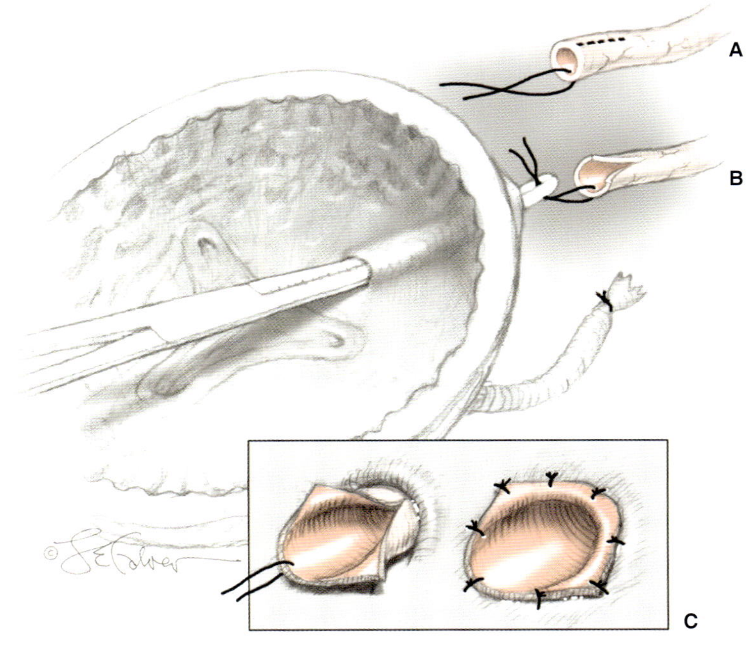

图 28-3　输尿管膀胱吻合术。A. 为了开始修复，将横断输尿管的近端游离，并沿标记的虚线纵行切开。输尿管的这一端用缝线标记。B. 结扎输尿管远端，行膀胱切开。扁桃体钳夹穿透膀胱壁。夹住固定在输尿管近端的缝线，然后将其穿过膀胱壁。用 2-0 可吸收缝线在膀胱浆膜面缝合固定输尿管。C. 输尿管与膀胱黏膜的吻合口用 4-0 可吸收缝线缝合。

放置，双猪尾支架的一端及其伴行导丝以逆行方式穿过输尿管近端，移除导丝，使输尿管支架的近端卷绕在肾盂内（Baron，1993）。然后将导丝穿过输尿管支架中部的一个小孔，穿过支架的下部。支架和导丝穿过输尿管远端进入膀胱。移除导丝，使支架远端盘绕在膀胱内。

输尿管使用 5-0 Vicryl 线或铬肠线间断缝合，缝线全层穿过输尿管壁。缝线大致与输尿管的管腔方向成 45°（图 28-4）。如果缝线直接垂直于管腔，愈合过程中的挛缩会增加狭窄和梗阻的风险。管腔重建后，在输尿管旁放置一根单向吸引管，以防发生渗漏。引流管应与吻合口保持足够的距离，以避免对愈合部位产生负压。

后续如行膀胱切开，用 Foley 导管引流膀胱 10 ～ 14 天。如连续两天的引流量少于 15 ml，则可移除引流管。输尿管支架继续放置，直到肾盂造影证明吻合口的通畅性和完整性。输尿管支架可在 3 ～ 6 周后通过膀胱镜检查取出。决定取出支架时，应考虑影响愈合的因素（表 28-2）。

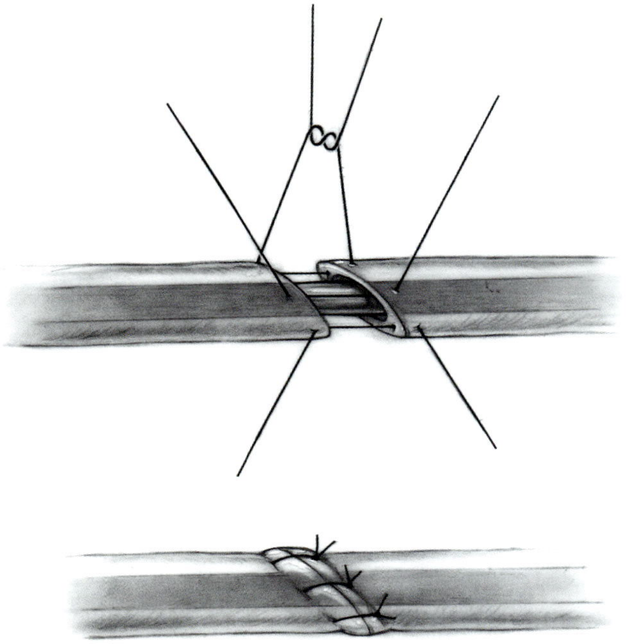

图 28-4 输尿管吻合术。A. 首先，输尿管断端切成 45°，以最大限度减少管腔狭窄。输尿管支架已经插入，如正文所述。输尿管断端采用 4-0 可吸收缝线间断全层缝合。B. 通过缝线间断缝合完成最终修复，在整个愈合过程中，输尿管支架持续放置。

表 28-2 影响泌尿道和胃肠道愈合的因素

灌注不足 / 血运阻断
贫血
感染
膀胱功能障碍
尿潴留
吻合口张力
射线暴露

预防

由于剖宫产术中子宫切口延裂导致输尿管损伤的风险增加，预防措施应侧重于术前风险评估和术中技术。子宫切口的外延更多见于胎儿过大、产程过长、头盆不称、臀位或横位切口过低、紧急分娩、新生儿难以娩出等情形（Eisenkop，1982）。术中，控制性和合适的子宫切开是首要步骤，可供选择的方法在第二十五章中有描述和说明（411 页）。同样，轻柔和无损伤的新生儿娩出手法也能降低子宫切口延裂的风险。

如果子宫切口裂伤确实延伸到阔韧带或阴道，在修复或缝合止血缝线时要非常小心。缝线打结后，如有可能，应确定输尿管并评估其通畅性。对于围产期子宫切除术，最好的预防措施是合理的术中技术和直接观察输尿管蠕动的情况。这在第二十六章（432 页）中有详细描述。此外，如果在阔韧带前叶顺着输尿管的路径触摸，可能会感觉到输尿管"折断"。但血管、脂肪组织和腹膜皱褶也可能有相似的触感。虽然预防性输尿管支架一般不推荐用于剖宫产，但它在降低侵入性胎盘患者行围产期子宫切除术的并发症发生率方面可能有一些益处（Eller，2009）。

肠道损伤

■ 小肠损伤

剖宫产时胃肠道损伤并不常见。这最有可能发生在粘连患者身上，尤其在紧急手术的情况下。诊断通常很容易，因为肠内容物溢出到手术区域或可直接看到损伤。治疗取决于大小、位置、深度、损伤数量和肠道血供的完整性。如果在胎儿娩出前损伤，肠损伤会用缝线标记，并用湿润的开腹海绵覆盖。修复推迟到分娩和子宫切口关闭之后（Davis，1999）。

小的浆膜损伤很少需要修复。较大的浆膜缺损可以用 2-0 或 3-0 可吸收缝线或永久性缝线缝合。通过浆膜和肌层的间断缝合用来覆盖和加固损伤部位。为了最大限度地减少最终肠腔的狭窄，外科医生将缝线与肠腔平行放置。因此最终的缝线会垂直于肠腔。这些损伤在常规的术后护理中不需要任何特殊的变动。

如果血液供应不受影响，小肠或大肠内小于或等于横断面周长一半的肠管全层切开通常可以一期修复。使用细线，如 3-0 丝线或 Vicryl 线，沿伤口以一定角度缝合。同样，使伤口的方向与肠腔方向垂直。这是防止之后肠管狭窄或梗阻的关键。使用相同的缝线，伤口以叠瓦式的方式闭合，缝合的针距大约为 3 ～ 4 mm（图 28-5）。这些缝线的深度足以包括肠道的肌层和固有层。修复后，对肠腔进行触诊，以评估最终的肠腔直径，直径至少应为 1 ～ 2 cm。通过在轻度压力下放置肠腔内容物来检查修复处是否有渗漏。如果肠内容物通过吻合口渗漏，需用额外的间断缝合加强修补。

超过肠管横断面周长一半的损伤、多发损伤或血供受损的损伤都应该切除。建议咨询妇科肿瘤医生或普通外科医生。肠切除既可以手动完成，也可以用肠吻合器完成。外科吻合器更可取，因为它改善了吻合口的血供，降低了临床上显著渗漏的发生率（Delgado，1984）。这提供了更好的愈合和更大的吻合口管腔直径，从而降低了狭窄和梗阻的风险。如果吻合器不能使用，最好采用手工缝合的端端吻合术。

修复后，损伤部位和腹腔要进行充分的冲洗。如果肠道有明显的溢出，可以考虑放置盆腔引流管。手术后通常不需要全身抗生素（Davis，1999）。与泌尿系统损伤类似，与专家进行预防性讨论并准备可能需要的肠吻合器可以帮助修复损伤，避免设备导致的延误。

■ 结肠损伤

大肠裂伤会增加粪便性腹膜炎、脓毒血症和伤

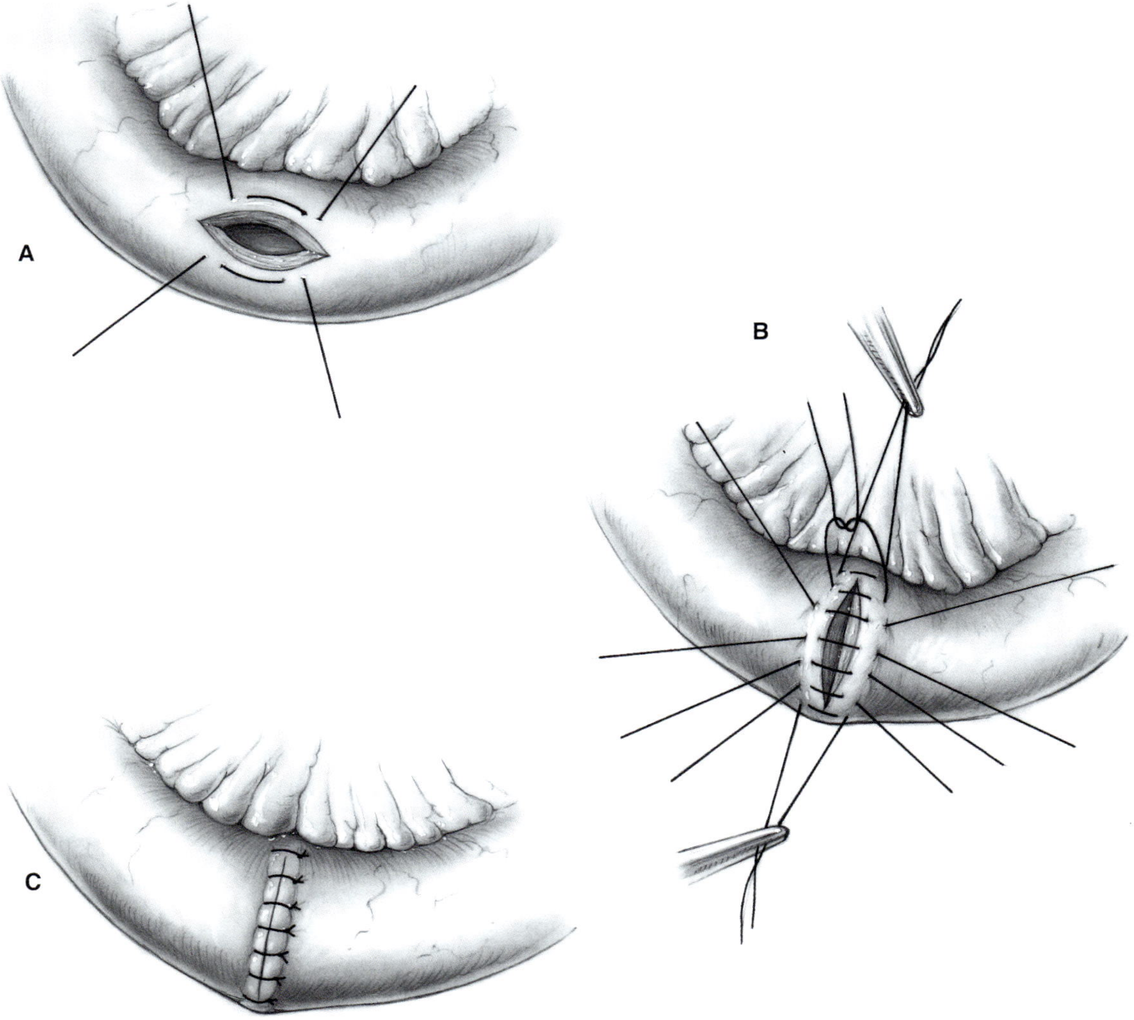

图 28-5 肠切口的修补。A. 纵向伤口侧方牵引线的放置。B. 使用 3-0 丝线叠层缝合将纵向伤口变为横向。C. 肠切开修补完成。

口愈合不良的风险。浆膜缺损和小裂伤的处理方法与小肠相似。如果损伤范围较大、修复复杂，或血供受损则需要切除，应咨询妇科肿瘤医生或结直肠外科医生。来自随机试验的数据显示，大多数穿透性结肠损伤的患者可以通过一期修复或切除和再吻合来处理。不管粪便污染量有多大，这些都可以在不进行转流性结肠造瘘的情况下完成（Davis，1999）。很少情况下，造瘘可能是因为有证据表明存在缺血、炎症、肠损伤、缝线过紧或腹腔感染的延迟诊断（Mesdaghinia，2013）。由于结肠损伤的感染风险增加，术后 24 h 应提供广谱抗生素预防。合适的选择见第十八章（300页），其中包括第一代头孢菌素或克林霉素和庆大霉素的组合。

术后饮食管理

肠道手术后的饮食管理应以现有证据和临床判断为准。常规的鼻胃管减压术是不必要的，也不能防止吻合口漏（Fning，2001）。然而，梗阻、术后肠梗阻延长或有误吸风险的持续性呕吐通常需要鼻胃管减压术。

一般来说，对于小肠和大肠损伤，早期进食是可以接受的，并且与修复部位的并发症无关。排气不是恢复饮食所必需的，但与早期进食相关的严重恶心和呕吐可能会阻碍最初的进展（Fning，2001）。有一些确凿的证据表明，嚼口香糖可以帮助肠功能恢复，降低肠切除或剖宫产分娩后肠梗阻的发生率（Abd-El-Maeboud，2009；Chan，2007）。显然，临床上会监测患者是否有肠梗阻或腹膜炎的迹象，并根据临床情况进行适当的饮食调整和处理。

预防

外科医生应该高度怀疑有多次腹部手术史的患者是否存在粘连。在进入这些患者的腹腔时应非常小心，并进行锐性解剖以分离粘连并游离肠管（Davis，1999；Mesdaghinia，2013）。可以考虑将现有的切口单独切开或扩展到之前未打开的区域。严格遵守轻柔的组织牵拉、充分的暴露、轻柔的收缩，以及在空腔器官附近谨慎使用透热疗法的外科原则也很重要。

在进行广泛的盆腔解剖后，应系统地检查肠道，以发现浆膜缺损和未识别的穿孔。在可疑部位，仔细检查肠黏膜外翻和内容物渗漏。术中损伤识别有助于避免实质性的术后并发症，包括多次手术和吻合口的可能性（Mesdaghinia，2013）。

总结

泌尿系统和胃肠道损伤在产科手术中并不常见。这些症状最常累及膀胱，并发生在剖宫产期间。当怀疑泌尿系统或胃肠道损伤时，应确定损伤的全部范围，并确定是否需要专家协助。术中识别是避免严重术后并发症和后遗症的关键。大部分膀胱损伤和累及肠周不足一半的小肠部分或全层裂伤通常可一期修复。疑似输尿管损伤，更广泛的小肠和结肠裂伤，以及超出手术医生专业知识的处理，都需要咨询适当的专科医生。

（赵 诚，译 原鹏波，校）

参考文献

Abd-El-Maeboud KH, Ibrahim MI, Shalaby DA, et al: Gum chewing stimulates early return of bowel motility after caesarean section. BJOG 116(10):1334, 2009

American College of Obstetricians and Gynecologists: Cesarean delivery on maternal request. Committee Opinion No. 559, April 2013, Reaffirmed 2015

Armenakas NA: Current methods of diagnosis and management of ureteral injuries. World J Urol 17:8, 1999

Barbieri RL: Farewell to indigo carmine. OBG Manag 26(9): 8, 2014

Baron JG, Vates TS, Vasselli AJ: A simple technique for intraoperatively stenting a transected ureter. Urology 149:535, 1993

Blandy JP, Bedenoch DF, Fowler CG, et al: Early repair of iatrogenic injury to the ureter or bladder after gynecological surgery. Urology 146:761, 1991

Brubaker LT, Wilbanks GD: Urinary tract injuries in pelvic surgery. Surg Clin North Am 71:963, 1991

Cahill AG, Stout MJ, Stamilio DM, et al: Risk factors for bladder injury in patients with prior hysterotomy. Obstet Gynecol 112:116, 2008

Chaliha C, Stanton SL: Urological problems in pregnancy. BJU Int 89:469, 2002

Chan MK, Law WL: Use of chewing gum in reducing postoperative ileus after elective colorectal resection: a systematic review. Dis Colon Rectum 50(12): 2149, 2007

Davis JD: Management of injuries to the urinary and gastrointestinal tract during cesarean section. Obstet Gynecol Clin N Am 26:469, 1999

Delgado G: The automatic staple versus the conventional gastrointestinal anastomosis in gynecological malignancies. Gynecol Oncol 18:293, 1984

Doyle PJ, Lipetskaia L, Duecy E, et al: Sodium fluorescein use during intraoperative cystoscopy. Obstet Gynecol 125(3):548, 2015

Eisenkop SM, Richman R, Platt LD, et al: Urinary tract injury during cesarean section. Obstet Gynecol 60(5):591, 1982

Eller AG, Porter TF, Soisson P, et al: Optimal management strategies for placenta accreta. BJOG 116(5):648, 2009

Fanning J, Andrews SA: Early postoperative feeding after major gynecologic surgery: evidence-based scientific medicine. Am J Obstet Gynecol 185(1):1, 2001

Faricy PO, Augspurger RR, Kaufman JM: Bladder injuries associated with cesarean section. Urology 120:762, 1978

Francis, SL, Magrina JF, Novicki D, et al: Intraoperative injuries of the urinary tract. J Gynecol Oncol 7:65, 2002

Grimes C, Kim JH: Sodium fluorescein use during intraoperative cystoscopy. Obstet Gynecol 125(6):149, 2015

Harrow BR: A neglected maneuver for ureterovesical reimplantation following injury at gynecologic operations. Urology 100:280, 1968

Kattan SA: Maternal urological injuries associated with vaginal deliveries: change of pattern. Int Urol Nephrol 29(2):155, 1997

MacDorman MF, Menacker F, Declercq E: Cesarean birth in the united states:

epidemiology, trends, and outcomes. Clin Perinatol 35:293, 2008
Mesdaghinia, E, Abedzadeh-Kalahroudi M, Hedayati M, et al: Iatrogenic gastrointestinal injuries during obstetrical and gynecological operation. Arch Trauma Res 2(2):81, 2013
Narasimhulu DM, Prabakar C, Tang N, et al: Use of 50% dextrose as the distension medium during cystoscopy for visualization of ureteric jets. Obstet Gynecol 127:78, 2016
Neuman M, Eidelman A, Langer R: Iatrogenic injuries to the ureter during gynecologic and obstetric operations. Surg Gynecol Obstet 173:268, 1991
Nielsen TF, Hokegard KH: Cesarean section and intraoperative surgical complications. Acta Obstet Gynecol Scand 63:103, 1984
Office of Disease Prevention and Health Promotion: Healthy people: maternal, infant, and child health. 2014. Available at: http://www.healthypeople.gov/2020/topics-objectives/topic/maternal-infant-and-child-health/objectives. Accessed December 5, 2015
O'Leary JL, O'Leary JA: A simplified method of determining ureteral patency at operation. Am J Obstet Gynecol 101:271, 1968
Osterman MJ, Martin JA: Primary cesarean delivery rates, by state: results from the revised birth certificate, 2006–2012. Natl Vital Stat Rep 63(1):1, 2014
Patsner B, Hackett TE: Use of the omental J-flap for prevention of postoperative complications following radical abdominal hysterectomy: report of 140 cases and literature review. Gynecol Oncol 65:405, 1997
Phipps MG, Watabe B, Clemons JL, et al: Risk factors for bladder injury during cesarean delivery. Obstet Gynecol 105:156, 2005
Rahman MS, Gasem T, Al Suleiman SA, et al: Bladder injuries during cesarean section in a university hospital: a 25 year review. Arch Obstet Gynecol 279:349, 2009
Rajasekar D, Hall M: Urinary tract injuries during obstetric intervention. BJOG 104:731, 1997
Rasmussen PE, Nielsen FR: Hydronephrosis during pregnancy: a literature survey. Eur J Obstet Gynecol Reprod Biol 27:249, 1988
Schaffer JI, Corton MM, Hoffman BH: Fundamentals of minimally invasive surgery. In Hoffman BL, Schorge JO, Bradshaw KD, et al: Williams Gynecology, 3rd ed. New York, McGraw-Hill Education, 2016
Shellhaas CS, Gilbert S, Landon MB: The frequency and complication rates of hysterectomy accompanying cesarean delivery. Obstet Gynecol 114:224, 2009
Silver RM, Landon MB, Rouse DJ, et al: Maternal morbidity associated with multiple repeat cesarean deliveries. Obstet Gynecol 107:1226, 2006
Tarney CM: Bladder injury during cesarean delivery. Curr Womens Health Rev 9(2):70, 2013
Wright JD, Devine P, Shah M, et al: Morbidity and mortality of peripartum hysterectomy. Obstet Gynecol 115:1187, 2010
Yossepowitch O, Baniel J, Livne PM: Urological injuries during cesarean section: intraoperative diagnosis and management. J Urol 172:196, 2004

第四部分
产　后

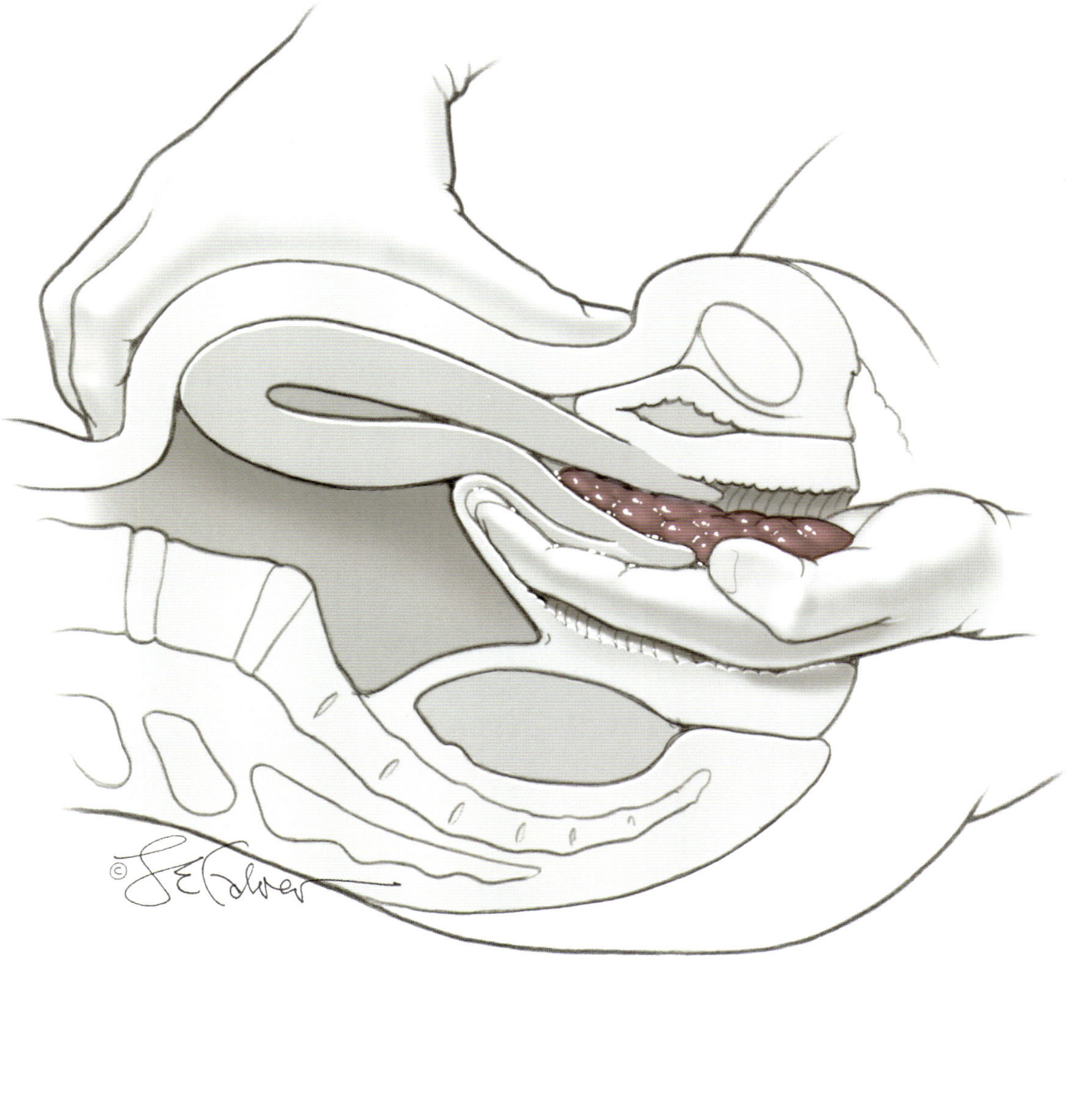

第二十九章

产后出血的处理

1986 年，疾病预防控制中心（CDC）发起了一项监测妊娠相关死亡的国家项目，这是一项长期连续更新的项目，可通过以下网址访问：www.cdc.GOV / reproductivehealth/maternalinfanthealth / pmss.html。利用该数据库，Creanga 等（2015）发现，产妇死亡率从 1987 年的 7.2/10 万增加到了 2009 年的 17.8/10 万。从报告中可以清楚地看出，产后大出血仍是导致妊娠相关死亡的重要原因。2006—2010 年产后出血导致的死亡占孕产妇死亡总数的 11.4%。尽管产科出血已经得到了人们的广泛关注，现代血库技术也发挥重要作用，但产后出血死亡仍然存在。值得注意的是，美国是少数几个产妇死亡率不降反升的国家之一。一个令人担忧的趋势是与妊娠有关的死亡率存在显著的种族差异，在 2006—2010 年的数据中，白种人的孕产妇死亡率为 12/10 万，而黑种人为 36.4/10 万（Creanga，2015）。同样令人关注的是，大约 90% 的孕产妇出血相关的死亡是可避免的（Berg，2005；D' Alton，2014）。

产后出血除造成死亡外，还增加了严重产后并发症的发生。Rocha Filho 等（2015）在巴西进行的一项多中心产后出血的研究中，与出血相关的严重产后并发症的发生率达到每 1 000 例活产中 3 例。严重产后出血占阴道分娩的 2% ～ 4%、剖宫产的 6%（Combs，1991a，b；Klapholz，1990）。

定义和危险因素

产后出血是孕产妇出现并发症或死亡的一个主要原因，但产后出血的严重性和复杂性并未得到普遍接受。Pritchard 等（1962）定量测量了经阴道分娩、剖宫产或接受子宫切除术和再次剖宫产手术时的妇女的失血量（表 29-1）。Gahres 等（1962）发表了一篇产后失血的综述，报道了所有经阴道分娩的失血量达 450 ml 的案例。传统上，产后出血的定义是经阴道分娩失血超过 500 ml，或剖宫产术后超过 1 000 ml。

这个定义暗含了几个问题。首先，临床估计失血量是不准确的，失血量往往被低估。另一个主要问题是失血大于定义中的出血量时，患者可以无明显临床表现。

用于定义产后出血的另一个标准是血细胞比容下降 ≥ 10%。该定义的缺陷是血细胞比容可能无法反映一个急性出血患者当前的血容量状态（American College of Obstetricians and Gynecologists，2015；Combs，1991a，b）。即，红细胞比容的值的改变通常滞后于真实失血，并且红细胞比容的值可能仅仅反映出血程度。

表 29-1　产科手术的出血量

方式	出血量（ml）
阴道分娩	450
剖宫产	1 000
择期剖宫产子宫切除术	1 400
紧急剖宫产子宫切除术	3 200

Data from Chestnut，1985；Clark，1984；Gahres，1962；Gilbert，1987；Newton，1961；Pritchard，1962.

Gilstrap 和 Ramin（1994）建议产后出血最好通过临床评估孕妇的血流动力学状态来衡量，而不是估计失血或依赖实验室参数。他们认为产后出血应该被定义为因出血导致血流动力学不稳定，或在出血量未明显减少时可能出现血流动力学不稳定的情况。在这样的定义框定之下，“显著或严重”的产后出血才被真正纳入为出血。

出血量的精确计量需要注意很多因素。首要的是对每个孕妇进行个体化的循环血量估算，对应的循环血量计算公式如表 29-2 所示。例如，在较顺利的双胎分娩过程中，失血量在 1 000 ～ 1 500 ml 时一般不会产生严重后果，但同样的失血量可能会导致患有子痫前期等疾病的妇女出现明显的低血压。Hernandez 等（2012）前瞻性地研究了 1 443 名因产时出血导致血容量减少、需要接受输血的女性，失血量中位数为 3 529 ml，失血≥ 3 000 ml 的产妇占 93%，所以一旦出现血容量不足的症状和体征——即达到了血流动力学不稳定的失血量，需要大量输血才能恢复循环。

Kramer 等（2013）回顾了 1999—2008 年美国全国 850 万例住院分娩发生严重产后出血的危险因素，出血伴有输血、子宫切除术或子宫外科修复则被定义为严重的产后出血，严重产后出血率为每 1 000 例分娩 1.9 ～ 4.4 例。严重出血的危险因素包括多胎妊娠、子宫平滑肌瘤、子痫前期、前置胎盘或胎盘早剥、宫颈裂伤、手术助产阴道分娩（OVD）、子宫破裂和剖宫产等。其他风险因素参见表 29-3（Combs，1991a，b；Gilstrap，1987）。此表对存在重大风险或多个风险的患者有重要的提示意义。

加州孕产妇质量保健合作组织（CMQCC）制定了围产期出血的风险评估标准（Lyndon，2015）。Dilla 等（2013）的一项包含 10 000 多名女性单中心的研究中，使用了 3 个确定的风险组，他们评估这三类因素是否都与产后出血明显相关。产后出血定义为需要输血的出血。研究显示产后出血发生率在低风险组为 0.8%，中风险组为 2%，高风险组为 7.3%。高风险组包括前置胎盘、病理性胎盘附着、红细胞比容＜ 30%、血小板＜ 100 000/μl、入院时已有活动性出血和已知的凝血功能障碍的女性。

加拿大卫生信息研究所的 Mehrabadi（2014）等在 2003—2010 年开展了一项队列研究，包含 200 多万例产妇，研究显示产后出血发生率从 2003 年的 5.1% 上升到 2010 年的 6.2%，严重产后出血定义为需要输血、子宫切除，或需要其他止血操作的出血。出血发生率的上升与宫缩乏力增加有关，其他因素包括软产道裂伤、异常胎盘附着和凝血功能障碍。

低血容量性休克和液体复苏

■ 生理改变

为防止孕产妇死亡和产后出血的发生，临床医生应了解常见的可预防的错误。这些错误包括未能识别失血程度，未能了解血容量不足的临床症状、未能迅速启动救治和恢复血容量的措施（Clark，2012；D'Alton，2014）。

幸运的是，在大多数情况下，妊娠期高血容量

表 29-2 母体血容量的计算

非妊娠时的血容量
（[身高（英尺）×50]＋[体重（磅）× 25]）/2＝血容量（ml）
妊娠时的血容量
血容量较非妊娠时增加 30% ～ 60%
随孕周的增加而增长，孕 34 周左右达到平台期
多数红细胞比容降低（～ 30），较少出现红细胞比容升高（～ 40）
多胎妊娠平均增加 40% ～ 80%
子痫前期患者的平均增幅较低——增幅与疾病的严重程度呈负相关
严重产后出血时的血容量
液体复苏后快速恢复至非妊娠水平
产后不能恢复至妊娠期高血容量

Formula arrived at by measuring blood volume and blood loss in more than 100 women using ^{51}Cr-labeled erythrocytes. From Cunningham，2014；Hernandez，2012.

表 29-3 产后出血的风险

胎儿
羊水过多
巨大儿
多胎妊娠
早产或过期产
胎盘
前置胎盘
侵入性胎盘
胎盘早剥
低置胎盘
母体
肥胖
初产
子痫前期
血小板减少症
多次经产
先天性凝血功能异常
既往产后出血史
弥散性血管内凝血
子宫
子宫肌瘤
子宫破裂
子宫内翻
子宫切口延裂
古典式剖宫产切口
产时
会阴切开术
绒毛膜羊膜炎
剖宫产
产程停滞
全麻
软产道裂伤
羊水栓塞
催产素催产
阴道助产
第三产程延长

的生理机制使得产妇在阴道分娩时适应正常甚至过多的失血，并且产后红细胞比容没有下降。在一项研究中，产后红细胞比容平均下降 2.6±4.3%，1/3 的女性没有下降或有上升（Combs，1991b）。接受剖宫产的妇女红细胞比容平均下降 4.0%±4.2%，大约 20% 的妇女没有下降（Combs，1991a）。

即使有适度的失血，静脉补偿机制也允许大多数女性耐受这种出血，而不出现血流动力学的受损。然而，随着持续出血，这些机制可能失代偿，并导致低血压、组织灌注减少、少尿、细胞缺氧、死亡。实际上，出血是产科和妇科中导致休克的最常见的原因。

由于血容量不足超过临界水平，补偿机制通常不足以维持心输出量和血压。此时，额外的血液丢失，即使是少量的，也可能导致临床情况的快速恶化。尽管母体组织的氧摄取量会增加，但血流的分布不均将会进一步导致局部组织缺氧和代谢性酸中毒。同时这也会导致血管收缩，导致器官缺血和细胞死亡的恶性循环。因此，毛细血管膜完整性将会丧失，血管内容量进一步减少（Slater，1973）。在低血容量性休克中也发现了血小板聚集增加的现象。随着血小板聚集增加，血管活性介质将会释放，将会导致小血管闭塞和微循环灌注的进一步损害。

■ 患者复苏

在加州孕产妇质量保健合作组织（CMQCC）提出的广泛“工具包”中，产科出血分为 1 至 3 期。0 期是预防和识别出血（Lyndon，2015）。3 期的定义是预估失血量达到＞ 1 500 ml，或施用超过两单位的浓缩红细胞（pRBC），持续不稳定的生命体征，或怀疑有弥散性血管内凝血（DIC）。对于 3 期，该组织建议立刻采取大量输血方案。这看起来似乎过于谨慎，对于本策略的内容已在第七章（101 页）中做进一步详细讨论。对于 3 期，有时手术控制出血的方法也是必要的。

严重的产后出血时，血浆、浓缩红细胞和血小板的使用比例会有不同的方案。如第七章所述，一般会建议采用 1∶1∶1 的血液替代品配置，包括 1 个单位的浓缩红细胞与 1 个单位的新鲜冰冻血浆（FFP）和 1 个单位的血小板。有时，即使产妇实验室检测的值是正常的，也可以给予血浆和血小板，目的是防止凝血异常事件的发生。

基于以上，在大多数产后出血的情况下，输入新鲜的全血是最优的选择。全血可以增加血管内容量；也增加纤维蛋白原水平和红细胞比容；而且它也可也减少急性肾衰竭的发生。例如，Alexander 等（2009）

总结了 1 540 例接受输血的案例。其中，659 例输入全血，593 例只输入浓缩红细胞，288 例输入混合血液成分。输入全血者有更低的急性肾衰竭的发生率、更低的转入重症病房的概率和更低的死亡率。

尽管新鲜的全血是理想的救治严重出血的措施，但在实际操作中不易得到全血。由此，经常使用晶体和浓缩红细胞作为主要的替代品。但是在失血量较大的时候，这样的替换会导致血小板的减少和凝血因子的减少，从而导致凝血功能障碍（Cunningham，2015）。这将导致失血难以控制继而发生更严重的后果。从表 29-4 可见，储存的全血缺乏凝血因子Ⅴ、凝血因子Ⅷ、凝血因子Ⅺ、血小板，同时对比发现浓缩红细胞几乎缺乏所有的凝血因子。因此严重失血时如果只用浓缩红细胞替代可以导致血纤蛋白原水平减少和凝血酶原（PT）及部分促凝血酶原激酶时间（PTT）的延长。在有些案例中，DIC 伴随休克，这时会难以区分到底发生的是血液稀释还是消耗性凝血功能障碍（Abdul-Kadir，2014），但是多数产科的情况中对于血液稀释和凝血功能障碍的治疗措施是一致的（Cunningham，2015）。

基于各种失血量已经有不同的补液方案来替代血小板和凝血因子，用来弥补只输入浓缩红细胞时血小板和凝血因子的缺乏。也就是说，患者之间有显著的个体差异性。这种血小板和凝血因子的补充只有在紧急补充超出 5 个单位的浓缩红细胞时才需要使用。当失血超出这个界限时，通常会需要实验室检测血小板计数和纤维蛋白原水平。根据凝血功能异常导致出血的临床证据及实验室检测值来指导血液制品替代方案。对于失血的产妇，理论上的做法是通过输注浓缩血小板来使血小板计数保持在 50 000 /μl 以上。达到需要补充新鲜冰冻血浆的指征是，出血产妇的血纤蛋白原水平 < 150 mg/dl 或 PT 或 PTT 延长至足够长的时间，此时补充剂量为按体重 10 ~ 15 ml/kg。重要的是，新鲜冰冻血浆需要 30 min 的时间解冻。冷沉淀也可以作为纤维蛋白原的替代品，但冷沉淀跟 FFP 相比在替换凝血因子的功能中不如 FFP。也有极少数情况是在复苏过程中产妇容量超负荷。在使用血小板或凝血因子替换的治疗方案时，应该密切跟踪患者的各项监测的水平，直到患者基本状况稳定。

出血的原因

正确处理产后出血需要首先彻底地寻找出血的具体原因。无论是技术选择还是应用此类技术的快速性，应该以个体化的诊断为依据，实施具体抢救措施。例如，对于间歇性宫缩乏力的治疗，可能需要延长子宫按摩时间，以及继续观察，并继续进行用药物逆转的尝试。而对于胎盘植入的产后出血则通常需要及时进行子宫切除。若临床医生处理“产后出血”时未明确具体病因就进行救治通常会出现错误。

幸运的是，导致危重的产后出血的病因较少。对于几乎每一个病例，不外乎以下 4 个因素中的一个或多个：宫缩乏力；胎盘滞留，包括胎盘植入综合征；上产道或下产道裂伤，包括剖宫产；凝血功能障碍，其中凝血功能障碍是较前 3 个因素更为严重的因素。

■ 宫缩乏力

危险因素

严重的产后出血最常见的原因是子宫不能收缩。

表 29-4　血液制品和其特点

产品	量	内容物	保质期
全血	450 ml	全部的血液组分	35 天 24 h 后无粒细胞或血小板。1 ~ 2 周时凝血因子Ⅴ和凝血因子Ⅷ 水平下降，但功能正常
浓缩红细胞	250 ml	红细胞	5 天
新鲜冰冻血浆	200 ~ 250 ml	所有稳定和不稳定的凝血因子	1 年
冷沉淀	50 ml	凝血因子Ⅴ、凝血因子Ⅷ：c、 凝血因子Ⅷ：von Willebrand、 凝血因子 XⅢ、纤连蛋白、纤维蛋白原	1 年
血小板	50 毫升 / 包	血小板	5 天

宫缩乏力的危险因素包括多次经产、使用催产素进行加快产程、绒毛膜羊膜炎、产程停滞和子宫过度膨胀，如巨大儿或多胎妊娠。在 Clark 等（1984）发表的系列研究中，80% 的因顽固性宫缩乏力而接受子宫切除术的妇女含有这些危险因素里的一个或多个。当识别到这些危险因素时，临床医生应该警惕这种并发症的可能性。

宫缩乏力导致的出血可能很立刻变成快速出血，此时几乎没有给临床医生思考的时间。因此，每个产科都应建立一个治疗宫缩乏力的方案或危险因素检查表。子宫按摩被经典地列为第三产程的必要组成部分，以预防宫缩乏力和产后出血。然而，Hofmeyr 等（2013）的研究指出，该措施是否有意义尚无定论。然而即使在研究中得出结论，研究所得出的结论也并不足以改变临床实践。

催产素

尽管进行了子宫按摩，但如果在胎盘取出后仍然发生宫缩乏力，则应该通过双手对子宫施加压迫（图 29-1）。即使宫缩乏力仍不能迅速缓解，这种压迫通常会带来暂时性的有效出血控制。这为后续给予催产素、准备血液制品和召集援助提供了时间。在这种压迫的同时，应当快速将 20 或 40 U 催产素溶于 1 000 ml 晶体的稀释溶液，然后快速注射。因为快速晶体输注是此类产妇救治的第一步，所以可以完全打开静脉管路。直接静脉推注未稀释的催产素可引起反常的低血压反应，因此不推荐直接使用（Secher，1978）。

若上述治疗宫缩乏力的措施仍然不能成功，则可以加用其他药物（表 29-5）。甲基麦角新碱（Methergine）0.2 mg，可每 2 ～ 4 h 肌注 1 次，最多 5 次。甲基麦角新碱应避免直接静脉给药。副作用包括恶心、呕吐和头痛。严重高血压可发展为子痫前期或妊娠期高血压。

各种前列腺素制剂也能有效逆转宫缩乏力。一个常用的前列腺素制剂是卡前列素氨丁三醇（欣母沛），它是一种合成的前列腺素 $F_{2\alpha}$ 的 15- 甲基类似物。单次剂量 0.25 mg 可以起效。可以间隔 15 ～ 90 min 重复给药。加大注射量或增加注射次数或改变给药间隔都应根据临床事件而决定。总剂量不应超过 8 剂（Pfizer，2014），肌内注射给药。它可用于子宫肌层，但不能静脉给药。

还可以使用直肠内或舌下含服米索前列醇（Cytotec）（Tonçalp，2012）。米索前列醇是前列腺素 E_1，规格为 200 μg 的片剂。每次直肠给药剂量为 800 ～ 1 000 μg。

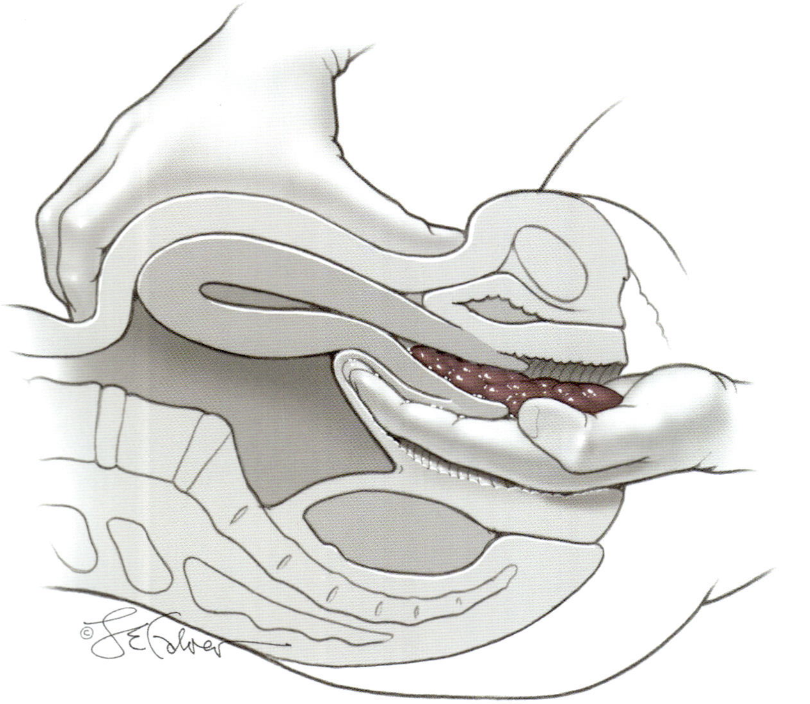

图 29-1 双手压迫。置于阴道内的手提起子宫离开骨盆，并朝向按压在腹部手合拢。

这些药物可按顺序依次使用，可根据需要联合用药以控制出血。但在治疗宫缩乏力方面，其他药物的作用效果都不如催产素。

药物治疗失败后使用子宫填塞治疗宫缩乏力尚且有争议，但也可能会对部分产妇起到止血作用。子宫填塞也可以作为临时方法将出血减少至一定程度，以便在尝试手术控制出血之前进行足够的血液置换。

有时，收缩乏力可能是间歇性的，需要反复采取物理或药物治疗，持续长达数小时。在这种情况下，应注意评估持续的失血量，并确保液体和血液制品准备充足，保证血流动力学稳定。如果治疗后，患者宫缩乏力仍未好转，并且持续显著出血，则需要手术干预。

■ 裂伤

下产道撕裂和子宫破裂在第二十章（324 页）和第三十章（496 页）中详细

表 29-5　缩宫素

催产素（pitocin）：20 U/1 000 ml 乳酸林格液，持续 IV 输注
可根据需要添加一种或多种其他子宫收缩剂（必要时）：
甲基麦角新碱（methergine）：0.2 mg = 1 ml = 1 安瓿，IM，每 2 ～ 4 h 一次
卡前列素氨丁三醇（$PGF_{2\alpha}$）（欣母沛）：250 μg = 1 ml = 1 安瓿 IM，每 15 ～ 90 min 一次（必要时）
米索前列醇（PGE_1）（Cytotec）：200 mg 片剂，直肠给药，800 ～ 1 000 mg 一次

IM = 肌内注射；IV = 静脉注射。

讨论。

■ 胎盘滞留

胎儿产出后，通常会出现胎盘的剥离和排出。如果产程出现延迟，可能需要人工取出胎盘。在一项包含 335 名产后出血妇女的研究中，第三产程持续时间超过 18 min 时显著增加了产后出血的风险。第三产程持续时间超过 30 min 与出血风险增加 6 倍有关（Magann，2005）。

人工剥离胎盘

分娩后，仔细检查每个胎盘小叶的完整性。如果在产前超声检查中诊断出含有副胎盘小叶，则应该尤其仔细地检查各个娩出的胎盘小叶。有一种胎盘异常情况为一个或多个副小叶在离主胎盘较远的胎膜中发育。

如果提示有胎盘碎片残留，则在应该进行人工宫腔探查。对于耐受性好的妇女可以采取区域麻醉。但是，对于耐受性不好的妇女需要由麻醉工作人员提供补充镇痛。如第十九章（313 页）所述，适合局部镇痛的药物包括静脉注射氯胺酮或吸入氧化亚氮。

施行刮宫术时，操作者可以在一个或多个手指周围包裹一个 4 英寸 ×4 英寸的纱布。这会增加与滞留的胎盘碎片作用的摩擦力，并可以辅助取出胎盘膜。在探查过程中，胎盘膜通常会形成一个平面，使得宫腔表面光滑。相反，胎盘碎片后会出现蜕膜，使得宫腔表面不规则、凸起，略呈海绵状。

首先，纱布覆盖的手通过宫颈进入子宫腔，然后顺至子宫底。到达子宫底后，从子宫底开始手动压迫蜕膜表面，然后向宫颈移动。在进行第一遍之后，手再次到达子宫底，但较第一遍到达子宫底的位置逆时针移动一点，然后停留在与第一遍停留相邻的点。再次完成宫颈轻扫。重复该过程，直至探查完宫腔的圆周区域。如果在探查过程中遇到滑的或海绵状组织，则将其牢牢抓住，并向远离腔壁的方向摘除。

手术刮宫

如果滞留的碎片不能以这种方式摘除，则应该进行手术清除。手术刮宫时，进行区域麻醉就足够了，刮宫术可在产房完成。如果出现病理性胎盘附着或需要更高水平的镇痛，应转移到手术室进行刮宫。在刮宫术前及术中，可同时输注稀释的催产素。

在采取适当的麻醉后，患者保持保准的截石位姿势，完成刮除术。这些步骤详见第九章（138 页）中描述用于人工流产的锐性刮宫的步骤，但不同之处在于产后刮宫使用大环的刮匙。大环刮匙易于通过扩张的宫颈，并提供了足够大的表面积，以便于快速清除宫腔。此外，其尖端宽而钝，最大限度地降低了子宫底穿孔的风险。

首先，将子宫刮匙通过宫颈插入，并推进到子宫底，沿子宫体长轴放置。到达子宫底后，尖锐的刮匙表面与相邻蜕膜接触。当刮匙被拉向子宫下段时，向子宫壁施加压力。结束一次操作后，将刮匙重新推向子宫底，紧邻第一次刮宫的路径重复刮宫。用这种方式，将整个子宫腔顺序，环形刮除。将采集的标本送病理评估。

在进行这样的操作后，如果仍有胎盘碎片粘连并伴有出血，临床上可诊断为病理性胎盘附着。出现这种情况是探索性开腹手术和子宫切除术的典型适应证。如第二十七章（453 页）所述。

子宫填塞

■ 子宫填塞

填塞效果

有两种主要的子宫内填塞技术可治疗产后出血，分别是球囊填塞或纱布填塞。对于任何一种的麻醉，要求通常低于扩宫和刮宫。因此，先前用于分娩的硬膜外麻醉或静脉镇静在大多数情况下都适合。子宫填塞通常可以在产房完成。

虽然子宫填塞曾经常作为止血手段，但在过去的30～50年间，子宫填塞的方法在临床实践中逐步被冷落。对子宫填塞方法的争议有3个：第一个反对意见是，这一过程是非生理性的，这一种反对意见确实不能被否认，但仍然缺乏具体的科学机制的相关性，这一反对意见可以先暂时不考虑。另外两个反对意见分别是可能发生隐匿性出血和感染。

隐匿性出血是最常见的问题。当子宫填塞得足够得当，隐匿性出血的发生概率就比较小。相反，子宫填塞不当会引起持续出血。50多年前，Taylor（1960）医生在15年间的65 000例分娩中，没有1例产妇在产后由于宫缩乏力而被子宫切除。手术的成功由几位研究者描述（Cavanagh，1961；Hester，1974；Lester，1965；Maier，1993）。所有这些报告表明，子宫填塞仍可选择使用。Schmid（2013）在19名产妇中用覆盖壳聚糖的纱布进行子宫填塞，壳聚糖是一种具有止血作用的物质。这19例女性有继发于宫缩乏力、侵入性胎盘或凝血功能障碍的产后出血。其中18例取得了成功。Makosso（2015）描述了子宫填塞在99例女性中的使用，并且成功率达到92%。这些作者得出的结论是，子宫填塞是一种可以避免更具侵入性外科手术的有效的止血技术。

子宫腔用异物（纱布）填塞时，早期的关于发热报道的详细信息很少，最近的文章特别说明在最初填塞的女性中，仍然存在少见的发热症状（Druzin，1989；Maier，1993）。子宫填塞的感染风险在各个风险中是最小的，但是操作时仍需要谨慎，尤其是对于存在感染的女性应当考虑子宫填塞是否会加重感染的风险。

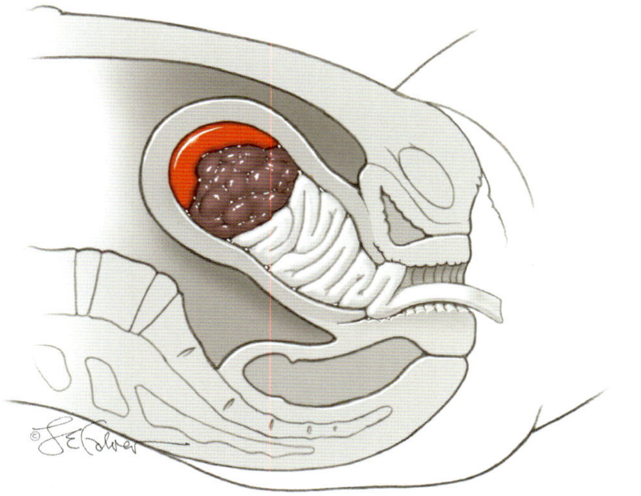

图 29-2 本例中子宫腔填塞不当，填塞物从子宫底滑落。由于这种填塞不当导致子宫底区域持续出血。

子宫填塞技术

子宫填塞的成功与手术步骤直接相关。宫缩乏力时，子宫必须均匀、紧密和完整地填塞。将一团填塞物一次性推入子宫是无效的（图29-2）。相反，成功的操作应该是正确地使用压力予以辅助。即通过反复地插入填塞物，将填塞物展开并均匀地放置在宫腔的各个方面。如图所示，子宫敷料钳可以妥帖地夹持敷料达到子宫更向头侧的位置（图29-3）。如果使用多卷材料，建议用线结固定两卷材料。纱布通常以5码或9码的卷筒供应。均匀应用意味着纱布完全从一侧延伸到另一侧，从头侧到尾侧完全充满子宫（图29-4）。整个手术仅需几分钟，可以由产科医生和一名助手完成。

填塞后，必须密切观察妇女的止血情况。通过填料出血是最常见的无效填塞。当发生这种情况时，立即做出填塞无效的诊断。成功填塞的患者，纱布会被血液浸湿，但外部出血量会比月经量或正常恶露量少。在填塞无效的情况下，失血量仍然接近术前观察到的失血量。在填塞术后通常给予广谱抗生素，敷料

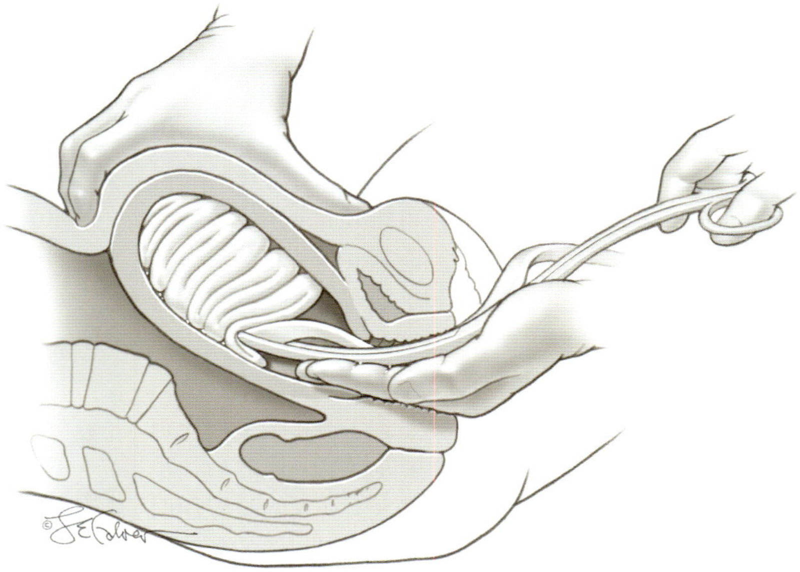

图 29-3 在宫底开始正确的子宫填塞。由一名助手将子宫固定，操作人员用子宫敷料钳将纱布递至插入宫腔内的手。要均匀推进填塞物，完全填塞宫腔。通常需要超过一卷纱布，如果需要两卷纱布，则将两卷纱布的末端系在一起。

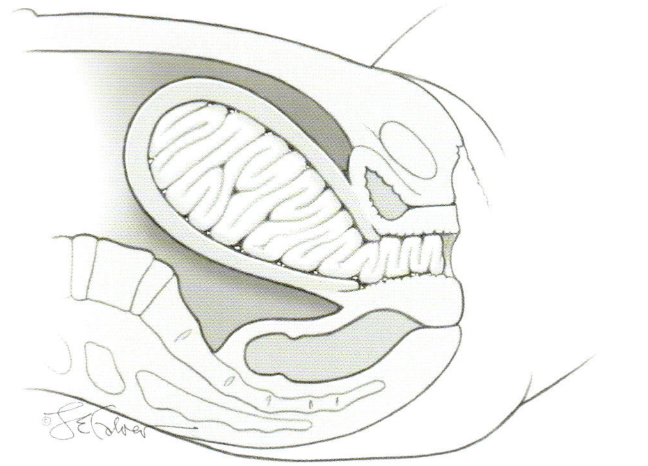

图 29-4　要采用适当的技术，使得填塞的压力在子宫腔各面都均匀分布。

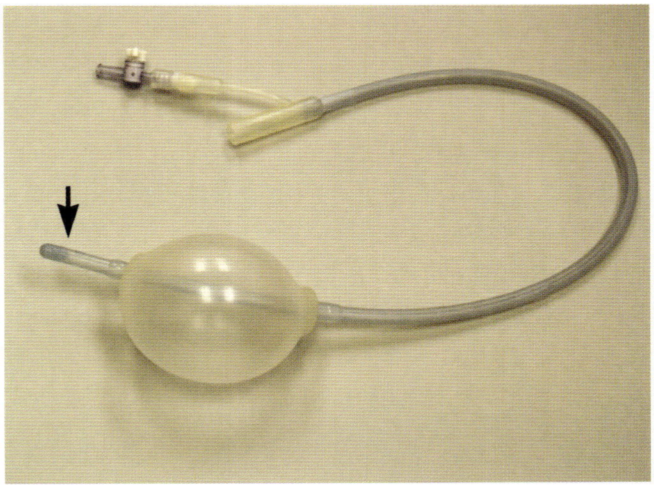

图 29-5　Bakri 球囊装置。其尖端的一面带有凹槽（箭头）可以在球囊上收集血液，从子宫底排出。

只要保持在原位就可以继续使用。

取出填塞物的时间尚不确定。早期文献建议在插入后 24 ～ 36 h 后取出，但最近的报告建议在 5 ～ 96 h 之间取出。这种变化主要源于患者的基本身体状况。最重要的是，在取出填塞物之前，女性应保持血流动力学稳定。取出填塞物时女性一般不痛，出血极少。纱布以渐进的层层方式抽出。

与宫缩乏力有关的产后出血应考虑子宫填塞这一治疗方法，该方法适用于经腹或经阴道分娩的妇女。该方法也可以用于胎盘取出后的前置胎盘病例。子宫填塞也可作为在进行手术前的一种暂时性方法。

有些情况下，子宫填塞可能无效。平滑肌瘤、苗勒管异常或其他导致子宫腔变形的疾病都可以使得子宫填塞无效。同样，若产妇并发感染，填塞也可能是一种较差的选择。

■ 球囊填塞

球囊充盈

使用球囊填塞治疗产后出血的想法并不是一个新的想法。早期时曾有学者使用 Foley 导管充 60 ~ 80 ml 生理盐水进行填塞。也有其他学者使用 Sengstaken-Blakemore 或 Rusch 球囊，甚至使用避孕套导管（Georgiou，2009）进行填塞。这些技术的有效性各不相同，关于其使用效果多来自于小样本观察系列或病例报告。

Bakri（2001）曾发表过研究描述了用硅胶液体填充球囊，填塞了 4 名低置胎盘或前置胎盘产后出血的女性患者，并取得了成功。图 29-5 所示的当前器械是容量高达 500 ml 的硅胶导管。球囊常在超声引导下置入，用 300 ～ 500 ml 生理盐水充盈（图 29-6）。球囊有 10% 的概率可能在插入过程中移位或脱出（Wright，2014）。为了减少这种情况的发生，Matsubara 等（2015）发明了一种在宫颈前缘和后缘放置卵圆钳以闭塞宫颈的技术。

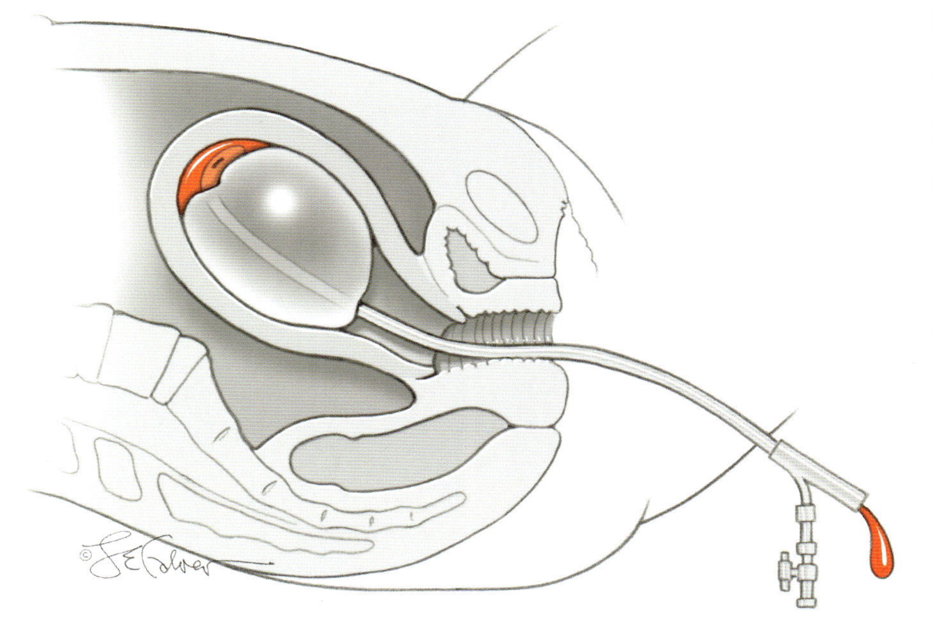

图 29-6　使用 Bakri 球囊装置压迫宫腔。

球囊使用的有效性

没有随机试验可以评价球囊填塞是否有效。然而，有许多病例和观察报告描述了其有效性和安全性。在近期一项来自法国的回顾性研究中，Alouini 等（2015）在 61 名重度产后出血女性中使用了 Bakri 球囊填塞。在这些女性中，44 名（72%）有宫缩乏力。平均球囊滞留时间为 7 h，平均球囊充盈量为 350 ml。其中有 63% 妇女接受了输血，平均失血量为 1 600 ml，失血范围为 1 200 ～ 2 250 ml。球囊对 88% 的女性有效。总体分布上，使用 Bakri 球囊阻断产后出血的成功率约为 68% ～ 88%（Aibar，2013；Alouini，2015；Kaya，2014a；Olsen，2013）。

子宫压迫缝合

在开腹手术时，可进行的几种操作之一是压迫子宫以控制出血。宫缩乏力是应用子宫压迫缝合的最常见的指征。子宫压迫缝合的其中一些方法也可用于控制前置胎盘或病理性胎盘附着造成的孤立出血区的出血。缝合时的许多缝线穿过子宫下段。因此，在进行手术之前，需要评估膀胱的位置。通常需要在膀胱子宫间隙进一步分离形成膀胱腹膜返折。

B-Lynch 方法

1997 年，B-Lynch 等发表了在 5 名女性中使用子宫压迫缝合的方法治疗产后出血的研究，B-Lynch 用此方法替代了子宫切除术。进行该技术时，在子宫一侧的下段放置可吸收缝线（图 29-7）。例如，图中显示的是，子宫右侧先进行缝合。然后缝线从子宫底绕过，进入子宫后部。然后缝线穿过子宫肌层，穿入下段，穿到后对侧（左侧）。然后将缝线从前向后环至子宫前部。最后，缝线穿过左子宫下段。将这一根线的两端系于子宫中线压迫子宫。缝线材料首选 no.1 聚二噁烷酮（PDS Ⅱ），因为这种材料可以提供

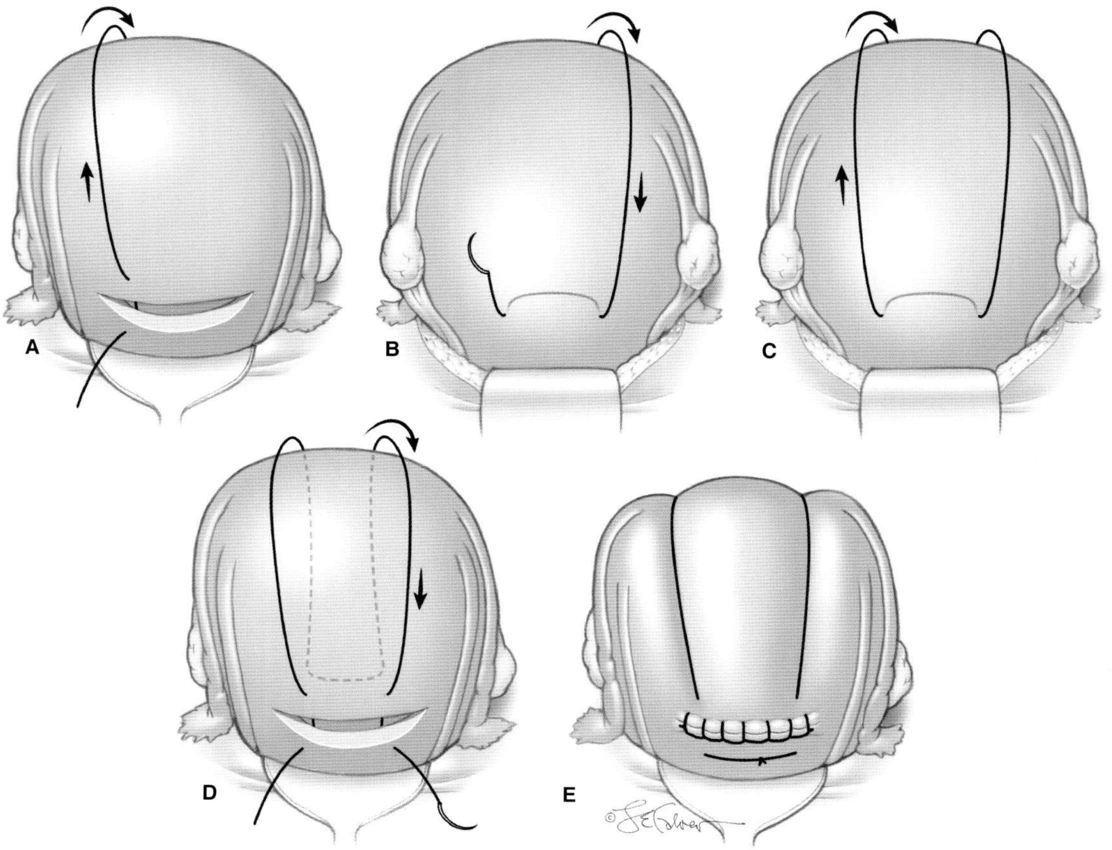

图 29-7 B-Lynch 压迫缝合技术。A、D、E 为分子宫前位，B、C 为子宫后位。**A.** 从切口下方开始，针头刺穿子宫体右侧的子宫下段，进入宫腔。针头从切口上方的宫腔中穿出。然后缝线向上缠绕子宫底至子宫后表面。**B.** 针头刺穿子宫体右侧的子宫后壁，重新进入宫腔。随后，缝线在子宫腔内从右向左侧横穿。针头通过子宫后壁穿出宫腔。**C.** 从子宫后部，缝线向上缠绕子宫底至子宫前部。**D.** 针头刺入切口上方的子宫肌层，重新进入宫腔。针头从切口下方穿出。**E.** 在切口下方打结缝线。

压缩所需的张力，同时还避免了羟基乳酸聚合物10（Vicryl）材料的缝线可能会导致的组织切割。

在 El-Hamamy 和 B-Lynch 于 2005 年的一篇综述中引用的个人通信中，有这样一句话“该技术在全球已有超过 1 300 例成功应用。”成功率为 75% ～ 95%（Hackethal，2008；Hayman，2002；Kaya，2014b；Kayem，2011；Mallappa Saroja，2010；Nelson，2007）。手术预期效果根据手术适应证和技术有所不同。

■ 其他方法

B-Lynch 方法的一个缺点是缝线支架会从底部横向滑脱。为解决这一问题，已对此进行了 3 次主要修改。第一处修改是将缝线穿过子宫前壁和后壁，使其紧密对合并压迫子宫壁。第二处修改是，用额外的水平缝线横向穿过子宫体，使其边缘位于垂直支架的外部，以稳定垂直支架的位置。最后一处修改是，在子宫底肌层内使用锚定缝线缝一个作为子宫底支撑的线环（Marasinghe，2011；Meydanli，2008；Zheng，2011）。Matsubara 等（2013）重复了这些改良方法并取得了极好的效果。有一点很重要的是，在子宫下段放置止血缝线时，必须保持宫颈有充分的引流。

Cho 等（2000）研究的方法是，将几根缝线穿过子宫前壁形成方形轮廓。这个方形轮廓选择在出血较重的区域，这样可以避免了闭合整个宫腔，还保证充分引流。缝每一个方格时，用 1 号铬肠线穿过整个子宫壁，从前壁浆膜层穿至后壁浆膜层，从而穿过宫腔。子宫前后壁均受到压迫。这种技术的另外的优势是可以仅用于前置胎盘或胎盘植入引起的大出血时的子宫下段。

其他的改良方法包括在水平缝制一排缝线，或在水平和垂直方向上都缝制一排缝线，以压迫子宫体和子宫下段。大部分的改良方法都是基于这样的构思（Hackethal，2008；Li，2015；Makino，2012；Matsubara，2013；Ouahba，2007；Pereira，2005）。

Gilstrap 等（1999）建议使用横向缝合技术控制产后出血，如图 29-8 所示。用 1 号铬肠线进行间断缝合穿过子宫前壁。从子宫底开始缝起，间隔 3 ～ 4 cm 缝一排，直到缝到子宫下段。在系紧这些单独的缝线时，子宫受压，收缩子宫。注意在收紧子宫的过程中不要堵塞宫腔或阻塞输卵管口。虽然缝线确实穿过了子宫壁的全层，但它们并未穿过宫腔，包括对侧子宫壁。有时，也可能需要将这些缝线放置在子宫后壁。子宫下段前置胎盘出血时也可以使用这种技术。

■ 子宫压迫缝合的并发症

子宫压迫缝合的并发症发生率较低，有宫腔粘连作为潜在的后遗症（Jamard，2014；Rathat，2011）。Poujade 等（2011）使用宫腔镜或子宫输卵管造影检查了 15 名患者，这些患者按照 Hackethal 等（2008）发明的缝合方法接受了子宫压迫缝合。他们发现 4 名女性（27%）出现了子宫粘连。缝合穿透子宫宫腔的方法发生子宫粘连的风险似乎最高。也有罕见的病例报告称子宫压迫缝合后出现子宫缺血性坏死，但这种情况确切的发生率未知。

尽管没有大型临床试验对各种子宫压迫缝合技术进行比较，但 B-Lynch 技术已经使用了近 20 年，并且在这期间肯定通过了时间的检验。该方法相对容易

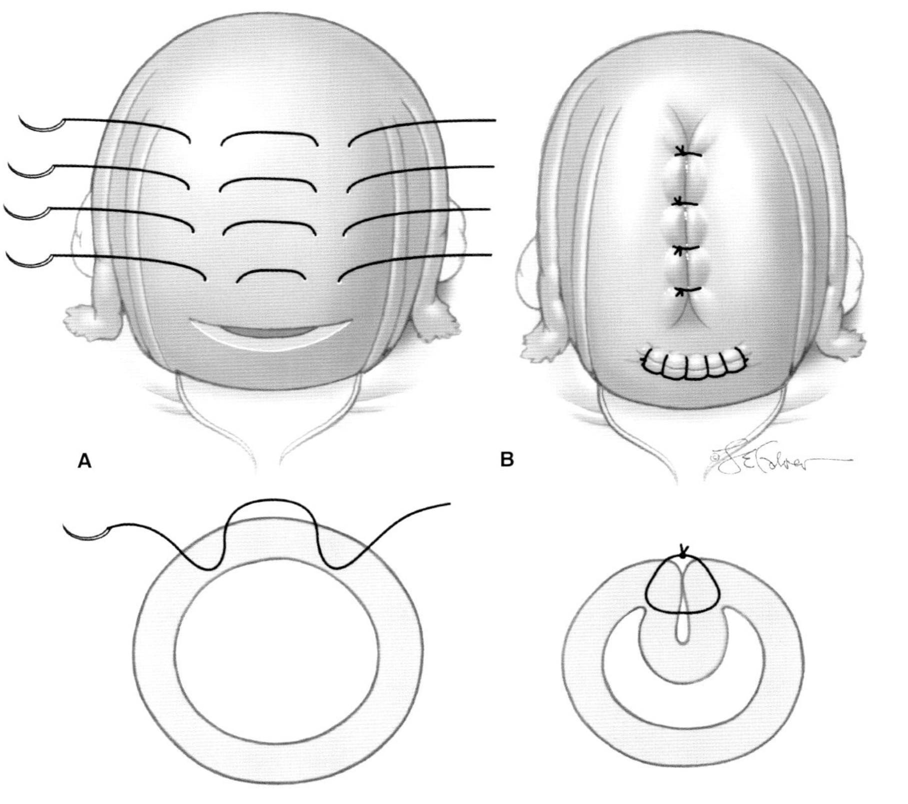

图 29-8　如 Gilstrap（1999）所述，用 1 号铬肠线横向间断缝合穿过子宫前壁。B. 子宫叠瓦缝合后打结被压迫。下面两幅图显示了相应手术步骤的横向视图。

实施，有效且安全。但未来仍需要对该方法和其他方法进行进一步的比较，比较该方法与其他加压缝合技术的有效性和安全性。

子宫动脉结扎

■ 手术效果

既往曾建议将子宫动脉手术结扎作为严重产后出血后的一种保留子宫的方法。对于大多数产科医生而言，该操作易于实施，严重并发症发生率较低。O' Leary（1986）展开了一项包括 200 多名剖宫产后出血接受双侧子宫动脉结扎术的女性，在这项研究中，O' Leary 发现该技术可能对治疗 95% 的病例都有效。宫缩乏力可以作为血管结扎的主要指征。由于这不是一个病例对照试验，所以子宫动脉结扎对于避免子宫切除的作用是未知的。在 O' Leary 的综述中，重大并发症的发生率约为 1%，该类重大并发症的发生似乎与术者经验不足有关。重大并发症中尚未观察到对泌尿系统损伤。

尽管没有充分的理由说服子宫动脉结扎是宫缩乏力的合理治疗措施，但我们发现这种方法对横向子宫切开术中出现的切口外侧血管撕裂的止血非常有用。Yan 等（2014）针对一线治疗无效的产后出血女性，进行了研究，比较了 3 种治疗方法：子宫填塞、B-Lynch 子宫压迫缝合术和子宫动脉结扎术。研究发现这三种方法在失血量、输血概率和控制出血成功率的方面没有显著差异。这再次强调了对于重度产后出血，有很大的必要进行精细的手术方案的设计研究。

■ 手术技术

子宫动脉结扎技术中，子宫动脉结扎需要采用大号锥形针头，缝线采用 0 号或 1 号可吸收或延迟可吸收缝线（图 29-9）。由于这是一种血管结扎，我们倾向于使用铬肠线，铬肠线的优势还有不切割水肿组织，会对手术非常有利。

将结扎线放置在子宫动脉上行处，子宫动脉上行处周围有伴随的静脉，放置的位置恰好低于传统的子宫低位横切口的位置。在行针之前，需要将子宫附件及其周围血管丛从缝合的部位分离开，这可以避免意外血管撕裂和形成阔韧带内血肿。分离开子宫附件和周围血管丛还可以清晰地看见阔韧带中无血管的间隙，以便安全穿刺。将牵开器预防性地覆盖在膀胱上，也可以进一步将牵开器定位在直肠子宫陷凹和大肠前方，避免针刺损伤。

从子宫外侧缘内侧约 1 cm 的从前往后刺入子宫肌层。在子宫肌层后拔针，然后穿过阔韧带的无血管部分再由后部穿至前部，将缝线系紧。根据主刀医生站在手术台的位置不同，可能有

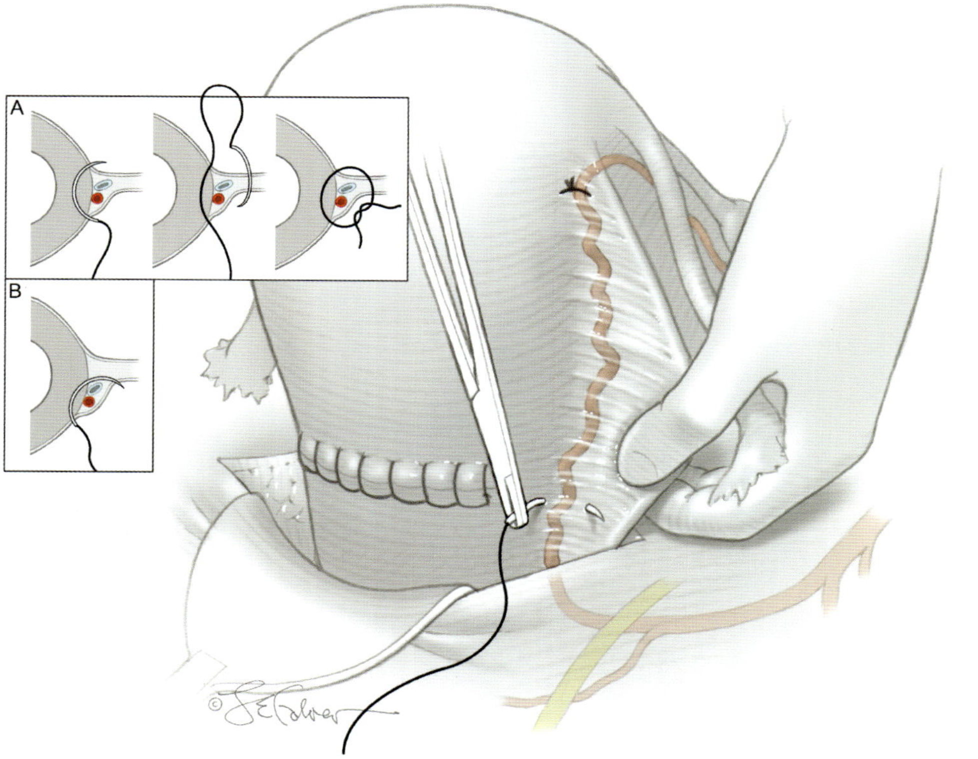

图 29-9 在与子宫切口水平处进行子宫动脉结扎。将子宫外侧的静脉丛从计划的缝合位置拉开。这有助于明确阔韧带中的无血管走行的部位，以便安全地刺入针头，避免韧带内的意外血管撕裂和血肿形成。有极少数情况在子宫卵巢韧带与子宫外侧缘交界处放置第二根结扎线。插图 **A**：首先，针头从前后方向穿过子宫侧壁。取出针头，通过阔韧带的无血管间隙由后转至前。然后将缝线系紧。插图 **B**：子宫动脉被很好地探查到时，针头围绕子宫血管所需的距离较短，并且可以被单针穿过的弧线覆盖。

的位置子宫动脉结扎更容易实施，方法是首先将针从前方通过阔韧带的无血管部分，然后从后方穿入子宫肌层。

在某些情况下，子宫动脉轮廓清晰。因此，针头在子宫血管周围所需移动的距离很短，并且移动的范围可以被单针穿过的弧线所覆盖（图 29-9，插图 B）。

最后，可在子宫卵巢韧带区域的卵巢动脉与子宫动脉分支之间进行吻合。在少数罕见情况下，也可在子宫卵巢韧带与子宫外侧缘交界处使用第二根结扎线。

髂内动脉结扎

■ 结扎效果

这种结扎方法已经在多年前被用于控制产后出血（Cunningham，2014；Joshi，2007）。在本文的第三章（41 页）详细介绍了髂内动脉的解剖及其前后分支。髂内动脉的前分支为女性盆腔脏器提供主要的血液供应。因此，理论上，髂内动脉结扎可能会降低盆腔脏器内的血管的脉压。

该手术的适应证包括宫缩乏力、前置胎盘 / 胎盘植入、子宫破裂和胎盘早剥。Boynukalin 等（2013）报告了 26 例案例，为髂内动脉结扎术治疗上述产后出血的情况。这些女性中有 20 名（77%）成功控制了出血。Camuzcuoglu 等（2010）报告了 33 名由于严重出血接受髂内动脉结扎的女性。在他们的系列研究中，24 名女性患者使用了手术作为主要治疗措施，其中 18 名病例（75%）术中出现出血。其他几项非病例对照试验研究了双侧髂内动脉结扎对控制产科出血和避免子宫切除的潜在疗效。成功率明显取决于外科医生的操作技术和患者出血的病因。有病例报告称髂内动脉结扎手术对宫缩乏力引起的产后出血不是特别有用（Clark，1985；Joshi，2007）。此外，当在出现子宫或阔韧带撕裂时，髂内动脉结扎术也可能不会成功，尽管也偶有病例称可以观察到疗效。在某些情况下，首先进行髂内动脉结扎手术有助于找到并结扎撕裂的血管。综上所述，髂内动脉结扎的成功率在 50% ～ 75% 之间（Boynukalin，2013；Camuzcuoglu，2010；Cunningham，2014）。

髂内动脉结扎术的缺点是操作技术难度大，需要在盆腔侧壁腹膜后手术的技巧。若操作不熟练，可能导致显著的并发症发生率，甚至死亡率。如果主刀医生没有该手术的手术经验，并且没有可能的会诊，则使用子宫切除术会更好，尤其是当患者存在危及生命的大量出血时。此外，缺乏手术经验的医生进行手术会非常耗时。一项对 19 名产科难治性出血后接受双侧髂内动脉结扎的系列研究发现，与直接接受子宫切除术和未能成功结扎血管后进行子宫切除术的妇女相比，未能成功结扎血管进行子宫切除术的妇女，输尿管损伤和心搏骤停的发生率增加（Clark，1985）。也就是说，子宫切除术对输尿管的损伤比动脉结扎对输尿管的损伤要大。作者得出的结论是，手术时间延长和动脉结扎不成功后大量失血可能导致后续子宫切除术期间手术操作不能更加细致的完成，从而导致输尿管损伤。因此，与髂内动脉结扎不成功相关的并发症可能与子宫切除术延迟进行有关，而不是髂内动脉结扎手术本身的问题。

双侧髂内动脉结扎或双侧髂内动脉栓塞术后的足月妊娠报告显示，接受手术的女性生殖道内形成了丰富的侧支血供（Domingo，2013；Wagaarachchi，2000）。单侧动脉结扎使同侧远端血流量仅减少了一半。更重要的临床效应是结扎后远端的脉压下降了 85%，因此手术对远端动脉的血流动力学改变比远端静脉系统的血流动力学改变效果更显著，并可通过术后简单凝血来说助止血（Burchell，1968）。

尽管形成广泛的侧支循环可预防缺血性的并发症发生，但仍有髂内动脉结扎手术的后遗症报道：中央盆腔内缺血、会阴皮肤和会阴切开的部位裂开、下运动神经元损伤伴下肢无力（Braf，1979；Greenwood，1987）。尽管此类并发症报道很罕见，但在评价手术的适当性时，必须考虑到这些侧支循环的可能性。

■ 结扎手术技术

如图 29-10 所示，首先，锐性进入腹膜后间隙，然后到达盆腔侧壁处的血管。也可以在圆韧带和卵巢悬韧带的前方或后方处，进入卵巢悬韧带内侧的阔韧带和髂外动脉外侧。

然后，输尿管沿着阔韧带内侧叶走行。为了在该部位分离输尿管，主刀医生用手指或吸引头沿腹膜内侧叶自上而下钝性分离输尿管，识别输尿管外表面并充分分离。

用 Babcock 夹钳抓取输尿管，以游离输尿管的内表面。用 Mixter 直角钳的尖端与输尿管平行打开然后关闭，使输尿管与其内侧腹膜附件之间形成一个无血管的间隙。钳夹尖端通过这一间隙，穿过输尿管下方，然后夹住宽 1/4 英寸的 Penrose 引流管。将引流管从这一空隙中拉出，包绕并隔离输尿管。这有助于

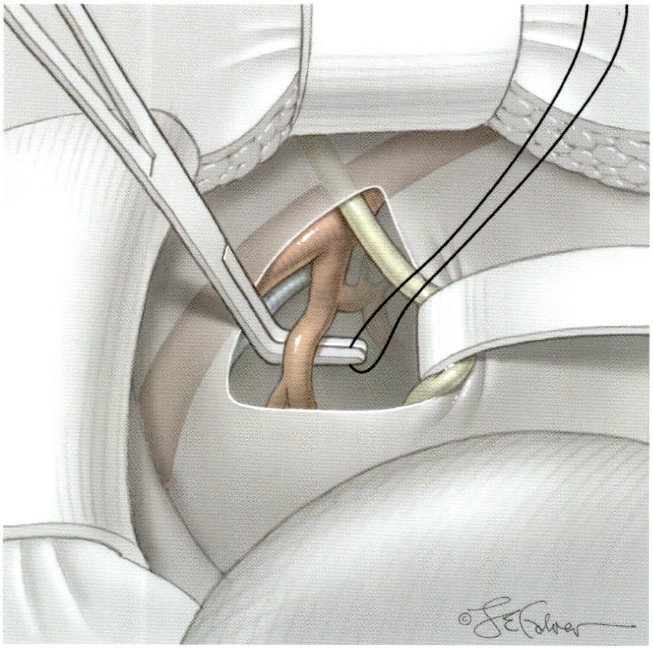

图 29-10 结扎髂内动脉。在右侧盆腔侧壁打开腹膜后腔，分离并收缩输尿管，避免损伤。识别到髂总动脉，并区分髂内动脉和髂外动脉。将一个 Mixter 直角钳插入髂内动脉下方，在动脉后段的远端找到一个位置。这可以最大地减少该分支所供应结构的侧支循环缺血。钳尖在动脉下方移动，在髂内动脉下方牵拉缝线的一端。血管被双重结扎但未被横断。

在手术期间随时确定输尿管的位置。一旦分离开输尿管，输尿管就会向内侧回缩。

定位髂外动脉，然后沿着髂外动脉的路径到达髂总动脉分叉处。在分叉处，找到髂内动脉，然后沿着髂外动脉向远处分离。可以使用 tonsil 吸引头或“花生”形海绵棒进行钝性分离。小心将动脉从距离动脉起源处 5 cm 的地方与其周围的结缔组织分离。这样的操作可以在髂内动脉后支的远端结扎血管（Bleich，2007）。在此处结扎血管避免了医生操作使得血液通过髂腰 - 腰椎和侧骶 - 中骶吻合处反流，还可将由动脉后分支供血的组织的缺血性并发症降至最低。

结扎时，选择合适的位置后，将直角钳穿过动脉下方。然后用 0 号或 1 号不可吸收缝线双重结扎动脉。不离断动脉。

髂内动脉结扎时必须避免手术技术中的 4 个常见错误。首先是髂外动脉错误地识别和结扎。这会产生严重的并发症，如果未发现或纠正，将导致缺血和可能的腿的坏死。这就需要仔细地识别髂外动脉和髂内动脉的解剖学标志，并在髂内动脉结扎后一定要触及到股动脉的搏动。

第二种潜在并发症可能造成髂内静脉或髂外静脉撕裂。这些薄壁的静脉血管紧邻动脉，如果在腹膜后剥离时用力过于暴力，容易被撕裂。同时，在直角钳通过髂内动脉下方时，也可刺伤髂内动脉。这种裂伤通常难以修复，而且可能导致大出血。推荐使用从外侧到内侧的这种路径或者从内侧到外侧的这种路径来通过直角钳，以避免静脉撕裂。没有文献报道过一个最优的作为路径的方向。可能更重要的是，在直角钳穿过动脉下方抬高动脉时，要保持钳的头端顶住动脉。

第三种严重并发症是输尿管损伤。这可以通过正确识别输尿管，并且在进入腹膜后间隙后分离输尿管并且输尿管向内侧回缩来避免输尿管的损伤。

最后，如果腹膜后间隙不能充分止血或患者凝血功能异常，可能会导致腹膜后间隙血肿。所以手术技术精细至关重要。腹膜后间隙内的小血管出血时，用小型止血夹，或者用海绵手动压迫或局部应用止血剂都可以有助于止血。表 26-4（436 页）中列出了可以应用的局部止血药物。这些步骤通常优于血管的缝合结扎或大范围电凝。

最新研发的血管造影栓塞技术和合成的缩宫素可以结合使用，来有效治疗宫缩乏力，这种结合治疗使得现在髂内动脉结扎成为了不常采用的方法。目前在美国完成住院医师培训的医师中，很少有在紧急情况下可以顺利安全完成这项操作的医师。因此，尽管结扎在特定情况下可能有效，但这种方法从未被当作强制要求或者标准，而且，事实上，它很少被认为是合理的选择。仅当满足以下 3 个标准时，产科出血时选择结扎动脉的手术风险 - 获益比才可能是可接受的：该女性的血流动力学稳定，患者未来仍然有巨大的生育要求，主刀医师是有经验的术者。否则，子宫切除术为首选治疗方案。

血管造影栓塞

■ 栓塞有效性

在部分病例中，血管造影栓塞可以替代开腹探查术或髂内动脉结扎术来控制产后出血。对于不同病例的疗效各不相同，但成功率据报道高达 90%（Bodner，2006；Lee，2012；Poujade，2012；Sentilhes，2009；Soyer，2015）。Pelage 等（2014）发表了对子宫动脉栓塞术治疗产后出血的综述，报道了该方法的成功率为 85% ~ 100%，并发症发生率为 5%。Cheong 等

（2014）对 117 名接受盆腔动脉栓塞术治疗产后出血的女性患者进行了综述，发现手术的成功率为 88%。在超过一半的病例中，宫缩乏力是血栓栓塞造影的适应证。此外，各种出血病例，包括产后阴道壁血肿、腹腔妊娠、腹膜后血肿以及各种类型的产后和剖宫产后子宫切除术，均可以选择血管造影栓塞止血（Chin，1989；Gilbert，1992；Greenwood，1987；Jander，1980；Kivokoski，1988；Smith，1977）。本机构主要在产后和剖宫产后子宫切除术出血时使用血管造影栓塞止血。

■ 栓塞技术

麻醉方法采用经皮局部麻醉的方法。然后经动脉进入股动脉插管。在血管插管后，进行动脉造影，以确定盆腔血管的解剖结构并确定特定的出血部位。随后在 X 线透视引导下，递送导管进入髂内动脉。如果在血管外部出现“突然漂浮一团红色”或出现有造影剂的汇集，可能说明该部位为特定的出血部位。确定出血部位后进行选择性插管然后闭塞出血血管。一般而言，大血管需要使用弹簧圈，而较小的血管使用微球颗粒、明胶海绵或微弹簧圈治疗就可以了。然后可通过采用荧光剂放射的方法来确认止血。包括侧支循环在内的多支血管出血都可以以这种方式闭塞，或者，髂内动脉前支也可以用这个方法进行栓塞。

有很多种材料都可用于血管造影栓塞。材料的选择取决于待闭塞血管的尺寸，以及该血管需要短期闭塞还是永久性闭塞。金属弹簧圈的材料为钢或铂，而且含有许多附着的纤维，可以促进血栓形成。这些导管有多种尺寸，可永久性地闭塞大血管。更为常用的是，明胶海绵小颗粒可以用于促进出血的动脉小分支的短期（10 ～ 30 天）闭塞。最近，Pelage 等（2014）提出一项建议，使用明胶海绵纱布代替明胶海绵浆或粉末来促进血栓形成。与之前的止血方法相比，外科髂内动脉结扎术主要通过使得脉压整体下降而发挥作用，而血管造影栓塞可以直接闭塞一条或多条特定的出血血管。该技术还避免了全麻或传导麻醉的需要，而且还避免了需要手术探查导致的相关并发症的发生率。

血管造影技术的主要缺点是通常需要将出血的患者转移到放射科进行治疗。因此，在需要立刻采取救治措施的情况下，这些方法是无效的。此外，由于在栓塞期间必须进行股动脉穿刺插入导管，所以同时出现凝血功能障碍的妇女或者患有凝血功能异常疾病的妇女不能选择这种治疗方法。

血管栓塞的并发症并不常见，但如果出现，可能为严重的并发症。许多病例曾描述了缺血性子宫坏死的现象。在 Cheong 等开展的（2014）的大型研究中，117 名女患者中有 3 名出现了子宫坏死，需要进行子宫切除术。Poujade 等（2013）发表了有关盆腔动脉栓塞后子宫坏死的综述，报道了 19 例坏死病例。从血管栓塞手术到出现子宫坏死的平均时间间隔为 21 天。主要症状为发热、出血和腹痛。臀部大面积坏死也可能是一个髂内动脉栓塞的罕见并发症（Al-Thunyan，2012；Gilleard，2012；Palacios-Jaraquemada，2012）。还有 2 份病例报告称，栓塞将导致下肢截瘫（Al-Thunyan，2012；Palacios-Jaraquemada，2012）。研究表明，产后出血的盆腔动脉栓塞治疗对生育力没有严重损害，随后的妊娠率也没有显著降低（Doumouchtsis，2014；Sentilhes，2010）。

经阴道骨盆加压填塞

在穿透性胎盘或腹腔妊娠的情况下，可能出现弥漫性的出血，并且很难通过缝合或电凝术进行止血。产后子宫切除术中也可能会遇到类似的弥漫性出血，特别是如果病程进一步发展，出现了稀释性凝血功能障碍。在这种情况下，骨盆压迫包可以达到挽救生命作用的止血。Logothetopulos 最初在 1926 年描述了骨盆压迫包的使用。此后也出现了几份病例报告，描述了骨盆压迫包成功地用于产科的出血（Parenta，1962；Robie，1990）。

Hallek 等（1991）描述了一种加压填塞的技术：将 8 卷 4 ～ 5 英寸的纱布头对头地捆扎在一起，装入一个无菌的塑料 X 射线包中或一个塑料的托盘上。或者，可以将几块开腹手术使用的海绵系在一起。然后将充满纱布或海绵的骨盆压迫包放置在骨盆内，袋的开口和填塞物的凸出端延伸至阴道或另外的直肠子宫陷凹切口。这样填塞后就形成了一个蘑菇形的包裹（29-11）。这种形式的骨盆压迫包也被称为“降落伞包”。然后将延伸出来的部分与静脉导管系上，并且连接上 1 L 的溶液袋挂在床脚上（图 29-12）。当女性患者达到血流动力学稳定后，在 24 ～ 48 h 后取出填充物。

Charoenkwan 等（2014）描述了 Bakri 用球囊装置用作加压填塞的尝试，并在 3 例子宫切除术后盆底出血的女性中使用。将球囊灌至 400 ～ 550 ml 体积，并在宫腔内留置 24 ～ 30 h。使用 1 L 的静脉输液袋持续牵拉球囊。该方法在所有 3 名女性中都取得了成功。

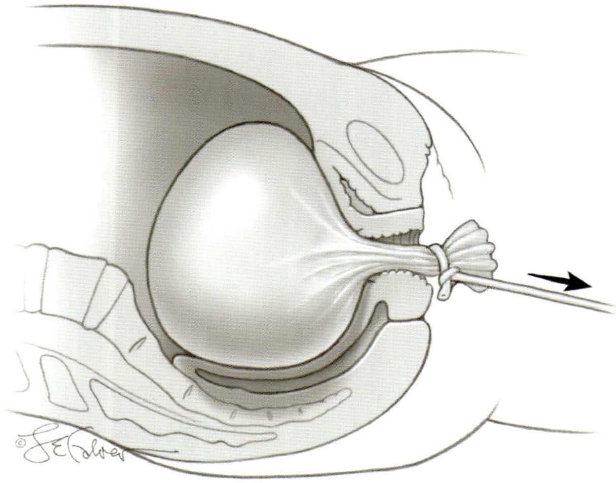

图 29-11 经阴道加压填塞

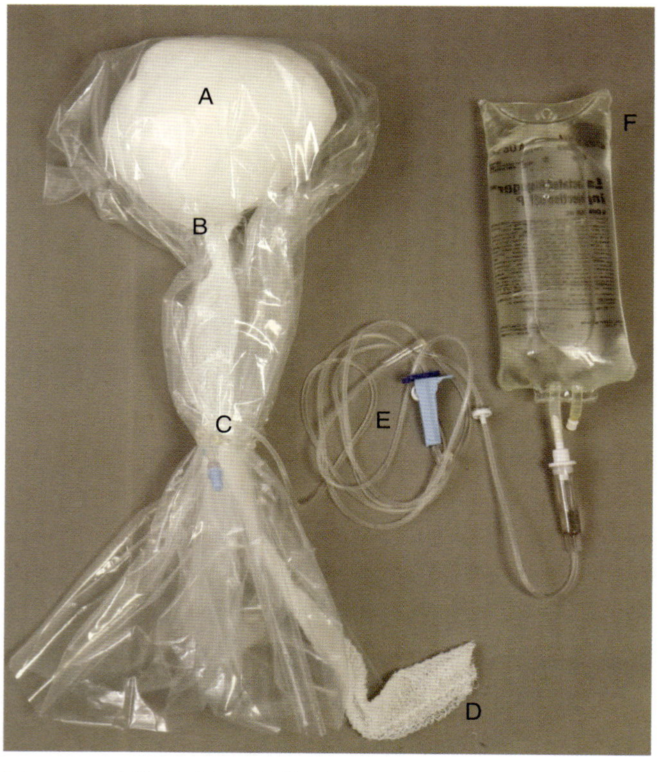

图 29-12 制作骨盆压迫包控制出血所需的物品。无菌 X 射线盒（塑料袋）或无菌的塑料盒，其中填充了端对端捆扎的纱布卷。然后用长条纱布包裹成一个球状（A），放置在盒式袋内，这样纱布最终可以在末端牵引展开。将静脉导管（E）系在颈部的出口处（C），并与 1 L 的静脉输液袋或其他适当的重物（F）连接。放置好后，球状纱布包填塞进骨盆以填塞血管，狭窄的上颈部（B）穿过阴道（C）。将静脉输液袋悬挂在床脚处，用重力使得纱布包压迫出血部位。

（程子怡，译 王 颖，校）

参考文献

Abdul-Kadir R, McLintock C, Ducloy AS, et al: Evaluation and management of postpartum hemorrhage: consensus from an international expert panel. Transfusion 54(7):1756, 2014

Aibar L, Aguilar MT, Puertas A, et al: Bakri balloon for the management of postpartum hemorrhage. Acta Obstet Gynecol Scand 92(4):465, 2013

Alexander JM, Sarode R, McIntire DD, et al: Whole blood in the management of hypovolemia due to obstetric hemorrhage. Obstet Gynecol 113(6):1320, 2009

Alouini S, Bedouet L, Ramos A, et al: Bakri balloon tamponade for severe postpartum haemorrhage: efficiency and fertility outcomes. J Gynecol Obstet Biol Reprod (Paris) 44(2):171, 2015

Al-Thunyan A, Al-Meshal O, Al-Hussainan H, et al: Buttock necrosis and paraplegia after bilateral internal iliac artery embolization for postpartum hemorrhage. Obstet Gynecol 120(2 Pt 2):468, 2012

American College of Obstetricians and Gynecologists: Postpartum hemorrhage. Practice Bulletin No. 76, October 2006, Reaffirmed 2015

Bakri YN, Amri A, Abdul Jabbar F: Tamponade-balloon for obstetrical bleeding. Int J Gynaecol Obstet 74(2):139, 2001

Berg CJ, Harper MA, Atkinson SM, et al: Preventability of pregnancy-related deaths: results of a state-wide review. Obstet Gynecol 106(6):1228, 2005

B-Lynch C, Coker A, Lawal AH, et al: B-Lynch surgical technique for the control of massive postpartum haemorrhage: an alternative to hysterectomy? Five cases reported. BJOG 104(3):372, 1997

Bleich AT, Rahn DD, Wieslander CK, et al: Posterior division of the internal iliac artery: anatomic variations and clinical applications. Am J Obstet Gynecol 197(6):658.e1, 2007

Bodner LJ, Nosher JL, Gribbin C, et al: Balloon-assisted occlusion of the internal iliac arteries in patients with placenta accreta/percreta. Cardiovasc Intervent Radiol 29(3):354, 2006

Boynukalin FK, Boyar H, Gormus H, et al: Bilateral hypogastric artery ligation in emergency setting for intractable postpartum hemorrhage: a secondary care center experience. Clin Exp Obstet Gynecol 40(1):85, 2013

Braf ZF, Knootz WW Jr: Gangrene of bladder. Complication of hypogastric artery embolization. Urology 9(6):670, 1979

Burchell RC: Physiology of internal iliac artery ligation. J Obstet Gynaecol Br Commonw 75(6):642, 1968

Camuzcuoglu H, Toy H, Vural M, et al: Internal iliac artery ligation for severe postpartum hemorrhage and severe hemorrhage after postpartum hysterectomy. J Obstet Gynaecol Res 36(3):538, 2010

Cavanagh D (ed): Obstetrical Emergencies. Springfield, Charles C. Thomas, 1961

Charoenkwan K: Effective use of the Bakri postpartum balloon for posthysterectomy pelvic floor hemorrhage. Am J Obstet Gynecol 210(6):586, 2014

Cheong JY, Kong TW, Son JH, et al: Outcome of pelvic arterial embolization for postpartum hemorrhage: a retrospective review of 117 cases. Obstet Gynecol Sci 57(1):17, 2014

Chestnut DH, Eden RD, Gall SA, et al: Peripartum hysterectomy: a review of cesarean and postpartum hysterectomy. Obstet Gynecol 65(3):365, 1985

Chin HG, Scott DR, Resnik R, et al: Angiographic embolization of intractable puerperal hematomas. Am J Obstet Gynecol 160(2):434, 1989

Cho JH, Jun HS, Lee CN: Hemostatic suturing technique for uterine bleeding during cesarean delivery. Obstet Gynecol 96(1):129, 2000

Clark SL: Strategies for reducing maternal mortality. Semin Perinatol 36(1):42, 2012

Clark SL, Koonings P, Phelan JP: Placenta accreta and previous cesarean section. Obstet Gynecol 66(1):89, 1985

Clark SL, Yeh SY, Phelan JP, et al: Emergency hysterectomy for the control of obstetric hemorrhage. Obstet Gynecol 64(3):376, 1984

Combs CA, Murphy EL, Laros RK Jr: Factors associated with hemorrhage in cesarean deliveries. Obstet Gynecol 77(1):77, 1991a

Combs CA, Murphy EL, Laros RK Jr: Factors associated with post-partum hemorrhage with vaginal birth. Obstet Gynecol 77(1):69, 1991b

Creanga AA, Berg CJ, Syverson C, et al: Pregnancy-related mortality in the United States, 2006–2010. Obstet Gynecol 125(1):5, 2015

Cunningham FG, Leveno KJ, Bloom SL, et al (eds): Obstetrical hemorrhage. In Williams Obstetrics, 24th ed. New York, McGraw-Hill Education, 2014

Cunningham FG, Nelson DB: Disseminated intravascular coagulation syndromes in obstetrics. Obstet Gynecol 126(5):999, 2015

D'Alton ME, Main EK, Menard MK, et al: The National Partnership for Maternal Safety. Obstet Gynecol 123(5):973, 2014

Dilla AJ, Waters JH, Yazer MH: Clinical validation of risk stratification criteria for peripartum hemorrhage. Obstet Gynecol 122(1):120, 2013

Domingo S, Perales-Puchalt A, Soler I, et al: Clinical outcome, fertility and

uterine artery Doppler scans in women with obstetric bilateral internal iliac artery ligation or embolization. J Obstet Gynaecol 33(7):701, 2013
Doumouchtsis SK, Nikolopoulos K, Talaulikar V, et al: Menstrual and fertility outcomes following the surgical management of postpartum haemorrhage: a systematic review. BJOG 121(4):382, 2014
Druzin ML: Packing of lower uterine segment for control of post cesarean bleeding in instances of placenta previa. Surg Gynecol Obstet 169:543, 1989
El-Hamamy E, B-Lynch C: A worldwide review of the uses of the uterine compression suture techniques as alternative to hysterectomy in the management of severe post-partum haemorrhage. J Obstet Gynaecol 25(2):143, 2005
Gahres EE, Albert SN, Dodek SM: Intrapartum blood loss measured with CR51-tagged erythrocytes. Obstet Gynecol 19:455, 1962
Georgiou C: Balloon tamponade in the management of postpartum haemorrhage: a review. BJOG 116(6):748, 2009
Gilbert L, Porter W, Brown VA: Postpartum hemorrhage: a continuing problem. BJOG 94(1):67, 1987
Gilbert WM, Moore TR, Resnik R, et al: Angiographic embolization in the management of hemorrhage complications of pregnancy. Am J Obstet Gynecol 166(2):493, 1992
Gilleard O, Stammers J, Ali F: Gluteal necrosis following pelvic fracture and bilateral internal iliac embolization: reconstruction using a transposition flap based on the lumbar artery perforators. Int J Surg Case Rep 3(2):86, 2012
Gilstrap LC 3rd, Hauth JC, Hankins GD, et al: Effect of type of anesthesia blood loss at cesarean section. Obstet Gynecol 69(2 Pt 1):328, 1987
Gilstrap LC 3rd, Ramin SM: Postpartum hemorrhage. Clin Obstet Gynecol 37(4):824, 1994
Gilstrap LC 3rd, Ramin SM, Yeomans E: Transverse sutures for postpartum hemorrhage. Personal communication, 1999
Greenwood LH, Glickman MG, Schwartz PE, et al: Obstetric and nonmalignant gynecologic bleeding: treatment with angiographic embolization. Radiology 164:155, 1987
Hackethal A, Brueggmann D, Oehmke F, et al: Uterine compression U-sutures in primary postpartum hemorrhage after Cesarean section: fertility preservation with a simple and effective technique. Hum Reprod 23(1): 74, 2008
Hallek M, Dildy GA, Hurley TJ, et al: Transvaginal pressure pack for life-threatening pelvic hemorrhage secondary to placenta accreta. Obstet Gynecol 78(5 Pt 2):938, 1991
Hayman RG, Arulkumaran S, Steer PJ: Uterine compression sutures: surgical management of postpartum hemorrhage. Obstet Gynecol 99(3):502, 2002
Hernandez JS, Alexander JM, Sarode R, et al: Calculated blood loss in severe obstetric hemorrhage and its relation to body mass index. Am J Perinatol 29(7):557, 2012
Hester JD: Postpartum hemorrhage and reevaluation of uterine packing. Obstet Gynecol 45(5):501, 1974
Hofmeyr GJ, Abdel-Aleem H, Abdel-Aleem MA: Uterine massage for preventing postpartum haemorrhage. Cochrane Database Syst Rev 7: CD006431, 2013
Jamard A, Turck M, Chéret-Benoist A, et al: [Risk of uterine synechiae following uterine compression sutures during postpartum haemorrhage]. [French]. Gynecol Obstet Fertil 42(10):681, 2014
Jander HP, Russinovich NA: Transcatheter Gelfoam embolization in abdominal, retroperitoneal, and pelvic hemorrhage. Radiology 136(2):337, 1980
Joshi VM, Otiv SR, Majumder R, et al: Internal iliac artery ligation for arresting postpartum haemorrhage. BJOG 114(3):356, 2007
Kaya B, Tuten A, Daglar K, et al: Balloon tamponade for the management of postpartum uterine hemorrhage. J Perinat Med 42(6):745, 2014a
Kaya B, Tuten A, Daglar K, et al: B-Lynch uterine compression sutures in the conservative surgical management of uterine atony. Arch Gynecol Obstet 291(5):1005 2014b
Kayem G, Kurinczuk JJ, Alfirevic Z, et al: Uterine compression sutures for the management of severe postpartum hemorrhage. Obstet Gynecol 117(1):14, 2011
Kivokoski AI, Martin C, Weyman P, et al: Angiographic arterial embolization to control hemorrhage in abdominal pregnancy: a case report. Obstet Gynecol 71(3 Pt 2):456, 1988
Klapholz H: Blood transfusion in contemporary obstetric practice. Obstet Gynecol 75(6):940, 1990
Kramer MS, Berg C, Abenhaim H, et al: Incidence, risk factors, and temporal trends in severe postpartum hemorrhage. Am J Obstet Gynecol 209(5):449. e1, 2013
Lee HY, Shin JH, Kim J, et al: Primary postpartum hemorrhage: outcome of pelvic arterial embolization in 251 patients at a single institution. Radiology 264(3):903, 2012
Lester WM, Bartholomew RA, Colvin ED, et al: Reconsideration of the uterine pack in postpartum hemorrhage. Am J Obstet Gynecol 93: 321, 1965
Li GT, Li XF, Liu YJ, et al: Symbol "&" suture to control atonic postpartum hemorrhage with placenta previa accreta. Arch Gynecol Obstet 291(2):305, 2015
Logothetopulos K: Eine absolut sichere Blutstillungsmethode bei vaginalen und abdominalen gynakologischen Operationen. Zentralbl Gynakol 50:3202, 1926
Lyndon A, Lagrew D, Shields L, et al: Improving health care response to obstetric hemorrhage version 2.0. A California quality improvement toolkit. Stanford, California Maternal Quality Care Collaborative, 2015
Magann EF, Evans S, Chauhan SP, et al: The length of the third stage of labor and the risk of postpartum hemorrhage. Obstet Gynecol 105(2):290, 2005
Maier RC: Control of postpartum hemorrhage with uterine packing. Am J Obstet Gynecol 169(2 Pt 1):317, 1993
Makino S, Tanaka T, Yorifuji T, et al: Double vertical compression sutures: a novel conservative approach to managing post-partum haemorrhage due to placenta praevia and atonic bleeding. Aust N Z J Obstet Gynaecol 52:290, 2012
Makosso M, Koné AB, Rossignol M, et al: [Uterine packing efficacy in postpartum hemorrhage. About 99 cases. The experience of a French hospital level 2 A]. [French]. J Gynecol Obstet Biol Reprod (Paris) 44(1):53, 2015
Mallappa Saroja CS, Nankani A, El-Hamamy E: Uterine compression sutures, an update: review of efficacy, safety and complications of B-Lynch suture and other uterine compression techniques for postpartum haemorrhage. Arch Gynecol Obstet 281(4):581, 2010
Marasinghe JP, Condous G, Seneviratne HR, et al: Modified anchored B-Lynch uterine compression suture for postpartum bleeding with uterine atony. Acta Obstet Gynecol Scand 90:280, 2011
Matsubara S, Baba Y, Takahashi H: Preventing Bakri balloon from sliding out during "holding the cervix": "fishing for the balloon shaft" technique (Matsubara). Acta Obstet Gynecol Scand 94(8):910, 2015
Matsubara S, Yano H, Ohkuchi A, et al: Uterine compression sutures for postpartum hemorrhage: an overview. Acta Obstet Gynecol Scand 92(4):378, 2013
Mehrabadi A, Liu S, Bartholomew S, et al: Maternal Health Study Group of the Canadian Perinatal Surveillance System. Temporal trends in postpartum hemorrhage and severe postpartum hemorrhage in Canada from 2003 to 2010. J Obstet Gynaecol Can 36(1):21, 2014
Meydanli MM, Türkçüoğlu I, Engin-Ustün Y, et al: Meydanli compression suture: new surgical procedure for postpartum hemorrhage due to uterine atony associated with abnormal placental adherence. J Obstet Gynaecol Res 34:964, 2008
Nelson WL, O'Brien JM. The uterine sandwich for persistent uterine atony: combining the B-Lynch compression suture and an intrauterine Bakri balloon. Am J Obstet Gynecol 196(5):e9, 2007
Newton M, Mosey LM, Egli GE, et al: Blood loss during and immediately after delivery. Obstet Gynecol 17:9, 1961
O'Leary JA: Stop OB hemorrhage with uterine artery ligation. Contemp Ob/Gyn 28:13, 1986
Olsen R, Reisner DP, Benedetti TJ, et al: Bakri balloon effectiveness for postpartum hemorrhage: a "real world experience." J Matern Fetal Neonatal Med 26(17):1720, 2013
Ouahba J, Piketty M, Huel C, et al: Uterine compression sutures for postpartum bleeding with uterine atony. BJOG 114:619, 2007
Palacios-Jaraquemada JM: Buttock necrosis and paraplegia after bilateral internal iliac artery embolization for postpartum hemorrhage. Obstet Gynecol 120(5):1210, 2012
Parenta JT, Dlugi H, Weingold AB: Pelvic hemostasis: a new technic and pack. Obstet Gynecol 19:218, 1962
Pelage JP, Fohlen A, Le Pennec V: Role of arterial embolization in the management of postpartum hemorrhage. J Gynecol Obstet Biol Reprod (Paris) 43(10):1063, 2014
Pereira A, Nunes F, Pedroso S, et al: Compressive uterine sutures to treat postpartum bleeding secondary to uterine atony. Obstet Gynecol 106:569, 2005
Pfizer: Hemabate, carboprost tromethamine injection: prescribing information. 2014. Available at: http://labeling.pfizer.com/showlabeling.aspx?id=598. Accessed February 7, 2016
Poujade O, Ceccaldi PF, Davitian C, et al: Uterine necrosis following pelvic arterial embolization for post-partum hemorrhage: review of the literature. Eur J Obstet Gynecol Reprod Biol 170(2):309, 2013
Poujade O, Grossetti A, Mougel L, et al: Risk of synechiae following uterine compression sutures in the management of major postpartum haemorrhage. BJOG 118(4):433, 2011
Poujade O, Zappa M, Letendre I, et al: Predictive factors for failure of pelvic arterial embolization for postpartum hemorrhage. Int J Gynaecol Obstet 117(2):119, 2012
Pritchard JA, Baldwin RM, Dickey JC, et al: Blood volume changes in pregnancy and the puerperium. II. Red blood cell loss and changes in apparent blood volume during and following vaginal delivery, cesarean section, and cesarean

section plus total hysterectomy. Am J Obstet Gynecol 84(10):1271, 1962
Rathat G, Do Trinh P, Mercier G, et al: Synechia after uterine compression sutures. Fertil Steril 95(1):405, 2011
Robie GF, Morgan MA, Payne GG, et al: Logothetopulos pack for the management of uncontrollable postpartum hemorrhage. Am J Perinatol 7(4):327, 1990
Rocha Filho EA, Costa ML, Cecatti JG, et al: Brazilian Network for Surveillance of Severe Maternal Morbidity Study Group: severe maternal morbidity and near miss due to postpartum hemorrhage in a national multicenter surveillance study. Int J Gynaecol Obstet 128(2):131, 2015
Schmid BC, Rezniczek GA, Rolf N, et al: Uterine packing with chitosan-covered gauze for control of postpartum hemorrhage. Am J Obstet Gynecol 209(3):225, 2013
Secher NJ, Arnso P, Wallin L: Haemodynamic effects of oxytocin (Syntocinon) and methylergometrine (Methergine) on the systemic and pulmonary circulations of pregnant anaesthetized women. Acta Obstet Gynecol Scand 57(2):97, 1978
Sentilhes L, Gromez A, Clavier E, et al: Fertility and pregnancy following pelvic arterial embolization for postpartum haemorrhage. BJOG 117(1): 84, 2010
Sentilhes L, Gromez A, Clavier E, et al: Predictors of failed pelvic arterial embolization for severe postpartum hemorrhage. Obstet Gynecol 113(5):992, 2009
Slater GI, Vladeck BC, Bassin R, et al: Sequential changes in distribution of cardiac output in hemorrhagic shock. Surgery 73(5):714, 1973
Smith DC, Wyatt JF: Embolization of the hypogastric arteries in the control of massive vaginal hemorrhage. Obstet Gynecol 49(3):317, 1977
Soyer P, Dohan A, Dautry R, et al: Transcatheter arterial embolization for postpartum hemorrhage: indications, technique, results, and complications. Cardiovasc Intervent Radiol 38(5):1068, 2015
Taylor ES: Intrapartum and postpartum hemorrhage. Clin Obstet Gynecol 3:646, 1960
Tunçalp Ö, Hofmeyr GJ, Gülmezoglu AM: Prostaglandins for preventing postpartum haemorrhage. Cochrane Database Syst Rev 8: CD000494, 2012
Wagaarachchi PT, Fernando L: Fertility following ligation of internal iliac arteries for life-threatening obstetric haemorrhage: case report. Hum Reprod 15(6):1311, 2000
Wright CE, Chauhan SP, Abuhamad AZ: Bakri balloon in the management of postpartum hemorrhage: a review. Am J Perinatol 31(11):957, 2014
Yan JY, Zhou ZM, Xu X, et al: Risk factors and surgical interventions associated with primary postpartum haemorrhage unresponsive to first-line therapies. J Obstet Gynaecol 34(7):588, 2014
Zheng J, Xiong X, Ma Q, et al: A new uterine compression suture for postpartum haemorrhage with atony. BJOG 118:370, 2011

第三十章

生殖道裂伤和血肿

在大多数情况下，产后出血是由产道损伤引起的，而子宫或阴道积血以及腹膜内出血导致的子宫破裂是不易识别的。初步评估在于将宫缩乏力和生殖道裂伤区分开来。对表 30-1 中所示的高危因素的理解有助于区分这种情况。若子宫质硬、收缩良好，持续性出血表明出血很可能来自裂伤。血液呈鲜红色进一步提示为动脉出血。为了确认裂伤是出血的来源，仔细检查阴道、宫颈和子宫是必不可少的。

有时出血可能是由宫缩乏力和创伤引起的，尤其是在产钳助产或胎头吸引术的阴道分娩后。重要的是，如果在这些类型的分娩后出现明显的出血，则应仔细检查宫颈和阴道以识别裂伤。当分娩使用硬膜外麻醉时更容易出血。如果没有发现下生殖道裂伤并且子宫收缩也是良好的，但是宫颈以上的出血仍持续存在，那么需探查子宫以排除子宫裂伤。这也是在内倒转术和臀位牵引术后常规进行的检查。

表 30-1 分娩时生殖道裂伤出血危险因素

会阴切开术
手术助产阴道分娩——胎头吸引，产钳助产
剖宫产或子宫切除术
子宫破裂
肥胖
身材矮小女性
巨大儿
肩难产
急产
凝血功能障碍

产道损伤

■ 外阴阴道裂伤

分娩必然伴随着产道的一些损伤，包括子宫、宫颈、阴道、会阴的损伤。分娩过程中受伤的范围从轻微的黏膜擦伤到发生危及生命的出血或血肿的裂伤。

即使在最顺利的分娩后，尿道附近的阴道前壁的小撕裂也是相对常见的，尤其是在初产妇中。它们通常是浅表的，很少或没有出血，并且通常不需要缝合修复。也就是说，轻微的浅表会阴和阴道撕裂仅偶尔需要缝合止血。较为合适的是可吸收缝线，如 4-0 规格的普通线或铬肠线，修复这种裂伤时需要充分的镇痛。

较深的会阴裂伤通常伴有不同程度的阴道穹隆外 1/3 的损伤，部分延伸累及至肛门括约肌或不同深度的阴道壁。表 30-2 为来源于安全分娩联合会（Consortium on Safe Labor）的数据，显示了在超过 87 000 例分娩中三度和四度裂伤的发生率，表中还显示了与裂伤发生率增加相关的一些因素，其中一个是分娩次数。这些会阴裂伤的发生率在初产妇中为 5.7%，但在经产妇中仅为 0.6%。同时，裂伤在阴道助产、会阴切开术、胎儿体重较大以及第二产程延长时也容易发生（Fong，2014；Landy，2011；Laughon，2014）。会阴切开术、会阴裂伤及修复方法在第二十章有详细描述（324 页）。

两侧阴道裂伤的长度通常不相等，并且它们被舌状的阴道组织分开。涉及阴道穹窿中部或上部 1/3 的裂伤通常与会阴或宫颈的损伤有关。除非彻底检查上阴道和宫颈，否则有时会漏掉宫颈裂伤。值得重复强调的是，子宫收缩强但出血仍旧活跃，是生殖道裂伤的有力证据。向上延伸的阴道裂伤通常是纵向的。它们可能由自然分娩引起，但通常是在使用产钳或胎头吸引器进行阴道助产引起的。大多数涉及较深的下层组织的时候会导致严重的出血。通常通过适当的缝合修复来控制出血。因此，缝线应从裂伤的近端顶点开始，并向远处前进。在大多数情况下，使用 0- 或 2-0 规格的可吸收缝线，如铬肠线或羟基乳酸聚合物 910（Vicryl）单层缝合就足够了。持续出血的部位可能需要选择性地使用“8”字缝合用于止血。

广泛的阴道或宫颈裂伤时应该进一步仔细检查是否有腹膜后出血或腹膜穿孔伴出血。Sakhare 等（2007）报告的后穹窿撕裂的一个极端例子如图 30-1 所示。如果怀疑穿孔，应考虑开腹手术（Rafi，2010）。广泛的外阴阴道裂伤也需要探查可能的子宫裂伤或破裂。对于深部外阴阴道裂伤的缝合，有效的镇痛或麻醉、补充血液制品及有力的助手协助都是必需的。在 Melamed 等（2009）报告的研究中，这些裂伤的患者中有 1.5% 需要输血。术后感染在这些女性中也很常见（Lewicky-Gaupp，2015）。在本节中讨论的所有裂伤中，那些需要扩大修复的大的裂伤通常会导致排尿困难，术后留置膀胱尿管可以避免这种情况。在大多数情况下，尿管可在第二天取出。

表 30-2 安全分娩联合会三度或四度裂伤和宫颈裂伤在分娩人群中的发生率

母体特点	裂伤率（%）	
	三 / 四度裂伤	宫颈
整体人群	2 516/87 867（3%）	536/71 170（0.8%）
初产妇	5.8	1.1
经产妇	0.6	0.5
入院 BMI		
＜ 25	3.1	0.9
25 ～ 29.9	3.4	0.8
30 ～ 34.9	2.7	0.8
≥ 35	2.2	1.1
手术助产阴道分娩		
胎头负压吸引	2.0	0.3
产钳助产	10.7	1.0
会阴切开术	7.0	0.7
出生体重（g）		
＜ 2 500	0.9	1.1
2 500 ～ 3 000	1.6	0.9
3 000 ～ 3 500	2.7	0.8
3 500 ～ 4 000	3.9	0.6
4 000 ～ 5 000	5.4	0.7

BMI = 体重指数。
Data from Landy，2011

■ 肛提肌损伤

第三章（37 页）中描述的肛提肌通常会在深部阴道穹窿裂伤中受累。肌肉纤维被撕裂和分离，它们强度的减弱可能会影响盆膈的功能，导致盆底松弛。一篇综述报道，在阴道分娩的女性中，有 13% ～ 36% 的女性肛提肌受伤（Schwertner-Tiepelmann，2012）。在最近一项关于初产妇行阴道助产（247 例胎头吸引术和 42 例产钳助产）的研究中，20% 的患者有肛提肌损伤。在这些女性中，阴道助产是唯一可识别的危险因素（Chung，2015）。此外，产道过度扩张也可能导致拉伤。

这些妇女的长期生活质量尚未得到很好的研究。然而，如果伤害到耻尾肌或耻骨直肠肌，就有可能导致尿失禁和肛门失禁，确切的发生率还未知。

■ 宫颈裂伤

在超过一半的阴道分娩中仔细检查可以看到子宫颈的浅表裂伤，大部分短于 0.5 cm，极少需要缝合（Fahmy，1991）。更深的裂伤不太常见，但它们也经常被忽略。由于检查的差别，裂伤的发生率也不同。例如，安全分娩联合会数据库的调查显示，在分娩后进行仔细检查时，宫颈裂伤的发生率在初产妇中为

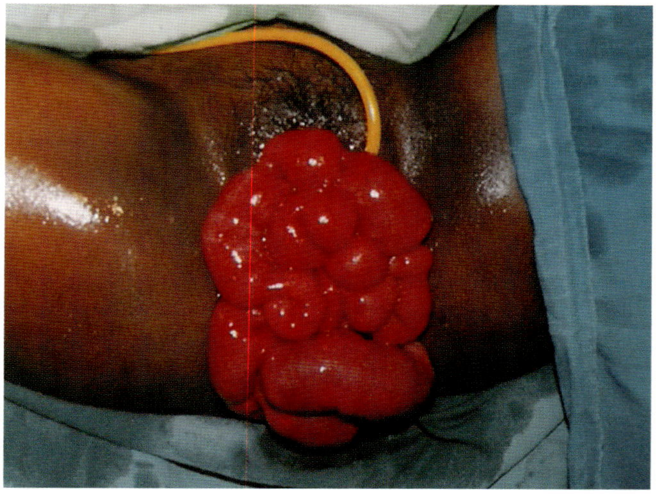

图 30-1 在家分娩后后穹窿撕裂伴小肠突出。（Reproduced with permission from Sakhare AP，Bhanap PL，Mahale AR：Bowel prolapse through colporrhexis-a complication of home delivery. J Obstet Gynecol India 57（6）：553，2007.）。

1.1%，经产妇中为0.5%（见表30-2）。与此形成对比的是，Melamed等在对超过81 000名以色列妇女进行研究后，报告的总体发生率仅为0.16%（2009）。而另一项研究中，Parikh等报道，需要修复的宫颈裂伤发生率为0.2%（2007）。

这种裂伤可能与手术助产阴道分娩（OVD）有关，特别是在使用产钳时。例如，在加利福尼亚最近一项关于OVD的趋势和并发症发生率的研究中，与胎头吸引术助产相比，使用产钳的宫颈裂伤修复率将更高（Fong，2014）。

宫颈裂伤通常不会是个难题，除非它们导致出血或延伸到阴道的上1/3。罕见的是，宫颈完全或部分地从前、后或侧穹窿处的阴道撕脱。这些损伤通常出现在用产钳旋转困难的分娩或宫颈未完全扩张时使用产钳在宫颈上方挤压的分娩。在一些孕妇中，宫颈裂伤达到子宫下段、子宫动脉及其主要分支。它们偶尔会延伸到腹腔。更严重的裂伤通常表现为外出血或血肿，但有时也可能不会被发现。在Melamed等（2009）报告的以色列大型研究中，被确定为宫颈裂伤的女性中有11%需要输血。

幸运的是其他严重的宫颈损伤并不常见。有一种情况是，水肿的宫颈前唇在分娩期间被胎头和母体耻骨联合挤压。如果导致严重缺血，则前唇可能会发生坏死并与宫颈的其余部分分离。另一种罕见的损伤是宫颈阴道部的完全撕脱。宫颈的这种环形或圆形的分离发生在难产时，尤其是产钳助产时。

诊断

对于在第三产程期间和之后出现大量动脉出血的产妇，应怀疑深部宫颈裂伤，特别是当子宫收缩良好时。即使没有第三产程的出血，也应在大的OVD后例行宫颈检查。彻底的评估是必要的，并且薄而松弛的宫颈会干扰影像学检查。充分的暴露和检查伤口可以更好地了解损伤的程度。当助手对子宫底部施加压力时，术者用卵圆钳牵拉宫颈唇，第二助手可以使用直角阴道壁牵开器以更好地暴露术野。

治疗

一般来说，1 cm甚至2 cm的宫颈裂伤，是可以不修复的，除非出血，修复这样的裂伤意义不大。当愈合后，宫颈外口呈现的是不规则，有时是星状的外观。

深部宫颈裂伤通常需要手术修复。当裂伤局限于宫颈，或者甚至延伸至阴道穹窿时，将宫颈置于外阴视野进行缝合可获得满意的结果（图30-2）。在修复宫颈裂伤时，可以用纱布压迫阴道裂伤处以止血。因为出血通常来自伤口的顶端，所以使用可吸收缝线缝合的第一针应从伤口的顶端组织开始。随后，向术者的方向向外行间断或连续锁边缝合。延迟可吸收缝合或可吸收缝线均可，0或2-0铬肠线或羟基乳酸聚合物910都可以。如果裂伤延伸至阴道外侧沟，尝试恢复正常的宫颈解剖外观可能导致日后的狭窄。

通过缝合可以成功修复大部分裂伤，然而，如果子宫受累并持续出血，则可能需要使用第二十九章（479页）中描述的一些方法来止血。例如，Lichtenberg（2003）描述了手术修复失败后的高位宫颈裂伤成功应用了血管造影栓塞术。在其他情况下，可能需要开腹，甚至切除子宫来止血。

产后血肿

产后盆腔血肿通常与裂伤、会阴切开术或OVD有关。也就是说，有些血肿可能发生在血管牵拉和破裂后，而没有相关的裂伤（Nelson，2012；Propst，1998；Ridgway，1995）。这些血肿可能存在不同的解剖学表现。在某些情况下，它们很快就显现出来，但在另一些情况下，出血可能延迟。偶然的情况下，它

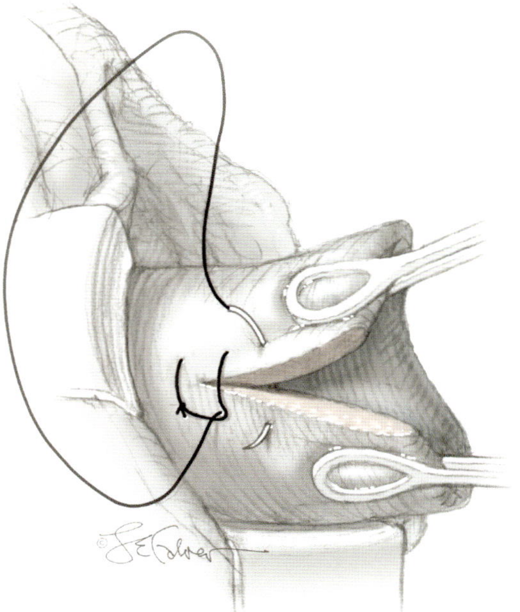

图30-2 宫颈深部裂伤修复。用可吸收缝线从裂伤的顶端行锁边缝合。

们与潜在的获得性凝血功能障碍有关，如胎盘早剥或妊娠期急性脂肪肝；或源自抗凝治疗；或源自先天性出血性疾病（如血管性血友病）。

以解剖学为基础，产后血肿可分为外阴、外阴阴道、阴道旁、肛提肌上、坐骨肛门和腹膜后血肿（图30-3）。外阴血肿多累及阴部动脉分支，3个主要分支为直肠下动脉、阴蒂背动脉和会阴动脉，包括后阴唇动脉分支（图3-7，37页）。阴道旁血肿可能累及子宫动脉的降支（Zahn，1990）。在某些情况下，肛提肌上方有血管撕裂会形成肛提肌上血肿，可以延伸到阴道的上半部分，甚至堵塞阴道。持续的出血可能会延伸至腹膜后间隙，在腹股沟韧带上方形成一个可触及的包块。最后，它甚至可以扩展到升结肠后方至膈下缘肝曲的位置（Rafi，2010）。

■ 外阴阴道血肿

会阴、外阴和阴道旁血肿可迅速发展。它们经常引起剧痛，如图30-4所示。如果出血停止，小到中等大小的血肿可被吸收。在其他情况下，血肿表面的组织可能因压力性坏死而破裂，这时，可继发大量出血。还有一些情况，血肿以大血块和陈旧血液的形式流出。那些累及到阴道旁间隙并延伸到肛提肌以上的腹膜后出血可能是大量的，有时是致命的。偶尔会发生产后2周再次出血的血肿，如图30-5所示。

诊断

外阴血肿通常由于严重的会阴疼痛而容易诊断。一个表面紧张、有波动感、有触痛的，且大小不同的囊肿迅速发展，最终表面皮肤淤青、褪色。阴道旁血肿可暂时未被发现，但由于盆腔压力、疼痛或排尿困

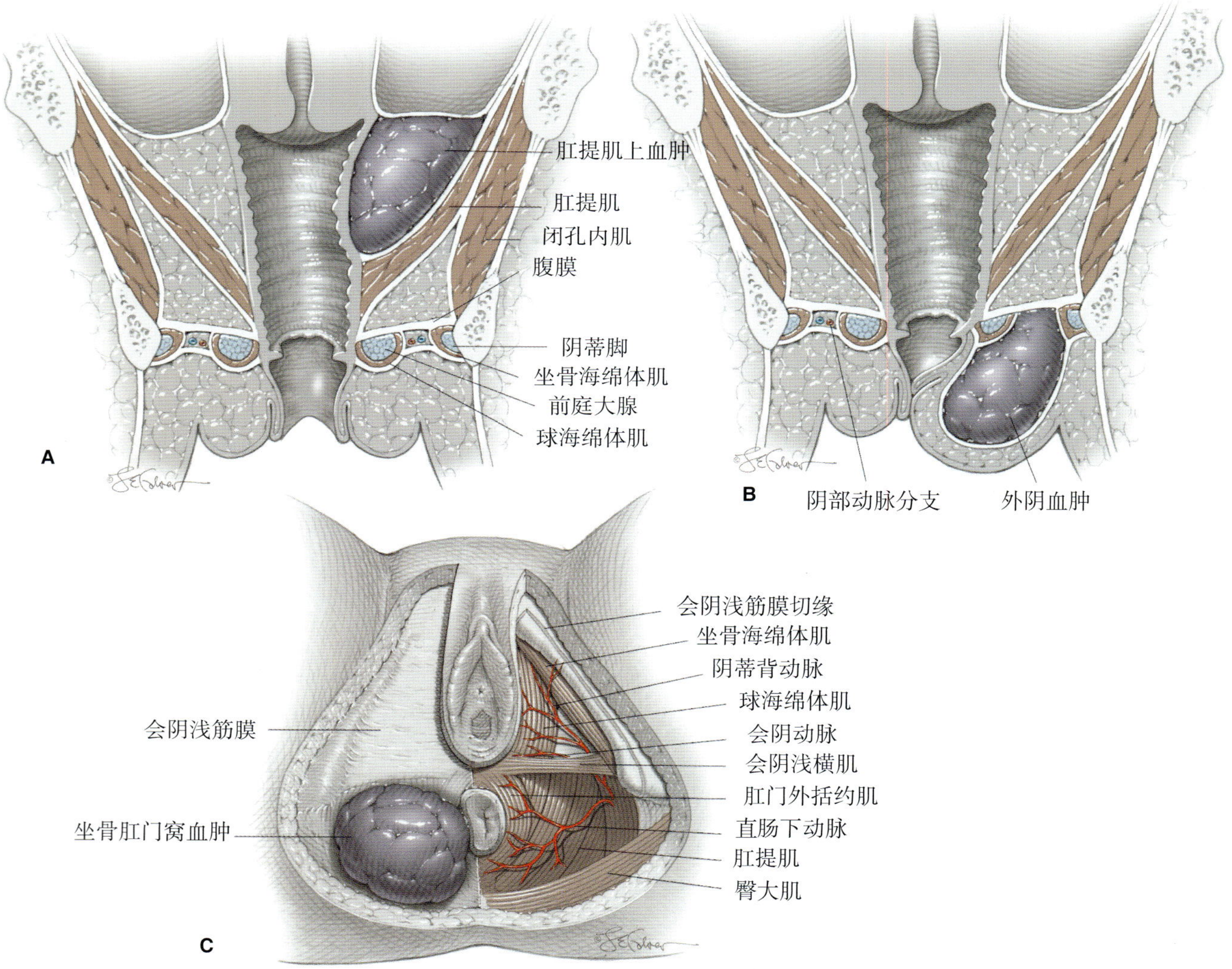

图30-3 不同类型产后血肿示意图。**A**．肛提肌上血肿冠状面，**B**．会阴前三角血肿冠状面，**C**．会阴后三角解剖及坐骨肛门窝血肿会阴面。

第四部分

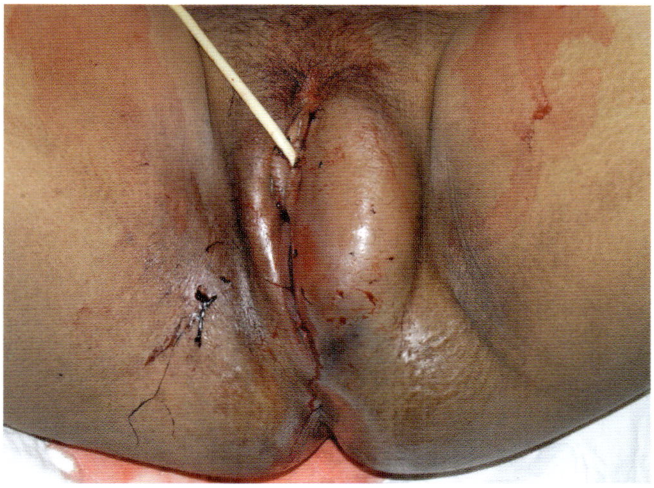

图 30-4　左侧外阴血肿与自然分娩后阴道裂伤有关。

难等症状的出现需要我们进一步评估，从而我们会发现一个圆形、波动的侵犯阴道腔的血肿。当累及肛提肌以上时，血肿向上延伸至阴道旁间隙，随后是阔韧带两叶间（图 30-6）。有些女性的血肿可能难以发现，直到腹部触诊可触及或发生低血容量。超声或 CT 扫描成像可用于评估血肿的位置和程度（Kawamura，2014；Takeda，2014）。正如接下来要讨论的，肛提肌以上的血肿尤其令人担忧，因为它们可能是致命的。

管理

外阴阴道血肿的管理根据其大小、分娩开始后血肿形成持续的时间，以及它们是否继续变大来进行。大的产后血肿的失血量往往超过临床估计，低血容量经常发生，且在手术修复时也经常需要输血。

通常，在离开产房后确定的较小的外阴血肿可以期待治疗（Propst，1998）。但是，如果疼痛严重或血肿继续扩大，就需要手术探查。切口选择在血肿表面张力最大的地方，排出积血和血凝块，对出血点进行结扎。然而，在许多情况下，未发现分散的出血血管，可以用间断褥式缝合或连续缝合来消除空腔。如果空腔较深，则可能需要分层缝合。延迟吸收缝线或可吸收缝线都是合适的，0 或 2-0 规格的铬肠线或羟基乳酸聚合物 910 也是合理的选择。

在阴道明显受累的情况下，阴道填塞应放置 12 ~ 24 h。在某些情况下，血肿腔不能完全被封闭，需在切口处放置引流条（图 30-7）。对于外阴血肿，切开、观察、冷敷、Foley 导管引流和镇痛都是常用的辅助手段。

■ 肛提肌上血肿和腹膜后血肿

阴道旁血肿可沿着阻力最小的解剖路径扩散。它们可以延伸到阴道的上部，在肛提肌平面的上方，并且可以阻塞阴道腔。持续出血可能会破坏腹膜后间隙，在腹股沟韧带上方形成可触及的血肿。最后，它甚至可以在升结肠后沿解剖位置到膈肌下缘的肝曲。显然，腹膜后血肿如果体积大且持续扩大，可能会危及生命。如前所述，持续出血常常被低估。在某些情

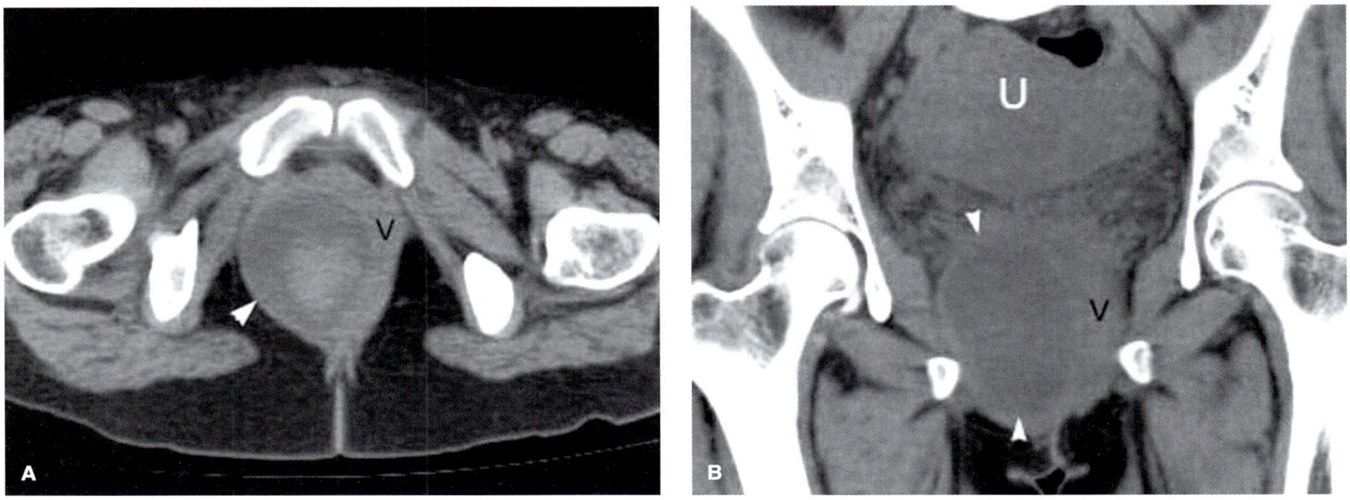

图 30-5　分娩时，这名妇女右侧外阴阴道血肿没有扩大，行期待治疗，因产后 2 周出现反复疼痛和肿胀复诊。CT 显示右侧阴道旁血肿 6 cm × 6 cm × 8 cm，再次出血。A. 这张轴向图像显示血肿（箭头）使尿道、阴道（V）和直肠横向移位。在未使用造影剂的图像中，血肿中央最致密的部位为血凝块。B. 冠状位图像显示这个血肿（箭头）的长度，阴道受压偏向一侧。U = 子宫，V = 阴道。

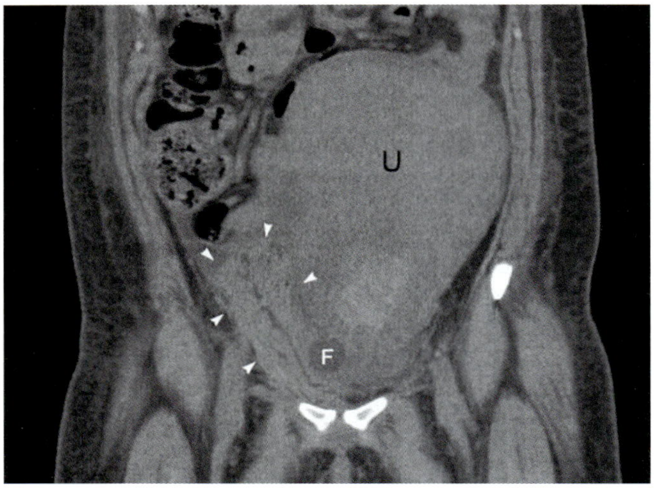

图 30-6 冠状位 CT 显示右侧阴道血肿（箭头）越过阔韧带底部延伸，6 周后血肿自行吸收。F = Foley 球囊，U = 产后子宫。

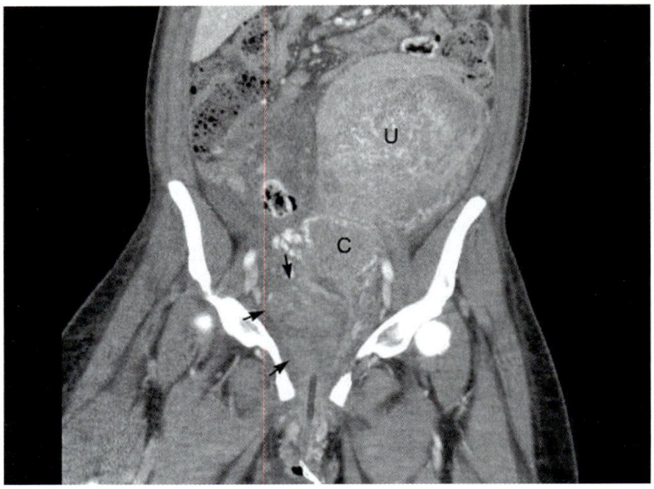

图 30-8 冠状位 CT 显示一个大的阴道旁肛提肌上血肿（箭头）将阴道挤向左侧，子宫（U）和宫颈（C）挤向头侧和左侧。

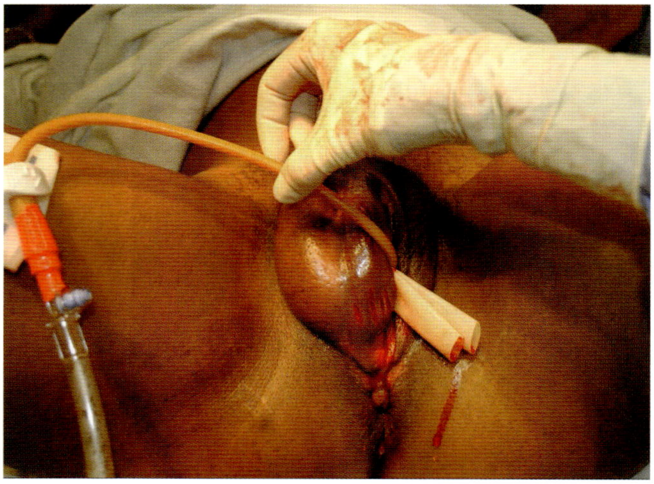

图 30-7 右侧外阴阴道血肿被切开并引流出 500 ml 血液和血凝块。两根 3/4 英寸部分闭合的 Penrose 引流条置于切口处进行引流，24 h 后取出，取出时仅有少量引流液。尿管引流膀胱尿液。

况下，可能会发生股神经压迫、坐骨神经痛和髂腰肌痉挛（Rafi，2010），可通过计算机断层扫描（CT）或磁共振（MR）成像诊断（图 30-8）。

肛提肌上血肿由于其大小及位置更难治疗。虽然有些血肿可以通过外阴或阴道切口排出血液，但如果继续出血，建议进行开腹手术或血管造影栓塞术。栓塞术已成为治疗大部分此类血肿的常用方法。它可以预防性地使用，也可以在手术失败后进行止血（Distefano，2013；Lee，2015；Ojala，2005）。据报道，在 500 多名各种原因导致盆腔出血的女性中，栓塞有效率为 90%（Bodner，2006；Lee，2012；Poujade，2012；Sentilhes，2009）。根据综述，Rouse（2013）得出结论，栓塞大部分是成功的，但它对穿透性胎盘或并发凝血功能障碍的效果较差。

栓塞术后，生育能力不受影响，随后成功怀孕的案例已有报道（Chauleur，2008；Fiori，2009；Kolomeyevskaya，2009）。栓塞术的并发症相对不常见，但它们可能会很严重。在栓塞术治疗产后出血的病例中已经有子宫感染和子宫缺血性坏死的报道（Coulange，2009；Katakam，2009；Nakash，2012；Sentilhes，2009）。而且，Al-Thunyan 等（2012）报道了一例双侧髂内动脉栓塞后出现大面积臀部坏死和截瘫的女性。

使用 Bakri 球囊阻止宫颈旁血肿引起的出血也有报道（Gizzo，2013；Grönvall，2013）。同样，Ghirardini 等（2012）使用 Foley 导管球囊进行填塞止血。在超声引导下穿刺引流肛提肌上血肿也是一种方法（Mukhopadhyay，2015）。在上述 3 种技术成熟前，不常规推荐使用。

子宫破裂

发生子宫破裂通常是灾难性的，如果它发生在完整或无瘢痕的子宫即为原发性，如果破裂与先前存在的子宫肌层切口、损伤或异常相关则为继发性。表 30-3 列出了一些与子宫破裂有关的因素。值得注意的是这些潜在的危险因素在过去的 50 年里发生了明显的变化（Al-Zirqi，2016）。具体而言，在 1960 年之前，剖宫产率明显低于现在的水平，多次分娩的女

表 30-3 子宫破裂的原因

原发性子宫破裂	继发性子宫破裂
分娩前	**涉及子宫肌层的手术**
持续、强烈的自发性宫缩	剖宫产或子宫切开术
分娩刺激——催产素或前列腺素	前次子宫破裂修补史
羊膜腔灌注——盐水或前列腺素	子宫肌瘤切除术经过或穿透子宫内膜层
宫腔内压力导管导致的穿孔	输卵管间质部深部宫角切除术
外伤——锐性或钝性	子宫成形术
外倒转术	输卵管切除术
子宫过度扩张——羊水过多，多胎妊娠	**子宫创伤**
分娩时	人工流产——锐性刮宫、吸引刮匙刮宫或负压吸引
对双胎中的二胎儿行内倒转术	锐性或钝性创伤——袭击、车祸、子弹伤、刀伤
产钳助产困难	前次妊娠子宫静止型破裂史
急产	**先天性原因**
臂牵引	结缔组织缺陷
肩难产	子宫角发育不良的妊娠
胎儿异常使子宫下段过度拉伸	
分娩时宫腔压力过大	
人工剥离胎盘困难	
其他	
胎盘植入综合征	
妊娠期滋养细胞肿瘤	
子宫内膜异位症	
后倾子宫内囊性结构	

性占大部分，因此原发性子宫破裂占主要地位。随着剖宫产率增加，尤其剖宫产后再孕阴道试产的女性在20世纪90年代中期逐渐普遍，剖宫产术后瘢痕子宫引起的子宫破裂成为了最重要的原因。例如，1988—1997年的一个系列中，92%的子宫破裂女性先前实施过剖宫产（Kieser，2002）。很大程度上由于子宫破裂的风险，剖宫产后的女性对阴道试产的热情降低了，美国国立卫生研究院共识发展会议（2010）小组详细介绍了这一点。从那以后，两种类型的子宫破裂有着相似的发生率。事实上，2006年美国医院协会对41例子宫破裂的研究报告显示其中只有一半的女性有剖宫产史（Porreco，2009）。

■ 发生率和危险因素

Getahun等（2012）认为在发达国家子宫破裂的发生率为4 800次分娩中有1例，这与2004—2014年在Parkland医院研究得到为1 000次分娩中有0.2例一致。原发性子宫破裂的发生率较低，为10 000～15 000次分娩中有1例（Miller，1997；Porreco，2009），这一比例在过去的30～40年间有所下降。其中一个原因可能是女性分娩次数在下降（Maymon，1991；Miller，1997）。

子宫破裂发生率降低的另一个原因是以前过度或不合理的使用缩宫素刺激宫缩的情况已经消失。缩宫素刺激宫缩目前存在于剖宫产后瘢痕子宫试产时子宫破裂的患者中。Maggio等（2014）发现缩宫素剂量与试产孕妇的子宫破裂无关。此外，最近的一项分析显示在3个对比高剂量与低剂量缩宫素治疗方案的试验中，子宫破裂的发生率没有明显差异（Budden，2014）。尽管如此，缩宫素的使用仍被认为是无瘢痕子宫破裂的危险因素（Gibbins，2015）。顺便提一下，有趣的是，我们发现原发性子宫破裂发生在那些看似不同但都使用前列腺素 E_1 诱发宫缩的孕妇中。

子宫破裂的其他危险因素包括任何既往对子宫肌层造成创伤的手术或操作，如刮宫术、子宫穿孔、子宫内膜切除术、子宫肌瘤切除术、宫腔镜检查和间质部输卵管切除术（Kieser，2002；Kiseli，2013；Pelosi，1997；Stanirowski，2015）。在前面提到的

Porreco 等（2009）的研究中，21 例无剖宫产史的妇女中有 7 例曾接受过子宫手术。此外，随着剖宫产率的上升，正如第二十七章（451 页）所描述的一样，与胎盘植入综合征相关的破裂也有报道（Conroy，2014；Deshpande，2013）。

不常见的子宫破裂的原因包括子宫畸形及多胎妊娠（Tarney，2013；Tola，2014）。其他的情况还有破裂部位的子宫肌层先天性薄弱、子宫肌瘤、子宫腺肌症及相关结缔组织的异常，包括 Ehlers-Danlos 综合征、系统性红斑狼疮（Arici，2013；Nikolaou，2013；Noh，2013；Ramskill，2014；Tola，2014）。

■ 发病机制

在分娩期间原发性子宫破裂通常发生在变薄的子宫下段。当裂口紧邻子宫颈时，常常横向或斜行地延伸；当裂口在子宫邻近阔韧带的位置时，撕裂通常是纵向的。尽管这些撕裂主要发生在子宫下段，但它们向下延伸通过宫颈并进入阴道，或向上延伸到子宫的情况也较为常见（图 30-9）。在某些情况下，膀胱也可能被撕裂（Rachagan，1991）。如果裂口足够大，子宫内容物通常会进入到腹膜腔内。然而，如果连接的胎儿部分很稳固，那么可能只有部分胎儿被从子宫中挤出。胎儿预后很大程度上取决于胎盘分离，以及产妇出血和血容量不足的程度。在某些情况下，覆盖的腹膜仍然持完整，这通常伴随着发展到阔韧带的出血，导致大的腹膜后血肿并伴有大量失血。偶尔，完整的羊膜囊突出于子宫肌层缺损，被描述为临床静止型子宫破裂（Al-Kufaishi，2014；Iemura，2015）。极少的情况下子宫破裂会在产后进展为脓毒症综合征（Narasimhulu，2015）。

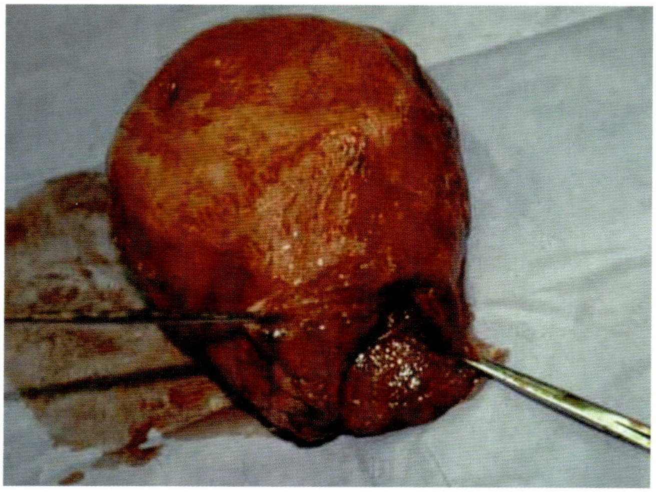

图 30-9 自然分娩时发生的原发性子宫破裂，在子宫下段左侧有一垂直的裂口。

■ 临床表现与诊断

在分娩过程中没有一种特定的模式可预测原发性或继发性子宫破裂（Graseck，2012；Harper，2012）。在发展为低血容量性休克之前，除非考虑到这种可能性，否则子宫破裂女性的症状和体征可能会被认为很奇怪。例如，子宫破裂引起的腹腔积液可能导致膈肌刺激和胸部疼痛，这会误导医务人员诊断肺栓塞或羊水栓塞，而不是子宫破裂。子宫破裂的最常见的征象是不安全的胎心监护图形伴胎心变异减速可能演变为晚期减速和心动过缓（American Academy of Pediatrics and American College of Obstetricians and Gynecologists，2012），如图 30-10 所示。在 36 例试产期间发生的子宫破裂中，表现为胎儿体征的有 24 例，母体体征的有 8 例，两者都有的为 3 例（Holmgren，2012）。很少有女性在子宫破裂后宫缩停止，宫内压力导管的使用尚未被证实可以有效地帮助诊断（Rodriguez，1989）。在一些女性中，子宫破裂的表现与胎盘早剥的表现相同，然而，在大多数情况下，非常小的疼痛或压痛也是值得注意的。此外，由于大多数孕妇使用麻醉剂或硬膜外镇痛缓解不适，可能会掩盖疼痛和压痛。当发生胎儿窘迫或偶尔因隐匿性出血引起的母体血容量不足时，子宫破裂的情况才会变得明显。

如果胎儿先露部分已经进入骨盆，在盆腔检查时会感觉到胎儿移位。如果胎儿部分或完全从子宫破裂部位挤出，腹部触诊或阴道检查可能有助于识别从骨盆入口移开的先露部分。有时会在胎儿旁感觉到收缩的子宫。

子宫肌层部分破裂——子宫撕裂

在几次阴道分娩后，我们遇到了子宫内部不完全裂伤垂直延伸导致活动性出血的情况（图 30-11）。Conrad 等（2015）最近描述了这种持续性产后出血的原因，这些裂伤通常从下方看不到，并且在子宫切除术时发现尽管子宫收缩，但仍有顽固性子宫出血。这种类型的出血可能是凶猛的，直到从双侧夹住子宫动脉才会停止。

■ 治疗

大多数子宫破裂病例，都有急诊开腹探查的指征。产妇的适应证包括为控制出血必须做的子宫切除术，例外的情况是当裂口与前次剖宫产瘢痕一致，且产妇刚刚完成了成功的阴道试产。如果子宫切口被浆

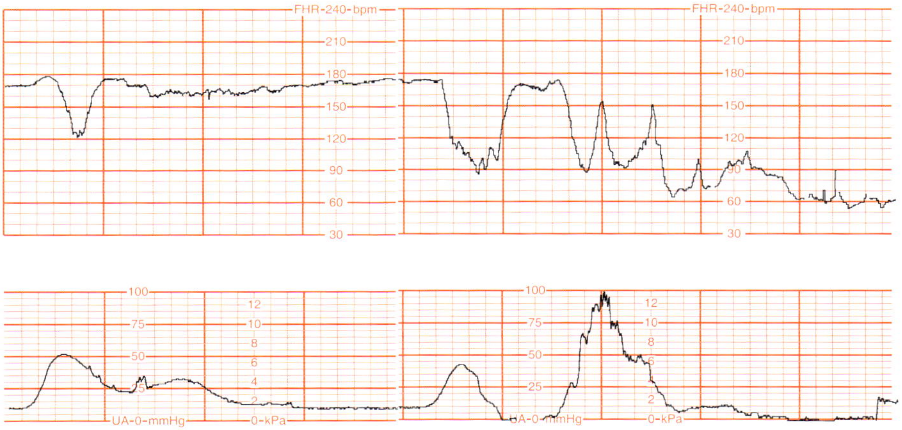

图 30-10　一名有剖宫产史的产妇在阴道试产用力时发生子宫破裂的胎心监护图形。(Reproduced with permission from Cunningham FG, Leveno, KJ, Bloom SL, et al: Prior cesarean delivery. In Williams Obstetrics, 24th ed. New York, McGraw-Hill Education, 2014.)

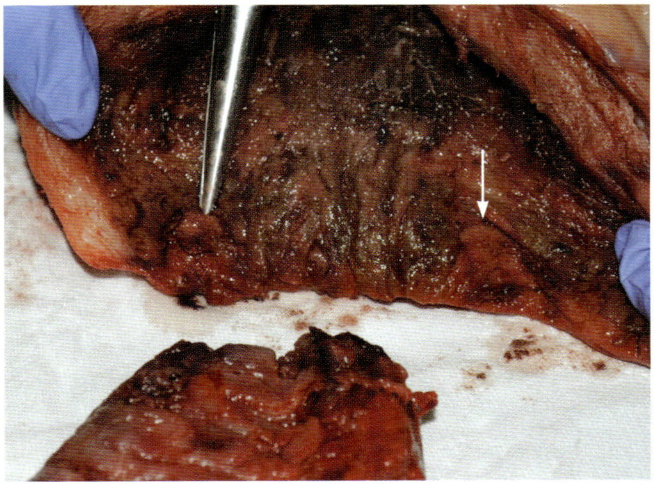

图 30-11　“部分子宫破裂”显示两个垂直的穿透子宫肌层的不完全撕裂（箭头和剪刀尖所指）。

膜层覆盖，且没有出血，很多人也建议观察。

子宫切除与子宫修补

大多数关于手术治疗子宫破裂的报道都来自有前次剖宫产瘢痕的女性，在阴道试产期间完全破裂的可能需要行子宫切除术。在 McMahon（1996）和 Miller（1997）等的报告中，10% ~ 20% 的此类女性需要通过子宫切除术止血。然而，在某些情况下，病例可以进行保留子宫的缝合修补，但其日后发生子宫破裂的风险也会增加。Sheth（1968）报道了 66 例选择子宫破裂修补而不是子宫切除的女性，其中有 25 例在修补时结扎了输卵管。在 41 例未行输卵管绝育术的女性中，有 13 例女性进行了共 21 次妊娠，其中 4 例再次发生了子宫破裂，发生率约为 25%。Usta 等（2007）研究了黎巴嫩 25 年间发生完全性子宫破裂的女性共 37 例，11 例行子宫切除术，其余 26 例行子宫破裂修补。其中的 12 例继续妊娠，共计 24 次，有 1/3 的女性出现了复发性子宫破裂。并非所有的报道都显示子宫破裂有高复发率。在 Fox 等的研究中（2014），在发生子宫破裂后的 20 次妊娠中并没有复发病例。然而，子宫裂开的发生率为 5%。在另一项研究中，有子宫裂开的女性在随后的妊娠中发生子宫破裂的情况并不常见（Baron，2014）。

■ 结局

母体死亡率

大多数子宫破裂的产妇和围产期妇女的结局也来自剖宫产后再孕阴道试产的报告。根据美国 CDC 的数据，大约 1% 的孕产妇死亡是由子宫破裂引起的（Creanga，2015）。如图 30-12 所示，在美国，2006—2010 年间，由子宫破裂导致的孕产妇死亡率约占失血死亡孕妇的 10%。来自加拿大的数据显示，1991—2001 年间分娩的 250 万妇女中有 1 898 例子宫破裂的病例，其中只有 4 例（0.2%）产妇死亡（Wen，2005）。然而，在世界的其他地区，与子宫破裂相关的孕产妇死亡率要高得多。例如，在来自印度农村的一份报告中，与子宫破裂相关的孕产妇死亡率达 30%（Chatterjee，2007）。

围产期并发症发生率和死亡率

正如所料，与子宫破裂相关的围产期并发症发生率和死亡率显著增加。除了发生死产和新生儿死亡，一个主要问题是幸存的婴儿会出现严重的神经功能损害（Porreco，2009）。从子宫破裂到胎儿进入腹膜腔，健康胎儿生存率很低，其死亡率为 50% ~ 75% 不等。

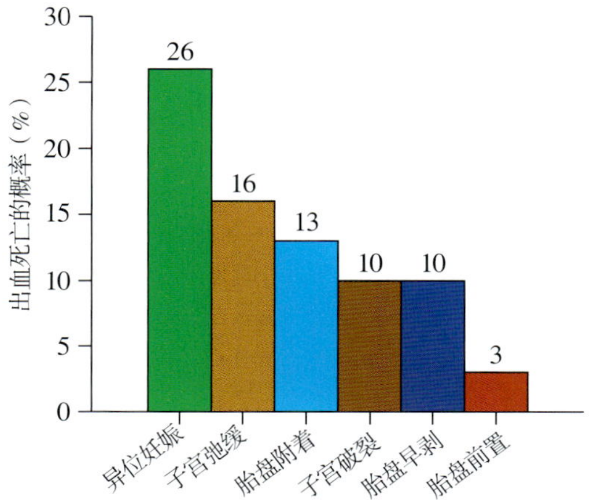

图 30-12　疾病预防控制中心的数据显示 382 名孕产妇中因出血死亡的原因。（Data from Creanga AA，Berg CJ，Syverson C，et al：Pregnancy-related mortality in the United States，2006-2010，Obstet Gynecol 2015 Jan；125（1）：5-12）

胎儿的情况与胎盘植入的完整程度有关，尽管这种情况可以在几分钟之内发生变化。随着破裂，胎儿生存的唯一机会是立即分娩，最常见的方式是开腹手术，否则缺氧是不可避免的。如果破裂之后胎盘立即完全剥离，那么很少有胎儿能被抢救成功。因此，即使在最好的情况下，胎儿的生存也会受影响。

犹他州的经验具有一定的指导意义（Holmgren，2012）。在 36 例子宫破裂的产妇中，从决定手术到分娩的时间短于 18 min 的 17 名新生儿中，新生儿均未出现不良神经系统结局；从决定手术到分娩的时间超过 18 min 的 18 名新生儿中，有 3 名患有长期神经系统损伤，分别在第 31、40 和 42 min 分娩。在这 36 名子宫破裂的女性中没有围产儿死亡病例，但有 12% 发生了严重的新生儿神经系统疾病。

在瑞典出生人口登记处的一项研究中，Kaczmarczyk 等（2007）发现，子宫破裂后新生儿死亡风险是 5%。与未发生子宫破裂的孕妇相比，风险增加 60 倍。在此研究中，与分娩相关的 114 例子宫破裂病例中，7 例（6%）并发了新生儿缺血缺氧性脑病（Spong，2007）。

■ 创伤性子宫破裂

虽然膨胀的妊娠子宫对钝性创伤具有惊人的抵抗力，但应该仔细观察有这种腹部创伤的孕妇是否有子宫破裂的迹象（第十七章，283 页）。即便如此，钝性创伤也更容易导致胎盘早剥。在 Miller（1996）的一项研究中，创伤仅导致 150 多名女性中的 3 名女性子宫破裂。破裂更容易发生在先前有瘢痕的子宫，并且通常与直接的力量有关，以每小时 25 英里（约为 40 m/h）的速度发生碰撞后产生的力可以对限制于座位上的妊娠女性产生高达 500 mmHg 的宫内压（图 17-4，285 页）（Crosby，1968）。

创伤性子宫破裂的临床表现可能与子宫完整的胎盘早剥相同，母体和胎儿情况的恶化很快就不可避免。Pearlman 和 Cunningham（1996）描述了在高速碰撞后，一位孕 20 周的女性子宫底部发生破裂，胎儿被横断。同样，Weir 等（2008）报道了孕 22 周的宫颈上子宫撕脱及胎儿横断。CT 扫描可用于诊断子宫破裂伴死胎或胎盘剥离。

如今导致创伤性子宫破裂的其他不常见的原因有内倒转术和牵拉、产钳助产困难、臀位牵引和异常的胎儿过大（例如脑积水）。

（宫小丽，译　陈　练，校）

参考文献

Al-Kufaishi A, Erasmus K, Carr D, et al: An unusual cause for epigastric pain in pregnancy. Spontaneous uterine rupture with herniation of the amniotic sac in a 33-week primigravida. BMJ Case Rep Mar 5, 2014

Al-Thunyan A, Al-Meshal O, Al-Hussainan H, et al: Buttock necrosis and paraplegia after bilateral internal iliac artery embolization for postpartum hemorrhage. Obstet Gynecol 120(2 Pt 2):468, 2012

Al-Zirqi I, Stray-Pedersen B, Forsen L, et al: Uterine rupture: trends over 40 years. BJOG 123(5):780, 2016

American Academy of Pediatrics and the American College of Obstetricians and Gynecologists: Guidelines for Prenatal Care, 7th ed. Elk Grove Village, 2012

Arici V, Corbetta R, Fossati G, et al: Acute first onset of Ehlers-Danlos syndrome type 4 with spontaneous rupture of posterior tibial artery pseudoaneurysm. Vascular 21(1):43, 2013

Baron J, Weintraug AY, Eshkoli T, et al: The consequences of previous uterine scar dehiscence and cesarean delivery on subsequent births. Int J Gynaecol Obstet 126(2):120, 2014

Bodner LJ, Nosher JL, Grivvin C, et al: Balloon-assisted occlusion of the internal iliac arteries in patients with placenta accreta/percreta. Cardiovasc Intervent Radiol 29:354, 2006

Budden A, Chen LJ, Henry A: High-dose versus low-dose oxytocin infusion regimens for induction of labour at term. Cochrane Database System Rev 10:CD009701, 2014

Chatterjee SR, Bhaduri S: Clinical analysis of 40 cases of uterine rupture at Durgapur Subdivisional Hospital: an observational study. J Indian Med Assoc 105(9):510, 2007

Chauleur C, Fanget C, Tourne G, et al: Serious primary post-partum hemorrhage, arterial embolization and future fertility: a retrospective study of 46 cases. Hum Reprod 23:1553, 2008

Chung MY, Wan OY, Cheung RY, et al: The prevalence of levator ani muscle injury and health related quality of life in primiparous Chinese women after instrumental deliveries. Ultrasound Obstet Gynecol 45(6):728, 2015

Conrad LB, Groome LJ, Black DR: Management of persistent postpartum hemorrhage caused by inner myometrial lacerations. Obstet Gynecol 126:266, 2015

Conroy K, Hsieh F, Craigo S: Spontaneous uterine rupture from placenta percreta: an increasing phenomenon?. Obstet Gynecol 123(Suppl 1):142S, 2014

Coulange L, Butori N, Loffroy R, et al: Uterine necrosis following selective embolization for postpartum hemorrhage using absorbable material. Acta Obstet Gynecol Scand 88(2):238, 2009

Creanga AA, Berg CJ, Syverson C, et al: Pregnancy-related mortality in the United States, 2006–2010. Obstet Gynecol 125:5, 2015

Crosby WM, Snyder RG, Snow CC, et al: Impact injuries in pregnancy. I. Experimental studies. Am J Obstet Gynecol 101(1):100, 1968

Cunningham FG, Leveno KJ, Bloom SL, et al: Prior cesarean delivery. In Williams Obstetrics, 24th ed. New York, McGraw-Hill Education, 2014
Deshpande NA, Carusi DA: Uterine rupture after prior conservative management of placenta accreta. Obstet Gynecol 122(2):475, 2013
Distefano M, Casarella L, Amoroso S, et al: Selective arterial embolization as a first-line treatment for postpartum hematomas. Obstet Gynecol 121(2 Pt 2 Suppl):443, 2013
Fahmy K, el-Gazar A, Sammour M, et al: Postpartum colposcopy of the cervix: injury and healing. Int J Gynaecol Obstet 34:133, 1991
Fiori O, Deux JF, Kambale JC, et al: Impact of pelvic arterial embolization for intractable postpartum hemorrhage on fertility. Am J Obstet Gynecol 200:384.e1, 2009
Fong A, Wu E, Pan D, et al: Temporal trends and morbidities of vacuum, forceps, and combined use of both. J Matern Fetal Neonatal Med 27(18):1886, 2014
Fox NS, Gerber RS, Mourad M, et al: Pregnancy outcomes in patients with prior uterine rupture or dehiscence. Obstet Gynecol 123(4):785, 2014
Getahun BS, Yeshi MM, Roberts DJ: Case records of the Massachusetts General Hospital: case 34–2012: a 27-year-old woman in Ethiopia with severe pain, bleeding, and shock during labor. N Engl J Med 367(19):1839, 2012
Ghirardini G, Alboni C, Mbrouk M: Use of balloon tamponade in management of severe vaginal postpartum hemorrhage and vaginal hematoma: a case series. Gynecol Obstet Invest 74(4):320, 2012
Gibbins KJ, Weber T, Holmgren CM, et al: Maternal and fetal morbidity associated with rupture of the unscarred uterus. Am J Obstet Gynecol 213(3):382.e1, 2015
Gizzo S, Saccardi C, Paztrelli TS, et al: Bakri balloon in vaginal-perineal hematomas complicating vaginal delivery: a new therapeutic approach. J Low Genit Tract Dis 17:125, 2013
Graseck AS, Odibo AO, Tuuli M, et al: Normal first stage of labor in women undergoing trial of labor after cesarean delivery. Obstet Gynecol 119(4):732, 2012
Grönvall M, Tikkanen M, Tallberg E, et al: Use of Bakri balloon tamponade in the treatment of postpartum hemorrhage: a series of 50 cases from a tertiary teaching hospital. Acta Obstet Gynecol Scand 92(4):433, 2013
Harper LM, Cahill AG, Roehl KA, et al: The pattern of labor preceding uterine rupture. Am J Obstet Gynecol 207(3):210, 2012
Holmgren C, Scott JR, Porter TF, et al: Uterine rupture with attempted vaginal birth after cesarean delivery: decision-to-delivery time and neonatal outcome. Obstet Gynecol 119(4):725, 2012
Iemura A, Kondoh E, Kawasaki K, et al: Expectant management of a herniated amniotic sac presenting as silent uterine rupture: a case report and literature review. J Matern Fetal Neonatal Med 28(1):106, 2015
Kaczmarczyk M, Sparen P, Terry P, et al: Risk factors for uterine rupture and neonatal consequences of uterine rupture: a population-based study of successive pregnancies in Sweden. BJOG 114(10):1208, 2007
Katakam N, Vitthala S, Sasson S, et al: Complications and failure of uterine artery embolization for intractable postpartum haemorrhage. BJOG 116(6):863, 2009
Kawamura Y, Kondoh E, Hamanishi J, et al: Treatment decision-making for postpartum hemorrhage using dynamic contrast-enhanced computed tomography. J Obstet Gynaecol Res 40(1):67, 2014
Kieser KE, Baskett TF: A 10-year population-based study of uterine rupture. Obstet Gynecol 100:749, 2002
Kiseli M, Artas H, Armagan F, et al: Spontaneous rupture of uterus in midtrimester pregnancy due to increased uterine pressure with previous laparoscopic myomectomy. Int J Fertil Steril 7(3):239, 2013
Kolomeyevskaya NV, Tanyi JL, Coleman NM, et al: Balloon tamponade of hemorrhage after uterine curettage for gestational trophoblastic disease. Obstet Gynecol 113:557, 2009
Landy HJ, Laughon K, Bailit JL, et al: Characteristics associated with severe perineal and cervical lacerations during vaginal delivery. Obstet Gynecol 117(3):627, 2011
Laughon SK, Berghella V, Reddy UM, et al: Neonatal and maternal outcomes with prolonged second stage of labor. Obstet Gynecol 124(1):57, 2014
Lee HY, Shin JH, Kim J, et al: Primary postpartum hemorrhage: outcome of pelvic arterial embolization in 251 patients at a single institution. Radiology 264(3):903, 2012
Lee SL, Kim YH, Lee HJ: Selective angiographic embolisation of an infralevator vulvovaginal haematoma after birth: case report. J Obstet Gynaecol 35(6):639, 2015
Lewicky-Gaupp C, Leader-Cramer A, Johnson LL, et al: Wound complications after obstetric anal sphincter injuries. Obstet Gynecol 125:1088, 2015
Lichtenberg ES: Angiography as treatment for a high cervical tear—a case report. J Reprod Med 48:287, 2003
Maggio L, Forbes J, Carey LL, et al: Association of Montevideo units with uterine rupture in women undergoing a trial of labor. J Reprod Med 59(9–10):464, 2014
Maymon R, Shulman A, Pomeranz M, et al: Uterine rupture at term pregnancy with the use of intracervical prostaglandin E2 gel for induction of labor. Am J Obstet Gynecol 165:368, 1991
McMahon MJ, Luther ER, Bowes WA, et al: Comparison of a trial of labor with an elective second cesarean section. N Engl J Med 335(10):689, 1996
Melamed N, Ben-Haroush A, Chen R, et al: Intrapartum cervical lacerations: characteristics, risk factors, and effects on subsequent pregnancies. Am J Obstet Gynecol 200(4):388.e1, 2009
Miller DA, Goodwin TM, Gherman RB, et al: Intrapartum rupture of the unscarred uterus. Obstet Gynecol 89:671, 1997
Miller DA, Paul RH: Rupture of the unscarred uterus. Am J Obstet Gynecol 174:345, 1996
Mukhopadhyay D, Jennings PE, Banerjee M, et al: Ultrasound-guided drainage of a supralevator hematoma in a hemodynamically stable patient. Obstet Gynecol 126(6):1188, 2015
Nakash A, Tuck S, Davies N: Uterine sepsis with uterine artery embolization in the management of obstetric bleeding. J Obstet Gynecol 32(1):26, 2012
Narasimhulu DM, Shi S: Delayed presentation of uterine rupture postpartum. Am J Obstet Gynecol 212(5):680.e1, 2015
National Institutes of Health Consensus Development Conference Panel: National Institutes of Health Consensus Development Conference Statement: Vaginal birth after cesarean: new insights. Obstet Gynecol 115:1279, 2010
Nelson EL, Parker AN, Dudley DJ: Spontaneous vulvar hematoma during pregnancy: a case report. J Reprod Med 57(1–2):74, 2012
Nikolaou M, Kourea HP, Antonopoulos K, et al: Spontaneous uterine rupture in a primigravid woman in the early third trimester attributed to adenomyosis: a case report and review of literature. J Obstet Gynaecol Res 39(3):727, 2013
Noh JJ, Park CH, Jo MH et al: Rupture of an unscarred uterus in a woman with long-term steroid treatment for systemic lupus erythematosus. Obstet Gynecol 122(2 Pt 2):472, 2013
Ojala K, Perala J, Kariniemi J, et al: Arterial embolization and prophylactic catheterization for the treatment for severe obstetric hemorrhage. Acta Obstet Gynecol Scand 84:1075, 2005
Parikh R, Brotzman S, Anasti JN: Cervical lacerations: some surprising facts. Am J Obstet Gynecol 196(5):e17, 2007
Pearlman MD, Cunningham FG: Trauma in pregnancy. In Williams Obstetrics, 19th ed. Supplement No. 21 Oct/Nov, 1996
Pelosi MA III , Pelosi MA: Spontaneous uterine rupture at thirty-three weeks subsequent to previous superficial laparoscopic myomectomy. Am J Obstet Gynecol 177:1547, 1997
Porreco RP, Clark SL, Belfort MA, et al: The changing specter of uterine rupture. Am J Obstet Gynecol 200(3):269.e1, 2009
Poujade O, Zappa M, Letendre I, et al: Predictive factors for failure of pelvic arterial embolization for postpartum hemorrhage. Int J Gynaecol Obstet 117(2):119, 2012
Propst AM, Thorp JM Jr : Traumatic vulvar hematomas: conservative versus surgical management. South Med J 91:144, 1998
Rachagan SP, Raman S, Balasundram G, et al: Rupture of the pregnant uterus—a 21-year review. Aust N Z J Obstet Gynaecol 31:37, 1991
Rafi J, Muppala H: Retroperitoneal haematomas in obstetrics: literature review. Arch Gynecol Obstet 281(3):435, 2010
Ramskill N, Hameed A, Beebeejaun Y: Spontaneous rupture of uterine leiomyoma during labour. BMJ Case Rep September 8, 2014
Ridgway LE: Puerperal emergency: vaginal and vulvar hematomas. Obstet Gynecol Clin North Am 22:275, 1995
Rodriguez MH, Masaki DI, Phelan JP, et al: Uterine rupture: are intrauterine pressure catheters useful in the diagnosis?. Am J Obstet Gynecol 161(3):666, 1989
Rouse DJ: Epidemiological investigation of a temporal increase in atonic postpartum haemorrhage: a population-base retrospective cohort study. Obstet Gynecol 122(3):693, 2013
Sakhare AP, Bhanap PL, Mahale AR: Bowel prolapse through colporrhexis—a complication of home delivery. J Obstet Gynecol India 57:553, 2007
Schwertner-Tiepelmann N, Thakar R, Sultan AH, et al: Obstetric levator ani muscle injuries: current status. Ultrasound Obstet Gynecol 39(4):372, 2012
Sentilhes L, Gromez A, Clavier E, et al: Predictors of failed pelvic arterial embolization for severe postpartum hemorrhage. Obstet Gynecol 113:992, 2009
Sheth SS: Results of treatment of rupture of the uterus by suturing. J Obstet Gynaecol Br Commonw 75(1):55, 1968
Spong CY, Landon MB, Gilbert S, et al: Risk of uterine rupture and adverse perinatal outcome at term after cesarean delivery. Obstet Gynecol 110(4):801, 2007
Stanirowski PJ, Trojanowski S, Sloma A, et al: Spontaneous rupture of the pregnant uterus following salpingectomy: a literature review. Gynecol Obstet Invest 80(2):73, 2015

Takeda A, Koike W, Imoto S, et al: Three-dimensional computerized tomographic angiography for diagnosis and management of intractable postpartum hemorrhage. Eur J Obstet Gynecol Reprod Biol 176:104, 2014
Tarney CM, Whitecar P, Sewell M, et al: Rupture of an unscarred uterus in a quadruplet pregnancy. Obstet Gynecol 121 (2 Pt 2 Suppl 1):483, 2013
Tola EN: First trimester spontaneous uterine rupture in a young woman with uterine anomaly. Case Rep Obstet Gynecol 2014:967386, 2014
Usta IM, Hamdi MA, Musa AA, et al: Pregnancy outcome in patients with previous uterine rupture. Acta Obstet Gynecol Scand 86(2):172, 2007
Weir LF, Pierce BT, Vazquez JO: Complete fetal transection after a motor vehicle collision. Obstet Gynecol 111(2 Pt 2):530, 2008
Wen SW, Huang L, Liston R, et al: Severe maternal morbidity in Canada, 1991–2001. CMAJ 173(7):759, 2005
Zahn CM, Yeomans ER: Postpartum hemorrhage: placenta accreta, uterine inversion and puerperal hematomas. Clin Obstet Gynecol 33:422, 1990

第三十一章

子宫内翻

子宫内翻是第三产程中罕见但可能危及生命的并发症。尽管在很大程度上这种并发症是可以预防的，但在某些情况下子宫内翻仍无法避免。及时识别和处理可减少出血，进而对降低孕产妇并发症发生率和死亡率至关重要。

分类

子宫内翻的分类标准基于内翻的程度及持续时间，见表 31-1 及图 31-1、图 31-2（Kitchin，1975；Livingston，2007；Pauleta，2010；Watson，1980；You，2006）。大部分子宫内翻为急性的，Ⅱ度或Ⅲ度（Baskett，2002；Brar，1989；Dali，1997；Morini，1994；Platt，1981；Shah-Hosseini，1989；Witteveen，2013）。

发生率

文献报道的子宫内翻发生率有很大差异，这可能是与疾病定义、患者人群，以及对该疾病的理解和认知不同有关。据报道，该病的发生率范围波动于 500 ~ 57 000 次分娩中发生一次（Baskett，2002；Bunke，1965；Das，1940；Hostetler，2000；Morini，1994；Shah-Hosseini，1989；Watson，1980；Witteveen，2013）。两个单中心的长期研究指出，子宫内翻在剖宫产时发生率为 1 860 次分娩中一次，阴道分娩时为 3 737 次分娩中一次，在所有分娩条件下的总发生率为 6 403 次分娩中一次（Baskett，2002；Shah-Hosseini，1989）。在国际范围内，子宫内翻在阴道分娩中的发生率为 20 000 次分娩中一次

表 31-1　子宫内翻的分类标准

	分类	定义
持续时间	急性	分娩 24 h 内诊断
	亚急性	大于分娩 24 h 但小于产后 4 周内诊断
	慢性	产后 4 周之后诊断
程度	Ⅰ度（不完全）	宫底尚未突出于宫颈
	Ⅱ度（完全）	宫底突出于宫颈口
	Ⅲ度（脱垂）	宫底达到或超过阴道口
	Ⅳ度（全部）	子宫及阴道全部内翻

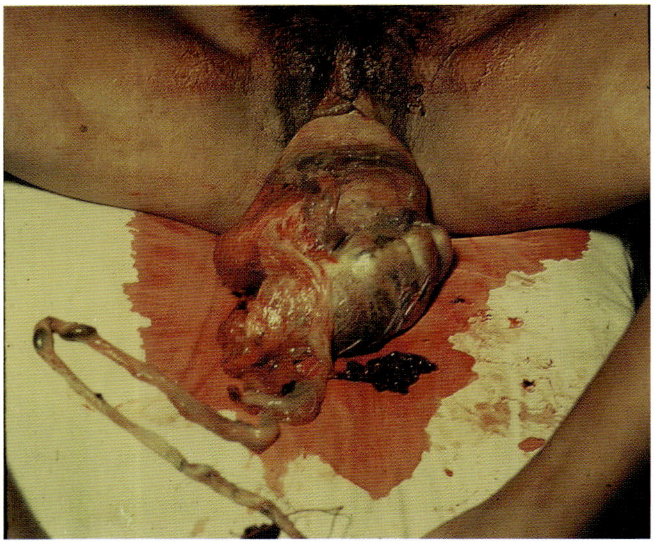

图 31-1　完全性子宫内翻。图中的子宫已完全脱出，但胎盘仍附着于宫底。（Reproduced with permission from Cunningham FG，Leveno KL，Bloom SL，et al（eds）：Hemorrhage. In Williams Obstetrics，24th ed. New York，McGraw-Hill Education，2014.）

（Witteveen，2013）。

既往观点认为子宫内翻几乎不会发生于剖宫产术中（Chatzistamatiou，2014；Witteveen，2013）。但是，随后的一系列研究表明剖宫产后子宫内翻的发生率事实上是阴道分娩的2倍（Baskett，2002）。一种解释认为，剖宫产中第三产程的处理与过去有很大差别，新生儿分娩后立即手取胎盘和牵引脐带促进胎盘自行排出都是发生子宫内翻的高危因素。除此之外，剖宫产中出现的子宫内翻较阴道分娩中出现的子宫内翻更容易识别和处理。因此，由子宫内翻导致的严重临床并发症，如严重的出血和输血的发生率更低（Baskett，2002；Terp，1998）。

病因

既往观点认为有多种因素与子宫内翻相关，但没有确凿的证据表明某种特定的因素可增加或减少该并发症出现的风险。第三产程处理不当可能包括过度的牵引脐带和 Credé 动作（Das，1940；Kitchin，1975；Watson，1980；You，2006）。Credé 动作是用一只手置于产妇腹部，拇指放在宫底前方，其余四指放于宫底后方，向子宫施加持续、稳定的压力。其他相关的因素包括脐带过短、宫底部胎盘植入、先天性子宫壁薄弱、产程过短及分娩过快、催产素或硫酸镁的使用和初产妇（Adesiyun，2007；Brar，1989；Das，1940；Kitchin，1975；Platt，1981；Witteveen，2013）。重要的是，尽管多数人认为子宫内翻与第三产程处理不当有关，但这种关系尚未得到证据证实（ShahHosseini，1989；Watson，1980）。事实上，产程中的积极处理可能是子宫内翻的保护性因素。Baskett（2002）发现第三产程的积极处理——新生儿前肩分娩后使用催产素（静脉注射5单位催产素或肌内注射10单位催产素）可将子宫内翻的发生率降至未积极处理的1/4。

不管是胎盘残留、胎盘植入，抑或是相关疾病，其与子宫内翻的关系尚不明确。病理性胎盘附着是侵入性胎盘的另一个术语，在一些既往案例和个案报道中被视为子宫内翻的危险因素。然而，在近期的一些文献中，这种关联并没有被提及（Agarwal，2005；Das，1940；Hostetler，2000；Kitchin，1975）。例如，最新的研究发现手取胎盘可能是子宫内翻的危险

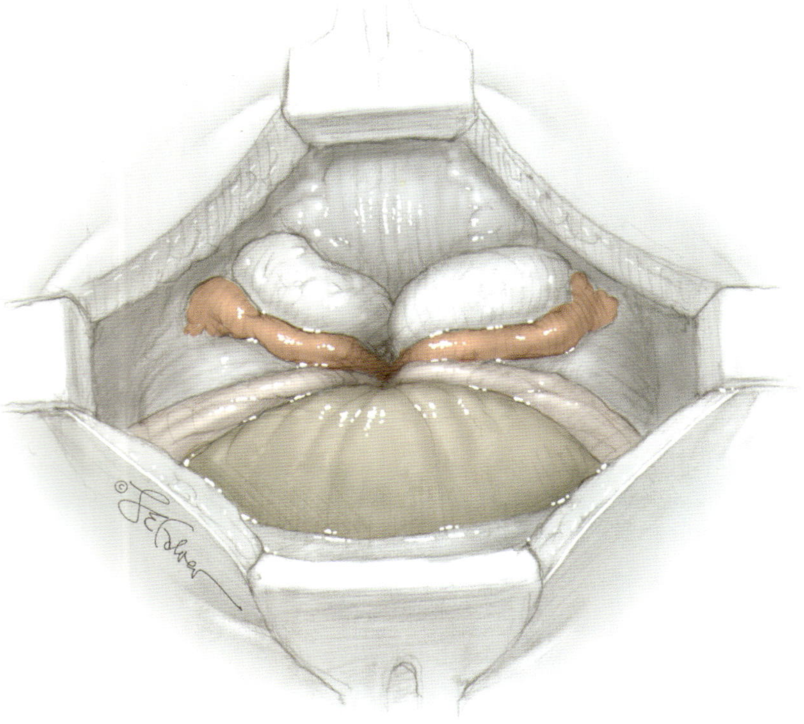

图 31-2　腹部视角下的子宫内翻。内翻的宫底呈现为“酒窝”状，输卵管和子宫圆韧带被带入内翻的子宫之中。膀胱和卵巢位于“酒窝”顶部。

因素，但是并未考虑到这种操作和未确诊的病理性胎盘附着是否存在相关性（Baskett，2002；Kitchin，1975；Shah-Hosseini，1989；Watson，1980）。此外，尽管胎盘植入的患病率在逐渐增加，但与之相关的子宫内翻仅在一些个案报道中被提及（Agarwal，2005；Tsivos，2009）。然而，尽管缺乏二者存在相关性的数据，但侵入性胎盘特别是未被确诊的侵入性胎盘，可能会导致子宫内翻，因此应格外警惕。鉴于目前产科剖宫产率升高趋势，这一点尤为重要。

诊断

子宫内翻的症状和体征与疾病的严重程度相关，通常情况下包括出血、疼痛和发现阴道内突出肿块、不能通过腹部触诊到宫底。由于大多数病例都是急性和完全性子宫内翻，典型的症状是严重的出血，甚至可导致休克，表现为低血压、精神状态改变、四肢厥冷、皮肤苍白。过去认为"休克与失血程度不成比例"。这样程度的休克可能是盆腔副交感神经受到牵拉，刺激迷走神经所致。但是，目前并没有确凿的证据支持这种假设。相反，休克的严重程度可反映可反映出对于出血量的低估（Baskett，2002；Beringer，2004；Das，1940；Hostetler，2000；Kitchin，1975；Platt，1981；Shah-Hosseini，1989；Watson，1980）。

不完全性子宫内翻虽然不常见，但更不容易被识别（Morini，1994），其阴道出血更少。另外，由于阴道内不能触及肿块以及从腹部仍可触及宫底，阴道检查可能并不能明确诊断。鉴于这些原因，不完全性子宫内翻可能在后期诊断为亚急性或慢性子宫内翻。慢性子宫内翻可出现尿潴留（Thakur，2014）。

绝大多数子宫内翻病例的诊断依靠临床症状，但为了采取措施挽救生命，仍需尽快获取影像学确诊证据。影像学证据可能对不完全性子宫内翻和延迟性子宫内翻的诊断有帮助。超声下不完全性和完全性子宫内翻的征象包括"镜像征"，表现为因宫底内翻至宫颈而呈现的"U"形宫腔；"假性条纹征"，主要为子宫浆膜表面相对立所致；以及"靶征"，代表着高回声的内翻宫底被低回声的子宫下段环绕（Pan，2015；Rana，2009；Thakur，2014）。另一个征象是卵巢出现在内翻的压痕部位（Smulian，2013）。三维超声成像也已用于诊断不完全性子宫内翻（Pauleta，2010）。在不能确诊的病例中，磁共振（MR）成像可以提供更多的解剖学证据（Thakur，2014）。T1 加权像通常帮助不大，但是 T2 加权像可以呈现一个内翻的宫腔，其中可见被牵拉至此的附件和子宫圆韧带。除了可帮助诊断之外，超声检查还可以对子宫再次定位（Smulian，2013）。

处理

■ 一般处理

子宫内翻的有效处理依赖于及时识别并迅速调动资源，以尽量减少孕产妇的并发症发生率和死亡率。如果立即采取的手动替代法失败，应尽快转移到手术室进行血流动力学监测，通过输注液体和血液制品恢复血管内容量，同时控制出血。麻醉人员最好待命，他们可以协助容量复苏、给予子宫松弛剂或宫缩抑制剂。可能要对产妇行全身麻醉，以便行额外的手法阴道操作或迅速转换为开腹手术。

如图 31-3，子宫内翻处理措施的一般原则包括：

1. 及时识别并通知相关人员、手术室工作人员和麻醉师。
2. 给予宫缩抑制剂，如果可能立即尝试手法复位胎盘附着的子宫。
3. 如果子宫成功复位，则使用缩宫素以防止进一步的子宫松弛和再次内翻。
4. 尽快积极处理持续的出血，包括持续监测生命体征变化，开通大口径的静脉通路，给予 3 倍估计失血量的晶体溶液，并启动产后出血的输血方案。
5. 获取血液样本，以动态监测持续的失血和可能出现的弥散性血管内凝血（DIC）。检验包括全血细胞计数（CBC）、凝血酶原时间（PT）、部分促凝血酶原激酶时间（PTT）、国际标准化比率（INR），以及结合珠蛋白和纤维蛋白原水平。

来自战场和创伤中心的最新数据显示，当使用大量输血方案时，非孕产妇人群死亡率下降。新鲜冰冻血浆：浓缩红细胞的比例（FFP：pRBC）为 1：1、1：1.5 或 1：1.8（Gonzalez，2007；Riskin，2009）。进一步输注的成分和大量输血方案将在第七章（101 页）中进一步讨论。

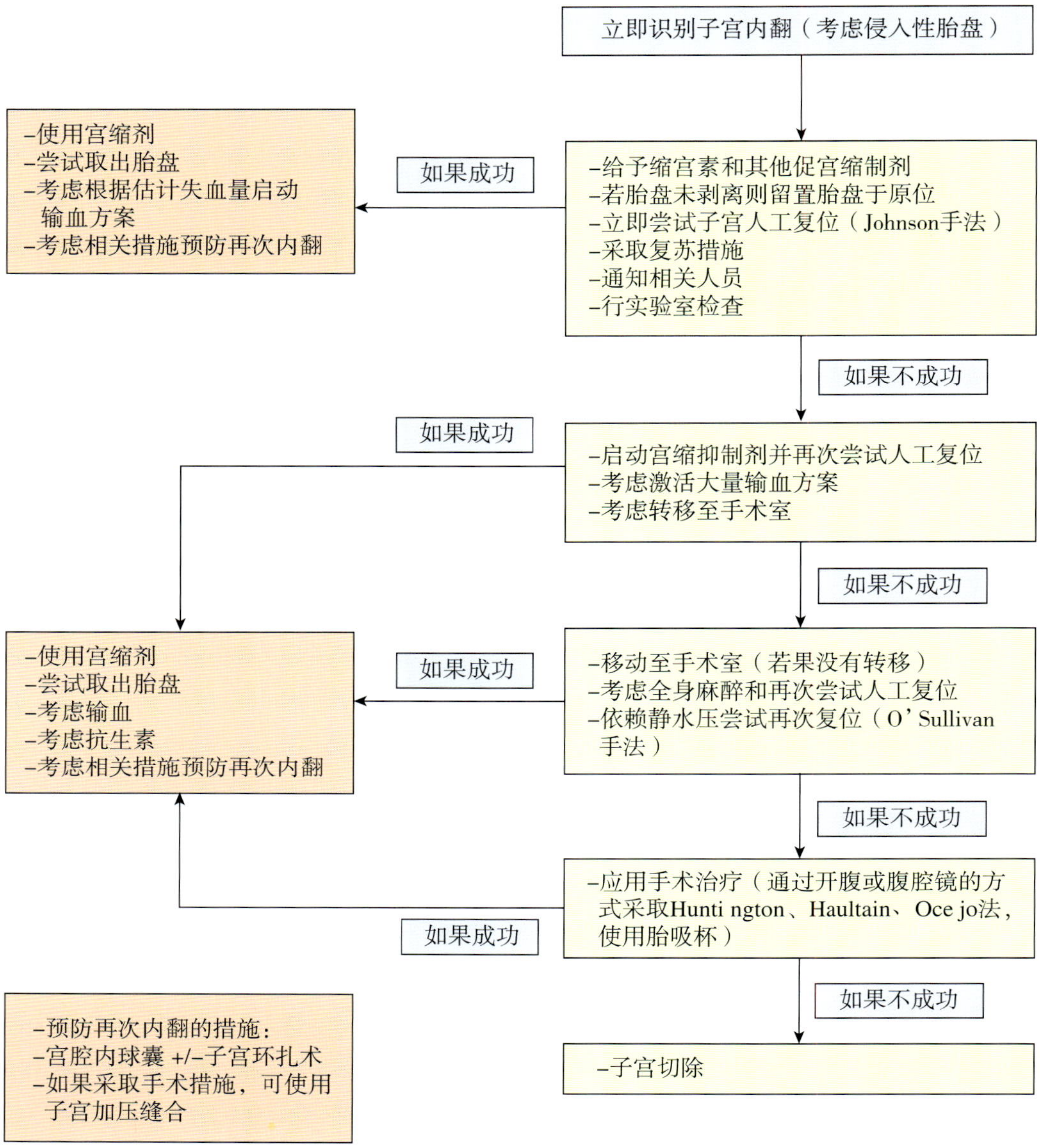

图 31-3 子宫内翻处理流程图。

■ 非手术处理方案

手法复位

如上所述，子宫内翻可能在阴道分娩或剖宫产时发生，减少子宫内翻的一般措施是相似的。首先，确诊后应立即尝试子宫内翻的复位。手法复位子宫，称为 Johnson 操作，涉及通过脐带翻转宫底。

阴道分娩后的子宫内翻，通过宫颈上方子宫环形肌层的收缩，使宫底逐渐升高并恢复正常的位置，见图 31-4 和图 31-5（Johnson，1949）。在宫颈收缩环上方放置环形钳可能会有助于有效的对抗牵引（Henderson，1948；Kitchin，1975）。如果胎盘仍未剥离，则应保持原位直至子宫内翻被复位后。胎盘过早剥离会加剧胎盘部位的出血（Watson，1980）。

如果首次手法复位失败，使用宫缩抑制剂可导致子宫肌层松弛，以实施下一步的子宫操作并避免进行更广泛的手术。可使用的宫缩抑制剂包括特布他林、利托君、硝酸甘油和硫酸镁。如果产妇低血压，则最好选择硫酸镁。药物使用剂量见表 31-2。如果仍然不成功，应在全身麻醉下尝试再次手法复位。Abouleish 等回顾了 18 例急性子宫内翻的麻醉方法，4 例在无须宫缩抑制剂情况下手法子宫复位成功（22%）。8 例产

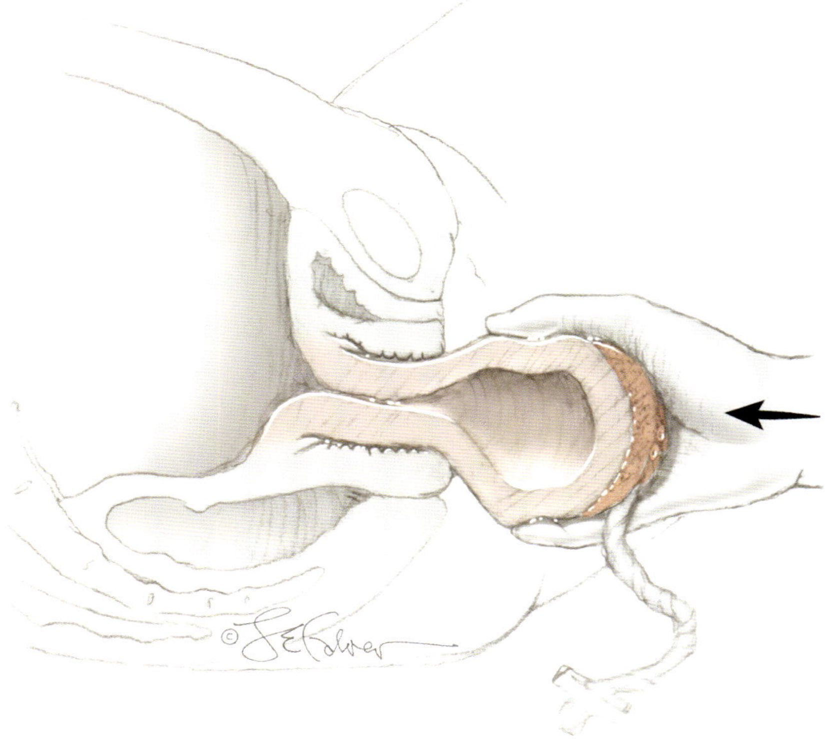

图 31-4　子宫内翻手法复位（Johnson 手法）。注意胎盘留置原位直至子宫内翻较前明显复位，最开始时，握住宫底并向头侧移动。

妇静脉使用了 0.25 mg 特布他林，其中 5 例（63%）成功子宫复位，3 例需要全身麻醉。其余 6 例在一开始便采取全身麻醉。

如果手法复位成功，则可以将胎盘取出。操作者的手应留置于宫腔内，直至可以使用缩宫素并出现子宫收缩（图 31-6）。可使用的缩宫素包括：1 L 乳酸林格液中加入 20 单位催产素；甲基麦角新碱（Methergine）0.2 mg，每 2 h 肌内注射一次；或子宫内注射的卡前列素氨丁三醇（$PGF_{2\alpha}$）（Hemabate），每 15 ～ 90 min 予 250 μg，肌内注射；或米索前列醇（PGE_1）（Cytotec），800 ～ 1 000 μg 一次，直肠给药。这些将会在第二十九章进一步讨论（478 页）。

静水压复位

用静水压来复位子宫最初由 O' Sullivan 在 1945 年提出。通过这种方式，2 L 温生理盐水通过快速注入导管进入阴道。为了保证达到足够的水压进行复位，导管口应被操作者的手或前臂堵住。为了产生足够的重力来达到快速输液，两个静脉输液袋应高出仰卧患者水平面。一般来说，静水压复位法失败通常是压力不足，可能因为输液过于缓慢或液体从阴道口流出。

如果子宫复位成功，应使液体缓慢地从阴道流出并使用缩宫素。Momani 等（1989）描述了该方法成功使 5 位患者的宫底在 5 ～ 10 min 内复位。该技术的改良应用了硅胶杯（AB Menox），它常用于胎头吸引器阴道助产中（图 31-7）。胎吸杯置入阴道中可以

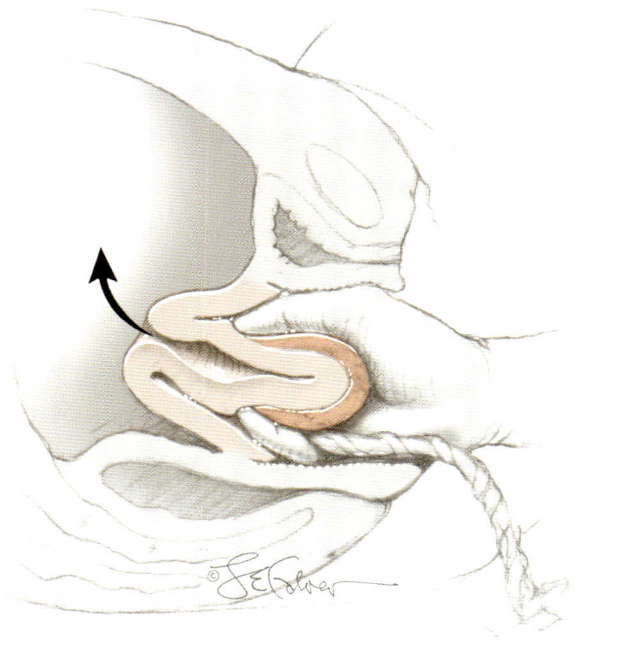

图 31-5　放入盆腔时，压力指向宫底中心以帮助反转内翻。

表 31-2　可选用的宫缩抑制剂

药物	剂量	参考文献
特布他林	0.25 mg IV 或 IM	Brar，1989
利托君	0.15 mg IV	Clark，1985
硫酸镁	5 ～ 10 min 内 2 ～ 4 g，IV	Catanzarite，1986
硝酸甘油	100 μg IV 或 50 μg IV × 4	Dayan，1996 Zechmeister，2011

IM = 肌内注射；IV = 静脉注射。

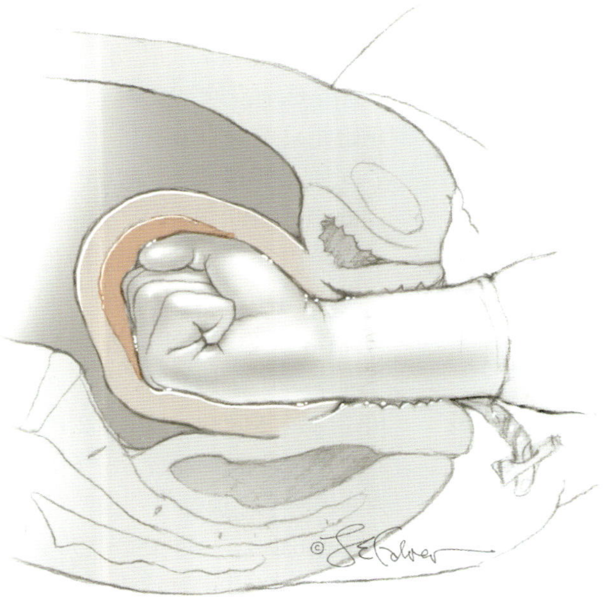

图 31-6 胎盘取出后，操作者的手应置于宫腔内，直至使用缩宫素后子宫出现收缩。

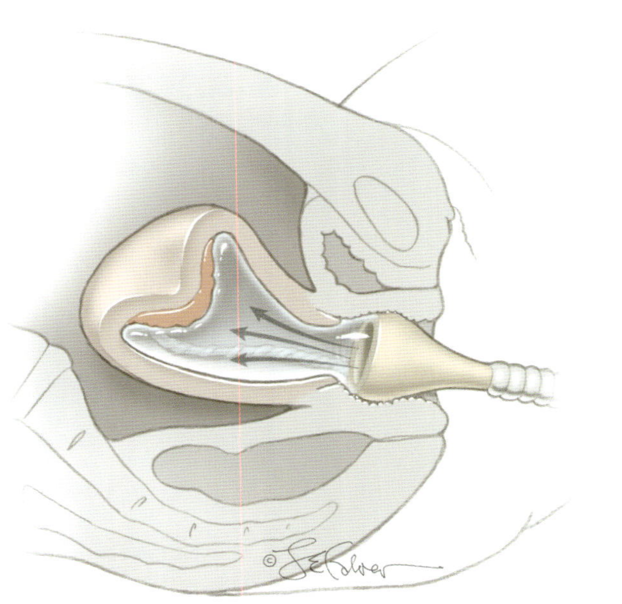

图 31-7 静水压复位。阴道口可被操作者的手或柔软的真空杯堵住以改善密封性。

改善水的密闭性（Ogueh，1997；Tan，2005）。Gupta 等（2014）描述了 6 例应用经尿道切除前列腺装置（TURP 设备）的使用。该装置包含 2 个 3 L 温盐水袋，以产生足够的压力来有效减少子宫内翻。

宫腔内球囊堵塞

一旦内翻的子宫复位，子宫内置入球囊可被用于补充操作。当出现产后出血时，扩张的球囊可在宫腔内提供压力，有助于控制出血并降低再次内翻的风险。

设备方面，Bakri 产后球囊（Cook Medical）被广泛应用（图 29-5，481 页）。有个案报道描述其在 Huntington 法中维持子宫正常位置，具体在下一节中介绍（Kaya，2014；Soleymani Majd，2009）。其他可替代的设备包括 Rusch 泌尿外科球囊导管（Teleflex Inc.） 和 ebb Complete Tamponade System（Clinical Innovations），它具有独特的阴道 - 子宫串联式球囊（Haeri，2014；Keriakos，2011；Majumdar，2010；Uzoma，2010）。这些研究者表明 Rusch 系列容量大同时具有易用性，ebb 系列的阴道球囊可以预防子宫球囊脱出。Marasinghe 等（2015）又对此方法做出了改进，经阴道环扎术可防止填塞物脱出于宫颈外。值得注意的是，在子宫畸形的病例中使用宫腔内球囊可能无效。

尽管有些装置的说明书提及球囊置入时间最长可至 48 h，我们认为宫腔内球囊留置的时间应不超过 24 h（Soleymani Majd，2009）。没有研究建议在采用宫腔内球囊治疗子宫内翻时同时使用抗生素。但是，大多数研究者在个案报道中，在宫腔内球囊就位时预防性使用了抗生素。

■ 手术复位

传统方式

有时，子宫颈上方收缩的子宫肌层形成的收缩环会阻止内翻恢复。如果在全身麻醉下无法进行手法复位，则可以通过经阴道或经腹手术复位。开腹手术是比较普遍手术方式，采取 Huntington、Ocejo 和 Haultain 法（Hostetler，2000；Shah-Hosseini，1989；You，2006）。

其中，Huntington 法采用牵引圆韧带和子宫的方式来翻出内翻的宫底（Huntington，1928）。为了给翻出的宫底提供更大的空间，术者可通过手指拉开绷紧的子宫肌层环，或通过止血钳打开肌层环。尽可能用 Allis 钳或类似的器械在正中间夹持圆韧带（图 31-8 和图 31-9），在两侧同时施加向上和向外的轻微牵引力以逐渐翻出宫底。随着宫底上升和内翻的矫正，根据圆韧带的长度不断调整器械持夹的位置，保证器械夹持于圆韧带的中间。依次重复上述步骤直至纠正内翻。在进行这些操作时，应有助手在阴道内握持宫底并持续施加轻微的向上的力。因此，最初患者应处于低背侧截石位进行开腹手术，以提供阴道操作空间和

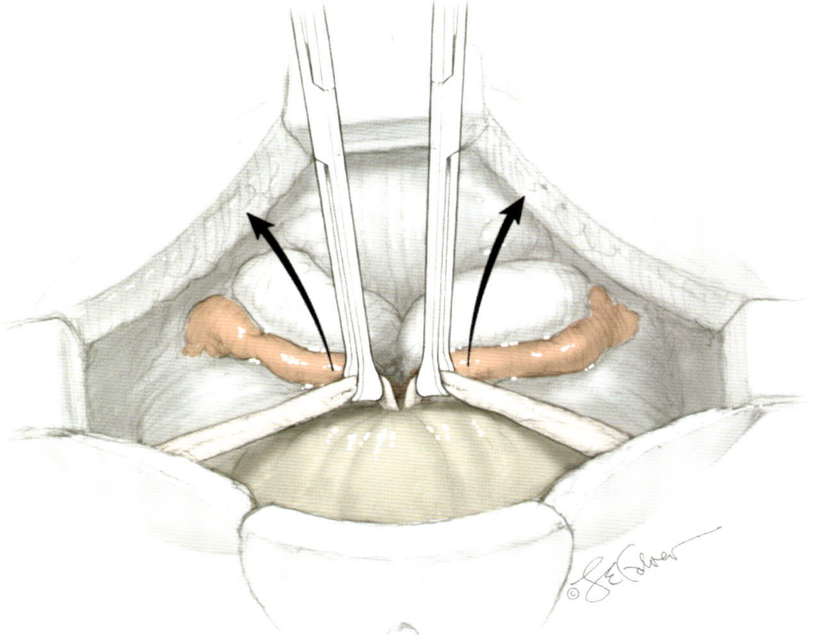

图 31-8　Huntington 法。用 Babocock 钳夹住双侧圆韧带，轻轻地弧形向上和向外牵引使宫底逐渐升高。可以将一个柔软的胎吸杯穿过宫颈收缩环并应用在翻转的宫底上，以辅助向上牵拉。

评估持续的失血量。

如果子宫肌层环明显收缩，可切开前子宫颈（Ocejo）或后子宫颈（Haultain）来帮助恢复正常的解剖结构（Haultain，1901；Huntington，1928）。通过阴道在子宫后壁和子宫颈后部之间置入一个有延展性的牵开器（图 31-10），可最大程度地减少宫颈、阴道和肠道裂伤。除此之外，在子宫肌层环被切开时，直肠乙状结肠可被横向固定（图 31-11）。一旦子宫肌层环被打开，通过 Huntington 法复位宫底，使用一或两层可吸收缝线或延迟可吸收缝线关闭肌层切口。

阴道手术更适合用于慢性子宫内翻，几乎不在急性子宫内翻中使用。通过上述方法，就可以在狭窄的子宫肌环前方（由 Spinelli 报告）或后方切开（由 Cascarides 报告）（Kitchin，1975；Spinelli，1897）。

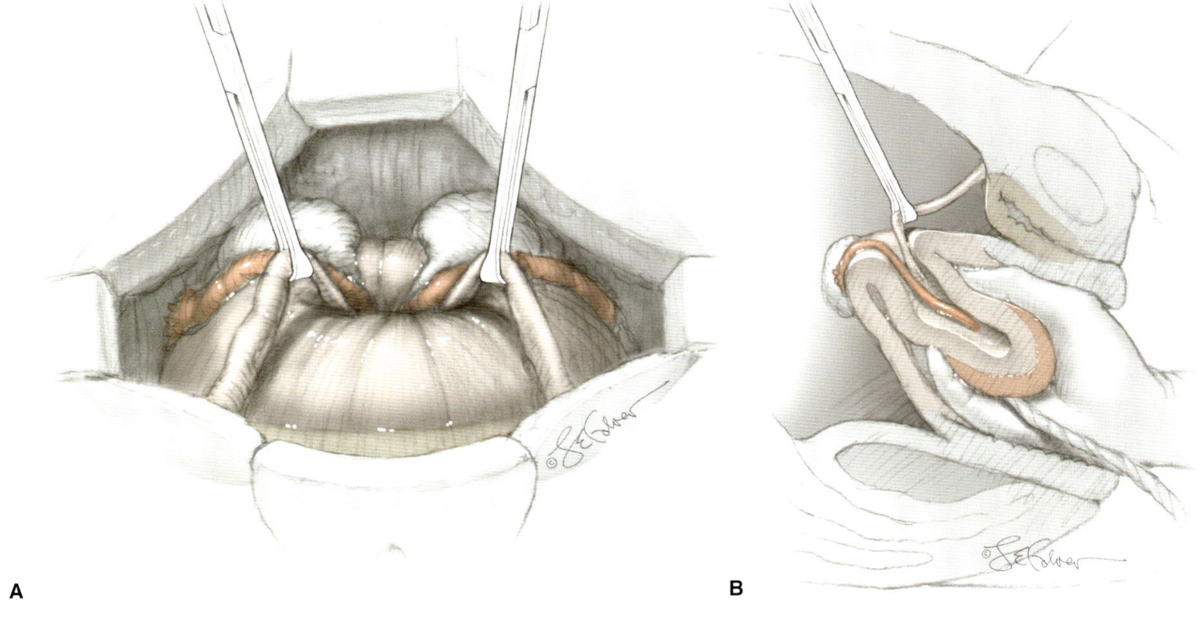

图 31-9　**A.** 随着宫底上升和内翻矫正，每次 Babcock 钳都会重新定位，以钳夹圆韧带的中间。连续重复此步骤直至纠正内翻。**B.** 阴道内握持翻转的宫底可同时提供轻微的向上的力。

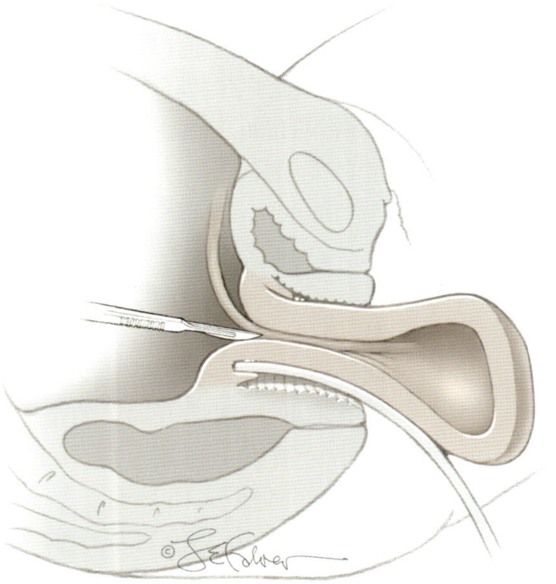

图 31-10 Haultain 法。在子宫后壁和直肠之间放置一个可延展的牵开器以避免在切开子宫肌层使造成肠道裂伤。

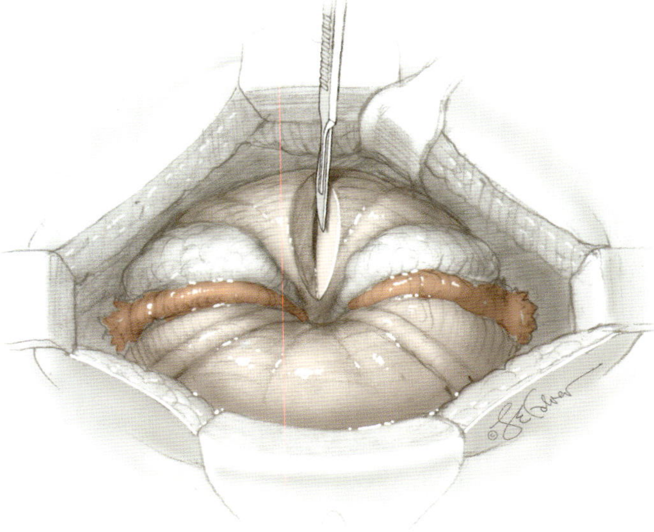

图 31-11 由于存在宫颈收缩环，通过腹部切开子宫颈后部。一旦收缩环消失，宫底可逐渐升高，如图 31-9 所示。

新方法

新型治疗方案可在处理子宫内翻的同时预防内翻复发。其中一个方法为在开腹手术中采用胎吸杯（负压）纠正内翻。Antonelli 等（2006）在手法复位失败后采取的开腹手术中使用硅胶杯（Silc cup）。然后他们通过轻微地向头侧牵引减轻内翻。这种可行的改进可在 Huntington 法中应用，在 Haultain 或 Ocejo 切开前实施。

考虑到成功的宫底复位手术后子宫内翻复发的风险和继续出血的可能，加压缝合可以在止血的同时降低急性复发性子宫内翻的风险。Matsubara 等（2009）使用 1 号延迟可吸收缝线，成功地全层纵向缝合子宫前浆膜至子宫后浆膜层。不像 B-Lynch 术式，该术式并没有涉及宫底。接着是两个相似的全层水平缝合，缝线紧密贴合子宫前后壁以压迫子宫腔。为了达到类似的加压和对位效果，也可以使用其他术式，包括 B-Lynch 法或 Hayman 法（Matsubara，2009；Mondal，2012）。这些是术式可以控制产后出血并预防子宫内翻复发，具体操作将在第二十九章（482 页）中详尽描述和说明。

除了预防内翻复发，经腹宫颈环扎还可被用于治疗慢性复发性子宫内翻（Garrett-Albaugh，2011）。在这种情况下，急性子宫内翻被手法复位后，产后 39 天患者子宫内翻复发。经阴道子宫复位失败后，患者开腹行宫颈后部切开术以实现子宫重新定位。随后患者行经腹环扎术以预防子宫内翻复发和因宫颈切开后所致的宫颈功能不全。虽然没有关于 Haultain 或 Ocejo 手术后宫颈功能不全发生率的数据，但是理论上存在可能。经腹环扎术在第十一章（176 页）中所述。

还有个别个案报道叙述了腹腔镜治疗子宫内翻的方法。在一例急性子宫内翻的病例中，腹腔镜下向头侧牵拉圆韧带的力量不足以实现复位。因此，Teflon 棒的应用使一个恒定的向下和向脚侧的压力得以维持，而阴道内的手则保持持续的向头侧的反压力，以达到使内翻完全复位。

也可采用腹腔镜手术对慢性子宫内翻进行复位，包括采用机器人进行复位（Sardeshpande，2009；Shepherd，2010；Zech meister，2011）。在某些情况下，需要切开子宫颈前部和子宫下段以实现子宫复位。尽管腹腔镜手术具有多种优势，包括切口较小、痛苦更少、恢复更快、住院时间更短，但这种方法需要腹腔镜专家和更专业的基础设施以防止行紧急腔镜手术时患者出现血流动力学不稳定等情况。

预防性抗生素的应用

子宫复位后，预防性使用抗生素的价值尚不明确。大多数个案报道中均预防性使用抗生素，尤其是行手取胎盘时。另外，如 510 页所述，如果置入宫腔内球囊应预防性使用抗生素。给药方案和剂量应与剖宫产术前预防性用药类似，见表 18-4（300 页）。常见的用药是单次应用 2 g 头孢唑林。

孕产妇并发症发生率和死亡率

毫无疑问，子宫内翻可能会危及生命，特别是在延误诊断和治疗的情况下。延误诊断和治疗可能导致严重大出血，宫颈收缩环形成，并且难以使子宫复位。如果对失血的处理不够及时，包括输血方案启动的不及时，可能造成灾难性的后果。

既往报道子宫内翻死亡率为 12% ～ 41%。但是，在拥有足够医疗资源和更先进的产科医疗水平的地区，很少出现死亡（Baskett，2002；Das，1940；Kitchin，1975；Watson，1980；Witteveen，2013）。但是，子宫内翻的发生率仍然很高，主要与出血、休克和可能的输血相关并发症有关。除此之外，手术也会增加子宫内翻的发生率，并且感染是也一个严峻的问题（Shah-Hosseini，1989）。

虽然很少见，但已有报道称心搏骤停是子宫内翻的并发症，尤其是在剖宫产时（Khalil，2006；Marshall，2010；Nag，2015）。在一个案例中，心搏骤停前可出现心动过缓，进而从理论上导致了失血。同时，子宫牵引可引起副交感神经刺激（Nag，2015）。这些研究者认为子宫内翻后出现心搏骤停可能与血容量不足或血容量异常有关。在另一个案例中，患者在子宫复位后出现了无脉性电活动（PEA）。因为在出现 PEA 时累计出血量并不多，该心脏事件不认为与出血相关（Marshall，2010）。除了大量失血外，这些研究者认为空气栓塞或神经源性原因可能与子宫内翻后心搏骤停相关。因此，临床医生应警惕这些潜在的、少见的子宫内翻并发症。

子宫内翻复发

子宫成功复位后通常会出现子宫张力欠佳，这主要是与帮助复位时使用的子宫松弛剂有关。如果子宫收缩持续较差，子宫将会再次内翻并导致产后出血，严重者甚至出现死亡。缩宫素的使用对减少子宫内翻的风险至关重要。

在急性复发性子宫内翻的处理方法基本上与初次内翻相同，如在“处理”部分所述（511 页），预防复发的其他方法包括环扎术，宫腔内球囊的置入和子宫加压缝合（Garrett-Albaugh，2011；Matsubara，2009，2013；Soleymani Majd，2009；Witteveen，2013）。重要的是，子宫再次内翻的严重程度与首次内翻可能不同，这可能导致诊断不及时或慢性子宫内翻。

再次妊娠

很少有研究涉及出现子宫内翻产妇的妊娠后结局，因此子宫内翻复发的风险尚不明确。在一个随访 24 年的单中心研究中，有 20 名妇女随后在同一医院分娩，其中一名妇女随后分娩 3 次，没有人发生子宫内翻的复发（Baskett，2002）。一个病例报告中描述了一名先前患有子宫内翻的女性，要求行 Huntington 手术复位子宫，并行子宫加压缝合以防止内翻复发。3 年后，她经阴道分娩一个足月新生儿，子宫内翻复发，并且通过手法复位成功（Matsubara，2009）。

子宫内翻复位后再次怀孕的所需关注的重点因素是分娩方式。基本上没有数据可以参考，而在 Baskett（2002）24 年的回顾性研究中并没有提及分娩方式。如果是通过阴道手法复位，不应阻止尝试再次妊娠和再次妊娠后的阴道分娩。然而，如果是手术复位，尤其是行子宫颈或子宫壁切开以协助复位时，再次妊娠的分娩途径则难以决定。一个研究认为，通过切开子宫前壁和宫颈收缩环来使子宫复位时，再次妊娠应建议行剖宫产（Tank Parakshit，2004）。

对于在既往妊娠中需要手术纠正子宫内翻的女性，应在再次妊娠的孕早期对分娩方式进行讨论。包括盆底专家和麻醉师等的多学科讨论将会有帮助。

总结

子宫内翻虽然罕见，但可能危及生命，并可成为孕产妇死亡的重要原因。及时识别和干预对于处理这些病例以使其死亡率最小化至关重要。尝试子宫手法复位时，胎盘取出需要等到子宫成功复位后才能进行。如果子宫成功复位，随后应使用缩宫素。如果手法复位失败，应及时采取其他手术或非手术措施。大量的液体复苏，包括输血，应在早期启动。尽管非常罕见，团队演习将会对应对潜在的子宫内翻有益。

（胡　静，译　原鹏波，校）

参考文献

Abouleish E, Ali V, Joumaa B, et al: Anaesthetic management of acute puerperal uterine inversion. Br J Anaesth 75:486, 1995

Adesiyun AG: Septic postpartum uterine inversion. Singapore Med J 48:943, 2007

Agarwal S, Minocha B, Dewan R: Uterine inversion and concomitant perforation following manual removal of placenta. Int J Gynaecol Obstet 88:144, 2005

Antonelli E, Irion O, Tolck P, et al: Subacute uterine inversion: description of a novel replacement technique using the obstetric ventouse. BJOG 113:846, 2006

Baskett TF: Acute uterine inversion: a review of 40 cases. J Obstet Gynaecol Can 24:953, 2002

Beringer RM, Patteril M: Puerperal uterine inversion and shock. Br J Anaesth 92:439, 2004

Brar HS, Greenspoon JS, Platt LD, et al: Acute puerperal uterine inversion. New approaches to management. J Reprod Med 34:173, 1989

Bunke JW, Hofmeister FJ: Uterine inversion—obstetrical entity or oddity. Am J Obstet Gynecol 91:934, 1965

Catanzarite VA, Moffitt KD, Baker ML, et al: New approaches to the management of acute puerperal uterine inversion. Obstet Gynecol 68(3 Suppl):7S, 1986

Chatzistamatiou K, Daniilidis A, Chatzis P, et al: Uterine inversion after controlled cord traction during caesarean section: a case report. Clin Exp Obstet Gynecol 41:476, 2014

Clark SL: Use of ritodrine in uterine inversion. Am J Obstet Gynecol 151:705, 1985

Cunningham FG, Leveno KL, Bloom SL, et al (eds): Hemorrhage. In Williams Obstetrics, 24th ed. New York, McGraw-Hill Education, 2014

Dali SM, Rajbhandari S, Shrestha S: Puerperal inversion of the uterus in Nepal: case reports and review of the literature. J Obstet Gynaecol Res 23:319, 1997

Das P: Inversion of the uterus. BJOG 47:525, 1940

Dayan SS, Schwalbe SS: The use of small-dose intravenous nitroglycerin in a case of uterine inversion. Anesth Analg 82:1091; 1996

Garrett-Albaugh S, Stitely ML, Millan L, et al: Chronic postpartum uterine inversion treated by abdominal replacement and cerclage. W V Med J 107:43, 2011

Gonzalez EA, Moore FA, Holcomb JB, et al: Fresh frozen plasma should be given earlier to patients requiring massive transfusion. J Trauma 62:112, 2007

Gupta P, Sahu RL, Huria A: Acute uterine inversion: a simple modification of hydrostatic method of treatment. Ann Med Health Sci Res 4:264, 2014

Haeri S, Rais S, Monks B: Intrauterine tamponade balloon use in the treatment of uterine inversion. BMJ Case Rep January 6, 2015

Haultain F: The treatment of chronic uterine inversion by abdominal hysterotomy. BMJ 2:974, 1901

Henderson H, Alles RW: Puerperal inversion of the uterus. Am J Obstet Gynecol 56:133, 1948

Hostetler DR, Bosworth MF: Uterine inversion: a life-threatening obstetric emergency. J Am Board Fam Pract 13:120, 2000

Huntington JL: Abdominal reposition in acute inversion of the puerperal uterus. Am J Obstet Gynecol 15:34, 1928

Johnson AB: A new concept in the replacement of the inverted uterus and a report of nine cases. Am J Obstet Gynecol 57:557, 1949

Kaya B, Tüten A, Celik H, et al: Non-invasive management of acute recurrent puerperal uterine inversion with Bakri postpartum balloon. Arch Gynecol Obstet 289:695, 2014

Keriakos R, Chaudhuri SR: Managing major postpartum haemorrhage following acute uterine inversion with Rusch balloon catheter. Case Rep Crit Care 2011:541479, 2011

Khalil A, Raafat A, Calleja-Agius J, et al: Cardiac arrest associated with uterine inversion during caesarean section. J Obstet Gynaecol 26:696, 2006

Kitchin JD 3rd, Thiagarajah S, May HV Jr, et al: Puerperal inversion of the uterus. Am J Obstet Gynecol 123:51, 1975

Livingston SL, Booker C, Kramer P, et al: Chronic uterine inversion at 14 weeks postpartum. Obstet Gynecol 109:555, 2007

Majumdar A, Saleh S, Bird A, et al: Successful conservative management of inversion of a fibroid uterus by hydrostatic balloon. J Obstet Gynaecol 30:202, 2010

Marasinghe JP, Epitawela D, Cole S, et al: Uterine balloon tamponade device and cervical cerclage to correct partial uterine inversion during puerperium: case report. Gynecol Obstet Invest 80(1):67, 2015

Marshall NB, Catling S: Cardiac arrest due to uterine inversion during caesarean section. Int J Obstet Anesth 19:231, 2010

Matsubara S, Baba Y: MY (Matsubara-Yano) uterine compression suture to prevent acute recurrence of uterine inversion. Acta Obstet Gynecol Scand 92:734, 2013

Matsubara S, Yano H, Taneichi A, et al: Uterine compression suture against impending recurrence of uterine inversion immediately after laparotomy repositioning. J Obstet Gynaecol Res 35:819, 2009

Momani AW, Hassan A: Treatment of puerperal uterine inversion by the hydrostatic method; reports of five cases. Eur J Obstet Gynecol Reprod Biol 32:281, 1989

Mondal PC, Ghosh D, Santra D, et al: Role of Hayman technique and its modification in recurrent puerperal uterine inversion. J Obstet Gynaecol Res 38:438, 2012

Morini A, Angelini R, Giardini G: Acute puerperal uterine inversion: a report of 3 cases and an analysis of 358 cases in the literature. Minerva Ginecol 46:115, 1994

Nag DS, Datta MR, Samaddar DP, et al: Cardiac arrest following acute puerperal uterine inversion. BMJ Case Rep February 18, 2015

Ogueh O, Ayida G: Acute uterine inversion: a new technique of hydrostatic replacement. BJOG 104:951, 1997

O'Sullivan JV: Acute inversion of the uterus. BMJ 2(4417): 282, 1945

Pan J, Zhou L, Huang A, et al: Sonographic diagnosis of complete uterine inversion: an unusual case. Clin Exp Obstet Gynecol 42(2):240, 2015

Pauleta JR, Rodrigues R, Melo MA, et al: Ultrasonographic diagnosis of incomplete uterine inversion. Ultrasound Obstet Gynecol 36:260, 2010

Platt LD, Druzin ML: Acute puerperal inversion of the uterus. Am J Obstet Gynecol 141:187, 1981

Rana KA, Patel PS: Complete uterine inversion: an unusual yet crucial sonographic diagnosis. J Ultrasound Med 28:1719, 2009

Riskin DJ, Tsai TC, Riskin L, et al: Massive transfusion protocols: the role of aggressive resuscitation versus product ratio in mortality reduction. J Am Coll Surg 209:198, 2009

Sardeshpande NS, Sawant RM, Sardeshpande SN, et al: Laparoscopic correction of chronic uterine inversion. J Minim Invasive Gynecol 16:646, 2009

Shah-Hosseini R, Evrard JR: Puerperal uterine inversion. Obstet Gynecol 73:567, 1989

Shepherd LJ, Shenassa H, Singh SS: Laparoscopic management of uterine inversion. J Minim Invasive Gynecol 17:255, 2010

Smulian JC, DeFulvio JD, Diven L, et al: Sonographic findings in acute uterine inversion. J Clin Ultrasound 41:453, 2013

Soleymani Majd H, Pilsniak A, Reginald PW: Recurrent uterine inversion: a novel treatment approach using SOS Bakri balloon. BJOG 116:999, 2009

Spinelli PG: Inversione uterine. Riv Ginecol Contemp Napoli 11:567, 1897

Tan KH, Luddin NS: Hydrostatic reduction of acute uterine inversion. Int J Gynaecol Obstet 91:63, 2005

Tank Parakshit D, Mayadeo Niranjan M, Nandanwar YS: Pregnancy outcome after operative correction of puerperal uterine inversion. Arch Gynecol Obstet 269:214, 2004

Terp MR, Rasmussen KL: Uterine inversion during cesarean section. Acta Obstet Gynecol Scand 77:788, 1998

Thakur S, Sharma S, Jhobta A, et al: Sonographic and MR features of puerperal uterine inversion. Jpn J Radiol 32:356, 2014

Tsivos D, Malik F, Arambage K, et al: A life threatening uterine inversion and massive postpartum hemorrhage caused by placenta accrete during Caesarean section in a primigravida: a case report. Cases J 2(1):138, 2009

Uzoma A, Ola B: Complete uterine inversion managed with a Rusch balloon catheter. J Med Cases 1:8, 2010

Vijayaraghavan R, Sujatha Y: Acute postpartum uterine inversion with haemorrhagic shock: laparoscopic reduction: a new method of management? BJOG 113:1100, 2006

Watson P, Besch N, Bowes WA Jr: Management of acute and subacute puerperal inversion of the uterus. Obstet Gynecol 55:12, 1980

Witteveen T, van Stralen G, Zwart J, et al: Puerperal uterine inversion in the Netherlands: a nationwide cohort study. Acta Obstet Gynecol Scand 92:334, 2013

You WB, Zahn CM: Postpartum hemorrhage: abnormally adherent placenta, uterine inversion, and puerperal hematomas. Clin Obstet Gynecol 49:184, 2006

Zechmeister JR, Levey KA: Successful robotically assisted laparoscopic correction of chronic uterine inversion. J Minim Invasive Gynecol 18:671, 2011

第三十二章

术后并发症

根据 CDC 与全国医院出院管理的总结，2013 年在美国进行了接近 130 万次的剖宫产（Martin，2015）。剖宫产手术是美国手术室中最常见的腹部手术，并且是目前产科最常见的手术操作。剖宫产分娩详见第二十五章，术后并发症对与妊娠相关的并发症发生率及死亡率有直接影响。根据孕产妇死亡监控系统的数据，Creanga 等（2015）发现 2006—2010 年孕产妇死亡病例中，感染、静脉血栓栓塞、出血导致的死亡分别占 13.6%、9.6%、11.4%。与之前报道相比，感染导致的死亡率显著增加。事实上，术后并发症是毋庸置疑可避免的，因此需要重点强调对术后并发症的认识和管理。

产后感染

产后发热是指产后体温升至 38℃，然而产褥感染是指生殖系统的细菌感染。造成产后发热的原因有很多，发热本身并不是诊断感染的依据。产后早期一过性的、轻度的发热通常是生理性的，无需治疗。然而，大多数持续性高热（体温≥ 39℃），是与感染相关的，多数是子宫感染。

产后感染有一些已知的危险因素，但是剖宫产是最重要的单一的危险因素，相比于阴道分娩，其相对危险度增加 20 ～ 30 倍（Maharaj，2007）。在一项过去的研究中，Filker 和 Monif（1979）报道了经阴道分娩的产妇产后 24 h 内出现发热的病例中仅 21% 证实为感染，而剖宫产的产妇比例高达 72%。

产后发热中非生殖系统的病因包括乳房充血、乳腺炎、泌尿系统感染、脓毒性盆腔血栓性静脉炎、呼吸系统并发症、腹部手术术后伤口感染。由于产后发热病因广泛，对所有体温高于阈值的妇女进行及时和全面评估是重要的。

■ 乳房来源

乳房充血

乳房充血肿胀通常引起短暂的体温升高。接近 15% 的妇女在产后几天内因乳房充血出现发热，但体温很少超过 39℃。乳房充血在非母乳喂养的产妇中更常见，并且常伴随乳房疼痛及查体发现双侧乳房硬结。典型的发热通常不超过 24 h。治疗方式为乳房束缚带、冰敷及口服镇痛药对症支持。目前对乳房充血的治疗建议缺乏循证医学证据（Mangesi，2010）。

乳腺炎

与乳房充血相反，细菌性乳腺炎引起的发热发生在产褥期后期，并且通常为持续性发热。乳房剧痛多为单侧，受累乳房表现为明显的蜂窝织炎，有红肿和发热等表现（图 32-1）。全身症状包括寒战及心动过速。乳腺炎通常为葡萄球菌感染，越来越多的报道发现耐甲氧西林金黄色葡萄球菌（MRSA）已经成为主要的病原体（Lee，2010；Stafford，2008）。

通常采取经验性治疗，使用抗葡萄球菌的青霉素。可以选择双氯西林 500 mg，口服，每日 4 次。青霉素过敏者可选择红霉素。即使临床症状好转，治疗仍需维持 10 ～ 14 天。对耐药的葡萄球菌，使用万古霉素或其他抗 MRSA 的抗生素。

Marshall 等（1975）证实了母乳喂养的重要性。他们发现 65 例患乳腺炎的妇女中，15 例停止母乳喂养的妇女中有 3 例发生乳房脓肿。足够的乳汁产生可能是一个有效的治疗方式（Thomsen，1984）。新生儿不能由感染的乳房喂养时，可以使用吸乳器。

乳房脓肿

当乳腺炎治疗 48 ～ 72 h 后未退热或乳房触及肿

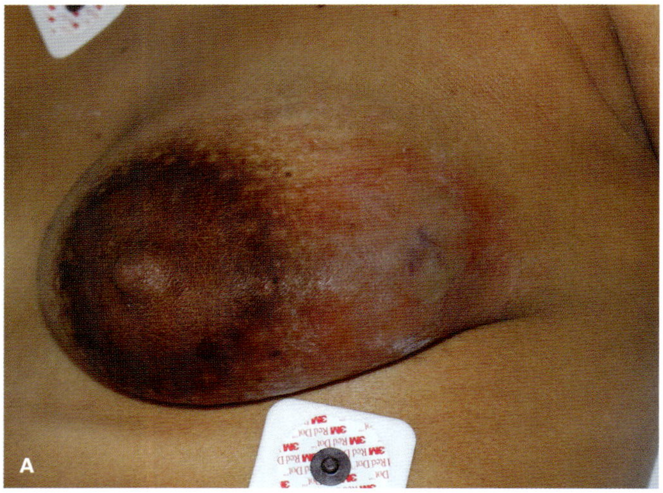

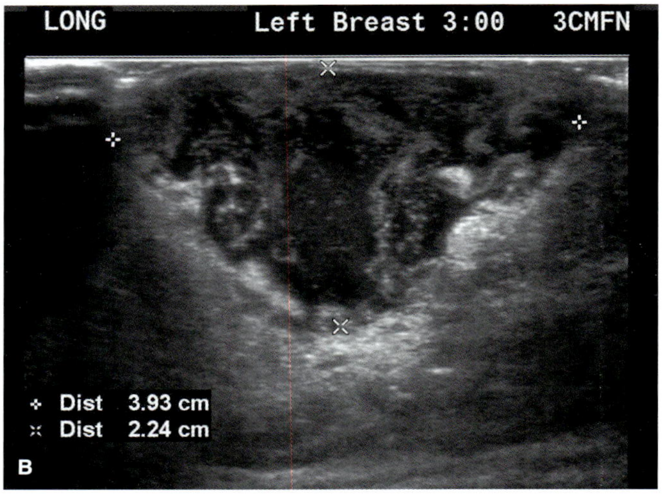

图 32-1 产后乳房脓肿。**A.** 左侧乳房红肿区域触及质硬边界，考虑乳房脓肿，进一步行超声检查。**B.** 从超声图像上可见明显的囊性区域，内含混合回声的液体，径线测量如图示。经过静脉抗生素治疗，后续在手术室将脓肿切开引流并填塞。

物时需警惕出现乳腺脓肿。如果临床怀疑乳腺脓肿，超声检查可帮助确诊。如图 32-1B 示，超声发现囊性空腔伴有周围炎性改变可以确诊。

在这些病例中，除了静脉抗生素治疗外，仍需进行脓肿引流。切开、引流及脓腔加压是一种治疗途径。对于大范围的脓肿，通常需要全身麻醉。另外，与切开引流相比，脓肿吸引已经被认为是一种能更快愈合的方式，并且可避免全身麻醉（Naeem，2012）。

■ 肾盂肾炎

孕期许多生理及激素变化使泌尿道易受感染，包括输尿管积水、膀胱充盈容量增大及排空不全、孕酮水平升高导致的输尿管肌张力及蠕动降低。这些状态会持续至产褥期内数周。在一项 23 例产后肾盂肾炎的分析中，20 例（87%）在产后的前 3 周被诊断（McDonnold，2012）。

造成产后肾盂肾炎的原因包括分娩过程中导尿、手术分娩及分娩创伤。另外，镇痛或者产道裂伤的不适常造成膀胱充盈时感觉下降。产后正常的多尿可能加重膀胱过度充盈，以及为缓解尿潴留而导尿又可以导致尿路感染。

临床上，产后肾盂肾炎可能很难诊断。在典型病例中，细菌尿、脓尿、肋脊角压痛以及突然高热则明显提示肾感染。然而，临床表现各有不同。例如，肾感染在产妇中首要表现是体温升高，直到后续才可能出现肋脊角压痛。显微镜下细菌尿及尿培养结果可以证实临床诊断。由于恶露可能会污染尿标本，导尿留标本更为有效。当诊断是明确的，不需要行血培养。即使发现菌血症，发现的病原体往往与尿培养中病原体一致。然而，当诊断不明确时，可考虑行血培养。

经验性治疗无需等待培养结果即可开始。在一些随机试验中，在适当的方案下，使用氨苄西林联合庆大霉素、头孢唑林或头孢曲松，或者一种广谱抗生素均可达到 95% 的有效率（Sanchez-Ramos，1995；Wing，1998，2000）。如果长期使用肾毒性药物或者合并肾功能不全时，需监测血清肌酐水平。静脉补液能确保有足够尿量，并且在治疗早期应仔细监测尿量。发热时可以口服解热药，但是对于明显高热可能需要物理降温，如使用冰袋或冰毯。使用上述任一抗生素，疗效是显著的，多数在 72 h 内退热（Hill，2005；Sheffield，2005；Wing，2000）。出院后继续口服抗生素，总疗程 7 ~ 14 天。

■ 呼吸系统并发症

多见于产后 24 h 内，通常发生在剖宫产分娩或需全身麻醉的产妇中。肺栓塞将在第本章的 528 页单独讨论。

肺不张

肺不张是最常见的术后呼吸系统并发症，见于咳嗽反射降低的患者中，是由于黏稠分泌物引起部分气道梗阻。虽然没有确切证据证明肺不张会引起发热，但是目前认为发热是由于梗阻部分的远端正常菌群的增殖及感染所致（Engoren，1995）。

肺部 X 线胸片检查常用于可疑肺不张的妇女，但其结果往往与术后发热无关（Engoren，1995；

Roberts，1998）。典型 X 线表现为肺下野的线性高密度影。

肺不张最好的预防措施是定期咳嗽及深呼吸，至少在术后第 1 天每 4 h 进行一次。诱发性肺功能测量常被推荐用于预防肺不张，尽管随机试验未能证实治疗有效性（do Nascimento Junior，2014；Tyson，2015）。肺不张通常是暂时的（最多 2 天）、自限的，并且很少影响患者康复及出院。它的关键在于其临床表现与其他肺部疾病有相似性。因此，肺不张往往是一个排除性诊断。

吸入性肺炎

对于有严重或持续肺部疾病的妇女，必须怀疑酸性胃内容物误吸可能。尤其是全身麻醉的患者，误吸可能引起严重化学性肺炎，并且已经成为产科里麻醉相关性死亡中最常见的病因。妊娠期食管下段括约肌松弛及胃排空延迟增加了误吸风险。分娩更进一步延长胃排空时间。

误吸了高浓度的酸性液体后，可能发生血氧饱和度降低，伴有呼吸急促、支气管痉挛、呼吸干啰音、湿啰音、肺不张、发绀、心动过速及低血压。损伤部位肺毛细血管通透性增加，富含蛋白质及红细胞的液体渗透至肺间质及肺泡，导致肺顺应性下降，出现血液分流及严重低氧血症。影像学改变可能不会立刻出现，并且可能是多变的，尽管通常是右肺出现异常。因此，仅凭 X 线胸片检查不能排除吸入性肺炎。

初始治疗是支持治疗，主要包括提供足够的氧气及充分通气。没有令人信服的证据表明糖皮质激素治疗和预防性抗感染治疗是有效的（Marik，2001，2011）。如果临床发现感染的证据，需积极予以对症治疗，警惕病情进展为急性呼吸窘迫综合征（ARDS），详见第七章（98 页）。

由于吸入性肺炎病情严重，针对吸入性肺炎的预防在产科尤为重要。然而不幸的是，根据美国麻醉医师协会产科麻醉工作组意见（2007），目前没有一个确切的“安全”的临产或分娩前空腹时间。美国麻醉医师协会推荐，允许无分娩并发症的妇女进食适量软饮料，这一推荐得到了美国妇产科协会的认可（2015）。然而，目前推荐择期剖宫产妇女在术前 6 ~ 8 h 禁食固体食物。枸橼酸钠由于含有柠檬酸可有效中和胃酸，可在麻醉诱导前应用（Gibbs，1984）。灵活使用酸中和剂及避免全身麻醉可能是两个最重要的预防孕产妇误吸的方法。关于麻醉的管理详见第 19 章（p311）。

■ 剖宫产后子宫感染

如上所述，剖宫产增加了孕产妇子宫感染的风险。产程延长、胎膜早破、多次宫颈检查及胎儿宫内监护是子宫炎的危险因素，但是剖宫产分娩是产后感染的单一最显著的危险因素。手术分娩后子宫炎发生率随社会经济情况不同而不同，由于术前常规使用抗生素，发生严重感染的情况并不常见，详见第十八章。

细菌学

污染或侵入手术切口及裂伤处的微生物往往毒性较低，很少在健康组织中造成感染。虽然存在许多外源性毒力更强的细菌，但是在现代产科中，很少发生严重的产褥期脓毒血症。

然而有一个例外，自 20 世纪 80 年代以来，文献记载了许多关于 A 族乙型溶血性链球菌——化脓性链球菌引发的严重感染。这种病原体的强毒性可引起严重的后果，并且经常造成坏死性的产后生殖道感染及中毒性休克样综合征（Anderson，2014；Aronoff，2008；Castagnola，2008）。此外，诊断延误可能会增加并发症发生率及产妇死亡率（Boie，2015）。Udagawa 等（1999）报道了 30 例围产期或产后 A 族链球菌感染的病例。在 17 例产前、产程中或产后 12 h 内感染的孕产妇中，死亡率达 88%，胎儿死亡率为 60%。13 例产后超过 12 h 病情恶化的产妇中，死亡率为 55%，没有新生儿死亡。

女性生殖道感染的病原体详见表 32-1。产后盆腔感染是典型的多种微生物感染，并且主要由来自肠道、阴道、宫颈的正常菌群引起（Gilstrap，1979）。如前所述，单个细菌的毒力较低，但多种微生物的感染增强了细菌的毒力的协同作用。血肿及坏死组织会更进一步增加病原体的致病性。在这种情况下，毒力得到充分增强，引起子宫感染，继而进展为广泛的盆腔蜂窝织炎、脓肿、腹膜炎及化脓性血栓性静脉炎。

羊膜破裂前宫腔通常是无菌的。由于分娩及相关操作，羊水及子宫可能被厌氧菌及需氧菌污染。例如，Gilstrap 及 Cunningham（1979）对破膜超过 6 h 的产妇行剖宫产分娩时收集到的羊水进行培养，鉴定出了每例病例平均有 2.5 种病原体。具体细菌分离情况如下，63% 为厌氧及需氧菌，30% 仅有厌氧菌，7% 为仅有需氧菌。主要的厌氧菌为革兰氏阳性球菌，如消化链球菌和消化球菌，占 45%；杆菌占 9%；梭菌占 3%。革兰氏阳性需氧球菌也十分常见，包括肠球菌，占 14%；B 族链球菌，占 8%。革兰氏

表 32-1 引起女性生殖道感染常见的细菌
需氧菌
A 族、B 族、D 族链球菌（Group A，B，and D streptococci）
肠球菌（*Enterococcus*）
革兰氏阴性杆菌：大肠埃希菌（*E coli*）、克雷伯菌（*Klebsiella*）、变形杆菌（*Proteus* spp）
金黄色葡萄球菌（*Staphylococcus aureus*）
加特纳菌（*Gardnerella vaginalis*）
厌氧菌
消化链球菌（*Peptostreptococcus* spp）
普雷沃菌（*Prevotella* spp）
脆弱拟杆菌属（*Bacteroides fragilis* group）
梭菌属（*Clostridium* spp）
梭形杆菌属（*Fusobacterium* spp）
其他
人型支原体（*Mycoplasma hominis*）
沙眼衣原体（*Chlamydia trachomatis*）
淋病奈瑟球菌（*Neisseria gonorrhoeae*）

阴性病原体中，大肠埃希菌占 9%。Gibbs（1987）再次强调了这些微生物的重要性，还报道了双道拟杆菌（*Bacteroides bivius*）作为女性盆腔感染的病原体日益流行。Walmer 等（1988）同样阐述了肠球菌引起感染的证据。

发病机制及临床病程

剖宫产术后子宫感染是手术切口感染的一种。如前述，分娩时细菌进入羊水，产后侵犯子宫受损的组织。通常剖宫产后，子宫感染通常为子宫肌炎伴随宫旁组织蜂窝织炎。因此，定义为子宫炎比子宫内膜炎更为准确。早期治疗后，感染通常能局限于子宫及宫旁组织，然而，细菌可以扩散至盆腔，有时造成严重的感染，后续将进一步讨论。

子宫炎的临床表现各不相同，但是发热是产后子宫感染的标志。温度升高的程度与感染的程度成正比。当感染局限于子宫内膜（蜕膜）和浅肌层时，病情较轻，并且通常为轻度发热。严重感染时体温通常超过 38.3℃。发热可能伴有寒战，通常提示菌血症，见于 1/4 的剖宫产后子宫感染的妇女（Dizerega，1979）。脉搏变化与体温变化曲线相一致。

在感染的妇女中，腹痛是常见的，产后子宫收缩（产后疼痛）的疼痛可能会干扰判断。腹部一侧或两侧出现典型压痛，双合诊时可触及宫旁组织压痛。在病变早期就可以出现异味，这是子宫感染的一个重要表现。然而，恶露相关的异味在许多没有感染迹象的妇女中也可以出现，这不是病理情况。相反，某些感染，特别是 A 族乙型溶血性链球菌，常表现为干净、无异味的恶露。白细胞计数可达到 15 000 ~ 30 000/μl。然而，由于产后早期生理性白细胞轻度升高，这些结果有时难以完全解释。生殖道细菌培养在指导治疗方面并不是十分有用，因此并不常规推荐。

治疗

剖宫产后子宫炎的治疗是经验性使用广谱抗生素，通过肠外途径给药。初始治疗需要直接覆盖大多数混合细菌，见表 32-1。抗生素达到一定的覆盖率后，大约 90% 妇女治疗后 48 ~ 72 h 内临床缓解。那些退热超过 24 h 的患者通常可以出院。不需要进一步口服抗生素治疗（Macken，2015）。然而，72 h 后仍持续发热的妇女需仔细寻找难治性感染的原因，包括评估非盆腔来源的感染。子宫炎的并发症是指规范治疗后仍持续发热，包括宫旁蜂窝织炎、手术切口和盆腔脓肿、脓毒性盆腔血栓性静脉炎。

抗生素的选择。针对剖宫产后盆腔感染，已经证实了几种抗生素的疗效（表 32-2）。虽然覆盖厌氧菌的治疗就产后子宫炎而言并不是必要的，但是由于存在感染组织，抗厌氧菌治疗是剖宫产术后抗感染的重要组成部分。

1979 年，diZerega 等比较了克林霉素联合庆大霉素与青霉素 G 联合庆大霉素治疗剖宫产后盆腔感染的疗效，使用克林霉素联合庆大霉素的产妇 95% 达到很好的疗效，因此，大多数产科医师认为这个方案可作为其他治疗方案疗效对比的标准（Mackken，2015）。Walmer 等（1988）证实了治疗失败可能与肠球菌感染相关。因此，在克林霉素与庆大霉素治疗方案中，许多人在初始治疗时或治疗 48 ~ 72 h 无效后添加氨苄西林。阿拉巴马大学研究小组随后在 322 例剖宫产后子宫炎及盆腔蜂窝织炎妇女中证实了该方案的有效性（Brumfield，2000）。其中 54% 的妇女使用初始两种药物后痊愈，其余 40% 的妇女 48 h 后增加了氨苄西林。19 例（6%）妇女对"三联治疗"没有反应，有 7 例出现伤口感染，并且需要引流。

关于庆大霉素，多数妇女中无需测量高峰及低谷血药浓度，多数妇女用药方案为每日一次。在肾小球滤过率降低的情况下，庆大霉素存在肾毒性及耳毒

表 32-2 剖宫产术后盆腔感染的抗菌药物

药物	评论
克林霉素 + 庆大霉素	"金标准"，90% ~ 97% 有效性，可选择每日一次 + 合并脓毒症综合征或怀疑肠球菌感染时联合氨苄西林。
克林霉素 + 氨曲南	肾功能不全时用庆大霉素替代
广谱青霉素	哌拉西林、哌拉西林他唑巴坦、氨苄西林 / 舒巴坦，或替卡西林 / 克拉维酸盐
头孢菌素	头孢替坦、头孢西丁、头孢噻肟
万古霉素	用于可疑金黄色葡萄球菌感染
甲硝唑 + 氨苄西林 + 庆大霉素	甲硝唑有优良的抗厌氧菌覆盖率
碳青霉烯类	特殊适应证下使用亚胺培南 / 西司他丁、美罗培南、厄他培南

性的潜在风险，可以同时服用克林霉素及二代头孢菌素。此外，同样推荐克林霉素联合氨曲南，一种单环内酰胺类抗生素，具有抗革兰氏阴性需氧菌作用，与氨基糖苷类抗生素相似。

β- 内酰胺类抗生素的抗菌谱包括许多厌氧菌，几十来已经被成功用于相关感染中。许多普及的、有效的多药联合制剂包含这类抗生素。某些药物的单药疗效也已经被证实，例如，许多头孢类抗生素——头孢西丁、头孢替坦、头孢噻肟等，广谱青霉素类——哌拉西林、替卡西林、美洛西林。β- 内酰胺类抗生素本身是安全的，除了过敏反应，药物毒性很小。另一个方面是使用单药有成本 - 效益优势，β- 内酰胺酶抑制剂克拉维酸、舒巴坦及他唑巴坦已经被用于结合氨苄西林、阿莫西林及替卡西林，有效增加了抗菌谱。

甲硝唑能有效覆盖厌氧菌，可以作为克林霉素的替代药。联合使用氨苄西林及一种氨基糖苷类抗生素可以有效覆盖造成严重盆腔感染的大多数细菌。

亚胺培南是一种碳青霉烯类抗生素，对引起子宫炎的大多数病原菌有效。亚胺培南与西司他丁联合使用，西司他丁可以抑制肾内亚胺培南的代谢。虽然在大多数子宫感染中有效，但是亚胺培南似乎更适用于非产科因素的严重感染。

预防性使用抗生素。如第十八章所述（300 页），剖宫产围术期使用抗生素明显降低了感染性并发症的发生率。许多研究者已经证实预防性使用抗生素降低了子宫感染、伤口感染的发生率（Dinsmoor，2009；Smaill，2010）。顺产和选择性剖宫产妇女均可从预防性用药中获益。在皮肤切开前使用抗生素比脐带钳夹后使用抗生素更明显降低了术后子宫感染的发生率（Sullivan，2007；Thigpen，2005）。因此，美国妇产科医师协会（ACOG，2016）建议所有剖宫产妇女均预防性使用抗生素，除非正在接受抗生素治疗，例如治疗绒毛膜羊膜炎，建议在可能的情况下切皮前 60 min 预防性用药。单药、一代头孢类抗生素被认为是一线用药，除非存在明显过敏反应（ACOG，2016）。这类药相对便宜，作为预防性药物，它的半衰期合适，并且对多数造成产后盆腔感染的细菌有效。药物剂量依据体重、手术时间或出血量而调整，详见第十八章（301 页）。

■ 伤口感染

绝大多数剖宫产后子宫炎患者经治疗 3 天后能够有所好转。Brumfield 等（2000）发现术后子宫炎 72 h 治疗有效率达 94%。Parkland 医院的一项研究中，Brown 等（1999）发现经过充分抗感染治疗后的 650 例患者中，只有 1 例持续发热超过 5 天。也就是说，一些感染相关的并发症导致了持续发热，要对所有抗炎无效的患者需要进行全面彻底的检查。比较常见的原因是腹部筋膜层以上的局部伤口感染。偶尔，这些感染由子宫感染蔓延而来。

术后伤口部位感染的发生率因人口学资料及出院后评估的程度的不同而有所不同。剖宫产术后住院 2 ~ 3 天的情况下，大部分伤口感染在出院后出现症状。例如，Opoien 等（2007）报道了术后 30 天伤口感染的发生率为 8.9%，但仅有 1.8% 在出院前发现。同样地，在苏格兰卫生保健相关感染监测计划的数据中，Reilly 等（2006）发现 2002—2004 年缺乏出院后随访，伤口感染发生率仅为 1.2%，而出院后继续随访的人群中，感染的发生率为 12.2%。如前所述，预防性使用抗生素降低了感染的风险。同期美国的数据显示普遍预防性使用抗生素降低了 4% ～ 5% 的伤口感染率（Sullivan，2007；Thigpen 2005）。

伤口感染包括浅表皮肤以及软组织感染、切口脓肿以及深部组织感染，指腹部筋膜以下组织及盆腔器官的感染。定义详见表 32-3。伤口感染目前已知的危险因素详见表 32-4。如第二章所述（26 页），在一开始缝合伤口时使用皮下引流并不能降低继发感染的风险，即使在肥胖妇女中也是这样（Hellums，2007；Ramsey，2005）。

诊断

术后子宫炎经过规范抗感染治疗后失败的患者，需警惕病情演变为伤口感染。然而，典型的伤口感染常发生在术后第 5 ～ 6 天，表现为一定程度的红斑及硬结，脓性液体提示至少为伤口脓肿（图 32-2）。局部组织的感染不一定伴有发热，但多数深部组织的感

表 32-3 手术部位感染（SSIs）的确诊标准
浅表切口
包括切口处皮肤及皮下组织
术后 30 天内发生
以下至少一项表现：
浅表切口处的脓性液体
浅表切口组织或组织液中培养出细菌
由医生敞开伤口，培养阳性（或未培养），并且患者有以下至少一项伤口处表现：
压痛或疼痛
发热或发红
局部肿胀
外科医师或主治医师诊断 SSI
缝线脓肿不包括在这一类中
“蜂窝织炎”的诊断本身，不适宜 SSI 标准
深部切口
包括切口深方的软组织（肌肉及筋膜）
术后 30 天内发生
以下至少一项表现：
手术切口深处（非脏器或腔隙）脓性引流液
深部切口自发性裂开或由医生敞开，并且培养阳性（或未培养），并且患者有以下至少一项表现：
体温 ≥ 38℃（100.4°F）
局部疼痛或压痛
脓肿或其他通过再次手术、组织病理学或影像学发现的感染
器官 / 空间
包括手术中其他被打开或操作的部分，不包括切口皮肤、筋膜或肌层
术后 30 天内发生
以下至少一项表现：
器官或腔隙引流为脓性液体
器官或腔隙里无菌的组织或液体中发现细菌
通过再次手术、组织病理学或影像学发现脓肿
阴道断端感染，伴随化脓、脓肿、和（或）组织或液体培养阳性，也包括在这一类中

表 32-4　剖宫产术后切口感染的危险因素

吸烟
肥胖
高血压
糖尿病
围术期贫血
大量失血
术中低体温
社会经济地位低
免疫功能不全
产时绒毛膜羊膜炎
手术时间长
血肿或皮下积液
放置异物（导管、引流等）

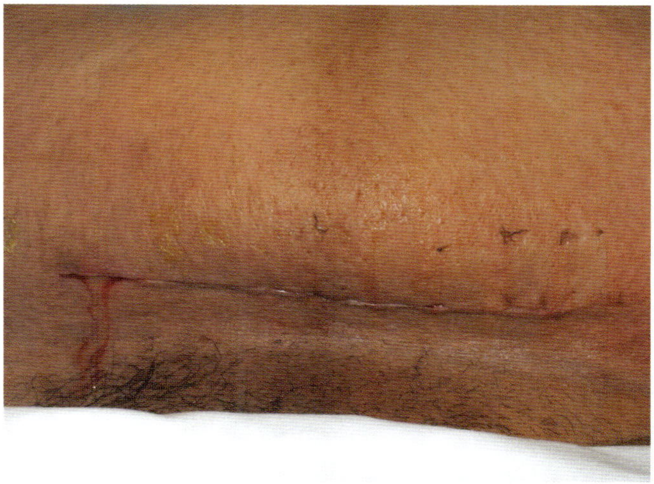

图 32-2　这名患者在剖宫产术后 8 天时出现发热及切口边缘渗出。切口周围皮肤及皮下组织轻微红肿。在用棉签小心检查流液区域时，皮肤及皮下组织自然裂开，显露出一个更大的脓肿。经过初始静脉抗生素治疗后，在手术室进行伤口清创。

染常伴随发热。造成感染的病原体通常与剖宫产时羊水来源的一致，但仍需考虑医院获得性病原体的可能（Emmon，1988；Gilstrap，1979）。

治疗

如果没有脓肿，切口周围的蜂窝织炎，使用抗生素充分治疗，之后密切观察。一般情况下，如果没有全身症状，口服抗生素以及门诊治疗即可。为确保病情有所改善，患者可在治疗后 24 h ～ 48 h 回到医院进行复诊。某些伤口尽管一开始没有确诊脓肿，但是仍有可能进展，所以密切观察是必需的。

对于任何有明显脓肿的伤口，必须第一时间予以引流（图 32-3）。同时，初始治疗为静脉使用广谱抗生素，如表 32-3 中的治疗手段。手术引流包括所有的化脓组织，以及形成小腔中的脓液。通常要进行病原学培养，可以指导后续治疗，对于那些一般抗生素手段治疗无效的情况，病原学培养尤其重要。在大部分的情况下，伤口探查必须到筋膜层。因此，在第一次打开伤口时，仔细检查筋膜的完整性至关重要。如果筋膜层是完整的，那么对皮下组织进行清创，对局

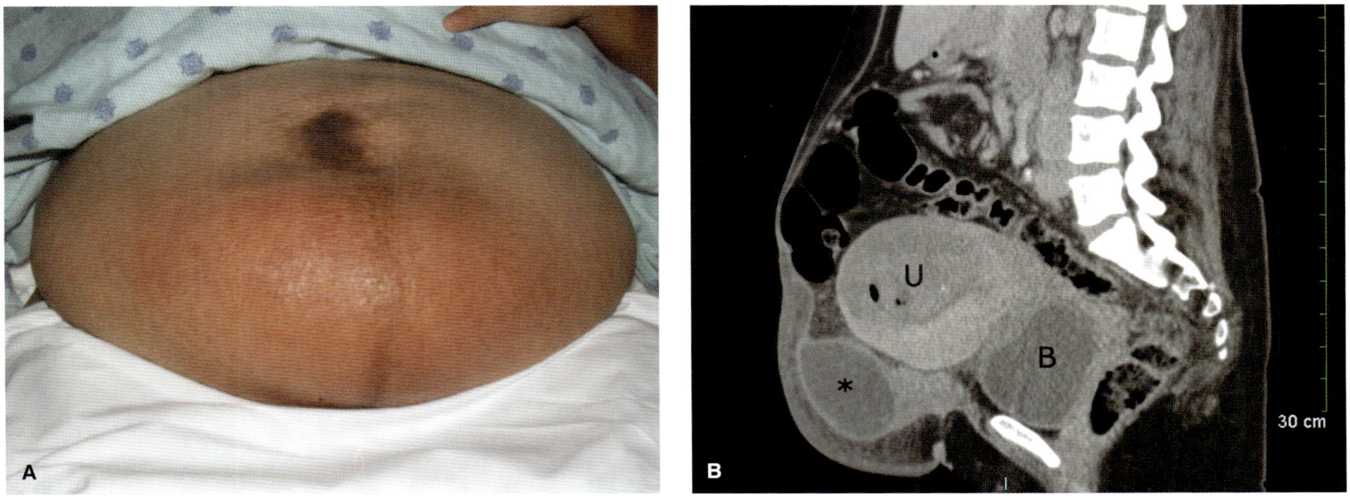

图 32-3　**A.** 这名患者剖宫产术后 7 天出现发热及切口处疼痛。剖宫产切口处轻微红斑，但是在切口与肚脐之间可以见到一块隆起的红肿区域。**B.** CT 显示一个 12.3 cm × 6.5 cm 积液区域，边界不清（星号）。引流后证实为腹直肌前鞘下的感染性血肿。B 为膀胱。U 为子宫。

部伤口进行护理即可。在某些情况下，探查及清创在手术室进行的，因为大范围的清创和探查需要麻醉。

充分清创和引流坏死及化脓组织后，用湿润的无菌纱布填充脓腔。至少每日更换纱布，最好每日两次，每次更换时进行适当的清创。

是否使用一些抗菌剂是有争议的，例如过氧化氢、碘酒、达金消毒液或者其他消毒溶液。许多临床医师强烈支持在有明显感染的情况下使用稀释的过氧化氢或者碘溶液进行清创，这些溶剂对健康组织也有损伤。达金消毒液包含次氯酸钠，它不仅杀菌，还可以促进肉芽组织形成。

缝合

一旦感染清除，伤口最终可通过二期缝合或者通过延迟一期缝合而愈合。二期愈合的过程，是创面基底及边缘的肉芽组织增大，逐渐闭合缺损（图 32-4），可能需要数周或数月的时间，取决于创面的大小及深度。

相比来说，延迟一期缝合更为美观，并且显著加快了愈合时间（Wechter，2005）。这种情况下，需要对局部伤口进行护理直到出现健康的、粉红色的肉芽组织，一般在初次清创后的 4 ～ 6 天，这时可以进行延迟一期缝合。沿着切口，采用不可吸收缝线间断缝合，通常为聚丙烯或尼龙线，这样可以对合皮下组织及皮肤边缘。有些外科医师使用减张缝合来避免缝合中皮肤产生过度的张力。有一个经济的办法是使用一个短的红色橡胶导管从缝合一端穿入，另一端打结（图 32-5）。无论有没有这种导管，都应该这样缝合打结，来避免皮肤边缘血流受阻。术后 10 天左右可以拆线，然后可以使用皮肤闭合胶带（Steri-Strips）（免缝合胶带）。

作为一种替代方法，伤口负压治疗——创面负压——在剖宫产术后感染的妇女中使用的越来越多，尽管缺乏数据支持。这种方法在第二章（26 页）详细讨论。

■ 伤口裂开

伤口断裂或裂开是指达到筋膜层的创面分离。McNeeley 等（1998）研究了 8 590 名底特律 Hutzel 医院行剖宫产的妇女，其中有 27 例出现筋膜层的伤口裂开，基本上是每 300 例手术有 1 例发生。多数在术后第 5 天发生。最常见的表现是浆液性血性渗出。剖宫产分娩后通常有合并的感染。在 27 例筋膜层裂开的患者中，2/3 的妇女出现感染及组织坏死。

在一些患者中，当拆除皮肤缝线或夹子时出现切口裂开，继而出现内脏疝出（图 32-6）。这种情况下，用生理盐水纱布包裹肠管及腹腔内容物，使用广谱抗生素，立即进行急诊手术。一旦在手术室里开始全麻后，需探查整个盆腔及肠管，明确有无穿孔及坏死。充分引流脓肿及冲洗腹腔。如果筋膜边缘出现坏死，需要清创，直至见到健康组织。

这种严重的并发症清创后需要对筋膜层二期缝合。如果筋膜层边缘是完整的，并且能够进行缝合，可以使用 Smead-Jones 缝合或全层缝合（图 4-20 及图

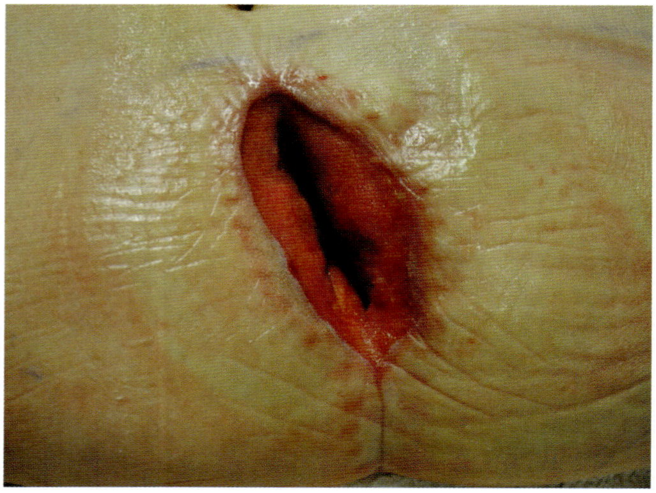

图 32-4 清除感染后，伤口二期愈合，在中线垂直切口的上部可见健康的肉芽组织。

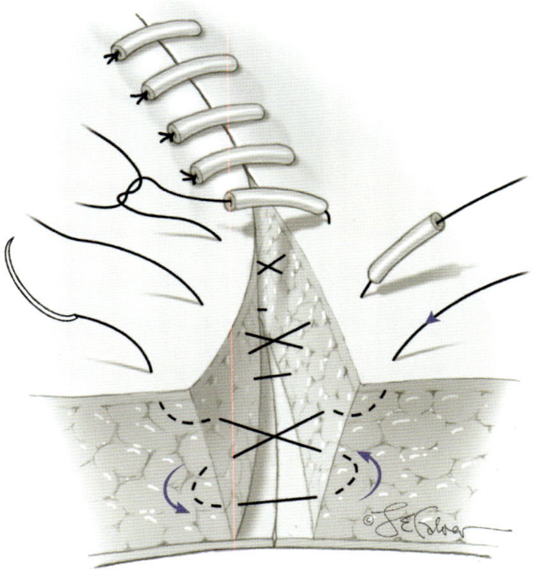

图 32-5 腹部伤口缝合方法。

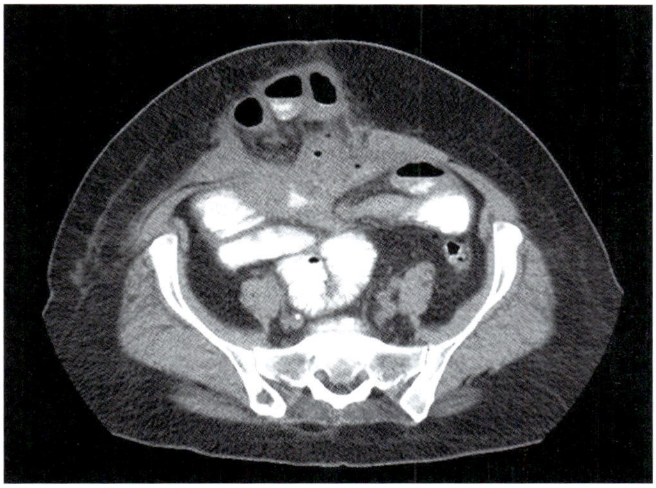

图 32-6 开腹探查发现筋膜层裂开及肠管疝出。在 CT 图像上可以看出肠管从前腹部缺损膨出。

4-21)。敞开皮下组织，在之后合适的时间进行延迟缝合，最后一节会详述。有时，大量清除坏死的筋膜阻碍了二期缝合。这类复杂的病例最好由一组经验丰富的外科医师进行管理和治疗。

就所有的并发症而言，最好的治疗是预防。医生需要认识到伤口感染和裂开的危险因素。针对高风险人群，筋膜层缝合应该采用延迟吸收缝线或不可吸收缝线，使用 Smead-Jones 缝合或全层缝合。皮下组织层具有绝对稳定性，污染伤口采用延迟缝合或引流的方法。

■ 坏死性筋膜炎

它是罕见却十分严重的伤口感染，是肌肉及筋膜的广泛坏死，伴随高死亡率。产科坏死性筋膜炎可以继发于剖宫产术后，也可见于会阴伤口及会阴切开术（第二十章，335 页）。同样也可见于糖尿病及免疫缺陷妇女的外阴感染后。坏死性筋膜炎很少在其他健康女性中发生，如果发生，很可能是由于 A 族乙型溶血性链球菌感染。

阿拉巴马大学的 Goepfert 等（1997）回顾了剖宫产术后发生腹壁坏死性筋膜炎的病例。从 1987—1994 年共有 5 048 例剖宫产分娩，有 9 例发生筋膜炎——每 1 000 例剖宫产有 1.8 例发生。其中有 2 例死亡，包括一例合并转移性乳腺癌。

这种感染通常是多种细菌造成的，与引起盆腔感染的病原体相似，但以厌氧菌为主。通常可分离出革兰氏阳性厌氧性球菌或产气荚膜梭菌，以及需氧球菌、脆弱拟杆菌或大肠埃希菌（Thompson，1993）。A 族乙型溶血性链球菌依旧为特别严重的、快速进展的坏死性感染的主要原因（Anderson，2014；de Moya，2009；González，2008）。B 族链球菌可能以协同的方式引起坏死（Schorge，1998；Sutton，1985）。

诊断

临床表现上，感染早期的皮肤改变包括红斑、压痛及水肿。多数伴有全身性症状，发热、乏力、全身毒性反应。最初皮肤可能是完整的，但进展为坏疽，出现皮肤颜色改变、水泡及捻发音，这些改变伴随皮下组织的麻木及皮肤坏死（图 32-7）。最初症状通常出现在术后 3 ~ 5 天，而 A 族乙型溶血性链球菌感染可能于术后 1 天就出现（Anderson，2014）。

手术切口的坏死性筋膜炎可以累及腹壁的任何一

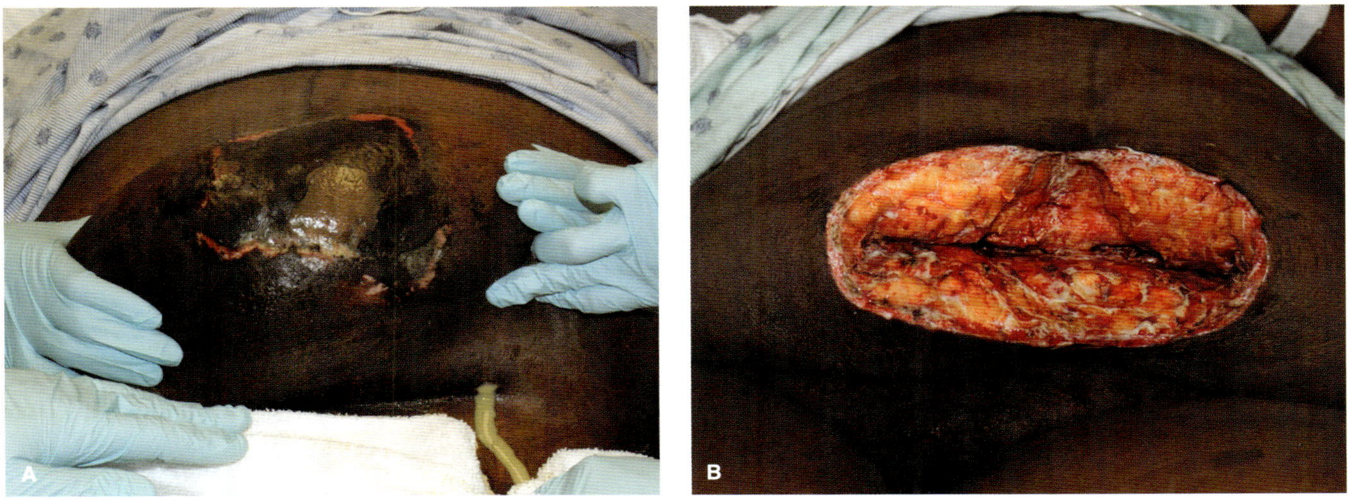

图 32-7 剖宫产 Pfannenstiel 切口并发坏死性筋膜炎。**A.** 清创前，**B.** 初步清创后。

层或者全层。Thompson 等（1993）报道了这种严重的会阴感染，也可能发生在会阴切开、腹部小切口、诊断性腹腔镜以及耻骨上导管放置术后。当皮肤改变及出现前述症状时可以明确诊断。重要的是，临床表现多样，有时很难区分浅部感染与深部筋膜感染。因此，需要保持高度警惕性。在一些不确定的病例中，如果可以进行 CT 检查，见到皮下气体是典型的表现。然而，如果诊断仍不明确，积极的手术探查可能是救命的。一旦筋膜炎进展了，败血症能使病情危重，出现循环衰竭，继而短期内死亡。

治疗

给予持续的静脉抗生素治疗，并且急诊进行广泛而彻底的清创（Goepfert，1997；McNeeley，1998）。感染后由于细菌毒素作用，通常伴随大量的内皮细胞受损。因此，出现明显的血液浓缩及毛细血管通透性增加。没有手术治疗的情况下死亡极为普遍，即使清创后，死亡率仍接近 50%，往往需要广泛切除腹部筋膜层。清除所有感染组织很重要，直到钝性探查周围组织有一定张力，以及组织容易出血时（图 32-7B）。有时广泛的筋膜层清创阻碍了一期缝合，一旦组织没有感染，可以放置合成网片。McNeeley 等（1998）发现 27 例剖宫产术后伤口裂开的妇女中 6 例需要放置网片，使用了 Marlex、Prolene、Vicryl 网片来缝合筋膜层。

■ 伤口血肿及积液

产后伤口常出现血液（血肿）或浆液性液体（积液）积聚。外阴阴道区域的详细情况在第三十章（491 页）详述。开腹术后发生在皮下组织层或腹直肌前鞘下。常见的危险因素包括肥胖、子痫前期以及凝血功能障碍（图 32-8）。

最初的术后几日内可出现，切口周围隆起及异常伤口疼痛是典型的表现。此外，瘀斑明显提示血肿。同样，大的血肿可伴随贫血及低血容量。

诊断往往只能通过查体来确定。在一些不确切的病例中，影像学检查可以帮助诊断，CT 可以同时提供盆腔及前腹壁的解剖情况。

小的非感染的积液无需特殊干预，可以被吸收或自然排净。如前所述，如果是相当大的范围，会导致伤口感染或切口裂开，需要外科引流。若有血肿，则很少能发现确切的出血部位。如果发现，出血的血管或者渗血区域需要电凝或者缝扎。

引流后，伤口护理程度反映了伤口感染程度（519 页）。非感染的积液不需要使用抗生素。然而，血肿及积液增加了伤口继发感染的风险，需要密切监测。考虑感染的情况下，抗生素的使用同前所述。

■ 腹膜炎及附件区脓肿

剖宫产术后腹膜炎并不常见，通常是子宫炎的并发症。腹膜炎出现在子宫切口坏死及广泛的盆腔深部组织感染时，也可以在肠管损伤后出现。很罕见的情况是宫旁或附件区脓肿破裂，导致弥漫性腹膜炎，这是非常危重的并发症，并且这些纤维脓性的渗出液填充在肠管间，脓腔在肠管间形成。直肠子宫陷凹及膈下也可以形成脓肿。

疼痛是腹膜炎最突出的临床表现。然而，剖宫产

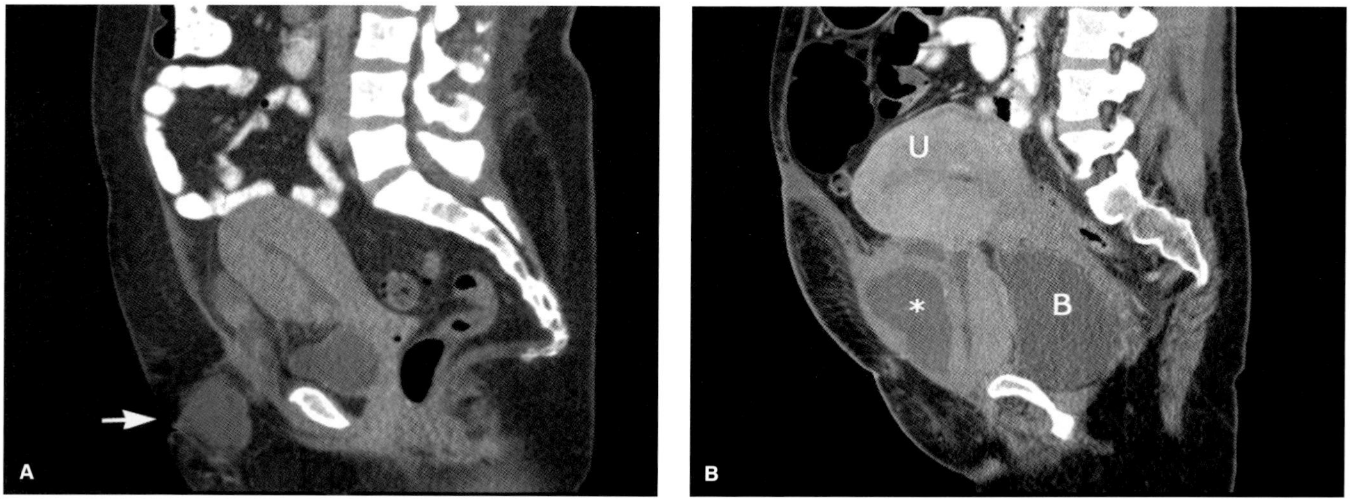

图 32-8 A. 术后第 3 天发现皮下积液（箭头）。B. 术后第 4 天腹直肌前鞘下血肿（星号），患者由于有机械性二尖瓣，在剖宫产术后 48 h 开始长期抗凝治疗。B 为膀胱；U 为子宫。

术后女性肠道蠕动下降的表现可能在疼痛之前出现。恶心、呕吐、腹胀提示肠梗阻，可能是腹腔内感染的首要表现。

重要的是明确弥漫性腹膜炎的原因。如果感染由子宫开始，蔓延至腹膜，使用广谱抗生素及支持治疗可能就有效。相反，如果腹膜炎是剖宫产切口坏死，或者是肠穿孔造成的，需要紧急手术，后续可能出现脓毒性休克综合征。

产后卵巢脓肿形成十分罕见。多数产后感染中的输卵管受累仅为输卵管周围炎，而不涉及输卵管闭塞及不孕。卵巢也可受累，推测可能是由于卵巢中的细菌侵袭（Wetchler，1985）。脓肿通常是单侧的，发生在分娩后 1 ～ 2 周。多数情况下，脓肿破裂造成腹膜炎，需要手术探查。如果没有出现腹膜炎，治疗可能更多是保守的，从静脉使用抗生素开始，且往往需要影像学检查或者手术引流。

■ 宫旁蜂窝织炎

在一些剖宫产术后子宫炎的患者中，宫旁组织的炎症聚集，形成周围组织硬结，称为蜂窝织炎，集中在在阔韧带前后叶内（图 32-9），是盆腔感染充分抗炎治疗后持续发热的最常见的原因（DePalma，1982）。通常是单侧的，而且局限在在阔韧带的基底部。然而，如果炎症反应剧烈，蜂窝织炎可沿自然腔隙蔓延，最常见的是向侧方扩散，沿着阔韧带基底部向骨盆外侧壁方向延伸。子宫被炎症组织挤向对侧，并粘连固定。向后方蔓延可到直肠阴道隔，在宫颈后方形成质硬包块。

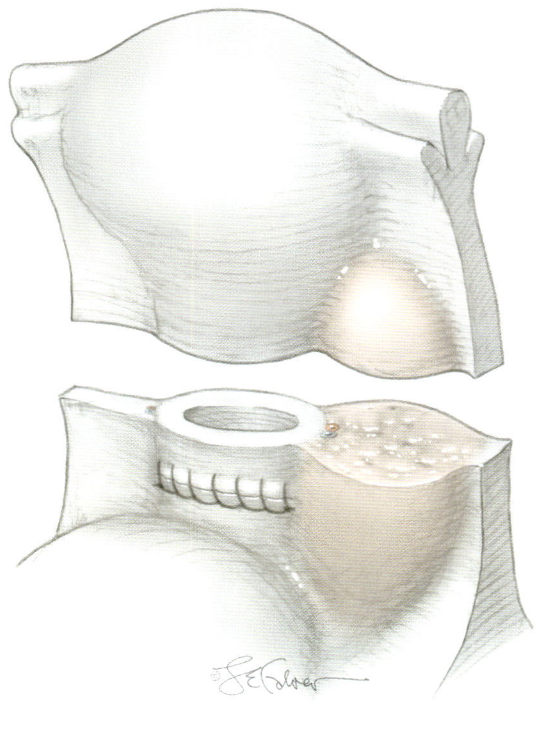

图 32-9　左侧宫旁蜂窝织炎。

蜂窝织炎主要是药物治疗，延长静脉抗生素使用疗程。多数患者在充分治疗后 5 ～ 7 天退热，但是盆腔炎症消除可能需要数周。

罕见的情况是子宫切口的严重蜂窝织炎，可以导致组织坏死、脓性物质流至腹腔（图 32-10）。如前所述，形成腹腔内脓肿及继发性腹膜炎，继而切口进一步裂开。这种切口裂开主要出现在严重感染时，发生在产后第 1 周内。然而，Kindig 等（1998）报道了一例延迟裂开，发生在产后 6 周时。

可疑剖宫产切口坏死或者药物治疗无效时，需要手术治疗。行子宫切除及手术清创难度很大，并且经常术中出血很多。而且炎症往往很重，累及宫颈及子宫下段，蔓延至骨盆侧壁甚至包裹一侧或双侧输尿管，正常解剖结构完全消失。如果可以清除所有感染组织，可以考虑宫颈上全子宫切除术。附件很少被累及，根据附件外观，可以保留一侧或双侧卵巢。

■ 脓毒性盆腔血栓性静脉炎

1951 年，Collins 等通过对 1937—1946 年间 70 多例病例总结，描述了脓毒性盆腔血栓性静脉炎的发生机制。这些病例中，脓毒性栓塞是常见的，在新奥尔良福利医院中造成 1/3 的产妇死亡。手术或者尸检过程中，作者将这些脓毒性小栓子与合并盆腔或下肢静脉血栓的较大肺栓子进行了对比。

20 世纪 50 年代，脓毒性盆腔静脉炎的主要治疗方式是手术切除受累静脉（Collins，1970），自 20 世纪 60 年代中期，对持续性感染的可疑脓毒性血栓性静脉炎患者，多数研究者建议经验性静脉给予肝素治疗（Duff，1983；Ledger，1970）。肝素治疗后退热曾被看作脓毒性血栓性静脉炎的诊断方法。因此，脓毒性盆腔血栓性静脉炎逐渐演变为一种临床诊断，表现为持续性发热，很少通过手术确诊。

目前文献报道的脓毒性盆腔血栓性静脉炎发生率各有不同。Parkland 医院的一项 5 年间 45 000 名妇女分娩的数据中，Brown 等（1999）发现每 9 000 例阴道分娩中有 1 例发生脓毒性静脉炎，每 800 例剖宫产中有 1 例发生，整体发生率为 1/3 000，接近 Dunnihoo 等（1991）报道的 1/2 000 的发生率。后

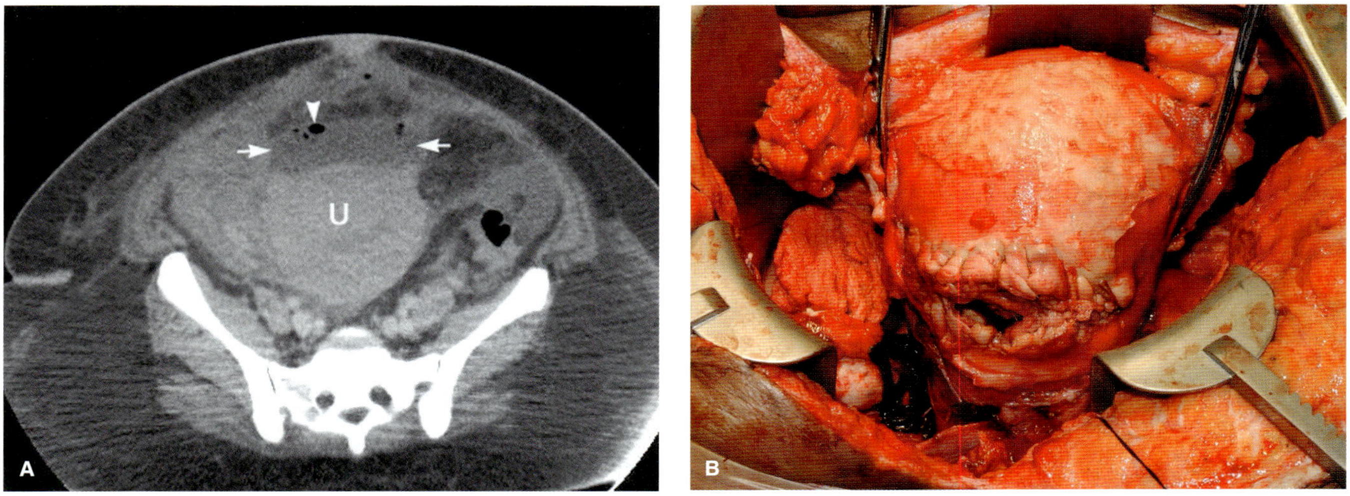

图 32-10 剖宫产术后子宫切口坏死及裂开。**A.** CT 横断面增强后盆腔图像显示子宫（U）前壁低密度液体积聚（箭头）。液体中非孤立性气体聚集提示液体成分复杂、稠厚或者有分隔。空气在 CT 图像上显示为黑色，最大的气体聚集处如图所示（三角）。积液周边的脂肪组织中断提示水肿，可能是术后炎症反应，和（或）重叠感染（Used with permission from Dr. April Bailey.）。**B.** 子宫切口坏死的大体图像。

者采用现代成像技术来研究超过 60 000 例分娩的妇女中持续发热的病例。最近，在 Rouse 等（2004）研究的超过 16 000 名首次剖宫产的孕妇中，发生率为 1/400。在这个研究中，绒毛膜羊膜炎的孕妇发生脓毒性静脉炎的风险几乎是无感染者的 3 倍。

脓毒性静脉炎是炎症沿着盆腔器官（主要是子宫）静脉回流蔓延。血管内炎症可以导致血栓形成，如图 32-11。Witlin 和 Sibai（1995）以及 Brown 等（1999）的经验显示产褥期脓毒性盆腔血栓性静脉炎很可能累及一侧或两侧卵巢静脉丛（图 32-12）。大概在 1/4 的病例中，栓子可延伸至下腔静脉，有时到达肾静脉水平。

子宫炎规范感染治疗后持续发热，需怀疑脓毒性盆腔血栓性静脉炎。子宫炎的症状——宫旁及子宫疼痛，可以经抗炎治疗后好转，但是发热仍持续，通过盆腔 CT 或 MR 检查可以确诊（Sheffield，2001）

脓毒性静脉炎的重要处理是持续的静脉抗生素治疗，虽然曾经额外使用肝素能加快退热，但是这个观念被 Witlin（1995）和 Brown（1999）等否定了。研究者将 14 名患者随机分至抗生素联合静脉肝素组及单独使用抗生素组，结果发现两者无差异。这两组平均住院时间大约 11 天。

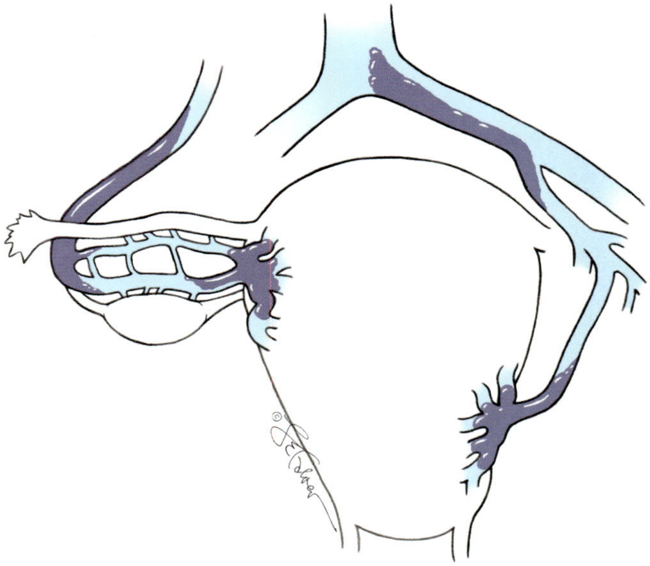

图 32-11 脓毒性盆腔血栓性静脉炎。

血栓栓塞性疾病

妊娠期及产褥期明显增加了静脉血栓栓塞（VTE）的风险。Sultan 等（2012）分析了 17 年间 1 000 000 妇女的队列中初次发生 VTE 事件的风险。相比于非妊娠期妇女，孕晚期妇女的风险增加了 6 倍，产后 6 周内风险增加了 22 倍。所有血栓栓塞性事件的发生率接近 1/1 000 例妊娠。其中，深静脉血栓在产前更常见，而肺动脉栓塞在产褥期更常见（Jacobsen，2008）。

随着术后早期下床策略的实行，产褥期 VTE 的发生率已经显著下降，血栓性肺动脉栓塞的死亡率

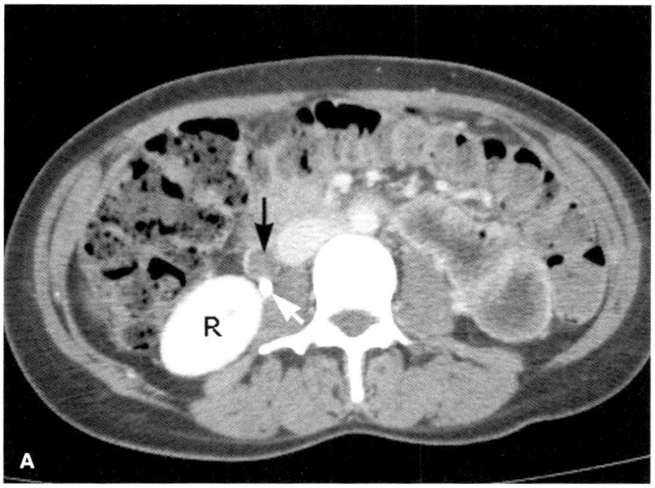

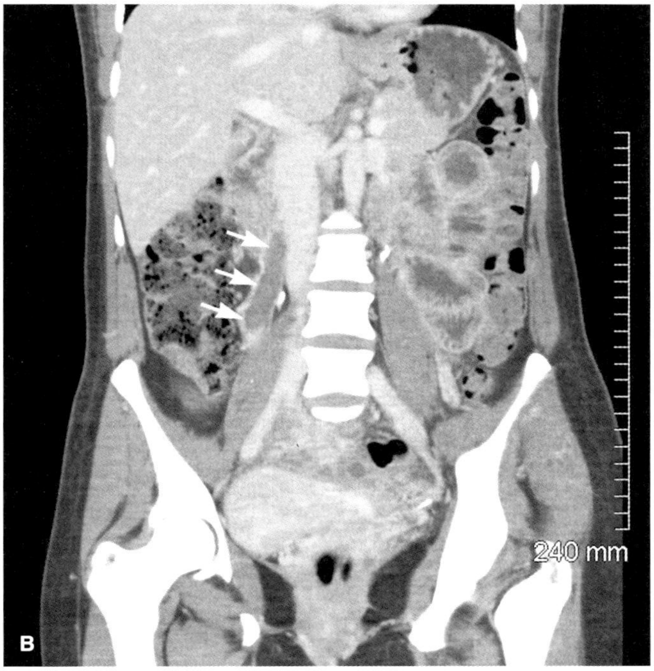

图 32-12　感染性卵巢静脉血栓栓塞。**A.** 腹部增强 CT 横断面图像显示右侧增大的卵巢静脉内低密度栓子（黑色箭头），排泄期对比显示了后方的输尿管（白色箭头）。R 为右肾下极。**B.** 腹部增强 CT 冠状面图像显示右侧增大的卵巢静脉内低密度栓子（箭头）。

也同样下降。Creanga 等（2015）指出从 1987—2010 年，VTE 相关的妊娠死亡率平稳下降。然而，2006—2010 年，所有死亡中仍有 9.3% 为血栓性肺动脉栓塞所致。总的来看，包括羊水栓塞在内，栓塞性疾病是单一、最显著的造成母体死亡的原因。

■ 危险因素

妊娠后解剖和生理改变的形成一种血栓前状态。肝产生的促凝蛋白的显著增加，以及抗凝物质的降低——例如蛋白 S，都促进母体高凝状态的产生（Brenner，2004）。此外，由于妊娠子宫增大，腔静脉受压，血液回流受阻，增加了血液淤滞。例如，静脉血液流速在孕中期的后期降低了一半，并且持续至接近产后 6 周（Macklon，1997a，b）。最终，分娩时通常出现内皮细胞受损，特别是在合并出血、子痫前期或者脓毒血症的孕妇中。

VTE 的危险因素详见表 32-5，其中最重要的因素是静脉血栓病史。确实，所有妊娠期 VTE 病例中 15% ～ 25% 是复发性事件（ACOG，2014b）。

血栓形成倾向

目前，关注重点集中在了抗凝或纤溶系统的蛋白质的缺乏上。这些缺陷都称为血栓形成倾向，可以是遗传性或者是获得性的，是妊娠期血栓形成的第二大危险因素。

遗传性血栓形成倾向主要是由于基因定性、定量突变造成大量因子缺乏，包括抗凝血酶、蛋白 S 和蛋白 C、凝血因子Ⅴ以及凝血酶原。欧洲人中最常见的遗传性血栓形成倾向的发生率及血栓形成的相对危险度见表 32-6。总的来说，整体发生率大约为 15%，然而，大约一半妊娠相关的深静脉血栓患者存在血栓形成倾向（Pierangeli，2011）。

最常见的两种突变导致凝血酶原缺陷或激活蛋白 C 抑制系统（凝血因子Ⅴ Leiden 突变），都遵循孟

表 32-5　静脉血栓栓塞的危险因素

内科	产科
肥胖	经产妇
贫血	输血
糖尿病	产程延长
吸烟	剖宫产
截瘫	长期卧床
心脏疾病	多胎妊娠
镰状细胞疾病	产后感染
肾病综合征	长途飞行
自身免疫性疾病	分娩后制动
慢性高血压	妊娠剧吐
非裔美国人	出血（产前及产后）
骨髓增生性疾病	
高龄（> 35 岁）	

Adapted from James，2008；Nelson，2006.

表 32-6 血栓形成倾向：欧洲孕产妇中血栓栓塞估计发生率及发生风险

血栓形成倾向	发生率（%）	OR
凝血因子Ⅴ Leiden 杂合子	2 ～ 7	8.6
凝血酶 G20210A 杂合子	2	6.8
抗凝血酶缺乏	0.3 ～ 0.6	4.7
蛋白 C 缺乏	0.2 ～ 0.3	4.8
蛋白 S 缺乏	0.03 ～ 0.1	3.2

Adapted from Nelson，2006；Robertson，2006

德尔遗传定律，因此见于纯合子中。虽然罕见，但任意一种纯合子显著增加了血栓形成的风险，凝血因子Ⅴ Leiden 突变以及凝血酶原突变患者妊娠期发生血栓的 OR 值分别为 34 及 26。

亚甲基四氢叶酸还原酶（MTHFR）基因纯合突变是高同型半胱氨酸血症最常见的病因，曾认为是血栓形成倾向突变的一种，而最近的一些报道显示高同型半胱氨酸血症是血栓形成的一个较弱的危险因素。美国妇产科医师协会（ACOG，2014a）提出缺乏足够证据支持 MTHFR 多态性及空腹半胱氨酸水平用于深静脉血栓的评估。

产科获得性血栓形成倾向主要是指抗磷脂综合征（APS）。一些不常见的获得性疾病，如恶性肿瘤也会增加静脉血栓形成的风险。APS 是一种自身免疫状态，增加动静脉血栓风险，造成不良妊娠结局。APS 诊断标准包括至少一项临床标准及一项实验室标准（Miyakis，2006）。临床标准包括至少一次的血管栓塞，或妊娠相关的并发症，包括一次及以上的不可解释的形态正常胎儿的死亡、一次及以上由于严重子痫前期或胎盘功能不全造成的孕 34 周前早产、或者 3 次及以上孕 10 周前流产。满足至少一项临床标准的女性需进行实验室标准的筛查，实验室指标见表 32-7，间隔 12 周至少 2 次符合标准。

抗磷脂综合征增加了 5% ～ 12% 的妊娠期血栓的风险（ACOG，2014a）。更严重的是，动脉血栓可以发生在一些非常见部位，如视网膜动脉、锁骨下动脉、指动脉或者肱动脉。缺血性脑卒中的风险同样增加。因此，育龄期妇女脑卒中需考虑 APS。

■ 浅表静脉血栓形成

产前及产后局限于隐静脉系统的浅表静脉血栓的治疗，包括镇痛、弹力支持以及休息。如果不能缓解

表 32-7 抗磷脂综合征临床和实验室诊断标准 [a]

临床标准
产科：
孕 10 周及以上的一次及以上的不可解释的形态正常胎儿的死亡
或者
由于严重子痫前期或胎盘功能不全造成孕 34 周前早产
或者
3 次及以上孕 10 周前不可解释的自然流产
血管：任何组织或器官 1 次及以上的动脉、静脉或小血管栓塞
实验室标准 [b]
依据国际血栓及止血协会指南标准，出现狼疮抗凝物
或者
中或高滴度的抗心磷脂抗体 IgG 或者 IgM
或者
抗 β_2 糖蛋白 -1 IgM 或 IgG 抗体

[a] 符合至少一项临床临床标准及实验室标准。
[b] 实验室指标必须间隔 12 周，至少两次为阳性。
IgG：免疫球蛋白 G；IgM：免疫球蛋白 M。
Reproduced with permission from Halvorson LM：First-trimester abortion. In Hoffman BL，Schorge JO，Bradshaw KD，et al：Williams Gynecology，3rd ed. New York，McGraw-Hill Education，2016. Compiled from Branch，2010；Erkan，2011；Miyakis，2006.

症状，或者有可疑深静脉血栓形成，需要进行进一步检查，详见下一节。如果确认为深静脉血栓，需开始抗凝治疗。浅表的血栓性静脉炎主要见于浅表静脉曲张或者静脉插管的后遗症。

■ 深静脉血栓形成

诊断

大多数妊娠期下肢深静脉血栓发生在左侧。Ginsberg 等（1992）报道了 60 名产前孕妇中 58 名（97%）为左下肢静脉血栓，另 2 名为双下肢静脉血栓。James 等（2005）报道了 53 例深静脉血栓病例中 3/4 为左侧。Parkland 医院的经验也是如此，接近 90% 为左下肢静脉血栓。

妊娠期深静脉血栓的解剖学结构与非妊娠期不同，Chan 等（2010）发现接近 2/3 的妊娠期妇女静脉血栓累及髂静脉及股静脉，而非小腿静脉；而在非妊娠期妇女患者，大多数血栓都起源于小腿静脉，并向近端进展。

第四部分

深静脉血栓的表现各有不同，很大程度上取决于闭塞程度及炎症反应的强度。血栓大多数累及深静脉系统至髂股区域。典型的下肢静脉血栓是突发的，伴随严重的疼痛、小腿及大腿的肿胀。小腿疼痛可以是自发的，也可以在按压后发生，或拉伸跟腱后发生——Homans 征。重要的是，相似疼痛可能来自肌肉紧张或者挫伤。后者常见于产褥早期，由于小腿与分娩床腿架两者不合适。有时，反射性动脉痉挛造成肢端苍白、变凉以及动脉搏动减弱。相反，大的栓子很少出现疼痛及红肿。

即使有大的血栓，症状可能很轻微，疼痛及肿胀是非特异性表现，因此影像学诊断是必要的。静脉造影是金标准，但目前很少使用，现在多使用非侵入性的方法。

超声检查压迫近端静脉推荐用于筛查可疑深静脉血栓的妇女（ACOG，2014b），不可压闭的充盈缺损可明确诊断（图 32-13）。Lensing 等（1989）评估了 220 名临床可疑深静脉血栓的非妊娠妇女。他们对比了静脉造影术与实时超声检查的结果，评估了股静脉和腘静脉完全压闭（无血栓）和不可压闭（血栓）的情况。143 例静脉造影正常的患者中，142 例两静脉可完全压闭，特异度为 99%。全部 66 例近端静脉血栓患者出现股静脉、腘静脉或两者均不可压闭，灵敏度 100%。

然而，阴性结果必须更加小心，因为血栓形成可能栓塞于深部盆腔静脉，超声检查难以发现。需要强调的是，妊娠期女性血栓多源自髂静脉。因此，如果超声压迫检查可疑，或者有可疑髂静脉栓塞，要考虑 MRI 检查。MRI 不仅可以发现超声检查遗漏的血栓，还可以更好地展现超声检查已经发现的血栓的特点（Torkzad，2010）。Erdman 等（1990）报道称，经静脉造影确认的深静脉血栓的非妊娠女性患者中，MR 检查的灵敏度为 100%，特异度为 90%。此外，在 44% 的无深静脉血栓的患者中，MRI 能表现出非血栓状态，可以解释起初可疑静脉血栓时的临床表现，包括蜂窝织炎、水肿、血肿以及浅表静脉炎。

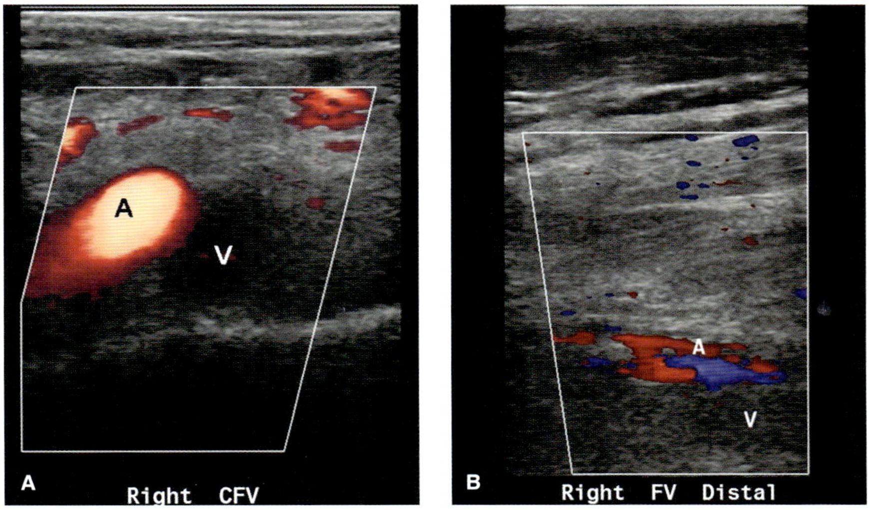

图 32-13　深静脉血栓超声压迫检查。A. 右侧股总静脉横断面多普勒超声显示股总动脉血流信号（A），但是股总静脉无血流。B. 同一患者右侧股静脉纵向彩色多普勒超声显示股总静脉无血流信号（V）（Used with Dr. April Bailey）

处理

深静脉血栓的治疗包括抗凝、卧床休息以及镇痛。住院治疗推荐用于控制疼痛及初始抗凝治疗。然而，在一些特定病例中，可以对患者进行门诊严密随访。如果计划门诊治疗，必须充分宣教，增加患者皮下注射肝素复合物的依从性。

所有的初始抗凝治疗可以使用普通肝素，或者低分子肝素（LMWH），两者均有效。美国胸科医师协会更推荐使用 LMWH，鉴于其有更好的生物利用度，可预测的剂量反应，包括出血、骨质疏松以及肝素诱导的血小板减少等并发症的发生率更低（Bates，2012）。妊娠期一旦确诊，需持续使用肝素治疗。对于产后妇女，肝素治疗为华法林，特别是产后 4 ~ 6 周以上的患者的计划抗凝。与深静脉血栓形成相关的下肢疼痛一般在治疗几天内开始缓解。症状及体征完全消失后，通常需要 7 ~ 10 天，患者可以开始逐渐恢复活动，使用弹力袜，继续持续抗凝。

妊娠期理想的抗凝时间目前是不确定的，目前的治疗推荐多为专家共识。美国胸科医师协会建议整个妊娠期及产后抗凝至少总共 3 个月（Bates，2012），但这些指南多数针对非妊娠患者，而妊娠本身增加了静脉血栓形成的风　险（Kearon，2012）。Lockwood（2012）推荐孕 20 周妇女使用剂量调整的抗凝治疗后，采用预防性给药直至分娩。产褥期确诊的患者，建议调整剂量抗凝治疗至少 6 个月。

普通肝素。普通肝素的治疗性抗凝采用每 12 h 皮下注射，治疗后 6 h 使 aPTT 维持在标准值的 1.5 ~ 2.5 倍（ACOG，2014b）。

有些人倾向于首剂为静脉输液，以快速达到更稳定的状态，负荷剂量通常为 100 U/kg（最小剂量 5 000 U），此后 15 ~ 25 U/（kg・h）持续输注。达到稳定状态后，每日检测 aPTT，在静脉治疗 5 ~ 7 天后过渡为皮下注射肝素。

低分子肝素（LMWH）。这类药物中，商业肝素衍生物平均为 4 000 ~ 5 000 道尔顿，而传统肝素为 12 000 ~ 16 000 道尔顿。普通肝素抗凝作用是通过抑制凝血酶及凝血因子Ⅹa，LMWH 复合物优先抑制凝血因子Ⅹa，对凝血酶活性影响较小。相比而言，低分子肝素的半衰期更长，抗凝反应也更易预测，减少了药物相关的并发症。另一个优势在于，LMWH 使用频率更少，调整剂量的抗凝治疗通常采用每日 2 次皮下注射，预防剂量为每日一次。

许多研究者证实 LMWH 可有效治疗 VTE。Simmoneau 等（1997）将 612 例非妊娠期肺动脉栓塞合并常见并发症的患者随机分为皮下注射亭扎肝素组及静脉肝素组，两组治疗效果相当。哥伦布的研究者（1997）对比了瑞维肝素（低分子肝素）及普通肝素用于治疗 1 021 例 VTE 患者，其中 1/3 患有肺动脉栓塞，研究药物与标准肝素具有相同的安全性和有效性。Gould 等（1999）的研究显示，相比于普通肝素，LMWH 能更有效地预防血栓栓塞复发，并且治疗 3 ~ 6 个月后实际降低了死亡率。

许多 LMWH 的制剂在药理学上不同，但预防和治疗深静脉血栓均有效。以下 3 种 LMWH 常用于妊娠期妇女：依诺肝素、达肝素、亭扎肝素。每种药物剂量详见表 32-8。开始此方案后，妊娠期是否需要血清监测及剂量调整仍有争议。尚未有研究表明增加剂量后治疗的安全性和有效性。此外，理想的治疗性抗凝血因子Ⅹa 的剂量范围也并未确定（Bates，2012）。抗凝血因子Ⅹa 的水平与出血或栓塞再发风险缺乏显著相关性，而且检测缺乏准确性和可靠性。因此，美国胸科医师协会（Bates，2012）认为常规监测抗凝血因子Ⅹa 水平是不合理的。

华法林。如前所述，产后静脉血栓初始治疗使用肝素，当需要延长抗凝时，可以同时开始口服华法林。如果计划产后抗凝 6 周，华法林效果有限，因为它需要 1 ~ 2 周达到治疗浓度。

表 32-8 治疗性低分子肝素剂量

依诺肝素（克赛），1 mg/kg，每 12 h
达肝素（法安明），100 U/kg，每 12 h
达肝素（法安明），200 U/kg，每日 1 次
亭扎肝素（Innohep），175 U/kg，每日 1 次

在过渡期间，肝素持续使用 5 天，直到达到治疗性华法林水平持续 2 天。针对华法林，国际标准化比率（INR）是合适的监测指标，治疗范围为 2.0 ~ 3.0。药物的叠加使用有助于避免因华法林抗蛋白 C 作用，而造成反常的血栓形成及皮肤坏死。

华法林不在乳汁中积聚，用药期间母乳喂养是安全的。值得强调的，华法林在妊娠期是普遍禁用的，华法林有明确的致畸作用，孕早期可以造成多种畸形。孕早期后，华法林可以通过胎盘造成胎儿出血及死亡。

并发症

这些药物最严重的并发症是出血，特别是有近期手术史或裂伤，如分娩。如果肝素过量，也会发生出血。遗憾的是，目前缺乏合适的实验室检查来监测肝素剂量是否合适——可以抑制血栓而又不导致严重出血。

肝素诱导的血小板减少症（HIT）是少见的并发症，使用肝素的孕妇中估计发生率为 0.1%（Linkins，2012）。一旦确诊 HIT，停止使用肝素，开始替代抗凝治疗。LMWH 也不是完全安全的，因为它与普通肝素有一些交叉反应。美国胸科医师协会推荐使用达那肝素（danaparoid），一种硫酸化糖胺聚糖的肝素（Bates，2012；Linkins，2012）。其他药物有磺达肝素（Fondaparinux）以及阿加曲班（argatroban）（Kelton，2013；Linkins，2012）。阿加曲班直接抑制凝血酶原，用于治疗 HIT。磺达肝素是戊多糖因子Ⅹa 抑制剂，也可以用于治疗 HIT。

最后，长期使用肝素或 LMWH 后可能发生骨质疏松，通常在 6 个月后。使用任意肝素治疗的妇女均推荐每日口服 1 500 mg 钙补充剂（Cunningham，2005；Lockwood，2012）。

■ 肺栓塞

妊娠期肺动脉栓塞的发生率差异很大，但平均为 1/7 000。产前及产后诊断的发生率相当。接近 80% 的肺栓塞的女性合并下肢深静脉血栓，相应的多达 50% 的深静脉血栓的女性会发生肺栓塞（Tapson，2008）。在很多病例中，并不是全部，深静脉血栓的临床表现早于肺栓塞。在另外一些病例中，特别是当栓子来自于深部盆腔静脉，最初表现可能是急性栓塞的表现。急性肺栓塞治疗后的死亡率接近 3%，多数死亡发生在 1 周内（Carson，1992）。

诊断

Goldhaber 等（1999）描述了国际肺动脉栓塞注

册中心的研究发现。两年间，在来自 7 个国家注册登记的证实为肺动脉栓塞的 2 500 名非产科患者中，最常见的症状有呼吸困难（82%）、胸痛（42%）、咳嗽（20%）、晕厥（14%），以及咯血（7%）。在最近一项报道中，Pollack 等（2011）报道了 1 880 例确诊为肺动脉栓塞的非产科患者有相似的临床表现：休息时呼吸困难（50%）、胸膜炎性胸痛（39%）、呼气性呼吸困难（27%）、咳嗽（23%）、头晕（12%）。其他显著但相关性较小的症状包括发热、咯血、腹痛、晕厥以及精神状态改变。这些患者中最常见的临床发现是下肢肿胀，可能提示深静脉血栓，以及呼吸窘迫。不足 10% 的患者表现出啰音及大汗。

心电图可能表现出明显的电轴右偏，也可能不明显。胸片通常不能诊断，但可能可以发现其他病理改变，如肺不张或肺浸润表现。动脉血气分析表现出典型的动脉 - 肺泡氧气梯度变大。然而，这些表现不是特异的，仅仅证实了分流的病理生理表现而非病因。而且即使是大块肺栓塞，支持肺栓塞诊断的症状、体征及实验室检查来都可能是非特异的。

妊娠期诊断肺栓塞的合适方法尚缺乏临床试验证实（Bourjeily，2010）。如前所述，症状、体征及临床发现通常是非特异的，诊断需要具备高度怀疑性。许多放射性检查用于诊断，但目前临床治疗中，最常使用的是计算机断层肺血管造影（CTPA）及肺通气灌注显像。

计算机断层肺血管造影。这是非妊娠患者及大多数可疑肺栓塞的妊娠妇女的推荐检查方法。CT 血管成像比通气灌注显像更具优势，包括识别非栓塞性改变的速度和能力，以及可以提示其他诊断的能力（Tapson，2008）。例如，Shahir 等（2010）报道了 199 名妊娠妇女中有 106 名接受 CT 肺血管检查，有 99 名接受肺通气灌注扫描。研究显示，14 名妇女未患有肺栓塞，但是在 CT 血管检查中发现了其他显著的异常。而 5 名仅接受通气灌注扫描且最终被诊断为其他疾病的妇女，均通过 X 线胸片检查明确，而非肺通气灌注扫描。

如图 32-14，CT 血管造影诊断位于肺血管主干、肺叶、肺段的栓子准确性最高。肺亚段的栓塞识别的灵敏性降低。CT 血管造影同样有很高的阴性预测值。Moores 等（2004）的 meta 分析涵盖 4 500 名非妊娠门诊患者，CT 血管造影检查为阴性并且没有抗凝治疗。3 个月后出现继发栓塞性事件概率为 1.4%，致死性肺栓塞事件比例为 0.5%。研究者认为 CTPA 检查为阴性者暂不使用抗凝治疗看起来是安全的。尽管

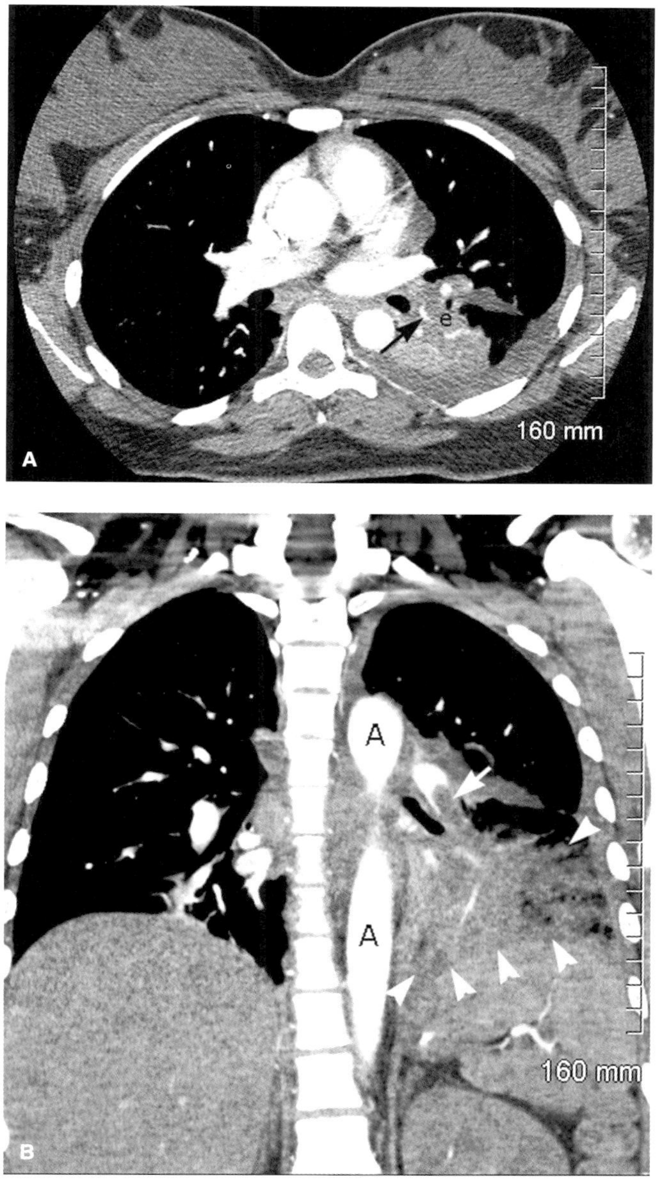

图 32-14　CT 肺血管造影显示肺栓塞。**A.** 肺部横断面图像显示低密度肺栓子（e）几乎封闭左肺下叶动脉。细小月牙形造影剂（箭头）显示出剩余的肺动脉。**B.** 肺部冠状位图像显示低密度肺栓子（箭头）几乎闭塞左肺下叶动脉。左肺小叶继发肺不张及肺实变（三角）。静脉内造影剂为高密度（白色），在邻近的胸主动脉内可见。（Used with permission from Dr. April Bailey.）

在妊娠妇女中研究较少，Bourjeily 等（2012）追踪了 318 名 CTPA 检查阴性的妊娠妇女，初始检查后 3 个月或产后 6 周时进行评估，这些妇女均没有证据显示有静脉血栓栓塞性疾病。

通气灌注扫描。这种检查使用小剂量的放射性物质，通常静脉使用 ^{99m}Tc 标记的白蛋白多聚体。这种扫描可能不能提供一个明确的诊断，因为许多其他的情况可以造成灌注缺损，如肺炎、局部支气管痉挛。通

气扫描时吸入氙-133或^{99m}Tc来检查通气异常而灌注正常的区域，如肺炎或通气不足。因此，在大块灌注缺损以及通气不匹配的情况下，通气灌注扫描增加了肺栓塞诊断准确率，但是通气灌注扫描正常并不能排除肺栓塞。

由于这些不确定性，国际心、肺及血液协会批准了一项肺栓塞诊断的前瞻性研究（PIOPED，1990）。这项研究的目的在于检查通气灌注（V/Q）扫描诊断肺栓塞的灵敏性及特异性。研究纳入了933名患者，其中931名接受V/Q扫描，755名接受肺血管造影。在755名肺血管造影患者中，33%为肺栓塞。虽然几乎所有栓塞患者V/Q扫描异常，分为高度、中度、低度可能，但是多数没有肺栓塞的患者也是如此，其灵敏度为98%，特异度为10%。116名V/Q扫描提示高度可能的患者中，88%者血管造影提示栓塞，但是仅有一小部分肺栓塞患者扫描表现为高度可能，其灵敏度为41%，特异度为97%。322名V/Q扫描提示中度可能的患者中，33%者血管造影提示栓塞。V/Q扫描提示低度可能的患者中，患肺栓塞的概率为12%。重要的情况是，在4%的接近正常或正常的V/Q扫描的患者中血管造影发现肺栓塞。

PIOPED研究者认为V/Q扫描高度可能者通常提示肺栓塞，但是仅一小部分肺栓塞患者的检查结果发现高度可能。V/Q扫描低度可能结合临床表现可能支持肺栓塞。同样，接近正常或正常V/Q扫描患者肺栓塞可能性很低。V/Q扫描中度可能对肺栓塞的诊断没有帮助。因此，V/Q扫描结合临床评估仅为一小部分患者提供了一个非有创性的诊断或者肺栓塞排除诊断。由于这种局限性，相比于其他方法，通气灌注扫描目前很少使用。

其他方法。MRI检查也被用于肺栓塞的筛查。在非妊娠患者中的研究显示：MRI检查中心性肺栓子的灵敏度很高，但是对于肺亚段的栓子的灵敏度显著降低（Van Beek，2003）。

目前认为肺血管造影是肺栓塞诊断的金标准，然而，它是一种有创而且花费时间的检查，可能发生造影剂诱发的过敏反应及肾衰竭。另外，有接近1/200死亡风险（Stein，1992）。目前血管造影已经很少使用了。在Parkland医院，由于便捷及良好的阳性和阴性预测值，CT血管造影已经成为妊娠期或产褥期可疑肺栓塞的最佳检查方法。

■ 治疗

肺栓塞治疗与深静脉血栓治疗相似，但是完整数据记载的结果较少，如前深静脉血栓所述，需要立即启动充分的抗凝治疗（527页）。

腔静脉滤器。罕见的情况下，肝素预防来自盆腔、下肢的栓子所致的复发性肺栓塞无效。这种情况适用腔静脉滤器。新诊断肺栓塞同时需要进行大手术，如剖宫产，可以放置腔静脉滤器（Baglin，2006）。这些女性患者的治疗面临一些挑战，剖宫产手术同时充分抗凝可能发生危及生命的出血，然而暂时不抗凝可能导致复发性栓塞。这种情况下，可取出的滤器可被用于短期预防栓塞。滤器可以在上皮化之前取出，或者可以永久留在体内。

Neill等（1997）报道了Gunther Tulip滤器用于孕37周充分抗凝后再次发生栓塞的患者。患者在孕38周接受剖宫产，产后5天取出滤器。最近，Liu等（2012）报道了他们在15名患有深静脉血栓妇女行剖宫产的同时放置可取出的滤器的临床经验。其中一名患者滤器永久留在体内，因为滤器内捕获的栓子持续存在。其余14名患者，在术后1～2周成功取出，放置或取出时没有并发症的报道。

总结

剖宫产手术的妇女可能发生许多术后并发症。值得庆幸的是，严重并发症很少出现。一旦发生，积极识别和治疗，再加上这些年轻女性身体健康，通常都有一个令人满意的结局。严重的术后发热通常是由于子宫感染和盆腔蜂窝织炎，也可能由于吸入性肺炎、泌尿系统感染或者腹膜炎。严重并发症可能与盆腔感染相关，包括切口感染——有时伴随切口裂开，以及盆腔和腹腔内脓肿。另一个重要的、潜在危及生命的并发症是深静脉血栓形成，可能导致肺栓塞。

（李璐瑶，译 刘春雨，校）

参考文献

American College of Obstetricians and Gynecologists: Inherited thrombophilias in pregnancy. Practice Bulletin No. 138, September 2013, Reaffirmed 2014a

American College of Obstetricians and Gynecologists: Obstetric analgesia and anesthesia. Practice Bulletin No. 36, July 2002, Reaffirmed 2015

American College of Obstetricians and Gynecologists: Thromboembolism in pregnancy. Practice Bulletin No. 123, September 2011, Reaffirmed 2014b

American College of Obstetricians and Gynecologists: Use of prophylactic antibiotics in labor and delivery. Practice Bulletin No. 120. June 2011, Reaffirmed 2016

American Society of Anesthesiologists Task Force on Obstetrical Anesthesia: Practice guidelines for obstetrical anesthesia. Anesthesiology 106:843, 2007

Anderson BL: Puerperal group A streptococcal infection: beyond Semmelweis. Obstet Gynecol 123(4):87, 2014
Aronoff DM, Mulla ZD: Postpartum invasive group A streptococcal disease in the modern era. Infect Dis Obstet Gynecol 796892:1, 2008
Baglin TP, Brush J, Streiff M: Guidelines on use of vena cava filters. Br J Haematol 134:590, 2006
Bates SM, Greer IA, Middledorp S, et al: VTE, thrombophilia, antithrombotic therapy, and pregnancy: Antithrombotic therapy and prevention of thrombosis, 9th ed: American College of Chest Physicians evidence-based clinical practice guidelines. Chest 141:e691s, 2012
Boie S, Krog J, Tørring S, et al: Life-threatening necrotizing myometritis, due to Group A streptococcus—still a life-threatening condition. Clin Case Rep 3(5):291, 2015
Bourjeily G, Khalil H, Raker C, et al: Outcomes of negative multidetector computed tomography with pulmonary angiography in pregnant women suspected of pulmonary embolism. Lung 190:105, 2012
Bourjeily G, Paidas M, Khalil H, et al: Pulmonary embolism in pregnancy. Lancet 375:500, 2010
Branch DW, Gibson M, Silver RM: Recurrent miscarriage. N Engl J Med 363:18, 2010
Brenner B: Haemostatic changes in pregnancy. Thromb Res 114:409, 2004
Brown CE, Stettler RW, Twickler D, et al: Puerperal septic pelvic thrombophlebitis: incidence and response to heparin therapy. Am J Obstet Gynecol 181:145, 1999
Brumfield CG, Hauth JC, Andrews WW: Puerperal infection following cesarean delivery: evaluation of a standardized protocol. Am J Obstet Gynecol 182:1147, 2000
Carson JL, Kelley MA, Duff A, et al: The clinical course of pulmonary embolism. N Engl J Med 326:1240, 1992
Castagnola DE, Hoffman MK, Carlson J, et al: Necrotizing cervical and uterine infection in the postpartum period caused by Group A Streptococcus. Obstet Gynecol 111:533, 2008
Centers for Disease Control and Prevention: Procedure-associated module: surgical site infection (SSI) event. 2014. Available at: http://www.cdc.gov/nhsn/PDFs/pscManual/9pscSSIcurrent.pdf. Accessed April 14, 2015
Chan WS, Spencer FA, Ginsberg JS: Anatomic distribution of deep vein thrombosis in pregnancy. CMAJ 182:657, 2010
Collins CG: Suppurative pelvic thrombophlebitis: a study of 202 cases in which the disease was treated by ligation of the vena cava and ovarian vein. Am J Obstet Gynecol 108:681, 1970
Collins CG, McCallum EA, Nelson ER: Suppurative pelvic thrombophlebitis. I. Incidences, pathology, etiology. Surgery 30:298, 1951
Columbus Investigators: Low-molecular-weight heparin in the treatment of patients with venous thromboembolism. N Engl J Med 337:657, 1997
Creanga AA, Berg CJ, Syverson C, et al: Pregnancy-related mortality in the United States, 2006–2010. Obstet Gynecol 125(1):5, 2015
Cunningham FG: Screening for osteoporosis. N Engl J Med 353:1975, 2005
de Moya MA, del Carmen MG, Allain RM, et al: Case records of the Massachusetts General Hospital. Case 33–2009. A 35-year old woman with fever, abdominal pain, and hypotension after cesarean section. N Engl J Med 361:1689, 2009
DePalma RT, Cunningham FG, Leveno KJ, et al: Continuing investigation of women at high risk for infection following cesarean delivery. Obstet Gynecol 60:53, 1982
Dinsmoor MJ, Gilbert S, Landon MB, et al: Perioperative antibiotics for non-laboring cesarean delivery. Obstet Gynecol 114(4):752, 2009
DiZerega G, Yonekura L, Roy S, et al: A comparison of clindamycin-gentamicin and penicillin-gentamicin in the treatment of post-cesarean section endomyometritis. Am J Obstet Gynecol 134:238, 1979
do Nascimento Junior P, Modolo NS, Andrade S, et al: Incentive spirometry for prevention of postoperative pulmonary complications in upper abdominal surgery. Cochrane Database Syst Rev 2:CD006058, 2014
Duff P, Gibbs R: Pelvic vein thrombophlebitis: diagnostic dilemma and therapeutic challenge. Obstet Gynecol Surv 38:365, 1983
Dunnihoo DR, Gallaspy JW, Wise RB, et al: Postpartum ovarian vein thrombophlebitis: a review. Obstet Gynecol Surv 46:415, 1991
Emmons SL, Krohn M, Jackson M, et al: Development of wound infections among women undergoing cesarean section. Obstet Gynecol 72:559, 1988
Engoren M: Lack of association between atelectasis and fever. Chest 107:81, 1995
Erdman WA, Jayson HT, Redman HC, et al: Deep venous thrombosis of extremities: role of MR imaging in the diagnosis. Radiology 174:425, 1990
Erkan D, Kozora E, Lockshin MD: Cognitive dysfunction and white matter abnormalities in antiphospholipid syndrome. Pathophysiology 18(1):93, 2011
Filker R, Monif GR: The significance of temperature during the first 24 hours postpartum. Obstet Gynecol 53:359, 1979
Gibbs CP, Banner TC: Effectiveness of Bicitra as a preoperative antacid. Anesthesiology 61(1)97, 1984
Gibbs RS: Microbiology of the female genital tract. Am J Obstet Gynecol 156:491, 1987
Gilstrap LC III, Cunningham FG: The bacterial pathogenesis of infection following cesarean section. Obstet Gynecol 53:545, 1979
Ginsberg JS, Brill-Edwards P, Burrows RF, et al: Venous thrombosis during pregnancy: leg and trimester of presentation. Thromb Haemost 67:519, 1992
Goepfert AR, Guinn DA, Andrews WW, et al: Necrotizing fasciitis after cesarean section. Obstet Gynecol 89:409, 1997
Goldhaber SZ, Visani L, De Rosa M: Acute pulmonary embolism: clinical outcomes in the International Cooperative Pulmonary Embolism Registry (ICOPER). Lancet 353:1386, 1999
Gomi H, Goto Y, Laopaiboon M, et al: Routine blood cultures in the management of pyelonephritis in pregnancy for improving outcomes. Cochrane Database Syst Rev 2:CD009216, 2015
González CA, Rodriguez-Borregan JC, Obeso T, et al: Necrotizing fasciitis after cesarean section. Arch Gynecol Obstet 277:579, 2008
Gould MK, Dembitzer AD, Doyle RL, et al: Low-molecular weight heparins compared with unfractionated heparin for treatment of acute deep venous thrombosis. A meta-analysis of randomized, controlled trials. Ann Intern Med 130:800, 1999
Halvorson LM: First-trimester abortion. In Hoffman BL, Schorge JO, Bradshaw KD, et al: Williams Gynecology, 3rd ed. New York, McGraw-Hill Education, 2016
Hill JB, Sheffield JS, McIntire DD, et al: Acute pyelonephritis in pregnancy. Obstet Gynecol 105:38, 2005
Jacobsen AF, Skjeldestad FE, Sandset PM: Incidence and risk patterns of venous thromboembolism in pregnancy and puerperium—a register-based case-control study. Am J Obstet Gynecol 198:233, 2008
James AH: Venous thromboembolism in pregnancy. Arterioscler Thromb Vasc Biol 29:326, 2009
James AH, Tapson VF, Goldhaber SZ: Thrombosis during pregnancy and the postpartum period. Am J Obstet Gynecol 193:216, 2005
Kearon C, Akl EA, Comerota AJ, et al: Antithrombotic therapy for VTE disease: antithrombotic therapy and prevention of thrombosis, 9th ed: American College of Chest Physicians evidence-based clinical practice guidelines. Chest 141:e419s, 2012
Kelton JG, Arnold DM, Bates SM: Nonheparin anticoagulants for heparin-induced thrombocytopenia. N Engl J Med 368:737, 2013
Kindig M, Cardwell M, Lee T: Delayed postpartum uterine dehiscence. J Reprod Med 43:591, 1998
Ledger W, Peterson E: The use of heparin in the management of pelvic thrombophlebitis. Surg Gynecol Obstet 131:1115, 1970
Lee IW, Kang L, Hsu HP, et al: Puerperal mastitis requiring hospitalization during a nine-year period. Am J Obstet Gynecol 203(4):332 e1, 2010
Lensing AW, Prandon P, Brandjes D, et al: Detection of deep-vein thrombosis by real-time B-mode ultrasonography. N Engl J Med 320:342, 1989
Linkins L-A, Dans AL, Moores LK, et al: Treatment and prevention of heparin-induced thrombocytopenia. Chest 141:e495S, 2012
Liu Y, Sun Y, Zhang S, et al: Placement of a retrievable inferior vena cava filter for deep venous thrombosis in term pregnancy. J Vasc Surg 55:1042, 2012
Lockwood C: Thrombosis, thrombophilia, and thromboembolism: clinical updates in women's health care. American College of Obstetricians and Gynecologists Vol. VI, No. 4, October 2007, Reaffirmed 2012
Mackeen AD, Packard RE, Ota E, et al: Antibiotic regimens for postpartum endometritis Cochrane Database Syst Rev 2:CD001067, 2015
Macklon NS, Greer IA: The deep venous system in the puerperium: an ultrasound study. BJOG 104:198, 1997a
Macklon NS, Greer IA, Bowman AW: An ultrasound study of gestational and postural changes in the deep venous system of the leg in pregnancy. BJOG 104:191, 1997b
Maharaj D: Puerperal pyrexia: a review. Part I. Obstet Gynecol Surv 62(6):400, 2007
Mangesi L, Dowswell T: Treatments for breast engorgement during lactation. Cochrane Database Syst Rev 9:CD006946, 2010
Mangram AJ, Horan TC, Pearson ML, et al: Guideline for prevention of surgical site infection, 1999. Hospital Infection Control Practices Advisory Committee. Infect Control Hosp Epidemiol 20:250, 1999
Marik PE: Aspiration pneumonitis and aspiration pneumonia. N Engl J Med 344:665, 2001
Marik PE: Pulmonary aspiration syndromes. Curr Opin Pulm Med 17(3):148, 2011
Marshall BR, Hepper JK, Zirbel CC: Sporadic puerperal mastitis—an infection that need not interrupt lactation. JAMA 344:1377, 1975
Martin MA, Hamilton BE, Osterman MJ, et al: Births: final data for 2013.

64(1):1, 2015
McDonnold M, Friedman A, Raker C, et al: Is postpartum pyelonephritis associated with the same maternal morbidity as antepartum pyelonephritis? J Matern Fetal Neonatal Med 25(9):1709, 2012
McNeeley SG Jr, Hendrix SL, Bennett SM, et al: Synthetic graft placement in the treatment of fascial dehiscence with necrosis and infection. Am J Obstet Gynecol 179:1430, 1998
Miyakis S, Lockshin MD, Atsumi T, et al: International consensus statement on an update of the classification criteria for definite antiphospholipid syndrome (APS). J Thromb Haemost 4:295, 2006
Moores LK, Jackson WL, Shorr AF, et al: Meta-analysis: outcomes in patients with suspected pulmonary embolism managed with computed tomographic pulmonary angiography. Ann Intern Med 141:866, 2004
Naeem M, Rahimnajjad MK, Rahimnajjad NA, et al: Comparison of incision and drainage against needle aspiration for the treatment of breast abscess. Am Surg 78(11):1224, 2012
Neill AM, Appleton DS, Richards P: Retrievable inferior vena caval filter for thromboembolic disease in pregnancy. BJOG 104:1416, 1997
Nelson SM, Greer IA: Thrombophilia and the risk for venous thromboembolism during pregnancy, delivery and puerperium. Obstet Gynecol Clin North Am 33:413, 2006
Opøien HK, Valbø A, Grinde-Anderson A, et al: Post-cesarean surgical site infection according to CDC standards: rates and risk factors. A prospective study. Acta Obstet Gynecol Scand 86:1097, 2007
Pierangeli SS, Leader B, Barilaro G, et al: Acquired and inherited thrombophilia disorders in pregnancy. Obstet Gynecol Clin North Am 38:271, 2011
PIOPED Investigators: Value of the ventilation/perfusion scan in acute pulmonary embolism: results of the Prospective Investigation of Pulmonary Embolism Diagnosis (PIOPED). JAMA 263:2753, 1990
Pollack CV, Schreiber D, Goldhaber SZ, et al: Clinical characteristics, management, and outcomes of patients diagnosed with acute pulmonary embolism in the emergency department. JACC 57:700, 2011
Reilly J, Allardice G, Bruce J, et al: Procedure-specific surgical site infection rates and postdischarge surveillance in Scotland. Infect Control Hosp Epidemiol 27:1318, 2006
Roberts J, Barnes W, Pennock M, et al: Diagnostic accuracy of fever as a measure of postoperative pulmonary complications. Heart Lung 17:166, 1988
Robertson L, Wu O, Langhorne P, et al: Thrombophilia in pregnancy: a systematic review. Br J Haematol 132:171, 2006
Rouse DJ, Landon M, Leveno KJ, et al: The Maternal-Fetal Medicine Units cesarean registry: chorioamnionitis at term and its duration—relationship to outcomes. Am J Obstet Gynecol 191:211, 2004
Sanchez-Ramos L, McAlpine KJ, Adair CD, et al: Pyelonephritis in pregnancy: once a day ceftriaxone versus multiple doses of cefazolin. A randomized double-blind trial. Am J Obstet Gynecol 172:129, 1995
Schorge JO, Granter SR, Lerner LH, et al: Postpartum and vulvar necrotizing fasciitis. Early clinical diagnosis and histo-pathological correlation. J Reprod Med 43:586, 1998
Shahir K, Goodman LR, Tali A, et al: Pulmonary embolism in pregnancy: CT pulmonary angiography versus perfusion scanning. AJR Am J Roentgenol 195:W214, 2010
Sheffield JS, Cunningham FG: Detecting and treating septic pelvic thrombophlebitis. Emerg Med 46(3):15, 2001
Sheffield JS, Cunningham FG: Urinary tract infection in women. Obstet Gynecol 106:1085, 2005
Simmoneau G, Sors H, Charbonnier B, et al: A comparison of low-molecular-weight heparin with unfractionated heparin for acute pulmonary embolism. N Engl J Med 337:663, 1997
Smaill F, Gyte GM: Antibiotic prophylaxis versus no prophylaxis for preventing infection after cesarean section. Cochrane Database Syst Rev 12:CD007772, 2010
Stafford I, Hernandez J, Laibl V, et al: Community-acquired methicillin-resistant *Staphylococcus aureus* among patients with puerperal mastitis requiring hospitalization. Obstet Gynecol 112(3):533, 2008
Stein PD, Athanasoulis C, Alavi A, et al: Complications and validity of pulmonary angiography in acute pulmonary embolism. Circulation 85:462, 1992
Sullivan SA, Smith T, Chang E, et al: Administration of cefazolin prior to skin incision is superior to cefazolin at cord clamping in preventing post-cesarean infectious morbidity: a randomized, controlled trial. Am J Obstet Gynecol 197:333, 2007
Sultan AA, West J, Tata LJ, et al: Risk of first venous thromboembolism in and around pregnancy: a population-based cohort study. Br J Haematol 156(3):366, 2012
Sutton GP, Smirz LR, Clark DH, et al: Group B streptococcal necrotizing fasciitis arising from an episiotomy. Obstet Gynecol 66:733, 1985
Tapson VF: Acute pulmonary embolism. N Engl J Med 358:1037, 2008
Thigpen BD, Hood WA, Chauhan S, et al: Timing of prophylactic antibiotic administration in the uninfected laboring gravida: a randomized clinical trial. Am J Obstet Gynecol 192:1864, 2005
Thompson CD, Brekken AL, Kutteh WH: Necrotizing fasciitis: a review of management guidelines in a large obstetrics and gynecology teaching hospital. Infect Dis Obstet Gynecol 1:16, 1993
Thomsen AC, Espersen T, Maigaard S: Course and treatment of milk stasis, noninfectious inflammation of the breast, and infectious mastitis in nursing women. Am J Obstet Gynecol 149:492, 1984
Torkzad MR, Bremme K, Hellgren M, et al: Magnetic resonance imaging and ultrasonography in diagnosis of pelvic vein thrombosis during pregnancy. Thromb Res 126:107, 2010
Tyson AF, Kendig CE, Mabedi C, et al: The effect of incentive spirometry on postoperative pulmonary function following laparotomy: a randomized clinical trial. JAMA Surg 150(3):229, 2015
Udagawa H, Oshio Y, Shimizu Y: Serious group A streptococcal infection around delivery. Obstet Gynecol 94:153, 1999
van Beek EJ, Wild JM, Fink C, et al: MRI for the diagnosis of pulmonary embolism. J Magn Reson Imaging 18:627, 2003
Walmer D, Walmer KR, Gibbs RS: Enterococci in post-cesarean endometritis. Obstet Gynecol 71:159, 1988
Wechter ME, Peralman MD, Hartmann KE: Reclosure of the disrupted laparotomy wound: a systematic review. Obstet Gynecol 106:376, 2005
Wetchler SJ, Dunn LJ: Ovarian abscess. Report of a case and a review of the literature. Obstet Gynecol Surv 40:476, 1985
Wing DA, Hendershott CM, Debuque L, et al: A randomized trial of three antibiotic regimens for the treatment of pyelonephritis in pregnancy. Am J Obstet Gynecol 92:249, 1998
Wing DA, Park AS, Debuque L, et al: Limited clinical utility of blood and urine cultures in the treatment of acute pyelonephritis during pregnancy. Am J Obstet Gynecol 182:1437, 2000
Witlin AG, Sibai BM: Postpartum ovarian vein thrombosis after vaginal delivery: a report of 11 cases. Obstet Gynecol 85:775, 1995

第三十三章

产后绝育

引言

在美国2006—2010年的调查中，绝育是15～44岁女性中最常用的避孕方式。具体来说，在使用避孕措施的女性中，36%的人依赖于男性或女性绝育（Jones，2012）。由于大多数输卵管绝育术和输精管切除术都是在门诊手术中心进行的，因此无法准确地追溯这些手术的年发生率。然而，全国家庭成长调查显示（National Survey of Family Growth），美国每年大约有64.3万名女性进行输卵管绝育手术（Chan，2010）。

女性或男性都可以进行绝育手术，在美国，绝育的女性大约是男性的3倍（Guttmacher Institute，2015）。在绝育手术中，输精管切除术适用于男性。对女性来说，有更多手术方式可选择，我们将在本章中进行介绍。

当女性在新生儿出生时进行绝育，无论是在剖宫产时还是阴道分娩后，这种绝育被称为产褥期绝育或产后绝育。对于在与分娩无关的时间内完成的手术，称为择期绝育。

获取绝育

不幸的是，产后绝育并不普遍能获得实施。一个障碍是联邦法规要求所有受政府保险覆盖的女性在手术前至少30天签署手术同意书（Borrero，2013，2014）。另一个障碍是在分娩量大的单位中，通常优先考虑将有限的手术室给分娩的人使用。将产后绝育手术划定为紧急手术可能会改善这种情况（American College of Obstetricians and Gynecologists，2014；Potter，2013）。

在要求行绝育术而无法实施的女性中，影响可能是深远的。Thurman等（2010）发现，与分娩后1年但未要求绝育的女性相比，此类女性在分娩后1年内的受孕率翻了一倍。

时机

输卵管绝育术可以与妊娠终止同时实施，如剖宫产术、阴道分娩或人工流产术时。不同的分娩方式会影响绝育术手术方式和输卵管闭塞方法的选择。比如，阴道分娩后，大多通过脐部切口行输卵管部分切除术。

如果产褥期绝育术当时不能实施，大多数外科医生倾向于等待至产后4～6周子宫完全复旧、输卵管血供减少后实施手术。这些手术称为择期绝育术。

由于微创手术的术后优势，大多数择期绝育术是通过腹腔镜实施的。对于腹腔镜手术，最常见的是使用机械夹、硅胶带、电凝或缝线结扎进行输卵管阻断（Pati，2000）。对于选择绝育术的美国女性来说，很少人会选择小切口开腹术进行择期部分输卵管切除术（Peterson，1996）。但在不能使用腹腔镜的情况下，它也是一种选择，例如腹腔广泛粘连、其他盆腔病变需行开腹手术，或缺少腹腔镜设备或手术技能的情况。另外，宫腔镜绝育术是一种微创手术，可以经宫颈进行绝育。目前，只有Essure永久避孕系统是美国FDA批准使用的，该方法将盘绕的微管芯放置在每侧输卵管的近端，随着时间的推移，微管芯内的合成纤维引起局部组织从管壁周围向内生长以阻塞输卵管腔。通常，择期绝育术被认为是普通妇科领域的手术，因此，有兴趣的读者可以参考第 3 版《威廉姆斯妇科学》。

手术方法概述

如前所述，产后绝育的手术方法受到分娩方式的影响。在剖宫产时和后续进行开腹手术时，输卵管绝育术通常在缝合子宫切口后进行。在阴道分娩后，通常通过在宫底水平处的皮肤小切口，即脐周入路完成绝育术。在孕早期或孕中期的妊娠失败或妊娠终止后，由于子宫较小并且位于脐下，则选择较低横切口或中线纵切口，并针对输卵管定位最佳手术入路。在这些例子中，都使用了产后绝育术的传统做法，将输卵管的中间部分用缝线捆扎并切除，即部分中段输卵管切除术。不太常见的是用夹子夹住输卵管。与此相反，降低肿瘤风险的全输卵管切除术可能是更好的选择，基本原理将在后面介绍。

绝育术的实施时间也影响麻醉方式的选择，通常是区域或全身麻醉，在完成剖宫产手术的同时就可以进行绝育术。同样，在阴道分娩之前使用硬膜外麻醉对于产后立即手术也是有帮助的。如果担心产后出血难以恢复，或为在手术前更好地确定新生儿的状态，将手术推迟到阴道分娩后的早晨可能是较好的选择。如果计划在产后第一天行绝育术，脊椎麻醉优于全身麻醉，因为产后妇女会出现胃排空延迟，而增加吸入的风险。如果使用全身麻醉，需采取有效措施以避免误吸。在资源有限的地区若无法进行全身麻醉或区域麻醉，可以使用局部麻醉。

咨询

临床医师和患者关于绝育手术的谈话包括避孕方式的选择，手术目的和局限性、效果，以及手术短期和长期的风险。下面将列出谈话的主题。

■ 死亡率和并发症发生率

输卵管绝育术的死亡风险非常低。在美国，因输卵管绝育手术发生的死亡为 1 ~ 2∶100 000（Escobedo，1989），主要的死亡原因是全身麻醉的并发症，其他的包括脓毒血症和出血（Peterson，1983）。

很少有研究评估过与产后绝育相关的并发症发生率和死亡率。对阴道分娩后的产后绝育术的评估可以从小切口开腹术的研究中获得。其中一个研究是绝育协作评审（CREST），这是一项多中心的队列研究，对输卵管绝育后的女性进行长达 14 年的随访。研究人员发现 1.7% 接受择期腹腔镜绝育术的女性和 3.5% 接受择期小切口开腹手术（切口长度≤ 4 cm）的女性出现了严重并发症（DeStefano，1983；Layde，1983）。研究参与者未被随机分组，接受择期开腹手术的女性可能具有更大的手术风险因素。

切口长度也被认为是并发症发生率的重要影响因素。切口 7 cm 或更长的女性并发症发生率比切口较短的女性高 3 倍（Layde，1983）。最初切口≤ 4 cm 的某些女性的切口已被延长以用于并发症的处理来管理并发症。然而，切口长度可能是发生并发症的独立危险因素，较长的切口会增加其发生率。

■ 降低风险的输卵管切除术

妇科肿瘤学会（2013）发表声明，将双侧输卵管切除术作为预防卵巢癌的措施。这项关于降低癌症风险的绝育措施也被 ACOG（2015）响应。两个组织都建议在输卵管绝育或子宫切除术时行双侧输卵管切除术，尤其是对有患卵巢癌高风险的女性，特别是携带 *BRCA1* 或 *BRCA2* 突变的女性。

这种做法的理论基础是大多数卵巢浆液性肿瘤可能起源于输卵管远端。因此，全输卵管切除术可能会降低浆液性和子宫内膜样卵巢癌的发病率（Erickson，2013；Reade，2014；tucker，2013）。

在低风险女性中，根据目前的数据，仅进行降低癌症风险的全输卵管切除术可能是没有根据的。然而，如果计划进行子宫切除术或输卵管绝育术，应向所有女性提供有关双侧全输卵管切除术的风险和益处的咨询。有利的方面是，除了提到的降低患癌风险，全输卵管切除术可从根本上减少后续输卵管相关的手术，特别是输卵管异位妊娠。不利的方面是手术时间可能会增加 10 min（Creinin，2014）。此外，全输卵管切除术对卵巢血液供应的长期影响尚不清楚。一个小的初步研究针对子宫切除术后有或没有进行全输卵管切除术的女性，研究其抗苗勒管激素（AMH）水平直至术后 3 个月（AMH 水平与卵巢卵泡储备相关，并且可以作为卵巢衰竭的标志物）。研究人员发现两组之间的 AMH 水平没有差异。然而，本研究的随访时间很短（Findley，2013）。与产后部分输卵管切除术相比，无充分数据证明会增加出血相关并发症。

卵巢癌患病风险低的女性在行双侧输卵管切除术

时不需要收集盆腔冲洗液。这组人群在进行标本处理时应获得输卵管的代表性节段、所有可疑病灶和整个纤毛部分，并与携带 *BRCA1* 和 *BRCA2* 突变的并行输卵管切除的女性形成对比，这种遗传信息应在病理检查申请表中明确说明。这可以让我们对 *BRCA* 基因突变携带者进行更全面彻底的输卵管标本切片，以寻找可能已经存在的癌变和癌前病变。

■ 患者后悔

不约而同的是，一些女性后来对绝育表示后悔。根据 CREST 的研究，Jamieson 等（2002）报告显示，5 年后接受输卵管结扎的女性中有 7% 的感到后悔。这不仅限于女性绝育，6% 的女性对其丈夫接受输精管切除术也有类似的悔意。30 岁或更年轻的女性在接受绝育手术后 14 年内后悔的累积概率为 20%，而 30 岁以上的女性只有 6%（Hillis，1999）。

CREST 研究的另一个重要发现是后悔与绝育相关的妊娠时间之间的关系（Hillis，1999）。总的来说，后悔的累积概率在最小孩子出生以后随着时间的增加而减少，对于绝育时年龄 30 岁或 30 岁以下的女性来说尤其如此。具体而言，在这些女性中，对于那些在其最小的孩子出生后 2 ～ 3 年内接受绝育手术的人，14 年后悔累积概率为 16.2%；如果在出生后 4 ～ 7 年进行绝育，概率为 11.3%；8 年或更长时间的概率为 8.3%，而之前未生育的女性概率为 6.3%。

总之，绝育后后悔的情况并不少见。它通常是由生活的变化引发的，如离婚和再婚，这在绝育前是很难预测的。绝育年龄越小，日后后悔的可能性就越大，这一事实很可能反映了其与生活变化的关系。另一方面，一些不选择绝育的女性也可能会感到后悔，这可能源于意外怀孕或可逆避孕方法的副作用。

尽管大多数女性对其选择输卵管绝育并不后悔，但进行绝育咨询时，尤其对年轻女性，应该强调输卵管绝育的永久性。另外，每一种可替代的、高效的避孕方法都应加以说明。宫内节育器（IUD）和植入性激素方式被称为长效可逆性避孕（LARC），是非常有效的方式。口服避孕药和长效避孕针是其他较为有效的选择。

■ 绝育失败

择期输卵管绝育术失败的原因并不总是明确的，仅部分原因比较确定。首先，可能会发生手术失误，约占所有病例的 30% ～ 50%。其次，后期可能会发展成输卵管瘘，电凝术尤其如此，但此法很少用于产后绝育。在某些情况下，输卵管段的自发吻合可能导致绝育失败。当错误地夹闭时，阻断会不完全。

CREST 研究报告在 10 685 例输卵管绝育手术中总失败率为 1.3%，如图 33-1 所示，不同手术方式的发生率有所不同。随着时间的推移，累积失败率增加，这支持 1 年后的绝育失败不太可能是由于手术失误造成的。事实上，Soderstrom（1985）发现大多数绝育失败是无法预防的。

不同绝育方法和绝育年龄的 10 年累积失败率差异较大（表 33-1）。在这些方法中，以产后部分输卵管切除术和腹腔镜单极电凝术效果最好，10 年累积失败率为每 1 000 次手术后有 1.5 次怀孕。绝育年龄小于 28 岁的女性与大于 34 岁者相比，其累积怀孕概率更大，这种趋势在所有方法上均有所体现，除了择期部分输卵管切除术。

在整个随访期间都可能出现绝育失败，具体来说是绝育后 5 ～ 10 年的累积妊娠概率在产后部分输卵管切除术为每 1 000 次手术有 1.2 次失败，双极电凝术为每 1 000 次手术有 8.3 次失败，各不相同。因此十分明确的是绝育后很多年仍会持续存在较低的失败风险。因此，当患者出现闭经、异常子宫出血或盆腔疼痛的情况时应注意评估异位妊娠的发生。

为了降低失败率，将产后部分切除的输卵管组织送去进行组织学检查，以确认双侧输卵管完全离断。如果认为离断不完整，则可安排术后输卵管造影评估输卵管阻塞情况。在此期间，应使用其他避孕措施。

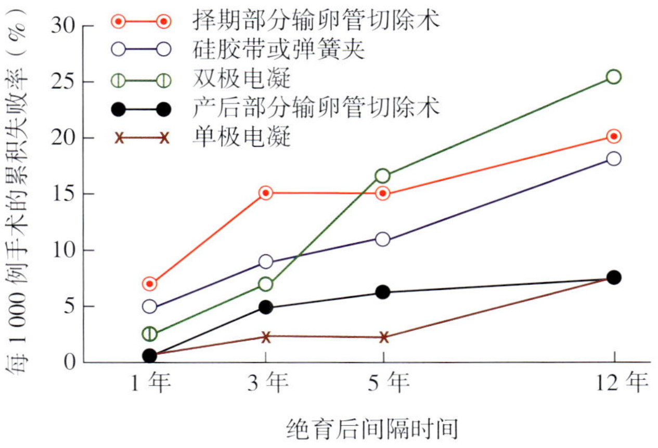

图 33-1　来自美国绝育协作评审的数据（CREST）显示每 1 000 例使用 5 种输卵管绝育术的患者的累积妊娠概率。（Data from Peterson，1996；reproduced with permission from Stuart GS：Contraception. In Hoffman BL，Schorge JO，Bradshaw KD，et al：Williams Gynecology，3rd ed. New York，McGraw-Hill Education，2016.）

表 33～1 按年龄和方法对接受输卵管绝育的妇女进行的累积妊娠概率的统计[a]

绝育年龄	数量[b]	绝育后时间（年）			
		1	2	5	10
18～27岁					
双极电凝	693	3.0（0.0～7.1）	10.8（2.9～18.8）	26.4（12.5～40.4）	54.3（28.3～80.4）
单极电凝	280	3.7（0.0～11.1）	3.7（0.0～11.1）	3.7（0.0～11.1）	3.7（0.0～11.1）
硅橡胶带应用	994	9.5（3.3～15.7）	10.7（4.1～17.3）	18.2（8.9～27.5）	33.2（10.6～55.9）
弹簧夹应用	694	24.1（12.5～35.8）	32.4（18.8～46.1）	45.3（28.8～61.8）	52.1（31.0～73.3）
择期部分输卵管切除术	120	0.0（0.0～0.0）	9.7（0.0～28.6）	9.7（0.0～28.6）	9.7（0.0～28.6）
产褥期部分输卵管切除术	707	1.5（0.0～4.3）	7.8（1.0～14.6）	7.8（1.0～14.6）	11.4（1.6～21.1）
28～33岁					
双极电凝	786	2.6（0.0～6.2）	2.6（0.0～6.2）	18.7（8.1～29.3）	21.3（9.6～33.0）
单极电凝	549	0.0（0.0～0.0）	2.0（0.0～5.8）	2.0（0.0～5.8）	15.6（0.0～31.4）
硅橡胶带应用	1199	4.3（0.5～8.1）	7.9（2.8～13.1）	9.0（3.4～14.6）	21.1（6.4～35.9）
弹簧夹应用	487	21.2（8.2～34.3）	25.7（11.4～40.1）	31.3（15.1～47.5）	31.3（15.1～47.5）
择期部分输卵管切除术	137	7.5（0.0～22.0）	15.4（0.0～36.6）	15.4（0.0～36.6）	33.5（0.0～74.3）
产褥期部分输卵管切除术	625	0.0（0.0～0.0）	1.7（0.0～5.0）	5.6（0.0～11.9）	5.6（0.0～11.9）
34～44岁					
双极电凝	788	1.3（0.0～3.8）	1.3（0.0～3.8）	6.3（0.1～12.5）	6.3（0.1～12.5）
单极电凝	603	0.0（0.0～0.0）	1.8（0.0～5.3）	1.8（0.0～5.3）	1.8（0.0～5.3）
硅橡胶带应用	1136	4.5（0.6～8.4）	4.5（0.6～8.4）	4.5（0.6～8.4）	4.5（0.6～8.4）
弹簧夹应用	414	5.0（0.0～11.9）	7.6（0.0～16.2）	10.4（0.2～20.5）	18.2（0.0～36.4）
择期部分输卵管切除术	168	12.3（0.0～29.2）	18.7（0.0～39.6）	18.7（0.0～39.6）	18.7（0.0～39.6）
产褥期部分输卵管切除术	305	0.0（0.0～0.0）	0.0（0.0～0.0）	3.8（0.0～11.4）	3.8（0.0～11.4）

[a] 每 1 000 例手术的累积概率和 95% 置信区间。
[b] 绝育女性的数量。
Modified from Peterson，1996

在极少数情况下，圆韧带或输卵管系膜静脉被错误地结扎。对于这些女性，可以采用腹腔镜或宫腔镜绝育、为她们的伴侣进行输精管切除术，或提供其他的长效可逆性避孕方式。

■ 异位妊娠

与普通妇科人群相比，输卵管绝育术后的异位妊娠发生率较高（Bhiwandiwala，1982；Chi，1980；McCausland，1980），电凝术后再次妊娠为异位妊娠的概率为 65%。而其他的绝育方法如应用硅橡胶环、夹子，输卵管切除术后的异位妊娠率仅为 10%（Hendrix，1999；Peterson，1999）。在 CREST 的研究中，10 年间所有绝育方法的异位妊娠的累积概率为 0.73%。

异位妊娠的风险在绝育手术后也会持续很长时间。同样，在 CREST 的研究中，绝育后的前 10 年，异位妊娠的年发生率是相同的（Peterson，1997）。

绝育后妇女异位妊娠的绝对风险既反映了绝育后发生异位妊娠的相对可能性，也反映了绝育失败的总体可能性。因此，如果绝育失败不常见，异位妊娠的相对风险增加可能对个人没有什么实质性的后果。然而，若绝育失败较常见，那么与绝育前使用的避孕方法相比，一部分女性的总体异位妊娠风险将大大增加。

与其他避孕方法相比，择期绝育的异位妊娠风险与使用节育器的风险相等。相比之下，产后绝育比使用宫内节育器有更低的异位妊娠风险（Holt，1991；Peterson，1997）。

总之，这些数据表明当接受输卵管绝育术的妇女出现任何妊娠症状时，必须排除异位妊娠，即使已经绝育很多年，这一点仍然成立。对任何可疑的妊娠，都应进行敏感的妊娠试验测定。

■ 月经紊乱

一些研究评估了输卵管绝育术后月经过多和月经间期出血的风险，研究显示两者之间并没有关系（DeStefano，1985；Shy，1992）。此外，CREST 研究的数据也提供了丰富的信息，Peterson 等（2000）比较了 9 514 名接受过输卵管绝育手术的女性及 573 名丈夫接受输精管切除术女性的长期结果，月经过多、月经间期出血和痛经在每组的发生率相似。也许出乎意料的是，接受绝育的妇女其经期缩短和经量减少，痛经也减少，但他们的月经周期紊乱发生率增加。

■ 其他影响

其他长期影响也有研究。绝育是否会增加日后的子宫切除率是有争议的（Pati，2000）。在 CREST 的一项监测研究中，Hillis 等（1997）报告说，接受输卵管绝育手术的妇女中，有 17% 的人在随后 14 年间进行了子宫切除术。虽然他们没有将这一发生率与对照组进行比较，但子宫切除术的指征与接受子宫切除术的非绝育妇女相似。

妇女绝育后不太可能发生输卵管炎（Levgur，2000）。输卵管绝育术似乎对预防卵巢癌有作用，但对乳腺癌没有作用（Westhoff，2000）。输卵管绝育后，功能性卵巢囊肿的发生率增加了近两倍（Holt，2003）。

在一项 CREST 的研究中，Costello 等（2002）对绝育后心理状况进行了评估，80% 的女性表示输卵管结扎并没有改变她们的性兴趣或性快感，在剩下的 20% 报告有变化的女性中，80% 认为变化是积极的。

■ 输卵管绝育复通

接受输卵管绝育的女性不应该认为通过手术再吻合或辅助生殖技术可以保证随后的生育能力。这些在技术上是困难且昂贵的，成功率也不高。通过开腹手术进行再吻合术，活产率为 44% ～ 82%（Deffieux，2011；Malacova，2015）。一般来说，年龄＜ 35 岁、剩余输卵管长度有 7 cm、距离上次输卵管绝育时间短并进行峡部修复的女性再次妊娠率高（Deffieux，2011）。

在这一人群中，有关体外受精（IVF）的数据很少。一项回顾性队列研究比较了 IVF 和输卵管吻合术（Boeckxstaens，2007），作者认为对于年龄＜ 37 岁的女性来说，再吻合术的累积妊娠率明显更高，而对那些超过 37 岁的人，这些概率并没有不同。

重要的是，在输卵管绝育术后再次吻合的妊娠有异位妊娠的风险，为 2% ～ 10%。相比之下，接受 IVF 治疗的绝育女性的异位妊娠发生率为 2%（American Society for Reproductive Medicine，2015）。

阴道分娩后的绝育

■ 术前准备

在准备产后绝育时，要考虑几个方面。如前所述，阴道分娩后的绝育通常是作为住院手术在全麻或区域麻醉下进行。对于即时产后手术，可以使用与分娩相同的区域麻醉。患者在手术后才可进食或饮水。如果在第二天进行，或者对于不选择分娩镇痛的妇女，通常选择蛛网膜下腔阻滞麻醉。第十九章（319 页）描述了各种麻醉方式的技术、局限性和禁忌证。值得注意的是，对于子痫前期、HELLP（溶血、肝酶水平升高、血小板计数降低）综合征或妊娠期血小板减少症的患者，蛛网膜下腔阻滞麻醉时血小板水平应大于 100 000。

■ 腹腔入路

阴道分娩后的绝育最好在分娩后 24 h 内进行。此时，子宫底部水平高，输卵管接近脐部。在早产或子宫复旧快的妇女中，宫底可能位于脐下。在这种情况下，切口可能需要更低以到达输卵管。因此，在手术前，手术医生应该触诊宫底。此外，膀胱膨胀可以使宫底部移位，因此，术前应排空膀胱。

理想的切口位于脐下，主要有几个原因。如前所述，大多数情况下，宫底位于脐附近；其次，在大多数患者中，尤其是肥胖妇女，肚脐仍然是前腹壁最薄的部分，较少的皮下解剖就可到达白线筋膜；再次，脐下切口有足够完整的筋膜进行闭合，日后发生切口疝的风险最小；最后，切口沿着脐下皮肤皱褶的自然纹路看起来美观。手术步骤同 Hassan 腹腔镜入路相似，在第十五章（253 页）有详细介绍。

在大多数情况下，对一个正常体重的妇女来说，2 ～ 4 cm 的横向或纵向的皮肤切口是足够的。对于肥胖妇女，可能需要一个 4 ～ 6 cm 的切口以获得足够的腹部通道。在这两种情况下，腹部 15 号刀片是合适的。在这个切口下，皮下组织被直接切开并分离到白线筋膜，可以通过开合 Allis 钳向下施加压力进行钝性分离。类似地，army-navy 或小型 Richardson 牵开器向下拉时，相反的作用力可以分离皮下层。在开始的步骤中，将皮下脂肪组织从筋膜中清除出来可以使筋膜干净地闭合，防止其阻碍愈合。

筋膜切口可以是横向的，也可以是纵向的，其方向与皮肤切口相同。因此，一旦到达白线，就用两个 Allis 钳稳固地夹住它，并分别置于筋膜切口两侧。钳夹大量的组织，并使筋膜形成一个小的突起用于切开。

切开筋膜后，用两个止血钳夹住腹膜，并将其切开。一些人可能更喜欢直接用示指钝性分离。此时，可以使用两个小型牵开器（如 army-navy 牵开器、阑尾牵开器或“S”形牵开器）来辅助观察，值得注意的是，如果最初的筋膜切口太小，可以用弯曲的 Mgyo 剪将其延长。

■ 输卵管识别

绝育失败的一个常见原因是结扎错误的结构，通常是圆韧带。因此，需要在结扎和送检输卵管节段之前识别并分离输卵管。在某些情况下，特别是那些输卵管粘连的患者，这一步骤可能具有挑战性。此外，可能需要延伸一侧切口来改善暴露情况。对有大面积粘连风险的女性，选择脐下纵切口比横切口更容易，也更方便扩大。

对于输卵管的鉴别，首先要鉴别子宫底。在宫角处，输卵管的插入位于圆韧带后方，这个方向可以从开始就引导外科医生找到正确的结构。第一把 Babcock 钳用于抬高近端输卵管，第二把在更远的距离抓住输卵管，移动第一把钳，并将其置于第二把钳的远端，然后取下第二把钳，再次置于第一把钳的远端。这样就能沿着输卵管前行到达壶腹部，识别出了伞端。如果可能的话，邻近的卵巢也会被探及。

■ 输卵管离断

下面描述的几种不同的技术可以用来离断输卵管，这种选择通常受患者特点和外科医生偏好的影响。

Parkland 法

用这种方法部分切除输卵管，首先需识别输卵管，然后抓住其中部（Cunningham，2014b）。止血钳用于直接在输卵管下方输卵管系膜的无血管区打开一个窗口，打开输卵管下方的止血钳，窗口被拉伸大约 2.5 cm（图 33-2）。然后两股 0 号铬肠线穿过窗口，在这个窗口两侧输卵管近端和远端分别用单线结扎。中间被切除的输卵管部分长约 2 cm。重要的是，切除输卵管后，在每个结扎处远端预留约 0.5 cm 的输卵管残端，可降低因输卵管组织从结扎中滑脱导致的出血风险。

Pomeroy 法

用这种方法部分切除输卵管，首先识别输卵管，

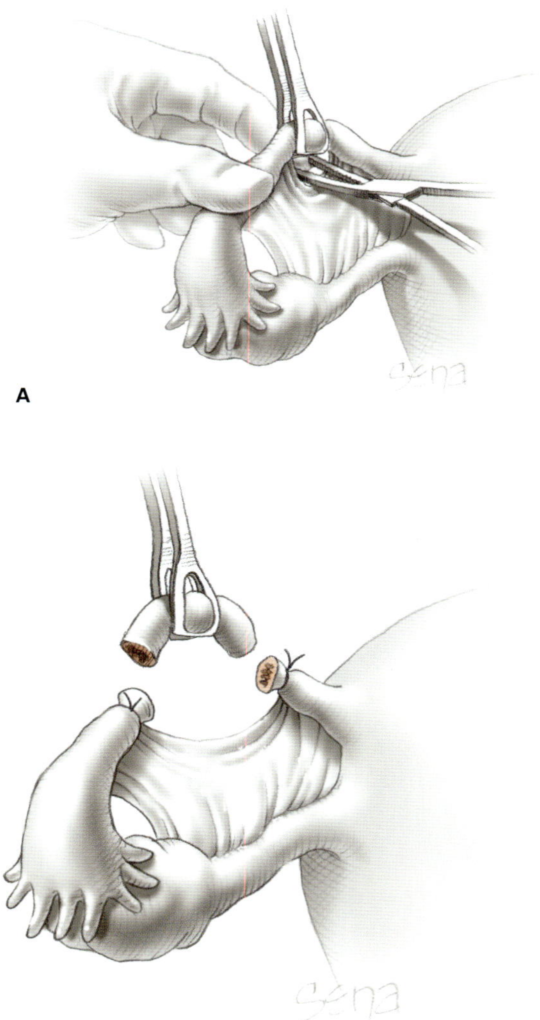

A

B

图 33-2 Parkland 法。**A.** 用止血钳在输卵管下方的系膜上钝性分离一个窗口。**B.** 当结扎好近端和远端的输卵管时，锐性切除中间输卵管部分。（Hoffman BL，Corton MM：Surgeries for benign gynecologic conditions. In Hoffman BL，Schorge JO，Bradshaw KD，et al：Williams Gynecology，3rd ed. New York，McGraw-Hill Education，2016.）

然后用 Babcock 钳夹住中部。当输卵管在切口上方被抬高时，它在夹钳的两侧下垂，形成一个输卵管环。需要注意的是，环的长度应该足够确保输卵被完全切除。接下来用一根普通的肠线，而不是铬肠线，包绕输卵管环的底部。普通肠线吸收更快，这是关键，随着缝线的吸收，输卵管的剩余部分分开。这种分离类似于 Parkland 法，可提高避孕效果。

输卵管环结扎后，用精细组织剪将结扎上方的输卵管剪断（图 33-3）。与 Parkland 法一样，将输卵管部分切除，留下两个输卵管残端，每个残端的长度约为 0.5 cm。

降低风险的输卵管切除术

如 534 页所述，对于卵巢癌风险较低的患者，降低风险的输卵管切除术现在也可以考虑用于那些进行子宫切除术或永久性绝育手术的患者（Creinin，2014；Lessard-Anderson，2014；McAlpine，2014）。然而，使用用于产后绝育的标准切口进行全输卵管切除也带来一些挑战。第一，切口一般需要更大，以便充分观察输卵管和输卵管系膜，并放置钳子。第二，在输卵管中段切除术中，一般选择输卵管下输卵管系膜的无血管区，这可限制较大的、充血的输卵管系膜静脉撕裂。然而，在全输卵管切除术中，是不可能有

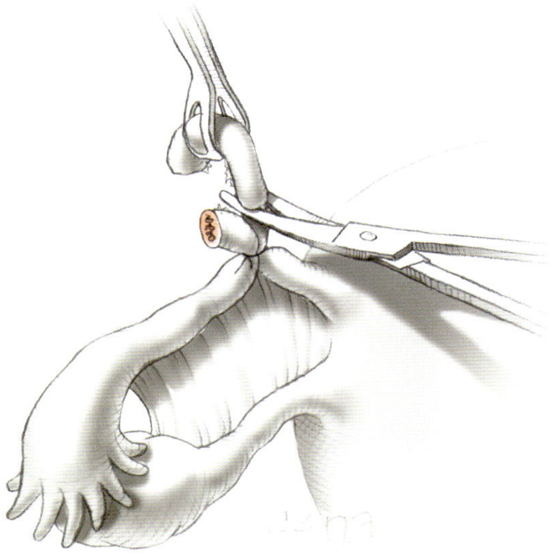

图 33-3　Pomeroy 法。结扎线包绕输卵管形成一个环并打结，之后锐性切除输卵管环部分。（Hoffman BL，Corton MM：Surgeries for benign gynecologic conditions. In Hoffman BL，Schorge JO，Bradshaw KD，et al：Williams Gynecology，3rd ed. New York，McGraw-Hill Education，2016.）

选择性地避开，必须切开整个输卵管系膜才能使输卵管游离。因此，理论上的风险包括出血和更大的开腹手术或附件切除术来控制出血。虽然没有证据，我们的临床经验证实了这一担忧。

Irving 和 Uchida 法

这种方法很少用。当用 Irving 法时，输卵管是双重结扎的，并从子宫输卵管连接处分开约 4 cm。近端输卵管残端从输卵管系膜游离出来，包埋并固定在子宫后壁肌层内形成的隧道中（Irving，1950）。

使用 Uchida 法时，在子宫输卵管连接处附近结扎，切除大约 5 cm 的输卵管（Uchida，1975）。短的近端输卵管残端缩回输卵管系膜，在输卵管系膜边缘包埋输卵管残端。相反，管的远端仍然是外露的。

■ 伤口关闭和愈合

壁腹膜不需要关闭。筋膜层用 0 号延迟可吸收缝线连续缝合。我们更喜欢羟基乳酸聚合物 910（Vicryl），它比聚二噁烷酮（PDS Ⅱ）更容易打结，不像 PDS Ⅱ线那样费力。如果皮下层的厚度小于 2 cm，那么这一层是不闭合的。对于较深的伤口，采用 2-0 至 4-0 的普通肠线或延迟可吸收缝线间断缝合皮下。使用 4-0 的延迟可吸收缝线、吻合钉或其他方法缝合皮肤。

小型开腹手术的恢复通常较快，很少有并发症，且患者可恢复正常饮食和活动耐量。产后绝育效果立即产生，患者可以自行决定是否恢复性生活。

剖宫产时绝育术

对于剖宫产的患者，如果有需要，可以在子宫切口关闭后进行绝育。几乎在所有情况下，剖宫产所用的麻醉方法同样适用于绝育手术。

手术方面，剖宫产时绝育最大的不同是手术视野大，输卵管可直观地观察。然而，在中段结扎前仍应识别整个输卵管，输卵管离断的方法与之前介绍的阴道分娩后的方法相同。

值得注意的是，由于术野更宽敞，全输卵管切除术可能更容易一些。首先，用 Babcock 钳将一个输卵管的伞端抬高，第二把钳位于中间，帮助展开输卵管系膜（图 33-4）。从输卵管远端即伞端开始，用一把 Kelly 钳或止血钳夹住输卵管附近的输卵管系膜约 2 cm 长的节段，钳子弯向输卵管。在更靠近卵巢的位置，同样放置另一个钳子，用于阻断横贯系膜的血

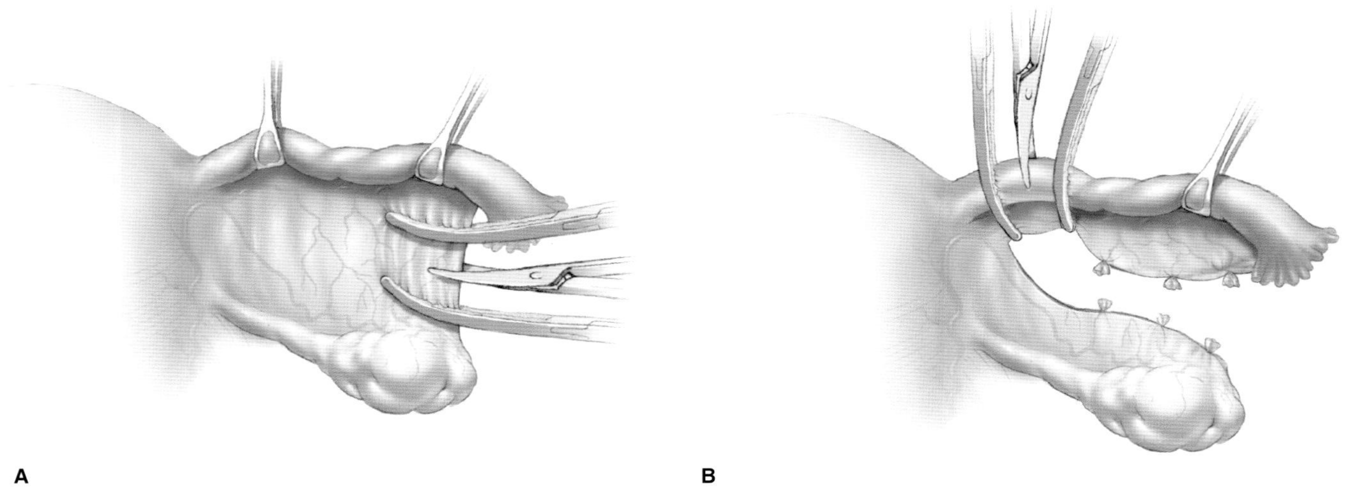

图 33-4 全输卵管切除术。A. 连续的钳夹、切断、结扎输卵管系膜；B. 离断输卵管前，在子宫角处，钳子横置在输卵管及其邻近的输卵管系膜上。

管。用剪刀剪断中间的系膜。

离卵巢较近的离断组织用 2-0 或 3-0 可吸收缝线结扎后，取下钳子。靠近输卵管的钳子不动，最终与标本一起取出。重复这样的钳夹、切断、结扎步骤，每把钳子包含约 2 cm 的系膜。从输卵管伞端向子宫方向进行。

最后一把钳子横置在输卵管和近端系膜上，剪刀剪断输卵管和系膜，并从子宫游离。用同样的方法结扎卵巢蒂。

输卵管绝育术对剖宫产术后恢复的影响微乎其微。因此，此类剖宫产术后的管理和恢复与未行绝育术的剖宫产一致。

产后立即放置宫内节育器

产后的第一个阶段，即分娩后出院前，是应充分利用来启动避孕的时间（Chen，2010；Gurtcheff，2012；Kapp，2009）。想要高效避孕但不愿绝育的女性可以在这段时间内使用宫内节育器（IUD）或皮下植入物。这种方法与 LARC 降低早期再次妊娠率都是非常有效的。

对于那些选择在产后立即放置 IUD 的妇女，含铜 IUD（ParagardT380A）和左炔诺孕酮缓释宫内系统（LNG-IUS）（Mirena 或 Liletta）都是合适的选择。有利的是，产妇可利用产时麻醉方法放置 IUD。胎盘娩出后立即放置 IUD 的禁忌证与所有远离分娩时间放置 IUD 的禁忌证相同，如表 33-2 所示。此外，对于胎膜破裂时间较长的妇女，不应在产后立即放置 IUD。

要向合适的患者介绍 IUD 的副作用和一般风险。产后放置 IUD 有一些需要注意的点，首先，胎盘娩出后立即放置含铜 IUD 会有约 10% 的装置排斥风险（Blumenthal，2011），对于 LNG-IUS 来说，这个概率为 27%（Chen，2010；Dahlke，2011）。阴道分娩后超过 6 h 放置 IUD，排斥率高达 30%（Stuart，2015）。大多数被排出的装置可以被患者识别，并会在随后的临床随访中重复放置新的 IUD。因此，排出的 IUD 的费用加上第二次置入的不便和风险，应与患者对阴道分娩相关的暂时性避孕措施的偏好和容易程度相平衡。在某些情况下，患者出院后能否获得避孕服务会影响患者的决定。

患者也应被告知，在子宫完全复旧后，她们的 IUD 尾丝可能无法看到或摸到，导致后期取出 IUD 更为困难，可能需要使用巾钳或 IUD 钩进行宫腔探查。这些操作可能会增加疼痛和子宫穿孔的发生率。在撰写本书时，美国的含铜 IUD 的尾丝要比含孕酮的 IUD（即药物环）的短。因此，虽然没有证据，含铜 IUD 更有可能在宫腔残留尾丝。

含铜 IUD 由于无激素并不会影响母乳喂养。然而，产褥期早期放置含孕酮的植入物或 IUD 后进行母乳喂养是学术界讨论的主题。没有数据表明这些释放孕酮的装置是否会改变母乳喂养。同样，对于早产产妇，类似数据则更加有限。关于这些主题的文献，最佳来源是美国 CDC。特别是 CDC 的 *United States*

表 33-2　宫内节育器使用禁忌证

ParaGard T 380
妊娠或可疑妊娠
子宫畸形导致宫腔扭曲
急性 PID，或提示 PID 高风险
最近 3 个月有产后子宫内膜炎或流产后子宫内膜炎
已知或怀疑的子宫或宫颈恶性肿瘤
不明原因的生殖器出血
黏液脓性宫颈炎
肝豆状核变性
对 ParaGard 的任意成分过敏
先前放置的 IUD 尚未取出
Mirena/Liletta
妊娠或可疑妊娠
子宫畸形导致宫腔扭曲
急性 PID，或提示 PID 高风险
最近 3 个月有产后子宫内膜炎或流产后子宫内膜炎
已知或怀疑的子宫或宫颈恶性肿瘤
不明原因的生殖器出血
未经治疗的急性子宫颈炎、阴道炎或其他下生殖道感染
急性肝病或肝肿瘤（良性或恶性）
盆腔感染的易感性增加
先前放置的节育器尚未取出
对 ParaGard 的任意成分过敏
已知或疑似乳腺癌或其他对孕酮敏感的癌症

IUD= 宫内节育器，PID= 盆腔炎性疾病。
From Actavis，2015；Bayer HealthCare，2014；Teva Women's Health，2013.

Medical Eligibility Criteria（《美国医疗资格标准》）（2010，2011）为具有各种健康因素的女性对于所有高效且可逆的避孕方法的使用所提供的基于证据的指导。这些指南可在 CDC 网站上获得并定期更新：http：//www.cdc.gov/reproductivehealth/UnintendedPregnancy/USMEC.htm.

■ 阴道分娩后

胎盘娩出后立即放置 IUD，无论是否有生产腿架的协助，产妇均应取背侧膀胱截石位。美国公布的大多数数据来自使用超声引导的研究，这种辅助成像有助于确保 IUD 到达子宫底。厂家生产的置入器通常太短，无法到达这个水平。因此，用卵圆钳或戴手套的手放置是最佳方法（图 33-5）。重要的是，使用 LNG-IUS 时，卵圆钳的钳口应轻轻钳住装置杆，防止夹碎，杆是包含并逐渐释放左炔诺孕酮的部分。放置之后，引导尾丝穿过宫颈进入阴道。

■ 剖宫产时

剖宫产时放置 IUD 的注意事项与阴道分娩时的类似。一个重要的区别是，在剖宫产后放置含铜 IUD 或含孕酮的 IUD 比阴道分娩后放置更不易被排出（Levi，2015）。

放置时，可以使用厂家的置入器，通过子宫切口

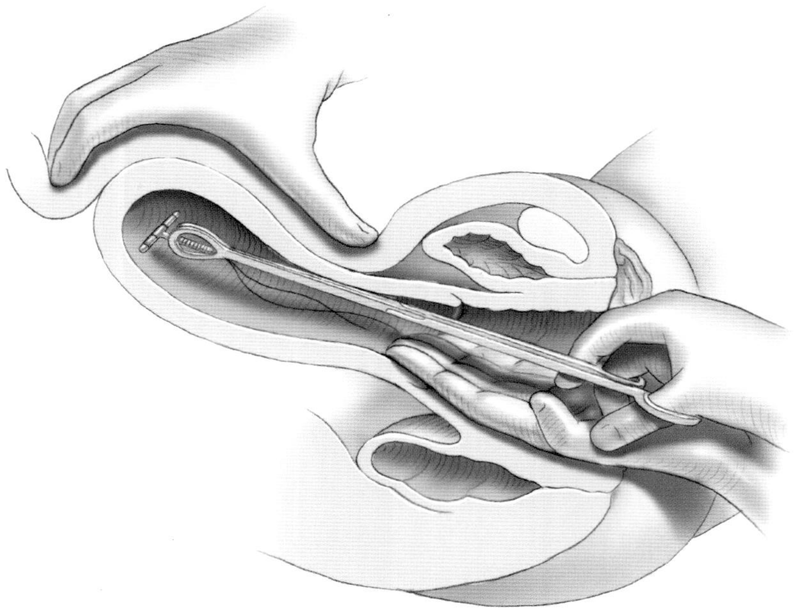

图 33-5 阴道分娩后的 IUD 置入。卵圆钳将装置直接引导至宫底处，腹部的手压宫底可以帮助定位。

（图 33-6）放置。在此方法中，不使用设备臂，这种做法减少了宫腔操作。从置入器中取出后，用卵圆钳将 IUD 的尾丝置入阴道。IUD 不应该用缝线固定在子宫底部。

产后立即放置皮下避孕药具

Nexplanon 是目前美国市场上唯一一种皮下避孕植入物。它是一种单棒的皮下植入物，含有 68 mg 的黄体制剂——依托孕酮，并被乙烯 - 醋酸乙烯共聚物覆盖。Nexplanon 已经取代了相似的早期依托孕烯植入物——Implanon。

本装置的禁忌证与其他含孕激素的避孕方式类似，包括妊娠、血栓或血栓栓塞性疾病、良性或恶性肝肿瘤、活动性肝病、未诊断的异常生殖器出血或乳腺癌（Merck，2014）。重要的是，患者应被告知 Nexplanon 会导致不规则出血，且随着时间的推移不会改善。因此，不能忍受不可预测和不规则点状或轻微出血的妇女应选择另一种方法。功能性卵巢囊肿的发生在仅使用孕激素的妇女中更为常见，通常不需要干预（Brache，2002；European Society of Human Reproduction and Embryology，2001）。

对于想要使用 Nexplanon 的患者，将植入物沿着手臂内侧的肱二头肌沟，在距离肘部 6 ～ 8 cm 的地方皮下植入（图 33-7）。植入后操作者和患者应立即记录设备是否在皮下可触及。

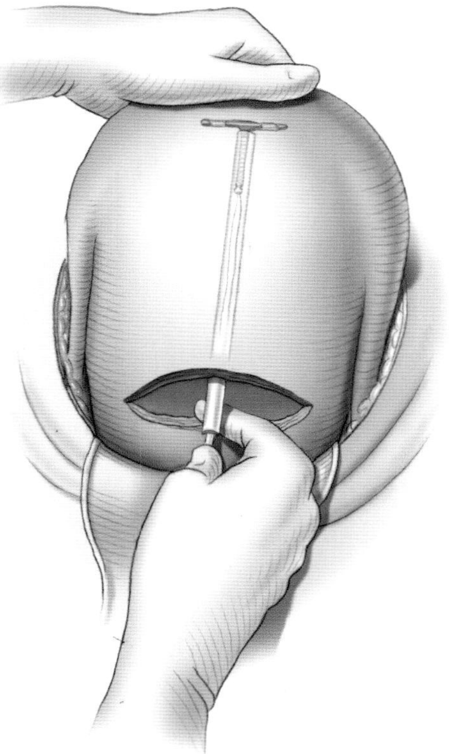

图 33-6 剖宫产时的 IUD 置入。置入器引导装置进入子宫底，另一只手在宫底提供反向力以稳定子宫。

日后当需要移除 Nexplanon 时，浅表位置的植入物可在门诊取出。通过一个大到足以容纳止血钳尖端的小切口，抓住植入物并取出。如果需要，可以通过这个切口放置一根新棒。

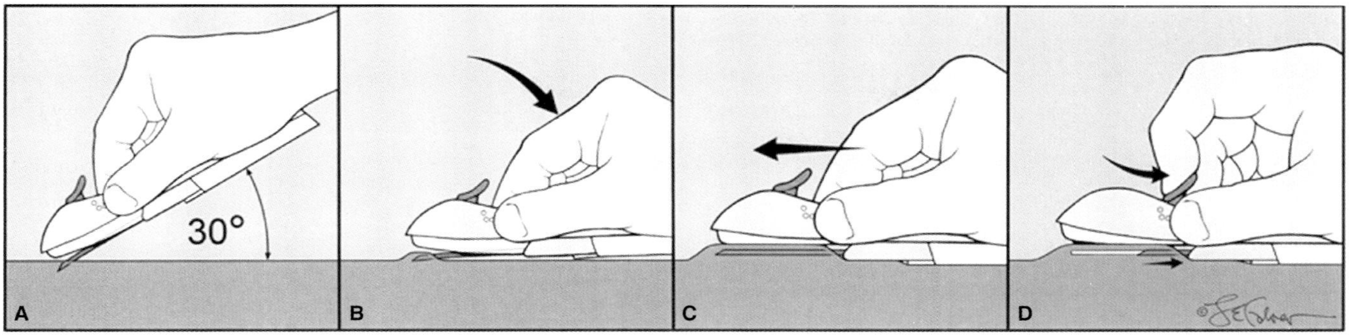

图 33-7　Nexplanon 置入。无菌笔在肱骨内侧髁近端 8 ～ 10 cm 处标记插入点。第二个标记位于手臂的长轴的近端 4 cm 处。消毒该区域，并沿计划的插入路径注射 1% 利多卡因麻醉。A. 插入装置被固定在两侧的夹子球囊处，将针帽向外取下。可在针孔内清晰看到此装置，将针以 30° 角刺穿皮肤。B 当针斜面进入皮下后，将针迅速向下倾斜至放平。C. 将针缓慢地在皮下沿着水平方向前行，并将皮肤撑起。D 当针完全置入时，将设备顶部的置入杆朝着术者的方向抽出。此时将针取出，并放置好植入物，设备也可从皮肤上取下。植入后，术者和患者都应触及 4 cm 的植入物。(Reproduced with permission from Cunningham FG，Leveno KL，Bloom SL，et al（eds）：Contraception. In Williams Obstetrics，24th ed. New York，McGraw-Hill Education，2014a.）

（宫小丽，译　陈　练，校）

参考文献

Actavis: Liletta (levonorgestrel-releasing intrauterine system): prescribing information. Parsippany, Actavis Pharma, 2015

American College of Obstetricians and Gynecologists: Access to postpartum sterilization. Committee Opinion No. 530, July 2012, Reaffirmed 2014

American College of Obstetricians and Gynecologists: Salpingectomy for ovarian cancer prevention. Committee Opinion No. 620, January 2015

American Society for Reproductive Medicine: Role of tubal surgery in the era of assisted reproductive technology: a committee opinion. Fertil Steril 103(6):e37, 2015

Bayer HealthCare Pharmaceuticals: Mirena (levonorgestrel-releasing intrauterine system): prescribing information. Whippany, Bayer HealthCare Pharmaceuticals, 2014

Bhiwandiwala PP, Mumford SD, Feldblum PJ: A comparison of different laparoscopic sterilization occlusion techniques in 24,439 procedures. Am J Obstet Gynecol 144:319, 1982

Blumenthal P, Shiliya N, Neukom J, et al: Expulsion rates and satisfaction levels among postpartum IUD users in peri-urban Lusaka, Zambia. Contraception 84(3):320, 2011

Boeckxstaens A, Devroey P, Collins J, et al: Getting pregnant after tubal sterilization: surgical reversal or IVF? Hum Reprod 22:2660, 2007

Borrero S, Zite N, Potter JE, et al: Medicaid policy on sterilization—anachronistic or still relevant? N Engl J Med 370(2):102, 2014

Borrero S, Zite N, Potter JE, et al: Potential unintended pregnancies averted and cost savings associated with a revised Medicaid sterilization policy. Contraception 88(6):691, 2013

Brache V, Faundes A, Alvarez F, et al: Nonmenstrual adverse events during use of implantable contraceptives for women: data from clinical trials. Contraception 65(1):63, 2002

Centers for Disease Control and Prevention: Update to CDC's U.S. Medical Eligibility Criteria for Contraceptive Use, 2010: revised recommendations for the use of contraceptive methods during the postpartum period. MMWR 60(26):878, 2011

Centers for Disease Control and Prevention: U.S. Medical Eligibility Criteria for Contraceptive Use, 2010. MMWR 59(4), 2010

Chan LM, Westhoff CL: Tubal sterilization trends in the United States. Fertil Steril 94(1):1, 2010

Chen BA, Reeves MF, Hayes JL, et al: Postplacental or delayed insertion of the levonorgestrel intrauterine device after vaginal delivery: a randomized controlled trial. Obstet Gynecol 116(5):1079, 2010

Chi IC, Laufe LE, Gardner SD, et al: An epidemiologic study of risk factors associated with pregnancy following female sterilization. Am J Obstet Gynecol 136:768, 1980

Costello, C, Hillis S, Marchbanks P, et al: The effect of interval tubal sterilization on sexual interest and pleasure. Obstet Gynecol 100:3, 2002

Creinin MD, Zite N: Female tubal sterilization: the time has come to routinely consider removal. Obstet Gynecol 124(3):596, 2014

Cunningham FG, Leveno KL, Bloom SL, et al (eds): Contraception. In Williams Obstetrics, 24th ed. New York, McGraw-Hill Education, 2014a

Cunningham FG, Leveno KL, Bloom SL, et al (eds): Sterilization. In Williams Obstetrics, 24th ed. New York, McGraw-Hill Education, 2014b

Dahlke JD, Terpstra ER, Ramseyer AM, et al: Postpartum insertion of levonorgestrel—intrauterine system at three time periods: a prospective randomized pilot study. Contraception 84(3):244, 2011

Deffieux X, Morin Surroca M, Faivre E, et al: Tubal anastomosis after tubal sterilization: a review. Arch Gynecol Obstet 83(5):1149, 2011

DeStefano F, Greenspan JR, Dicker RC, et al: Complications of interval laparoscopic tubal sterilization. Obstet Gynecol 61:153, 1983

DeStefano F, Perlman JA, Peterson HB, et al: Long-term risks of menstrual disturbances after tubal sterilization. Am J Obstet Gynecol 152:835, 1985

Erickson BK, Conner MG, Landen CN Jr: The role of the fallopian tube in the origin of ovarian cancer. Am J Obstet Gynecol 209(5):409, 2013

Escobedo LG, Peterson HB, Grubb GS, et al: Case-fatality rates for tubal sterilization in U.S. hospitals, 1979–1980. Am J Obstet Gynecol 160:147, 1989

European Society of Human Reproduction and Embryology—ESHRE Capri Workshop Group: Ovarian and endometrial function during hormonal contraception. Hum Reprod 16(7):1527, 2001

Findley AD, Siedhoff MT, Hobbs KA, et al: Short-term effects of salpingectomy during laparoscopic hysterectomy on ovarian reserve: a pilot randomized controlled trial. Fertil Steril 100(6):1704, 2013

Gurtcheff SE, Turok DK, Stoddard G, et al: Lactogenesis after early postpartum use of the contraceptive implant: a randomized controlled trial. Obstet Gynecol 117(5):1114, 2012

Guttmacher Institute: Contraceptive Use in the United States. New York, AGI, 2015. Available at http://www.guttmacher.org/pubs/fb_contr_use.pdf. Accessed September 14, 2015

Hendrix NW, Chauhan SP, Morrison JC: Sterilization and its consequences. Obstet Gynecol Surv 54:766, 1999

Hillis SD, Marchbanks PA, Tylor LR, et al: Poststerilization regret: findings from the United States Collaborative Review of Sterilization. Obstet Gynecol 93:889, 1999

Hillis SD, Marchbanks PA, Tylor LR, et al: Tubal sterilization and long-term risk of hysterectomy: findings from the United States Collaborative Review of Sterilization. Obstet Gynecol 89:609, 1997
Hoffman BL, Corton MM: Surgeries for benign gynecologic conditions. In Hoffman BL, Schorge JO, Bradshaw KD, et al: Williams Gynecology, 3rd ed. New York, McGraw-Hill Education, 2016
Holt VL, Chu J, Daling JR, et al: Tubal sterilization and subsequent ectopic pregnancy: a case-control study. JAMA 226:242, 1991
Holt VL, Cushing-Haugen KL, Daling JR: Oral contraceptives, tubal sterilization, and functional ovarian cyst risk. Obstet Gynecol 102(2):252, 2003
Irving FC: Tubal sterilization. Am J Obstet Gynecol 60:1101, 1950
Jamieson DJ, Kaufman SC, Costello C, et al: A comparison of women's regret after vasectomy versus tubal sterilization. Obstet Gynecol 99:1073, 2002
Jones J, Mosher W, Daniels K: Current contraceptive use in the United States, 2006–2010, and changes in patterns of use since 1995. Natl Health Stat Report 60:1, 2012
Kapp N, Tilley IB, Curtis KM: The effects of hormonal contraceptive use among women with viral hepatitis or cirrhosis of the liver: a systematic review. Contraception 80(4):381, 2009
Layde PM, Peterson HB, Dicker RC, et al: Risk factors for complications of interval tubal sterilization by laparotomy. Obstet Gynecol 62:180, 1983
Lessard-Anderson CR, Handlogten KS, et al: Effect of tubal sterilization technique on risk of serous epithelial ovarian and primary peritoneal carcinoma. Gynecol Oncol 135(3):423, 2014
Levgur M, Duvivier R: Pelvic inflammatory disease after tubal sterilization: a review. Obstet Gynecol Surv 55:41, 2000
Levi EE, Stuart GS, Zerden ML, et al: Intrauterine device placement during cesarean delivery and continued use 6 months postpartum: a randomized controlled trial. Obstet Gynecol 126:5, 2015
Malacova E, Kemp-Casey A, Bremner A, et al: Live delivery outcome after tubal sterilization reversal: a population-based study. Fertil Steril 104(4):92, 2015
McAlpine JN, Hanley GE, Woo MM, et al: Opportunistic salpingectomy: uptake, risks, and complications of a regional initiative for ovarian cancer prevention. Am J Obstet Gynecol 210(5):471.e1, 2014
McCausland A: High rate of ectopic pregnancy following laparoscopic tubal coagulation failures. Am J Obstet Gynecol 136:97, 1980
Merck: Nexplanon (etonogestrel implant) prescribing information. Whitehouse Station, Merck & Co., 2014
Pati S, Cullins V: Female sterilization: evidence. Obstet Gynecol Clin North Am 27:859, 2000
Peterson HB, DeStefano F, Rubin GL, et al: Deaths attributable to tubal sterilization in the United States, 1977–1981. Am J Obstet Gynecol 146:131, 1983
Peterson HB, Jeng G, Folger SG, et al: The risk of menstrual abnormalities after tubal sterilization. N Engl J Med 343:1681, 2000
Peterson HB, Xia Z, Hughes JM, et al: The risk of ectopic pregnancy after tubal sterilization. U.S. Collaborative Review of Sterilization Working Group. N Engl J Med 336:762, 1997
Peterson HB, Xia Z, Hughes JM, et al: The risk of pregnancy after tubal sterilization: findings from the U.S. Collaborative Review of Sterilization. Am J Obstet Gynecol 174:1161, 1996
Peterson HB, Xia Z, Wilcox LS, et al: Pregnancy after tubal sterilization with bipolar electrocoagulation. Obstet Gynecol 94:163, 1999
Potter JE, Stevenson AJ, White K, et al: Hospital variation in postpartum tubal sterilization rates in California and Texas. Obstet Gynecol 121(1):152, 2013
Reade CJ, McVey RM, Tone AA, et al: The fallopian tube as the origin of high grade serous ovarian cancer: review of a paradigm shift. J Obstet Gynaec Can 36(2):133, 2014
Shy KK, Stergachis A, Grothaus LC, et al: Tubal sterilization and risk of subsequent hospital admission for menstrual disorders. Am J Obstet Gynecol 166:1698, 1992
Sieh W, Salvador S, McGuire V, et al: Tubal ligation and risk of ovarian cancer subtypes: a pooled analysis of case-control studies. Int J Epidemiol 42(2):579, 2013
Society of Gynecologic Oncology: SGO clinical practice statement: salpingectomy for ovarian cancer prevention. November 2013. https://www.sgo.org/clinical-practice/guidelines/sgo-clinical-practice-statement-salpingectomy-for-ovarian-cancer-prevention/. Accessed December 6, 2014
Soderstrom RM: Sterilization failures and their causes. Am J Obstet Gynecol 152:395, 1985
Stuart GS: Contraception. In Hoffman BL, Schorge JO, Bradshaw KD, et al: Williams Gynecology, 3rd ed. New York, McGraw-Hill Education, 2016
Stuart GS, Lesko CR, Stuebe AM, et al: A randomized trial of levonorgestrel intrauterine system insertion 6 to 48h compared to 6 weeks after vaginal delivery; lessons learned. Contraception 91(4):284, 2015
Teva Women's Health: ParaGard T 380A intrauterine copper contraceptive: prescribing information. Sellersville, Teva Women's Health, 2013
Thurman AR, Janecek T: One-year follow-up of women with unfulfilled postpartum sterilization requests. Obstet Gynecol 116(5):1071, 2010
Uchida H: Uchida tubal sterilization. Am J Obstet Gynecol 121(2):153, 1975
Westhoff C, Davis A: Tubal sterilization: focus on the U.S. experience. Fertil Steril 73:913, 2000

索 引

D

E

F

G

H

I

J

K

L

Q

R

S

T

U

W

X

Y

Z

（李佳欣 陈 练）